AF738935

entzünden. Dies wird in der Umgangssprache fälschlicherweise Blinddarmentzündung genannt. Die korrekte Bezeichnung lautet Wurmfortsatzentzündung (Appendizitis).

Im Dickdarm werden die Verdauungssäfte und das noch im Speisebrei vorhandene Wasser **rückresorbiert**, wodurch die unverdaulichen Nahrungsreste eindicken. Die Dickdarmperistaltik transportiert die unverwertbaren Nahrungsbestandteile zum Mastdarm, wo sie über den Schließmuskel, den After, ausgeschieden werden.
Der gesamte Verdauungsvorgang dauert unterschiedlich lange. Man geht aber von ca. 24 Stunden aus. Der Kot allerdings kann bis zu fünf Tage im Mastdarm verweilen.

Der **zahnmedizinische Exkurs** gibt Ihnen Zusatzinformationen aus dem Bereich der Zahnmedizin.

Exkurs
Darmflora
Im Dickdarm befinden sich etwa 100 Billionen Bakterien, die die sogenannte Darmflora bilden. Durch die Bakterien laufen Gärprozesse ab. Die Darmflora ist wichtig für die Verdauung, aber auch für unser Immunsystem. Ist sie, z. B. durch Antibiotikaeinnahme, gestört, so kann es zu Folgeerkrankungen und Pilzbefall kommen.
Auch wird vermutet, dass die Darmbakterien unseren Stoffwechsel beeinflussen und somit unser Körpergewicht.

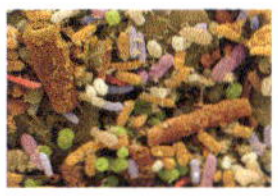

Abb. 1 Mikroskopische Aufnahme der Darmflora (eingefärbt)

Leber

Die Leber ist das wichtigste Stoffwechselorgan unseres Körpers. Sie erhält Blut mit den resorbierten Nahrungsbestandteilen aus dem Magen-Darm-Trakt, bevor diese über den großen Blutkreislauf im ganzen Körper verteilt werden. Sie verstoffwechselt die resorbierten Nahrungsbestandteile und übernimmt eine Entgiftungsfunktion, z. B. von Arzneimitteln und Alkohol.

Gleichzeitig ist die Leber die größte Drüse in unserem Körper. Sie bildet die Gallenflüssigkeit für die Fettverdauung, die in der Gallenblase gesammelt und bei Bedarf an den Zwölffingerdarm abgegeben wird.

Das **Online-Symbol** weist auf Seiten im Internet hin. Unter der angegebenen Adresse finden Sie nähere Informationen zu einem bestimmten Thema.

2.2.2 Ausgewogene Ernährung

Die tägliche Nahrung sollte aus sieben Lebensmittelgruppen bestehen. Der von der Deutschen Gesellschaft für Ernährung e. V. (DGE) entworfene Ernährungskreis verdeutlicht, wie eine gesunde Ernährung aussehen kann. Hilfreich sind auch die DGE-Empfehlungen, die die DGE für eine vollwertige Ernährung gibt.

Ausführliche Hinweise finden Sie unter: *www.dge.de/gesunde-ernaehrung/gut-essen-und-trinken/dge-ernaehrungskreis/* und unter:

Wichtig ist eine ausreichende Flüssigkeitszufuhr. Generell sollten Getreideprodukte, vorzugsweise Vollkornprodukte, sowie Gemüse mehr als die Hälfte der täglich aufgenommenen Nahrung bilden. Rund ein Drittel der Nahrung sollte aus Obst und fettarmen Milchprodukten bestehen. In Maßen ist der Verzehr von Fleisch und Wurst sinnvoll. Fette und Öle sollten wir nur in geringen Mengen zu uns nehmen.

Weißer Haushaltszucker (Saccharose) stellt ein Problem dar. Viele Getränke und Lebensmittel enthalten zu viel Zucker. Aus physiologischer Sicht brauchen wir den Haushaltszucker nicht. Er liefert dem Körper zwar viel Energie, doch fehlen ihm alle anderen Bestandteile einer ausgewogenen Ernährung. Vor allem führt übermäßiger Zuckergenuss zu Erkrankungen wie Diabetes, Übergewicht, Darmerkrankungen und **Karies**.

Zuc

4.4.1 Trockenlegung

Nach der Untersuchung und Anästhesie des Zahnes erfolgt die Trockenlegung.

Video
Relative und absolute Trockenlegung

Bei fast jeder zahnärztlichen Tätigkeit ist es notwendig, das Arbeitsfeld vor dem Zutritt von Speichel, Blut oder Flüssigkeit aus dem Zahnfleischsulkus zu schützen. Feuchtigkeit und Blut behindern die korrekte Aushärtung von Füllungs- oder Abformmaterialien, Bakterien aus dem Speichel können Wurzelkanäle und Füllungskavitäten infizieren.

Man unterscheidet zwischen einer **relativen** und **absoluten** Trockenlegung:
- Bei einer relativen Trockenlegung wird das Arbeitsfeld mithilfe von **Watterollen** und **Saugern** vor Flüssigkeitszutritt geschützt →Abb. 1.
- Eine absolute Trockenlegung wird durch einen **Kofferdam** erreicht →Abb. 2.

In der **Cornelsen Lernen App** finden Sie digitale Zusatzmaterialien: **Videos** für Smartphone und Tablet. Eine Übersicht über die Videos finden Sie im Buch auf Seite 519.

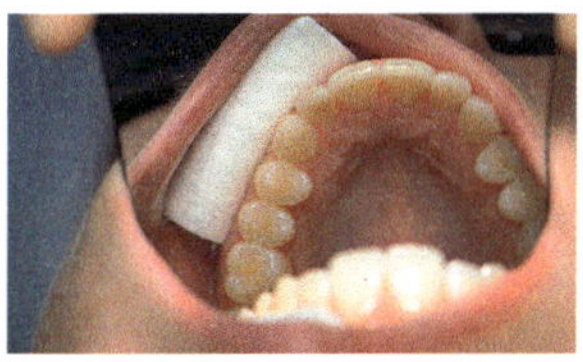

Abb. 1 Relative Trockenlegung mit Watterollen

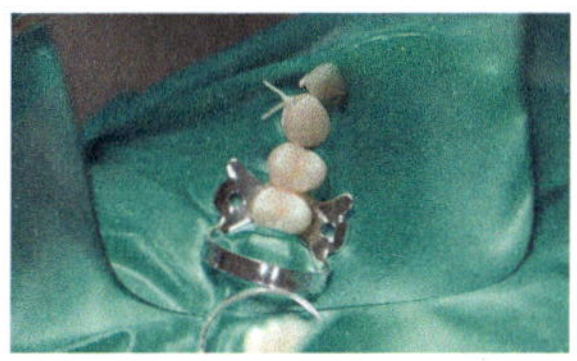

Abb. 2 Absolute Trockenlegung mit Kofferdam

Absolute Trockenlegung mit Kofferdam

Der Vorteil der absoluten gegenüber der relativen Trockenlegung liegt darin, dass der Kofferdam in der Lage ist, die zu behandelnden Zähne gegenüber dem Rest in der Mundhöhle zu isolieren.

Dadurch wird das Arbeitsfeld auch vor der feuchten Atemluft geschützt. Außerdem kann der Patient so vor dem Verschlucken von z. B. ätzenden Spüllösungen oder Wurzelkanalinstrumenten geschützt werden.

allergische Reaktion →S. 300

Nachteile von Kofferdam können sein, dass die verbale Kommunikation mit dem Patienten eingeschränkt ist und der Patient nur durch die Nase atmen kann. Dies kann bei Patienten ein Beklemmungsgefühl auslösen. Außerdem kann eine allergische Reaktion ausgelöst werden (Latexallergie).

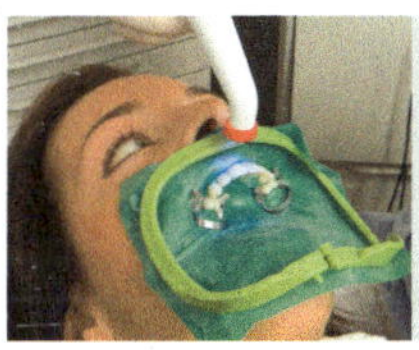

Exkurs
Der Kofferdam: Die Abdeckplane des Zahnarztes
Der Kofferdam wurde bereits 1864 von dem amerikanischen Zahnarzt Sanford Christie Barnum eingeführt. Er hatte nach eigenen Angaben den spontanen Einfall, eine Gummiserviette zu lochen und über einen Zahn zu stülpen. Der Begriff Kofferdam wird nicht nur in der Zahnheilkunde, sondern auch in der Bau- und Schiffstechnik verwendet. Dazu ein Zitat aus dem Roman „Der Mann im Strom" von Siegfried Lenz: „Das Wrack war abgedichtet, die Taucher hatten die großen Schiffsöffnungen verschlossen, und über einer Decksluke war ein Kofferdam errichtet, ein wasserdichter Holzaufbau, durch den ein Schlauch in den Schiffskörper geführt wurde."

Hinweis:
Auf den Fotos im Buch sind teilweise Produktnamen zu erkennen. Hierbei handelt es sich um keine Produktempfehlung durch den Verlag oder die Autoren, sondern um exemplarische Aufnahmen aus dem Arbeitsleben der Auszubildenden.

Zahnmedizinische Fachangestellte
Behandlungsassistenz

In der Zahnarztpraxis
Behandlungsassistenz

Autorinnen und Autoren
Dr. Bernhard Alfter, Dr. Jochen Eble, Waltraud Hollstein,
Adrian Koppold, Dr. Dr. Brigitte Nestle-Oechslin,
Susanne Weiß

In Zusammenarbeit mit der Verlagsredaktion

Cornelsen

In der Zahnarztpraxis
Behandlungsassistenz

Beratung:
Albert Mergelsberg, Susanne Weiß

Redaktion:
Dr. Franz Schaller, Susanne Stucki

Außenredaktion:
Elisabeth Berten

Videoredaktion:
Maria-Stefania Bidian, Lisa Budzynski

Redaktionelle Mitarbeit:
Dr. Angelika Fallert-Müller, Carla Junghans, Stefan Schiefer

Rechte und Lizenzen:
Marlene Moser

Gesamtgestaltung:
Ungermeyer, Berlin

Titelfoto:
Shutterstock.com/bezikus

Satz:
Straive, Chennai

Begleitmaterialien für Lernende:
Das Buch ist auch als E-Book erhältlich. Die Videos finden Sie im E-Book oder in der **Cornelsen Lernen App**.

Begleitmaterialien für Lehrende:
Die Lösungen zu den Aufgaben aus dem Schulbuch finden Sie auf den Internetseiten des Cornelsen-Verlags unter dem Webcode **hoxume**.

www.cornelsen.de

1. Auflage, 3. Druck 2025

Druck: Livonia Print, Riga

ISBN 978-3-06-452387-6

PEFC
PEFC/12-31-006

PEFC zertifiziert
Dieses Produkt stammt aus nachhaltig bewirtschafteten Wäldern und kontrollierten Quellen.

www.pefc.de

Vorwort

Liebe angehende Zahnmedizinische Fachangestellte, liebe Kolleginnen und Kollegen,

der Beruf der Zahnmedizinischen Fachangestellten hat eine lange Tradition. Er hat sich von anfänglichen Hilfsdiensten zu einem anspruchsvollen, Verantwortung fordernden Beruf entwickelt, der aus dem Team Zahnarztpraxis nicht mehr wegzudenken ist. Hinzu kommt der enorme Ausbau der Fort- und Weiterbildungsmöglichkeiten in den letzten Jahren, der diesen Beruf noch attraktiver macht.
Um dies auch in der Zukunft zu gewährleisten, wurde die Ausbildungsordnung nach über 20 Jahren zum 01. August 2022 aktualisiert und auf den neuesten Stand der zahnmedizinischen Erkenntnisse gebracht. Im neuen Rahmenlehrplan wurde das bewährte Lernfeldkonzept beibehalten und es wird vom Cornelsen-Verlag durch die Herausgabe von Jahrgangsbänden zusätzlich unterstützt. Durch die neue Struktur der Lernfelder haben die Schulen noch größere Freiheiten, die Lernfelder umzusetzen.
Ein Schwerpunkt für die Ausbildung ist die Kommunikationsfähigkeit im Team und gegenüber den Patientinnen und Patienten. Einen weiteren Schwerpunkt bildet das Thema Hygiene, welches in einem eigenen Lernfeld bearbeitet wird. Mit der Erarbeitung der Inhalte in der Hygiene und dem Thema Bildgebende Verfahren und Strahlenschutzmaßnahmen anwenden sollen die ZFA befähigt werden, mit der Ausbildung einen entsprechenden Nachweis zu erhalten. Durch die flächendeckende Einführung der Telematikinfrastruktur (TI) gibt es in den Zahnarztpraxen einen großen Digitalschub bis zum Einsatz Künstlicher Intelligenz (KI). Die drei Themen Kommunikation, Hygiene und Digitalisierung sind zudem spiralcurricular aufgebaut, d. h., sie kommen in fast allen Lernfeldern vor. In der neu aufgelegten Behandlungsassistenz haben wir diese Themen verstärkt aufgegriffen. Nach wie vor bildet die Behandlungsassistenz für die Zahnarztpraxis die Grundlage des zahnmedizinischen Wissens für die Zahnmedizinischen Fachangestellten. Der neue Schwerpunkt Kommunikation in einer fremden Sprache ist ein einem Extra-Band („Dentistry Matters") aufgegriffen. Das Thema Durchführen von Hygienemaßnahmen und Aufbereiten von Medizinprodukten wird schon in der Abschlussprüfung Teil 1 (früher „Zwischenprüfung") am Ende des zweiten Ausbildungsjahres geprüft. Der zweite Teil der Abschlussprüfung in der Behandlungsassistenz findet als Fachgespräch (Projektprüfung) am Schluss der Ausbildung statt und umfasst die übrigen Themengebiete (Assistieren bei und Dokumentieren von zahnärztlichen Maßnahmen).

Wir freuen uns, dass es uns gelungen ist, ein Autorenteam von Zahnärztinnen und Zahnärzten, Biologen und Zahnmedizinischen Fachangestellten zu bilden, die alle auch gleichzeitig Lehrerinnen und Lehrer sind.
Neueste Erkenntnisse aus dem zahnmedizinischen und didaktisch-methodischen Bereich konnten so miteinander verbunden werden. Nur so gelingt es, den zentralen Lernfeldgedanken mit dem zahnärztlich-wissenschaftlichen Gedanken wirksam zu kombinieren.
Den Familien, den Partnerinnen und Partnern, den Freundinnen und Freunden der Autorinnen und Autoren gebührt unser Dank, dass sie so viele Stunden auf sie verzichtet haben.
Ohne die hervorragende Unterstützung der Gesundheitsredaktion des Cornelsen-Verlages wäre dieses Werk nicht zustande gekommen.

Wir wünschen Ihnen viel Spaß und Erfolg bei Ihrer Arbeit mit diesem Lehrwerk.
Senden Sie Ihre Anregungen bitte an service@cornelsen.de

Für das Autorenteam
Susanne Weiß
Albert Mergelsberg

Ludwigsburg/Freiburg, Januar 2023

Hinweis der Redaktion: Im Sinne der Geschlechtergerechtigkeit wird in diesem Buch konsequent zwischen den einzelnen Lernfeldern die weibliche und die männliche Form abwechselnd verwendet. In der Regel sind damit immer alle Geschlechter gemeint.

Lernfeldübersicht

Die markierten Lernfelder enthalten die für die Behandlungsassistenz relevanten Inhalte und geben gleichzeitig die Gliederung des Bandes wieder.

Inhalt

LF 2 Patienten empfangen und begleiten

LF 3 Hygienemaßnahmen organisieren und Medizinprodukte aufbereiten

LF 4 Patienten bei der Kariestherapie begleiten

LF 5 Patienten bei endodontischen Behandlungen begleiten

LF 6 Patienten bei chirurgischen Behandlungen begleiten

LF 7 Medizinische Notfälle begleiten

LF 8 Patienten bei parodontologischen Behandlungen begleiten

LF 10 Patienten bei prophylaktischen und kieferorthopädischen Behandlungen begleiten

LF 11 Patienten bei prothetischen Behandlungen begleiten

LF 12 Bildgebende Verfahren und Strahlenschutzmaßnahmen anwenden

LF 2
Patienten empfangen und begleiten

1 Patientenbetreuung
2 Anamnese
3 Mundhöhle und Rachen
4 Zähne

1 Patientenbetreuung

Die moderne Zahnarztpraxis ist ein patientenorientiertes Dienstleistungsunternehmen. Der Mensch steht im Vordergrund. Die Zahnmedizinischen Fachangestellten haben dabei eine wichtige Funktion. Der Patient möchte nicht nur professionell behandelt werden. Er möchte auch persönlich gesehen und angesprochen werden. Er möchte einfühlsam begleitet werden und seine Fragen verständlich beantwortet bekommen. Zahnmedizinische Fachangestellte begleiten ihn vor, während und nach der Behandlung. Eine gute Kommunikationsfähigkeit, Einfühlsamkeit und Teamfähigkeit sind dafür notwendig.

Bevor der erste Patient in die Zahnarztpraxis kommt, sind bereits Vorbereitungen durch den ZFA getätigt worden:

Video
Empfangsgespräch (deutsch und englisch)

- Das Wartezimmer und die Behandlungsräume werden vorbereitet.
- Die Computer werden hochgefahren.
- Materialien, Instrumente und Geräte werden bereitgestellt.
- Die wasserführenden Systeme werden gespült.

1.1 Patienten empfangen

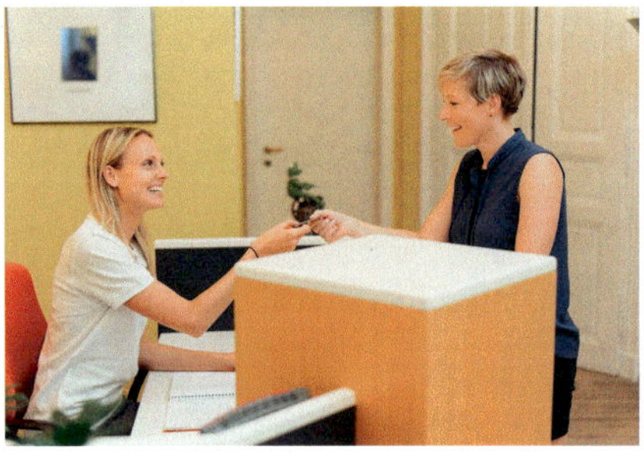

Abb. 1 An der Rezeption

Der Patient wird an der Rezeption →Abb. 1 freundlich empfangen. Alle Formalitäten werden geklärt und die elektronische Gesundheitskarte wird eingelesen. Persönliche Einzelheiten werden an der Rezeption nicht erörtert, da Schweigepflicht und Datenschutz zu beachten sind. Einzelheiten und Anliegen des Patienten werden im Behandlungszimmer besprochen. Für neue Patienten ist für die Aufnahme an der Rezeption eine längere Zeitspanne einzuplanen.

Schweigepflicht, Datenschutz
→ O & V, LF 2

Der Patient sollte sich von Anfang an wohlfühlen und Vertrauen in die Arbeit der Praxis haben. Dadurch entsteht eine Patientenbindung. Ein Zahnarztbesuch ist für den Patienten ein Ausnahmezustand. Er ist in der Regel angespannt, eventuell ängstlich. Der Umgang mit ihm erfordert Einfühlungsvermögen und eine klare Kommunikation. Ein erfahrener ZFA erkennt, ob es sich um einen ängstlichen Menschen, einen unzufriedenen Menschen oder einen hilfsbedürftigen Menschen handelt. Kompetent geht er auf den Patienten ein, der vor ihm steht.

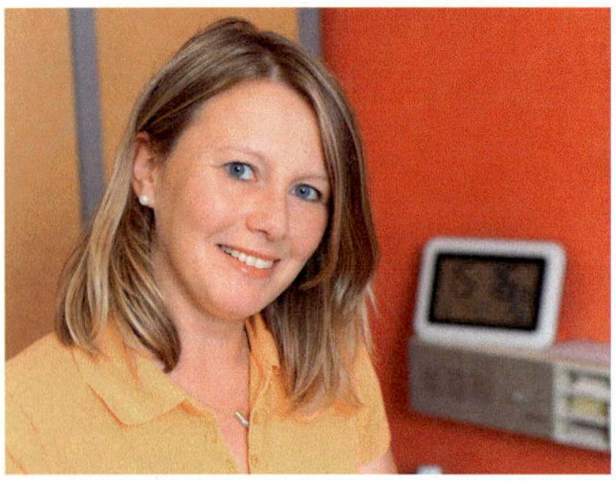

Abb. 2 Freundlicher und zugewandter Empfang

Merke
- Patienten mit Namen ansprechen
- Augenkontakt halten
- Eine verständliche Sprache verwenden, angepasst an den Patienten
- Aufmerksam und zugewandt sprechen
- Lächeln!

1.2 Vorbereitung des Behandlungsraums

Das Behandlungszimmer ist das Herzstück der Zahnarztpraxis. Im Mittelpunkt des Zimmers steht der Behandlungsstuhl.

Die Instrumente und Materialien sind für die entsprechende Behandlung gerichtet. Manchen Menschen macht der Anblick der Instrumente Angst, daher empfiehlt es sich, diese abzudecken. Der Raum sollte nach dem vorhergehenden Patienten gelüftet sein. Gerüche können Angst und Unwohlsein hervorrufen.

Die digitale Karteikarte des Patienten ist aufgerufen. Der Behandlungsstuhl ist heruntergefahren. Die Ablageflächen sind sauber und aufgeräumt. Das vermittelt den Eindruck von Professionalität und weckt Vertrauen.

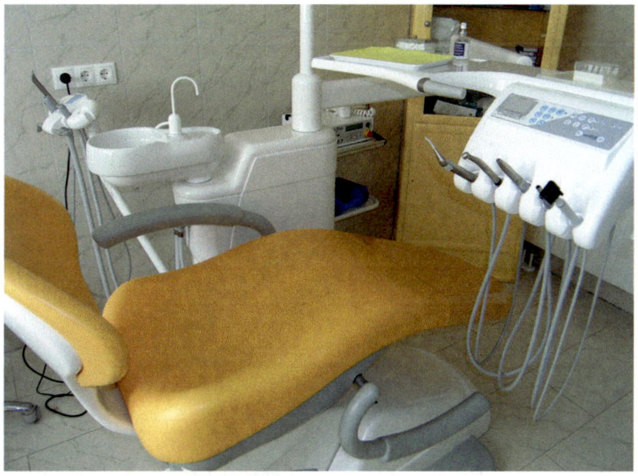

Abb. 1 Vorbereiteter Behandlungsraum

1.3 Begleitung des Patienten

Der Patient wird freundlich in den Behandlungsraum geführt und nimmt Platz auf dem Behandlungsstuhl. Bei Kindern, behinderten oder älteren Menschen ist die Hilfe des Zahnmedizinischen Fachangestellten gefragt. Ein frischer Becher wird mit Wasser gefüllt und eine Serviette als Schutz umgelegt.

Video
Umgang mit älteren Patientinnen und Patienten

Der Patient sollte im Behandlungsraum nicht zu lange auf die Behandlung warten müssen, da er dadurch unsicher und ängstlich werden könnte. Der ZFA spricht freundlich mit dem Patienten, sodass dieser sich wahrgenommen fühlt und auch Fragen stellen kann. Die Situation sollte angstfrei und entspannt sein. Die Erläuterungen erfolgen patientengerecht.

Bei der Behandlung haben Zahnmedizinische Fachangestellte immer einen Blick auf den Patienten. Sie sehen, wenn es ihm nicht gut geht oder er eine Pause braucht. Manche Patienten empfinden es als beruhigend, wenn der ZFA ihnen eine Hand auf die Schulter legen.

Exkurs

Distanz und Nähe

Jeder Mensch hat seine Distanzzonen. Wenn man diese unterschreitet, ihm also zu nahe kommt, dann empfindet er es als unangenehm. Bei der zahnärztlichen Behandlung können wir die Mindestdistanz von ca. 60 cm nicht einhalten. Die Mundhöhle ist eine intime Zone, die nur nahestehenden Personen zusteht. Wir überschreiten als Fremde diese Grenze und der Patient kann nicht ausweichen. Das erfordert Feingefühl bei den behandelnden Personen.

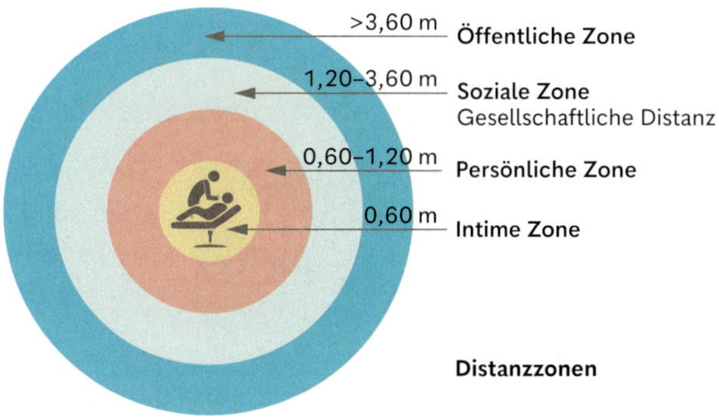

Distanzzonen

1.4 Patientenlagerung

Die richtige, d. h. behandlungsbezogene Lagerung des Patienten auf dem Behandlungsstuhl ist für Zahnmedizinische Fachangestellte nicht immer einfach. Sie müssen dem Patienten eine möglichst entspannte, individuelle Liegehaltung ermöglichen und ihm das Gefühl von Sicherheit und Wohlbefinden geben. Grundsätzlich wird dabei zuerst die bequeme Lagerung des Körpers vorgenommen und anschließend die des Kopfes →Abb. 1.

Gleichzeitig muss aber für den Zahnarzt und den assistierenden Mitarbeiter eine ergonomische Sitzposition für ein ermüdungsfreies und präzises Arbeiten gewährleistet sein.

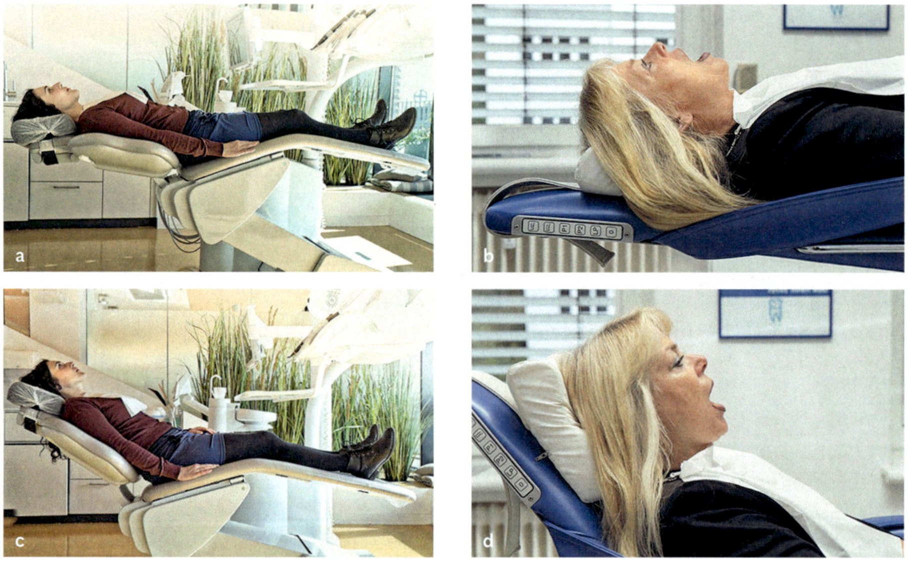

Abb. 1 Patientenlagerung für die Behandlung. **a** und **b** Im OK: Die Verbindungslinie zwischen Kopf und Füßen ist parallel zum Boden, die gedachte Linie durch die Kauflächen der OK-Seitenzähne ist senkrecht zum Boden. **c** und **d** Im UK: Die Füße liegen etwas tiefer als der Kopf, die gedachte Linie durch die Kauflächen der UK-Seitenzähne ist leicht nach distal geneigt.

1.5 Absaugen und Abhalten

1.5.1 Allgemeines zur Technik bzw. zum Vorgehen

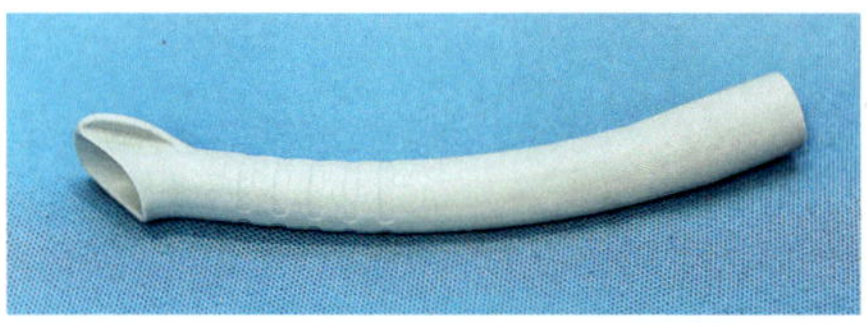

Abb. 2 Große Saugkanüle

Grundsätzlich sollten Zahnmedizinische Fachangestellte die Weichteile so abhalten, dass diese geschützt werden und der Zahnarzt einen guten Blick auf das Arbeitsfeld hat. Zunge und Wangen müssen vor etwaigen Verletzungen, z. B. durch rotierende Instrumente, bewahrt werden.

Zum Schutz der Weichteile und zur Sichtverbesserung ist es meist sinnvoll, an gegenüberliegenden Seiten der Zähne abzuhalten, d. h. sowohl vestibulär als auch lingual bzw. palatinal. Das Abhalten der Wange erfolgt mithilfe eines zahnärztlichen Spiegels oder eines Wangenhalters. Beim Abhalten der Zunge kann ein zahnärztlicher Spiegel oder ein spezieller Zungenspatel verwendet werden.

Statt eines dieser Abhalteinstrumente kommt häufig an einer Seite, also vestibulär oder lingual/palatinal, der große Speichelsauger, Saugkanüle genannt, zum Einsatz →Abb. 2, S. 24. Dieser hält die Weichteile ab und saugt gleichzeitig den Speichel, Kühlflüssigkeit, evtl. Blut, das Aerosol und Fremdkörper wie Amalgamreste ab.

Das Absaugen von Speichel, Wasser und Aerosol mit der Saugkanüle ist bei allen Eingriffen in der Mundhöhle notwendig, bei denen mit Wasserkühlung gearbeitet wird. Dies ist sehr häufig in vielen Bereichen der Chirurgie, der konservierenden und der prothetischen Zahnheilkunde der Fall. Die Saugkanüle wird so platziert, dass sie bestmögliche Absaugleistung vollbringt, ohne die Sicht des Zahnarztes einzuschränken. Bei einer Präparation von vestibulär wird die Saugkanüle meistens lingual/palatinal gehalten. Arbeitet der Zahnarzt lingual/palatinal, so liegt die Saugkanüle meist vestibulär.

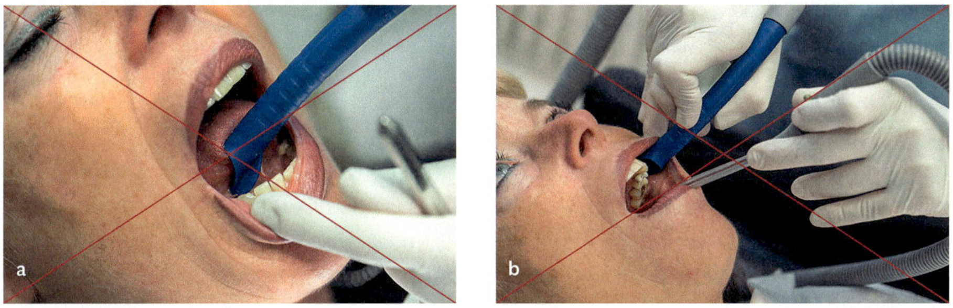

Abb. 1 **Falsche** Technik. **a** die große Saugkanüle befindet sich zu nahe am Zungengrund und drückt auf die Zunge. **b** mit dem Speichelzieher wird zu viel Druck ausgeübt.

Beide Hände der Assistenz müssen am Kopf des Patienten gut abgestützt werden, um ein Verrutschen zu vermeiden. Bei der Saugkanüle ist darauf zu achten, dass sie nicht zu fest auf dem Gewebe abgestützt wird, da es sonst zu Verletzungen und Quetschungen kommen kann →Abb. 1. Des Weiteren sollte die Saugkanüle wegen der Gefahr eines Würgereizes nicht zu weit nach palatinal in Richtung des weichen Gaumens und nicht zu nahe am Zungengrund gehalten werden. Dies gilt sowohl für die Saugkanüle aus Kunststoff als auch für die chirurgischen Speichelsauger aus Metall.

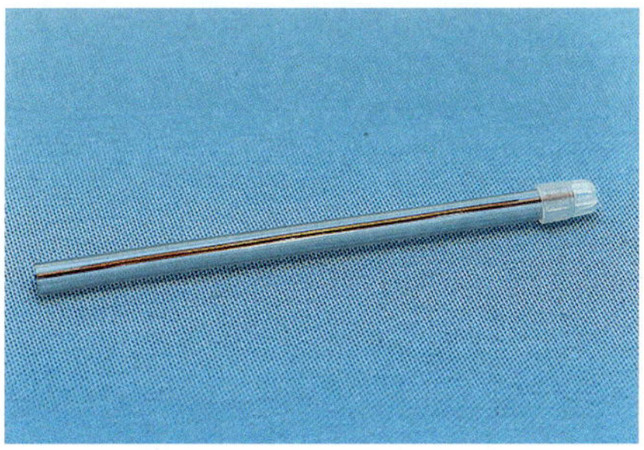

Abb. 2 Speichelzieher

Der kleine Speichelzieher lässt sich durch seine Drahtverstärkung leicht biegen; er kann dann im Mundboden so angenehm wie möglich für den Patienten gelagert werden und kleinere Mengen Speichel absaugen →Abb. 2.

1.5.2 Spezielle Abhalte- und Absaugtechnik in verschiedenen Positionen

Die Zahnregion, in der gerade behandelt wird, ist ausschlaggebend für die Absaug- und Abhaltetechnik. So unterscheiden wir Positionen im Oberkiefer und im Unterkiefer, jeweils vorn, rechts und links. Die folgenden Handpositionen der Assistenz sind allgemeine Empfehlungen, von denen jedoch von Fall zu Fall abgewichen werden kann.

Abhalten bei der Behandlung im Oberkiefer

- Rechts: Der Assistent hält in seiner linken Hand palatinal die Saugkanüle und den Spiegel mit der rechten Hand im Vestibulum.
- Mitte: Die Saugkanüle wird mit der rechten Hand vestibulär bzw. palatinal (kontralateral zur Behandlerseite) gehalten. Der Spiegel wird zum Abhalten der Oberlippe vestibulär eingesetzt.
- Links: Hier gibt es zwei Möglichkeiten.
  - Die Saugkanüle wird palatinal mit der rechten Hand gehalten, der Spiegel mit der linken Hand zum Abhalten der Wange.
  - Beide Hände halten von vestibulär mit rechts die Saugkanüle und mit links den Spiegel. Vorteil dieser Methode ist, dass das Aerosol besser abgesaugt wird. Der Nachteil ist, dass sich Wasser im Bereich der rechten Wange sammelt und dort regelmäßig abgesaugt werden muss.

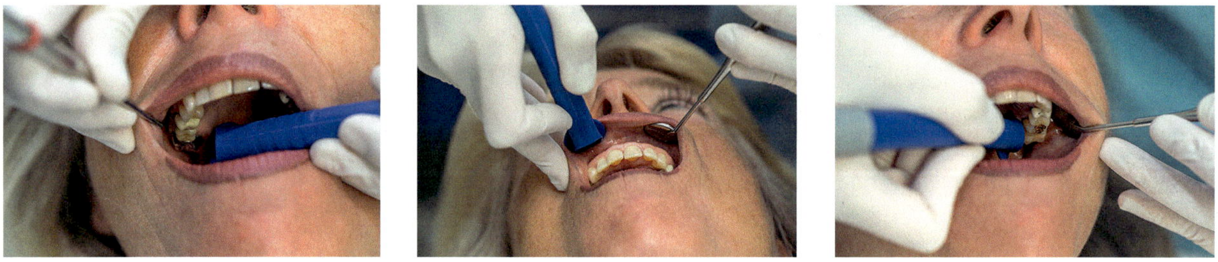

Abb. 1 Absaug- und Abhaltetechnik bei Behandlung im Oberkiefer

Abhalten bei der Behandlung im Unterkiefer

- Rechts: Der Assistent hält mit seiner linken Hand die Saugkanüle von lingual, mit seiner rechten Hand hält er den Spiegel zum Abhalten der Wange.
- Mitte: Mit der linken Hand wird die Lippe abgehalten, mit der rechten Hand wird die Saugkanüle von lingual gehalten.
- Links: Mit der rechten Hand wird die Saugkanüle gehalten, mit der linken Hand wird die Wange abgehalten.

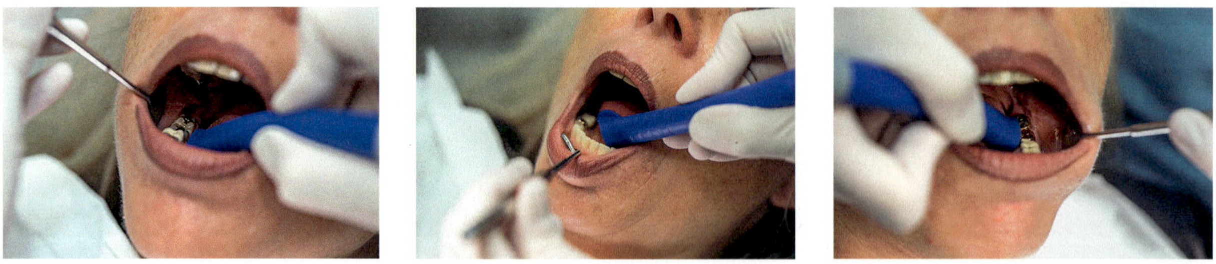

Abb. 2 Absaug- und Abhaltetechnik bei Behandlung im Unterkiefer

1.6 Verabschiedung des Patienten

Ist die Behandlung beendet, so wird der Patient sorgfältig von Rückständen wie z. B. Zementresten gesäubert. Er darf noch einmal ausspülen. Danach wird die Serviette abgenommen. Eventuelle Verhaltensmaßnahmen nach der Behandlung werden mit ihm besprochen. Der Behandlungsstuhl wird heruntergefahren, der Schwebetisch zur Seite geschoben, sodass der Patient mühelos aufstehen kann. Vielleicht benötigt er dabei die Hilfe des ZFA. Der ZFA begleitet den Patienten an die Rezeption, wo ggf. weitere Termine vereinbart werden. Der ZFA verabschiedet sich freundlich von dem Patienten und kehrt in den Behandlungsraum zurück.

1.7 Nachbereitung des Behandlungsraums

Zahnmedizinische Fachangestellte dokumentieren die vorangegangene Behandlung, soweit dies nicht bereits während der Behandlung erfolgt ist. Dazu gehören folgende Punkte:

- Grund des Patientenbesuchs
- Befunde der Untersuchung und die mögliche Diagnose
- Diagnostik wie z. B. Röntgenaufnahmen
- Therapiemöglichkeiten
- Aufklärung und Einverständnis des Patienten zur Therapie
- die Behandlung und die dazugehörigen Materialien, Medikamente
- Besonderheiten bei der Behandlung

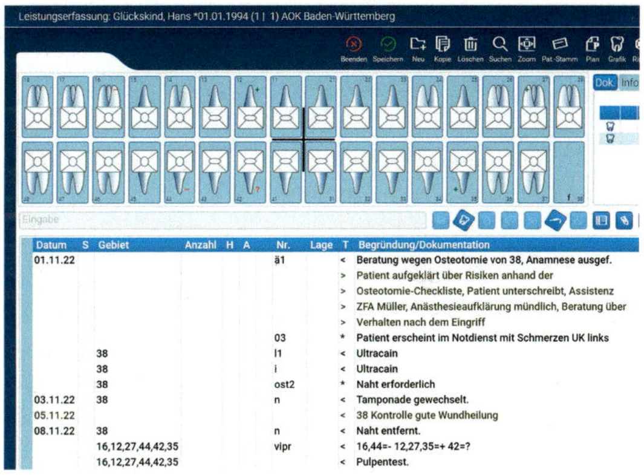

Abb. 1 Karteikarteneinträge

Danach wird der Arbeitsplatz von schmutzigen Instrumenten und Materialien gesäubert. Diese werden in einer geschlossenen Box in den Sterilisationsraum gebracht. Es wird eine gründliche Desinfektion durchgeführt und gelüftet.

Hygiene →S. 74

Terminologie: Patientenbetreuung

distal	von der Mitte des Zahnbogens weg
Distanz, die	räumlicher Abstand, Entfernung
Kommunikation, die	Austausch von Informationen durch Mimik, Gestik, Sprache oder Schrift
lingual	zur Zunge hin (im Unterkiefer)
palatinal	in Richtung Gaumen (im Oberkiefer)
vestibulär	in Richtung Mundvorhof; an der Zahnfläche außen

Aufgaben

1	Erläutern Sie, wie Sie einen Patienten an der Rezeption empfangen und welche Tätigkeiten notwendig sind.
2	Schildern Sie die Vorbereitung des Behandlungsraums.
3	Erklären Sie den Begriff Distanzzonen. In welcher Entfernung fühlen sich einander fremde Menschen wohl?
4	Zählen Sie vier wichtige Punkte auf, die zur Nachbereitung des Behandlungsraums gehören.

2 Anamnese

Zu Beginn einer zahnärztlichen Behandlung werden die Stammdaten des Patienten erfasst. Danach wird er aufgefordert, den Anamnesebogen auszufüllen. Mithilfe der Anamnese kann der Zahnarzt Risikofaktoren erkennen, die bei der Behandlung zu Komplikationen führen könnten.

Merke
Anamnese – gesundheitliche Vorgeschichte eines Patienten bezüglich Krankheiten, Allergien, Behinderungen; der Patient macht selbst die Angaben
Fremdanamnese – Angehörige, Begleitpersonen werden befragt, z. B. bei Kindern oder an Demenz erkrankten Patienten

2.1 Rechtliche Grundlagen

www.bmj.de/SharedDocs/Publikationen/DE/Broschueren/Ratgeber_Patientenrechte.html

Der Zahnarzt ist verpflichtet, eine allgemeinmedizinische Anamnese zu erheben. Diese gehört zur Patientenakte und muss „im unmittelbaren zeitlichen Zusammenhang mit der Behandlung“ aktualisiert werden (Patientenrechtegesetz 2022).

2.2 Verschiedene Bereiche der Anamnese

Allgemeine Anamnese	Spezielle Anamnese	Familienanamnese	Medikamentenanamnese
Fragen nach Allgemeinerkrankungen	Beschwerden im Zahn-, Mund-, Kieferbereich	Fragen nach Erbkrankheiten, familiärer Disposition	Welche Medikamente werden eingenommen?
z. B. – Allergien – Herz-Kreislauf-Erkrankungen – Stoffwechselerkrankungen – Infektionskrankheiten – Schwangerschaft	z. B. – Grund des Besuchs – Unfall, Verletzungen – Schmerzen	z. B. – Parodontitis – unvollständig ausgebildeter Zahnschmelz – Zahnstellungs- und Kieferanomalien	z. B. – blutverdünnende Medikamente – Medikamente, die zu Mundtrockenheit führen

Tab. 1 Übersicht über die wichtigsten Bereiche einer Anamnese

2.2.1 Allgemeine Anamnese

Die Erfassung der **Allgemeinerkrankungen** ist sehr wichtig, um bedrohliche Komplikationen zu vermeiden.

Anästhesie →S. 175

- **Allergien und Unverträglichkeiten**
  - Allergische Reaktionen gegen Bestandteile des Lokalanästhetikums, gegen Latexhandschuhe, gegen bestimmte Kunststoffe in den Materialien können vermieden werden, indem man diese Stoffe austauscht.
- **Herz-Kreislauf-Erkrankungen**
  - Bei Bluthochdruck, Herzrhythmusstörungen, Herzmuskelschwäche und anderen Herzerkrankungen darf das Lokalanästhetikum kein Adrenalin enthalten. Adrenalin hat eine gefäßverengende Wirkung und würde bei den o. g. Erkrankungen zu einem Risiko führen.

- Bei Patienten mit einem Herzschrittmacher oder einem implantierten Hörgerät dürfen keine Ultraschallgeräte und Elektrochirurgiegeräte verwendet werden. Diese könnten den Impuls des Herzschrittmachers bzw. des Hörgerätes stören.
- Nimmt ein Patient ein Medikament mit einer blutgerinnungshemmenden Wirkung ein, so ist vor einem chirurgischen Eingriff der Hausarzt zu kontaktieren. Eventuell muss das Medikament für ein paar Tage abgesetzt werden. Komplikationen wie starke Blutungen sind zu vermeiden.
- Hat ein Patient eine künstliche Herzklappe oder einen Herzklappenfehler, so muss mit dem Facharzt besprochen werden, ob eine vorbeugende Antibiotikatherapie vor einem Eingriff notwendig ist. Durch die Behandlung im Mund könnte es durch ausgeschwemmte Bakterien im Blut zu einer Entzündung der Herzinnenschicht kommen. Dies nennt man Endokarditisprophylaxe.

— **Stoffwechselerkrankungen**

Zunehmend erkranken Menschen an Diabetes mellitus („Zuckerkrankheit"). Ein Diabetiker gilt in der Zahnarztpraxis als Risikopatient, abhängig von der Stabilität seines Blutzuckerwertes.

- Eine Unterzuckerung, Hypoglykämie, kann durch die Aufnahme von zu wenig Kohlenhydraten (lange Wartezeiten) entstehen. Die Anzeichen sind Zittern, Unruhe, Orientierungslosigkeit bis zum Bewusstseinsverlust (hypoglykämischer Schock). Wenn dies bekannt ist, kann das Praxisteam mithilfe eines Blutzuckermessgeräts und zuckerhaltigen Getränken wie Cola oder Fruchtsäften bei den ersten Anzeichen schnell helfen.
- Ein Lokalanästhetikum mit Adrenalin kann zu einer Überzuckerung (Hyperglykämie) führen, da das Insulin schneller abgebaut wird. Daher sollte der Behandler auf ein Lokalanästhetikum ohne Adrenalin zurückgreifen. Bei Angst während der Behandlung schüttet der Körper vermehrt Adrenalin aus, was ebenso zu einer Hyperglykämie führen kann. Eine Hyperglykämie äußert sich durch Mundtrockenheit, Verwirrtheit, Müdigkeit bis hin zum Koma. Nach chirurgischen Eingriffen besteht bei hyperglykämischen Patienten die Gefahr von Wundheilungsstörungen.
- Das Risiko, an einer Parodontitis zu erkranken, ist bei Diabetikern wesentlich höher.

— **Infektionskrankheiten**

Für das Praxisteam ist es wichtig zu wissen, ob der Patient an einer Infektionskrankheit leidet, z. B. Hepatitis, HIV-Infektion oder Tuberkulose. Liegt eine Infektionskrankheit vor, so sind besondere Schutzvorkehrungen und Hygienemaßnahmen notwendig. Dadurch kann eine Gefährdung des Praxisteams und der nachfolgenden Patienten vermieden werden.

Hygienemaßnahmen → S. 80

— **Schwangerschaft**

Eine Schwangerschaft ist keine Krankheit. Dennoch ist es wichtig, zu erfahren, ob eine Schwangerschaft besteht. Folgende Vorsichtsmaßnahmen wären dann zu beachten:

- Ein Lokalanästhetikum mit geringer Adrenalinkonzentration sollte gewählt werden.
- Es dürfen nur Medikamente verschrieben werden, die das ungeborene Kind nicht schädigen.

  - Amalgamfüllungen sollten während der Schwangerschaft und Stillzeit nicht gelegt werden.
  - Röntgenaufnahmen sind möglichst zu vermeiden, sie sollten nur angefertigt werden, wenn eine große Dringlichkeit besteht.

- **Sonstige Erkrankungen**
  - Wenn ein Patient an **Epilepsie** (Krampfleiden) leidet, so muss das Praxisteam informiert sein. Nur so kann es bei einem epileptischen Anfall richtig reagieren. Alle Instrumente sind aus der Mundhöhle zu entfernen. Wenn möglich, sollte der Patient vor Verletzungen geschützt werden.
  - Bei **Atemwegserkrankungen**, z. B. Asthma bronchiale, leidet der Patient unter Atemnot. Er sollte sein Notfallmedikament inhalieren, ggf. ist die Gabe von Sauerstoff notwendig.
  - Bei **Suchterkrankten** (z. B. Alkohol, Cannabis, Heroin) ist in der Regel eine höhere Dosierung des Lokalanästhetikums notwendig.
  - Wichtig ist auch die Frage nach **Rauchgewohnheiten**. Bei Rauchern treten Karies und Parodontitis häufiger auf als bei Nichtrauchern. Parodontitis wird später erkannt, da durch das Rauchen das Zahnfleisch schlecht durchblutet wird. Daher fehlen die frühen Anzeichen einer Parodontitis wie Rötung und Zahnfleischblutung.

2.2.2 Spezielle Anamnese

Bei der speziellen Anamnese fragt der Zahnarzt nach dem Grund des Besuches und den aktuellen Beschwerden. Durch weitere Fragen zieht der Zahnarzt Rückschlüsse auf den Schweregrad der Erkrankung.

Mögliche Gründe für das Aufsuchen der Zahnarztpraxis können sein:
- **Routinemäßige Kontrolluntersuchung**.
- **Schmerzen.** Es ist von Vorteil, wenn der Patient eindeutige Aussagen zu seinen Schmerzen machen kann:
  - Welche Region/welcher Zahn schmerzt?
  - Seit wann bestehen die Schmerzen?
  - Welche Art von Schmerz liegt vor (ziehend, stechend, pochend)?
  - Wie stark sind die Schmerzen auf einer Skala von 0 bis 10?
  - Wodurch werden die Schmerzen ausgelöst (Kälte, Wärme, Belastung)?
  - Wurden bereits Schmerzmittel eingenommen?
  - Liegen Röntgenbilder vor?
- **Unfall, Verletzungen**. Hierbei ist es wichtig, Ort, Datum und Uhrzeit, Unfallhergang und die gesundheitlichen Beeinträchtigungen zu erfragen und zu dokumentieren. Es könnte sein, dass spätere Anfragen von Versicherungen, Kostenträgern oder anderen Stellen kommen.
- Bei einem erhöhten Kariesvorkommen, Erosionen oder Abrasionen ist es sinnvoll, Fragen zu **Ernährungsgewohnheiten** zu stellen, z. B. Süßigkeitenverzehr, häufiges Essen von sauren Nahrungsmitteln. Fragen zum Zähneknirschen und der durchgeführten Mundhygiene können das Bild vervollständigen.

2.2.3 Familienanamnese

Bei bestimmten Krankheitsbildern wird eine Familienanamnese erstellt. Zum engeren Familienkreis gehören Eltern und Geschwister.

Das gehäufte Auftreten von **Parodontitis** im Familienkreis deutet auf eine Disposition (Veranlagung) hin, wodurch der Behandler auf den Krankheitsverlauf rückschließen kann. Ursachen können z. B. eine vererbte Reaktion des Immunsystems auf den Biofilm oder ein ständiger Austausch von bestimmten Bakterienstämmen zwischen den Familienmitgliedern sein.

Bei Verdacht auf erblich bedingte **Zahn- und Kieferanomalien** erhebt der Kieferorthopäde eine Familienanamnese, um eine optimale Behandlung einleiten zu können.

Amelogenesis imperfecta, ein unvollständig ausgebildeter Zahnschmelz, ist eine vererbte Krankheit. Der Behandler kann dementsprechend frühzeitig eine Überkronung der Zähne vorschlagen.

2.2.4 Medikamentenanamnese

Bei der Medikamentenanamnese fragt der Zahnarzt den Patienten, welche Medikamente er in welcher Dosierung einnimmt. Vor allem ältere Patienten nehmen oft mehrere Medikamente ein. Medikamente, die parallel eingenommen werden, können ihre Wirkung gegenseitig beeinflussen. Es kommt zu **Wechselwirkungen** oder **Nebenwirkungen**, die zu Risiken führen können.

Auch kann es durch die Einnahme bestimmter Medikamente zu Komplikationen bei der Behandlung kommen. **Blutverdünnende Medikamente** können bei harmlosen Eingriffen zu einer starken Blutung führen.

Antidepressiva führen zu einer **Mundtrockenheit**, wodurch der Halt von herausnehmbarem Zahnersatz Probleme bereitet. Durch die Mundtrockenheit kommt es u. a. auch zu einem erhöhten Kariesrisiko.

2.3 Anamnesebogen

Der Anamnesebogen, auch Patientenerhebungsbogen genannt, dient der Abfrage aller relevanten Informationen zur Krankengeschichte. Der Patient sollte wahrheitsgemäß antworten.

Anamnesebogen
Damit wir Sie bestmöglich behandeln können, bitten wir Sie um die Beantwortung der folgenden Fragen.

Patientenkontaktdaten	
Familienname, Vorname	
Geburtsdatum	
Straße/Hausnummer	
PLZ/Wohnort	
Telefon	
E-Mail-Adresse	
Versicherung	
Name und Anschrift des Hausarztes	

Bitte beantworten Sie die nachfolgenden Fragen zu Ihrem Gesundheitszustand möglichst genau! Die Angaben unterliegen der ärztlichen Schweigepflicht und den Bestimmungen des Datenschutzes und werden streng vertraulich behandelt.

Herz-/Kreislauferkrankungen		
Hoher Blutdruck:		○ ja ○ nein
Niedriger Blutdruck:		○ ja ○ nein
Herzschrittmacher:		○ ja ○ nein
Endokarditis:		○ ja ○ nein
Herzoperation:		○ ja ○ nein
Herzinfarkt:		○ ja ○ nein
Schlaganfall:		○ ja ○ nein
Ohnmachtsneigung:		○ ja ○ nein
Infektiöse Erkrankungen		
HIV-Infektion/Stadium AIDS:		○ ja ○ nein
Lebererkrankung/Hepatitis:		○ ja ○ nein
Tuberkulose:		○ ja ○ nein
Sonstige Krankheitsbilder		
Anfallsleiden (Epilepsie):		○ ja ○ nein
Asthma/Lungenerkrankung:		○ ja ○ nein
Blutgerinnungsstörungen:		○ ja ○ nein
Diabetes/Zuckerkrankheit:		○ ja ○ nein
Nierenerkrankungen:		○ ja ○ nein
Osteoporose:		○ ja ○ nein
Rheuma/Arthritis:		○ ja ○ nein
Schilddrüsenerkrankung:		○ ja ○ nein
Raucher:		○ ja ○ nein
Rauschmitteleinnahme?		○ ja ○ nein
Sonstige Erkrankungen:		

Abb. 1 Anamnesebogen (Beispiel)

Allergien bzw. Unverträglichkeiten		
Lokalanästhesie/Spritzen:		○ ja ○ nein
Antibiotika:		○ ja ○ nein
Schmerzmittel:		○ ja ○ nein
Metalle/welche:		
Schwangerschaft		
Besteht eine Schwangerschaft?		○ ja ○ nein
Wenn ja, in welchem Monat?	Monat:	
Einnahme von Medikamenten		
Welche Medikamente:		
Nehmen Sie blutverdünnende Medikamente ein?		○ ja ○ nein
Nehmen Sie Bisphosphonate ein?	seit:	○ ja ○ nein
Erhalten Sie eine		
Chemotherapie?	wann:	○ ja ○ nein
Bestrahlungstherapie?	wann:	○ ja ○ nein

Ich erkläre mich mit der elektronischen Speicherung, Bearbeitung und Nutzung meiner Daten zur Aufnahme in das Recall-System einverstanden.
○ ja ○ nein

Ich verpflichte mich, über alle Änderungen, die sich während der gesamten Behandlungszeit ergeben, umgehend Mitteilung zu machen.
Des Weiteren verpflichte ich mich, vereinbarte Behandlungstermine einzuhalten bzw. mindestens 24 Std. vor dem vereinbarten Termin abzusagen. Mir ist bekannt, dass nicht bzw. nicht rechtzeitig abgesagte Termine in Rechnung gestellt werden können.

(Ort, Datum) (Unterschrift)

Abb. 1 Anamnesebogen (Forts.)

Es gibt kein vorgegebenes Formular, jede Praxis kann sich einen eigenen Anamnesebogen erstellen. Vorlagen dazu gibt es z. B. im Praxishandbuch der Landeszahnärztekammer Baden-Württemberg (LKZ BW).

Immer häufiger werden Tablets zum Ausfüllen eines digitalen Anamnesebogens verwendet. Dies erleichtert dem Praxisteam das Übertragen in die Praxisverwaltungssoftware.

Der Patient sollte bei den meisten Fragen nur mit einem einfachen „Ja" oder „Nein" antworten müssen. Für fremdsprachige Patienten bieten die Landeszahnärztekammern Anamnesebögen in den gängigsten Sprachen an. Im Praxishandbuch der LZK BW findet man beispielsweise solche Formulare in 17 verschiedenen Sprachen, die man für seine Praxis individualisieren kann. Die Bundeszahnärztekammer hat ein Piktogrammheft erstellt, mit dessen Hilfe sich das Praxisteam auch ohne Worte verständigen kann →Abb. 1, S. 33.

Zum Ausfüllen setzt sich der Patient ins Wartezimmer. Falls er beim Ausfüllen Hilfe braucht, so sollte der Zahnmedizinische Fachangestellte mit ihm in ein separates Zimmer gehen, da seine Angaben dem Datenschutz unterliegen. Andere Patienten sollten dem Gespräch nicht zuhören können.

Falls eine Erkrankung des Patienten nicht aufgelistet ist, so kann der Patient den Freiraum auf dem Anamnesebogen nutzen, um diese zu notieren. Oder er teilt seine spezielle Erkrankung in einem Gespräch dem Praxisteam mit.

Der Anamnesebogen wird mit Datum und Unterschrift des Patienten der Karteikarte hinzugefügt. Er muss immer wieder aktualisiert werden, v. a. bei älteren Patienten, bei denen die Wahrscheinlichkeit höher ist, dass neue Erkrankungen und Medikamente hinzukommen. Leidet ein Mensch an mehreren Erkrankungen, so nennt man das Multimorbidität. Der Behandler muss die Medikamentenliste kennen, um bei der Behandlung Wechselwirkungen vermeiden zu können.

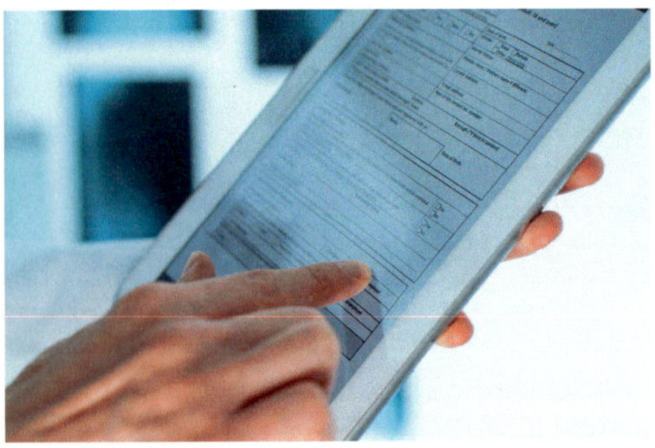

Abb. 2 Anamnese am Tablet

Manche Praxen bieten auf ihrer Website die Möglichkeit an, einen Anamnesebogen herunterzuladen. So kann der Patient das Formular in Ruhe zu Hause ausfüllen.

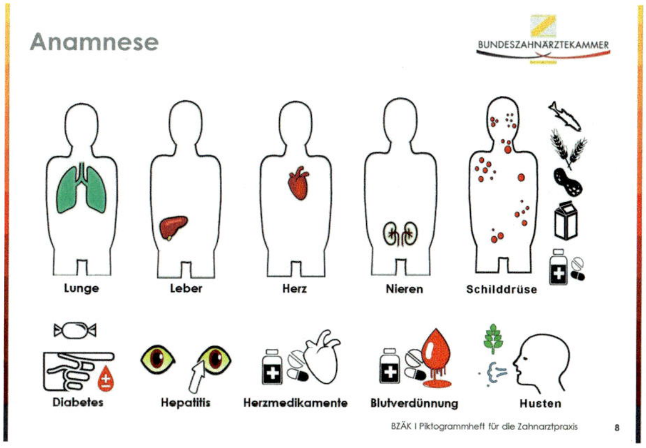

Abb. 1 Auszug aus einem Piktogrammheft

Es ist sinnvoll, dem Anamnesebogen noch weitere Ergänzungen hinzuzufügen:

- Ich verpflichte mich, alle Änderungen, die sich während der gesamten Behandlungszeit ergeben, mitzuteilen.
- Ich verpflichte mich, vereinbarte Termine einzuhalten oder mind. 24 Stunden vor dem vereinbarten Termin abzusagen. Ansonsten wird mir ein Ausfallhonorar in Höhe von .... Euro in Rechnung gestellt.
- Ich erkläre mich mit der Speicherung meiner Daten einverstanden. Sie unterliegen den gesetzlichen Datenschutzbestimmungen.
- Ich nehme am Erinnerungsservice (Recall) bezüglich der jährlichen Kontrolluntersuchungen und der Zahnreinigung teil. Ebenso nehme ich am Terminerinnerungsservice für Behandlungstermine teil.
- Dafür stimme ich der Verarbeitung und Nutzung meiner personenbezogenen Daten zu.

2.4 Erhebung der Anamnese bei englischsprechenden Patienten

Englisch ist eine Weltsprache, die sehr viele Menschen verstehen. Einen Anamnesebogen auf Englisch (Health oder Medical History Questionnaire) bereitzuhalten ist sehr sinnvoll. Folgende grundlegende Wörter bzw. Ausdrücke sollten bekannt sein:

Deutsch	Englisch
Familienname	surname
Vorname	first name
Geburtsdatum	date of birth
Staatsangehörigkeit	nationalitiy
Geburtsland und -ort	country and citiy of birth
Telefonnummer	phone number
E-Mail	email
Straße	street
PLZ	postcode
Wohnort	city/town
Allergisch gegen	allergic to

(Fortsetzung auf der nächsten Seite)

Deutsch	Englisch
Betäubungsmittel	anaesthetic
Diabetes	diabetes
Schilddrüsenerkrankung	disease of the thyroid gland
Infektionskrankheiten	infectious diseases
Hepatitis, HIV, Tuberkulose	hepatitis, HIV, tuberculosis
Blutgerinnungsstörungen	bleeding disorders
Herz-Kreislauf-Erkrankungen	heart disease, circulatory trouble
Hoher Blutdruck	high blood pressure
Niedriger Blutdruck	low blood pressure
Herzschrittmacher	pacemaker
Endokarditis	endocarditis
Nierenerkrankungen	kidney disease
Asthma	asthma
Schlaganfall	stroke
Krebs	cancer
Magen-Darm-Erkrankung	gastrointestinal diseases
Raucher	smoker
Sonstige Erkrankungen	other diseases
Zahnärztliche Röntgenaufnahme	dental x-rays
Besteht eine Schwangerschaft?	Are you pregnant?
Nehmen Sie Medikamente ein? Welche?	Do you take any medicine? If yes, which?

2.5 Anamnesebogen für Kleinkinder

Ein Anamnesebogen für minderjährige Kinder wird von den Erziehungsberechtigten ausgefüllt und unterschrieben. Er ist etwas anders gestaltet als ein Anamnesebogen für Erwachsene. Für eine Behandlung bei einem Kind muss die Einverständniserklärung des Erziehungsberechtigten vorliegen. Manchmal ist es einfacher, das Kind zu behandeln, wenn der Erziehungsberechtigte den Behandlungsraum verlässt. Er sollte im Vorhinein keine negativen Aussagen über die Praxis und die Behandlung machen.

Anamnesebogen für das 1.-3. Lebensjahr

Wir benötigen neben den Personalien auch Auskünfte über den allgemeinen Gesundheitszustand Ihres Kindes. Dies ist wichtig für eine adäquate, risikoarme Behandlung. Etwaige Änderungen des Gesundheitszustandes bitten wir uns mitzuteilen.

Zutreffendes bitte ankreuzen

Alter des Kindes (Monate): ________ Muttersprache: ____________________________

Befindet sich Ihr Kind zurzeit in ärztlicher Behandlung? O Ja O Nein
Bei welchem Arzt? ____

Nimmt Ihr Kind regelmäßig Medikamente ein? O Ja O Nein
Wenn ja, welche? ____

Leidet es an Allergien (Jod), Asthma oder Heuschnupfen? O Ja O Nein
Verträgt Ihr Kind Latex (Luftballons, Gummihandschuhe)? O Ja O Nein
Hatte es jemals ungewöhnliche Reaktionen auf Spritzen oder Medikamente? O Ja O Nein

Hat Ihr Kind eine Herzerkrankung? O Ja O Nein
Hatte Ihr Kind schon mal Fieberkrämpfe oder Krampfanfälle? O Ja O Nein
Hat Ihr Kind Zuckerkrankheit (Diabetes) oder Schilddrüsenerkrankungen? O Ja O Nein

Blutet es lange bei Verletzungen (Blutgerinnungsstörungen)? O Ja O Nein
Leidet es an Infektionskrankheiten (Hepatitis, HIV, TBC)? O Ja O Nein
Andere Erkrankungen? ________________________________ O Ja O Nein

Wurden bereits Röntgenaufnahmen im Kopf-Kiefer-Zahnbereich angefertigt? O Ja O Nein

1. Wie oft putzen Sie Ihrem Kind die Zähne?
   O gar nicht O manchmal O 1 x täglich O 2–3 x täglich
   O vor den Mahlzeiten O nach den Mahlzeiten

2. Welche Zahnpasta verwenden Sie für Ihr Kind?
   O gar keine O fluoridfreie Kinderzahnpasta
   O Kinderzahnpasta (500 ppm Fluorid) O Kinderzahnpasta (1.000 ppm Fluorid)
   O Junior- oder Erwachsenenzahnpasta (1.400 bis 1.450 ppm Fluorid)

3. Welche Menge Kinderzahnpasta verwenden Sie für Ihr Kind bei jedem Zähneputzen?
   O Reiskorngröße O Erbsengröße

4. Darf ihr Kind in der Krippe / Tagespflege / Kita das Zähneputzen mit der Bezugsperson üben?
   O Ja O Nein
   O mit einer Erbse Kinderzahnpasta (500 ppm F) O mit einem Reiskorn Kinderzahnpasta (1.000 ppm F)
   O mit einer fluoridfreien Kinderzahnpasta

5. Womit putzen Sie die Zähne Ihres Kindes?
   O Handzahnbürste O elektrische Zahnbürste

Abb. 1 Anamnesebogen für Kinder

Terminologie: Anamnese

Abrasion, die	Verlust von Zahnhartsubstanz aufgrund mechanischen Abriebs durch Fremdstoffe
Adrenalin, das	körpereigenes Hormon, wirkt u. a. gefäßverengend, blutdrucksteigernd, wird bei Stress ausgeschüttet
Allergie, die	Überempfindlichkeitsreaktion des Immunsystems auf körperfremde Substanzen
Amelogenesis imperfecta	Gruppe von Entwicklungsstörungen des Zahnschmelzes
Anamnese, die	Vorgeschichte, Krankengeschichte eines Patienten in Bezug zu seiner aktuellen Erkrankung
Biofilm, der	auf der Zahnoberfläche haftende Schleimschicht, in der Mikroorganismen eingebettet sind
Diabetes mellitus, die	Zuckerkrankheit, erhöhter Blutzuckerspiegel
Disposition, die	Veranlagung
Endokarditis, die	Entzündung der Herzinnenwand
Epilepsie, die	Funktionsstörung des Gehirns, krampfartige Anfälle und Bewusstseinsverlust
Erosion, die	Verlust von Zahnhartsubstanz durch häufige Einwirkung von Säure
Hyperglykämie, die	zu viel Zucker im Blut
Hypoglykämie, die	zu wenig Zucker im Blut
Multimorbidität, die	gleichzeitiges Auftreten von mehreren Erkrankungen
Nebenwirkung, die	unerwünschte und schädigende Wirkung, die ein Arzneimittel neben der erwünschten Wirkung haben kann
Parodontitis, die	Entzündung des Zahnhalteapparates
Piktogramm, das	grafisches Symbol, Bild, das eine Information vereinfacht darstellt
Recall, der	Wiederbestellung, Erinnerung an fällige Termine, z. B. jährliche Kontrolluntersuchung
Wechselwirkung, die	unerwünschte Wirkung, die das gleichzeitige Einnehmen von zwei unterschiedlichen Arzneimitteln haben kann

Aufgaben

1 Erklären Sie, warum zu Beginn einer Behandlung eine Anamnese erstellt werden muss.

2 Nennen und erläutern Sie die vier Hauptbereiche einer Anamnese.

3 Zählen Sie mindestens zehn Fragen auf, die in einem Anamnesebogen erhoben werden sollten.

4 Erläutern Sie, warum es so wichtig ist, den Anamnesebogen regelmäßig vom Patienten aktualisieren zu lassen.

3 Mundhöhle und Rachen

Die Mundhöhle und der Rachen →Abb. 1 sind die Bereiche, mit denen der Zahnarzt und der ZFA vorwiegend zu tun haben. Sämtliche zahnärztlichen Eingriffe wie konservierende, chirurgische, prothetische, parodontologische und kieferorthopädische Behandlungsmaßnahmen spielen sich dort ab. Deshalb ist die Kenntnis über die Anatomie der Mundhöhle und des Rachens sowie über deren Physiologie und Pathologie von Bedeutung.

In der Mundhöhle beginnt bereits die Verdauung. Das Speichelenzym Amylase spaltet die Kohlenhydrate zu Einfachzuckern. Merkbar wird dies dadurch, dass bei längerem Kauen von Brot dieses süß schmeckt.

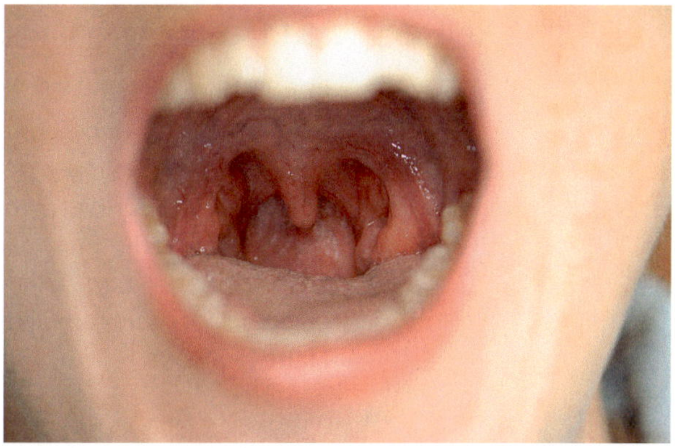

Abb. 1 Blick in die Mundhöhle und den Rachen

Rachen →S. 43
Verdauung →S. 361
Speichel →S. 117

Video
Aufbau des Verdauungssystems

An der Verdauung sind neben den Enzymen auch Bakterien beteiligt. Dabei unterscheiden wir physiologische von pathologischen Keimen. Die Gesamtheit aller Mikroorganismen der Mundhöhle wird **Mundflora** genannt. Bei Geburt liegen keine pathogenen Keime in der Mundhöhle vor. Diese werden durch andere Menschen auf das Kind übertragen. So können Keime durch Küssen oder Benutzen des gleichen Besteckes in die Mundhöhle des Kindes gelangen. In diesem Zusammenhang spricht man bei der Karies auch von einer Infektionskrankheit. Wenn die Qualität (Art der Keime) und die Quantität (Menge der Keime) der pathogenen Erreger in der Mundhöhle eines Patienten erhöht sind, so können Karies und Erkrankungen des Zahnhalteapparates (**Parodontium**) entstehen.

Neben der Verdauung spielt die Mundhöhle als Resonanzorgan auch eine wesentliche Rolle bei der Artikulation und Phonetik, also bei der Aussprache und Lautbildung und Lautverarbeitung.

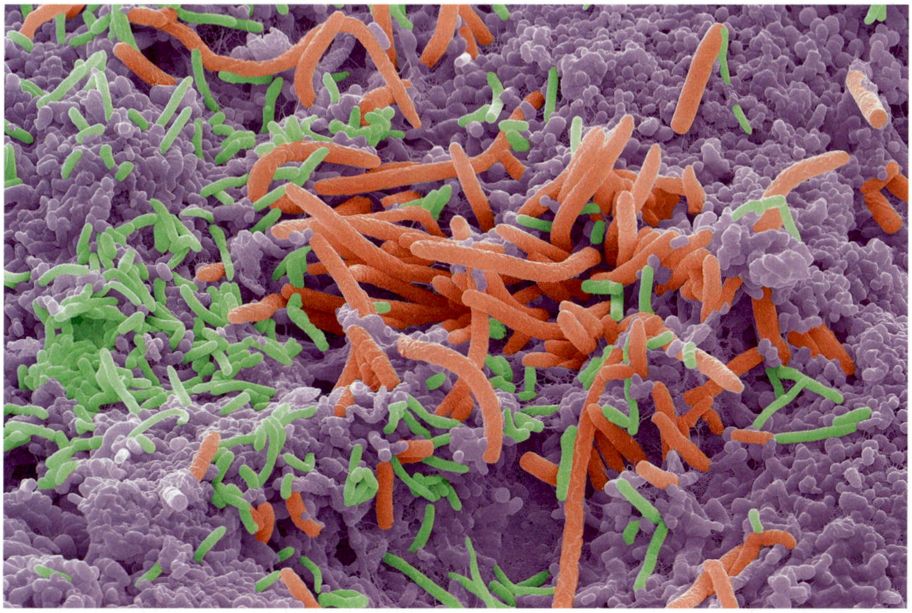

Abb. 2 Mundflora

3.1 Mundhöhle

3.1.1 Einteilung und Begrenzung der Mundhöhle

Die Zahnreihen von OK und UK stellen eine natürliche Begrenzung dar. So befindet sich hinter den Zahnreihen die eigentliche Mundhöhle (**Cavum oris**). Diese umfasst den Gaumen, den Mundboden, die Zunge, die Wangeninnenseiten und den Rachen. Vor den Zahnreihen liegt der Mundvorhof (**Vestibulum**, **Vestibulum oris**). Dies ist der Raum zwischen den Lippen (**Labia**) bzw. Wangen (**Buccae**) und den Zähnen →Abb. 1. Fährt man mit der Zunge diesen Bereich nach, so kommt man mit der Zungenspitze bis zum tiefsten Punkt des Vestibulums, der Umschlagfalte (**Fornix**).

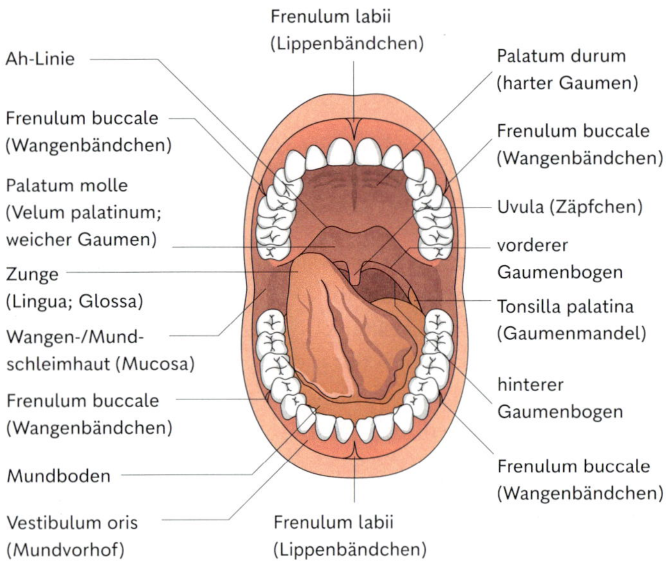

Abb. 1 Mundhöhle

3.1.2 Mundschleimhaut

Die gesamte Mundhöhle wird von der Mundschleimhaut (**Mukosa**) ausgekleidet. Diese Schleimhaut setzt sich in der inneren Auskleidung des Magen-Darm-Traktes fort. Im Bereich der Zähne geht sie in die **Gingiva** (Zahnfleisch) über. Dieser Übergang wird als **Mukogingivalgrenze** bezeichnet. Im Bereich der Lippen geht die Mukosa in die Haut über.

Aufgaben der Mundschleimhaut

Die Mundschleimhaut, die von unverhorntem Epithel bedeckt ist, fühlt sich weich an. Sie besitzt Drüsen, die einen schützenden Schleim produzieren. Daneben existieren Rezeptoren für das Tast-, Geschmacks-, und Temperaturempfinden. Eine ausreichende Speichelproduktion ist für die Aufgaben der Mundschleimhaut notwendig.

Aufbau der Mundschleimhaut und des Parodontiums →S. 306

Speichel →S. 117

Speicheldrüsen →S. 42

Die Mundschleimhaut hat drei **Hauptaufgaben**:

- Die **Sinnesfunktion** wird von in der Mundschleimhaut gelegenen Rezeptoren erbracht, die auch an der Steuerung des Kau- und Schluckvorgangs beteiligt sind. Sie umfasst das Temperaturempfinden, das Tastempfinden und das Geschmacksempfinden.
- Die **Schutzfunktion** besteht darin, dass Schutz vor schädigenden Einflüssen chemischer, mechanischer und thermischer Art und Schutz vor Austrocknung und damit v. a. vor dem Eindringen von Krankheitserregern gewährleistet wird.
- Die **Anfeuchtung der Nahrung** erfolgt durch den von den Speicheldrüsen produzierten Speichel und macht die Nahrung gleitfähig.

Video
Die Mundschleimhaut und die verschiedenen Zahnbeläge

Umschlagfalte

Der tiefste Punkt der Mundhöhle stellt gleichzeitig den Übergang von der Schleimhaut des Alveolarfortsatzes in die Schleimhaut der Wangen und Lippen dar. Die Schleimhaut des Alveolarfortsatzes ist dabei fest mit ihrer Unterlage, dem Knochen, verbunden. Die Wangen- und Lippenschleimhaut dagegen sind beweglich.

Bänder

Ober- und Unterlippe sind jeweils in der Mitte durch das **Lippenbändchen** (**Frenulum labii**) am Alveolarfortsatz befestigt.

Im Bereich der Wangen ziehen mehrere Schleimhautfalten zum Alveolarfortsatz. Diese werden **Wangenbändchen** (**Frenulum buccale**) genannt →Abb. 1.

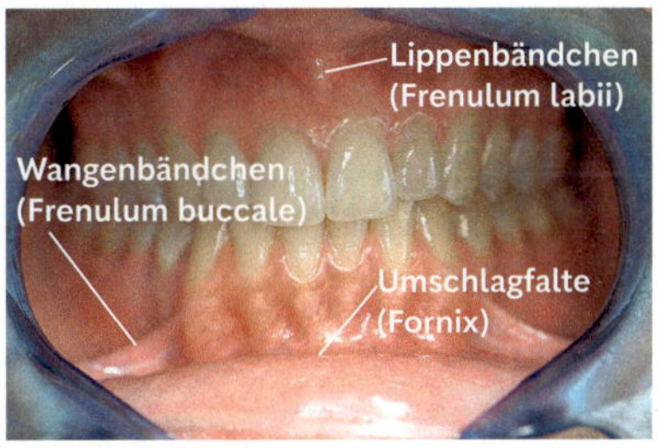

Abb. 1 Umschlagfalte und Bänder

Alveolarfortsatz →S. 159

Merke
Bei der Versorgung eines Patienten mit einer Teil- oder Totalprothese sollten die Bänder ausgespart werden. Dadurch wird der Halt der Prothesen verbessert und ein Herausfallen durch mimische Bewegungen und Kaubewegungen verhindert.

3.1.3 Gaumen

Beim Gaumen (**Palatum**) unterscheiden wir einen harten Gaumen (**Palatum durum**) und einen weichen Gaumen (**Palatum molle**).

Der vordere Teil des Gaumens hat eine knöcherne Unterlage. Diese wird vom Oberkiefer und vom Gaumenbein gebildet. Die Schleimhaut ist hier fest mit der Unterlage verankert. Deshalb spricht man vom **harten Gaumen** →Abb. 2. Der harte Gaumen stellt gleichzeitig das Dach der Mundhöhle und den Boden der Nasenhöhle dar.

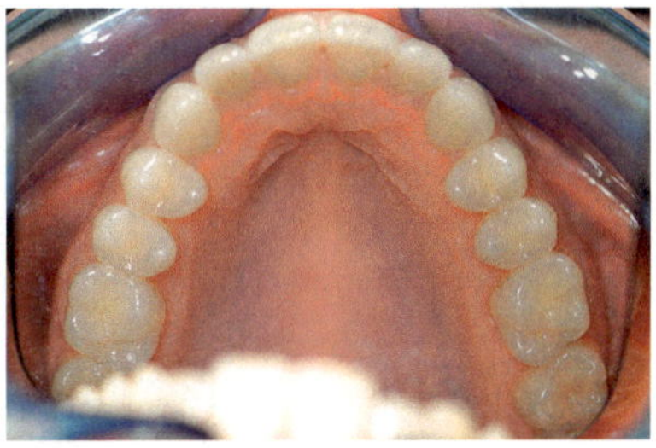
Abb. 2 Harter Gaumen mit Längsfalte und Querfalten

Hinter den beiden mittleren Schneidezähnen des Oberkiefers zeigt die Schleimhaut eine kleine Erhebung, die sogenannte **Papilla incisiva**. Diese gibt die Lage des **Foramen incisivum** an und spielt bei der Anästhesie eine Rolle. In der Mitte des Gaumens verläuft längs eine Schleimhautfalte, die **Raphe palati** oder **Raphe mediana**. Neben der Raphe palati verlaufen mehrere quer verlaufende Schleimhautfalten, die **Rugae**.

An den harten Gaumen schließt sich nach hinten der **weiche Gaumen** (**Palatum molle**) an. Dieser hat keine knöcherne Unterlage. Die Grundlage des weichen Gaumens bilden die Gaumenmuskeln. Diese können den weichen Gaumen, auch **Gaumensegel** (**Velum palatinum**) genannt, anheben. So wird beim Schlucken die Nasenhöhle von der Mundhöhle abgeschlossen.

In der Mitte des hinteren weichen Gaumens befindet sich das **Zäpfchen** (Gaumenzäpfchen; **Uvula**). Von der Uvula ziehen links und rechts jeweils zwei Gaumenbögen nach unten. Zwischen dem vorderen Gaumenbogen und dem hinteren Gaumenbogen liegt rechts und links der Zungenwurzel jeweils eine **Gaumenmandel** (**Tonsilla palatina**); auch kurz als Mandel bezeichnet; →Abb. 1, S. 38. Die Gaumenmandeln bestehen aus lymphatischem Gewebe und haben eine Abwehr- und Schutzfunktion. Zusammen mit der Rachenhinterwand, den im Rachenbereich liegenden **Rachenmandeln** (**Tonsillae pharyngeae**) und der am Zungengrund liegenden Zungenmandel bilden sie den sogenannten **lymphatischen Rachenring**.

Merke
Die Grenze zwischen weichem und hartem Gaumen wird auch **Ah-Linie** genannt. Wenn man bei weit geöffnetem Mund „Ah" sagt, so hebt sich das Gaumensegel und die Grenze zwischen hartem und weichem Gaumen wird sichtbar. Bei der Herstellung von Prothesen im OK ist dies von Bedeutung. An der Ah-Linie sollte die Prothese enden, um keinen Würgereiz hervorzurufen und damit ein Abhebeln der Prothesen zu verhindern.

3.1.4 Wangen und Mundboden

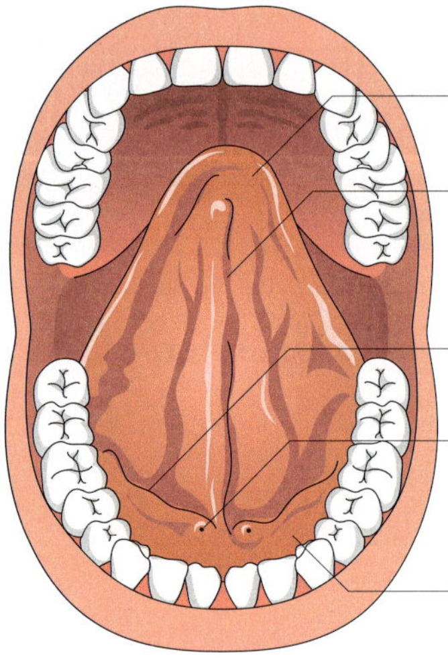

Abb. 1 Mundboden

Die linke und die rechte **Wange** (Bucca) sind innen von Mundschleimhaut überzogen und bilden die seitliche Begrenzung der Mundhöhle. Sie bestehen aus mehreren Muskeln, die Teil der mimischen Muskulatur sind.

Der **Mundboden** wird von der Muskulatur des Mundbodens, dem M. mylohyoideus, gebildet. Auf ihm ruhen die Zunge und die Unterzungendrüse, die Glandula sublingualis.

Wird die Zungenspitze angehoben, so sieht man im vorderen Bereich des Mundbodens in der Mitte eine Schleimhautfalte, die von der Zunge zum Unterkiefer zieht. Dabei handelt es sich um das **Zungenbändchen, Frenulum linguae**.

Auf der Zungenunterseite erkennt man bläulich durchschimmernde Zungenvenen. Seitlich vom Zungenbändchen findet man die **Caruncula sublingualis**, eine kleine Erhebung. Auf ihr münden die punktförmigen Ausführungsgänge der Unterzungen- und Unterkieferspeicheldrüse. Von hier zieht beidseits auf dem Mundboden ein Wulst, die **Plica sublingualis**, nach hinten. Unter diesem Wulst liegt die Unterzungendrüse, die **Glandula sublingualis**.

mimische Muskulatur →S. 167

Mundbodenmuskulatur →S. 166

Unterzungenspeicheldrüse →S. 42

Unterkieferspeicheldrüse →S. 42

3.1.5 Zunge

Die Zunge (Lingua, Glossa) ist ein von Schleimhaut überzogener Muskel. Die dreidimensionale Anordnung der einzelnen Muskeln ermöglicht die große Formbarkeit der Zunge. Die Muskulatur sorgt u. a. dafür, dass wir kauen, sprechen, schlucken oder saugen können. Schließlich ist die Zunge für die Lautbildung von Bedeutung. Erst bei Einschränkungen der Zungenmuskulatur merken wir, welche Funktionen sie übernimmt.
Die Zunge besitzt viele Sinneszellen für die Geschmacks-, Tast-, Schmerz- und Temperaturwahrnehmung. Dabei kann die Zunge schon kleinste Störfaktoren bzw. Fremdkörper wie z. B. ein Haar erkennen. Man geht davon aus, dass die Zunge beim Tasten ein Objekt um das 1,5-fache vergrößert.
Es wird berichtet, dass Albert Einstein bei einer Feier zu seinem 72. Geburtstag einem ihm unangenehmen Journalisten die Zunge herausstreckte. Das dabei entstandene Bild zeigt eine lange und schmale Zunge, was durch die Kontraktion der quer und senkrecht verlaufenden Zungenmuskulatur entstand.

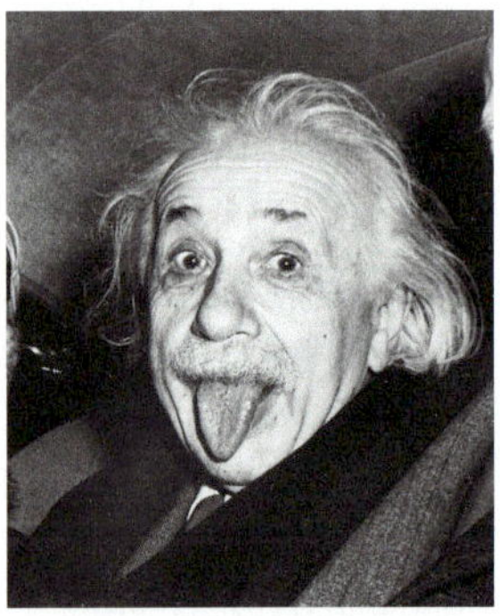

Abb. 2 Albert Einstein zeigt seine Zunge.

Äußerer Aufbau der Zunge

Der Aufbau der Zunge lässt sich im vorderen Bereich in die Zungenspitze, im mittleren Bereich in den Zungenkörper und im hinteren Bereich in den Zungengrund unterteilen. Dahinter befindet sich die Zungenwurzel. Die Zungenoberfläche wird auch Zungenrücken genannt.

Geschmacksorgan Zunge

Die Zunge hat vielfältige Aufgaben. Sie trägt zum Kauen bei. Als kräftiger Muskel kann sie die Nahrung bewegen und befähigt uns zum Sprechen. Außerdem ist sie am Schluckakt beteiligt. Mit ihr können wir tasten und schmecken. Dabei ist der Tastsinn sehr gut ausgeprägt. Dies erkennt man z. B. daran, dass wir sogar ein ganz dünnes Haar, das sich in der Mundhöhle befindet, als störend wahrnehmen können.
Für das Schmecken brauchen wir auch unseren Geruchssinn. Leiden wir an einem grippalen Infekt mit verstopfter Nase, so ist auch das Schmecken beeinträchtigt. Für das Tasten und Schmecken sind kleine Ausstülpungen der Zungenschleimhaut und des Gaumens zuständig, die Papillen. Die **Fadenpapillen** ermöglichen v. a. das Tasten. Die **Wallpapillen**, die **pilzförmigen Papillen** und die **Blattpapillen** tragen sogenannte Geschmacksknospen, mit deren Hilfe wir schmecken. Ein Erwachsener besitzt ca. 2000 bis 5000 Geschmacksknospen, ein Säugling fast doppelt so viele.

Wir können fünf Geschmacksrichtungen wahrnehmen: süß, salzig, sauer, bitter und umami. Umami ist erst seit kurzem als fünfte Geschmacksrichtung entdeckt worden. Damit meint man einen vollmundigen Geschmack, der sogenannte Fleischgeschmack, der v. a. durch eiweißhaltige Lebensmittel und die Anwesenheit von Glutamat hervorgerufen wird.

Lange haben Wissenschaftler angenommen, dass bestimmte Geschmacksrichtungen jeweils nur an einer bestimmten Stelle auf der Zunge wahrgenommen werden. Diese Ansicht konnte mittlerweile widerlegt werden. Eine Einteilung der Zunge in bestimmte Geschmacksfelder gibt es also nicht. Allerdings werden die einzelnen Geschmacksrichtungen an bestimmten Stellen besonders gut empfunden. So schmeckt man Süßes stärker an der Zungenspitze. Der Bittergeschmack ist v. a. im hinteren Bereich der Zunge zu finden.

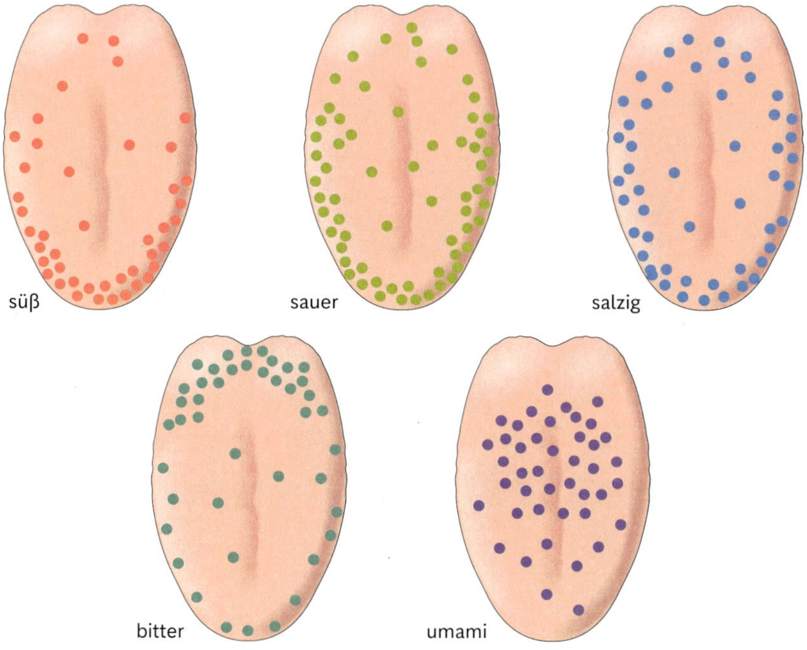

Abb. 1 Bereiche der Zunge für Geschmacksempfindungen

Merke
Die Zunge weist oft Furchen und Vertiefungen auf, in denen sich Bakterien sehr gut vermehren können. Daher ist hier besonderes Augenmerk auf die Zungenreinigung zu geben.

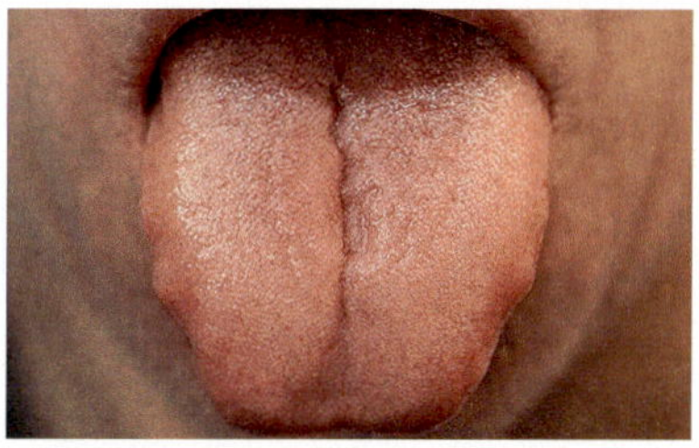
Abb. 2 Die zerklüftete Oberfläche der Zunge sollte gereinigt werden.

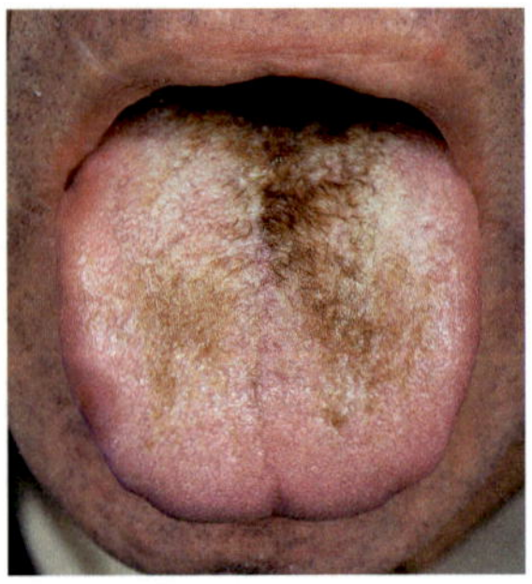

Abb. 1 Schwarze Haarzunge

Veränderungen des Aussehens der Zunge

Die Zunge kann durch Krankheiten ihr Aussehen verändern. So ist für Scharlach, eine durch Bakterien verursachte Infektionskrankheit, eine rot gefärbte Zunge, die „Himbeerzunge", charakteristisch. Bei einer Leberzirrhose kommt es zu einer glänzenden „Lackzunge". Die Schwarze Haarzunge stellt keine pathologische Veränderung der Zunge dar. Sie wird durch eine vermehrte Verhornung der Fadenpapillen hervorgerufen. Eine Lingua geographica oder Landkartenzunge weist weißliche Knötchen und tiefe Falten und Furchen auf.

3.1.6 Speicheldrüsen

Video
Zusammensetzung und Funktionen von Speichel

Der **Speichel** ist ein Sekret, das zu ca. 99 % aus Wasser und zu ca. 1 % aus Proteinen besteht. Speichel wird von den Speicheldrüsen gebildet. Dabei werden ca. 90 % des Speichels von den großen Speicheldrüsen und ca. 10 % von den kleinen Speicheldrüsen produziert. Täglich sind dies zwischen 0,5 und 1,5 Liter Speichel. Diese Menge Speichel ermöglicht eine dauerhafte Befeuchtung der Mundhöhle und damit einen gewissen Schutz vor Karies. Bei Patienten, die im Bereich der Mundhöhle bestrahlt werden müssen, kommt es zu Mundtrockenheit mit einer häufigen Kariesentstehung. Des Weiteren gelangen über den Speichel Mineralien zur Zahnhartsubstanz. Nahrungsmittelsäuren werden neutralisiert. Beides stellt einen Schutz vor Karies dar. Daneben erfüllt der Speichel noch weitere Aufgaben. So dient die Amylase im Speichel der Vorverdauung von Kohlenhydraten in der Mundhöhle.

Wir unterscheiden bei den **großen Speicheldrüsen** drei Drüsen, die alle paarig vorliegen: die Ohrspeicheldrüse (**Glandula parotidea, Glandula parotis**), die Unterkieferspeicheldrüse (**Glandula submandibularis**) und die Unterzungenspeicheldrüse (**Glandula sublingualis**). Der Speichel mündet über Ausführungsgänge in die Mundhöhle →Tab. 1, S. 43.

Die **kleinen Speicheldrüsen** verteilen sich in der Mundschleimhaut, v. a. im Bereich von Gaumen und Wange. Sie produzieren eine Mischung aus dünnfließendem und zähfließendem (seromukösem) Speichel.

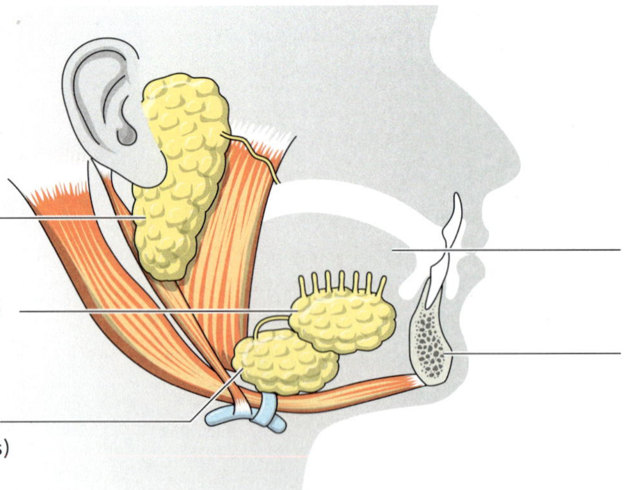

Abb. 2 Die drei großen Speicheldrüsen

Mundhöhle und Rachen

	Lage	Ausführungsgang	Speichel
Glandula parotidea, Glandula parotis	vor und unter dem Ohr	– zieht außen über den M. masseter (Kaumuskel) hinweg und dann durch die Wange – mündet in Höhe des 2. oberen Molaren auf einer kleinen Schleimhauterhebung (Papilla ductus parotidea) in das Vestibulum	seröser, d. h. wässrig-dünnfließender Speichel
Glandula submandibularis	unter dem Mundbodenmuskel (M. mylohyoideus)	– zieht um den Hinterrand des M. mylohyoideus – endet unter der Zunge, auf der Caruncula sublingualis	seromuköser (gemischter), d. h. wässrig-dünnfließender und schleimig-zähfließender Speichel
Glandula sublingualis	auf dem Mundbodenmuskel (M. mylohyoideus), unter der Mundschleimhaut	– viele kleine Gänge münden auf der Caruncula sublingualis und der Plica sublingualis – Hauptausführungsgang mündet auf der Caruncula sublingualis	seromuköser (gemischter), d. h. wässrig-dünnfließender und schleimig-zähfließender Speichel

Tab. 1 Die großen Speicheldrüsen

M. masseter →S. 165
Vestibulum →S. 38
Molar →S. 46
M. mylohyoideus →S. 166
Caruncula sublingualis →S. 40
Plica sublingualis →S. 40

3.1.7 Erkrankungen der Speicheldrüsen

Bei älteren Menschen oder Patienten nach Bestrahlung der Speicheldrüsen kommt es zu einer verminderten Speichelproduktion (**Hyposalivation**). Dies führt zu Mundtrockenheit (**Xerostomie**) mit negativen Folgen für die Verdauung, das Sprechen und die Kariesentstehung.

Durch Ablagerung von Salzen kann es zu **Speichelsteinen** kommen. Da diese oft zu einer Verstopfung des Ausführungsganges führen, kommt es zu einer schmerzhaften Schwellung der betroffenen Speicheldrüse mit Schmerzen, v. a. beim Essen. In der Folge kann eine Speicheldrüsenentzündung entstehen. Speichelsteine müssen operativ entfernt werden.

Video
Der Schluckakt

Mumps ist eine Virusinfektion der Ohrspeicheldrüse und wird auch **Parotitis** genannt. Meist tritt sie bei Kindern ohne Impfung auf.

3.2 Rachen

Der Rachen (**Pharynx**) erstreckt sich vom hinteren Teil der Mundhöhle und der Nasenhöhle bis zum Kehlkopf (**Larynx**) und zur Speiseröhre. Er ist Teil des Verdauungstraktes und des Luftweges. Da sich beide Wege, Luft- und Speiseweg, im Rachen kreuzen, kann es zum Verschlucken kommen. Normalerweise wird beim Essen die Luftröhre mit dem Kehldeckel (**Epiglottis**)verschlossen, sodass keine Speise in die Luftröhre gelangen kann. Spricht man aber beim Essen, so wird dieser Schutz außer Kraft gesetzt und man muss husten.

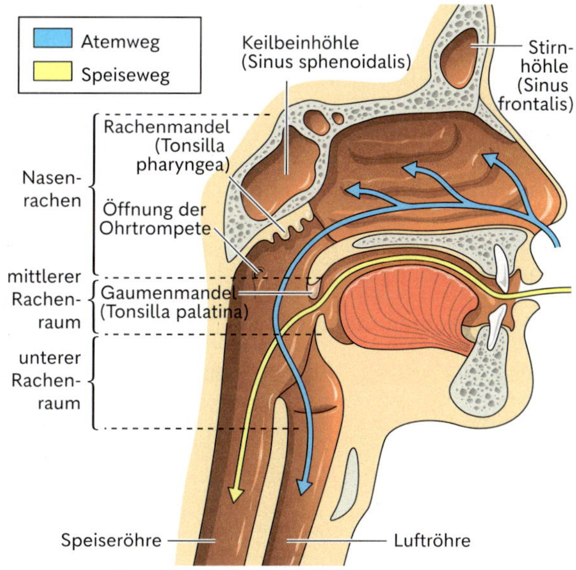

Abb. 1 Rachen (Kehlkopf mit Kehldeckel nicht abgebildet)

Merke
Speiseweg und Luftweg kreuzen sich im Rachen. Damit beim Schlucken die Speise nicht fälschlicherweise in die Luftröhre gelangt, schließt der Kehldeckel den Luftweg ab. Spricht man jedoch beim Essen, kann dieser Mechanismus außer Kraft treten und man verschluckt sich.

Der Rachen gliedert sich in drei Abschnitte:
- der **Nasenrachen (Epipharynx)** ist der obere Teil des Rachens, der sich bis zum Gaumensegel erstreckt. Hier befinden sich die Ohrtrompeten, die dem Druckausgleich dienen. Auch die Rachenmandeln (Tonsillae pharyngeae) liegen hier. Sie sind Teil unseres Abwehrsystems.
- der **Mundrachen (Mesopharynx)** erstreckt sich vom Gaumensegel bis zum Zungengrund. Hier kreuzen sich Luft- und Speiseweg. Auch die Gaumenmandel (Tonsilla palatina) befindet sich hier.
- der **untere Rachenraum (Hypopharynx)** erstreckt sich etwa bis zum Ringknorpel des Kehlkopfes. Hier trennen sich Luft- und Speiseweg.

Terminologie: Mundhöhle und Rachen

Ah-Linie, die	bogenförmige Linie am Übergang vom harten zum weichen Gaumen
Bucca, die (lat.)	Wange
Caruncula sublingualis, die	Schleimhauterhebung nahe dem Zungenbändchen; paarig
Cavum oris (lat. cavum = Höhle; os, oris = Mund)	Mundhöhle
Ductus, der	Gang
Epiglottis, die	Kehldeckel
Fornix, der	Umschlagfalte; Übergang von der beweglichen Schleimhaut von Wangen bzw. Lippen in die nichtbewegliche Schleimhaut der Kiefer
Frenulum buccale, das	Wangenbändchen
Frenulum labii, das	Lippenbändchen
Frenulum linguae, das	Zungenbändchen
Gingiva, die	Zahnfleisch
Glandula, die **Glandulae** (Mehrzahl)	Drüse
Glandula parotidea (= Glandula parotis)	Ohrspeicheldrüse
Glandula sublingualis	Unterzungenspeicheldrüse
Glandula submandibularis	Unterkieferspeicheldrüse
Glossa, die (griech.) (= Lingua; lat.)	Zunge
Labia, die (lat.), **Labium**, das (Einzahl)	Lippen
Larynx, der	Kehlkopf
Lingua (lat.) (= Glossa; griech.)	Zunge

Mundhöhle und Rachen

Mukogingivalgrenze, die	Übergangsbereich zwischen Mundschleimhaut und Gingiva
Mukosa, die; **Mucosa**	Schleimhaut
Palatum, das (lat.)	Gaumen
Palatum durum	harter Gaumen
Palatum molle (= Velum palatinum)	weicher Gaumen, Gaumensegel
Papilla incisiva	wulstartige Schleimhautvorwölbung am harten Gaumen, direkt hinter den OK-Schneidezähnen
Parodontium, das	Zahnhalteapparat, Zahnbett
Parotitis, die	Entzündung der Ohrspeicheldrüse
pathogen	krank machend
pathologisch	krankhaft
Pharynx, der (griech.)	Rachen, Schlund
Plica sublingualis, die	Schleimhautfalte im Mundboden; neben der Caruncula sublingualis
Raphe palati (= Raphe mediana), die	Schleimhautlängsfalte in der Mitte des harten Gaumens
Rugae	Gaumenfalten
Sekret, das	von einer Drüse produzierter und abgesonderter Stoff, z. B. Speichel
Symptom, das	Krankheitszeichen
Tonsilla palatina	Gaumenmandel
Tonsilla pharyngea(-lis)	Rachenmandel
Uvula, die (lat.)	Zäpfchen, Gaumenzäpfchen
Velum palatinum, das	s. Palatum molle
Vestibulum, das (= Vestibulum oris)	Mundvorhof

Aufgaben

1. Erklären Sie den Begriff Vestibulum.
2. Beschreiben Sie die Aufgaben der Mundschleimhaut.
3. Worin unterscheiden sich harter und weicher Gaumen?
4. Welche Bedeutung hat die Ah-Linie?
5. Nennen Sie die deutschen und lateinischen Namen der drei großen Speicheldrüsen.
6. Beschreiben Sie die Lage und den Verlauf des Ausführungsganges der Ohrspeicheldrüse.
7. Erklären Sie den Begriff Parotitis.
8. Welche Geschmacksrichtungen können wir unterscheiden?

4 Zähne

4.1 Aufbau des Gebisses und der Zähne

Aufbau der Mundschleimhaut und des Parodontiums →S. 306

Das menschliche Gebiss besteht aus einzelnen Zähnen (Dens, Pl.: Dentes). Zunächst sind dies die Milchzähne und später die bleibenden Zähne, die über den Zahnhalteapparat (**Parodontium**) im Knochen Halt finden.

4.1.1 Aufbau des Gebisses

Der Mensch hat also zwei Dentitionen (Zahndurchbrüche). Im Kindesalter sind das die Milchzähne (**Dentes decidui**), im Erwachsenenalter die bleibenden Zähne (**Dentes permanentes**).

Entwicklung der Zähne und des Gebisses →S. 108

In jedem Gebiss unterscheidet man dabei verschiedene Zahngruppen. Zu den Frontzähnen zählen die Schneide- und Eckzähne. Die Seitenzähne sind die Molaren und Prämolaren. Die letzteren gibt es aber nur im bleibenden Gebiss.

Video
Gebiss: Zahnschemata und Zahndurchbruchzeiten

Zahn	Fachbegriff	
	Einzahl	Mehrzahl
Schneidezahn	**Incisivus**	Incisivi
Eckzahn	**Caninus**	Canini
Vormahlzahn	Prämolar	Prämolaren
Mahlzahn	Molar	Molaren

Tab. 1 Zahnbezeichnungen

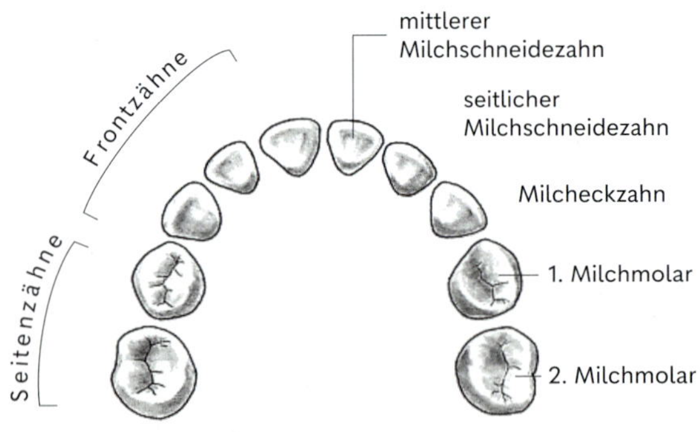

Abb. 1 Bezeichnung der Milchzähne; hier: Oberkiefer

Milchgebiss

Das Milchgebiss wird auch temporäres Gebiss genannt. Es besteht aus 20 Milchzähnen, die kleiner, heller und etwas abgerundeter sind als die bleibenden Zähne:

- 8 Milchschneidezähne (2 in jeder Kieferhälfte; →Abb. 1)
- 4 Milcheckzähne (1 in jeder Kieferhälfte)
- 8 Milchmolaren (2 in jeder Kieferhälfte)

Wechselgebiss

Die Milchzahndentition ist mit 2,5 bis 3 Jahren abgeschlossen. Der erste bleibende Zahn, der 6-Jahr-Molar, tritt im Alter von ca. 6 Jahren in die Mundhöhle. Ab diesem Zeitpunkt besteht das Gebiss aus Milchzähnen und bleibenden Zähnen. Man spricht vom Wechselgebiss. Im Laufe der Zeit werden immer mehr bleibende Zähne die Milchzähne ersetzen. Im Alter von ca. 11 bis 12 Jahren sind sämtliche Milchzähne ersetzt. Das Wechselgebiss ist beendet. In der Mundhöhle liegen jetzt nur bleibende Zähne vor.

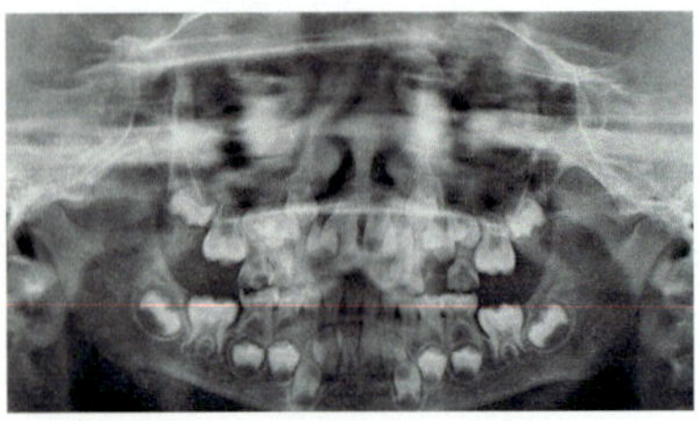

Abb. 2 Wechselgebiss im Orthopantomogramm

Bleibendes Gebiss

Das bleibende Gebiss wird auch **permanentes** Gebiss genannt. Es besteht aus 32 Zähnen, die etwas dunkler als die Milchzähne sind:

- 8 Schneidezähne (2 in jeder Kieferhälfte; →Abb. 1)
- 4 Eckzähne (1 in jeder Kieferhälfte)
- 8 Prämolaren (2 in jeder Kieferhälfte)
- 12 Molaren (3 in jeder Kieferhälfte)

Orthopantomogramm
→S. 482

Der Durchbruch der bleibenden Zähne erfolgt in einer bestimmten Reihenfolge. Die ersten bleibenden Zähne, die unteren 6er, treten fast unmerklich in die Mundhöhle, da sie keinen Milchzahn ersetzen, sondern hinter dem letzten Milchmolar durchbrechen. Zu diesem Zeitpunkt muss darauf geachtet werden, dass die neuen, bleibenden Zähne bei der Mundhygiene nicht vergessen werden.

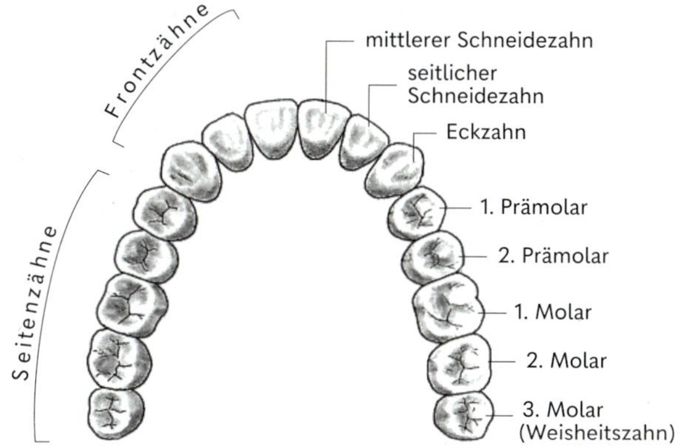

Abb. 1 Bezeichnung der bleibenden Zähne; hier: Oberkiefer

Das permanente Gebiss besteht aber nicht immer aus 32 Zähnen. So sind die Weisheitszähne (**Sapientes**) oft gar nicht angelegt. Manchmal bleiben sie auch länger im Knochen zurückgehalten. Man spricht dann von **retinierten** Zähnen. Sie brechen dann später oder gar nicht durch.

Liegt ein Zahn nicht in der korrekten Lage im Knochen, so spricht man von **verlagerten** Zähnen. Dies ist häufig bei den Weisheitszähnen der Fall. Auch andere Zähne, wie z. B. die Eckzähne, können retiniert und verlagert sein.

Okklusion und Artikulation

Unter **Okklusion** versteht man jeden Kontakt zwischen den Zahnreihen des Oberkiefers und des Unterkiefers. Dabei hat jeder Zahn Kontakt zu zwei gegenüberliegenden Zähnen des Gegenkiefers, den **Antagonisten**. Eine Ausnahme stellen die unteren Schneidezähne und die oberen Weisheitszähne dar. Diese haben jeweils nur einen Gegenspieler (Antagonisten). Dies liegt daran, dass die oberen Schneidezähne breiter als die unteren Schneidezähne sind. Die obere Zahnreihe ist um eine halbe Zahnreihe nach hinten versetzt.

Unter **Artikulation** versteht man die Bewegung des Unterkiefers unter Zahnkontakt. Mit Hilfe von Okklusions- bzw. Artikulationsfolie können die Kontakte überprüft und farblich markiert werden. Dies ist zur Diagnostik von Fehlstellungen notwendig, aber auch zur Kontrolle von Restaurationen wie Füllungen und Zahnersatz. Dem Begriff Artikulation kommt noch eine zweite Bedeutung zu. Im sprachwissenschaftlichen Sinne meint man damit die Lautbildung.

4.1.2 Aufbau der Zähne

Man spricht vom makroskopischen Aufbau der Zähne und meint damit die Teile des Zahnes, die man mit dem Auge erkennen kann. Daneben gibt es noch den mikroskopischen Aufbau des Zahnes, welcher sich auf die unter dem Mikroskop erkennbaren Strukturen bezieht.

Makroskopischer Aufbau des Zahnes

Makroskopisch werden unterschieden:

- Man unterteilt den Zahn in die Zahnkrone (**Corona dentis**) und die Zahnwurzel (**Radix dentis**). Die Zahnkrone ist der Teil des Zahnes, der in die Mundhöhle ragt. Die Zahnwurzel ist nicht sichtbar. Sie liegt im Knochen.
- Der Bereich zwischen Zahnkrone und Wurzel wird Zahnhals (**Collum dentis, Cervix dentis**) genannt. Hier liegt die Gingiva am Zahn an. Im parodontal geschädigten Gebiss ist das jedoch nicht der Fall.
- Die Zahnwurzel besitzt an ihrem Ende eine Wurzelspitze (**Apex dentis**, kurz: **Apex**)
- An der Wurzelspitze lässt sich ein kleines Loch, eine Öffnung erkennen. Dies ist das Wurzelspitzenloch (**Foramen apicale**). Hier treten Blutgefäße, Nervenfasern und Lymphgefäße in den Zahn ein.

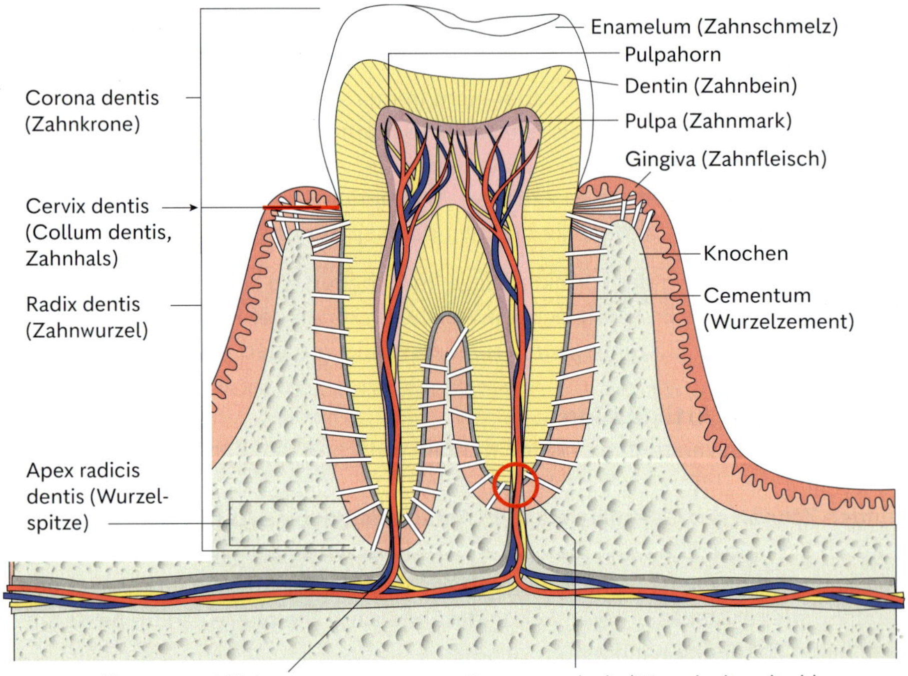

Abb. 1 Aufbau eines Zahnes

Mikroskopischer Aufbau des Zahnes, Zahnsubstanzen

Jeder Zahn besteht aus drei unterschiedlichen Zahnhartsubstanzen und einem Weichgewebe. Bei den Zahnhartsubstanzen sind das:

- Zahnschmelz (**Enamelum**)
- Zahnbein (**Dentin**)
- Wurzelzement (**Cementum**)

Beim Weichgewebe handelt es sich um das Zahnmark (die **Pulpa**).

Die Zahnhartsubstanzen bestehen zu unterschiedlich großen Teilen aus anorganischer Substanz, v. a. aus Apatit. Dies sind Mischformen von Hydroxylapatit und Fluorapatit. Der anorganische Anteil bestimmt die Härte der Zahnhartsubstanzen. Daneben sind organische Bestandteile vorhanden.

Zahnschmelz (Enamelum): Der Zahnschmelz bedeckt die Zahnkrone. Am Zahnhals ist er am dünnsten, im Bereich der Kauflächen und Höcker dicker. Schmelz ist die härteste Substanz des menschlichen Körpers, also auch härter als Knochen. Er besteht zu 96–98 % aus anorganischer Substanz. Er ist aus einzelnen Schmelzprismen aufgebaut, die von der Schmelz-Dentin-Grenze zur Schmelzoberfläche verlaufen. Der Schmelz wird von den schmelzbildenden Zellen, den **Ameloblasten** oder **Adamantoblasten** gebildet. Da diese Zellen zugrunde gehen, kann Schmelz nicht zeitlebens gebildet werden.

histologischer Aufbau des Zahnschmelzes →S. 107

Zahnbein (Dentin): Das Dentin stellt die Hauptmasse der Zahnhartsubstanz dar. Es ist die zweithärteste Substanz des Zahnes und besteht aus ca. 75 % anorganischer Substanz. Es wird von Dentinkanälchen durchzogen, die von der Pulpa-Dentin-Grenze zur Dentin-Schmelz-Grenze verlaufen. In den Dentinkanälchen liegen die Fortsätze der **Odontoblasten**, die Tomes'schen Fasern (Tomes-Fasern). Odontoblasten sind die dentinbildenden Zellen, die zeitlebens Dentin bilden können.

histologischer Aufbau des Dentins →S. 107

Wurzelzement (Cementum): Das Wurzelzement ist weicher als Dentin. Es besteht aus ca. 50 % anorganischer Substanz. Wurzelzement überzieht die gesamte Zahnwurzel, wobei es am Zahnhals am dünnsten ist. Die zementbildenden Zellen werden **Zementoblasten** genannt. Sie können Zement auch noch nach der Zahnentwicklung bilden. Die Zementschicht enthält Fasern (Sharpeysche Fasern), die in die Wurzelhaut des Zahnes einstrahlen und eine Verbindung zum Knochen herstellen. Damit ist das Wurzelzement Bestandteil des Zahnes und des Zahnhalteapparates.

Zahnmark (Pulpa): Die Pulpa ist das Weichgewebe des Zahnes, welches aus gallertartigem Bindegewebe mit Nervenfasern, Blutgefäßen und Lymphgefäßen besteht. Zu- und Abfluss der Gefäße sowie Eintritt von Nervenfasern geschehen über das Foramen apicale. Ein Zahn, dessen Pulpa nicht mehr intakt ist, ist devital. Im Bereich der Krone spricht man von Kronenpulpa, im Bereich der Wurzel von Wurzelpulpa. Die Kronenpulpa hat entsprechend der Höckerzahl Ausweitungen, sogenannte Pulpenhörner.

histologischer Aufbau der Pulpa →S. 106

4.2 Lage-, Flächen- und Richtungsbezeichnungen

Um sich in der Mundhöhle und am Zahn orientieren zu können, gibt es entsprechende Lage-, Flächen- und Richtungsbezeichnungen. Diese werden auch bei der Befunderhebung und Abrechnung eingesetzt. Dabei werden die anatomischen Begriffe der Mundhöhle zur Namensgebung herangezogen. Zu beachten gilt hierbei, dass die Endungen sich ändern. So bedeutet z. B. „bukka" die Wange, „bukkal" zur Wange hin. „Apex" ist die Wurzelspitze, „apikal" an der Wurzelspitze.

Praktisch alle Lage-, Flächen- und Richtungsbezeichnungen können von den lateinischen bzw. griechischen Wörtern für die anatomischen Strukturen in der Mundhöhle abgeleitet werden →Tab. 1, Abb. 1, S. 50. Beispielsweise bezieht sich die Bezeichnung „vestibulär" auf den Mundvorhof (Vestibulum) und bedeutet als Lagebezeichnung „im Mundvorhof", als Flächenbezeichnung „zum Mundvorhof gerichtet" oder „mundvorhofseitig" und als Richtungsbezeichnung „zum Mundvorhof hin".

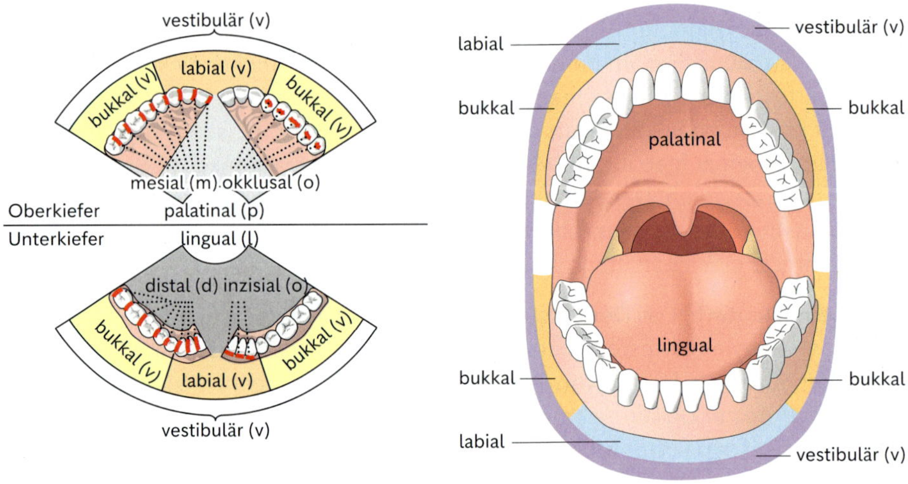

Abb. 1 Lage-, Flächen- und Richtungsbezeichnungen

Lage,- Flächen- bzw. Richtungsbezeichnung	Bedeutung	Herkunft der Bezeichnung
mesial	zur Mitte des Zahnbogens hin	griech. mesos = Mitte
distal	von der Mitte des Zahnbogens weg	lat. distare = getrennt sein, entfernt sein
okklusal	auf der Kaufläche	lat. occludere = verschließen
inzisal	zur Schneidkante, an der Schneidekante	lat. incidere = einschneiden; Inzisivus = Schneidezahn
vestibulär	zum Mundvorhof hin, im Mundvorhof	lat. vestibulum = Vorhof
lingual	zur Zunge hin	lat. lingua = Zunge
palatinal	zum Gaumen hin	lat. palatum = Gaumen
labial	zur Lippe hin, an der Lippe	lat. labium = Lippe
bukkal	zur Wange hin	lat. bucca = Wange, Backe
approximal	zum Nachbarzahn hin	lat. proximus = der nächste
interdental	zwischen den Zähnen	lat. inter = zwischen; dentes = Zähne
oral	zur Mundhöhle hin, in der Mundhöhle	lat. os = Mund
zervikal	am Zahnhals	lat. cervix = Hals
koronal	an der Zahnkrone	lat. corona = Krone
radikulär	an der Wurzel	lat. radix = Wurzel
interradikulär	zwischen den Wurzeln	lat. inter = zwischen; radix = Wurzel
apikal	an der Wurzelspitze	lat. apex = Spitze
periapikal	in der Umgebung der Wurzelspitze	griech. peri = um – herum
gingival	am Zahnfleisch	lat. gingiva = Zahnfleisch
subgingival	unter dem Zahnfleisch	lat. sub = unter; gingiva = Zahnfleisch

Lage,- Flächen- bzw. Richtungsbezeichnung	Bedeutung	Herkunft der Bezeichnung
supragingival	über dem Zahnfleisch	lat. supra = oben, oberhalb
sublingual	unter der Zunge	lat. sub = unter; lingua = Zunge
intraoral	innerhalb der Mundhöhle	lat. intra = innerhalb; os = Mund
extraoral	außerhalb der Mundhöhle	lat. extra = außerhalb; os = Mund
zentral	in der Mitte	lat. centrum = Mittelpunkt
lateral	seitlich	lat. latus = Seite
vertikal	senkrecht	lat. vertex = Wirbel, Scheitel
horizontal	waagerecht	griech. horos = Grenze, Grenzlinie
sagittal	von vorn nach hinten	lat. sagitta = Pfeil
transversal	quer verlaufend	lat. transversus = quer

Tab. 1 Lage-, Flächen- und Richtungsbezeichnungen

4.3 Erkennungsmerkmale einzelner Zähne

Allen Zähnen bzw. einzelnen Zahngruppen sind bestimmte Merkmale gemeinsam. So lassen sie sich damit einer Kieferhälfte zuordnen.

Winkelmerkmal (Schneidekantenmerkmal): Das Winkelmerkmal kann man besonders gut an den oberen Schneidezähnen erkennen. Betrachtet man die vestibuläre Kronenfläche, so sieht man, dass der Winkel zwischen Schneidekante und Seitenfläche mesial spitzer ist als distal.

Wurzelmerkmal: Die Wurzel weicht im Vergleich zur Zahnachse leicht nach distal ab →Abb. 1.

Krümmungsmerkmal: Besonders an den Schneide- und Eckzähnen kann man erkennen, dass die vestibuläre Fläche mesial eine stärkere Krümmung aufweist als distal. Die Zähne sind mesial also massiger →Abb. 2.

Kronenflucht: Sämtliche Seitenzähne im Unterkiefer weisen eine Kronenflucht auf. Deren Kronen sind nach lingual geneigt, sodass die OK-Zähne die unteren Zähne überbeißen können →Abb. 3.

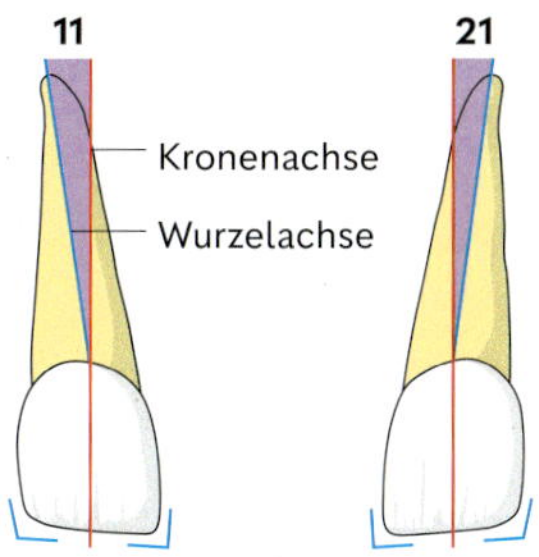

Abb. 1 Winkel- und Wurzelmerkmale der oberen Schneidezähne (vestibuläre Ansicht)

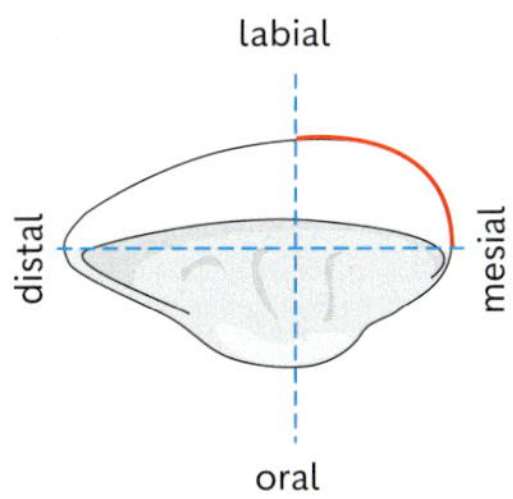

Abb. 2 Krümmungsmerkmal (okklusale Ansicht)

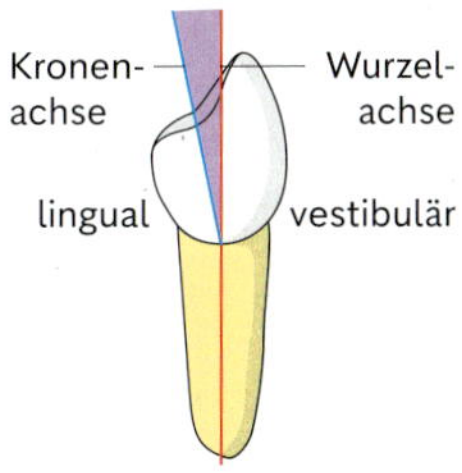

Abb. 3 Kronenflucht (approximale Ansicht)

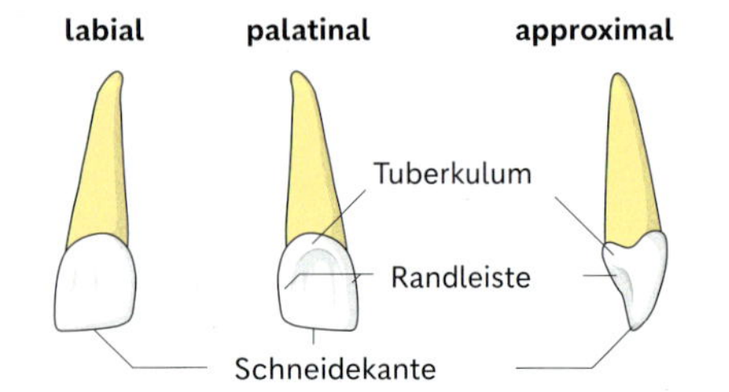

Abb. 1 Linker oberer mittlerer Schneidezahn (labiale, palatinale und approximale Ansicht)

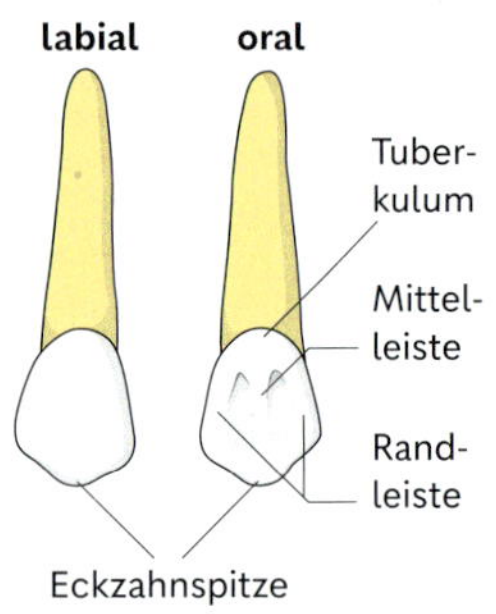

Abb. 2 Rechter oberer Eckzahn (labiale und palatinale Ansicht)

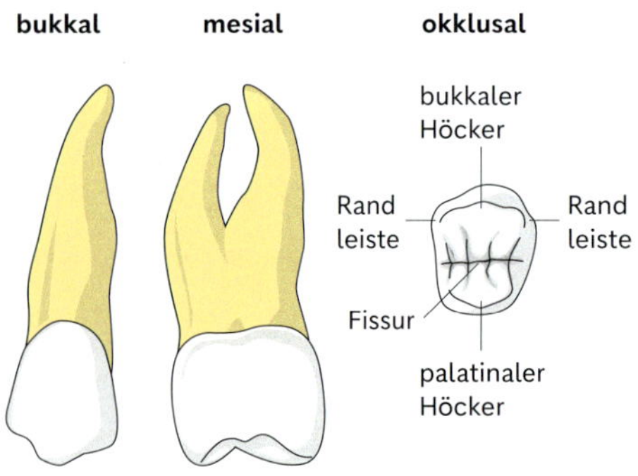

Abb. 3 Erster oberer linker Prämolar (bukkale, mesiale und okklusale Ansicht)

4.4 Die einzelnen Zähne im bleibenden Gebiss

4.4.1 Schneidezähne

Die Schneidezähne haben eine Schneidekante (Inzisalkante), mit deren Hilfe wir unsere Nahrung abbeißen können. Bei Jugendlichen weist die Schneidekante zwei kleine Einschnitte auf, die im Laufe der Zeit verloren gehen. Die Schneidezähne im Oberkiefer sind schaufelförmig, im Unterkiefer meißelförmig. Die mittleren Schneidezähne im OK sind breiter als die seitlichen Schneidezähne. Im Unterkiefer ist das umgekehrt.

Von palatinal betrachtet weisen die Zahnkronen der OK-Schneidezähne zwei **Randleisten** mesial und distal auf, die sich dann in der Mitte zu einem **Tuberkulum** treffen. An den oberen seitlichen Schneidezähnen findet sich hier häufig eine kleine Einziehung, das **Foramen caecum**. Dies ist eine kariesanfällige Stelle.

Sämtliche Schneidezähne haben eine Wurzel.

4.4.2 Eckzähne

Alle Eckzähne haben eine Eckzahnspitze. Die mesiale Kante ist kürzer als die distale Eckzahnkante. Von oral betrachtet weisen die Eckzähne ähnlich wie die Schneidezähne jeweils zwei **Randleisten**, zusätzlich eine **Mittelleiste** und ein **Tuberkulum** auf. Die Eckzähne haben eine Wurzel, die besonders lang und stark ist.

4.4.3 Prämolaren

Die Prämolaren gehören zu den Seitenzähnen und dienen der Nahrungszerkleinerung. Sie besitzen zwei Höcker in oro-vestibulärer Richtung. Der bukkale Höcker ist meist höher und größer als der orale Höcker. Die Höcker werden durch **Fissuren** voneinander getrennt. Nach approximal schließt sich eine Randleiste an. Die meisten Prämolaren haben eine Wurzel. Eine Ausnahme stellt der erste obere Prämolar dar. Dieser hat in ca. 60 % der Fälle zwei Wurzeln, eine bukkale und eine palatinale Wurzel. Die Gabelungsstelle der beiden Wurzeln nennt man **Bifurkation**.

4.4.4 Molaren

Die Molaren gehören zu den Seitenzähnen und sind größer als die Prämolaren. Sie haben vier Höcker bis auf die unteren ersten Molaren. Diese haben fünf Höcker, drei vestibulär und zwei lingual.

Die Oberkiefermolaren haben drei Wurzeln. Zwei Wurzeln liegen bukkal, eine Wurzel palatinal. Die mesiobukkale Wurzel weist oft zwei Wurzelkanäle auf. Die Teilungsstelle der drei Wurzeln nennt man **Trifurkation**.

Im Unterkiefer besitzen die Molaren zwei Wurzeln, eine mesial und eine distal gelegene Wurzel. Die Gabelungsstelle der beiden Wurzen heißt Bifurkation.

Die dritten Molaren, auch Weisheitszähne genannt (Sapientes), ähneln den Molaren, können aber bezogen auf ihre Kronen- und Wurzelform und in der Anzahl der Wurzeln stark variieren.

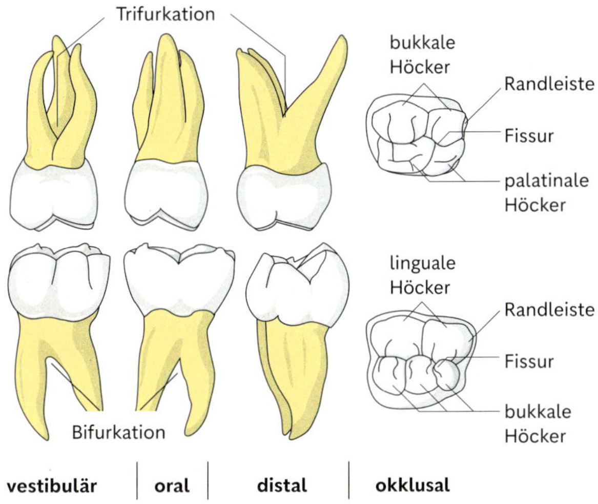

Abb. 1 Erster oberer linker und erster unterer linker Molar (vestibuläre, orale, distale und okklusale Ansicht)

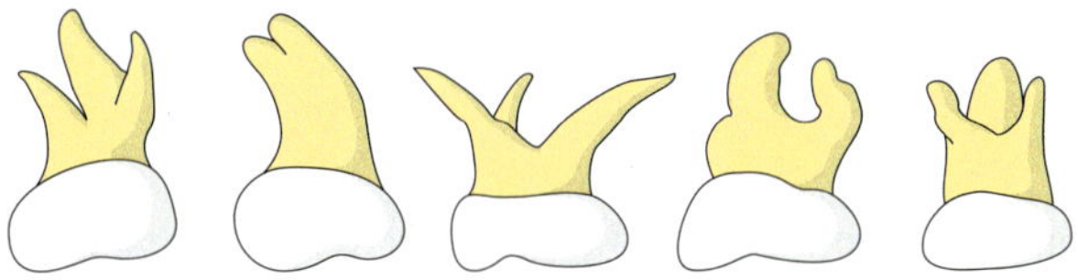

Abb. 2 Unterschiedlich geformte Weisheitszähne

	Anzahl und Lage der Wurzeln (im Regelfall)	Anzahl und Lage der Wurzelkanäle (im Regelfall)
1er OK und UK	1	1
2er OK und UK	1	1
3er OK und UK	1	1
4er OK	2 (b + p)	2 (b + p)
5er OK, 4er und 5er UK	1	1
6er und 7er OK	3 (mb, db, p)	4 (2 x mesiobukkal in orovestibulärer Richtung, distobukkal, palatinal)
6er und 7er UK	2 (m + d)	3 (distal, mesiolingual und mesiobukkal)

Tab. 1 Anzahl der Wurzeln und Wurzelkanäle

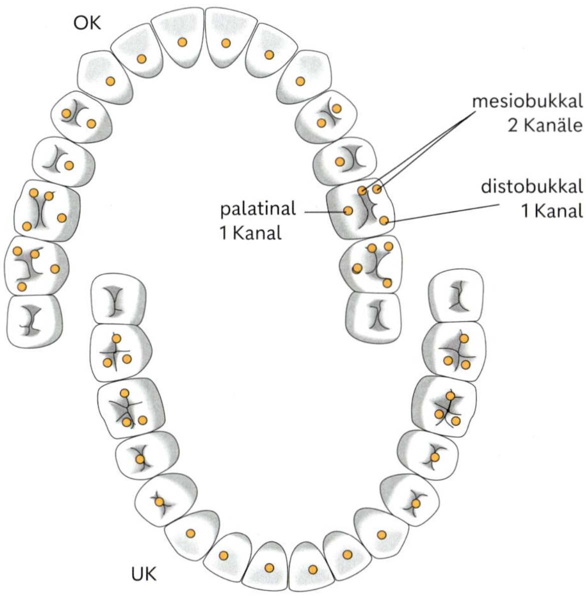

Abb. 3 Wurzelkanäle. Bei den Weisheitszähnen ist die Anzahl der Wurzelkanäle sehr unterschiedlich

4.5 Zahnschemata

Video
Gebiss: Zahnschemata, Zahndurchbruchzeiten

Um Zähne eindeutig benennen zu können, braucht man Zahnschemata. Allen üblichen Zahnschemata ist gemeinsam, dass das Gebiss in vier Abschnitte bzw. Kieferhälften, die Quadranten, eingeteilt wird. Beim Nummerieren fängt man im Oberkiefer rechts an und geht dann im Uhrzeigersinn weiter. Die obere rechte Kieferhälfte erhält die Zahl 1. Der zweite Quadrant befindet sich im Oberkiefer links. Der Unterkiefer links wird zum dritten Quadranten. Der vierte Quadrant ist unten rechts.

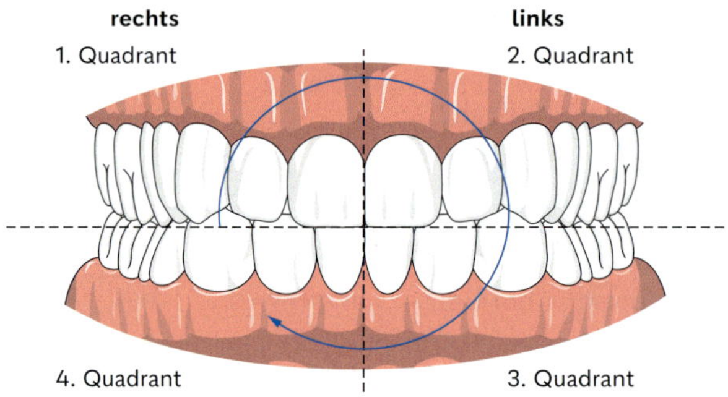

Abb. 1 Die vier Quadranten (nummeriert nach dem FDI-Schema für das bleibende Gebiss)

Merke
Beim Eintragen von Befunden ist zu beachten, dass man dabei einen Patienten vor sich hat. Dies bedeutet, dass alle Einträge auf der linken Seite des Befundschemas der rechten Patientenseite entsprechen. So wird beispielsweise eine Karies an Zahn 25 (also im linken oberen Quadranten) auf dem Zahnschema oben rechts eingetragen. Dies gilt übrigens auch für alle Abbildungen in Büchern. Die linke Seite auf dem Papier entspricht in Wirklichkeit der rechten Seite.

4.5.1 Internationales Zahnschema (FDI-Zahnschema)

Oberkiefer

18	17	16	15	14	13	12	11	21	22	23	24	25	26	27	28
48	47	46	45	44	43	42	41	31	32	33	34	35	36	37	38

rechts Unterkiefer links

Abb. 2 Bezeichnung der bleibenden Zähne nach dem FDI-Schema

Oberkiefer

55	54	53	52	51	61	62	63	64	65
85	84	83	82	81	71	72	73	74	75

rechts Unterkiefer links

Abb. 3 Bezeichnung der Milchzähne nach dem FDI-Schema

Das bekannte FDI-Schema der **F**édération **D**entaire **I**nternationale hat sich international durchgesetzt, sodass eine Kommunikation unter Zahnärzten verschiedener Länder erleichtert wird.

Das FDI-Zahnschema ist ein zweizifferiges Schema, wobei die erste Ziffer den Quadranten benennt. Die zweite Ziffer bezeichnet den jeweiligen Zahn in der Zahnreihe, ausgehend von der Mitte des Zahnbogens nach hinten. Der mittlere Schneidezahn bekommt die Zahl 1. Im bleibenden Gebiss wird bis zum Zahn 8 (der Weisheitszahn), im Milchgebiss bis zu Zahn 5 (der zweite Milchmolar) durchnummeriert. Bei den Milchzähnen werden die Quadranten dabei mit 5–8 benannt, um eine Unterscheidung zum bleibenden Gebiss zu ermöglichen.

So ist beispielsweise der Zahn 26 der obere erste Molar links im bleibenden Gebiss. Die beiden Ziffern werden getrennt gesprochen, z. B. „zwei – sechs“.

4.5.2 Winkelhaken-Zahnschema

Das Winkelhaken-Schema benutzt Winkelzeichen. Diese werden dem Zahnkreuz des Zahnschemas nachempfunden. Die bleibenden Zähne werden mit den arabischen Zahlen von 1 bis 8 durchnummeriert und auf den Winkelhaken geschrieben. Bei den Milchzähnen werden römische Ziffern verwendet. Der untere rechte bleibende zweite Molar z. B. wird mit 7⌉ gekennzeichnet.

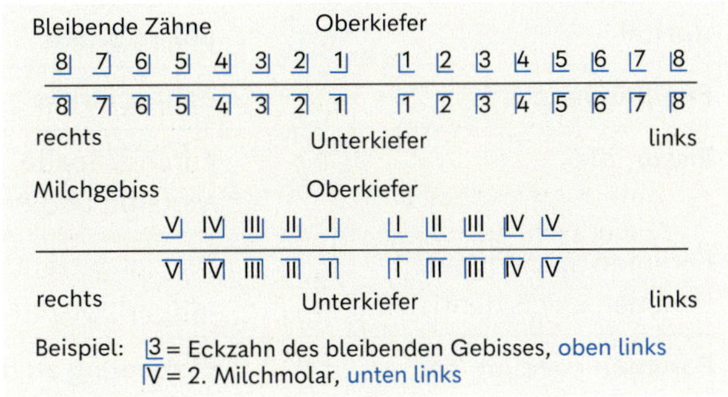

Abb. 1 Winkelhaken-Zahnschema

4.5.3 Zahnschema nach Haderup

Dieses Zahnschema wurde vom dänischen Zahnarzt Victor Haderup entwickelt. Im Oberkiefer werden die Zähne mit einem Pluszeichen (+), die Zähne im Unterkiefer mit einem Minuszeichen (-) versehen. Die Zähne werden von der Mitte nach hinten durchnummeriert. Steht das Pluszeichen rechts von der Ziffer des Zahnes, also mesial vom Zahn, so befinden wir uns im Oberkiefer rechts. Steht ein Minuszeichen links von der Ziffer des Zahnes, so sind wir im UK links. Zahn -5 beispielsweise ist der untere 2. Prämolar links. Bei den Milchzähnen wird eine Null vorangestellt.

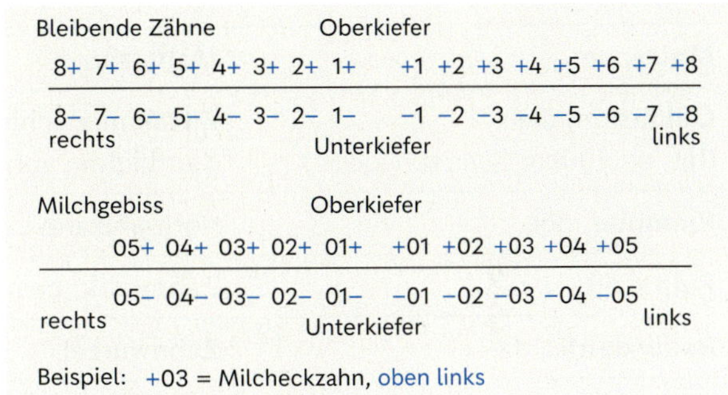

Abb. 2 Zahnschema nach Haderup

Terminologie: Zähne

Apex dentis (kurz: Apex)	Zahnwurzelspitze
Artikulation, die	1. Bewegung des Unterkiefers unter Kontakt 2. Sprechlautbildung; durch Veränderung des Mund-Nasen-Rachen-Raums werden Töne in Sprechlaute umgeformt
Bifurkation, die	Zweigabelung; Gabelungsstelle der Wurzeln bei zweiwurzeligen Zähnen
Caninus, der **Canini**, die	Eckzahn, Eckzähne
Cementum, das	Wurzelzement; auch: Zahnzement
Cervix dentis (= Collum dentis), die	Zahnhals
Corona dentis, die	Zahnkrone
Dentes, die **Dens**, der	Zähne, Zahn
Dentes decidui	Milchzähne
Dentes permanentes	bleibende Zähne
Dentin, das	Zahnbein
Dentition, die	Zahndurchbruch

devital	abgestorben
Enamelum, das	Zahnschmelz
Fissur, die	Furche, Spalte, Fissuren sind Einschnitte im Schmelz der Kaufläche von Molaren und Prämolaren
Foramen apicale (auch: Foramen apicis dentis), das	Wurzelspitzenloch; Loch an der Wurzelspitze, durch das Nerven, Blut- und Lymphgefäße in die Pulpa eintreten
Foramen caecum, das	Einziehung an der oralen Fläche von Schneidezähnen; meist bei den oberen seitlichen Schneidezähnen
Incisivus, der **Incisivi** (Mehrzahl)	Schneidezahn, Schneidezähne
Molar, der	Mahlzahn
Okklusion, die (lat. occludere = verschließen)	Zusammenschluss, „Zusammenbiss“, Schlussbiss; Berührung der Kauflächen von Ober- und Unterkiefer bei zwanglosem Kieferschluss
Prämolar, der	Vormahlzahn
Pulpa, die	Zahnmark; besteht aus Nerven, Bindegewebe und Blutgefäßen
Radix dentis, die	Zahnwurzel
Sapientes	Weisheitszähne
Trifurkation, die	Dreigabelung; Gabelungsstelle der Wurzeln bei dreiwurzeligen Zähnen
Tuberkulum, das	zahnhalsnah, oral gelegene Verdickung des Zahnschmelzes der Schneidezähne

Aufgaben

1 Benennen Sie die makroskopisch unterteilbaren Bestandteile eines Zahnes auf Deutsch und mit lateinischen Fachbegriffen.

2 Erklären Sie die Begriffe Okklusion und Artikulation.

3 Beschreiben Sie die Unterschiede zwischen Milchgebiss und bleibendem Gebiss.

4 Benennen Sie die Zähne, die eine Bifurkation und die Zähne, die eine Trifurkation aufweisen.

5 Nennen Sie die härteste Zahnhartsubstanz und beschreiben Sie deren Zusammensetzung.

6 Erklären Sie das Winkel- und Wurzelmerkmal.

7 Benennen Sie die Zähne 24, 53, 48 und 11 nach dem Winkelhaken- und Haderup-Zahnschema.

8 Beschreiben Sie Anzahl und Lage der Wurzeln und Wurzelkanäle von unteren ersten Molaren.

LF 3
Hygienemaßnahmen organisieren und Medizinprodukte aufbereiten

1 Mikrobiologie
2 Infektionslehre
3 Grundbegriffe und Grundlagen der Hygiene
4 Hygienemanagement
5 Maßnahmen zur Verringerung des Infektionsrisikos in der Zahnarztpraxis
6 Medizinprodukteaufbereitung
7 Gefahrstoffe und biologische Arbeitsstoffe in der Zahnarztpraxis

Einführung in die Hygiene

Der Begriff Hygiene bezeichnet die Lehre von der Verhütung von Krankheiten und beinhaltet alle Maßnahmen zur Erhaltung und Förderung der Gesundheit. Im Bereich der zahnärztlichen Praxis dienen die hygienischen Maßnahmen vorwiegend der Vorbeugung (Prävention bzw. Prophylaxe) von Infektionskrankheiten. Wichtige Maßnahmen der Praxis- und Arbeitsplatzhygiene sind Reinigung, Desinfektion und Sterilisation, die zum einen das Praxispersonal und zum anderen die Patientinnen vor Infektionen schützen. Weitere Maßnahmen sind, neben der persönlichen Hygiene, auch das Tragen von Arbeits- und Schutzkleidung sowie das Anlegen der persönlichen Schutzausrüstung (PSA).

1 Mikrobiologie

Die medizinische Mikrobiologie ist die Lehre von den Mikroorganismen (Kleinstlebewesen). Mikroorganismen sind sehr kleine, meist einzellige Lebewesen, die nur mithilfe eines Mikroskops sichtbar sind. **Pathogene** Mikroorganismen sind die Ursache von Infektionskrankheiten, während **apathogene** Mikroorganismen nicht zu Krankheiten führen. Eingeteilt werden Mikroorganismen in vier Gruppen:

- Bakterien
- Viren
- Pilze
- Protozoen

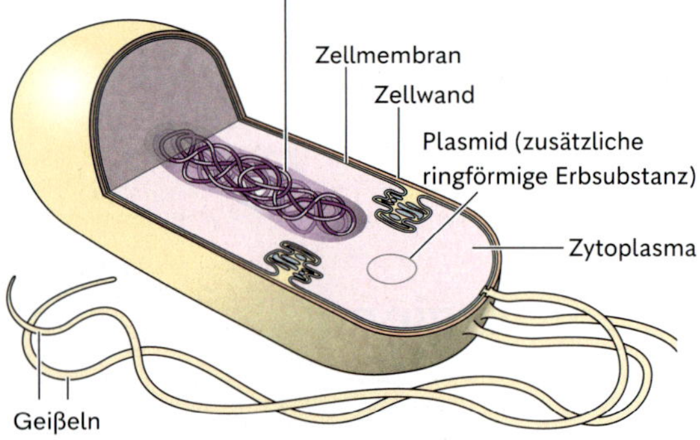

Abb. 1 Grundaufbau der Bakterienzelle

Viele Mikroorganismen leben mit dem Menschen an verschiedenen Stellen des Körpers zum gegenseitigen Nutzen zusammen, was als **Symbiose** bezeichnet wird. So haben z. B. die Bakterien des Dickdarms wichtige Aufgaben bei der Verdauung und bilden außerdem das für die Blutgerinnung notwendige Vitamin K.

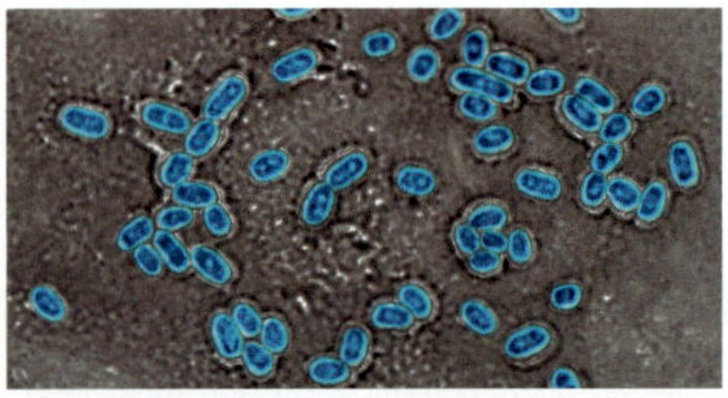
Abb. 2 Grampositive Bakterien

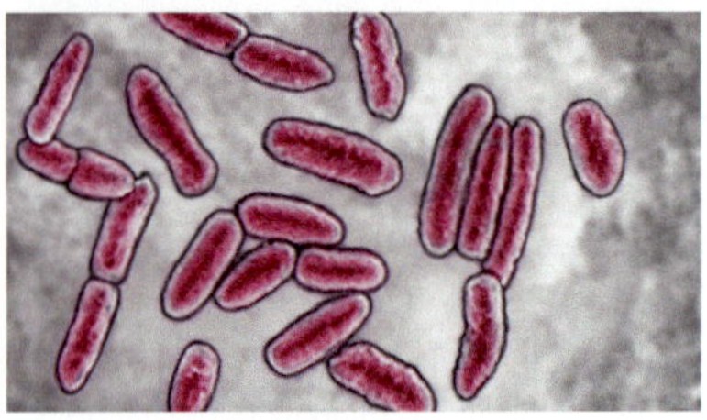
Abb. 3 Gramnegative Bakterien

1.1 Bakterien

Bakterien sind einzellige, ungefähr sieben Mikrometer große Mikroorganismen, die keinen Zellkern besitzen →Abb. 1. Eine Zellmembran umgibt das wässrige Zytoplasma, in dem sich die frei vorliegende Erbsubstanz (DNA) befindet. Als äußere Begrenzung umschließt eine Zellwand schützend das Bakterium. Diese Zellwand ist bei den verschiedenen Bakterienarten unterschiedlich aufgebaut und lässt sich mit der Gramfärbung unterschiedlich anfärben. Unter dem Lichtmikroskop sind grampositive Bakterien blau angefärbt →Abb. 2, gramnegative Bakterien rot →Abb. 3. Auf diese Weise können Bakterien unterschieden werden.
Einige Bakterienarten haben außerdem an ihrer Zellwand mehrere Geißeln, mit denen sie sich aktiv fortbewegen können.

Bakterien besitzen einen eigenen Stoffwechsel und lassen sich auf Nährböden anzüchten.

Die Vermehrung von Bakterien erfolgt durch einfache Zellteilung, indem sich nach der Verdopplung der Erbsubstanz die Zellmembran und die Zellwand in der Mitte einschnüren. So entstehen bei einigen Bakterienarten unter günstigen Bedingungen (ausreichend Nährstoffe und optimale Temperatur) innerhalb von 20 Minuten aus einem Bakterium zwei eigenständige Tochterzellen. Bei ungünstigen Umgebungsbedingungen bilden einige Bakterienarten widerstandsfähige Dauerformen (**Sporen**) →Abb. 1, die viele Jahre ohne Wasser und Nährstoffe überdauern können. Aus diesen Sporen entwickeln sich dann bei besseren Lebensbedingungen wieder vermehrungsfähige Bakterien.

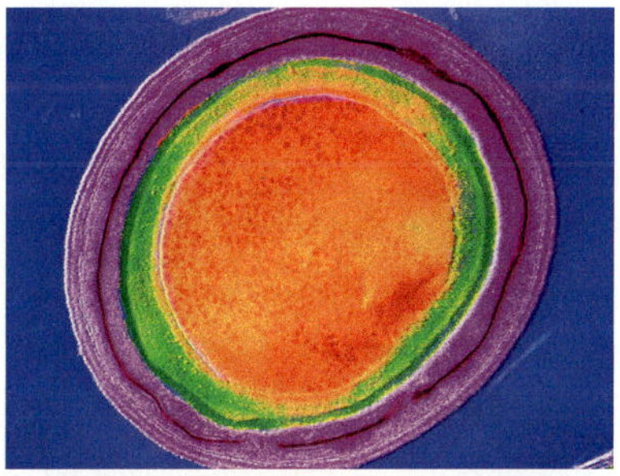
Abb. 1 Bakterienspore

Bakterien können, obwohl sie einen gemeinsamen Grundaufbau aufweisen, unterschiedlich geformt sein →Abb. 2 bis 4:

- **Kokken** sind kugelförmige Bakterien, die nach ihrer Anordnung unterschieden werden:
  - **Staphylokokken** sind traubenförmig angeordnet.
  - **Streptokokken** liegen kettenartig wie Perlen einer Perlenkette aneinander. In der Mundhöhle ist der Erreger Streptococcus mutans eine Ursache für die Entstehung von Karies.
  - **Diplokokken** kommen paarweise vor.
- **Bazillen** sind stäbchenförmige Bakterien, die Geißeln zur Fortbewegung tragen können. Sie kommen von allen Bakterienarten am häufigsten vor. In der Mundhöhle sind Laktobazillen an der Entstehung von Karies beteiligt.
- **Spirochäten** sind spiralförmige Bakterien.

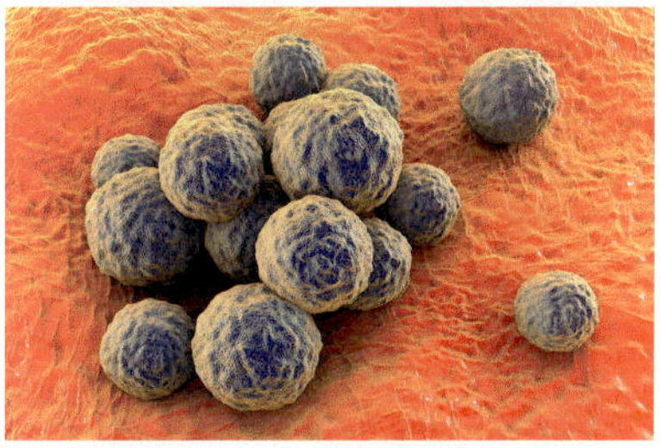
Abb. 2 Kokken

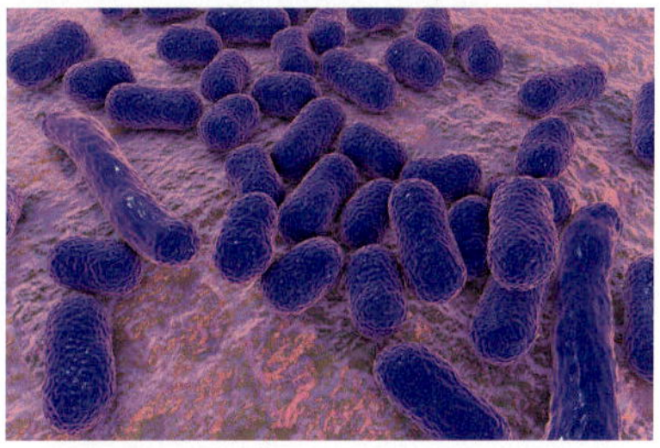
Abb. 3 Bazillen (Stäbchen)

Ein weiteres Unterscheidungsmerkmal von Bakterien ist deren Eigenschaft, mit oder ohne Sauerstoff leben zu können. Bakterien, die Sauerstoff zum Leben benötigen, bezeichnet man als **aerobe** Bakterien, während solche, die nur ohne Sauerstoff leben können, **anaerobe** Bakterien genannt werden.

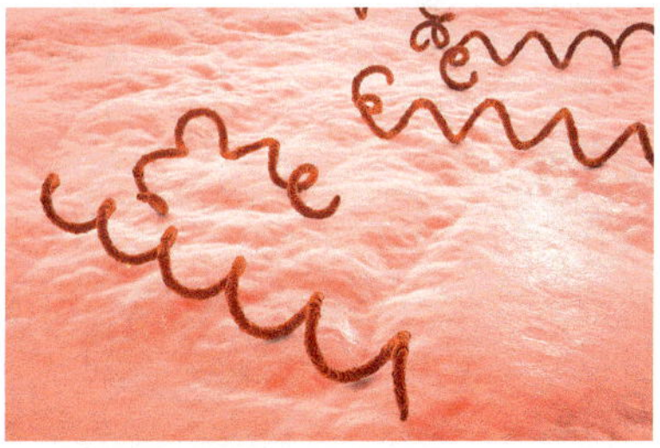
Abb. 4 Spirochäten

Bakterielle Infektionskrankheiten werden mit **Antibiotika** behandelt. Für eine gezielte Therapie muss die Erregerart bekannt sein. Zur Auswahl des am besten geeigneten Arzneimittels kann die Empfindlichkeit der Erreger gegen verschiedene Antibiotika mithilfe eines Antibiogramms getestet werden.

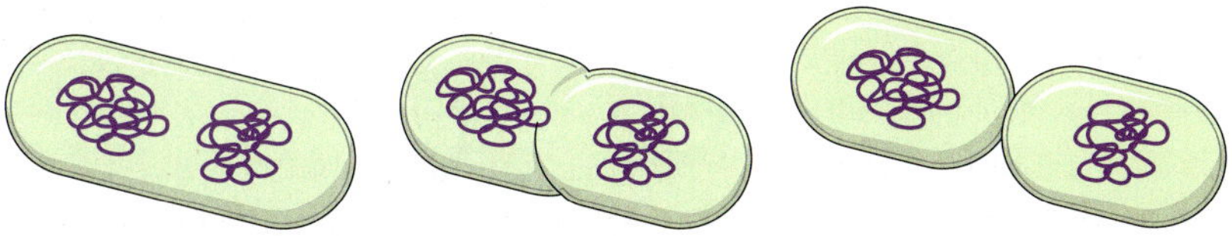

1. Die Erbsubstanz (DNA) wird verdoppelt und geteilt.
2. Die Zelle bildet eine Querwand aus.
3. Es bilden sich zwei eigenständige Tochterzellen.

Abb. 5 Alle Bakterien vermehren sich durch Zellteilung.

1.2 Viren

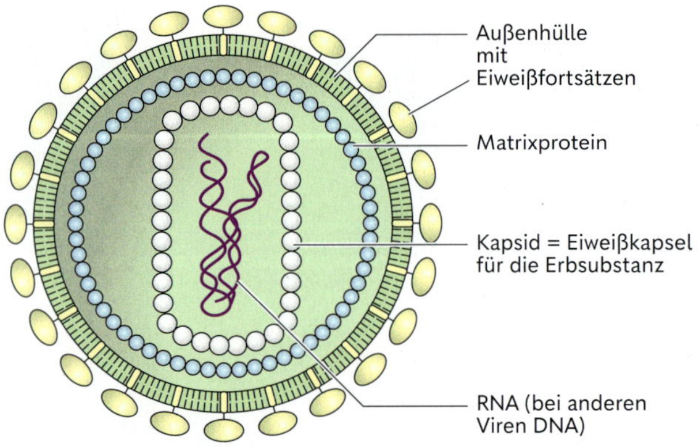

Abb. 1 Grundaufbau eines Virus am Beispiel des HI-Virus

Viren sind sehr kleine Infektionserreger, die nur mithilfe eines Elektronenmikroskops sichtbar gemacht werden können. Viren bestehen aus einer Erbsubstanz (DNA oder RNA), die von einer Eiweißhülle (Kapsid) umgeben ist. Außen wird das Virus durch eine meist aus Lipiden bestehende und von Eiweißstoffen durchsetzte Hülle begrenzt →Abb. 1. Das Matrixprotein verbindet das Kapsid und die Außenhülle miteinander. Viren besitzen keinen eigenen Stoffwechsel und sind zur Vermehrung auf den Stoffwechsel einer fremden Zelle (Wirtszelle) angewiesen. Hierbei dringen zunächst die Viren oder deren Erbsubstanz in die Wirtszelle ein. Nach der Aufnahme der Virus-Erbsubstanz in die Erbsubstanz der Wirtszelle werden mithilfe des Stoffwechsels der Wirtszelle viele neue Viren gebildet und anschließend freigesetzt →Abb. 2.

Viren sind wirtsspezifisch, d. h., sie vermehren sich nur in ganz bestimmten Zellen des infizierten Organismus. So vermehren sich z. B. Hepatitis-Viren nur in Leberzellen oder HI-Viren nur in den T-Helferzellen des Immunsystems, einer Lymphozytenart. Durch dieses Vermehrungsverhalten der Viren werden im Falle einer Hepatitis-B-Infektion Leberzellen geschädigt, was zu einer Entzündung der Leber führt. Bei einer HI-Infektion führt die Zerstörung der T-Helferzellen zu einer verringerten Bildung von Antikörpern und damit zu einer Schwächung des Immunsystems.

Virostatika sind Arzneimittel, welche die Vermehrung der Viren hemmen. Eingesetzt werden sie zum einen bei schweren viralen Infektionen und bei der AIDS-Therapie, zum anderen aber auch zur Linderung der Krankheitszeichen, z. B. bei Lippenherpes (Herpes labialis).

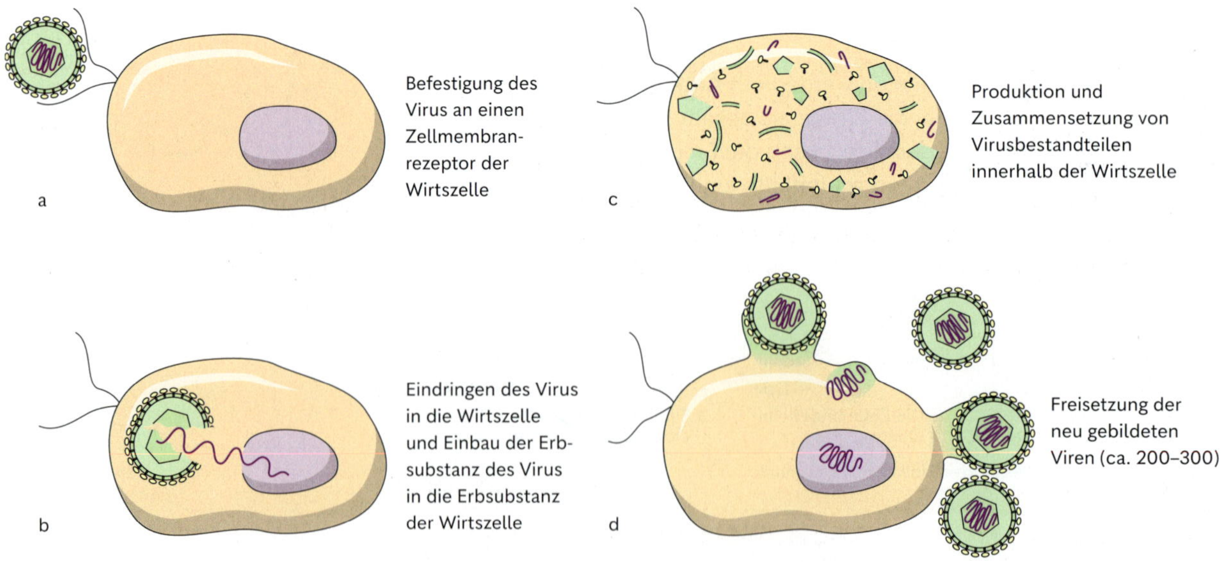

Abb. 2 Die Virusvermehrung verläuft in vier Schritten (schematische Darstellung).

1.3 Pilze

Pilze (**Fungi**) sind ein- oder vielzellig vorkommende Mikroorganismen, die ungefähr zehnmal größer sind als Bakterien. Einige Pilzarten sind für den Menschen pathogen und rufen Pilzerkrankungen (**Mykosen**) hervor, andere sind für den Menschen apathogen. Diese apathogenen Pilzarten werden z. T. für die Lebensmittelherstellung verwendet, z. B. als Backhefe oder als Schimmelpilzkäse. Der Hefepilz Candida albicans kommt als Teil der mikrobiellen Besiedlung in der Mundhöhle vor und führt erst bei einer eingeschränkten Abwehrlage zu einer Pilzinfektion der Mundhöhle (Soor).

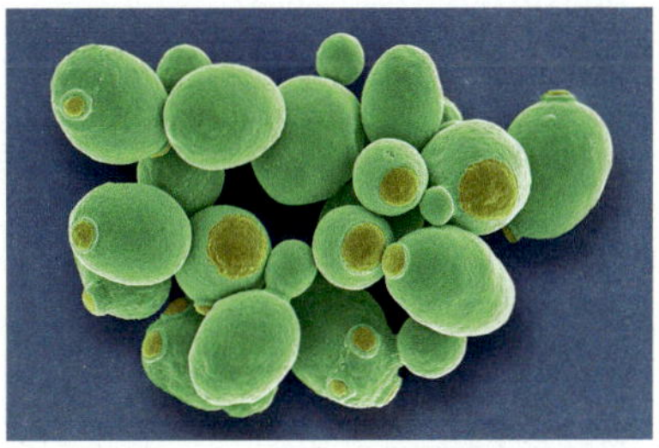
Abb. 1 Zellen der Backhefe, typische Sprosspilze

Pilzerkrankungen werden mit **Antimykotika** behandelt, die lokal z. B. in Form von Salben oder Spüllösungen oder in schweren Fällen systemisch, mit Wirkung im gesamten Körper, verabreicht werden.

1.4 Protozoen

Protozoen werden auch als tierische Einzeller oder als Urtierchen bezeichnet. Sie besitzen einen Zellkern und sind größer als Bakterien. Die Übertragung der Protozoen auf den Menschen erfolgt meist über ein Tier als Zwischenwirt. So wird z. B. bei der Tropenkrankheit Malaria der Erreger von einer Stechmücke auf den Menschen übertragen.

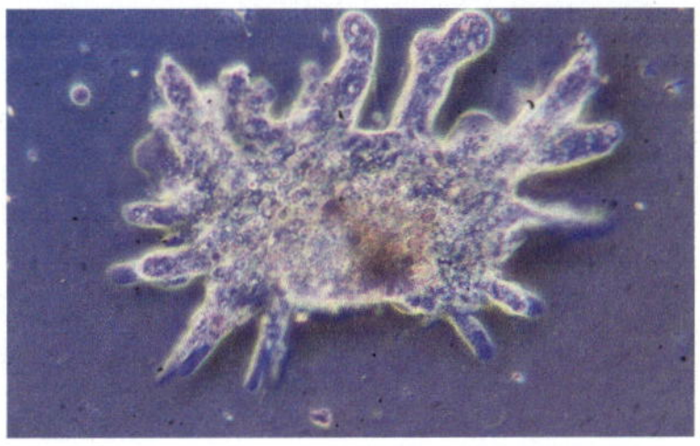
Abb. 2 Amöbe

Eine besondere Bedeutung während der Schwangerschaft hat die durch Protozoen hervorgerufene Infektionskrankheit Toxoplasmose. Die Krankheitserreger gelangen hierbei nach dem Kontakt mit Gartenerde oder Katzenkot oder dem Verzehr von nicht durchgegartem Fleisch in den menschlichen Körper und können bei einer Erstinfektion während der Schwangerschaft zu schweren Schäden beim Ungeborenen führen. Die durch Protozoen hervorgerufenen Infektionskrankheiten werden z. T. mit Antibiotika sowie auch mit speziellen Medikamenten der Tropenmedizin behandelt.

1.5 Prionen

Prionen sind keine Lebewesen, sondern infektiöse Eiweißteilchen, die Krankheiten bei Menschen und Tieren hervorrufen können. Bei Tieren können Prionen zu BSE (sogenannter Rinderwahnsinn) und beim Menschen zur Creutzfeldt-Jakob-Krankheit führen. Bei beiden Erkrankungen kommt es zu einem schwammartigen Umbau des Gehirns, der zu Störungen der Gehirnfunktionen und schließlich zum Tode führt. Eine Behandlung von Prionenerkrankungen ist derzeit nicht möglich.

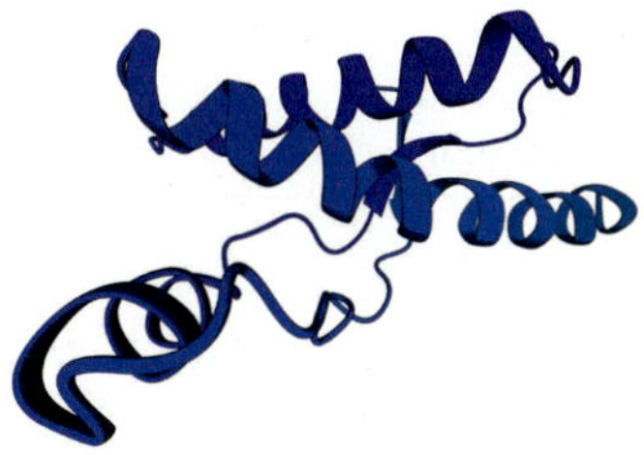
Abb. 3 Prionen

Terminologie: Infektionserreger

aerob	Eigenschaft von Bakterien, die Sauerstoff zum Leben benötigen
apathogen	nicht krank machend
Antibiotikum, das	Arzneimittel gegen bakterielle Infektionen
Antimykotikum, das	Arzneimittel gegen Pilzerkrankungen

Bakterium, das **Bakterien** (Mehrzahl)	einzelliger Mikroorganismus ohne Zellkern
Bazillus, das	stäbchenförmiges Bakterium
Diplokokken **Diplokokkus,** der (Einzahl)	paarweise angeordnete kugelförmige Bakterien
Fungus, der **Fungi** (Mehrzahl)	Pilz
Gram-Färbung, die	Färbeverfahren zur mikroskopischen Unterscheidung von Bakterien
gramnegativ	Bakterieneigenschaft: Zellwand färbt sich nach Gram-Färbung rot an
grampositiv	Bakterieneigenschaft: Zellwand färbt sich nach Gram-Färbung blau an
Hygiene, die	Lehre von der Erhaltung und Förderung der Gesundheit
Kokken **Kokkus,** der (Einzahl)	kugelförmige Bakterien
Mykose, die	Pilzerkrankung
pathogen	krank machend
Prion, das	infektiöser Eiweißpartikel
Protozoon, das	tierischer Einzeller; Urtierchen
Spirochäte, die	spiralförmiges Bakterium
Spore, die	1. widerstandsfähige Dauerform von Bakterien 2. Vermehrungsform eines Sporenpilzes
Staphylokokken	traubenartig angeordnete kugelförmige Bakterien
Streptokokken	kettenartig angeordnete kugelförmige Bakterien
Symbiose, die	Zusammenleben zweier Lebewesen zum gegenseitigen Nutzen
Virus, das	sehr kleiner infektiöser Partikel, der sich in Wirtszellen vermehrt
Virostatikum, das	Arzneimittel gegen Virusinfektionen

Aufgaben

1 Erklären Sie den Begriff Hygiene.

2 In welche Hauptgruppen werden die Mikroorganismen eingeteilt?

3 Beschreiben Sie den Aufbau eines Bakteriums.

4 Nennen Sie Unterschiede zwischen Bakterien und Viren.

5 In welcher Weise können kugelförmige Bakterien angeordnet sein?

6 Beschreiben Sie den Vorgang der Virusvermehrung.

7 Erklären Sie, warum es bei einer HI-Infektion zu einer Schwächung des Immunsystems kommt.

8	Warum begünstigt ein geschwächtes Immunsystem das Auftreten einer Soor-Infektion der Mundhöhle?
9	Erklären Sie die Begriffe Antibiotikum, Virostatikum und Antimykotikum.
10	Durch welche Protozoen kann es im Falle einer Infektion während der Schwangerschaft zu schweren Schädigungen des Ungeborenen kommen?
11	Welche Auswirkungen kann für einen Menschen eine Infektion mit Prionen haben?

2 Infektionslehre

Als **Infektion** (Ansteckung) bezeichnet man das Eindringen und die darauffolgende Vermehrung von Krankheitserregern in einem Organismus. Ob nach einer Infektion eine Infektionskrankheit entsteht, hängt zum einen von der krank machenden Wirkung des Erregers (**Virulenz**) und der Menge der eingedrungenen Erreger ab, zum anderen von der Immunabwehr des befallenen Organismus. Bei einer Infektionskrankheit werden je nach Art der Erreger bestimmte Bereiche des Organismus geschädigt, z. B. die Leber (Hepatitis), die Atemwege (Schnupfen), das Immunsystem (AIDS) oder die Lunge (Tuberkulose).

Bakterien	**Viren**
Karies	Hepatitis
Tetanus	AIDS
Tuberkulose	Herpes simplex
Scharlach	Influenza (Grippe)
Diphtherie	Masern

Pilze	**Protozoen**
Soor	Malaria
Fußpilz	Toxoplasmose

Tab. 1 Beispiele von Infektionskrankheiten der verschiedenen Mikroorganismen

2.1 Infektionsquellen

Als Infektionsquellen bezeichnet man die Orte, an denen vermehrt Krankheitserreger vorkommen. Die zahnärztliche Behandlung führt häufig zu einer mikrobiellen Verunreinigung (**Kontamination**) von Gegenständen (z. B. Instrumenten), Flächen oder auch der Luft.

In der zahnärztlichen Praxis findet man daher zahlreiche Infektionsquellen: die Patientinnen, das Praxisteam, kontaminierte Instrumente und Oberflächen des Behandlungsraumes, aber auch der Sprühnebel (Aerosol) während der Behandlung, die Arbeitskleidung sowie kontaminierte Abfälle.

Eine Infektion entsteht immer dann, wenn Krankheitserreger von einer Infektionsquelle über einen **Infektionsweg** auf einen Menschen (Patientinnen oder Praxispersonal) übertragen werden. Den Weg der Übertragung eines Krankheitserregers auf einen anderen Menschen bezeichnet man auch als **Infektionskette** →Abb. 1.

2.2 Infektionswege

Krankheitserreger können von erkrankten Menschen, Gegenständen, Wasser und Nahrungsmitteln, die Luft oder auch durch Tiere auf den Menschen übertragen werden. In der zahnärztlichen Praxis stellen die benutzten spitzen und scharfen Instrumente sowie die verwendeten Kanülen der Lokalanästhesie ein besonderes Infektionsrisiko dar. Bei einer Schnitt- oder Stichverletzung mit kontaminierten Instrumenten können Krankheitserreger wie das Hepatitis-B- oder -C-Virus oder das HI-Virus durch die Haut in den Organismus eindringen und zu einer Infektion führen.

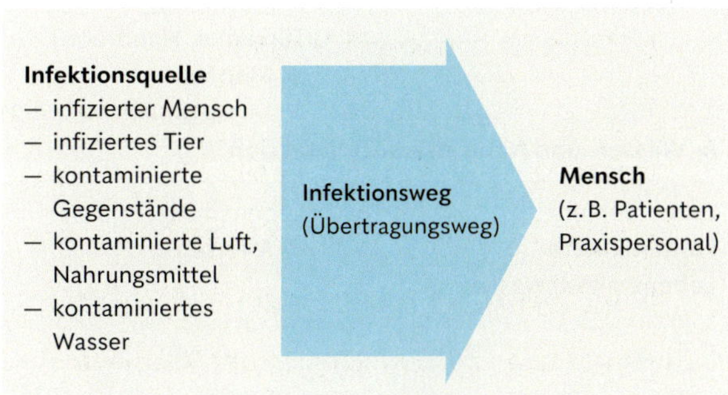
Infektionsquelle
– infizierter Mensch
– infiziertes Tier
– kontaminierte Gegenstände
– kontaminierte Luft, Nahrungsmittel
– kontaminiertes Wasser
Infektionsweg (Übertragungsweg)
Mensch (z. B. Patienten, Praxispersonal)

Abb. 1 Die Infektionskette

Eingeteilt werden die Infektionswege nach der Art und Weise, wie die Erreger in den Organismus des infizierten Menschen gelangen →Tab. 1.

Übertragungsart	Stationen der Erreger	Krankheitsbeispiele	
1. perkutane Infektion			
durch die Haut mit unsterilen Instrumenten	Mensch → medizinische Instrumente → Mensch	Hepatitis B und C AIDS Syphillis	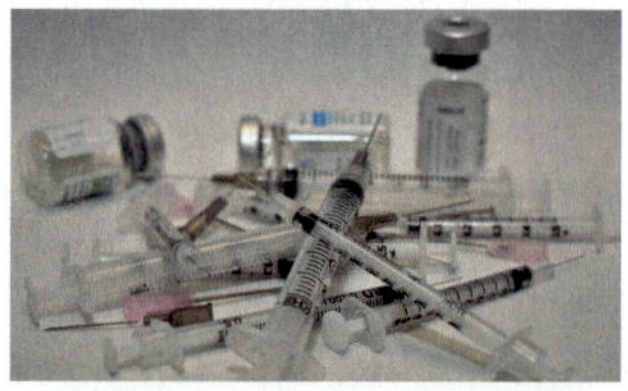
durch Biss oder Stich eines tierischen Überträgers	Mensch → Mücke/Zecke → Mensch	Malaria FSME Borreliose	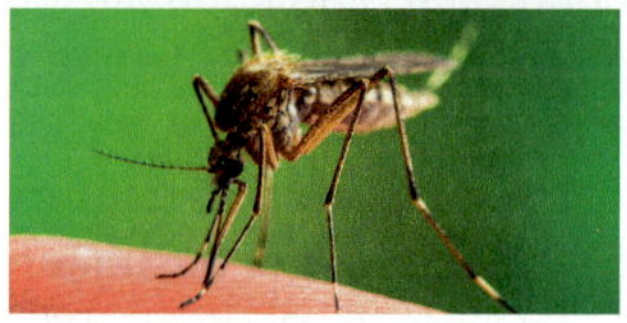
2. Tröpfcheninfektion			
durch erregerhaltige Tröpfchen in der Luft	Mensch → Atemluft/Aerosol → Mensch	Grippe Covid-19 Tuberkulose Windpocken	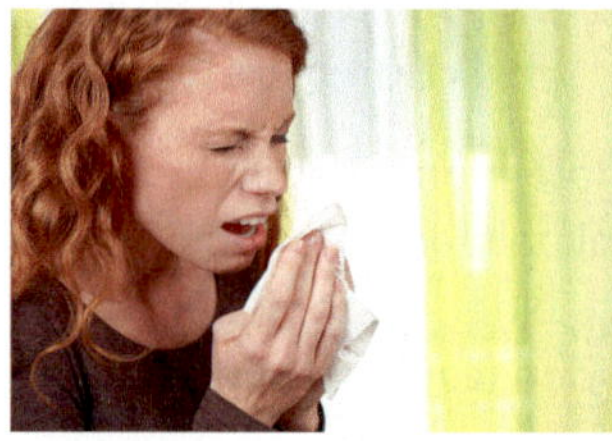
3. Kontaktinfektion/Schmierinfektion			
durch Verschmieren von z. B. Blut oder Eiter (direkte Kontaktinfektion)	Mensch → Mensch	eitrige Infektionen Hepatitis A, B, C AIDS	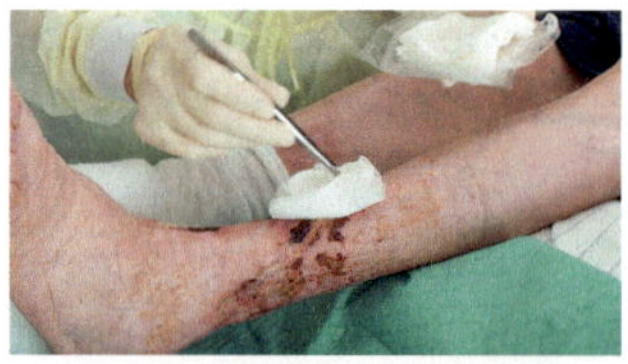
durch Verschmieren von z. B. Blut oder Eiter (indirekte Kontaktinfektion)	Mensch → Gegenstand (z. B. unsterile Instrumente, Türklinke, Handtuch) → Mensch	Bindehautentzündung Magen-Darm-Infektionen	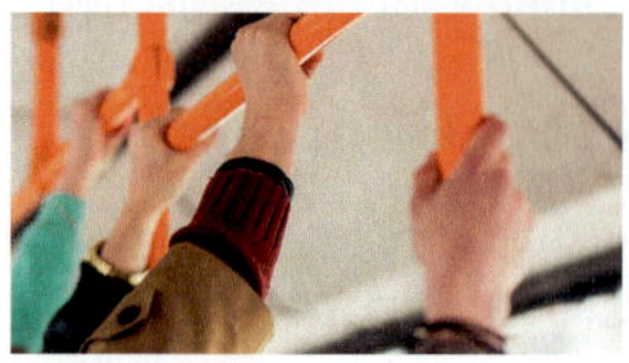
4. Wasser- und Nahrungsmittelinfektion			
durch Verzehr kontaminierter Lebensmittel/Wasser	Lebensmittel/Wasser → Mensch	Salmonellose Hepatitis A Toxoplasmose	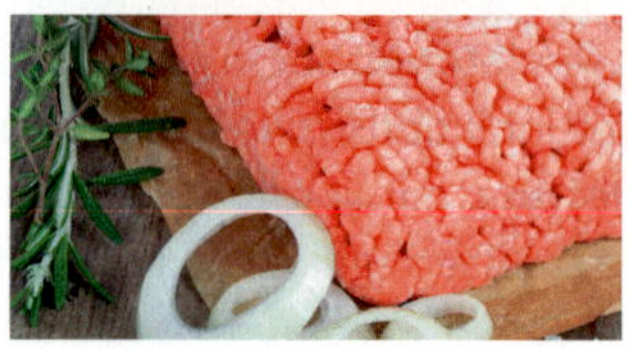

Tab. 1 Wichtige Infektionswege

2.3 Ablauf einer Infektionskrankheit

Eine Infektionskrankheit beginnt immer mit einer **Infektion**, bei der pathogene Krankheitserreger in den Organismus eindringen und sich dort vermehren. Je nach Art der Erreger und der Abwehrlage des Organismus erfolgt die Vermehrung der Krankheitserreger unterschiedlich schnell. Deswegen ist die Zeit, bis die ersten Krankheitszeichen (**Symptome**) auftreten, bei den verschiedenen Infektionskrankheiten sehr unterschiedlich. So treten z. B. bei einem grippalen Infekt schon nach Stunden die ersten Symptome auf, während nach einer HIV-Infektion einige Jahre vergehen können, bis die Erkrankung AIDS ausbricht.

Video
Immunsystem (unspezifische Abwehr)
Immunsystem (spezifische Abwehr)

Die Zeit zwischen der Ansteckung und dem Auftreten der ersten Krankheitszeichen nennt man **Inkubationszeit**. Bei einer HIV-Infektion bezeichnet man die Patientin während der Inkubationszeit als HIV-positiv. Sie ist in dieser Zeit noch nicht erkrankt und weiß unter Umständen auch noch nicht, dass sie infiziert ist, und kann trotzdem andere Menschen anstecken. Mit dem Auftreten der ersten Symptome beginnt dann die eigentliche **Infektionskrankheit**. In manchen Fällen treten zunächst unspezifische Symptome auf, wie z. B. Fieber, Müdigkeit oder Kopfschmerzen. Dieses Vorläuferstadium nennt man auch Prodromalphase. Die sichere Diagnose einer Infektionskrankheit ist erst mit dem Auftreten der charakteristischen, für die Krankheit typischen Symptome möglich. Nach der erfolgreichen Bekämpfung der Krankheitserreger durch das Immunsystem beginnt die Zeit der Genesung (**Rekonvaleszenz**) bis zur endgültigen Wiederherstellung der Gesundheit.
Nach dem Infektionsschutzgesetz unterliegen einige Infektionskrankheiten der **Meldepflicht**. Die Meldung erfolgt bei Verdacht, Erkrankung und Tod der Patientin an das zuständige Gesundheitsamt durch die behandelnde Ärztin oder nach dem Erregernachweis durch das Labor.
Im § 6 des Infektionsschutzgesetzes sind die namentlich zu meldenden Erkrankungen wie z. B. Masern, Poliomyelitis oder Röteln aufgeführt, während im § 7 des Infektionsschutzgesetzes die namentlich meldepflichtigen Nachweise von Krankheitserregern wie z. B. Hepatitis-A- bis -E-Virus, Mumpsvirus oder Varizella-Zoster-Virus genannt sind. Die Meldung bei einem Nachweis des HI-Virus erfolgt nicht namentlich.

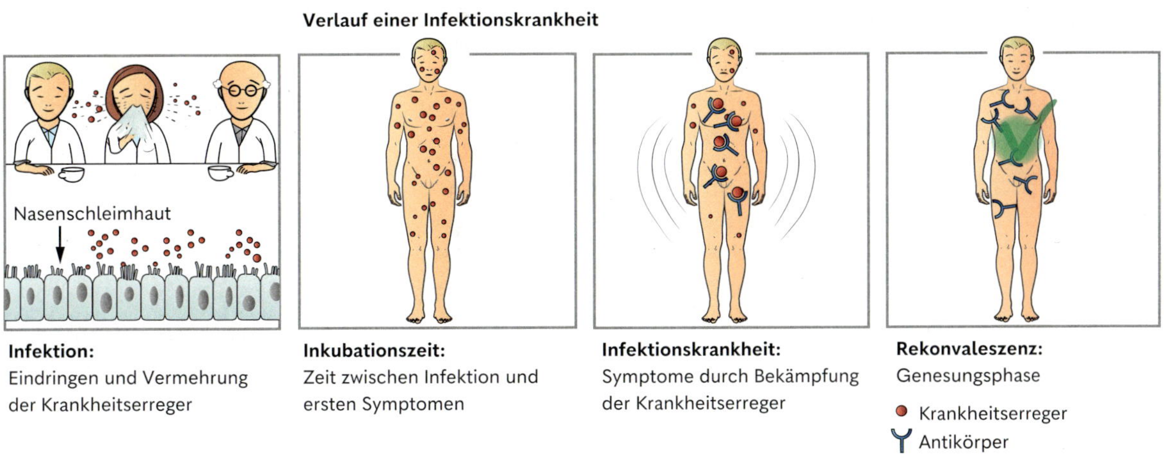

Abb. 1 Verlauf einer Infektionskrankheit

Merke
Akute Infektionserkrankungen treten plötzlich auf, verlaufen heftig und sind kurz dauernd. **Chronische** Infektionskrankheiten entwickeln sich langsam, verlaufen weniger heftig und bestehen über einen langen Zeitraum.

2.4 Berufsrelevante Infektionskrankheiten

In der zahnärztlichen Praxis sind alle Mitarbeiterinnen einem hohen Infektionsrisiko ausgesetzt. Gründe hierfür sind:
- Kontakt mit vielen Patientinnen
- Verletzungsgefahr bei Verwendung und Aufbereitung kontaminierter Instrumente
- Verletzungsgefahr bei der Entsorgung von scharfen, stechenden oder schneidenden Instrumenten bzw. Materialien

Daher sind viele Maßnahmen zur Verhütung von Infektionen zu beachten. Hierzu zählen neben der Impfung gegen Hepatitis B z. B.
- das Anlegen der **persönlichen Schutzausrüstung** (Handschuhe, Mund-Nasen-Schutz, Schutzbrille),
- die sachgerechte Handhabung und sorgfältige **Aufbereitung** der kontaminierten Instrumente und
- eine korrekte **Entsorgung** des Behandlungsabfalls sowie spitzer oder scharfer Materialien bzw. Einmalinstrumente.

Infektionskrankheiten, die für die zahnärztliche Praxis eine besondere Bedeutung haben, sind Hepatitis B und C sowie die Immunschwächekrankheit AIDS. Aufgrund des hohen Verletzungsrisikos beim täglichen Umgang mit kontaminierten Instrumenten ist auch das Infektionsrisiko dieser Erkrankungen erhöht.

Außerdem besteht, v. a. in den Wintermonaten, eine höhere Wahrscheinlichkeit an Covid-19 oder an einer Grippe (Influenza) zu erkranken.
Eine Candida-albicans-Infektion der Mundschleimhaut, die auch als Soor bezeichnet wird, ist eine Pilzerkrankung (Mykose), die üblicherweise in der zahnärztlichen Praxis behandelt wird.

2.4.1 Hepatitis

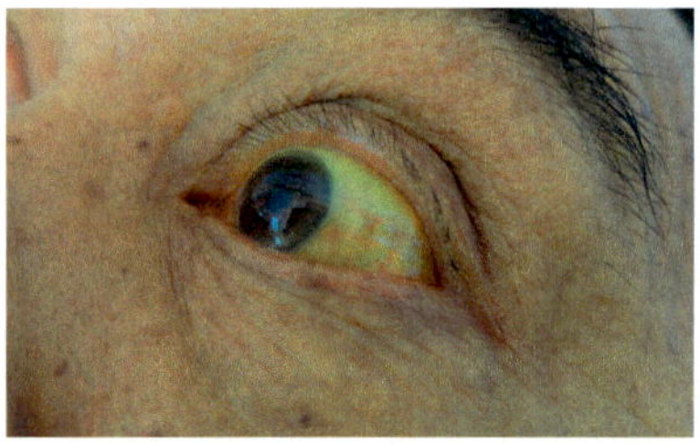

Abb. 1 Ikterus (Gelbfärbung der Haut und Schleimhäute)

Als Hepatitis bezeichnet man eine Entzündung der Leber, die akut oder chronisch verlaufen kann. Eine Leberentzündung ist immer mit einer Schädigung des Lebergewebes verbunden. Mögliche Gründe sind z. B. Alkohol, Virusinfektionen, Stauung der Gallenflüssigkeit, lebertoxische Medikamente oder Autoimmunkrankheiten. Die Virushepatitis ist die häufigste akute Hepatitisform, bei der die unterschiedlichen Virusarten mit den Buchstaben A bis E bezeichnet werden. Von besonderer Bedeutung für die zahnärztliche Praxis sind die meldepflichtigen Formen Hepatitis B und Hepatitis C.

Häufig verläuft eine Virushepatitis zunächst symptomlos. Im weiteren Krankheitsverlauf können Symptome wie Müdigkeit, Übelkeit, Inappetenz und Fieber auftreten. Aufgrund der Schädigung der Leberzellen ist auch die Entstehung einer Gelbsucht (Ikterus) mit Gelbfärbung der Haut und Schleimhäute möglich →Abb. 1.

Für die **akute Hepatitis** ist keine spezifische Therapie erforderlich. Bettruhe, leichte Kost und körperliche Schonung unterstützen den Heilungsverlauf. Während eine akute Hepatitis nach einigen Wochen wieder ausheilt, bestehen bei einer **chronischen Hepatitis** die Symptome länger als sechs Monate. Die Therapie einer chronischen Hepatitis B oder C erfolgt mit antiviralen Medikamenten, kombiniert mit Interferon.

Aus einer chronischen Leberentzündung kann sich im weiteren Krankheitsverlauf eine Leberzirrhose entwickeln, bei der das geschädigte Lebergewebe durch Narbengewebe ersetzt wird. Außerdem ist das Leberkrebsrisiko erhöht.

Hepatitis B

Die Hepatitis B wird in der zahnärztlichen Praxis parenteral übertragen, z. B. durch Verletzungen mit kontaminierten Instrumenten oder durch Nadelstichverletzungen. Das Hepatitis-B-Virus ist sehr infektiös, d. h. es können schon geringe Mengen an erregerhaltigem Blut zu einer Infektion führen. Daher ist die aktive **Schutzimpfung gegen Hepatitis B** dringend empfohlen. Die Grundimmunisierung erfolgt durch dreimalige Impfung: Auf die erste Impfung folgt eine zweite Impfung nach einem Monat und eine dritte nach sechs Monaten.

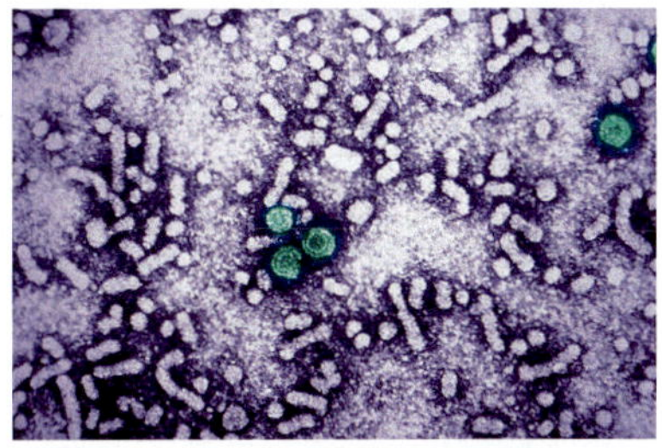

Abb. 1 Elektronenmikroskopische Aufnahme von Hepatitis-B-Viren (grün)

Bei ungefähr 10 % der erkrankten Menschen geht die akute Hepatitis B in eine chronische Leberentzündung über, die dann medikamentös behandelt werden muss. In Deutschland ist die Hepatitis B die am häufigsten vorkommende chronische Virushepatitis.

Hepatitis C

Die Hepatitis C wird in der zahnärztlichen Praxis, ebenso wie die Hepatitis B, parenteral übertragen. Da es zurzeit keine Impfung gegen Hepatitis C gibt, sind das Anlegen der persönlichen Schutzausrüstung (Handschuhe, Mund-Nasen-Schutz, Schutzbrille) und das Vermeiden von Verletzungen von besonderer Wichtigkeit.

Die akute Hepatitis C geht bei 70–80 % der Erkrankten in die chronische Form über, die medikamentös mit antiviralen Medikamenten und Interferon behandelt werden muss.

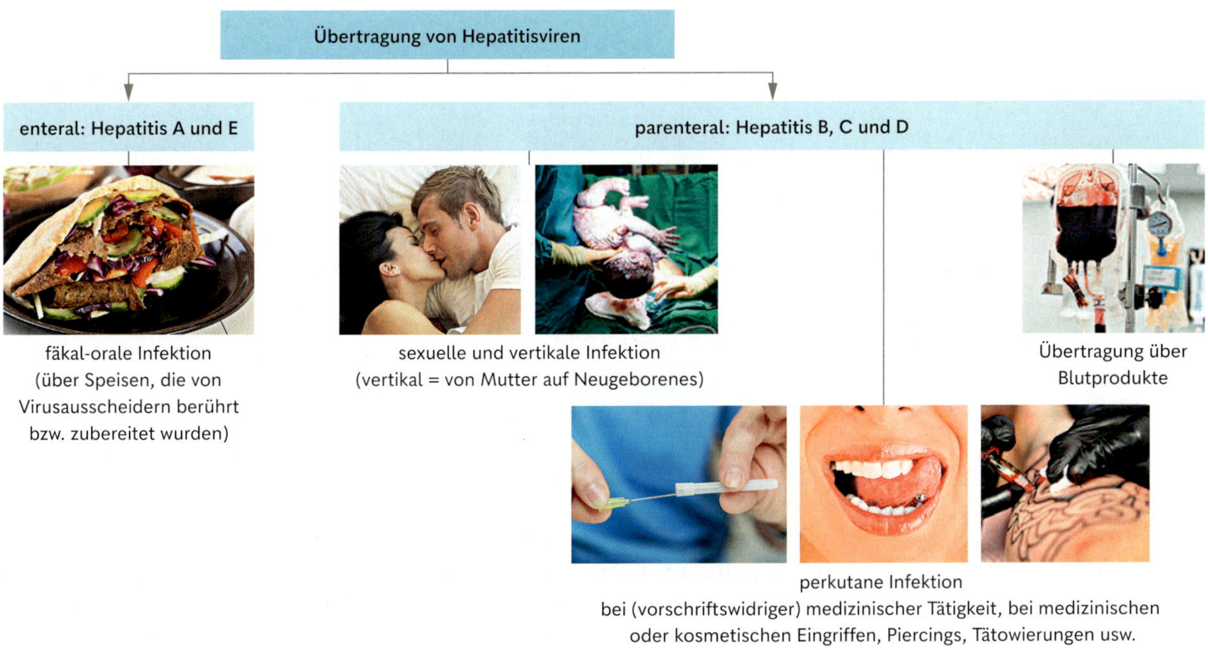

Abb. 2 Übertragung von Hepatitisviren

2.4.2 HIV-Infektion/AIDS

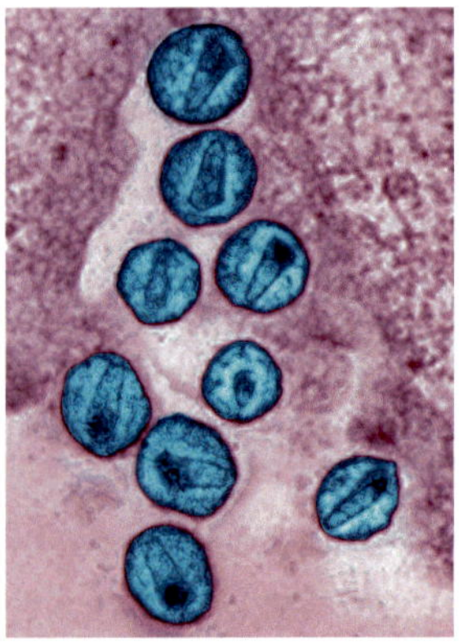

Abb. 1 Elektronenmikroskopische Aufnahme von HI-Viren

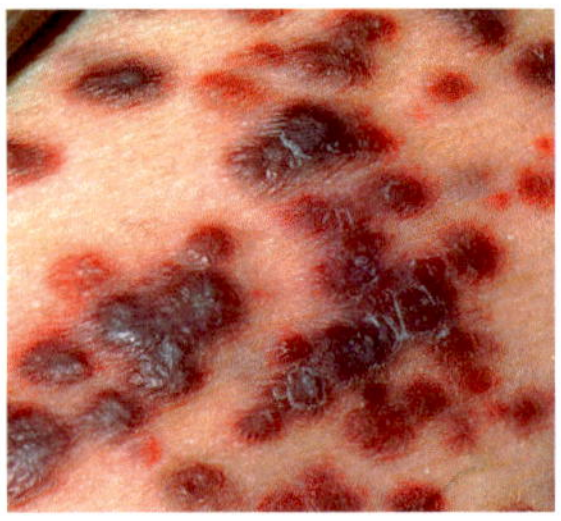

Abb. 2 Kaposi-Sarkom

Video
Immunsystem (spezifische Abwehr)

Eine HIV-Infektion ist eine Virusinfektion mit dem Humanen Immunschwäche-Virus, von dem mehrere Typen bekannt sind. Über Blutprodukte, Sexualkontakte oder perkutane Infektion gelangen die Erreger in den Organismus, wobei die HI-Viren die T-Helferzellen des Abwehrsystems befallen und für ihre eigene Vermehrung benutzen: T-Helferzellen sind eine Untergruppe der Lymphozyten, deren Aufgabe die spezifische Abwehr von Krankheitserregern ist. Bei einem Virusbefall der T-Helferzellen gehen diese nach der Vermehrung der Viren zugrunde, sodass mit der Zeit das Abwehrsystem geschwächt wird.
Nach einer HIV-Infektion kommt es im Organismus zur Bildung von Antikörpern gegen dieses Virus. Diese Antikörper können ca. sechs bis zwölf Wochen nach der Infektion im Blut nachgewiesen werden. Man spricht in diesem Fall von einem positiven HIV-Antikörper-Test.
Die Inkubationszeit kann, abhängig vom Gesundheitszustand der Patientin, Monate bis Jahre dauern. Erst wenn bei verminderter Abwehrfunktion typische Infektionen bzw. Krankheiten auftreten, z. B. Herpes zoster, Pneumocystis-Pneumonie und das Kaposi-Sarkom, spricht man von der Erkrankung AIDS (**A**cquired **I**mmune **D**eficiency **S**yndrome; erworbenes Immunschwächesyndrom). Im weiteren Krankheitsverlauf kommt es dann bei stärkster Abwehrschwäche zu einem starken Gewichtsverlust mit körperlicher Auszehrung und schließlich zum Tod.
Eine HIV-Infektion wird mit speziellen Virostatika behandelt, die die Virusvermehrung und damit den gesamten Krankheitsverlauf deutlich verlangsamen.

2.4.3 Covid-19

Covid-19 ist eine Infektionskrankheit, die durch das Coronavirus SARS-CoV-2 ausgelöst wird. Die Infektion erfolgt in den meisten Fällen durch das Einatmen von Tröpfchen oder Aerosol und verläuft häufig symptomarm. Treten Symptome auf, sind Schnupfen, Husten, Fieber und Abgeschlagenheit sowie ein Geschmacks- und Geruchsverlust typisch für eine Covid-19-Infektion. Bei sehr schweren Krankheitsverläufen kann eine Entzündung der Lunge zu schwerer Atemnot bis zum Ersticken führen. Auch die Bildung von Blutgerinnseln und Thrombosen sind möglich. Patientinnen mit schweren Krankheitsverläufen müssen intensivmedizinisch behandelt werden. Der wirksamste Schutz gegen das Coronavirus besteht in einer mehrfachen Impfung, durch die viele Infektionen vermieden und das Auftreten von schweren Verläufen verhindert werden.

2.4.4 Virusgrippe (Influenza)

Der Erreger einer Virusgrippe (Influenza) ist entweder das Influenza-A-Virus oder das Influenza-B-Virus. Von diesen Viren gibt es zahlreiche Virusvarianten, die aufgrund von Mutationen neu entstehen. Durch eine Tröpfcheninfektion oder Kontaktinfektion gelangen die Erreger in den Organismus. Nach einer Inkubationszeit von wenigen Stunden bis maximal fünf Tagen treten die ersten Krankheitszeichen auf. Typische Symptome sind plötzlich auftretende Kopf- und Gliederschmerzen, Fieber sowie ein schmerzhafter Husten. Nach dem akuten Krankheitsverlauf kann es gelegentlich zu einer wochenlangen Abgeschlagenheit kommen. Die Behandlung einer Virusgrippe besteht im Wesentlichen in Bettruhe und einer die Symptome lindernden Therapie, z. B. die Einnahme von Hustensaft.

2.4.5 Soor

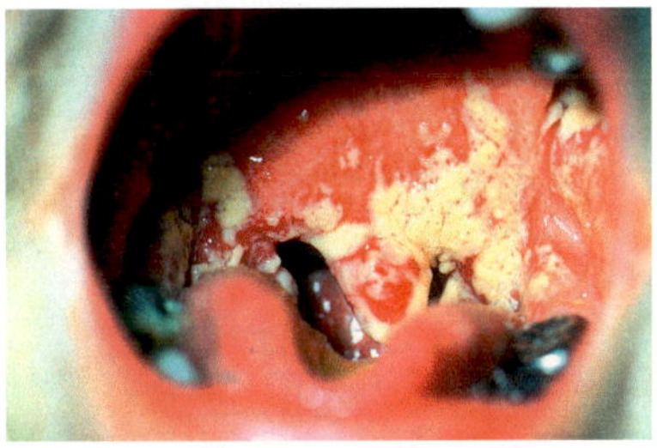
Abb. 1 Mundsoor

Soor ist eine Pilzerkrankung (Mykose) der Schleimhäute, die durch den Hefepilz Candida albicans hervorgerufen wird. Dieser Hefepilz ist Teil der mikrobiellen Flora der Mundhöhle und führt normalerweise nicht zu einer Pilzerkrankung. Die Erkrankung Soor unterscheidet sich in diesem Punkt von den üblichen Infektionskrankheiten, da die Erreger auch bei allen gesunden Menschen die Mundschleimhaut besiedeln. Soor kann als eine „Krankheit der Kranken" bezeichnet werden, weil erst bei einer Abwehrschwäche eine Vermehrung der Hefepilze und somit das Auftreten der Pilzerkrankung möglich ist. Soor begünstigende Faktoren sind u. a.:
- Antibiotikatherapie
- altersbedingte Immunschwäche bei Säuglingen und alten Menschen
- erworbene Immunschwäche, z. B. HIV-Infektion bzw. AIDS
- schwere Krebserkrankung
- (falsch durchgeführte) Kortisoninhalation bei Asthma

Für das Behandlungsteam der zahnärztlichen Praxis ist der Befund Soor ein allgemeiner Hinweis auf eine eingeschränkte Immunabwehr der Patientin. Wenn sie aber zusätzlich einer HIV-Risikogruppe angehört (gleichgeschlechtliche Sexualkontakte, Drogenabhängigkeit von intravenös konsumierten Drogen, Herkunft aus einem Land mit hoher HIV-Verbreitungsrate), dann könnte die Soorinfektion ein erster Hinweis auf die Erkrankung AIDS sein. In einem solchen Fall sollte eine sorgfältige Anamnese erfolgen.
Bei einer Candida albicans-Infektion in der Mundhöhle kommt es zu weißen, abwischbaren Belägen der stark geröteten und schmerzenden Schleimhaut. Die Behandlung erfolgt lokal mit antimykotischen Spüllösungen.

2.5 Impfungen

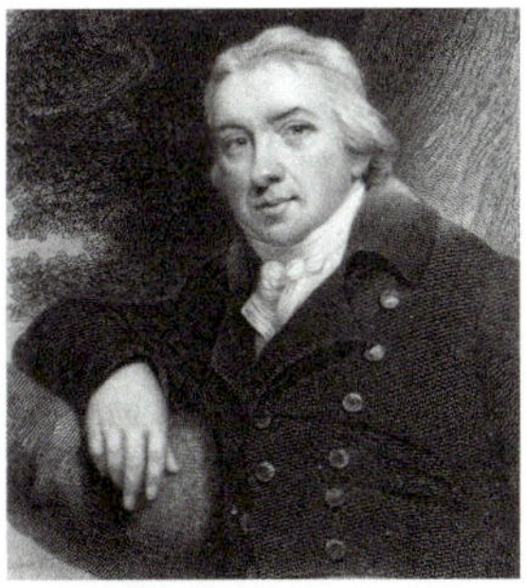
Abb. 2 Edward Jenner (1749–1823)

Eine Impfung ist die künstliche Erzeugung einer **Immunität**.
Der englische Arzt Edward Jenner impfte im Jahr 1796 zum ersten Mal einen gesunden Menschen gegen die häufig tödlich verlaufenden Pocken. Als Impfstoff verwendete er das Sekret aus Kuhpocken, da bekannt war, dass Menschen, die diese Erkrankung durchgemacht hatten, nicht an den eigentlichen Pocken erkrankten. Edward Jenner konnte nachweisen, dass durch diese aktive Impfung eine Immunität gegen die echten Pocken entstanden war.

Bei einer Impfung werden dem Organismus entweder unschädliche Erreger oder Erregeranteile verabreicht, die das Immunsystem aktivieren und zum Aufbau einer körpereigenen Abwehr führen. Es können mit dem Impfstoff auch körperfremde Abwehrstoffe (**Antikörper**) injiziert werden, die für den Organismus einen sofortigen Schutz bieten. Diese Art der Immunisierung kann auch im Rahmen der Postexpositionsprophylaxe zu den sofort durchzuführenden Maßnahmen gehören, wenn z. B. eine Nadelstichverletzung während der Behandlung einer Hepatitis-B-Patientin bei einer Zahnmedizinischen Fachangestellten erfolgt, die keinen Impfschutz gegen Hepatitis B besitzt. So können die möglicherweise in den Organismus eingedrungenen Hepatitis-B-Viren unschädlich gemacht werden.

2.5.1 Aktive Impfung

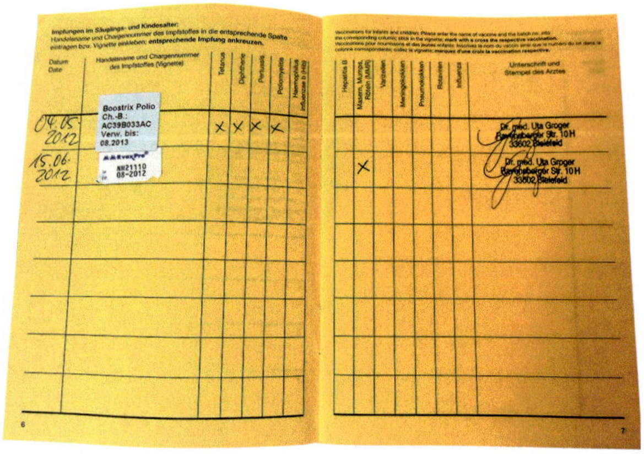

Abb. 1 Impfungen werden im Impfbuch dokumentiert.

Bei einer aktiven Impfung werden dem Organismus abgetötete oder abgeschwächte Erreger (**Antigene**) verabreicht, die zu einer Aktivierung des Immunsystems führen.

Nach der Injektion des Impfstoffes beginnen die Zellen der spezifischen Abwehr (Lymphozyten) mit der Bildung von Abwehrstoffen (Antikörper) und speziellen Abwehrzellen gegen die verabreichten Antigene des Impfstoffs. Die Produktion einer ausreichend großen Menge von Antikörpern benötigt aber eine gewisse Zeit. Daher wirkt eine aktive Impfung nicht sofort. So sind z. B. für den Aufbau eines langjährigen Impfschutzes (Grundimmunisierung) gegen Hepatitis B drei Impfungen notwendig. Nach der ersten Impfung erfolgen die beiden weiteren Impfungen nach vier Wochen und sechs Monaten. Erst danach besteht ein vollständiger Schutz. Zur Überprüfung einer erfolgreichen Grundimmunisierung kann zum Nachweis einer ausreichend großen Menge von Antikörpern vier bis acht Wochen nach der dritten Impfung der Antikörpertiter im Blut bestimmt werden.

Die aktive Impfung gegen Hepatitis B schützt auch vor Infektionen mit dem Hepatitis-D-Virus. Der gentechnisch hergestellte Impfstoff ist gut verträglich, enthält nur Anteile der Virushülle und kann somit nicht zu einer Infektion führen.

Bei allen Mitarbeiterinnen der zahnärztlichen Praxis sollte ein wirksamer Schutz gegen Hepatitis B vorliegen (Anti-HB-Wert > 100 IE/l). Es wird empfohlen, die Hepatitis-B-Impfung für Auszubildende zu Beginn der Ausbildung durchzuführen, wobei nach der Verordnung zur Arbeitsmedizinischen Vorsorge (ArbMedVV) die Arbeitgeberin für die Kostenübernahme verantwortlich ist.

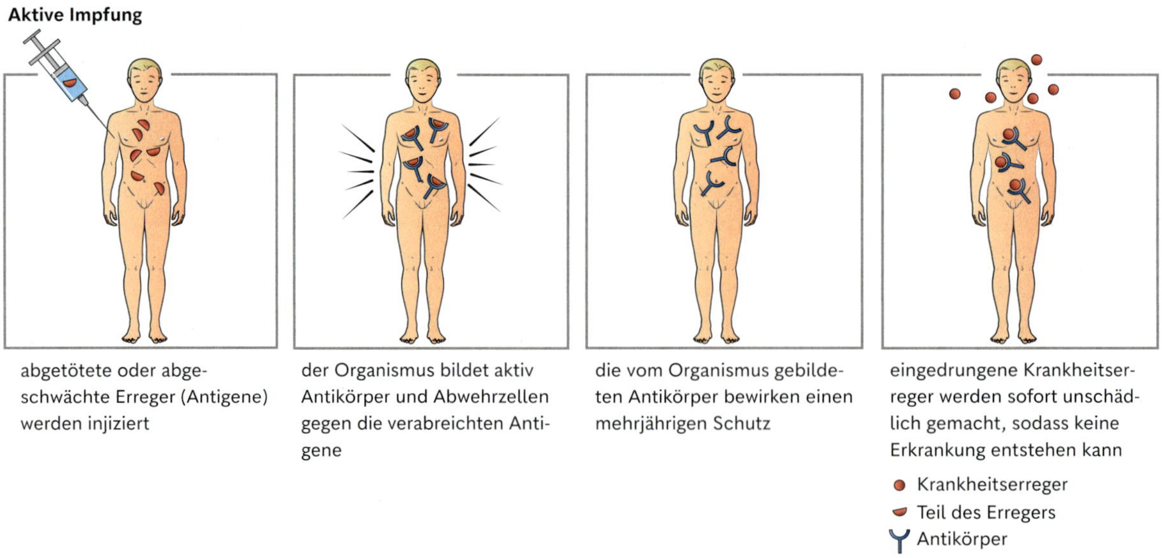

Abb. 2 Aktive Impfung

Eine aktive Impfung bewirkt einen mehrjährigen Impfschutz, der z. B bei der Immunisierung gegen die Erkrankung Tetanus nach zehn Jahren aufgefrischt werden muss.

2.5.2 Passive Impfung

Zur passiven Impfung werden dem Organismus körperfremde **Antikörper** injiziert. Das Immunsystem wird durch die Antikörper nicht aktiviert, es bleibt passiv. Die verabreichten Antikörper verteilen sich in kurzer Zeit über die Blutbahn im ganzen Organismus und wirken nahezu sofort gegen die möglicherweise eingedrungenen Erreger. Dieser Sofortschutz ist dann notwendig und sinnvoll, wenn z. B. bei einer Verletzung Tetanuserreger über eine Wunde in den Organismus eines Menschen eingedrungen sind, der keinen ausreichenden Impfschutz besitzt. Die Verabreichung der entsprechenden Antikörper schützt so vor einer Infektion und der nachfolgenden Erkrankung.
Eine passive Impfung bewirkt jedoch nur einen kurz dauernden Schutz, da nach wenigen Wochen die injizierten Antikörper vom Organismus abgebaut werden.

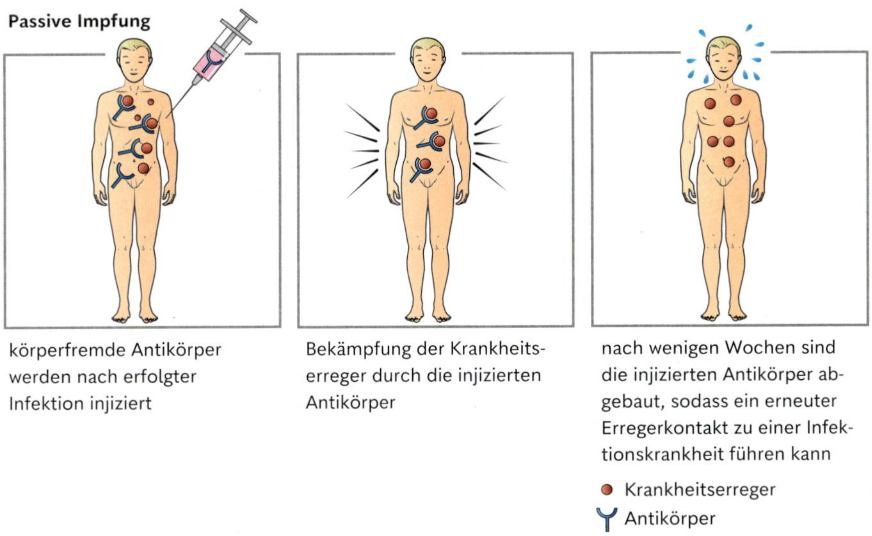

Abb. 1 Passive Impfung

2.5.3 Simultanimpfung

Die gleichzeitige Verabreichung einer aktiven und passiven Impfung bezeichnet man als Simultanimpfung. Die beiden Impfstoffe werden hierfür an verschiedenen Körperstellen injiziert, z. B. am rechten und linken Oberarm. Bei einer Simultanimpfung bewirken die verabreichten Antikörper der passiven Impfung einen sofortigen Schutz, während die Antigene der aktiven Impfung entweder zur Impfauffrischung oder zum Aufbau eines langjährigen Impfschutzes (Grundimmunisierung) verabreicht werden.

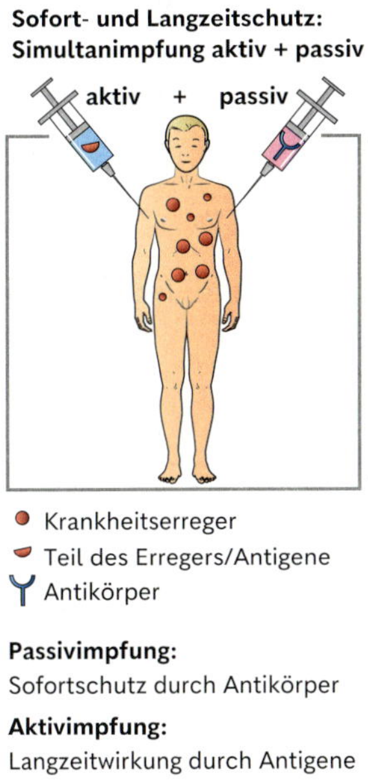

Abb. 2 Simultanimpfung

2.6 Postexpositionsprophylaxe

Das Praxispersonal ist während der Behandlung und auch bei den Tätigkeiten während der Aufbereitung von kontaminierten Instrumenten einem hohen Verletzungsrisiko ausgesetzt. Trotz aller Vorsicht und sachgerechter Handhabung der häufig scharfen bzw. spitzen Instrumente oder Spritzen kann es zu Verletzungen mit kontaminierten Instrumenten oder Kanülen kommen. Bei diesen meist kleineren Bagatellverletzungen besteht ein hohes Infektionsrisiko. Dieses Risiko ist abhängig von einer möglicherweise bestehenden Infektionserkrankung der zuvor behandelten Patientin, z. B. Hepatitis B bzw. C oder einer HIV-Infektion. So beträgt die durchschnittliche Infektionswahrscheinlichkeit nach einer Nadelstichverletzung bei einer infektiösen Hepatitis-B-Patientin 30 %. Außerdem ist auch der Impfschutz der verletzten Person besonders gegen Hepatitis B oder Tetanus von Bedeutung.

Als Postexpositionsprophylaxe bezeichnet man alle Maßnahmen, die nach einer möglicherweise erfolgten Infektion durchgeführt werden. Hierzu zählt, neben den Sofortmaßnahmen unmittelbar nach der Verletzung, auch das weitere Vorgehen.

Vorgehensweise z. B. nach einer Nadelstichverletzung:

- Wunde ungefähr eine Minute ausbluten lassen (ggf. Blutung anregen)
- Desinfektion der Wunde mit einem Viren inaktivierenden Desinfektionsmittel
- Begutachtung des Instrumentes, mit dem die Verletzung verursacht wurde
- Vorstellung des Verletzten bei der D-Ärztin (Durchgangsärztin) oder Betriebsärztin
  - Abklärung des Impfstatus
  - ggf. Einleitung weiterer Maßnahmen (z. B. passive Immunisierung gegen Hepatitis B)
- Dokumentation des Unfallhergangs
  - Datum und Uhrzeit
  - Tätigkeit, während der der Unfall passierte
  - Art der Kontamination oder Verletzung
  - Angaben zur Verletzten (auch zu deren Impfstatus)
  - durchgeführte Sofortmaßnahmen

Merke
Eine **D-Ärztin** (Durchgangsärztin) ist meist eine niedergelassene Fachärztin für Unfallchirurgie mit einer besonderen Zulassung von den Berufsgenossenschaften. Sie ist bei Arbeits- und Wegeunfällen für die Sofortmaßnahmen und die weitere Koordinierung der Behandlung zuständig.

Falls durch den Arbeitsunfall bedingt eine Arbeitsunfähigkeit von mehr als drei Tagen besteht, muss eine Unfallanzeige an die zuständige Berufsgenossenschaft erfolgen.

Terminologie: Infektionskrankheiten

Aerosol, das	Sprühnebel
AIDS	Abk. für **A**cquired **I**mmune **D**eficiency **S**yndrome (engl.) = erworbenes Immunschwächesyndrom
akut	plötzlich auftretend, heftig verlaufend, von kurzer Dauer
Candida albicans, der	Hefepilzart, Erreger der Pilzerkrankung Soor
Covid-19	durch das Virus SARS-CoV-2 hervorgerufene Infektionskrankheit
chronisch	langsam auftretend, symptomarm, von langer Dauer
FSME	Abk. für **F**rühsommer-**M**eningo**e**nzephalitis

Grundimmunisierung, die	Aufbau eines langjährigen Impfschutzes
Hepatitis, die	Leberentzündung
HIV (= HI-Virus)	**H**umanes **I**mmunschwäche-**V**irus
Ikterus, der	Gelbsucht
Immunität, die	Unempfindlichkeit gegen einen bestimmten Erreger
Infektion, die	Ansteckung; Eindringen und Vermehrung von Krankheitserregern in einen bzw. in einem Organismus
Influenza, die	Virusgrippe
Injektion, die	Einspritzung
Inkubationszeit, die	Zeit zwischen der Ansteckung und dem Auftreten der ersten Krankheitszeichen
Kontamination, die	Verunreinigung
parenteral	unter Umgehung des Magen-Darm-Traktes
perkutan	durch die Haut
Postexpositionspro-phylaxe, die	infektionsprophylaktische Maßnahmen nach einer möglicherweise erfolgten Infektion
Prodromalphase, die	Krankheitsphase mit zunächst unspezifischen Symptomen
Rekonvaleszenz, die	Zeit der Genesung
SARS-CoV-2	medizinische Fachbezeichnung für das (neue) Coronavirus
Simultanimpfung, die	gleichzeitige aktive und passive Impfung
Soor, der	Pilzerkrankung der Schleimhäute mit dem Hefepilz Candida albicans
Symptom, das	Krankheitszeichen
Virulenz, die	krank machende Wirkung eines Erregers

Aufgaben

1 Nennen Sie jeweils zwei Infektionskrankheiten, die von Bakterien, Viren, Pilzen und Protozoen verursacht werden.

2 Erklären Sie den Fachbegriff Infektion.

3 Beschreiben Sie die vier wichtigsten Infektionswege und nennen Sie jeweils zwei Krankheitsbeispiele.

4 Beschreiben Sie den grundsätzlichen Verlauf einer Infektionskrankheit.

5 Mit welchen gesundheitlichen Folgen muss man bei einer chronischen Hepatitis rechnen?

6 Welche Körperzellen werden vom HI-Virus befallen? Beschreiben Sie die gesundheitlichen Folgen.

7 Unter welchen Umständen kann es zu der Pilzerkrankung Soor kommen?

8 Erklären Sie die Unterschiede zwischen einer aktiven und passiven Impfung.

9 Welche Sofortmaßnahmen sind im Rahmen der Postexpositionsprophylaxe durchzuführen?

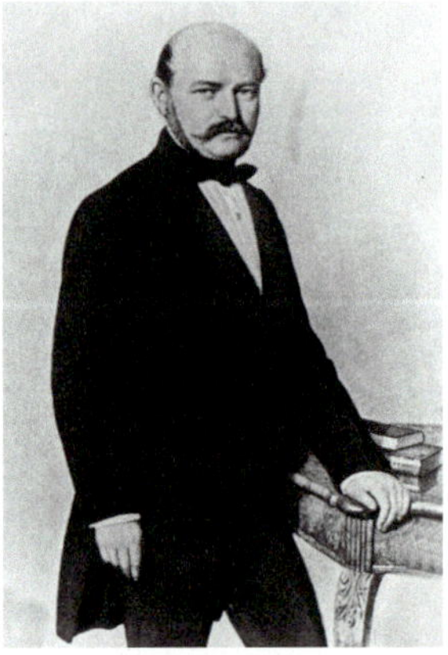
Abb. 1 Ignaz Semmelweis (1818–1865)

3 Grundbegriffe und Grundlagen der Hygiene

Der Budapester Frauenarzt Ignaz Semmelweis →Abb. 1 fand um 1850 die Ursache für die hohe Sterblichkeit der Gebärenden in seiner Abteilung des Allgemeinen Krankenhauses in Wien. Er erkannte, dass die Ärztinnen, die zuvor an Leichen die Todesursache der verstorbenen Frauen untersuchten, die schwangeren Frauen infizierten, denen sie im Kreißsaal Geburtshilfe leisteten. Ignaz Semmelweis führte daraufhin die hygienische Händedesinfektion mit einer Chlorkalklösung ein. Durch diese hygienische Maßnahme, die er als **Antisepsis** bezeichnete, konnte er die damals hohe Sterblichkeit der jungen Frauen deutlich senken.

Seitdem werden die Hygienemaßnahmen in den Krankenhäusern und Praxen ständig weiterentwickelt und verbessert. Ziel ist es, die Infektionskette durch wirksame Hygienemaßnahmen zu unterbrechen.

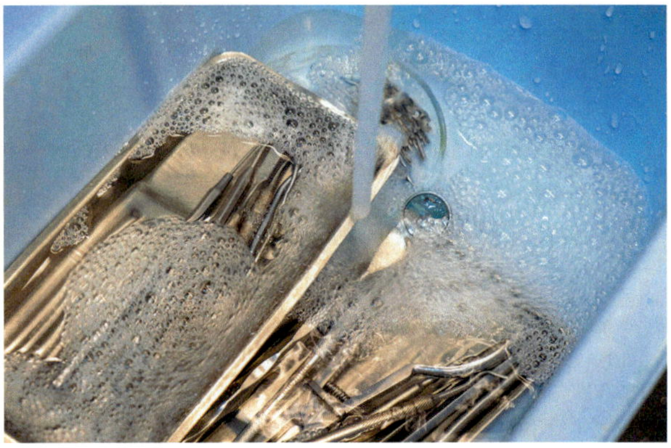
Abb. 2 Reinigung der Instrumente

Medizinprodukte
→S. 89

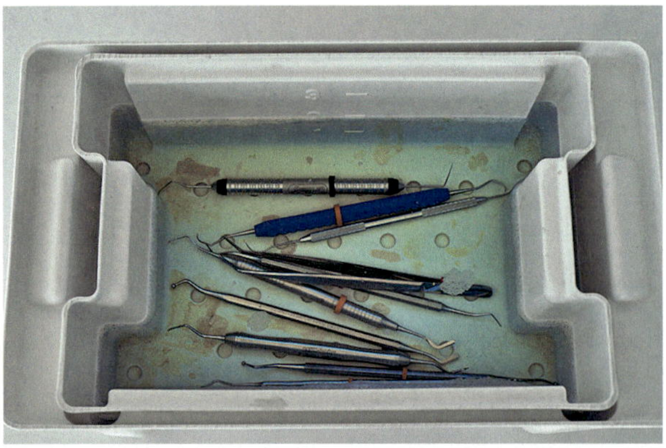
Abb. 3 Instrumentenwanne mit eingelegten Instrumenten

3.1 Reinigung

Reinigung ist ein Prozess, der die Entfernung von Verschmutzungen, z. B. Staub, Mikroorganismen oder Körpersekrete, zum Ziel hat. Man verwendet dazu Wasser, das mit Zusätzen zur besseren Reinigung vermischt werden kann.

Reinigung kann zudem als eine (erste) Stufe im mehrschrittigen Prozess der Infektionsprävention (Reinigung – Desinfektion – Sterilisation) gesehen werden. Dies gilt sowohl für die persönliche Hygiene (Körperhygiene), als auch für die Aufbereitung der Behandlungsräume und Medizinprodukte.

Instrumente müssen zuerst von Verschmutzungen und Anhaftungen gereinigt werden, bevor sie den weiteren Aufbereitungsprozess durchlaufen können.

3.2 Desinfektion

Als **Desinfektion** bezeichnet man das Abtöten, Inaktivieren oder Entfernen pathogener Mikroorganismen von kontaminierten Objekten, sodass von diesen keine Infektionsgefahr mehr ausgehen kann. Dieses wird entweder durch die Verwendung von **chemischen** Desinfektionsmitteln, z. B. Alkohole, Aldehyde, Wasserstoffperoxid, oder die Anwendung von **thermischen** Desinfektionsverfahren, z. B. Thermodesinfektion oder Dampfdesinfektion, erreicht.

Für die verschiedenen Anwendungsbereiche in der zahnärztlichen Praxis werden jeweils geeignete chemische Desinfektionsmittel angeboten, z. B. für die Desinfektion der Hände, Instrumente, Oberflächen oder Geräte. Diese Präparate müssen auf der Desinfektionsmittelliste des VAH (Verbund für Angewandte Hygiene) gelistet sein, die nur nachweislich wirksame Desinfektionsmittel enthält.

Die **chemischen Desinfektionsmittel** können, je nachdem, welche Erreger abgetötet oder inaktiviert werden, verschiedene Eigenschaften aufweisen (Wirkspektrum):
- **bakterizid** (Bakterien abtötend)
- **tuberkulozid** (Tuberkelbakterien abtötend)
- **viruzid** (Viren inaktivierend)
- **fungizid** (Pilze abtötend)

Die Wirkung eines chemischen Desinfektionsmittels ist, neben der richtigen Dosierung, auch von anderen Faktoren abhängig. Zu diesen zählen
- das **Wirkspektrum**,
- die **Konzentration** und
- die **Einwirkzeit**.

In jedem Fall sind die jeweiligen Herstellerangaben zu beachten.

Das Verfahren der **Thermodesinfektion** wird bei einem validierten, d.h. von einem spezialisierten Techniker regelmäßig überprüften Reinigungs- und Desinfektionsgerät (RDG bzw. Thermodesinfektor) eingesetzt. Dieses Gerät reinigt die Instrumente bzw. Gegenstände ähnlich wie eine Geschirrspülmaschine. Für die Desinfektion wird das Wasser für mindestens zehn Minuten auf 93 °C aufgeheizt und eine desinfizierende Reinigungslösung verwendet.

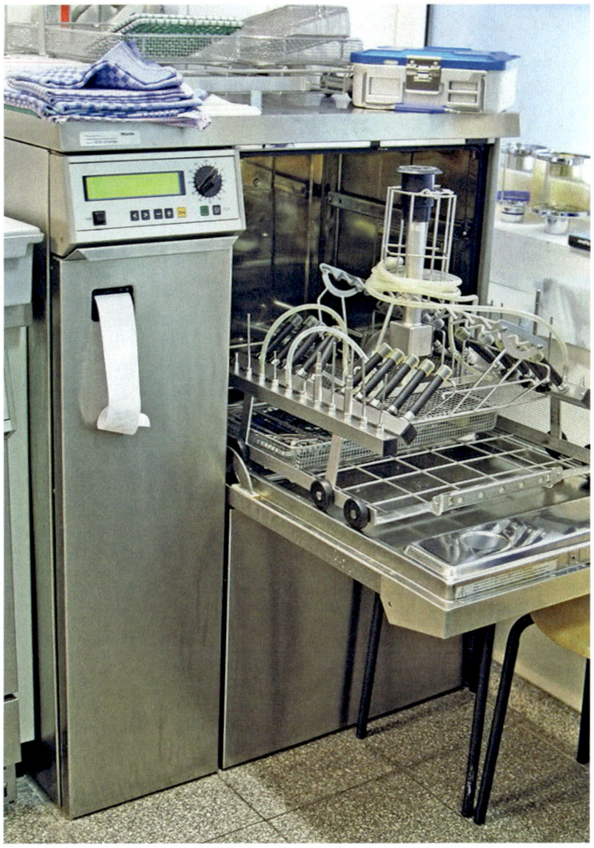

Abb. 1 Reinigungs- und Desinfektionsgerät (RDG)

3.3 Sterilisation

Als Sterilisation bezeichnet man diejenigen Verfahren, die zur Entfernung bzw. Abtötung aller Mikroorganismen sowie ihrer Dauerformen (Sporen) führen. Sterile Instrumente oder Materialien sind also vollkommen frei von pathogenen und apathogenen Mikroorganismen. Für diesen keimfreien Zustand wird auch der Begriff **Asepsis** verwendet.

Merke
Antisepsis: Infektionsverhütung durch Entfernen oder Abtöten von Krankheitskeimen
Asepsis: Zustand völliger Keimfreiheit

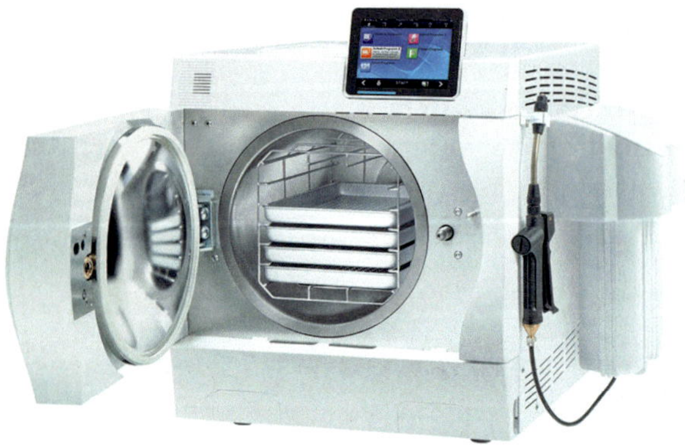

Abb. 1 Autoklav Typ B

Zur Sterilisation wird in der zahnärztlichen Praxis ein Dampfsterilisator (**Autoklav**) verwendet, der durch gesättigten und gespannten Wasserdampf, d. h. luftfreien und unter Druck stehenden Dampf, sterilisiert. Die Temperatur des Wasserdampfs beträgt bei 2 bar (zweifachem Luftdruck) 121 °C und bei 3 bar (dreifachem Luftdruck) 134 °C.

Um Verkalkungen innerhalb des Dampfsterilisators zu verhindern, muss das verwendete Wasser destilliert bzw. demineralisiert sein.

In der zahnärztlichen Praxis sollten Dampfsterilisatoren des Typs B verwendet werden →Abb. 1. Diese Geräteklasse erzeugt während der Entlüftung mehrmals (fraktioniert) ein **Vakuum**, sodass die Luft auch aus Hohlräumen sicher entfernt wird. Durch dieses Verfahren wird die Wirksamkeit des Wasserdampfs besonders an den Innenflächen von Hohlkörpern erhöht.

Der Arbeitsablauf eines Dampfsterilisators lässt sich in sechs Arbeitsphasen unterteilen →Abb. 2.

- **Anheizzeit:** Anheizen des demineralisierten Wassers bis zur Siedetemperatur (100 °C)
- **Entlüftungszeit:** Entlüftung des Autoklavs, es entsteht mehrfach (fraktioniert) ein Vakuum
- **Steigzeit:** Temperaturanstieg bis zum Erreichen der Betriebstemperatur (121 °C/134 °C)
- **Ausgleichszeit:** Temperaturausgleich an allen Stellen des Sterilisierguts
- **Einwirkzeit (Abtötungszeit + Sicherheitszuschlag):** Abtötung aller Mikroorganismen
  - 20 Minuten – 121 °C bei 2 bar
  - 5 Minuten – 134 °C bei 3 bar
- **Abkühlzeit:** Abkühlung und Trocknung des Sterilisierguts

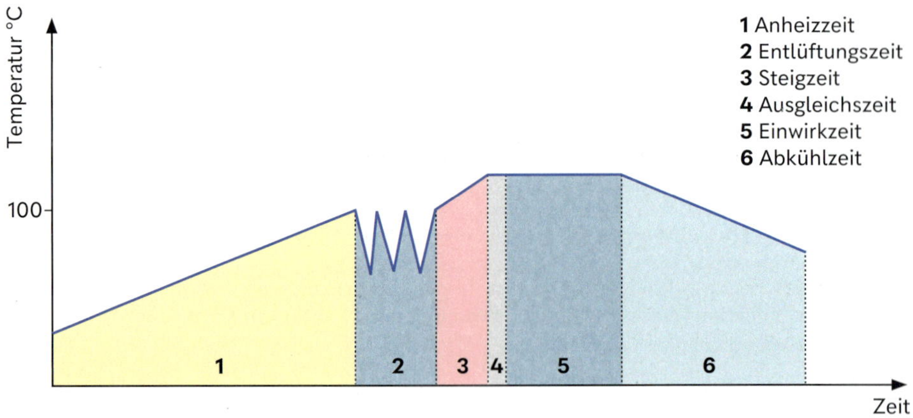

Abb. 2 Arbeitsphasen eines Dampfsterilisators

Grundbegriffe und Grundlagen der Hygiene

Im Dampfsterilisator dürfen nur thermostabile Instrumente und Materialien sterilisiert werden. Außerdem müssen Instrumente aus rostfreiem Stahl bestehen. Bei Übertragungsgeräten (Hand- und Winkelstücke sowie Turbinen) sind die Herstellerangaben bezüglich ihrer Eignung zu beachten.

Terminologie: Grundbegriffe und Grundlagen der Hygiene

Antisepsis, die	Maßnahmen zur Verhinderung einer Infektion an lebenden Geweben (Desinfektion)
Asepsis, die	völlige Keimfreiheit (Sterilität)
Autoklav, der	Dampfsterilisator
bakterizid	Bakterien abtötend
Desinfektion, die	Abtötung oder Inaktivierung von krank machenden Mikroorganismen
fungizid	Pilze abtötend
RDG, das	Reinigungs- und Desinfektionsgerät, auch: Thermodesinfektor
Sterilisation, die	Abtötung aller Mikroorganismen
thermisch	durch Wärme (Desinfektion)
Thermodesinfektor, der	Gerät zur Desinfektion durch Hitze
tuberkulozid	Tuberkelbakterien abtötend
VAH	Verbund für Angewandte Hygiene e. V.
Vakuum, das	luftleerer Raum
Validierung, die **validieren** (Verb)	Überprüfung der Aufbereitungsgeräte wie z. B. dem Desinfektionsvorgang im RDG
viruzid	Viren inaktivierend
Wirkspektrum, das	Bereich der Wirkung von Desinfektionsmitteln

Aufgaben

1 Erklären Sie die Bedeutung der Reinigung als ersten Schritt aller Hygienemaßnahmen.

2 Erklären Sie den Begriff Desinfektion und nennen Sie zwei grundsätzlich verschiedene Desinfektionsverfahren.

3 Nennen Sie vier Eigenschaften (Wirkspektrum) von chemischen Desinfektionsmitteln.

4 Zählen Sie drei Faktoren auf, die für eine erfolgreiche chemische Desinfektion zu beachten sind.

5 Erklären Sie den Begriff Sterilisation.

6 Erläutern Sie die Arbeitsweise eines Autoklavs.

7 Nennen Sie die Arbeitsphasen eines Dampfsterilisators.

4 Hygienemanagement

Unter Hygienemanagement werden alle Maßnahmen verstanden, die zum Gelingen einer gesetzeskonformen Praxishygiene notwendig sind.

4.1 Rechtliche Vorschriften und Empfehlungen

In der Praxis kommen täglich viele Menschen zusammen: Patientinnen, Mitarbeiterinnen, die Praxisinhaberin, Reinigungspersonal oder Lieferdienstleisterinnen. Um die Ansteckungsgefahr vor Infektionen zu reduzieren und um alle Beteiligten zu schützen, gibt es eine Reihe von Gesetzen und Empfehlungen, an die sich jede Praxis halten muss. Um sicherzugehen, dass die Gesetze befolgt werden, finden regelmäßig externe Kontrollen statt, sog. Praxisbegehungen.

Besondere Bedeutung für die Hygiene haben die folgenden Gesetze und Empfehlungen:
- Arbeitsschutzgesetz (ArbSchG)
- Infektionsschutzgesetz (IfSG)
- Europäische Medizinprodukte-Verordnung – Verordnung (EU) 2017/745
- Medizinprodukterecht-Durchführungsgesetz (MPDG)
- Medizinprodukte-Betreiberverordnung (MPBetreibV)
- Biostoffverordnung (BioStoffV)
- Empfehlungen (Richtlinien) der Kommission für Krankenhaushygiene und Infektionsprävention (KRINKO) beim Robert Koch-Institut (RKI) (KRINKO-/BfArM-Empfehlung)
- Empfehlungen des Ausschusses für Biologische Arbeitsstoffe (ABAS): TRBA 250 (Technische Regeln für Biologische Arbeitsstoffe) Biologische Arbeitsstoffe im Gesundheitswesen und in der Wohlfahrtspflege

Bei Fragen zur Umsetzung der Praxishygiene sind es v. a. die Zahnärztekammern, die den Praxen beratend zur Seite stehen.

4.2 Hygieneunterweisungen und Dokumentation

Verantwortlich für die Praxishygiene ist die Betreiberin (Praxisinhaberin). Sie kann bestimmte Aufgaben in der Hygiene an ihre Mitarbeiterinnen weitergeben. Diese müssen jedoch über aktuelle Sachkenntnis verfügen. Sie wird in der Regel mit erfolgreichem Bestehen der Abschlussprüfung zur Zahnmedizinischen Fachangestellten erworben und durch Fortbildungen ständig aktualisiert.

Zu den einzelnen Hygienemaßnahmen müssen in der Praxis regelmäßig Unterweisungen durchgeführt werden. Die Unterweisungen finden bei Volljährigen jährlich statt, bei Minderjährigen halbjährlich. Die Durchführung wird schriftlich festgehalten, mit Unterschrift bestätigt und die Unterlagen werden fünf Jahre aufbewahrt.

Damit die Überprüfung des Hygieneprozesses bei Praxisbegehungen möglich ist, müssen viele Dinge schriftlich dokumentiert und aufbewahrt werden. Dazu gehören u. a.:
- Festlegung von Verantwortlichkeiten
- Arbeits- und Verfahrensanweisungen
- durchgeführte Unterweisungen
- Hygienepläne
- Validierungsberichte
- Freigabe und Fehlerdokumentationen
- Aus- und Fortbildungszertifikate

Validierungsbericht →S. 96

4.3 Hygieneplan

Jede Zahnarztpraxis muss einen individuellen, für sie gültigen **Hygieneplan** erstellen. Der Plan beinhaltet alle Hygienemaßnahmen der jeweiligen Praxis. In ihm sind alle in der Praxis angewendeten Produkte mit der Produktbezeichnung, den Dosierangaben und der erforderlichen Einwirkzeit angegeben.
Der Hygieneplan wird tabellarisch in die Punkte **wer, was, wie, womit** und **wann** unterteilt und muss so in der Praxis platziert werden, dass ihn jede Mitarbeiterin jederzeit gut lesen kann.

Inhalt des Hygieneplans:
- Arbeitsanweisungen und Verhaltensregeln
- Maßnahmen zur Reinigung, Desinfektion und Sterilisation
- Maßnahmen zur Entsorgung
- Anweisungen zum Tragen von Schutzausrüstung
- Anweisungen für Notfälle

WAS	WIE	WOMIT	WANN	WER
Hautschutz – Händereinigung – Händedesinfektion – Hautpflege (inkl. Hautschutzplan)				
Hände	**Waschen (Reinigen)**	Flüssigwaschprodukt aus handfrei zu bedienendem Spender: Trocknen mit Handtuch zum Einmalgebrauch (Box, Spender)	– vor Arbeitsbeginn – bei sichtbarer bzw. spürbarer Verschmutzung – nach Arbeitsende	alle Beschäftigten
	Hautschutz (sorgfältiges Einmassieren der Fingerzwischenräume, Fingerseitenkanten, Nagelfalze, Fingerkuppen, Daumen, Handgelenke)	Hautschutzprodukt aus Spender oder Tube:	– vor Arbeitsbeginn – vor längerem Tragen von Handschuhen	alle Beschäftigten im Untersuchungs-, Behandlungs- und Wartungsbereich
	Desinfizieren (ausreichende Menge, um die Hände während der Einwirkzeit feucht zu halten)	Hautschutzprodukt aus Spender oder Tube:		
	hygienische Händedesinfektion (Einwirkzeit nach Herstellerangabe)	Produkt: Einwirkzeit:	– vor der Arbeitsvorbereitung – vor und nach jeder Behandlung – bei Unterbrechung der Behandlung – nach Arbeitsplatzwartung – nach Toilettenbesuch – vor dem Anziehen von Handschuhen – nach dem Ausziehen von Handschuhen	alle Beschäftigten im Untersuchungs-, Behandlungs- und Wartungsbereich
	chirurgische Händedesinfektion (Einwirkzeit nach Herstellerangabe) Desinfizieren der Hände und Unterarme (besondere Sorgfalt an Fingerkuppen und Nagelfalzen) anschließend: Anziehen steriler Handschuhe	Produkt: Einwirkzeit:	– vor umfangreichen zahnärztlich-chirurgischen/oralchirurgischen Eingriffen mit nachfolgendem speicheldichten Wundverschluss, – vor allen zahnärztlich-chirurgischen/oralchirurgischen Eingriffen an Patienten mit erhöhtem Infektionsrisiko. Nach der chirurgischen Behandlung: Ablegen der Handschuhe, hygienische Händedesinfektion.	alle Beschäftigten im Untersuchungs-, Behandlungs- und Wartungsbereich
	Pflegen	Hautpflegeprodukt aus Spender oder Tube:	– bei Bedarf	alle Beschäftigten
Hautschutz – Händereinigung – Händedesinfektion – Hautpflege (inkl. Hautschutzplan)				
Handschuhe	nach hygienischer Händedesinfektion auf die trockene Haut	unsterile, ungepuderte medizinische Einmalhandschuhe:	– immer, wenn die Hände mit Blut, anderen Körperflüssigkeiten oder infektiösen Substanzen in Kontakt kommen können oder ein Infektionsrisiko bekannt ist oder Verletzungen vorliegen – i. d. R. Wechsel nach jedem Patienten (unversehrte Handschuhe)	alle Beschäftigten im Untersuchungs-, Behandlungs- und Wartungsbereich

Abb. 1 Musterhygieneplan (Ausschnitt)

Terminologie: Hygienemanagement

gesetzeskonform	dem Gesetz entsprechend
Hygieneplan, der	Überblick über alle Hygienemaßnahmen in einer Praxis
Medizinprodukt, das	alle Dinge, die zu therapeutischen oder diagnostischen Zwecken am Menschen angewendet werden

Aufgaben

1 Nennen Sie alle Personen, die in der Zahnarztpraxis Medizinprodukte aufbereiten dürfen.

2 Erklären Sie, warum jede Zahnarztpraxis einen individuellen, für sie gültigen Hygieneplan erstellen muss.

5 Maßnahmen zur Verringerung des Infektionsrisikos in der Zahnarztpraxis

Zu den Maßnahmen, die das Infektionsrisiko in der Zahnarztpraxis verringern, zählen neben dem Schutz durch Immunisierung, der Postexpositionsprophylaxe und dem Prozess Reinigung – Desinfektion – Sterilisation auch die persönliche Hygiene, Schutzkleidung und Händehygiene, ebenso die Reinigung und Desinfektion von Flächen, Abformungen und der wasserführenden Systeme. Alle Maßnahmen haben das gemeinsame Ziel, das Infektionsrisiko aller in der Praxis befindlichen Personen zu verringern.

5.1 Persönliche Hygiene

Die **persönliche Hygiene** ist für alle in der Zahnarztpraxis tätigen Personen von großer Bedeutung. Das äußere Erscheinungsbild ist wichtig, da es einen ersten Eindruck für eine hygienisch einwandfreie Behandlung liefert. Der Arbeitsort „Mundhöhle" stellt einen sehr sensiblen Bereich dar. Zudem muss man sich bewusst sein, dass während einer Behandlung freigesetzte Aerosole den gesamten Körper und die Haare benetzen können.

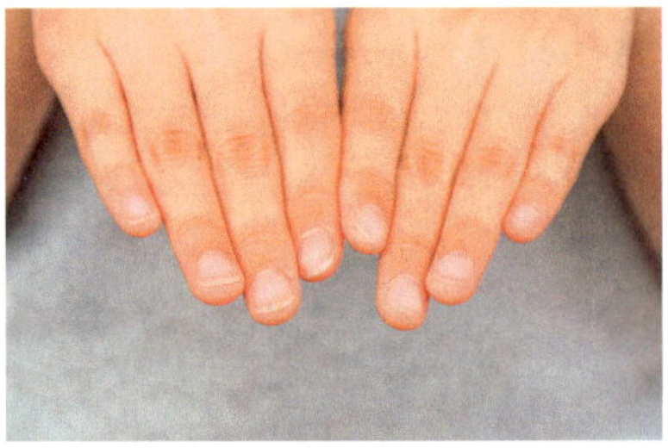

Abb. 1 Kurze, saubere Fingernägel

Zu einer korrekten, persönlichen Hygiene gehören z. B.:
- das tägliche Waschen des Körpers und der Haare, mit nicht zu warmem Wasser und mit Waschlösungen, die rückfettende Wirkstoffe enthalten
- kurz geschnittene Fingernägel, die mit einer Bürste von Schmutz befreit werden; auf Nagellack und künstliche Fingernägel sollte verzichtet werden
- das Zusammenbinden von langen Haaren
- das Ablegen von Schmuck an Händen und Unterarmen vor Arbeitsbeginn
- dezent aufgetragenes Make-up
- das Tragen von Arbeitskleidung und Arbeitsschuhen, die bei sichtbarer Verschmutzung sofort nach der Behandlung gewechselt werden müssen
- das Tragen von Schutzkleidung bei bestimmten Tätigkeiten, z. B. bei der Instrumentenaufbereitung oder bei Operationen

5.2 Persönliche Schutzausrüstung (PSA)

Das Tragen der Persönlichen Schutzausrüstung schützt alle in der Zahnarztpraxis tätigen Personen und Patientinnen vor Kontamination und Ansteckung. Sie ist von der Praxisinhaberin den Mitarbeiterinnen zur Verfügung zu stellen. In den jeweiligen Gefährdungsbeurteilungen ist arbeits- und tätigkeitsbezogen festgelegt, wann welche Schutzausrüstung getragen werden muss. Dies wird in regelmäßigen Mitarbeiterunterweisungen angesprochen und dokumentiert.

Gefährdungsbeurteilung →S. 97

Zur Persönlichen Schutzausrüstung gehören die folgenden Schutzmaßnahmen:

- Handschuhe (medizinische oder dickwandige Handschuhe) aus Latex, Nitril oder Vinyl
- Augen- und Gesichtsschutz (z. B. Schutzbrille, Visier)
- Mund-Nasen-Schutz, medizinische Schutzmaske (FFP2/FFP3 oder partikelfiltrierende Halbmasken mit Ausatemventil)
- Schutzkleidung

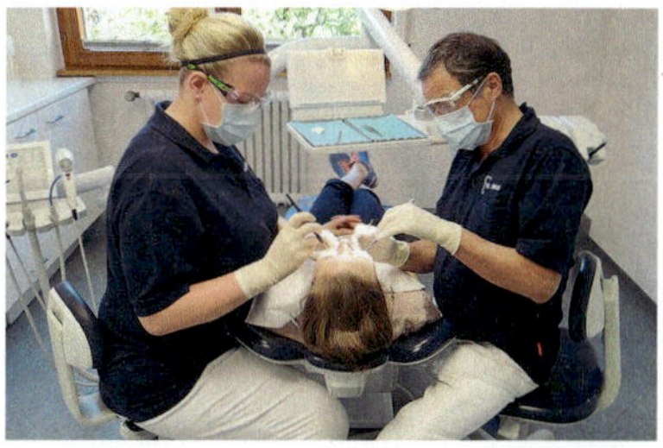

Abb. 5 Arbeiten mit Schutzausrüstung

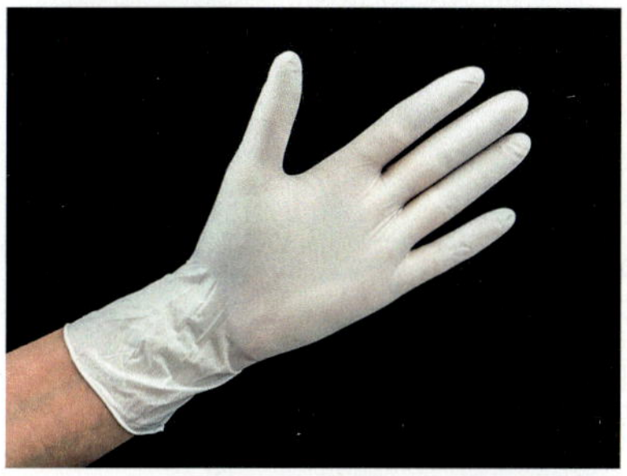

Abb. 1 Latexhandschuhe

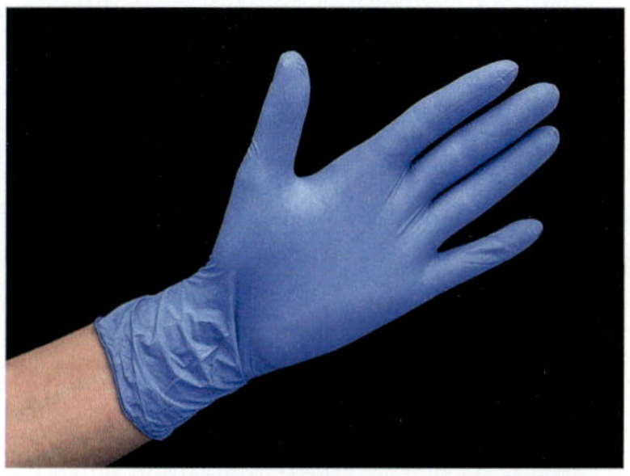

Abb. 2 Nitrilhandschuh

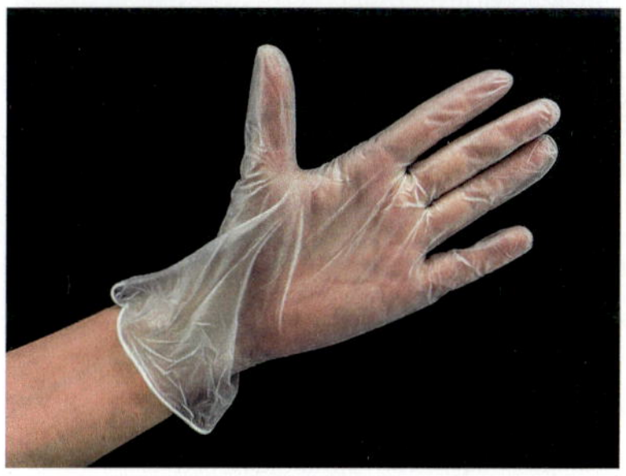

Abb. 3 Vinylhandschuh

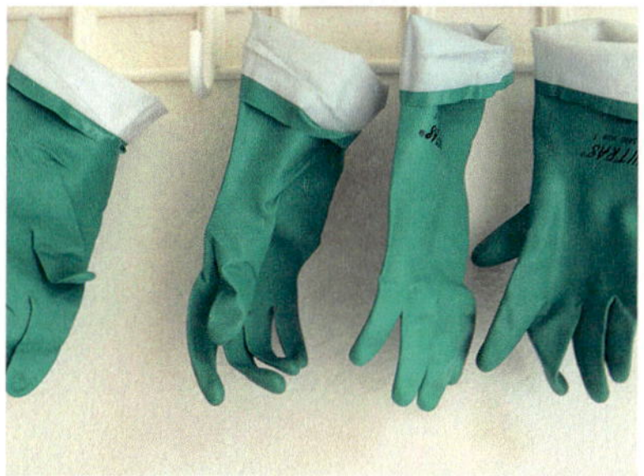

Abb. 4 Handschuhe für Reinigungs- und Entsorgungsarbeiten

In der Praxis werden zwei verschieden Handschuharten benutzt.

Medizinische Einmalhandschuhe kommen sowohl bei der Behandlung als auch bei der Reinigung von Behandlungseinheit und Behandlungsraum zum Einsatz. Sie werden nach jeder Behandlung gewechselt. Bei Mängeln müssen die Handschuhe sofort gewechselt werden. Für operative Eingriffe werden **sterile**, bei allen anderen Tätigkeiten **unsterile** Einmalhandschuhe getragen. Empfohlen werden Nitrilhandschuhe, da sie im Gegensatz zu Latex kein erhöhtes Risiko für Allergien aufweisen.

Mit **widerstandsfähigen, flüssigkeitsdichten Handschuhen** wird bei vielen Arbeitsvorgängen im Aufbereitungsraum/-bereich gearbeitet.

Schutzkleidung wird über der Arbeitskleidung getragen und schützt Praxismitarbeiterinnen und Arbeitskleidung vor Verunreinigungen mit Keimen. Sie wird z. B. als langärmlige, flüssigkeitsdichte Schutzschürze bei der Medizinprodukteaufbereitung im Aufbereitungsraum/-bereich getragen. Bei operativen Eingriffen kommen sterile Schutzmäntel und ein Kopfschutz (Operationshauben) zum Einsatz.

5.3 Händehygiene

Die Hände sind das wichtigste „Instrument" bei der Behandlung. Gleichzeitig ist eine Kontamination der Hände nicht zu vermeiden. Eine Übertragung von Keimen auf Patientinnen muss jedoch unbedingt verhindert werden. Hautprobleme und Allergien liegen bei den Berufskrankheiten der ZFA an vorderer Stelle und können im schlimmsten Fall sogar eine Berufsunfähigkeit zur Folge haben. Die Händehygiene (Schutz, Reinigung, Desinfektion, Pflege) hat daher eine zentrale Bedeutung. Die BGW (Berufsgenossenschaft für Gesundheitsdienst und Wohlfahrtspflege) bietet einen Hautschutz- und Händehygieneplan zum Anbringen in der Praxis an.

Bbb.bgw-online.de
Suchfeldeingabe: BGW 06-13-020

5.3.1 Händewaschen (Händereinigung)

Zum Schutz der Haut vor Entfettung und Rissbildung ist es wichtig, die Hände so wenig wie möglich zu waschen. Zum Waschen benutzt man ein flüssiges Handwaschpräparat aus einem Wandspender. Die Armaturen des Handwaschbeckens und die Seifenspender sollten ohne Hände bedienbar sein. Die Temperatur des Wassers ist möglichst niedrig zu wählen. Nach dem Händewaschen werden die Hände gründlich mit einem Einmaltuch getrocknet.

Die Hände müssen **immer** gewaschen werden:
— vor Arbeitsbeginn
— bei sichtbaren Verschmutzungen
— nach dem Besuch der Toilette
— vor und nach dem Essen
— nach dem Naseputzen
— am Arbeitsende
— vor der chirurgischen Händedesinfektion

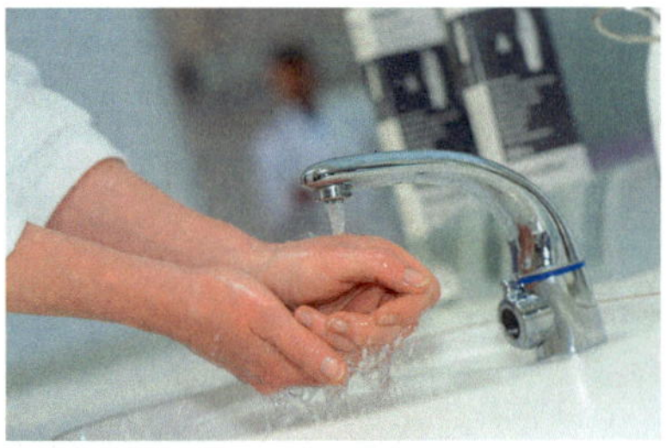

5.3.2 Händedesinfektion

Merke
Die **hygienische Händedesinfektion** ist bei allen nichtchirurgischen Behandlungen vor dem Anziehen und nach dem Ausziehen der Handschuhe notwendig. Die **chirurgische Händedesinfektion** erfolgt vor chirurgischen Eingriffen.

Die Hände werden, je nachdem, welche Behandlung folgt, auf zwei verschiedene Arten desinfiziert. Wichtig ist bei beiden, dass das Desinfektionsmittel bakterizid, fungizid und möglichst viruzid wirkt. Daher ist ein VAH gelistetes Händedesinfektionsmittel mit genau diesem Wirkspektrum zu bevorzugen. Die Händedesinfektion muss außerdem unbedingt nach Herstellerangaben durchgeführt werden.

Hygienische Händedesinfektion

Eine hygienische Händedesinfektion ist grundsätzlich vor und nach allen nichtchirurgischen Behandlungen durchzuführen. Zusätzliche Anwendungen:
— vor der Arbeitsplatzvorbereitung
— vor dem Anziehen und nach dem Ausziehen von Handschuhen
— bei Unterbrechungen der Behandlung
— nach Wartungen des Arbeitsplatzes
— nach dem Besuch der Toilette

Video
Desinfektion der Hände

Durchführung der hygienischen Händedesinfektion
Auf die trockenen Hände werden 3–5 ml Händedesinfektionsmittel aus einem Spender gegeben und eingerieben. Wichtig ist, dass keine Stellen vergessen werden. Daher wird die standardisierte Einreibemethode (CEN EN 1500) empfohlen. Erst nach vollständiger Trocknung ist die Desinfektion abgeschlossen.

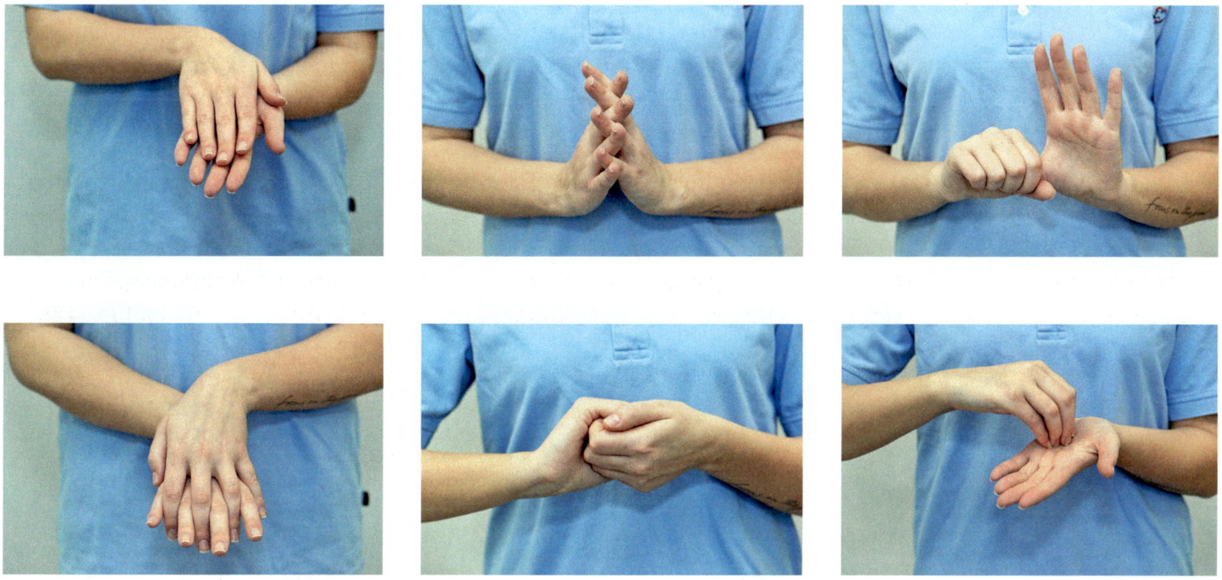

Abb. 1–6 Schritte der Händedesinfektion

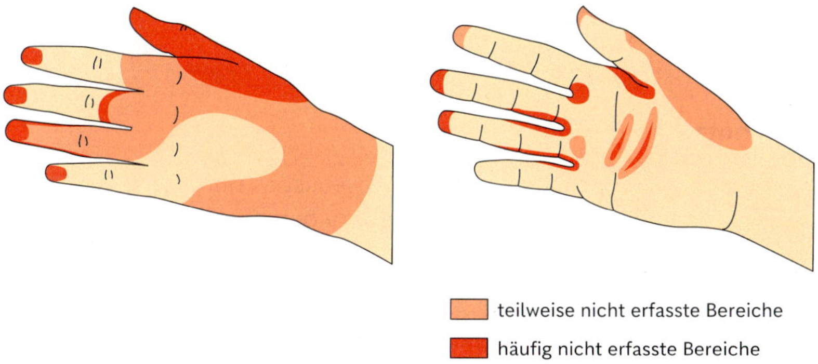

Abb. 7 Bei einer unzureichenden Händedesinfektion werden nicht alle Stellen erfasst (mit Desinfektionsmittel benetzt)

Chirurgische Händedesinfektion

Die chirurgische Händedesinfektion findet vor umfangreichen chirurgischen Eingriffen, z. B. einer Wurzelspitzenresektion oder Implantation, statt.

Zunächst werden die Unterarme und die Hände gewaschen und sorgfältig mit einem Einmalhandtuch getrocknet. Danach wird das Händedesinfektionsmittel für ca. ein bis drei Minuten auf Unterarme und Hände eingerieben. Die Einwirkzeit ist je nach Händedesinfektionsmittel unterschiedlich lang und kann im Hygieneplan der Praxis nachgelesen werden. Dann werden die Unterarme und am Ende ausschließlich die Hände desinfiziert.

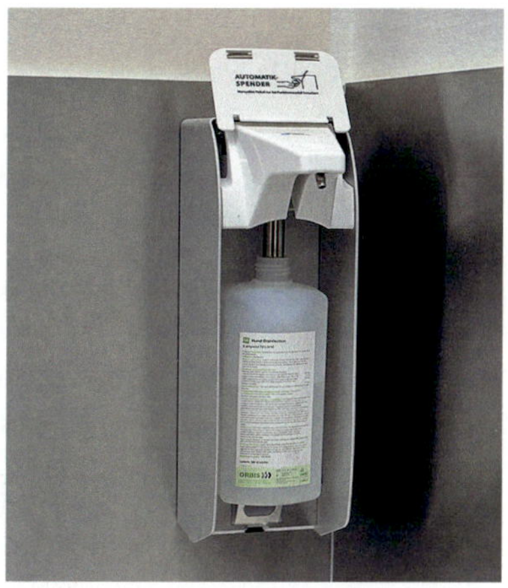

Abb. 8 Wandspender mit Desinfektionsmittel, der berührungslos funktioniert

Die Hände und Unterarme müssen während der gesamten Einwirkzeit feucht gehalten und mit Desinfektionsmittel benetzt sein. Im Anschluss lässt man das Desinfektionsmittel lufttrocknen, auf keinen Fall die Hände abtrocknen. Danach erfolgt das Anziehen der sterilen Handschuhe →Abb. 1.

Nach der Behandlung werden die Handschuhe ausgezogen und eine hygienische Händedesinfektion durchgeführt.

Video
Anlegen steriler Handschuhe

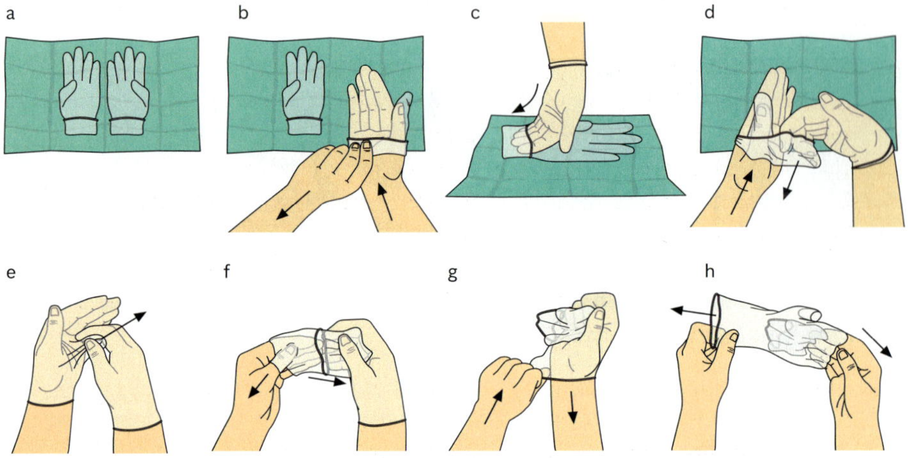

Abb. 1 Anziehen (a–d) und Ausziehen (e–h) von sterilen Handschuhen

5.3.3 Hautschutz und -pflege

Vor Arbeitsbeginn bzw. nach (längeren) Arbeitspausen ist es sinnvoll, ein Hautschutzprodukt aus einem Spender oder einer Tube zu benutzen, um die Barrierefunktion der Haut zu stärken. Besonders achtsam cremt man die Fingerzwischenräume und Nagelfalze ein.

Die Hautpflege erfolgt mit einem cremenden Hautpflegemittel aus einem Spender oder aus einer Tube, in der Regel am Ende des Arbeitstages.

5.4 Reinigung und Desinfektion von Flächen

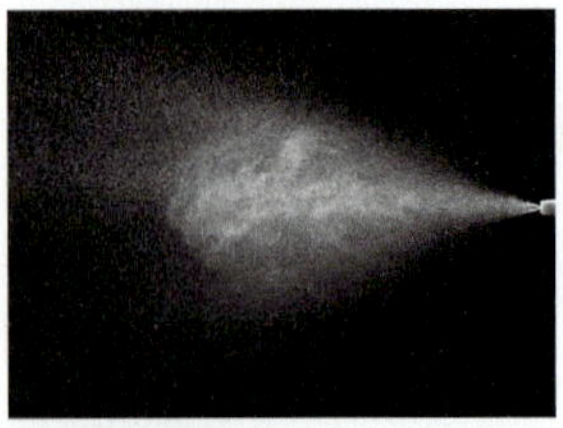

Abb. 2 Aerosole

Die bei der Wasserkühlung oder bei der Zahnreinigung mit Pulverstrahl-Geräten entstehenden Aerosole können sich über mehrere Meter im Raum bewegen. So werden bei fast jeder Behandlung nicht nur die Behandlungseinheit, sondern z. B. auch die Arbeitsflächen, Türgriffe, Wände, Schränke, Griffe und Böden kontaminiert.

Sprühdesinfektionen gefährden das Praxispersonal und kommen nur in Bereichen zum Einsatz, die nicht mit einer Wischdesinfektion erreicht werden können. Deshalb findet man in der Zahnarztpraxis überwiegend glatte Oberflächen, die wischdesinfiziert werden können.

Merke
Flächen sind immer mit einer ausreichenden Menge an Desinfektionsmittel abzuwischen. Die vom Hersteller vorgeschriebene Konzentration und Einwirkzeit sind zu beachten.

Durchführen der Flächendesinfektion:

- Oberflächen, die nahe an der Patientin sind, (z. B. Lampengriffe, Behandlungsstuhl Geräte), nach jeder Behandlung mit einem Flächendesinfektionsmittel getränkten Tuch reinigen und desinfizieren
- sichtbare Verschmutzungen mit z. B. Blut oder Sekreten sofort nach der Behandlung mit einem Einmal-Desinfektionstuch aufnehmen; das benutzte Tuch im Anschluss wegwerfen; erst nach dieser ersten Reinigung die eigentliche Desinfektion durch Wischdesinfektion durchführen
- schwierig zu erreichende Flächen, z. B. Tastaturen oder OP-Mikroskope, mit entsprechenden Materialien abdecken
- Fußböden am Ende des Behandlungstages mit einem Reinigungsmittel ohne Zusatz von Desinfektionsmitteln reinigen; Ausnahme: sichtbare Verschmutzungen mit Blut oder Sekreten, die sofort nach der Behandlung entfernt werden müssen

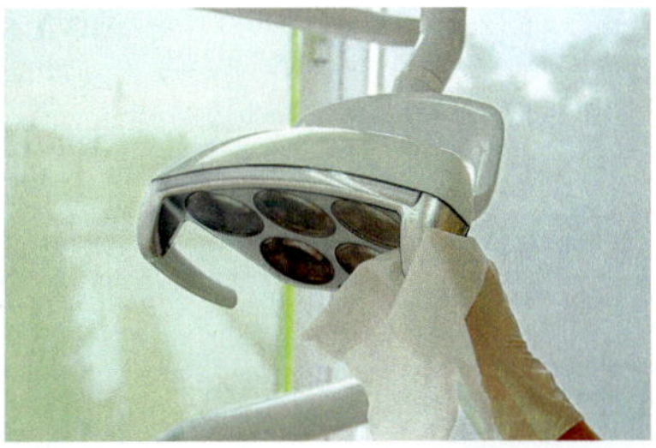

Abb. 1 Mit einem Tuch werden die Flächen abgewischt (hier die Griffe der Lampe)

5.5 Reinigung und Desinfektion von Abformungen und zahntechnischen Arbeiten

Alle Abformungen, zahntechnischen Werkstoffe und Hilfsmittel (z. B. Bissgabeln), die ins zahntechnische Labor gehen oder die aus dem zahntechnischen Labor kommen, müssen gereinigt und desinfiziert werden.

Abformungen werden sofort nach Entnahme aus dem Mund der Patientin unter fließendem Wasser vorsichtig abgespült und in einem geschlossenen Behälter in den Aufbereitungsraum gebracht. Dort erfolgt die Desinfektion, in einem Tauchbad (mit Desinfektionsmittel) oder durch Sprühdesinfektion (im Reinigungs- und Desinfektionsgerät, RDG).

Benutze Abformlöffel, die aus dem Labor zurückkommen, werden auf gleiche Weise aufbereitet.

Zahntechnische Werkstücke (z. B. Prothesen, Bissnahmen) werden nach Entnahme aus dem Mund der Patientin zunächst unter fließendem Wasser von Blut und Speichel gereinigt. Danach erfolgt der Transport in einem geschlossenen Behälter in den Aufbereitungsraum. Die Desinfektion wird idealerweise im Tauchbad in Kombination mit Ultraschall durchgeführt.

Bei Werkstücken aus dem zahntechnischen Labor ist es zudem wichtig, dass diese nach der Desinfektion mit fließendem Wasser abgespült werden.

Bei allen Desinfektionen ist darauf zu achten, dass sie materialverträglich und für den Einsatz im Ultraschallbad geeignet sind sowie den Anforderungen des VAH entsprechen.

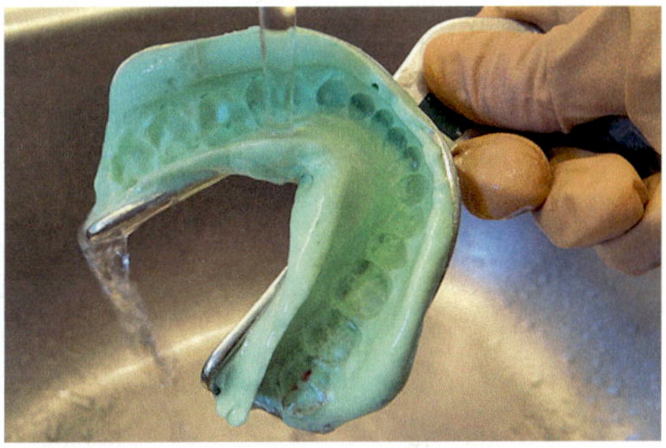

Abb. 2 Abspülen der Abformung mit Wasser

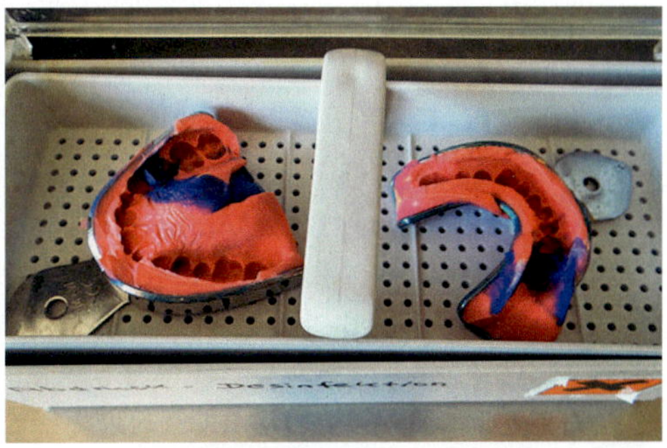

Abb. 3 Desinfektionslösung für Abformungen

5.6 Hygienische Wartung von wasserführenden Systemen und Absauganlagen

5.6.1 Wasserführende Systeme

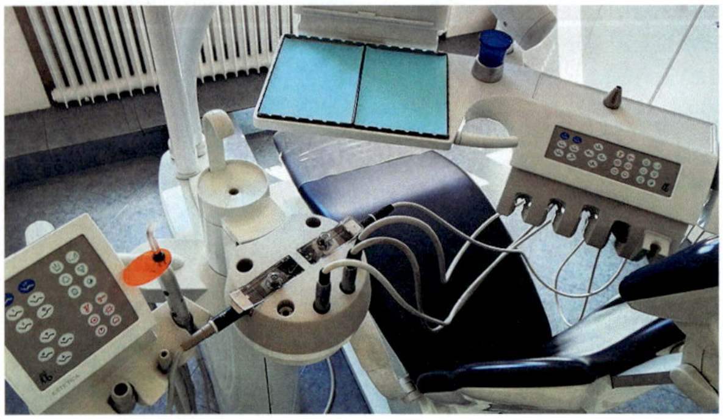

Abb. 1 Intensiventkeimung

Bei fast jeder zahnärztlichen Behandlung wird Wasser entweder als Spül- oder Kühlwasser eingesetzt. Trinkwasser wird ab dem Einfließen in die Behandlungseinheit als **Betriebswasser** bezeichnet und gelangt über die wasserführenden Systeme in den Mund der Patientin.

Zu den wasserführenden Systemen gehören z. B.
- Mikromotoren für Übertragungsinstrumente,
- Ultraschall zur Zahnreinigung,
- Multifunktionsspritzen sowie
- Becherfüller und Speibeckenspülung.

Zu einer Kontamination des Betriebswassers kann es entweder durch langes Stehen in den Schläuchen bei Behandlungspausen oder durch Verunreinigungen mit Blut oder Sekreten der Patientin kommen. Um auszuschließen, dass kontaminiertes Betriebswasser in den Mund der Patientin gelangt, müssen einige Sicherheitsmaßnahmen beachtet werden:
- jährliche mikrobiologische Überprüfung der Wasserqualität durch ein Wasserlabor
- alle Entnahmestellen vor Beginn des Behandlungstages ohne aufgesetzte Übertragungsinstrumente zwei Minuten lang durchspülen
- benutzte Entnahmestellen nach jeder Behandlung und am Ende des Behandlungstages für 20 Sekunden durchspülen
- Einsatz von Desinfektionsanlagen der Behandlungseinheit
- ggf. Einsatz eines Bottle-Systems; hier ist die Wasserversorgung unabhängig von der Behandlungseinheit; Behandlungen können z. B. mit keimfreiem Wasser oder einer Mischung aus Trinkwasser und Desinfektionsmitteln durchgeführt werden
- Einsatz eines Wasseraufbereitungsgerätes (zur Dauer- oder Intensiventkeimung, →Abb. 1)

Außerdem müssen bei Operationen und bei der Behandlung von Patientinnen mit einem geschwächten Immunsystem, besondere Vorsichtsmaßnahmen getroffen werden, z. B. die Benutzung keimfreien Wassers.

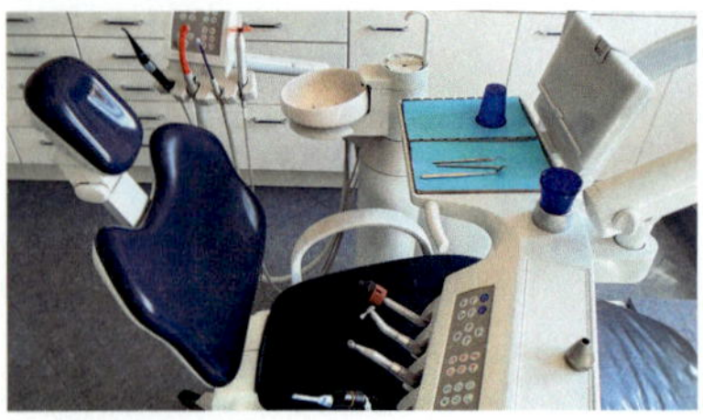

Abb. 2 Behandlungseinheit mit aufgesteckten Übertragungsinstrumenten

5.6.2 Absauganlagen

Bei fast jeder Behandlung kommt die Absauganlage an der Patientin zum Einsatz und es gelangen Keime aus dem Mund der Patientin in die Absauganlage. Ein Rückfluss der abgesaugten Flüssigkeiten in den Mund ist unbedingt zu vermeiden. Korrektes Absaugen gelingt nur, wenn die folgenden zwei Punkte beachtet werden:
- Der Sauger und der Saugschlauch dürfen auf keinen Fall über der Patientin geführt werden.

— Der Sauger darf nicht durch Ansaugen der Wange oder Zunge verschlossen werden. Das Ansaugen von Weichteilen kann durch den Einsatz von Drehkupplungen bzw. Spezialabsaugkanülen mit seitlichen Belüftungsschlitzen verhindert werden.

Für die Aufbereitung der Absauganlage gelten folgende Vorgaben:
— nach jeder Behandlung die Absauganlage mit einem Wasser-Luft-Gemisch durchsaugen.
— am Ende des Tages (besser häufiger) zusätzlich ein Desinfektionsmittel absaugen.
— abnehmbare Absaugschläuche können im Reinigungs- und Desinfektionsgerät (RDG) oder in einem Tauchbad mit Desinfektionsmittel gereinigt und desinfiziert werden.
— die äußeren Flächen von nicht abnehmbaren Schläuchen nach jeder Patientin wischdesinfizieren
— die Filter nach Herstellerangaben reinigen bzw. wechseln
— den Amalgamabscheider nach Herstellerangaben wechseln und bei Bedarf entleeren; dabei die fachgerechte Entsorgung beachten

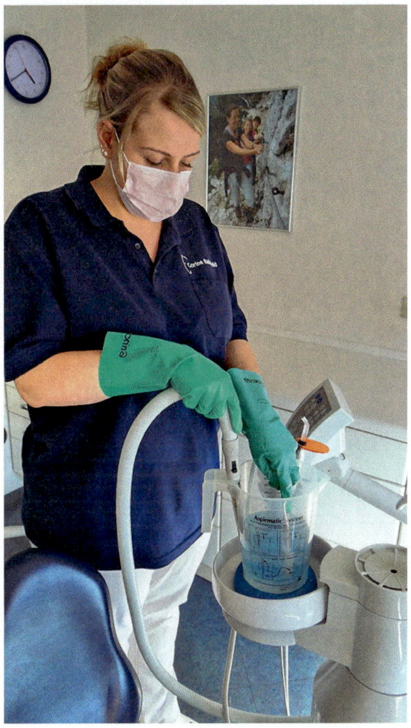

Abb. 1 Tägliche Desinfektion der Absauganlage

5.7 Aufbereitung der Praxiswäsche

In der Praxis kommen die folgenden Wäschearten vor:
— Privatkleidung
— Arbeitskleidung
— Schutzkleidung (unsteril/steril)
— Eingriffstextilien/Stoff-Abdecktücher

Privatkleidung muss im Schrank getrennt von der Arbeitskleidung aufbewahrt werden und benötigt deshalb keine besondere Aufbereitung neben der üblichen privaten Wäsche zu Hause.

Arbeitskleidung wird, beim „normalen“ Arbeiten in der Zahnarztpraxis getragen. Sie bietet keinen besonderen Schutz vor schädigenden Einflüssen und darf nur im Betrieb getragen werden. Bei jedem Verlassen der Praxis ist sie abzulegen. Im Sozialraum und beim Essen wird zur Privatkleidung gewechselt, um eine Verunreinigung der Nahrung mit Keimen zu vermeiden.

Es wird empfohlen, die Arbeitskleidung mindestens zweimal in der Woche zu wechseln. Bei sichtbaren Verschmutzungen wird das verschmutzte Kleidungsteil sofort nach der Behandlung gewechselt.

Schmutzwäsche wird getrennt von gewaschener Wäsche in dichten Behältern gesammelt.

Getragene **Arbeits**- und **Schutzkleidung** muss desinfizierend gewaschen werden. Dazu gibt es zwei Waschmöglichkeiten:
— thermische Aufbereitung für Wäsche, die bei 90 °C mit einem handelsüblichen Waschmittel gewaschen werden kann
— chemo-thermische Aufbereitung für Nicht-Kochwäsche, die bei 60 °C (oder 40 °C) mit einem RKI-gelisteten Waschmittel gereinigt wird

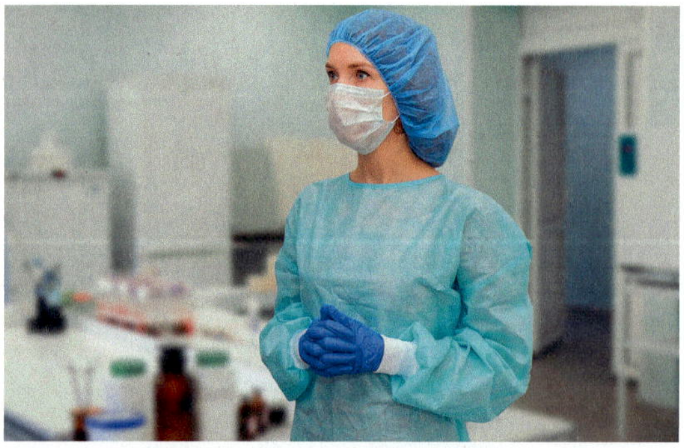

Abb. 1 Sterile Schutzkleidung ist oft Einwegmaterial

Sterile Schutzkleidung muss im Anschluss an den chemisch-thermischen Waschvorgang noch verpackt dampfsterilisiert werden. Da dies sehr aufwendig ist, greifen die meisten Praxen auf Einmalartikel zurück. Sie werden nach jeder Behandlung entsorgt.

Die Aufbereitung der Praxiswäsche ist im Hygieneplan dokumentiert. Neben der Temperaturangabe bei der Einwirkzeit muss auch die Konzentration des Desinfektions- oder Waschmittels angegeben sein.

Terminologie: Maßnahmen zur Verringerung des Infektionsrisikos in der Zahnarztpraxis

Aerosol, das	kleinste Wassertröpfchen in der Luft, in denen sich Viren und andere Krankheitserreger verbreiten können
chemo-thermisch	durch chemische Stoffe und Hitze
Implantation, die	In der Zahnmedizin: Das Einbringen einer künstlichen Zahnwurzel
kontaminiert/Kontamination, die	verunreinigt/die Verunreinigung
mikrobiologisch	die Mikroorganismen betreffend, z. B. Bakterien oder Pilze
Partikel, der	kleinste Teilchen in der Luft; z.B. Feinstaub
Postexpositionsprophylaxe, die	infektionsprophylaktische Maßnahmen nach einer möglichen Infektion
RDG, das	das Reinigungs- und Desinfektionsgerät für zahnmedizinische Instrumente
Sekret, das	Absonderungen körpereigener Flüssigkeiten durch Drüsen oder Wunden
thermisch	durch Wärme wirkend
Übertragungsinstrument, das	überträgt die Drehbewegungen eines Motors auf die rotierenden Instrumente wie z.B. den Bohrer
Validierung, die	Sicherstellung, dass Hygieneprozesse erfolgreich verlaufen sind; inbesondere durch Überprüfung der Desinfektions- und Sterilisationsgeräte

Aufgaben

1 Nennen Sie die Teile einer persönlichen Schutzausrüstung.

2 Zählen Sie auf, wann die Hände in der Praxis immer gewaschen werden müssen.

3 Zählen Sie auf, wann die hygienische Händedesinfektion durchgeführt werden muss.

4 Beschreiben Sie das Vorgehen bei der chirurgischen Händedesinfektion.

5 Beschreiben Sie, was bei der Aufbereitung der Absauganlage zu beachten ist.

6 Erklären Sie, was man unter dem Begriff Validierung in der Zahnarztpraxis versteht.

6 Medizinprodukteaufbereitung

6.1 Rechtliche Grundlagen der Medizinprodukteaufbereitung

Medizinprodukte sind laut dem Bundesministerium für Gesundheit z. B. Geräte, Instrumente, Software, Dentalprodukte (z. B. Zahnersatz) und Röntgengeräte, die der Hersteller für die Anwendung beim Menschen bestimmt hat.

Die Aufbereitung soll in einem eigenen Raum erfolgen, der in die Bereiche „unrein“ und „rein“ getrennt ist. Eine Lüftungsmöglichkeit soll vorhanden sein.

Die Durchführung der neuen EU-Verordnung ist im nationalen Medizinprodukterecht-Durchführungsgesetz (MPDG) geregelt.

Die ordnungsgemäße Aufbereitung von Medizinprodukten ist in der Medizinprodukte-Betreiberverordnung (MPBetreibV) geregelt. Die Hersteller müssen alle notwendigen Angaben zur Medizinprodukteaufbereitung zur Verfügung stellen.

Um eine ordnungsgemäße Aufbereitung zu gewährleisten, sollten die Empfehlungen der Kommission für Krankenhaushygiene und Infektionsprävention am Robert Koch-Institut (KRINKO) und des Bundesinstitutes für Arzneimittel und Medizinprodukte (BfArM) beachtet werden.

6.2 Risikoeinschätzung und Risikobewertung von Medizinprodukten

Video
Einstufung von Medizinprodukten

Bevor mit der Medizinprodukteaufbereitung begonnen wird, muss zunächst eine Risikobewertung in „unkritisch“, „semikritisch“ und „kritisch“ durchgeführt werden →Tab. 1, S. 90.

Merke

Unkritische Medizinprodukte kommen nur mit intakter Haut in Berührung.
Semikritische Medizinprodukte kommen mit Schleimhaut oder krankhaft veränderter Haut in Berührung.
Kritische Medizinprodukte durchdringen Haut oder Schleimhaut und haben dabei Kontakt mit Blut oder inneren Geweben. Auch Medizinprodukte, die in Kontakt mit Wunden kommen, werden als „kritisch“ eingeteilt. Aber ein Blutkontakt allein reicht nicht für die Einteilung „kritisch“ aus.

Verantwortliche Person für die Einstufung und Durchführung der Aufbereitung ist der Praxisinhaberin. Semikritische und kritische Medizinprodukte werden je nach Anforderungsgrad weiter in Gruppe A und Gruppe B eingeteilt:

Gruppe A: ohne besondere Anforderungen an die Aufbereitung

Gruppe B: mit erhöhten Anforderungen an die Aufbereitung. Die Medizinprodukte haben z. B. Hohlräume und die Reinigung ist nicht durch eine Inspektion beurteilbar. Auch Instrumente, die nicht beliebig oft aufbereitet werden können (z. B. Endo-Instrumente) gehören in die Gruppe B.

Gruppe C: mit besonders hohen Anforderungen an die Aufbereitung. Sie ist in der „normalen“ Zahnarztpraxis nicht von Bedeutung.

Einstufung		Aufbereitung	Beispiele für Medizinprodukte
unkritisch		Reinigung und Desinfektion Das Sprüh-/Wischverfahren gilt als ausreichend	Anmischspatel, Glasplatte, extraorale Teile des Gesichtsbogens
semikritisch	A	manuelle bzw. maschinelle Reinigung und Desinfektion	Mundspiegel, Sonde, Pinzette
	B	manuelle bzw. maschinelle Reinigung und Desinfektion	Winkelstücke, Turbinen, Mehrfunktionsspritze, Sauger, Bohrer, Pulverstrahlgerät, Zahnentfernungsgerät
kritisch	A	maschinelle Reinigung und Desinfektion mit anschließender Verpackung und abschließender Sterilisation mit feuchter Hitze	Hebel, Zangen, Nadelhalter, scharfer Löffel, Küretten, Scaler
	B	maschinelle Reinigung und Desinfektion mit anschließender Verpackung und abschließender Sterilisation mit feuchter Hitze	chirurgischer Sauger, chirurgisches Hand- und Winkelstück, Fräser/Bohrer für chirurgische Maßnahmen, Wurzelkanalinstrumente
	C	besonders hohe Anforderungen	keine Bedeutung für die Zahnpraxis

Tab. 1 Aufbereitung von Medizinprodukten nach Risikobewertung

6.3 Aufbereitung von unkritischen Medizinprodukten

Unkritische Medizinprodukte müssen nicht sterilisiert werden, es genügt eine Reinigung und Desinfektion, vorzugsweise in einem validierten Reinigungs- und Desinfektionsgerät (RDG).

Ist dies nicht möglich, erfolgt eine Desinfektion durch Einlegen in eine Desinfektionswanne oder durch das Sprüh-/Wischverfahren. Im Anschluss wird die Prüfung auf Sauberkeit und Unversehrtheit, Pflege, Instandsetzung und Funktionsprüfung vorgenommen.

6.4 Aufbereitung von semikritischen Instrumenten

Es gibt zwei Aufbereitungsverfahren: entweder **manuell**, im Eintauchverfahren oder **maschinell** im RDG. Semikritische Medizinprodukte müssen bei **maschineller** Aufbereitung im RDG nicht sterilisiert werden. Nur nach einer reinen **manuellen** Reinigung im Eintauchverfahren ist eine anschließende (unverpackte) thermische Desinfektion im Dampfsterilisator durchzuführen. Erfolgt die Aufbereitung im maschinellen Verfahren (RDG), kann man auf die Dampfsterilisation verzichten.
Die erfolgte Desinfektion muss bei beiden Verfahren mithilfe des Freigabeprotokolls unter Angabe von Prozessparametern dokumentiert werden.

Merke
Die Einstufung eines Medizinproduktes bestimmt den weiteren Aufbereitungsweg. Sie kann sich je nach Einsatz (z. B. Füllungstherapie/chirurgische Behandlung) ändern.

Video
Aufbereitung von semikritischen und unkritischen Instrumenten
Aufbereitung von kritischen Instrumenten

6.5 Aufbereitung von kritischen Instrumenten

Alle kritischen Medizinprodukte werden steril angewendet. Daher müssen sie vor der Sterilisation verpackt werden. Bei den meisten kritischen Medizinprodukten wird eine Vorreinigung im Ultraschallbad empfohlen. Die Dampfsterilisation von Medizinprodukten „kritisch B“ bietet die einzige Möglichkeit für einen korrekten Sterilisationsvorgang. Bei jedem Sterilisationsvorgang von Instrumenten der Kategorie „kritisch B“ muss eine Helix eingebracht werden, um die Sterilisation im Inneren von Hohlräumen nachzuweisen.

Die Aufbereitung von kritischen Medizinprodukten muss handschriftlich oder digital dokumentiert werden. Die Aufzeichnungen sind fünf Jahre aufzubewahren.

6.6 Der Aufbereitungszyklus (Instrumentenkreislauf)

Die Aufbereitung eines benutzten Medizinproduktes läuft immer in der gleichen Abfolge ab. Man spricht daher von einem Aufbereitungszyklus oder Instrumentenkreislauf:

- Vorbereitung (Vorbehandlung, Sammeln, Vorreinigung und ggf. Zerlegung)
- Transport
- Reinigung
- Desinfektion
- Spülung
- Trocknung
- Prüfung auf Sauberkeit und Unversehrtheit
- Pflege und Instandsetzung
- Funktionsprüfung

Falls erforderlich (z. B. bei kritischen Medizinprodukten):

- Verpackung und Herstellung der Siegelnaht
- Sterilisation mit feuchter Hitze
- Kennzeichnung
- Freigabe
- erneute Anwendung bzw. Lagerung

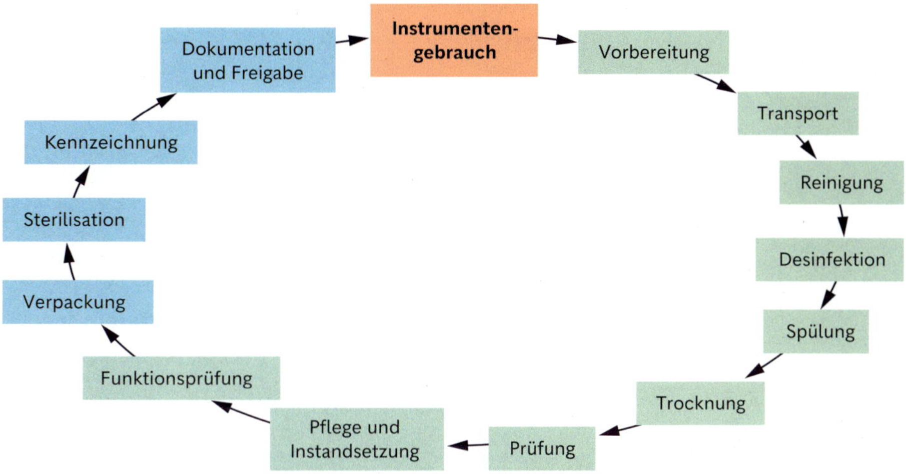

Abb. 1 Aufbereitungszyklus von Medizinprodukten (grün: semikritisch; grün und blau: kritisch)

Die Aufbereitung endet mit der Freigabe und Dokumentation der Medizinprodukte.

6.6.1 Vorbereitung und Sammeln von Instrumenten

Nach der Behandlung werden die benutzten Medizinprodukte zunächst vorbehandelt, gesammelt, vorgereinigt und eventuell zerlegt. Abfall wird aussortiert und entsprechend entsorgt.

Instrumente mit Hohlkörpern, wie z. B. Übertragungsinstrumente, werden noch auf der Behandlungseinheit mit Wasser durchgespült. Befinden sich grobe Verschmutzungen, wie z. B. Material- oder Blutreste, auf Instrumenten, werden diese gleich nach der Behandlung mit Zellstofftüchern oder mit Wischdesinfektionstüchern entfernt.

Das Sammeln von benutzten Instrumenten bei der **Trockenentsorgung** kann in verschließbaren Kunststoffboxen erfolgen. Es sollten nicht mehr als sechs Stunden bis zur Aufbereitung vergehen.

Bei der **Nassentsorgung** werden Medizinprodukte in einer laut Herstellerangaben angesetzten Lösung gesammelt. Die Instrumente sollen vollständig benetzt sein und Gelenke sollen vorher geöffnet werden. Die Einwirk- und Standzeiten sind zu beachten.

Bei allen Schritten muss auf die notwendige persönliche Schutzausrüstung geachtet werden.

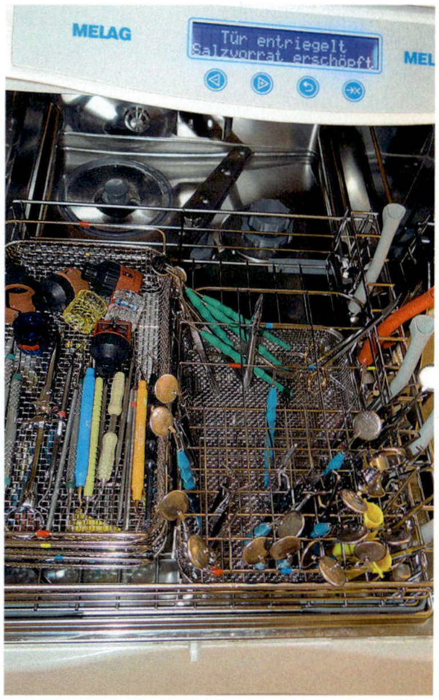

Abb. 2 Beladenes Reinigungs- und Desinfektionsgerät

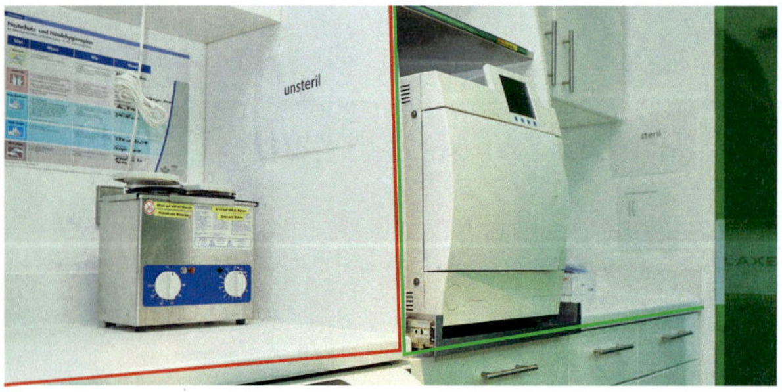

Abb. 2 Trennung in unreine (rote Linie) und reine (grüne Linie) Bereiche im Aufbereitungsraum

6.6.2 Transport

Der Transport muss sicher erfolgen. Dazu werden die Medizinprodukte in einem verschlossenen, trockenen Behälter unter Berücksichtigung arbeitsschutzrechtlicher Vorgaben (Mund-, Nasen- und Augenschutz, flüssigkeitsdichte Handschuhe) zum Ort der Aufbereitung transportiert und auf der unreinen Seite abgestellt →Abb. 1. Nach jedem Transport sind die Sammelbehälter zu desinfizieren.

6.6.3 Reinigung, Desinfektion, Spülung und Trocknung

Es gibt hierzu zwei Verfahren:
- die **maschinelle** Reinigung und Desinfektion im Reinigungs-Desinfektionsgerät (RDG)
- die **manuelle** Reinigung und Desinfektion **ohne** Reinigungs-Desinfektionsgerät (RDG)

Das maschinelle Verfahren ist zu bevorzugen.

Maschinelle Reinigung und Desinfektion im RDG

Im RDG (Reinigungs- und Desinfektionsgerät) finden die Reinigung, Desinfektion, Spülung und Trocknung statt. Im Anschluss erfolgt eine optische Prüfung der Medizinprodukte auf Sauberkeit und Unversehrtheit.

Beim Einräumen ist darauf zu achten, dass alle Medizinprodukte gut umspült werden und sich nicht überlagern. Hohlgefäße werden mit der Öffnung nach unten auf die entsprechenden Einsätze, bzw. auf die dafür vorgesehenen Düsen, Adapter oder Andockvorrichtungen gesteckt.

Ob ein Medizinprodukt im RDG aufbereitet werden darf, ist in den Herstellerangaben des Instrumentes nachzulesen.

Manuelle Reinigung und Desinfektion

Vor der Desinfektion erfolgen eine **Reinigung**, **Spülung** und **Trocknung**. Die Außenreinigung wird mit einer Nylonbürste und Wasser durchgeführt. Die Innenreinigung (z. B. von Übertragungsinstrumenten) wird mit speziellen Spraydosenprodukten vorgenommen.

Dann erfolgt die **Desinfektion**. Eingesetzte Desinfektionsmittel müssen wirksam (VAH-zertifiziert) und nachweislich bakterizid, fungizid und viruzid sein. Außerdem muss das Reinigungsverfahren validiert sein. Folgende Punkte sind zu beachten:
- Die Reinigungslösung muss täglich und bei sichtbarer Verschmutzung gewechselt werden.
- Die vom Hersteller angegebenen Konzentrationen und Einwirkzeiten sind genau einzuhalten.
- Instrumente müssen eventuell zerlegt werden, Instrumente mit Gelenken, Scharnieren oder Maulteilen (Zangen) müssen geöffnet werden.
- Instrumente müssen blasenfrei und vollständig bedeckt in der Desinfektionslösung liegen.

— Ultraschall kann die Reinigungswirkung verstärken. Die Herstellerangaben über geeignete Reinigungs- und Desinfektionsmittel, Konzentration, Temperatur und Beschallungszeit sind zu beachten. Außerdem muss das Instrument laut Hersteller für das Ultraschallbad geeignet sein.

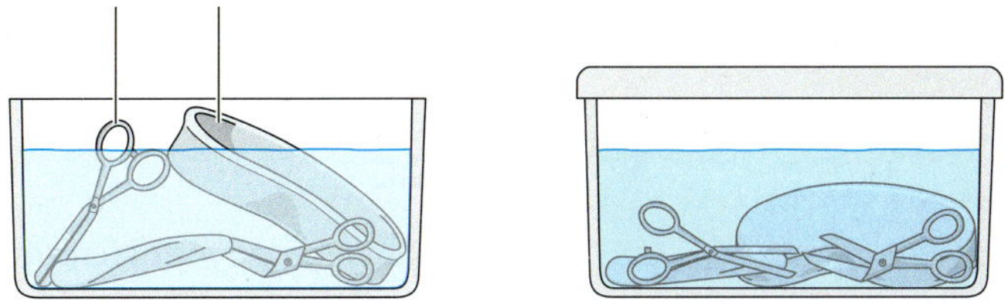

Abb. 1 Chemische Instrumentendesinfektion (Eintauchverfahren)

Im Anschluss an die Desinfektion werden die Instrumente gründlich, am besten mit entmineralisiertem Wasser, abgespült und getrocknet. Die Trocknung erfolgt optimalerweise mit Druckluft, evtl. auch mit Druckluft-Spraydosen und Adaptern.
Semikritische Medizinprodukte müssen nach der manuellen Reinigung, Prüfung, Pflege und Instandsetzung, im Dampfsterilisator (unverpackt) thermisch desinfiziert werden.
Medizinprodukte „kritisch A" müssen nach der thermischen Desinfektion im Dampfsterilisator verpackt sterilisiert werden.
Bei Medizinprodukten „kritisch B" erfolgt grundsätzlich eine maschinelle Reinigung/thermische Desinfektion im RDG.

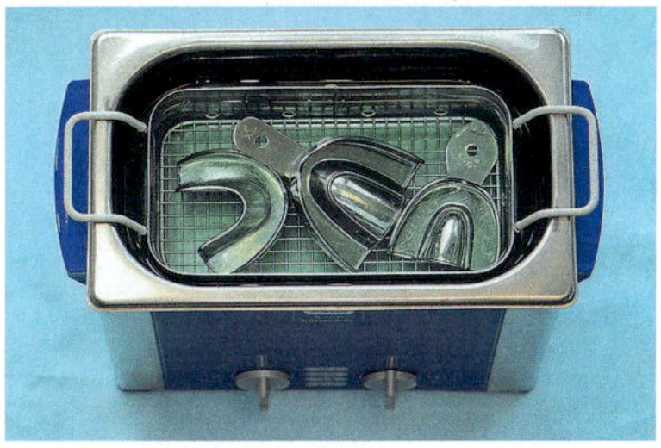

Abb. 2 Reinigung von Abformlöffeln im Ultraschallbad

6.6.4 Prüfung der Medizinprodukte

Die Instrumente werden nach der Desinfektion durch eine Sichtkontrolle (evtl. mit Lupe mit Arbeitslampe) auf Sauberkeit und Unversehrtheit geprüft. Sind Instrumente noch sichtbar verschmutzt, erfolgt eine erneute Aufbereitung. Nach einem validierten RDG-Durchlauf werden zusätzlich der korrekte Ablauf und die Prozessparameter (Temperatur und Einwirkzeit) mithilfe eines Ausdruckes, einer elektronischen Speicherung oder durch die Display-Geräteanzeige geprüft.

6.6.5 Pflege und Instandsetzung mit anschließender Funktionsprüfung

Die Leichtgängigkeit von Instrumenten und ein technisch einwandfreies Arbeiten sollen mit diesem Aufbereitungsschritt gesichert werden. Dies kann manuell oder maschinell erfolgen. Dabei wird ein geeignetes Schmier- und Pflegemittel, z. B. auf Scharniere oder Gelenke aufgebracht. Danach wird bei der Funktionsprüfung die Gängigkeit von Instrumenten mit Gelenken geprüft; bei scharfen Instrumenten (z. B. bei Parodontal-Instrumenten) wird die Schärfe getestet. Sind die Instrumente unscharf, müssen sie nachgeschärft werden.

6.6.6 Verpackung

Das Verpackungssystem muss die Sterilisation ermöglichen (dampfdurchlässig sein) und die Keimfreiheit bis zur Anwendung gewährleisten.
Es gibt vier verschiedene Verpackungssysteme:
— heißsiegelfähige oder selbstsiegelfähige Folienbeutel oder Klarsichtsterilisierverpackungen aus Papier- und Kunststofffolie, für die ein (validiertes) Folienschweißgerät benötigt wird.

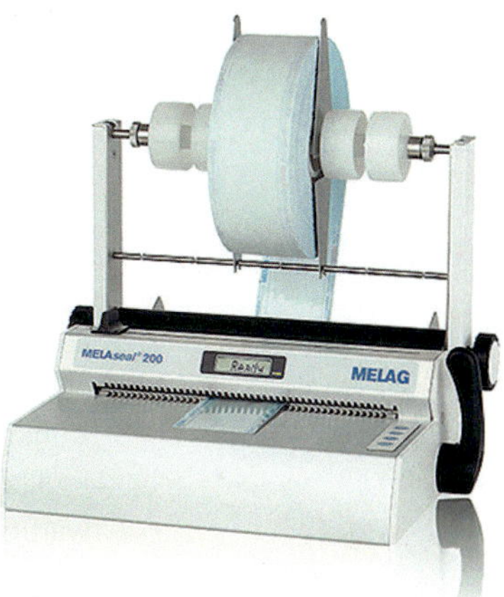

Abb. 3 Folienschweißgerät

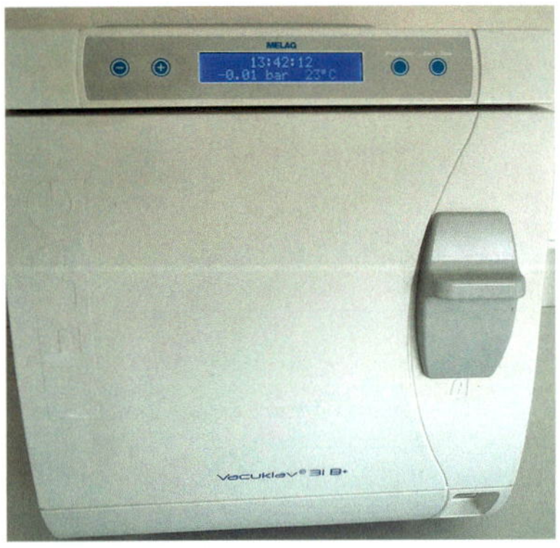

Abb. 1 Autoklav

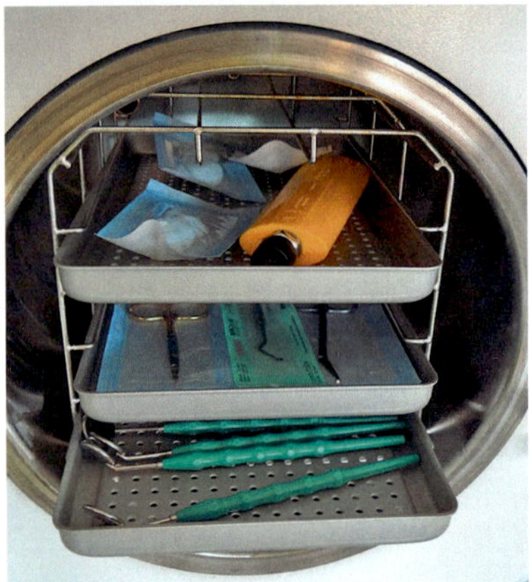

Abb. 2 Autoklav, bestückt mit Trays, verpackt und unverpackt

- Sterilisierbehälter (Container) mit Filtern, Ventilen, Dichtungen und Verschlüssen, wobei der Verschluss durch Plomben gesichert wird.
- verpackte Normtrays (Dentalkassetten); sie müssen zusätzlich in Folien-Papier-Verpackungen verwahrt werden.
- Sterilisationspapier (Vlies- oder Bogenverpackung)

6.6.7 Sterilisation

Nur saubere Medizinprodukte können sicher sterilisiert werden. Daher ist die Sichtprüfung auf Sauberkeit nach dem Desinfizieren sehr wichtig. Außerdem ist die richtige Beladung des **Dampfsterilisators (Autoklav)** von entscheidender Bedeutung. Klarsichtsterilisierungsverpackungen werden mit der Papierseite nach unten auf perforierte Tabletts gelegt. Sie dürfen auf keinen Fall übereinandergestapelt werden. Metallcontainer werden unten im Gerät eingeräumt.

6.6.8 Kennzeichnung

Verpackte Medizinprodukte erhalten eine Kennzeichnung. Die Freigabeentscheidung kann mit einem Etikettier-System oder einem geeigneten Stift außerhalb der Siegelnaht erfolgen. Die Kennzeichnung enthält u. a.:

- die Bezeichnung des Inhaltes (wenn der Inhalt nicht ersichtlich ist)
- die Freigabeentscheidung
- Sterilisationsdatum oder Verfallsdatum
- Chargenbezeichnung der erfolgten Sterilisation
- Anzahl der durchgeführten Aufbereitungen bei Instrumenten mit begrenzter Aufbereitungszahl (z. B. Endo-Instrumente).
- ggf. Prozessindikatoren

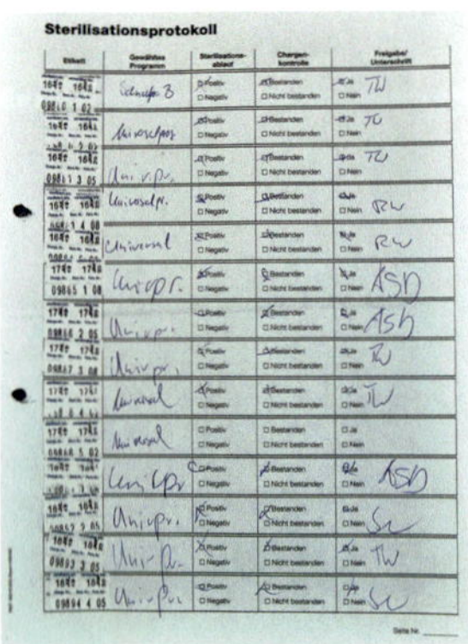

Abb. 3 Freigabedokument

6.6.9 Dokumentation und Freigabe

Die Freigabe erfolgt u. a. nach der Überprüfung der Prozessparameter und der Verpackung auf Unversehrtheit, Trockenheit und Kennzeichnung. Die Freigabe darf nur durch Personen durchgeführt werden, die eine Berechtigung dafür besitzen. Bei der **Chargendokumentation** wird belegt, dass der Aufbereitungsvorgang laut festgelegten Prozessparametern erfolgt ist.
Neben dem Sterilisationsprotokoll mit den gemessenen Prozessparametern (Temperatur, Druck, Ausgleichs- und Abtötungszeit) kann man den korrekten Ablauf der Sterilisation zusätzlich mit Chemo-Indikatoren überprüfen. Behandlungsindikatoren wechseln bei einer bestimmten Temperatur ihre Farbe. Indikatoren können in Streifenform in den Autoklaven gelegt werden und können als Streifen, auf Klebebändern oder als Etiketten zum Einsatz kommen.
Zusätzlich kann mithilfe des Helix-PCD (Process Challenge Device, genannt „Schnecke") nachgewiesen werden, dass der Dampf mit der benötigten Temperatur auch in alle Hohlräume gelangt (Dampfdurchdringungstest mit PCD). Die Helix enthält einen Kunststoffschlauch in dessen Ende ein Indikatorstreifen eingelegt wird. Die Sterilgut-Freigabe muss dokumentiert werden. Die Aufzeichnungen sind fünf Jahre aufzubewahren.

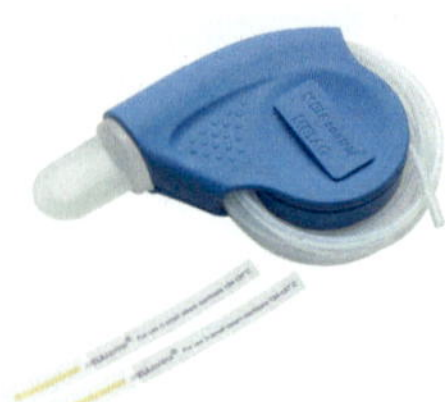

Abb. 4 Helix

6.6.10 Transport und Lagerung

Der Transport erfolgt in geschlossenen Behältern. Semikritische, unverpackte Medizinprodukte werden in geschlossenen Schränken oder Schubläden, trocken, staub- und kontaminationsgeschützt, gelagert. Semikritische und kritische Instrumente sollten nicht zusammen aufbewahrt werden.
Die Lagedauer von sterilen, verpackten Medizinprodukten ist abhängig vom Verpackungsmaterial und von der Dichtigkeit der Siegelnähte. Die Lagerfrist von einfach verpackten Medizinprodukten beträgt normalerweise maximal sechs Monate.
Für sterile Einmalprodukte gilt das angegebene Verfallsdatum.

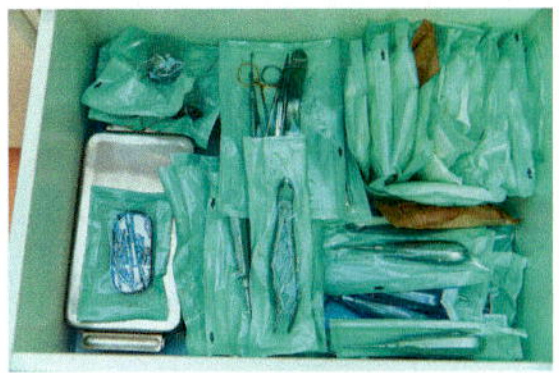

Abb. 1 Sterilgutlagerung

6.7 Aufbereitung von nicht benutzten Medizinprodukten für den sterilen Gebrauch

Kann eine Kontamination oder die Beschädigung eines für den sterilen Gebrauch bestimmten Medizinproduktes nicht ausgeschlossen werden, muss das Medizinprodukt laut Herstellerangaben (evtl. erneut) aufbereitet werden.
Können eine Beschädigung und Kontamination ausgeschlossen werden, genügt eine erneute Verpackung mit anschließender Sterilisation. Dies kann bspw. in folgenden Fällen der Fall sein:
- bei sterilen Medizinprodukten, bei denen die Sterilgutlagerfrist (das Verfallsdatum) abgelaufen ist
- bei sterilisierten Medizinprodukten mit beschädigter Verpackung
- bei unsteril angelieferten Medizinprodukten, die vom Hersteller zum sterilen Gebrauch vorgesehen sind

6.8 Aufbereitung von Übertragungsinstrumenten

Übertragungsinstrumente (z. B. Turbinen, Hand- und Winkelstücke) kommen außen und innen mit Speichel, Blut und Mikroorganismen in Kontakt. Daher sind spezifische Adapter erforderlich, sodass eine Reinigung auch im Inneren gewährleistet werden kann. Nach jeder Patientin müssen Übertragungsinstrumente gereinigt und desinfiziert werden. Eine reine äußerliche Sprüh-/Wischdesinfektion genügt hierbei nicht. Die Aufbereitung kann auf verschiedenen Wegen erfolgen:
- mit entsprechenden Aufsätzen im RDG, danach Pflege (Ölung) nach Herstellerangaben
- mit einem Aufbereitungsgerät ohne Desinfektionsstufe; die Übertragungsinstrumente müssen im Anschluss geölt und danach unverpackt im Dampfsterilisator aufbereitet werden
- in Aufbereitungsgeräten, die eine Reinigung, Pflege und thermische Desinfektion („unverpackte Sterilisation") miteinander kombinieren.
- manuell mittels Sprüh-/Wischdesinfektion außen und anschließende Reinigung und Desinfektion mithilfe spezieller Adapter für die Innenflächen
- im Sprühverfahren, in dessen Anschluss die Übertragungsinstrumente gepflegt (geölt) werden; das Desinfektionsmittel muss nachweislich bakterizid, fungizid und viruzid sein, wenn anschließend auf eine unverpackte Aufbereitung im Autoklav verzichtet wird

Übertragungsinstrumente, die bei chirurgischen Behandlungen eingesetzt werden, müssen nach der Desinfektion verpackt im Dampfsterilisator aufbereitet werden.

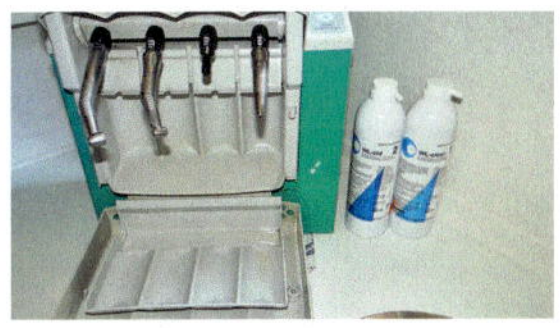

Abb. 2 Pflegegerät / Autoklav für Übertragungsgeräte

6.9 Fehlerbehandlung bei der Medizinprodukteaufbereitung

Werden während des Aufbereitungszyklus Abweichungen vom korrekten Prozessdurchlauf bemerkt, muss dieser komplett wiederholt werden. Fehler können praktisch in jedem Teilschritt des Zyklus passieren, beim Transport, bei der Reinigung, Desinfektion, Sterilisation oder bei der Lagerung. Die Abweichungen werden genau dokumentiert. Wichtig sind dabei die folgenden Punkte:
- Datum
- evtl. Chargennummer
- Aufbereitungsschritt/Gerät
- detaillierte Beschreibung des Vorfalls/Fehlers
- Ursache
- Beschreibung des Vorgehens beim Auftreten des Fehlers
- Unterschrift

Datum	Ggf. Charge	Aufbereitungs-schritt / Gerät	Vorfall, Fehler, Ereignis	Ursache	Maßnahme	Unterschrift

Abb. 1 Fehlerprotokoll

6.10 Validierung

Der Erfolg des Aufbereitungszyklus muss nachvollziehbar gewährleistet sein. Die Validierung liefert dazu den dokumentierten Nachweis, dass die Sicherheit und Gesundheit aller Menschen in der Zahnarztpraxis sichergestellt werden. Jeder einzelne Aufbereitungsschritt muss erfolgreich durchlaufen werden, damit am Ende des Aufbereitungsprozesses ein Medizinprodukt wieder an der Patientin eingesetzt werden kann. Die Nachweise erfolgen mit bestimmten Prüfungen und Verfahren und werden dokumentiert. Meistens werden Firmen oder Institutionen mit der Prüfung beauftragt. Diese müssen bestimmte Voraussetzungen (z. B. Kenntnisse, Erfahrungen) nachweisen.

Terminologie: Medizinprodukteaufbereitung

Aufbereitungszyklus, der	Kreislauf, den die Instrumente von ihrer Benutzung bis zur Bereitstellung für eine erneuten Benutzung durchlaufen
Charge, die	Instrumente, die aus demselben Aufbereitungszyklus stammen und daher alle dieselbe Chargennummer erhalten
Chargenbezeichnung, die	Nummer, die Instrumente derselben Charge kenntlich machen
Helix, die	Test für eine Prozesskontrolle der Dampfsterilisation von Hohlkörpern
Institution, die	öffentliche oder private Einrichtung
Indikatorstreifen, der	Streifen, der den erfolgreichen Sterilisationsprozess direkt sichtbar macht
manuell	von Hand
Prozessparameter, der	Messgrößen im Sterilisationsprozess, z.B. Druck und Temperatur

Aufgaben

1 Erklären Sie, was man unter dem Begriff Medizinprodukte versteht.

2 Zählen Sie die drei Einstufungen bei der Risikobewertung von Medizinprodukten auf.

3 Semikritische und kritische Medizinprodukte werden in die Gruppen A und B eingeteilt. Erläutern Sie, was Gruppe A und Gruppe B bedeuten.

4 Erklären Sie, wozu die Einstufung von Medizinprodukten dient.

5 Beschreiben Sie die Aufbereitung einer Glasplatte mit der Risikobewertung „unkritisch".

6 Beschreiben Sie die Aufbereitung eines Mundspiegels mit der Risikobewertung „semikritisch A" mithilfe eines validierten RDG.

7 Erläutern Sie die Unterschiede zwischen der Aufbereitung mithilfe eines RDG von semikritischen und kritischen Instrumenten.

8 Zählen Sie den kompletten Aufbereitungszyklus (Instrumentenkreislauf) in der korrekten Reihenfolge auf.

9 Erklären Sie, unter welchen Bedingungen ein Medizinprodukt nach erfolgter Sterilisation freigegeben werden kann.

7 Gefahrstoffe und biologische Arbeitsstoffe in der Zahnarztpraxis

Gefahrstoffe sind Stoffe, welche eine der folgenden Eigenschaften besitzen: giftig, sehr giftig, gesundheitsschädlich, ätzend, reizend, sensibilisierend, krebserzeugend, erbgutverändernd, explosionsgefährlich, brandförderlich, leichtentzündlich, hochentzündlich oder umweltgefährlich →Tab. 1, S. 98. In der **Gefahrstoffverordnung** werden alle Schutzmaßnahmen geregelt, damit Mensch und Umwelt vor gefährlichen Stoffen geschützt werden.

7.1 Gefahrstoffe

Die Praxisinhaberin muss zunächst für alle Tätigkeiten und eingesetzten Materialien gemäß Gefahrstoffverordnung (GefStoffV) eine sog. **Gefährdungsbeurteilung** durchführen, erst dann dürfen Praxismitarbeiterinnen mit einem Gefahrstoff arbeiten. Die Gefährdungsbeurteilungen müssen mindestens jedes zweite Jahr überprüft und eventuell aktualisiert werden.
Außerdem ist die Praxisinhaberin verpflichtet, ein **Gefahrstoffverzeichnis** über alle in der Praxis verwendeten Gefahrstoffe, mit den dazugehörigen Sicherheitsdatenblättern zu erstellen und zu führen. Im Gefahrstoffverzeichnis werden alle eingesetzten Gefahrstoffe benannt und es wird auf die dazu notwendigen Sicherheitsdatenblätter verwiesen:
- H-Sätze (Hazard Statements – Gefahrenhinweise)
- P-Sätze (Precautionary Statements – Sicherheitshinweise)

Betriebsanweisungen geben genaue Hinweise →Abb. 1, S. 101 und die Mitarbeiterinnen müssen zum Umgang mit Gefahrstoffen regelmäßig **Unterweisungen** erhalten. Aufgrund der Gefährdungsbeurteilung wird z. B. festgelegt, welche persönliche Schutzausrüstungen bei Verwendung von Gefahrstoffe getragen werden muss.
Gefahrstoffe sind besonders gekennzeichnet. Es müssen die chemische Bezeichnung und die zugehörigen Gefahrensymbole mit entsprechenden Gefahrenbezeichnungen auf der Verpackung vom Hersteller angegeben werden →Tab. 1.
Das von der UNO geschaffene **GHS-System** (Globally Harmonised System of Classification and Labelling of Chemicals) regelt die Einteilung der Gefahrstoffe in 28 Gefahrenklassen sowie der Kennzeichnung. Die Umsetzung des GHS-Systems in der Europäischen Union erfolgt über die sogenannte **CLP-Verordnung** (Regulation on Classification, Labelling and Packaging of Substances and Mixtures; Verordnung über die Einstufung, Kennzeichnung und Verpackung von Stoffen und Gemischen →Abb. 1, S. 102.

Piktogramme (Gefahrensymbole) kennzeichnen Gefahrstoffe.
Die Gefahrensymbole auf den Gefahrstoffen sind als rot umrandete Rauten mit einem schwarzen Symbol auf jeder Verpackung zu finden. Sie dienen in Kombination mit Signalwörtern als Warnzeichen vor einer möglichen Gefährdung. Weniger gefährliche Gefahrenkategorien erhalten das Signalwort **„Achtung“**. Gefahrstoffe aus der gefährlichen Gefahrenkategorie erhalten das Signalwort **„Gefahr“**.

Gefahren-piktogramm	Gefahrenbezeichnung, Signalwort	Eigenschaften der Gefahrstoffe oder Gemische	Sicherheitshinweise	Beispiele für Gefahrstoffprodukte in der Zahnarztpraxis
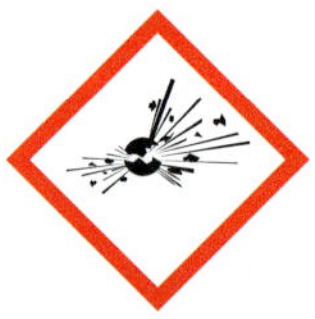 Explodierende Bombe	explosiv – GEFAHR	können in festem, flüssigem, pastenförmigem Zustand (auch ohne Beteiligung von Luftsauerstoff) unter Entwicklung von Gasen explodieren	Schlag, Stoß, Reibung, Funkenbildung und Hitzeeinwirkung vermeiden	– brennbare Flüssigkeiten, z. B. alkoholische Desinfektionsmittel – Anästhesiemittel
 Flamme	entzündbar – ACHTUNG – GEFAHR	– können sich bei niedriger Temperatur an der Luft ohne Energiezufuhr erhitzen und selbst entzünden – können in festem Zustand durch kurzzeitige Einwirkung einer Zündquelle (z. B. Streichholz) leicht entzündet werden – entwickeln bei Berührung mit Wasser oder mit feuchter Luft hochentzündbare Gase	Kontakt mit Wärmequellen (offene Flamme), Luft, Wasser vermeiden, Gefäße dicht verschließen	– Händedesinfektionsmittel – Kälte- oder Pflegespray (Spraydosen) – Methylmethacrylat (im Praxislabor) – Alkohol – Kunststoffe (z. B. für Provisorien, Abformlöffel, Unterfütterung)

Gefahrstoffe und biologische Arbeitsstoffe in der Zahnarztpraxis

Gefahren-piktogramm	Gefahrenbezeichnung, Signalwort	Eigenschaften der Gefahrstoffe oder Gemische	Sicherheitshinweise	Beispiele für Gefahrstoffprodukte in der Zahnarztpraxis
 Flamme über Kreis	brandfördernd – ACHTUNG – GEFAHR	sind i. d. R. selbst nicht brennbar, erhöhen aber bei Berührung mit brennbaren Stoffen oder Gemischen die Brandgefahr und die Verstärkung eines Brandes durch Freisetzung von Sauerstoff (Oxidationsmittel)	jeden Kontakt mit brennbaren Stoffen vermeiden	– Wasserstoffperoxid (H_2O_2, 60 %) – Sauerstoff (Druckgasflasche)
 Ätzwirkung	ätzend – ACHTUNG – GEFAHR	– können lebende Gewebe bei Kontakt zerstören – schwere Augenschädigung – Hautverätzung – wirken auf Metalle beschädigend oder zerstörend (korrosiv)	Dämpfe nicht einatmen, Berührung mit Haut, Augen, Kleidung vermeiden, Handschuhe/Schutzbrille tragen	– Wasserstoffperoxid – Entkalker, Gerätereiniger – Rohrreiniger – Ätzgel – Flusssäure (im Praxislabor)
 Totenkopf mit gekreuzten Knochen	akut giftig, sehr giftig (toxisch) – GEFAHR	können bei Einatmen, Verschlucken, Aufnahme über die Haut in geringer bzw. sehr geringer Menge schwere akute oder chronische Gesundheitsschäden verursachen oder zum Tode führen	jeden Kontakt mit dem menschlichen Körper vermeiden, Arbeitsschutz tragen	– Quecksilber (metallisch) – Keramikätzgel – Methanol – Formaldehyd – Flusssäure (im Praxislabor) – Cyanide (im Praxislabor)
 Ausrufezeichen	reizend – ACHTUNG	– können (ohne ätzend zu sein) bei kurzzeitigem, länger andauerndem oder wiederholtem Kontakt mit (Schleim-)Haut eine Entzündung hervorrufen – Reizwirkung auf die Haut – schwere Augenreizung	Dämpfe nicht einatmen, Berührung mit Haut oder Augen vermeiden	– Desinfektionsmittel – Flüssigkeit für Prothesenkunststoff – Röntgenchemikalien – Entkalker, Gerätereiniger – Sanitärreiniger
 Ausrufezeichen	gesundheitsschädlich – ACHTUNG	– können bei Einatmen, Verschlucken oder Aufnahme über die Haut akute oder chronische Gesundheitsschäden verursachen oder in größeren Mengen zum Tode führen – Atemwegsreizung – Ätz-/Reizwirkung auf die Haut – Sensibilisierung der Haut (allergische Hautreaktion) – narkotisierende Wirkung (Benommenheit, Schläfrigkeit)	Kontakt mit dem Körper und Einatmen der Dämpfe vermeiden, bei Unwohlsein den Arzt aufsuchen	– Chloroform – Desinfektionsmittel – Röntgenchemikalien – Adhäsiver für Kunststofffüllungen – Abformmaterialien – Methylmethacrylat (im Praxislabor)

Gefahrenpiktogramm	Gefahrenbezeichnung, Signalwort	Eigenschaften der Gefahrstoffe oder Gemische	Sicherheitshinweise	Beispiele für Gefahrstoffprodukte in der Zahnarztpraxis
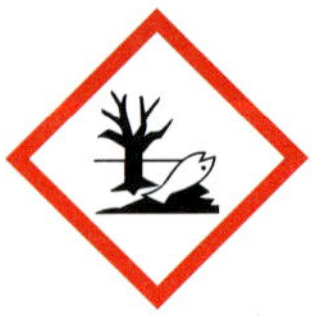 Umwelt	gewässergefährdend – ACHTUNG	können akut oder chronisch Gefahren für die Umwelt herbeiführen, indem sie Gewässer/Wasserorganismen schädigen	Entsorgungsvorschriften beachten (Sondermüll), nicht in Kanalisation, Boden, Umwelt gelangen lassen	– Orangenöl – Desinfektionsmittel – Quecksilber (metallisch) – Flusssäure (im Praxislabor) – Cyanide (im Praxislabor) – Röntgenchemikalien – Sanitärreiniger
 Gasflasche	– explosiv – ACHTUNG	Gase unter Druck: – können bei Erwärmung explodieren – tiefgekühlte Gase können Kälteverbrennungen oder -verletzungen verursachen Auch normalerweise unbedenkliche Gase können gefährlich werden, wenn sie unter Druck stehen.	nicht erhitzen, bei tiefkalten Gasen Hautkontakt vermeiden (Schutzhandschuhe und Schutzbrille tragen)	Druckgasflaschen: – Sauerstoff – Kohlenstoffdioxid/ CO_2 (Kohlensäureschnee/Sensibilitätstest) – Butan-Flüssiggas (Praxislabor) – Propan-Flüssiggas (Praxislabor)
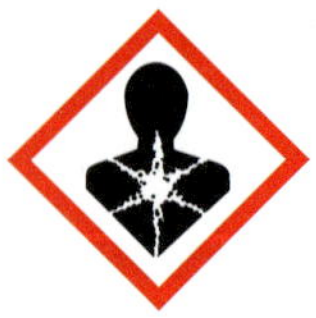 Gesundheitsgefahr	akut giftig, chronisch giftig (toxisch) – ACHTUNG – GEFAHR	Sammelbezeichnung für mögliche Gesundheitsschäden durch Einatmen, Verschlucken oder Aufnahme über die Haut, z. B.: – allergieauslösend (sensibilisierend), z. B. der Atemwege – krebserzeugend (karzinogen) – erbgutverändernd (mutagen), verursachen genetische Schäden – fortpflanzungsgefährdend, Schäden der Nachkommenschaft – fruchtbarkeitsgefährdend, Beeinflussung der Fortpflanzungsfähigkeit – spezifische Zielorgan-Toxizität – Aspirationsgefahr für die Lunge	Gefahrstoffprodukte sind mit Vorsicht zu verwenden, evtl. Schutzkleidung, Handschuhe, Augen- und Mundschutz oder Atemschutz tragen	– Methylmethacrylat/ Monomer (Praxislabor), Hauptbestandteil jeder Dentalprothese aus Kunststoff

Tab. 1 Gefahrenpiktogramme und ihre Bedeutung

	BETRIEBSANWEISUNG	
Unterschrift	gemäß § 14 GefStoffV	Datum

GEFAHRSTOFFBEZEICHNUNG

Ätzende Gefahrstoffe (fest / flüssig)
Ätzungen der Haut / Schwere Augenschäden
Umgang mit ätzenden Gefahrstoffen

GEFAHREN FÜR MENSCH UND UMWELT

Kat. 1 (A, B, C): Verursacht schwere Verätzungen der Haut und schwere Augenschäden.
Kat. 2: Verursacht Hautreizungen. Verursacht schwere Augenreizungen.

- Irreversible Schäden möglich.
- Ätzend an den Augen (Erblindungsgefahr) und auf der Haut (Gewebezerstörung) nach direktem Kontakt.
- Verschluckter Stoff bewirkt Schleimhautreizung in der Speiseröhre und im Magen (Perforationsgefahr).
- Gefahr durch Einatmen der Dämpfe.

SCHUTZMAẞNAHMEN UND VERHALTENSREGELN

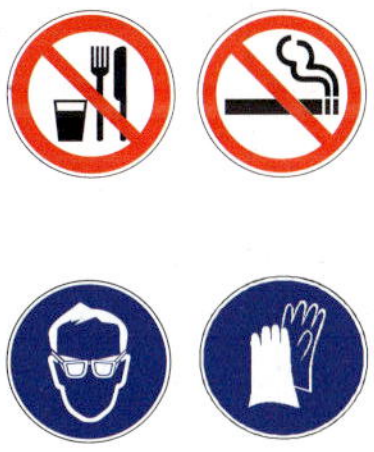

- Nicht essen, trinken und rauchen.
- Berührung mit Haut, Schleimhäuten und Augen vermeiden.
- Behälter mit Vorsicht öffnen.
- Schutz- bzw. Berufskleidung, Schutzhandschuhe und/oder Schutzbrille mit Seitenschutz/Gesichtsschutz, ggf. Atemschutz tragen.
- Bei Unfall oder Unwohlsein sofort Arzt hinzuziehen.
  Konzentrierte Säuren: Niemals Wasser hinzugießen.
- Feststoffe: Staubentwicklung vermeiden. Stäube nicht einatmen.
- Flüssigkeiten: evtl. entstehende Dämpfe/Aerosole nicht einatmen. Mischverbot!
- Nur im Originalbehälter und dicht geschlossen lagern. Behälter dicht geschlossen halten.
  Säuren und Laugen nicht zusammen lagern.
  Nicht mit Nahrungsmitteln und Getränken zusammen lagern.
  Weitere Lagerungsvorgaben aus den stoffspezifischen EG-Sicherheitsdatenblättern entnehmen.
- Nur in stets gut be- und entlüfteten Arbeits- und Lagerräumen anwenden/lagern.
- Produkte nicht in Oberflächengewässer, Kanalisation und das Grundwasser gelangen lassen.

VERHALTEN IM GEFAHRFALL

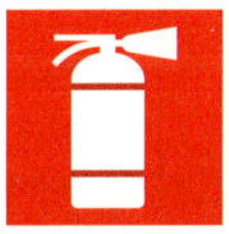

Brandfall / Leckage

- Geeignete Löschmittel: Löschmaßnahmen auf die Umgebung abstimmen.
  Brandgase nicht einatmen.
- Nach Verschütten/Freisetzung: Aerosol- und Staubbildung vermeiden. Persönliche Schutzausrüstung tragen. Für ausreichende Lüftung sorgen. Berührung mit den Augen und der Haut vermeiden. Mit flüssigkeitsbindendem Material (z. B. Universalbindemittel) aufnehmen und der fach- und sachgerechten Entsorgung zuführen.

ERSTE HILFE

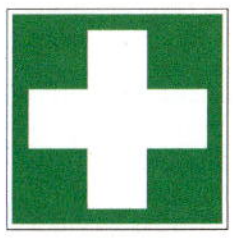

Erste Hilfe

- **Nach Augenkontakt:** Augen bei geöffnetem Lidspalt mindestens 15 Minuten unter fließendem Wasser ausspülen. Sofort Augenarzt hinzuziehen.
- **Nach Hautkontakt:** Kontaminierte Kleidung sofort entfernen. Sofort mit viel Wasser mindestens 15 Minuten abwaschen. Hautpflege. Hautarzt kontaktieren.
- **Nach Einatmen:** An die frische Luft bringen. Arzt hinzuziehen.
- **Nach Verschlucken:** Wasser in kleinen Mengen verabreichen. Sofort Arzt hinzuziehen. Arzt entscheidet über Brechreizauslösung (Aspirationsgefahr!).
- Unfall und Erste-Hilfe-Leistung in das Verbandbuch eintragen.

SACHGERECHTE ENTSORGUNG

A

- Entsprechend den Entsorgungsvorgaben des Herstellers im Sicherheitsblatt entsorgen.
- Restentleerte Behälter gehen in die Verwertung und Restmengen über einen Entsorgungsbetrieb (Nachweisführung).

Abb. 1 Für jeden Gefahrstoff kann in der Zahnarztpraxis eine Betriebsanweisung eingesehen werden, die den Umgang noch einmal genau beschreibt.

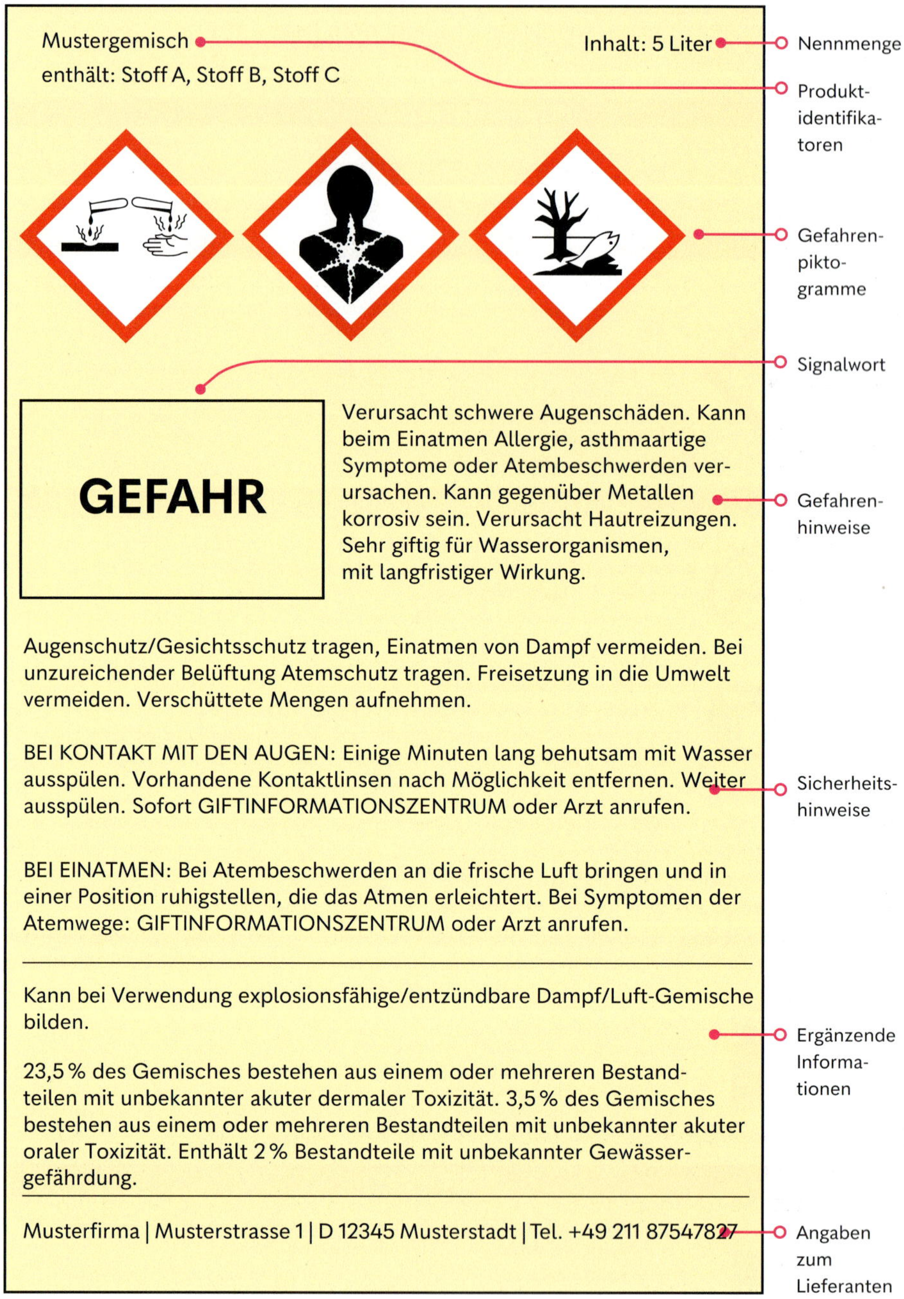

Abb. 1 Beispiel für die Gestaltung eines Etiketts für einen Gefahrenstoff nach der CLP-Verordnung

7.2 Biologische Arbeitsstoffe

In der Zahnarztpraxis gehört der Umgang mit biologischen Arbeitsstoffen zur täglichen Routine. Biologische Arbeitsstoffe sind Materialien, die Krankheitserreger enthalten und somit Infektionen oder eine toxische Wirkung hervorrufen können. In der Praxis kommen biologische Arbeitsstoffe z. B. in Form von Körperflüssigkeiten (Speichel, Blut), Körpergeweben oder Aerosolen mit darin enthaltenen Krankheitserregern vor.

Mögliche Krankheitserreger können Viren, Bakterien, Pilze, Protozoen und Prionen sein. Das Arbeiten mit biologischen Arbeitsstoffen wird in der **Biostoffverordnung (BioStoffV)** geregelt.

Biologische Arbeitsstoffe werden je nachdem, wie gefährlich sie sind, in vier Risikogruppen eingeteilt. Je nach Gefährlichkeit wird eine bestimmte Schutzstufe zugewiesen. Jeder Schutzstufe wird eine spezielle Schutzmaßnahme zugeordnet. Generell werden Tätigkeiten in der Zahnarztpraxis in der Biostoffverordnung als „nicht gezielte Tätigkeiten der Risikogruppe 2“ und somit der Schutzstufe 2 zugeteilt.

Risikogruppe			**Schutzstufe**	
1	biologische Arbeitsstoffe, bei denen es unwahrscheinlich ist, dass sie beim Menschen eine Krankheit hervorrufen	→	1	– Grundsätze für die Verhütung von Gefährdungen (allgemeine Hygienemaßnahmen) – Infektionsgefährdung ist unwahrscheinlich, z. B. bei Röntgenaufnahmen
2	biologische Arbeitsstoffe, die eine Krankheit beim Menschen hervorrufen können und eine Gefahr für Beschäftigte darstellen könnten; eine wirksame Vorbeugung oder Behandlung ist normalerweise möglich	→	2	– Grundmaßnahmen zum Schutz der Beschäftigten – Infektionsgefährdung kann bestehen, z. B. bei Injektionen, Wundversorgung, Nähen von Wunden, Operieren, Instrumentieren, Umgang mit benutzten Instrumenten, Reinigung und Desinfektion von kontaminierten Flächen und Gegenständen
3	biologische Arbeitsstoffe, die schwere Krankheiten beim Menschen hervorrufen und eine ernste Gefahr für Beschäftigte darstellen können (Risikogruppe 3) bzw. darstellen (Risikogruppe 4)	→	3	– ergänzende Schutzmaßnahmen bei Tätigkeiten mit hoher Gefährdung
4		→	4	– zusätzliche Maßnahmen für krebserzeugende, erbgutverändernde, fruchtbarkeitsgefährdende Gefahrstoffe

Tab. 1 Schutzstufen laut Biostoffverordnung

7.3 Fachgerechte Entsorgung des Praxismülls

Die meisten Müllsorten, die in einer Zahnarztpraxis anfallen, können über den Hausmüll entsorgt werden. Für bestimmte Stoffe sind jedoch besondere Vorschriften zu beachten und die Entsorgung direkt über Recyclinghöfe vor Ort abzuwickeln.

Glas, Papier, Kunststoff, Metall, Filme, Batterien, Leuchtstoffröhren, Verpackungsabfälle
Sofern sie kein Blut oder schädlichen Verunreinigungen enthalten, werden diese Materialien über den Hausmüll (sortiert) entsorgt. Verwertbare Materialien werden in Wertstofftonnen entsorgt oder an Recyclingbetriebe gegeben.

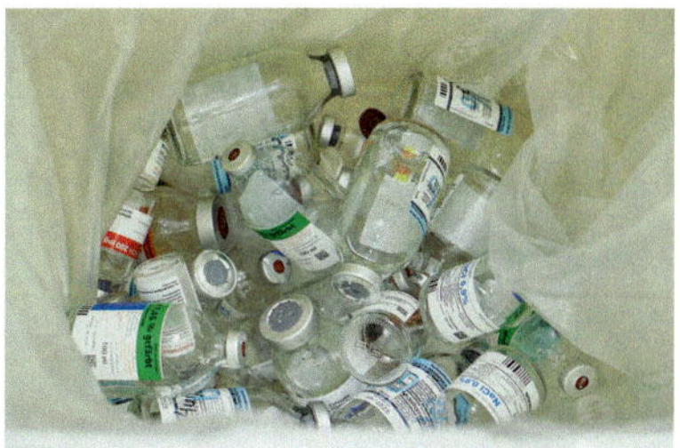

Abb. 1 Glasmüll

Abfälle aus den Behandlungsräumen
Mit Blut oder Sekret kontaminierte Abfälle aus den Behandlungsräumen können in widerstandsfähigen, feuchtigkeitsbeständigen Einwegbehältern oder -säcken dicht verschlossen über den Hausmüll entsorgt werden.

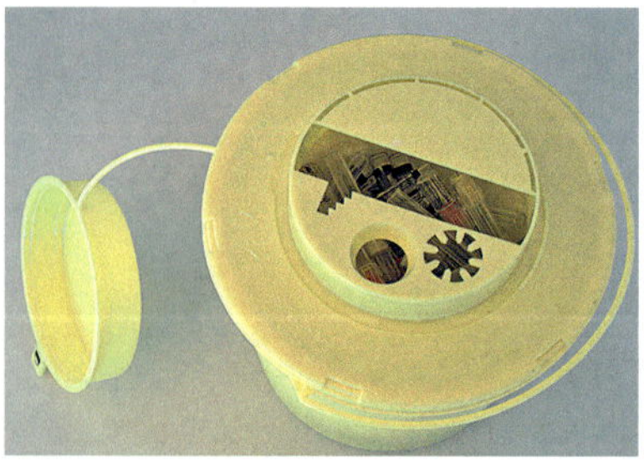

Abb. 1 Spritzenabwurfbehälter

Spitze, scharfe und zerbrechliche Gegenstände

Abfälle, die spitz und scharf sind, müssen so entsorgt werden, dass sich keine Personen daran stechen oder verletzen können. Sie werden daher in durchstichsicheren Sammelbehältern, die nicht mehr zu öffnen sind, über den Hausmüll entsorgt. In einigen wenigen Stadt- und Landkreisen müssen diese Gegenstände jedoch als Sonderabfall entsorgt werden. Auskunft darüber geben die Abfallwirtschaftssatzungen der öffentlich-rechtlichen Entsorgungsträger.

Benutzte Desinfektionsmittel-Lösungen

Sie können über das Abwasser entsorgt werden. Dabei sind jedoch Grenzwerte für einzelne Wirkstoffe zu beachten. Je nach Konzentration muss das Desinfektionsmittel gesondert entsorgt werden, da es bei zu hoher Konzentration nicht ins Abwasser gelangen darf.

Verbrauchte Röntgenchemikalien

Röntgenchemikalien werden getrennt in dafür vorgesehenen dichten Behältern gesammelt und zur Entsorgung an spezielle Recyclingbetriebe übergeben. Die Nachweisdokumente müssen aufbewahrt werden.

Amalgamabfälle

Amalgamreste dürfen nicht in den Hausmüll und auch nicht ins Abwasser gegeben werden. Alle Nachweise (Übernahmeschein und Entsorgungsnachweis) für eine fachgerechte Entsorgung sind aufzubewahren.

Amalgam →S. 135

- Amalgam in Amalgamabscheidern wird in fest verschlossenen Behältern nach Herstellerangaben an Recyclingbetriebe übergeben.
- Amalgamreste bei der Füllungstherapie, extrahierte Zähne mit Amalgamfüllungen, Amalgamreste in Filtern und Sieben, leere Quecksilberflaschen und Amalgamkapseln müssen unter Luftabschluss in dicht verschlossenen Behältern an Entsorgungsbetriebe gegeben werden.

Aufgaben

1 Definieren Sie den Begriff Gefahrstoff.

2 Beschreiben Sie, woran man einen Gefahrstoff in der Zahnarztpraxis erkennen kann.

3 Nennen Sie Maßnahmen, die vor einem Einsatz eines Gefahrstoffs in der Praxis erfüllt werden müssen.

4 Beschreiben Sie, was man unter biologischen Arbeitsstoffen versteht, und geben Sie Beispiele für biologische Arbeitsstoffe in der Zahnarztpraxis.

5 Erklären Sie, wie man spitze Gegenstände, z. B. Kanülen, richtig entsorgt.

LF 4
Patienten bei der Kariestherapie begleiten

1 Aufbau der Zähne und deren Entwicklung

Die Kenntnis des feingeweblichen Aufbaus der Zähne ist die Voraussetzung für vorbeugende und zahnerhaltende Maßnahmen. So konnten z. B. Füllungsmaterialien entwickelt werden, die einen Verbund mit den Zahnhartsubstanzen eingehen und dadurch sehr gut halten. Auch können die Entstehung von Karies und die damit verbundenen therapeutischen und vorbeugenden Maßnahmen nur auf der Basis der Kenntnis des Zahnaufbaus verstanden werden. Das Wissen über die regelgerechte Entwicklung der Zähne und des Gebisses ist z. B. für notwendige kiefer- orthopädische Maßnahmen entscheidend.

1.1 Histologischer Zahnaufbau

Unter der **Histologie** versteht man die Lehre von den Geweben unseres Körpers. Auch unsere Zähne bestehen aus unterschiedlichen Zahnhartsubstanzen und einem Weichgewebe, die sich im **makroskopischen** (mit bloßem Auge sichtbar) und **mikroskopischen** (nur mit dem Mikroskop sichtbar) Aufbau unterscheiden.

Die Zahnhartsubstanzen bestehen aus Zahnschmelz, Wurzelzement und Dentin. Sie umgeben die Pulpa, das Weichgewebe des Zahnes.

1.1.1 Pulpa

Die Pulpa besteht aus Bindegewebe, das reichlich mit Nerven, Blut- und Lymphgefäßen versorgt ist. Bindegewebe füllen Hohlräume aus und betten Organe in ihre Umgebung ein. Außerdem bestehen Bindegewebe aus Zellen, die eine Grundsubstanz und Fasern bilden. Die Nerven, Blut- und Lymphgefäße treten durch das **Foramen apicale**, eine kleine Öffnung an der Wurzelspitze, in die Pulpa ein. Die Pulpa ernährt das Dentin und kann dies neu bilden. Reize können über die Nerven der Pulpa weitergeleitet werden und über die Blutgefäße können auch Abwehrzellen in die Pulpa einwandern.

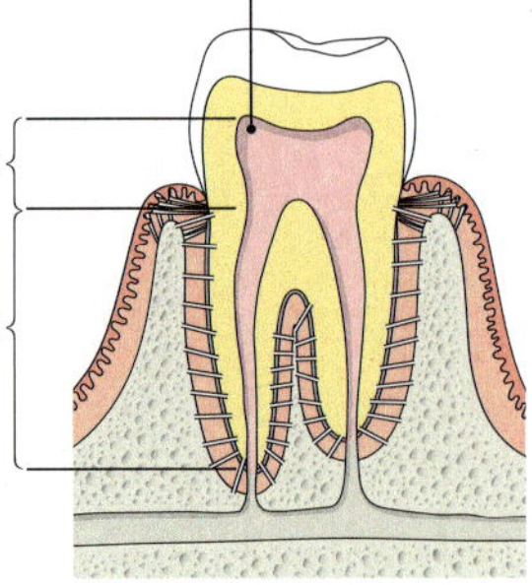

Abb. 1 Kronen- und Wurzelpulpa, Pulpenhorn

Der Raum, den die Pulpa ausfüllt, wird als Pulpakammer bezeichnet. Man unterscheidet zwischen einer **Kronen-** und einer **Wurzelpulpa** →Abb. 1. Die Kronenpulpa hat zur Krone hin Ausweitungen, die als **Pulpenhörner** bezeichnet werden. Die Pulpenhörner sind gerade bei Kindern und Jugendlichen besonders ausgeprägt.

In der äußersten Schicht der Pulpa, die dem Dentin anliegt, befinden sich dentinbildende Zellen (**Odontoblasten**). Ausläufer der Odontoblasten (**Odontoblastenfortsätze**) ziehen über Dentinkanälchen in das Dentin. Die Odontoblastenfortsätze werden auch als **Tomes-Fasern** bezeichnet.

Während der Zahnbildung, bis zum Abschluss des Wurzelwachstums, scheiden die Odontoblasten das erste Dentin – **Primärdentin** – ab. Aber auch nach dem Zahndurchbruch wird kontinuierlich Dentin gebildet, das sogenannte **Sekundärdentin**. Deshalb wird die Pulpakammer immer enger, je älter man wird. Wird die Pulpa, z. B. durch Karies, gereizt, so wird verstärkt Dentin gebildet, das sogenannte Tertiärdentin („Reizdentin“).

Tertiärdentin →S. 189

1.1.2 Dentin

Der menschliche Zahn besteht zum größten Teil aus Dentin.

Die Zahnhartsubstanzen (Dentin, Zahnschmelz und Wurzelzement) bestehen hauptsächlich aus einem **mineralischen Anteil**, der aus Kalzium- und Phosphationen sowie aus Fluoriden aufgebaut ist. Dieser Aufbau wird auch als **Hydroxylapatit** bezeichnet. Der mineralische Anteil gibt den Zahnhartsubstanzen die Festigkeit.

Die Zahnhartsubstanzen haben aber auch einen **organischen Anteil** (z. B. Fasern, Kohlenhydrate, Fette, Eiweiße) und enthalten Wasser. Damit ähnelt die Zusammensetzung der Zahnhartsubstanzen der unserer Knochen. Im Dentin ist der organische Anteil höher als im Zahnschmelz. Daher ist Dentin auch weicher als der Zahnschmelz.

Dentin kann ein Leben lang von **Odontoblasten** gebildet werden. **Odontoblastenfortsätze** durchziehen das gesamte Dentin. Sie liegen in **Dentinkanälchen** →Abb. 1. Die **Odontoblastenkörper** befinden sich in der Pulpa. Da das Dentin über die Odontoblastenfortsätze mit der Pulpa vernetzt ist, spricht man auch von einer **Pulpa-Dentin-Einheit** →Abb. 2. Dentin ist also ein lebendes Gewebe.

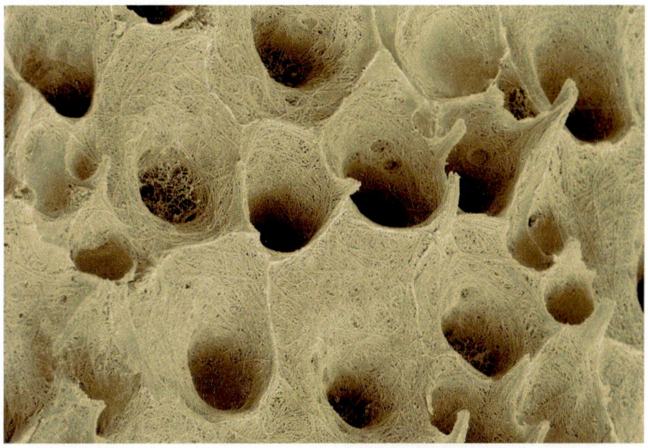

Abb. 1 Dentinkanälchen (stark vergrößert, Odontoblastenfortsätze entfernt)

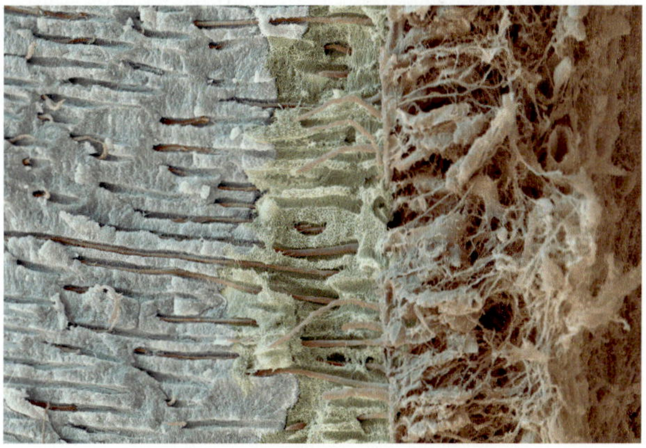

Abb. 2 Pulpa-Dentin-Einheit (rasterelektronenmikroskopische Aufnahme)

1.1.3 Zahnschmelz

Vor dem Zahndurchbruch wird der Zahnschmelz von **Ameloblasten** (bzw. **Adamantoblasten**) gebildet. Die Ameloblasten gehen nach dem Zahndurchbruch zugrunde. Der Zahnschmelz kann daher nur vor dem Zahndurchbruch gebildet werden. Nach dem Zahndurchbruch werden in den Schmelz noch Mineralien eingelagert. Dadurch erhält er seine endgültige Härte. Ausgereifter Zahnschmelz ist die **härteste Substanz des Körpers**. Er ist im Bereich der Kauflächen besonders dick und läuft im Zahnhalsbereich als dünne Schicht aus.

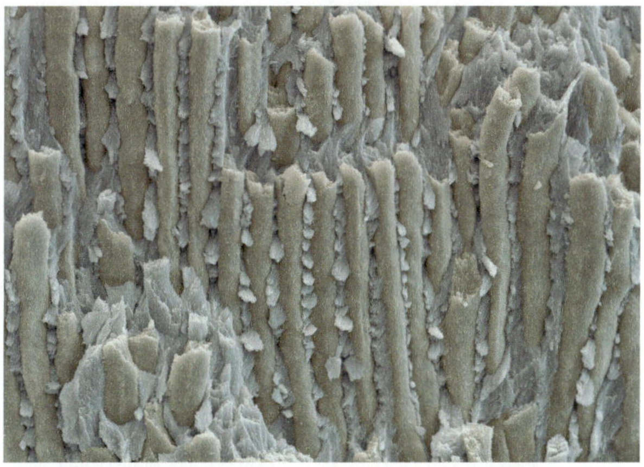

Abb. 3 Schmelzprismen (rasterelektronenmikroskopische Aufnahme)

Der Zahnschmelz besteht im Wesentlichen aus den gleichen Bestandteilen wie Dentin, hat jedoch einen viel geringeren organischen Anteil. Der mineralische Anteil des Schmelzes liegt in Form kleiner, sechskantiger Kristalle (Schmelzprismen) vor, die dem Schmelz seine große Härte verleihen →Abb. 3. In diese Kristalle können Fluoride eingelagert werden. Es entsteht Fluorapatit, wodurch der Zahnschmelz noch widerstandsfähiger gegen Säureangriffe wird.

1.1.4 Wurzelzement

Das Wurzelzement ähnelt in seiner Struktur und Härte dem menschlichen Knochen, wird aber im Gegensatz zu ihm nicht mit Blutgefäßen versorgt. Das Zement gehört zum Parodontium (Zahnhalteapparat), da an ihm die Parodontalfasern haften, die die Zähne in der Alveole beweglich befestigen.

Das Zement hat den geringsten mineralischen Anteil der Zahnhartsubstanzen und damit auch die geringste Härte. Sein organischer Anteil besteht hauptsächlich aus Fasern.

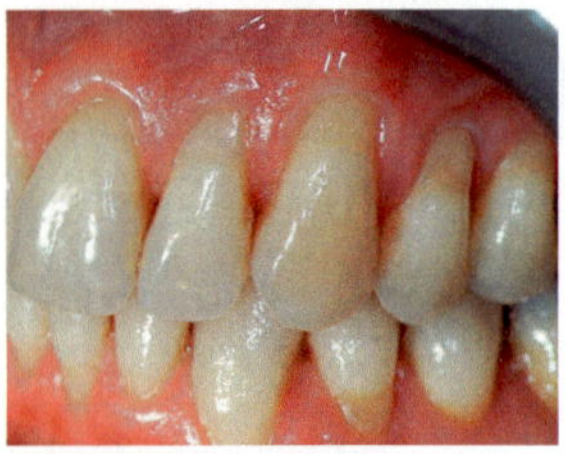

Abb. 1 Freiliegende Zahnhälse

An der Wurzelspitze ist die Zementschicht dicker als im Bereich des Zahnhalses. Das Zement wird von **Zementoblasten** gebildet. Diese sind v. a. im Bereich der Wurzelspitze zeitlebens vorhanden. Deshalb kann bei vermehrter Belastung Wurzelzement, wie Dentin, auch nach dem Zahndurchbruch noch gebildet werden.

Bei Zahnfleischrückgang kommt es zu freiliegenden Zahnhälsen oder Wurzeloberflächen. Das dünne Wurzelzement kann z. B. durch falsche Mundhygienemaßnahmen leicht beschädigt werden. Nun liegt Dentin frei. Die Odontoblastenfortsätze haben über die Dentinkanälchen Kontakt mit der Mundhöhle. Mechanische, thermische und chemische Reize können vom Patienten dann als sehr schmerzhaft empfunden werden. Dies bezeichnet man als **überempfindliche (hypersensible) Zähne**.

1.2 Entwicklung der Zähne und des Gebisses

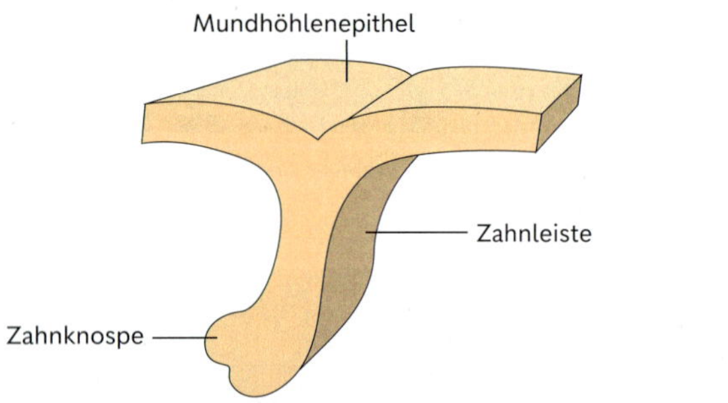

Abb. 2 Zahnentwicklung. Zahnleiste mit Zahnknospen (Epithel = mehrschichtiger Zellverband, der innere oder äußere Körperoberflächen bedeckt)

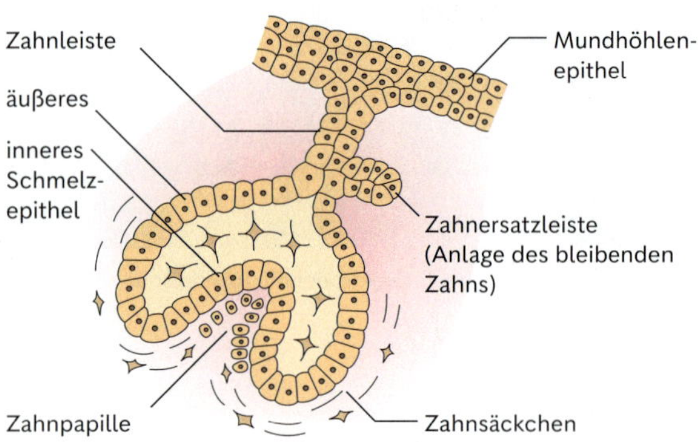

Abb. 3 Zahnentwicklung. Zahnglocke

Zuerst bekommt der Mensch Milchzähne, die später durch die bleibenden Zähne ersetzt werden. Die Gebissentwicklung verläuft beim Menschen mit zwei **Dentitionen** (Zahndurchbrüchen).

1.2.1 Entwicklung der Zähne

Schon früh in der Schwangerschaft werden beim Embryo die Zahnanlagen gebildet. In der Mitte des zweiten Embryonalmonats bildet sich im Bereich des zukünftigen Ober- und Unterkiefers jeweils eine **Zahnleiste** aus →Abb. 2. An jeder Zahnleiste bilden sich zehn knospenartige Zahnanlagen (**Zahnknospen**) für die Milchzähne.

Durch schnelleres Wachstum der Ränder entwickelt sich ca. im dritten Embryonalmonat die Zahnknospe zur **Zahnkappe** und diese weiter zur **Zahnglocke** →Abb. 3.

Etwa im vierten Embryonalmonat beginnt die Entwicklung der Zahnhartsubstanzen →Abb. 1, S. 109.

In der inneren Wand der Zahnglocke liegen die **Ameloblasten**. Sie formen den Schmelz der späteren Zahnkrone. Die Schmelzschicht wird langsam nach außen hin verdickt.

Aufbau der Zähne und deren Entwicklung

An die innere Zahnglockenwand lagert sich Bindegewebe an. Daraus entwickelt sich die Pulpa.

Die Zellen der Zahnpulpa, die an der Zahnglocke liegen, entwickeln sich zu Odontoblasten und bilden Dentin. Die Dentinbildung beginnt am Ende des vierten Embryonalmonats. Die dentinbildenden **Odontoblasten** wandern dabei langsam nach innen und hinterlassen jeweils einen **Odontoblastenfortsatz**. So wird die Pulpa immer mehr eingegrenzt.

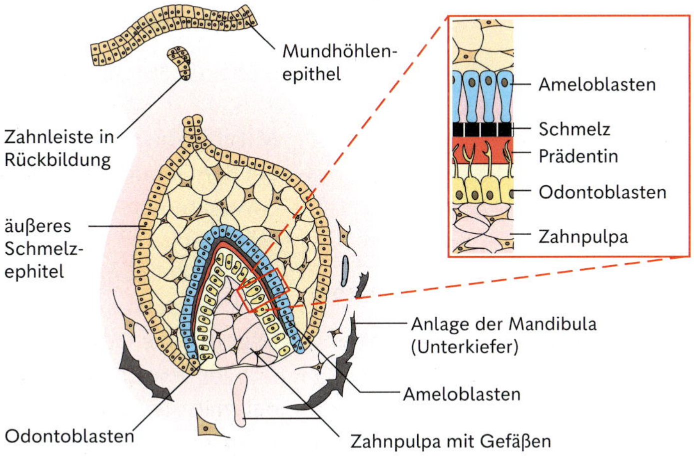

Abb. 1 Zahnentwicklung. Entwicklung der Zahnhartsubstanzen, Zahnglocke

Die Milchzähne werden durch bleibende Zähne ersetzt →Abb. 2. Die bleibenden Zähne, die die Milchzähne ersetzen, werden daher als **Ersatzzähne** bezeichnet.

Für die Ersatzzähne bildet sich aus der Zahnleiste eine **Zahnersatzleiste**. Die Bildung der Ersatzzähne beginnt im fünften Monat nach der Geburt mit der Knospenbildung der mittleren Schneidezähne. Im zweiten oder dritten Lebensjahr endet die Ersatzzahnbildung mit dem Beginn der Zahnhartsubstanzbildung der zweiten Prämolaren.

Zusätzlich bilden sich noch der erste, zweite und dritte Molar. Sie werden auch als **Zuwachszähne** bezeichnet.

Die Entwicklung des ersten Molaren beginnt früher als die Entwicklung der Ersatzzähne. Noch im Mutterleib wird der erste Molar angelegt. Er erreicht das Glockenstadium ca. im sechsten Schwangerschaftsmonat.

Kurz vor der Geburt bildet sich am ersten Molar schon Dentin.

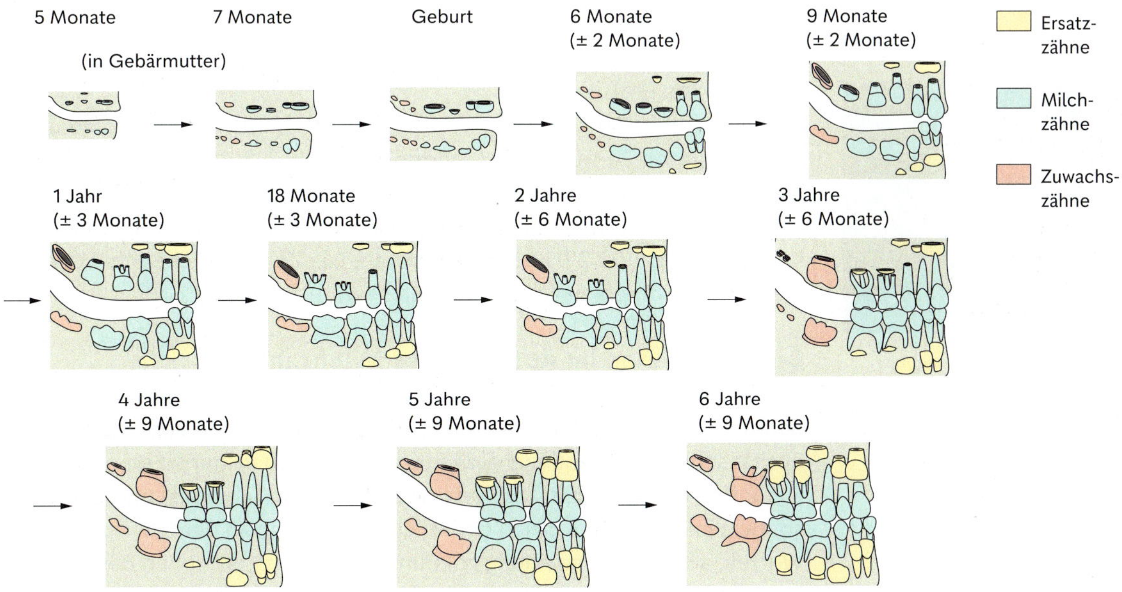

Abb. 2 Dentitionstabelle nach Schour und Massler

1.2.2 Gebissentwicklung

Man unterscheidet Milchgebiss, Wechselgebiss und bleibendes Gebiss.

Durchbrechende Zähne	Alter
71, 81	6–8 Monate
51, 61	8–10 Monate
52, 62, 72, 82	10–14 Monate
54, 64, 74, 84	14–18 Monate
53, 63, 73, 83	18–24 Monate
55, 65, 75, 85	24–30 Monate

Tab. 1 Durchbruchszeiten der Milchzähne

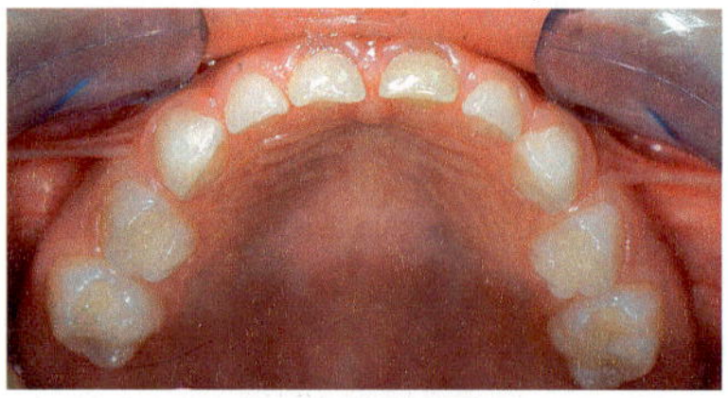

Abb. 1 Milchgebiss (Oberkiefer)

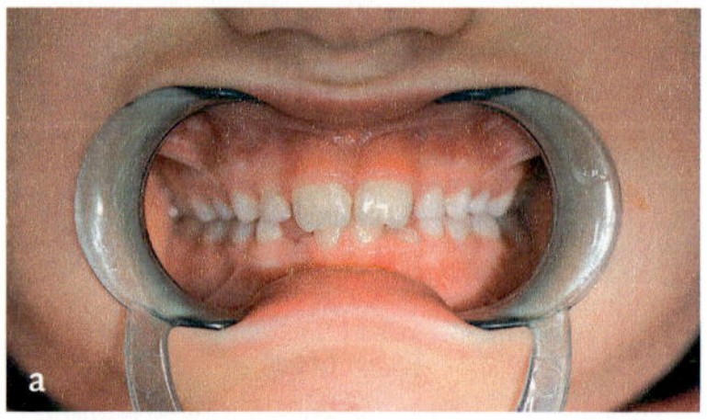

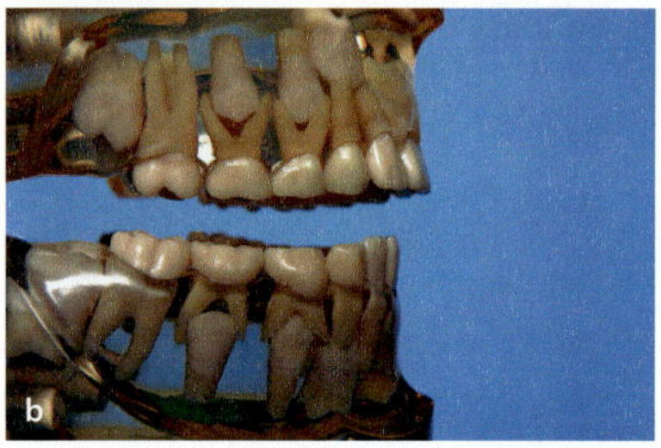

Abb. 2 Wechselgebiss. a) Wechselgebiss (bleibende Zähne 16, 11, 21, 26, 36, 32 [im Durchbruch], 31, 41, 46); b) Modell eines Wechselgebisses

Milchgebiss

Bei der Geburt ist der Mensch normalerweise zahnlos. Im Alter von 6 bis 8 Monaten brechen die ersten Milchzähne durch. Das vollständige Milchgebiss ist im Alter von 24 bis 30 Monaten vorhanden. Da in Bezug auf den Zeitpunkt des Zahndurchbruchs größere Schwankungen möglich sind, handelt es sich hier um Durchschnittswerte. →Tab. 1, Abb. 1. Es folgt nun die Gebrauchsperiode der Milchzähne. Milchzähne nutzen sich im Bereich der Kauflächen und Inzisalkanten stark ab. Dies bezeichnet man als Abrasion. Durch das Wachstum der Kieferknochen kommt es zu einer Lückenbildung im Frontbereich der Milchzähne. Da die bleibenden Zähne breiter als die Milchzähne sind, wird hier schon für die bleibenden Zähne Platz geschaffen. Diese Platzhalterfunktion der Milchzähne ist sehr wichtig, es kann bei vorzeitigem Verlust von Milchzähnen zu einem Zahnengstand im bleibenden Gebiss kommen.

Wechselgebiss

Die Zeit des Übergangs vom Milchgebiss zum bleibenden Gebiss wird als **Wechselgebiss-Periode** bezeichnet →Abb. 2. Im Kieferknochen unter den Milchzähnen liegen die bleibenden Zähne. In der Wechselgebiss-Periode lösen spezielle Zellen immer mehr die Wurzeln der Milchzähne auf. Diesen Vorgang bezeichnet man als **Resorption**. Dadurch verlieren die Milchzähne ihren Halt, fangen an zu wackeln und fallen heraus. Beim Zahnwechsel brechen sowohl die Ersatzzähne als auch die Zuwachszähne durch. Der Zahnwechsel beginnt für die Eltern meist unbemerkt, da der erste bleibende Molar durchbricht, ohne dass ein Milchzahn locker wird. Dies geschieht im Alter von sechs Jahren und damit beginnt die Wechselgebiss-Periode. Deshalb werden die ersten bleibenden Molaren auch als **Sechsjahrmolaren** bezeichnet.

Bleibendes Gebiss

Die bleibenden Zähne erscheinen in einer bestimmten Reihenfolge und zu bestimmten Zeiten in der Mundhöhle →Tab. 1, S. 111. Mit ca. zwölf Jahren brechen die zweiten Molaren durch und der Gebisswechsel (ohne Weisheitszähne) ist vollzogen. Die Weisheitszähne brechen zwischen dem 18. und 22. Lebensjahr durch. Die Zähne brechen im Unterkiefer früher durch als im Oberkiefer.

Besonderheiten im Aufbau eines Milchzahnes

Im Vergleich zu den bleibenden Zähnen ist bei den Milchzähnen der Schmelz sehr dünn, teils prismenlos und weniger mineralisiert. Das Dentin besitzt sehr große Dentinkanälchen und bietet den Bakterien somit eine bis zu fünffach größere Eintrittspforte. Die Pulpa ist voluminöser und liegt besonders im mesialen Bereich der Milchmolaren nah an der Oberfläche. Die Wurzeln sind grazil und häufig gekrümmt. Diese anatomischen Besonderheiten müssen bei der Therapie der Milchzähne berücksichtigt werden.

Aufbau der Zähne und deren Entwicklung

Bei Jungen ist der Zahnwechsel im Allgemeinen etwas später als bei Mädchen. Die Durchbruchszeiten der bleibenden Zähne sind größeren Schwankungen ausgesetzt als die der Milchzähne. Abweichungen von der normalen Durchbruchszeit sind möglich.

Mit dem Zahndurchbruch ist das Wurzelwachstum noch nicht abgeschlossen. Bis sich eine Wurzelspitze ausgebildet hat, dauert es noch einige Zeit.

Durchbrechende Zähne	Alter
46, 36 16, 26 31, 41	6 Jahre
11, 21 32, 42	7 Jahre
12, 22	8 Jahre
33, 43 14, 24 34, 44	10 Jahre
15, 25 35, 45 13, 23	11 Jahre
17, 27 37, 47	12 Jahre
18, 28 38, 48	18–22 Jahre

Tab. 1 Durchbruchszeiten der bleibenden Zähne

Terminologie: Aufbau der Zähne

Abrasion, die **abradieren**	Abrieb oder Verschleiß durch mechanische Einwirkung, z. B. der Zähne durch das Kauen
Ameloblast, der (= Adamantoblast)	schmelzbildende Zelle; Ameloblasten gehen nach dem Zahndurchbruch zugrunde, daher kann Zahnschmelz danach nicht mehr gebildet werden
Dentition, die	Zahndurchbruch
Foramen apicale, das (= Foramen apikale, Foramen apicis dentis)	Loch an der Wurzelspitze, durch das Nerven, Blut- und Lymphgefäße in die Pulpa eintreten
Histologie, die	Lehre von den Geweben des Körpers
makroskopisch	mit bloßem Auge sichtbar
mikroskopisch	nicht mit bloßem Auge, nur mit dem Mikroskop sichtbar
Odontoblast, der	dentinbildende Zelle; Odontoblasten liegen in der äußersten Schicht der Pulpa; Ausläufer der Odontoblasten ziehen in das Dentin; Dentin kann ein Leben lang gebildet werden.
Odontoblastenfortsatz, der (= Tomes-Faser)	Fortsatz der dentinbildenden Zelle; Odontoblastenfortsätze ziehen über die Dentinkanälchen ins Dentin.
Resorption, die	Aufnahme von ...
Tomes-Faser, die	s. Odontoblastenfortsatz
Zementoblast, der	zementbildende Zelle; Zementoblasten sind zeitlebens vorhanden, somit kann Zement immer gebildet werden

Aufgaben

1 Nennen Sie die Durchbruchszeiten der Milchzähne.

2 Welche Zahnhartsubstanzen können ein Leben lang gebildet werden?

3 Warum spricht man bei Dentin und Pulpa auch von einer Pulpa-Dentin-Einheit?

4 Welches ist die härteste Substanz in unserem Körper?

2 Allgemeine Untersuchungsmethoden

Zur Behandlung gehören **Anamnese**, **Befunderhebung**, **Diagnose** und **Therapie**.

2.1 Anamnese

Anamnese →S. 28

Über die Anamnese erfährt der Zahnarzt die Vorgeschichte des Patienten in Bezug auf seine Erkrankungen. Meist wird sie über einen Anamnesebogen erhoben und der Patient wird über Medikamente, Erkrankungen und Risikofaktoren befragt.

2.2 Befunderhebung

Untersuchungsmethoden	
Inspektion	= Betrachten
Palpation	= Tasten
Perkussion	= Beklopfen
Auskultation	= Abhören

Bei einer Befunderhebung werden alle Ergebnisse festgehalten, die bei den Untersuchungen festgestellt werden. Man unterscheidet zwischen einem **allgemeinen** und einem **speziellen** Befund.

2.2.1 Allgemeiner Befund

In der Regel wird in der Zahnarztpraxis nicht der ganze Körper untersucht. Man beschränkt sich auf die Untersuchung des Kopf- bzw. Gesichtsbereiches. Es können jedoch auch schwerwiegende Allgemeinerkrankungen in der Zahnarztpraxis festgestellt werden. In diesen Fällen sollte der Patient an die entsprechenden Fachärzte überwiesen werden. Die ganzheitliche Zahnheilkunde sieht die Zähne, das Gebiss, das Kiefergelenk und die Kaumuskulatur im Einklang mit dem restlichen Körper. Hier werden auch allgemeine Befunde untersucht, die durch Zahnerkrankungen verursacht werden können.

2.2.2 Spezieller Befund

Man kann den speziellen Befund in einen **extraoralen** und **intraoralen** Befund aufteilen.

Der **extraorale Befund** umfasst:
- Die Inspektion des Kopf- und Halsbereiches. Dabei wird z. B. auf Hautveränderungen und Schwellungen geachtet.
- Die Palpation der Kaumuskulatur und des Kiefergelenks. Dabei wird v. a. auf Verspannungen oder Druckschmerzen geachtet. Die Palpation von vergrößerten Lymphknoten kann auf Entzündungen hindeuten. Die Auskultation der Kiefergelenke wird selten durchgeführt. Man kann aber mithilfe eines Stethoskops das Kiefergelenk auskultieren. Reibegeräusche oder ein Knacken beim Öffnen und Schließen des Mundes können auf Kiefergelenkschäden hindeuten.

Der **intraorale Befund** umfasst:
- Die Inspektion der gesamten Schleimhaut der Mundhöhle, der Zunge, des Mundbodens, des Rachens und der Lippen.
- Eventuell die Palpation der Ausgänge der Speicheldrüsen.
- Die Erfassung des Zahnstatus. Dazu werden die Zähne systematisch untersucht und fehlende, kariöse und zerstörte Zähne in ein Zahnschema eingetragen. Zahnstein und Mundkrankheiten werden erfasst. Ferner können Anomalien der Zahnstellung, vorhandene Kronen und Brücken, herausnehmbarer Zahnersatz, Implantate, Zahnfüllungen, Lockerungsgrade der Zähne und im Durchbruch befindliche Zähne erfasst werden.

Zahnschemata →S. 54

– Eine Vitalitäts- oder eine Perkussionsprüfung, die ergänzend durchgeführt werden kann.
– Röntgenbilder, welche die Befunderhebung unterstützen.

Vitalitätsprobe und Perkussionsprüfung →S. 204

Für eine Befunderhebung in der Kieferorthopädie und Parodontologie werden noch weitere Untersuchungsmethoden durchgeführt. Unter einem funktionellen Befund versteht man die spezielle Untersuchung des Kiefergelenks, der Kaumuskulatur sowie der Okklusions- und Artikulationsbewegungen.

kieferorthopädische Befundherhebung →S. 402

Befunderhebung in der Parodontologie →S. 319

2.3 Diagnose

Unter einer Diagnose versteht man die Zuordnung einer gesundheitlichen Störung zu einem Krankheitsbegriff. Der Zahnarzt ordnet die Erkenntnisse aus der **Anamnese** und der **Befunderhebung** einem Krankheitsbild zu und benennt dieses.

Eine Diagnose darf nicht mit der **Diagnostik** verwechselt werden. Die Diagnostik ist eine Sammelbezeichnung für alle Verfahren, die zur Abklärung einer Krankheitsursache angewendet werden, z. B. Anamnese, Röntgenbilder, Vitalitätsprobe. Aus den Ergebnissen der Diagnostik kann eine Diagnose gestellt werden.

Beispiel
Die Befunderhebung ergab am Zahn 11 ein geschwollenes, gerötetes und leicht blutendes Zahnfleisch. Der Zahn ist nicht kariös und das Röntgenbild zeigt keinen Knochenabbau. Außerdem lässt sich bei dem Patienten eine unzureichende Mundhygiene feststellen:
Diagnose: Gingivitis (Zahnfleischentzündung) am Zahn 11

2.4 Therapie

Jede Erkrankung wird nach einem festgelegten Schema behandelt (therapiert). Auf der Basis der Diagnose erfolgt die **Therapie** nach einem auf den Patienten abgestimmten **Therapieplan**. Bei größeren Behandlungen sollte dieser Therapieplan notiert und in Behandlungssitzungen unterteilt werden. Außerdem sollte notiert werden, wie viel Zeit für jede Behandlungssitzung notwendig ist. Nur so kann eine systematische Termin- und Behandlungsplanung in der Praxis erfolgen.

Terminologie: Allgemeine Untersuchungsmethoden

Auskultation, die	Untersuchung durch Abhorchen der im Körper entstehenden Geräusche und Töne, meist mit einem Stethoskop
Diagnose, die	Zuordnung einer gesundheitlichen Störung zu einem Krankheitsbegriff
Diagnostik, die	Sammelbezeichnung für alle Verfahren, die zur Abklärung einer Krankheitsursache angewendet werden, z. B. Anamnese, Röntgenbilder, Vitalitätsprobe
Inspektion, die	äußerliche Untersuchung eines Patienten durch Betrachten
Palpation, die	Untersuchung durch Betasten
Perkussion, die	Untersuchung durch Beklopfen der Körperoberfläche
Therapie, die	Behandlung von Erkrankungen

Aufgaben

1 Nennen Sie vier Schritte, die zur Behandlung eines Patienten gehören.

2 Nennen Sie vier Untersuchungsmethoden, die beim intraoralen Befund erfasst werden.

3 Worin besteht der Unterschied zwischen einer Diagnose und der Diagnostik?

3 Karies

Video
Entstehung von Karies

Karies, auch Zahnfäule genannt, ist die häufigste Erkrankung der Zahnhartsubstanzen. Karies ist eine örtliche Infektionserkrankung, die eng mit einer zuckerhaltigen Ernährung zusammenhängt und daher eine zivilisationsbedingte Komponente hat. Sie führt, wenn man die Ursache nicht beseitigt, zu einem fortschreitenden, nicht rückführbaren Zahnhartsubstanzverlust. Schreitet der kariöse Angriff bis in die Nähe der Pulpa fort, so kann dies zu Pulpaerkrankungen und zu massiven Beschwerden führen. Daher müssen die kariöse Zerstörung beseitigt und verlorene Zahnhartsubstanz ersetzt werden, um den Zahn erhalten zu können.

3.1 Kariesentstehung

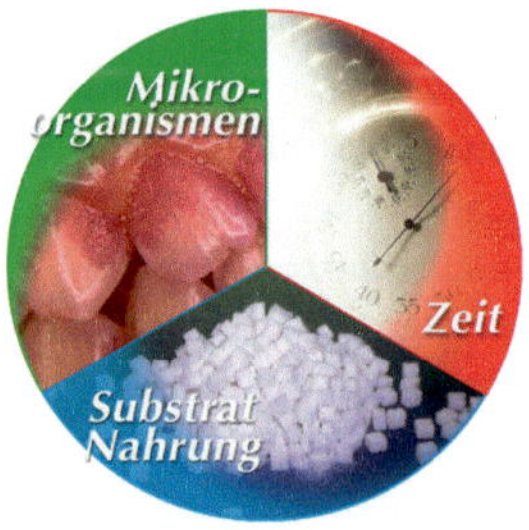

Abb. 1 Ätiologie der Karies

Die Lehre von der Entstehung einer Erkrankung wird auch als **Ätiologie** bezeichnet. Die Theorie der Ätiologie der Karies wurde von Miller 1898 erstmals vorgestellt. Drei Faktoren müssen auf den Zahn einwirken: Mikroorganismen (speziell Bakterien), **Substrat** (Nahrung) und Zeit →Abb. 1.
Der Mensch verstoffwechselt Nahrung, um daraus Energie zu gewinnen. Als Endprodukte entstehen dabei seine Exkremente Urin und Stuhl. Auch **Bakterien** verstoffwechseln **Nahrung** (**Substrat**) zur Energiegewinnung. Ihr Stoffwechselprodukt ist jedoch Säure. Erreicht diese Säure eine gewisse Stärke, so werden dem Zahn Mineralien entzogen (Demineralisation). Hält die Demineralisation einige **Zeit** an, so entsteht Karies. Neben diesen drei Hauptfaktoren gibt es zahlreiche **sekundäre Faktoren**, welche die Entstehung und das Voranschreiten einer kariösen Schädigung des Zahnes beeinflussen können.

3.1.1 Primäre Faktoren der Kariesentstehung

Plaque

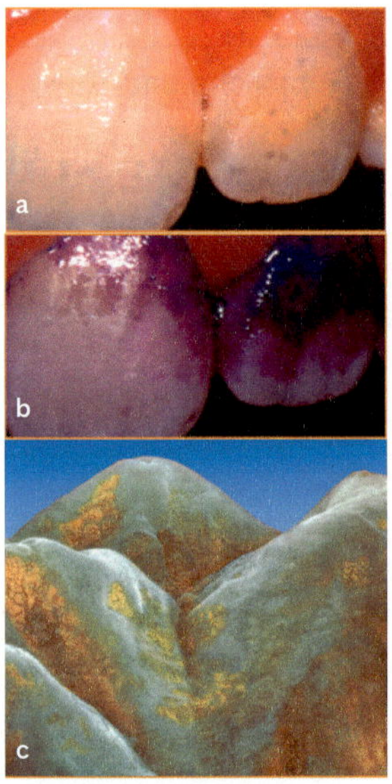

Abb. 2 Plaque. a) an den Schneidezähnen; b) angefärbt; c) in den Fissuren eines Molaren

Plaque ist ein strukturierter, zäher, nicht mehr abspülbarer Zahnbelag →Abb. 2. Sie besteht aus **Speichelbestandteilen**, **Bakterien** und **deren Stoffwechselprodukten** und aus **Nahrungsresten**. Die ursächlichen Faktoren der Karies, Bakterien und Substrat, sind also in der Plaque enthalten. Plaque kann nur noch durch gründliches Zähneputzen entfernt werden. Deshalb bildet sich gerade dort Karies, wo die Plaque schwer entfernt werden kann. Diese Stellen werden als Prädilektionsstellen bezeichnet und sind z. B. Fissuren und Grübchen, Approximalflächen, freiliegende Wurzeln, verschachtelte Zähne und nicht korrekt gestaltete Füllungs- und Kronenränder.

Bildung der Plaque und weiterer Zahnbeläge
Auf einer gereinigten Zahnoberfläche bildet sich aus den Eiweißen des Speichels nach einiger Zeit ein Zahnoberhäutchen (acquired pellicle). An dieses Pellicle haften sich innerhalb weniger Stunden Bakterien, die die Kohlenhydrate der Nahrungsreste in der Mundhöhle verstoffwechseln. Überschüsse speichern die Bakterien innerhalb und außerhalb der Bakterienzelle. Dadurch wird die Plaque immer klebriger. Die Plaque kann nun nur noch mechanisch durch das Zähneputzen vom Zahn entfernt werden.

Weitere Zahnbeläge sind food debris, Materia alba, Zahnstein und Konkremente →Tab. 1.

Zahnbeläge	Beschaffenheit des Belags	Entfernbarkeit
food debris	weicher Belag aus Speiseresten	abspülbar
Materia alba	weißlicher, weicher Belag aus Bakterien, weißen Blutkörperchen und Zellresten	abspülbar
Plaque	strukturierter, zäher, nicht mehr abspülbarer Belag aus Speichelbestandteilen, Bakterien und Nahrungsresten	mit der Zahnbürste abputzbar
Zahnstein	fester, gut haftender Belag, entsteht durch Verkalkung der Plaque über Kalksalze des Speichels	nur noch abkratzbar
Konkremente	subgingivaler Zahnstein	nur noch abkratzbar

Tab. 1 Arten von Zahnbelägen

Video

Die Mundschleimhaut und die verschiedenen Zahnbeläge

Bakterien in der Plaque

Karies kann durch unterschiedliche Bakterienarten entstehen. Die wichtigsten Eigenschaften **kariogener** (Karies verursachender) Bakterien sind Säurebildung, Säuretoleranz (auch stärker konzentrierte Säure tötet die Bakterien nicht ab) und die Fähigkeit, außerhalb und innerhalb der Bakterienzelle Mehrfachzucker (Polysaccharide) bilden zu können. Durch die Mehrfachzucker außerhalb der Bakterienzelle wird die Plaque besonders klebrig. Durch die Mehrfachzucker in der Bakterienzelle legen sich die Bakterien einen Nahrungsvorrat für Notzeiten an. Eine Bakterienart, die diese Eigenschaften besonders gut erfüllt und daher sehr kariogen ist, wird als **Streptococcus mutans** bezeichnet. Aber auch **Laktobazillen** können Karies verursachen.

Die Mundhöhle ist nicht steril, jeder Mensch hat Bakterien in der Mundhöhle. Dies wird auch als **Mundflora** bezeichnet. Die Menge der unterschiedlichen Bakterien ist jedoch bei jedem Menschen unterschiedlich. Nach heutigem Kenntnisstand gehört Streptococcus mutans nicht zur normalen Mundflora. Er wird über den Speichel übertragen. Man infiziert sich also mit kariogenen Bakterien. Menschen mit einem hohen Anteil an kariogenen Bakterien (Streptococcus mutans, Laktobazillen) haben somit ein höheres Kariesrisiko.

Substrat und Kariesbildung

Die kariogenen Bakterien verstoffwechseln sogenannte niedermolekulare Kohlenhydrate, wie z. B. Saccharose, Glukose, Fruktose und Laktose. Unser Haushaltszucker (Saccharose, Rübenzucker) kann von den Bakterien der Mundhöhle am besten umgesetzt werden und ist daher besonders kariogen.

Die Kohlenhydrate werden von den Bakterien zu Säuren verstoffwechselt. Ab einem pH-Wert von ca. 5,5 und kleiner werden dem Zahnschmelz dabei Mineralien (vor allem Kalzium, Phosphationen und Fluoride) entzogen. Dies bezeichnet man als **Demineralisation**. Diese findet bei Wurzeldentin und Wurzelzement ab einem pH-Wert von ca. 6,5 und kleiner statt.

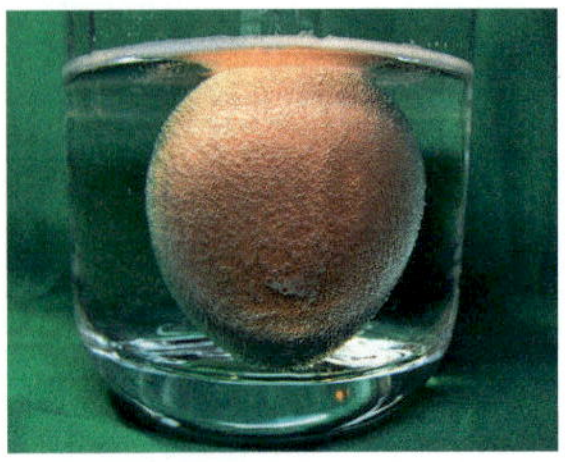

Abb. 1 Beispiel für die Demineralisation; ein Ei in Essigsäure

Man kann dies mit einem Versuch verdeutlichen: Bei einem Ei, das in Essigsäure liegt, sind kleine Bläschen sichtbar →Abb. 1. Mit der Zeit löst sich die Eierschale auf. Die Essigsäure entzieht der Eierschale Mineralien, dabei entsteht Kohlendioxid, das in kleinen Bläschen aufsteigt.

Exkurs

Der pH-Wert

Der Begriff „pH" ist die Abkürzung für „potentia hydrogenii" (= Stärke des Wasserstoffs) oder „pondus hydrogenii" (= Gewicht des Wasserstoffs), da sich die Angaben immer auf die Konzentration der Wasserstoffionen in einer Lösung beziehen. Der pH-Wert ist eine Zahlangabe von 0 bis 14. Bei pH = 7 ist die Lösung neutral →Abb. 2, sie enthält genauso viele Wasserstoffionen wie Hydroxidionen. Ist der pH-Wert kleiner als 7, handelt es sich um eine saure Lösung. Je kleiner die Zahl, desto mehr Wasserstoffionen enthält die Lösung. Von einem alkalischen pH-Wert spricht man bei einem pH-Wert, der größer als 7 ist.
Je größer die Zahl, desto mehr Hydroxidionen enthält die Lösung. Statt „basisch" sagt ein Chemiker oft auch „alkalisch".

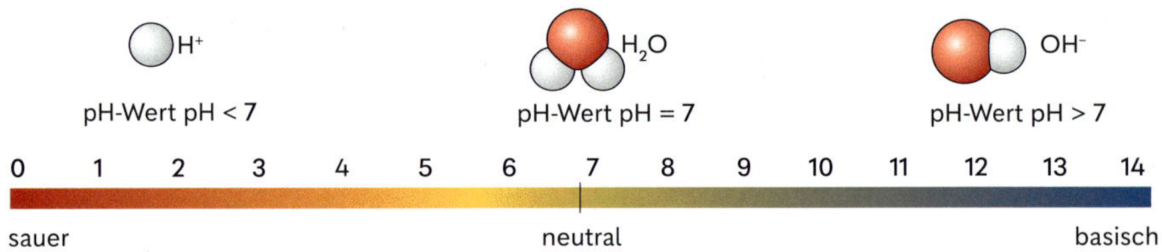

Abb. 2 Der pH-Wert einer Lösung von sauer bis basisch

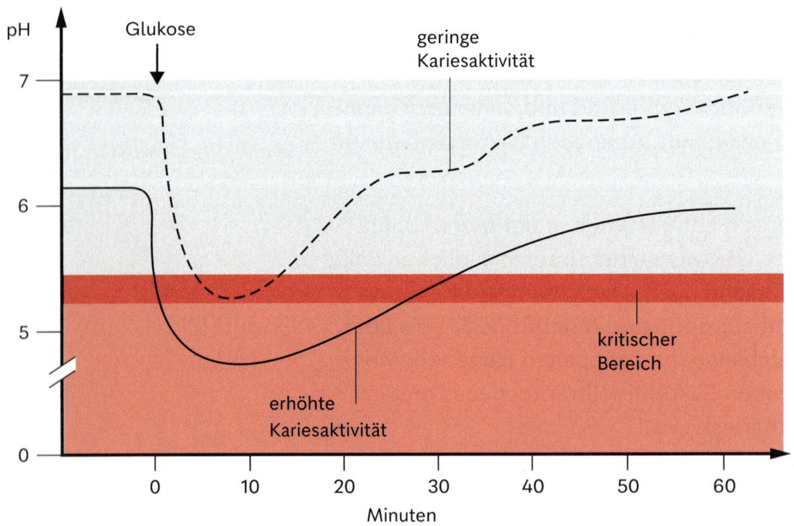

Abb. 3 pH-Wert-Verlauf bei Personen mit erhöhter und geringer Kariesaktivität

Entscheidend für eine kariöse Schädigung (Läsion) am Zahn ist, **wie lange** die saure Lösung am Zahn einwirken kann. Anders ausgedrückt, wie lange der pH-Wert am Zahn sich in seinem kritischen Bereich (pH ≤ 5,5 für Zahnschmelz) befindet. Sobald der kritische pH-Wert unterschritten ist, werden dem Zahn Mineralien entzogen. Eine häufige Demineralisation an einer Stelle am Zahn führt zu einer sichtbaren kariösen Läsion.

Unterschiedliche Faktoren haben einen Einfluss auf die Dauer der Überschreitung des kritischen pH-Wertes. Der Einfluss der Plaquemenge lässt sich an einem Versuch verdeutlichen →Abb. 3. Die gleiche Zufuhr von Kohlenhydraten führt bei Personen mit geringerer Plaquemenge und damit geringerer Bakterienanzahl zu einem kürzeren Abfall des pH-Wertes in den kritischen Bereich als bei Personen mit einer höheren Plaquemenge. Bei Personen mit erhöhter Kariesaktivität (vermehrt Plaque und Bakterien) bleibt er fast 30 Minuten im kritischen Bereich. So lange werden die Zähne demineralisiert und Karies kann sich vermehrt bilden.

3.1.2 Sekundäre Faktoren der Kariesentstehung

Es gibt einige Faktoren, die sich positiv oder negativ auf die Entstehung von Karies auswirken. Diese Faktoren können nicht verhindern, dass Karies entsteht, aber die Bildung einer kariösen Läsion beschleunigen oder verlangsamen. Damit ist auch zu erklären, dass manche Menschen kariesanfälliger sind, obwohl sie vielleicht ihre Mundhygiene ebenso gut wie andere Menschen betreiben.

Speichel

Die drei großen paarigen Speicheldrüsen produzieren gemeinsam mit den kleinen Speicheldrüsen täglich ca. 0,5–1 Liter Speichel.

Speicheldrüsen →S. 42

Der Speichelfluss unterliegt einem täglichen Rhythmus. Nachts wird weniger Speichel produziert als tagsüber. Auch wird der Speichelfluss durch emotionale und psychische Faktoren beeinflusst. Durch Kautätigkeit und Reizung der Geschmacksrezeptoren wird der Speichelfluss angeregt.

Zu einer Verminderung des Speichelflusses und damit einer Mundtrockenheit (Xerostomie) kann es durch Medikamenteneinnahme (z. B. Psychopharmaka, Appetitzügler, blutdrucksenkende Mittel), verschiedene Erkrankungen (z. B. Diabetes mellitus, Speicheldrüsenerkrankungen) und durch Bestrahlungstherapie wegen Tumoren im Kopf-Hals-Bereich kommen.

Merke

Bestandteile des Speichels
- 99 % Wasser
- Mineralien (Natrium, Kalzium, Phosphat, Kalium, Chlor, Fluorid)
- Eiweiße (Schleimstoffe, Amylase)
- Bakterien
- abgeschilferte Epithelzellen, Blutzellen

Für die Zähne sind folgende Eigenschaften des Speichels von Bedeutung:
- Der Speichel kann zwar nicht die Plaque, aber Nahrungsreste vom Zahn spülen. Außerdem können Säuren verdünnt werden. Dies wird als **Spülfunktion** bezeichnet. Die Möglichkeit, Säuren zu verdünnen, nimmt aber mit zunehmender Dicke der Plaque ab.
- Bestandteile des Speichels können Säuren neutralisieren. Dies wird als **Pufferung von Säuren** bezeichnet. Speichel hat einen pH-Wert von 6,5–6,9. Die Pufferkapazität, also die Fähigkeit des Speichels, Säuren zu neutralisieren, ist von Patienten zu Patienten verschieden.
- Speichel ist eine kalzium-, phosphat- und fluoridhaltige Lösung. Die beim Säureangriff auf den Zahn entnommenen Mineralien (Demineralisation) können aus dem Speichel dem Zahn wieder zurückgegeben werden (**Remineralisation**). Tatsächlich findet auf der Zahnoberfläche ein ständiger Austausch zwischen Mineralien, die dem Zahn entzogen werden, und Mineralien, die aus dem Speichel dem Zahn zugefügt werden, statt. Ist dieses Verhältnis im Gleichgewicht, so entsteht keine Karies. Findet nun aber vermehrt ein Säureangriff statt, so kommt es zu einer verstärkten Demineralisation, die nicht mehr durch Remineralisation behoben werden kann. Eine kariöse Läsion entsteht.

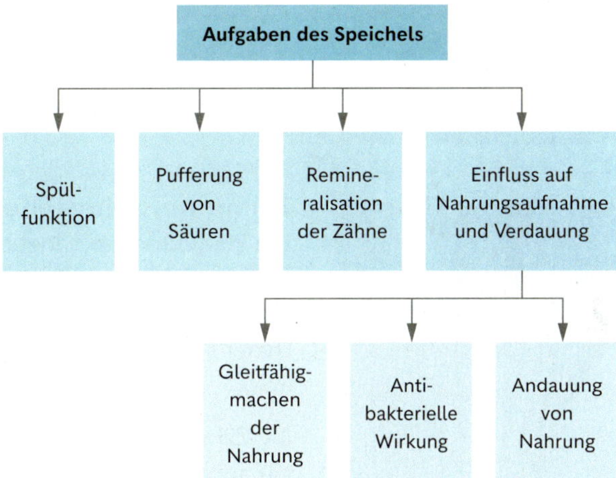

Abb. 1 Aufgaben des Speichels

Video

Zusammensetzung und Funktionen von Speichel

Außerdem feuchtet der Speichel unsere Nahrung an und Schleimstoffe (Muzine) wirken auf sie ein. Dadurch können wir die Nahrung schlucken. Enzyme im Speichel helfen bei der Verdauung mit. So leitet z. B. das Enzym α-Amylase den Abbau von Stärke ein. Deshalb schmeckt Brot süß, wenn man es lange kaut. Auch hat Speichel eine antibakterielle Wirkung.

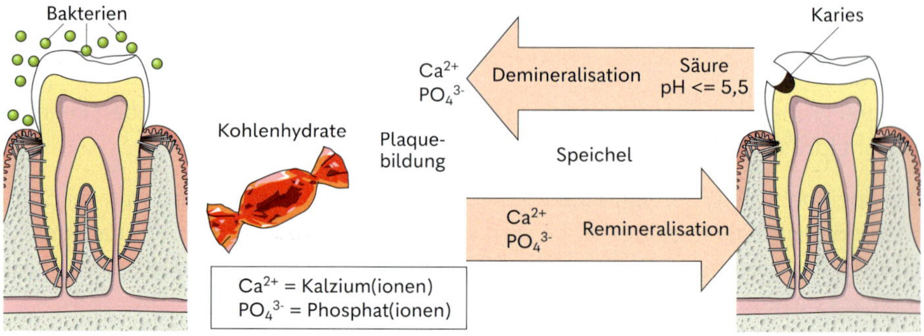

Abb. 1 Zusammenhänge bei der Kariesentstehung

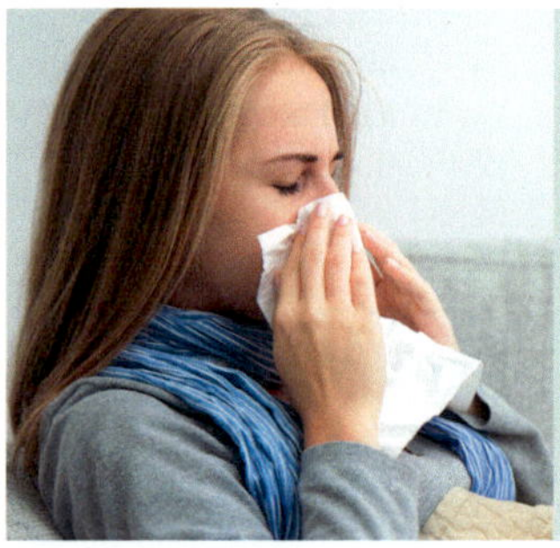

Exkurs

Mundatmung vermindert den Speichelfluss

Eine beschwerte oder behinderte Nasenatmung, z. B. durch Nasenpolypen oder Schnupfen, führt zur Mundatmung. Weitere Ursachen können ein unzureichender Lippenschluss oder eine schlechte Angewohnheit sein. Durch Mundatmung trocknet der Mund aus. Der fehlende Speichelfluss lässt Karies viel schneller entstehen. Außerdem fehlt bei Kindern im Wachstumsalter der Reiz der Mundmuskulatur und es entsteht ein Ungleichgewicht zwischen Zungen, Wangen und Lippenmuskulatur. Die Folgen sind ein hoher schmaler Gaumen mit Schmalkiefer.

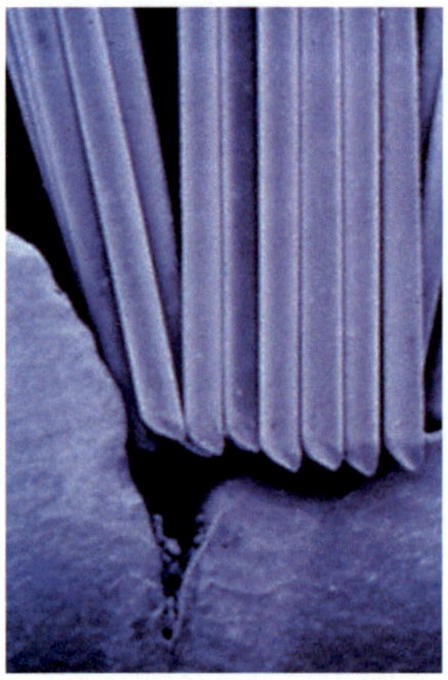

Abb. 2 Rasterelektronenmikroskopische Aufnahme einer Zahnbürste und einer tiefen Fissur. Die Zahnbürste kann in die tiefe Fissur nicht eindringen

Zahnform, Zahnstellung und Zahnstruktur

Die Plaquemenge hängt entscheidend von der Mundhygiene ab. Plaque kann sich dort gut bilden, wo Bakterien sich gut anhaften können. Dies ist vor allem an rauen Oberflächen, die durch die Mundhygiene schwer zu erreichen sind, möglich. Daher spielen die individuelle Zahnform, Zahnstellung und Zahnstruktur eine Rolle.

Bei Zähnen mit tiefen Fissuren kann sich mehr Plaque ansammeln →Abb. 2. Dies gilt auch für engstehende, verschachtelte Zähne oder noch nicht vollständig durchgebrochene Zähne. Auch können z. B. Schädigungen in der Zahnentwicklung die Zahnhartsubstanzen rauer und weniger widerstandsfähig gegen Säureangriffe machen.

Gerade solche Patienten müssen in der häuslichen Mundhygiene vermehrt unterstützt werden.

Individuelle Besonderheiten

Entscheidend für die Kariesanfälligkeit sind auch individuelle Angewohnheiten. Ein Patient wird kariesanfälliger sein, wenn er z. B.

- häufig am Tag Nahrung aufnimmt, da mehrmals am Tag ein Säureangriff unter dem kritischen pH-Wert erfolgt,
- nur morgens und mittags die Zähne putzt, da gerade nachts der Speichelfluss sinkt und davor die Plaque entfernt werden sollte,
- sich häufig von stark säurehaltigen Getränken oder Nahrungsmitteln ernährt, da dadurch der pH-Wert der Plaque schon ohne Stoffwechseltätigkeit der Bakterien abnimmt,
- beruflich mit stark säurehaltigen Materialien zu tun hat.

Fördernde Faktoren	Hemmende Faktoren
– häufiger Verzehr niedermolekularer Kohlenhydrate (z. B. Glukose) – große Plaquemenge, falsche Mundhygiene – hoher Anteil an Kariesbakterien – Zahnfehlstellungen – Mundatmung – geringer Speichelfluss – geringe Pufferkapazität des Speichels	– kariesbewusste Ernährung – richtige Mundhygiene – geringer Anteil an Kariesbakterien – hoher Speichelfluss – hohe Pufferkapazität des Speichels – regelmäßige Zahnarztbesuche – Fluoridierung

Tab. 1 Individuelles Kariesrisiko: einige fördernde und hemmende Faktoren

3.2 Erosionen

Zahnhartsubstanzdefekte, welche nur durch die Einwirkung von direkten Säuren verursacht werden, ohne dass daran Bakterien beteiligt sind (indirekte Säuren), werden als Erosionen bezeichnet →Abb. 1.

Ist die Säureeinwirkung kurz und selten, kann die Zahnoberfläche durch die Mineralien des Speichels mineralisiert werden und es entsteht kein bleibender Defekt. Bei längeren und häufigeren Säureeinwirkungen, vor allem durch starke Säuren (pH < 5,5), entstehen jedoch Zahnhartsubstanzdefekte. Zusätzlich ist entscheidend, wie viel Speichel der Patient produzieren kann und wie gut die Pufferkapazität des Speichels ist.

Merke
Patienten, welche viele Erosionen haben, sollten Zahnpasten mit Zinnfluorid empfohlen werden.

	Flüssigkeit	pH-Wert
Körper	Magensaft	1,77
Nahrung	Orangensaft	3,5
	Apfelsaft	3,4
	Essig	3,2
	Grapefruitsaft	3,1
	Cola	2,5
	Zitronensaft	2,0

Tab. 2 pH-Werte einiger Flüssigkeiten

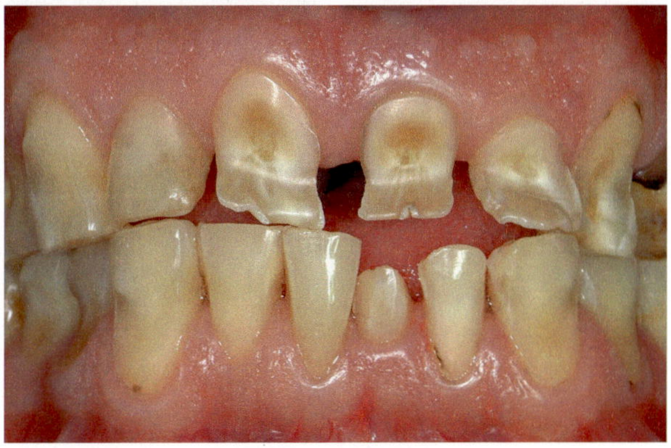

Abb. 1 Erosionen

Die Säuren können durch den häufigen Genuss von säurehaltigen Getränken, z. B. Fruchtsäfte, Sportlergetränke, Limonaden und Alkopops, durch saure Medikamente und Nahrungsmittel zugeführt werden. Aber auch häufiges Erbrechen des sauren Mageninhaltes, z. B. bei Bulimie, kann zu Zahnhartsubstanzverlusten führen.

3.3 Kariesverlauf

Der Kariesverlauf unterscheidet sich an der Zahnkrone geringfügig gegenüber dem Verlauf auf der Wurzeloberfläche.

3.3.1 Kariesverlauf an der Zahnkrone

Entfernt man die Plaque für einen längeren Zeitraum nicht, so wird oft eine weißliche, opake (lichtundurchlässige) Veränderung an der Schmelzoberfläche beobachtet. Dies bezeichnet man als **Initialkaries**, **Kreidefleck** oder **White spot** →Abb. 1a, 2. Bei der Initialkaries ist der Schmelz nur demineralisiert, die Zahnoberfläche ist noch intakt. Durch die Demineralisation verliert der Schmelz lokal seinen Glanz und bekommt ein weißliches Aussehen. Diese frühe Kariesform ist „heilbar", indem der Zahn durch Mineralien aus dem Speichel oder durch Fluoridierungsmaßnahmen remineralisiert wird.

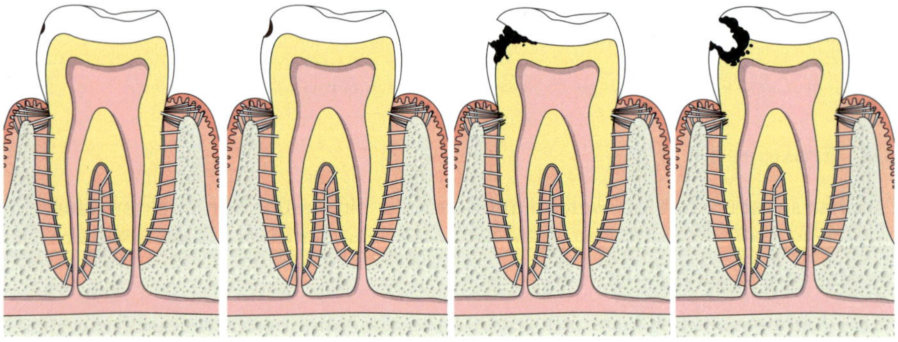

Abb. 1 Kariesverlauf. a) Initialkaries (White spot); b) Schmelzkaries (Caries superficialis); c) Dentinkaries (Caries media); d) tiefe Dentinkaries (Caries profunda)

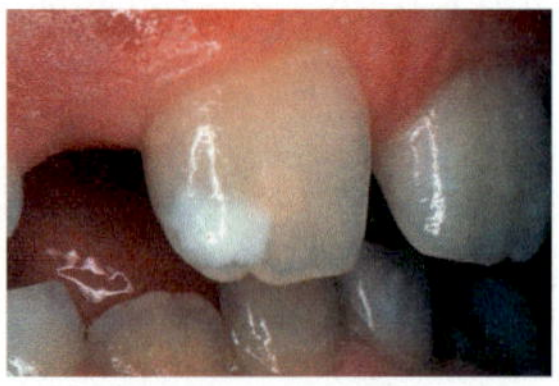

Abb. 2 Initialkaries

Überwiegen Demineralisationsprozesse, dann vertieft sich der Schmelzdefekt. Die anfänglich erhaltene Schmelzschicht bricht ein und es entsteht eine kariöse Läsion. Man spricht jetzt von einer **Caries superficialis** (Schmelzkaries; →Abb. 1b).

Die Bakterien können in die Läsion einwandern. Unbehandelt schreitet die Karies weiter fort. Sobald die Schmelz-Dentin-Grenze überschritten ist, spricht man von der **Caries media** (Dentinkaries; →Abb. 1c, S. 120). Im Dentin können sich die Bakterien entlang der Dentinkanälchen ausbreiten. Dadurch breitet sich die Karies im Gegensatz zum Schmelz breitflächig aus und unterminiert den Zahnschmelz. Es resultiert somit eine kegelförmige Gestalt der Karies, mit Basis an der Schmelz-Dentin-Grenze. Auch breitet sich die Karies im Dentin schneller aus, da Dentin weicher als Zahnschmelz ist.

Breitet sich die Karies bis zur Pulpa hin aus, sodass nur noch eine dünne Schicht gesundes Dentin über der Pulpa liegt, so spricht man von einer Caries profunda (tiefe Dentinkaries; →Abb. 1d, S. 120).

Erreicht die Karies die Schmelz-Dentin-Grenze, so führt dies schon zu einer Reaktion der Pulpa. Bakterielle Giftstoffe und Enzyme können die Odontoblastenfortsätze reizen. Die Pulpa-Dentin-Einheit will sich vor dem bakteriellen Angriff schützen und antwortet mit einer Tertiärdentinbildung an der Pulpa-Dentin-Grenze. Dringen Bakterien in die Pulpa ein, so kann dies zum Absterben der Pulpa führen →Abb. 1.

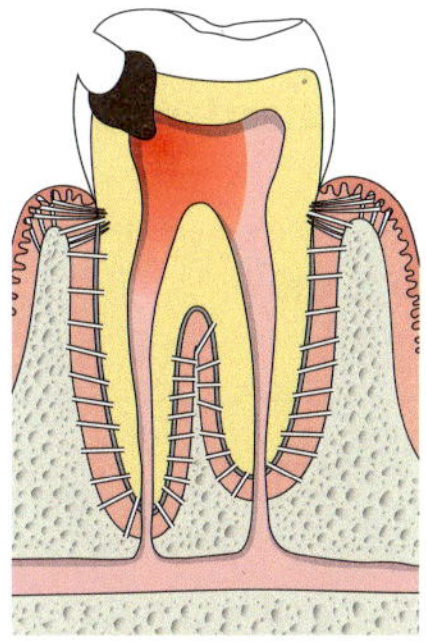

Abb. 1 Kariesbakterien dringen in die Pulpa ein.

3.3.2 Kariesverlauf an der Wurzeloberfläche

Liegen die Wurzeloberflächen frei, so kann es zu **Wurzelkaries** (Zementkaries) kommen →Abb. 2.

Dies ist häufig bei älteren Menschen der Fall. Wurzelkaries ähnelt der Schmelzkaries. Die Läsionen bleiben allerdings zunächst relativ flach, breiten sich jedoch oft ringförmig um die Wurzel aus.

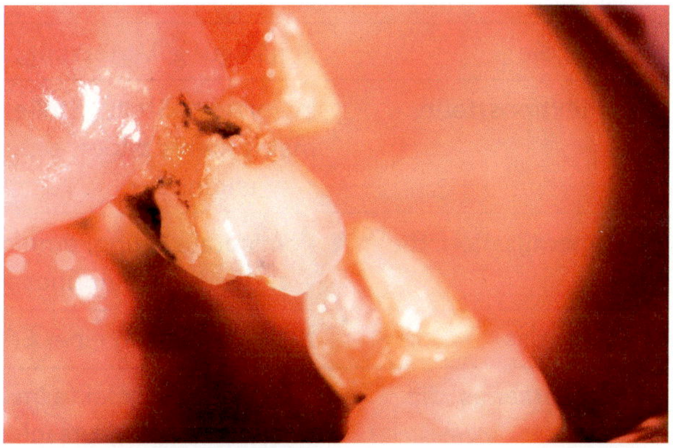

Abb. 2 Massive Wurzelkaries

3.4 Spezielle Kariesformen

Zu den speziellen Kariesformen gehören die **Sekundärkaries** und das **Kariesrezidiv**.

Unter einer **Sekundärkaries** versteht man neue kariöse Defekte im Randbereich von zahnärztlichen Restaurationen (z. B. Füllungen, Kronen; →Abb. 3). Ursache sind Randspalten oder Stufenbildungen zwischen Zahn und Restaurationsmaterial. In diesen Spalt können Bakterien gut eindringen und dort kariöse Defekte in Zahnschmelz und Dentin auslösen.

Unter einem Rezidiv versteht man ganz allgemein das Wiederauftreten einer Erkrankung. Ein **Kariesrezidiv** ist das „Wiederaufflammen“ einer Karies, die während einer zahnärztlichen Behandlung nicht ausreichend entfernt wurde.

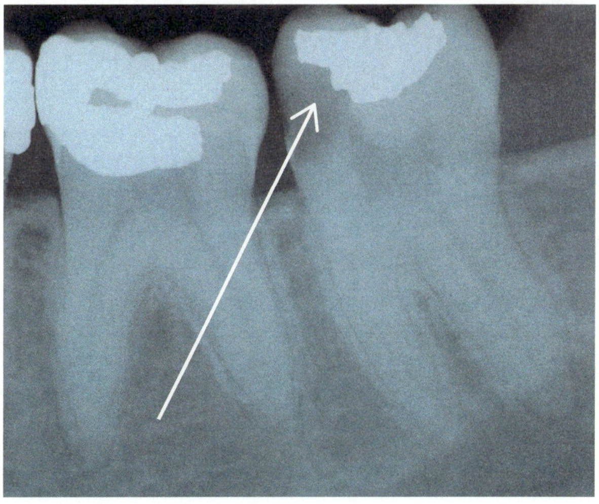

Abb. 3 Sekundärkaries (Pfeil)

Terminologie: Karies

Ätiologie, die	Lehre von den Ursachen einer Erkrankung
Caries superficialis	oberflächliche Karies, Schmelzkaries; Karies, die nur im Schmelz liegt
Caris media	mittlere Karies; Dentinkaries, die bis zur Mitte des Dentins geht
Caries profunda	tiefe Karies; Dentinkaries, die bis fast an die Pulpa geht
Demineralisation, die	Demineralisierung, Entmineralisierung, Entkalkung; durch einen Säureangriff (pH ≤ 5,5) werden den Zahnhartsubstanzen Mineralien entzogen
Erosion, die	Verlust der Zahnhartsubstanzen durch häufige direkte Einwirkung von Säuren, z. B. aus Obstsäften, Cola, Zitronensaft
Initialkaries, die	Kreidefleck, White spot, Initialläsion; erstes Kariesstadium; es kommt zu einer weißlich aussehenden Demineralisation des Schmelzes, bei der die Oberfläche noch intakt ist; Initialkaries ist durch Remineralisation reversibel
Karies, die	Zahnfäule; chemisch-parasitäre Zahnfäule infolge Demineralisation von Säuren, die beim Kohlenhydratabbau von Bakterien entstehen
kariogen	Karies hervorrufend
Läsion, die	Schädigung, Verletzung, Störung
Prädilektionsstelle, die	bevorzugte Stelle; Stelle, an der sich vermehrt Plaque ansammelt und somit vermehrt Karies bildet, z. B. Fissuren, Approximalräume, überstehende Füllungs- und Kronenränder
Remineralisation, die	Remineralisierung, erneute Verkalkung von demineralisierten Zahnhartsubstanzen, v. a. durch Kalziumphosphat aus dem Speichel
Rezidiv, das	Wiederauftreten einer Erkrankung, z. B. Kariesrezidiv
Sekundärkaries, die	neue kariöse Defekte im Randbereich von zahnärztlichen Restaurationen (z. B. Füllungen, Kronen); Ursache sind Randspalten oder Stufenbildungen zwischen Zahn und Restaurationsmaterial, wo sich Plaque festsetzen kann
Substrat, das	im Stoffwechsel umgesetzte Substanz bzw. umgesetzter Nährstoff
Xerostomie, die	trockene Mundhöhle, Mundtrockenheit

Aufgaben

1 Beschreiben Sie einem Patienten, wie Karies entsteht.

2 Zwei Patienten haben die gleiche Mundhygiene und damit gleiche Plaquemenge. Nennen Sie drei Gründe, warum bei einem von beiden Patienten Karies viel häufiger entstehen kann.

3 Nehmen Sie zu der Aussage Stellung: Meine Mutter hatte schon viel Karies. Dies habe ich von ihr vererbt bekommen.

4 Nennen Sie die Aufgaben des Speichels.

5 Beschreiben Sie den Kariesverlauf an der Zahnkrone mit seinen unterschiedlichen Stadien.

4 Therapie der Karies

4.1 Diagnostik der Karies

Neben den allgemeinen Untersuchungsmethoden werden zur Diagnostik der Karies spezielle Untersuchungen angewendet. Dazu sollten die Zähne sauber und trocken sein. Es stehen unterschiedliche Methoden zur Verfügung →Abb. 1:

- Inspektion, mit bloßem Auge oder mit einer Vergrößerungshilfe
- Sondierung mit einer Sonde
- Röntgenuntersuchung
- Laserfluoreszenzmessung
- Kariesdetektor

allgemeine Untersuchungsmethoden →S. 112

Kariesdetektor →S. 124

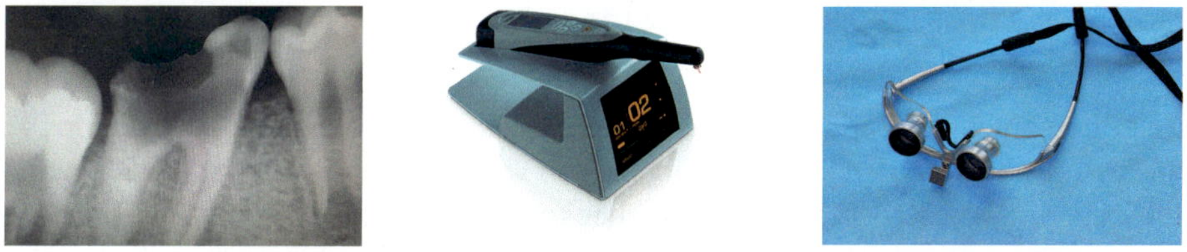

Abb. 1 Unterschiedliche Methoden zur Kariesdiagnostik: Röntgenuntersuchung (links), Laserfluoreszenzmessung (Mitte) und Lupenbrille (rechts)

4.1.1 Inspektion und Sondierung

Die klinische Untersuchung der Zähne erfolgt mit Spiegel und Sonde. Der Zahnarzt sucht nach farblichen Veränderungen der Zähne, die mit der Sonde näher untersucht werden. Ist die Zahnhartsubstanz weich und können Defekte in der Zahnhartsubstanz ertastet werden, so deutet dies auf Karies hin.

Daher sollte zu jeder zahnärztlichen Untersuchung das **Grundinstrumentarium** (Spiegel, Sonde, Pinzette, evtl. Parodontalsonde) bereitgestellt werden →Abb. 2.

Eine fortgeschrittene Karies hat i. d. R. eine hellbraune Verfärbung →Abb. 3. Mit der Sonde kann man einen Einbruch der Zahnhartsubstanz (Läsion) ertasten. Die Zahnhartsubstanz fühlt sich weich an.

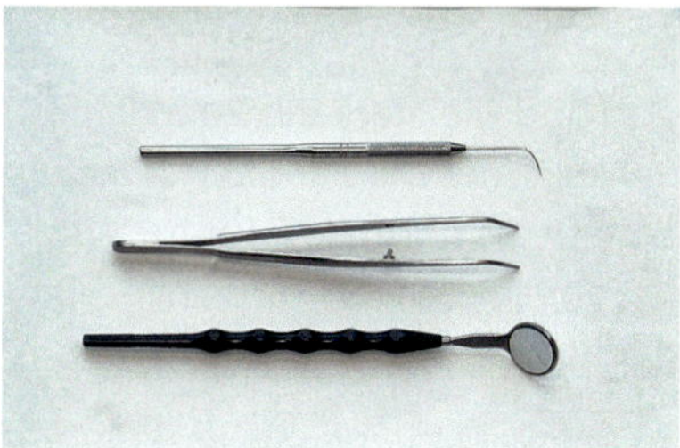

Abb. 2 Grundinstrumentarium mit Sonde, zahnärztlicher Pinzette, Spiegel (von oben nach unten)

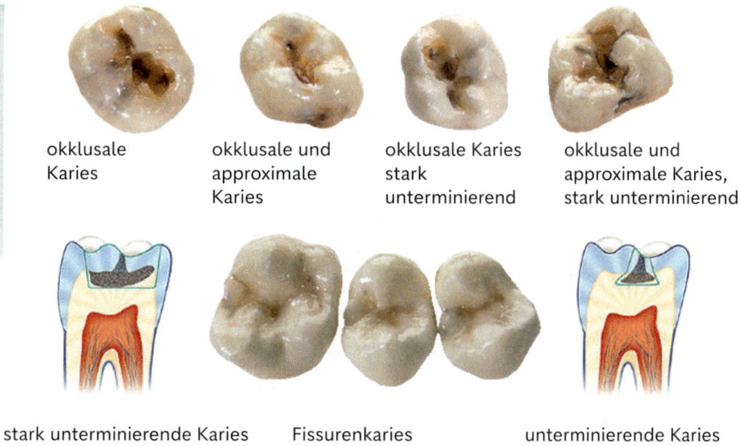

Abb. 3 Klinisches Erscheinungsbild einer Karies

Exkurs
Bei der Kariesdiagnostik mit der Sonde spricht man auf Französisch auch vom „cri dentaire“ („Sondenschrei“). Man bezeichnet damit das klirrende Geräusch, das entsteht, wenn der Zahnarzt mit der Sonde über eine harte, kariesfreie Zahnhartsubstanz fährt.

Die Feststellung einer Karies kann aber auch durch eine alleinige Inspektion und Sondierung sehr schwierig sein. Hier sollte die Kariesdiagnostik durch andere Hilfsmittel, z. B. Röntgenbild oder Laserfluoreszenzmessung, unterstützt werden.

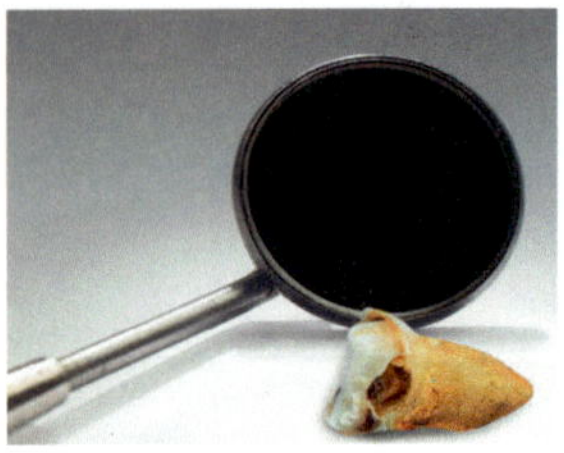
Abb. 1 Approximalkaries

Eine Fissurenkaries kann eine dezente bräunliche Verfärbung zeigen, die mit der Sonde kaum zu ertasten ist und trotzdem schon relativ weit fortgeschritten sein kann. Auch zeigt eine reine Approximalkaries nur eine leichte Verfärbung im Randleistenbereich, die eigentliche kariöse Läsion ist durch den Nachbarzahn verdeckt →Abb. 1.

Zeigt sich an einem Zahn eine dunkle bis schwarze Verfärbung, die mit der Sonde als hart ertastet werden kann, so spricht man von einer **inaktiven Karies**. Sie kann entstehen, wenn die kariösen Ursachen beseitigt werden, z. B. durch sehr gute Mundhygiene. Die zerstörte Zahnhartsubstanz wird zwar nicht wieder aufgebaut, aber die Zerstörung schreitet auch nicht weiter fort. Kreideweiße Veränderungen ohne einen Zahnhartsubstanzdefekt können **Initialkaries** sein, die durch gute Mundhygiene und Fluoridierungsmaßnahmen wieder remineralisiert werden kann. Solche Stellen können nur unter Trockenlegung diagnostiziert werden.

Trockenlegung →S. 140

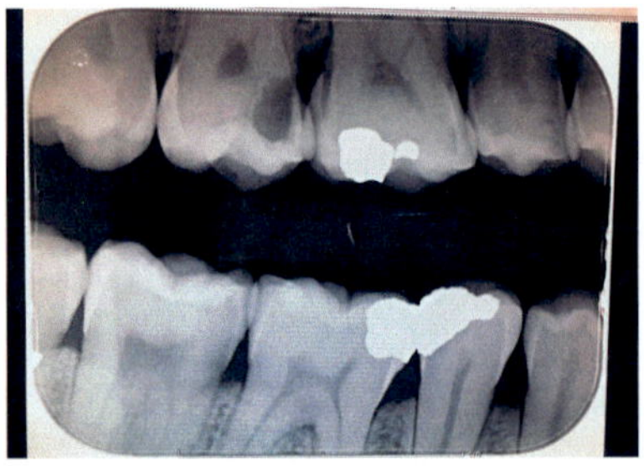
Abb. 2 Bissflügelaufnahme

4.1.2 Röntgenuntersuchung

Gerade die Approximalkaries kann klinisch bei geschlossener Zahnreihe schlecht beurteilt werden. Deshalb empfiehlt es sich, entsprechende Röntgenaufnahmen zur Befunderhebung und Sicherung der Diagnose anzufertigen. Generell kann mit allen Röntgenaufnahmen Karies festgestellt werden. Besonders eignet sich jedoch eine Bissflügelaufnahme →Abb. 2. Karies stellt sich auf einer Röntgenaufnahme als dunkler Bereich dar.

Bissflügelaufnahme →S. 479

4.1.3 Laserfluoreszenzmessung

Mit speziellen Geräten kann festgestellt werden, ob und wie stark ein Zahn kariös ist →Abb. 1, S. 123. Die Geräte arbeiten mit einem Laser, der die Zahnhartsubstanzen aufleuchten lässt. Karies leuchtet dabei stärker auf als normale Zahnhartsubstanz. Dies wird von den Geräten in Form einer Zahl angegeben. So wird angezeigt, ob der gemessene Zahnabschnitt kariös ist oder nicht.

4.1.4 Kariesdetektor

Ein Kariesdetektor ist eine Flüssigkeit, die Karies anfärbt. Sie wird jedoch nicht bei der intraoralen Untersuchung der Mundhöhle eingesetzt, sondern bei der Füllungstherapie. Bevor eine Füllung gelegt wird, kann man mit dieser Lösung überprüfen, ob auch alle Karies vollständig entfernt wurde.

4.2 Der Kariesindex

Der DMF-T-, DMF-S- bzw. dmf-t-Index ist ein Maß zur Bewertung, inwieweit das Gebiss bislang durch Zahnkrankheiten geschädigt wurde. Dadurch lässt sich das Kariesrisiko eines Patienten abschätzen.

Epidemiologische Begleitdaten →S. 348

Er ist ein internationaler Index und wird gern für epidemiologische Studien herangezogen. Darunter versteht man Studien, die z. B. die Karieshäufigkeit in unterschiedlichen Altersklassen und Ländern miteinander vergleichen. Man kann aber auch mit diesem Index das individuelle Kariesrisiko beurteilen.

Das individuelle Kariesrisiko kann weiterhin durch mikrobiologische Tests und Speicheltests beurteilt werden.

mikrobiologische Tests →S. 387

Speicheltests →S. 387

Die Abkürzungen des Kariesindex stehen für die englischen Begriffe →Tab. 1.

D, d	decayed	kariös
M, m	missing	fehlend
F, f	filled	gefüllt
T, t	tooth	Zahn
S	surface	Zahnfläche

Tab. 1 Die Abkürzungen des Kariesindex

Für das **Milchgebiss** werden **kleine Buchstaben** (dmf-t) verwendet. Für das **bleibende Gebiss** verwendet man **Großbuchstaben** (DMF-T/DMF-S). Im Wechselgebiss werden dmf-t und DMF-T verwendet, da sowohl Milchzähne als auch bleibende Zähne bewertet werden.

Man stellt bei der Erhebung des Index fest, wie viele Zähne (t/T) bzw. Zahnflächen (S) eine kariöse Läsion aufweisen, wie viele Zähne aufgrund von Extraktionen fehlen und wie viele Zähne Füllungen aufweisen. Die Zahlen (dmf-t/DMF-T/DMF-S) werden addiert und man erhält den dmf-t/DMF-T/DMF-S-Index.

Dabei gilt:
- Bei fehlenden Zähnen werden nur die durch Karies extrahierten Zähne gezählt! Milchzähne, die durch den Zahnwechsel bedingt fehlen, und Weisheitszähne werden nicht mit bewertet.
- Beim dmf-t/DMF-T-Index wird jeder Zahn nur einmal gewertet, auch wenn er gleichzeitig eine Füllung und eine kariöse Läsion aufweist. Ist z. B. am Zahn 16 eine Füllung und gleichzeitig eine kariöse Läsion bukkal, ergibt das den DMF-T-Indexwert von 1.
- Weisheitszähne werden nicht beurteilt.
- Der dmf-t-Indexwert kann zwischen 0 und maximal 20, der DMF-T-Indexwert zwischen 0 und maximal 28 liegen.
- Beim DMF-S-Index beurteilt man den Zustand jeder Zahnfläche. Weist der Zahn 16 z. B. eine Karies mesial und distal auf, ergibt das den DMF-S-Wert von 2. Bei Seitenzähnen werden fünf Zahnflächen, bei Frontzähnen vier Zahnflächen berechnet. Der DMF-S-Index- wert kann daher bei maximal 128 liegen.

Ein hohes Kariesrisiko wird laut Definition der Deutschen Arbeitsgemeinschaft für Jugendzahnpflege (DAJ) durch folgende dmf-t-/DMF-T-/DMF-S-Indexwerte angezeigt:

Alter	Hohes Kariesrisiko bei
bis 3 Jahre	dmf-t > 0
bis 4 Jahre	dmf-t > 2
bis 5 Jahre	dmf-t > 4
bis 6 Jahre	dmf-t > 5
bis 7 Jahre	dmf-t/DMF (t/T) > 5 oder D (T) > 0
8–9 Jahre	dmf-t/DMF (t/T) > 7 oder D (T) > 2
10–12 Jahre	DMF (S) an Approximal-/Glattflächen > 0
13–15 Jahre	D (S) an Approximal-/Glattflächen > 0 und/oder mehr als 2 kariöse Läsionen
16–18 Jahre	D (S) an Approximal-/Glattflächen > 0 und/oder mehr als 2 kariöse Läsionen

Tab. 1 Indexwerte für hohes Kariesrisiko

4.3 Möglichkeiten der Kariestherapie

Ist die Karies fortgeschritten, so entfernt der Zahnarzt die Karies und präpariert eine **Kavität** (Hohlform) in den Zahn. Unter einer **Präparation** versteht man die Abtragung von Zahnhartsubstanzen als vorbereitende Maßnahme für eine Füllung, Krone oder Brücke.

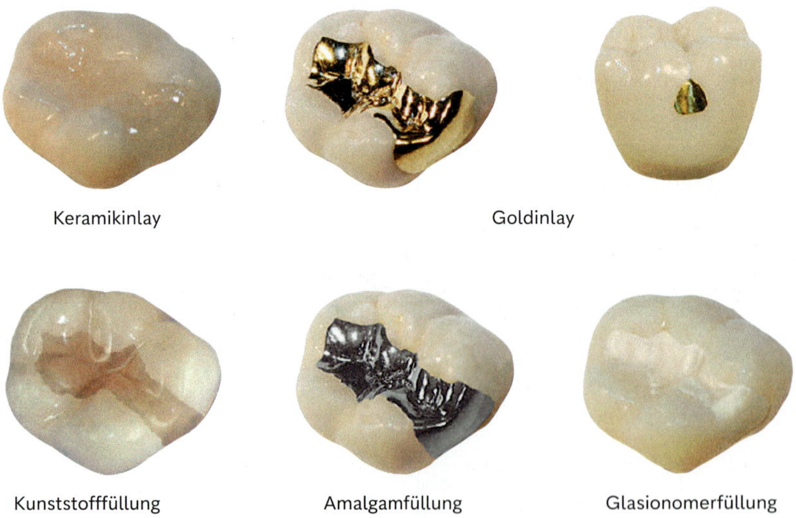

Abb. 1 Unterschiedliche Materialien zur Versorgung einer Kavität

Die Kavität kann durch **plastische** (formbare) **Füllungsmaterialien** oder durch eine **Einlagefüllung** (Inlays, Onlays, Overlays) geschlossen werden. Man bezeichnet die Möglichkeiten (Füllung, Krone, Brücken) zum Verschluss einer Kavität auch als **Restauration**.

Es steht heute eine Vielzahl von Materialien zur Verfügung, zwischen denen sich der Patient entscheiden muss →Abb. 1. Gerade hier kommt Zahnmedizinischen Fachangestellten in der Unterstützung des Zahnarztes bei der Beratung des Patienten eine wichtige Aufgabe zu.

4.3.1 Plastische Füllungsmaterialien

Plastische Füllungsmaterialien sind angezeigt bei kleinen und mittelgroßen Kavitäten. Sie werden im plastischen (formbaren) Zustand in die Kavität eingebracht und härten dann im Mund aus.

Überkappung →S. 194

Man unterscheidet:
- **definitive** (endgültige) **Füllungsmaterialien**
- **provisorische Füllungsmaterialien** zum vorübergehenden Verschluss eines Zahnes
- **Unterfüllungsmaterialien** zum Schutz der Pulpa
- **Wurzelfüllmaterialien**

Zu den definitiven Füllungsmaterialien gehören **Komposite, Zement, Kompomere** und **Amalgam**. Die Zemente werden auch für Unterfüllungen, Wurzelkanalfüllungen und provisorische Füllungen sowie als Befestigungszement verwendet, z. B. für Kronen und Brücken.

Wurzelkanalfüllung →S. 209
Zement →S. 132

Komposite

Kompositmaterialien, auch Komposite genannt, gehören zu den zahnfarbenen plastischen Füllungsmaterialien.
Der Name ist dieser Materialgruppe gegeben worden, weil es sich um eine Mischung (lat.: compositum) von verschiedenen Bestandteilen handelt. Die Grundsubstanz, auch **Matrix** genannt, sind **Kunststoffverbindungen**. Diesen Kunststoffverbindungen werden **Füllstoffe** zugesetzt. Durch die Füllstoffe ist das Füllungsmaterial stabiler und schrumpft bei der Aushärtung weniger.
Damit die Füllstoffe in der Kunststoffmatrix halten können, müssen die Kunststoffe mit den Füllstoffen eine Verbindung eingehen können. Dazu werden die Füllstoffe mit einem speziellen Kunststoff überzogen, der als **Silan** bezeichnet wird.
Heute werden hauptsächlich **Feinpartikel-Hybridkomposite** eingesetzt. Sie enthalten größere Füllstoffe (0,5–1 μm; 1 μm = 0,001 mm) aus Quarz, Glas oder Keramik (Makrofüller) und kleinere Füllstoffe (0,01–0,04 μm) aus Siliziumoxid (Mikrofüller). Sie haben eine glatte, gut polierbare Oberfläche und sind sehr stabil.
Im plastischen Zustand liegt der Kunststoff als langkettiges Monomer (einzelnes Molekül) vor →Abb. 1. Am Ende befindet sich jeweils eine Methacrylatgruppe (spezielle chemische Gruppe). Über diese Gruppe können sich einzelne Monomere untereinander verbinden.

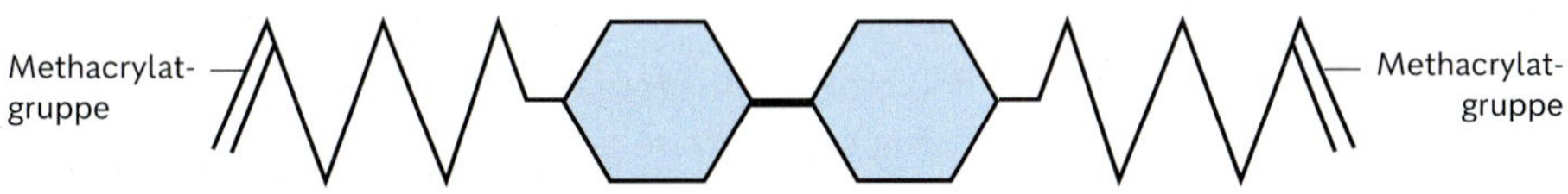

Abb. 1 Vereinfachte Darstellung eines Kompositmonomers

Dadurch härtet das Füllungsmaterial aus. Diesen Vorgang nennt man Polymerisation.
Die Polymerisation kann durch die Lichtzufuhr einer Polymerisationslampe ausgelöst werden. Man spricht dann von **lichthärtenden** Materialien.
Bei **chemisch härtenden** Materialien müssen zwei unterschiedliche Materialien (Basis und Härter) vermischt werden.

Verarbeitung: Ein grundsätzlicher Nachteil aller **lichthärtenden Materialien** ist die Tatsache, dass das Licht der Polymerisationslampe nur eine gewisse Schichtstärke (in der Regel ca. 2 mm) in die Materialien eindringen kann, um dort die chemische Reaktion zur Polymerisation auszulösen. Lichthärtende Komposite müssen daher in kleinen Schichten aufgetragen werden, damit das Komposit komplett durchhärtet.

Außerdem schrumpfen Komposite beim Aushärten des Materials. Würde man eine Kavität auf einmal komplett mit Komposit füllen, so würde sich das Material beim Aushärten zusammenziehen und vom Kavitätenrand lösen. Die Füllung würde dadurch undicht. Auch wegen dieser Eigenschaft sollten Komposite in kleinen Schichten aufgetragen werden, da dadurch jede Schicht für sich schrumpfen kann und sich nicht vom Kavitätenrand löst. Daher sollten Komposite mit einer **Schichttechnik** verarbeitet werden. Moderne sog. Bulk-Fill-Komposite können in dickeren Schichten aufgetragen werden.

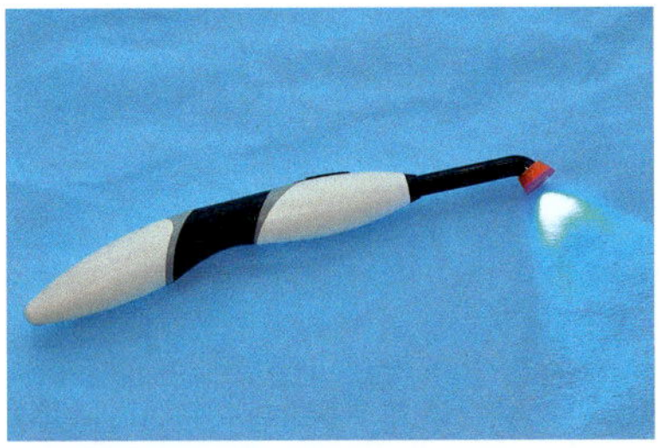

Abb. 1 Polymerisationslampe

Lichthärtende Komposite können mit einer speziellen Polymerisationslampe ausgehärtet werden →Abb. 1. Sie erzeugt Licht mit einer bestimmten Wellenlänge (ca. 470 nm). Dies entspricht ungefähr der Farbe Blau des sichtbaren Lichts.

Lichthärtende Komposite werden in sogenannten **Compules** angeboten. Aus diesen Compules kann das Komposit mit speziellen Applikationshilfen direkt in die Kavität gegeben werden. Chemisch härtende Komposite werden in **Applikationsspritzen** angeboten →Abb. 2.

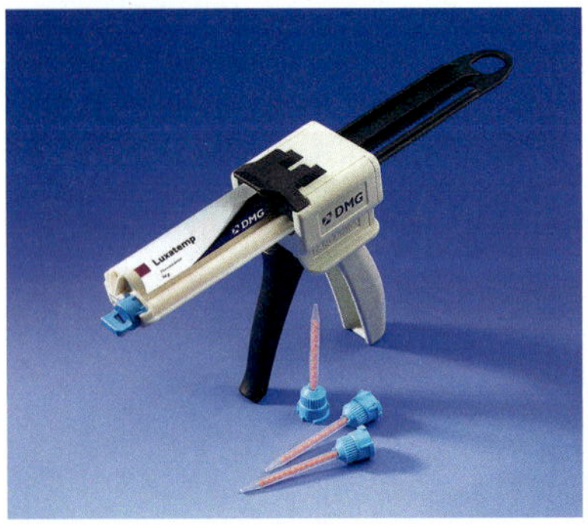

Abb. 2 Applikationsspritze für chemisch härtendes Kompositfüllungsmaterial (© DMG Dental-Material Gesellschaft mbH, Hamburg 2022)

Dazu werden zwei Pasten Basis (Grundmasse oder Base) mit einem Härter (Katalysator) in der Mischwendel direkt miteinander vermischt. Nach dem Anmischen startet die Polymerisation. Dies wird auch als Autopolymerisation bezeichnet.

Merke

Jedes Licht mit der Wellenlänge, bei der lichthärtende Komposite aushärten, löst die Polymerisation der lichthärtenden Materialien aus. Daher sollten alle lichthärtenden Materialien nur kurz vor der Verarbeitung dem direkten Licht, z. B. der OP-Leuchte am Behandlungsstuhl, ausgesetzt werden. Dies gilt auch für Adhäsive. Es gibt spezielle Aufbewahrungsboxen für lichthärtende Materialien, die über einen Gelb-Orange-Filter die Materialien vor der vorzeitigen Aushärtung durch das Licht schützen.

Trockenlegung →S. 140

Komposite sind beim Polymerisationsvorgang sehr feuchtigkeitsempfindlich. Deshalb muss auf eine sehr gute relative oder absolute Trockenlegung geachtet werden.

Adhäsivtechnik: Mithilfe der Adhäsivtechnik kann eine Haftung aller Materialien auf Kompositbasis an den Zahnhartsubstanzen erzielt werden. Diese Technik wird zum Halt von plastischen Füllungen und zur adhäsiven Zementierung von zahntechnischen Restaurationen und Multibandapparaturen in der Kieferorthopädie eingesetzt.

Unter **Adhäsion** versteht man das Haften von Körpern aneinander, die in engem Kontakt zueinanderstehen. Die Haftung kommt durch mechanische oder chemische Kräfte zustande.

Kompositmaterialien gehen keine chemische Verbindung mit den Zahnhartsubstanzen ein. Sie haften mechanisch. Der mechanische Halt wird in der Zahnmedizin auch als **Retention** bezeichnet.

Die Retention der Kompositmaterialien an den Zahnhartsubstanzen kommt über raue Oberflächen und Mikrolöcher, d. h. kleinste Löcher, zustande, die zur Verankerung ausgenutzt werden. Es wird dazu ein **Adhäsiv** (Haftvermittler) benötigt, das gut in die rauen Bereiche und Mikrolöcher fließen kann. Das Adhäsiv verankert sich auf der einen Seite mikromechanisch in den Rauigkeiten und Mikrolöchern und verbindet sich auf der anderen Seite mit dem Kompositmaterial →Abb. 1, S. 130.

Haftung am Zahnschmelz: Damit das Kompositmaterial besser am Zahnschmelz haften kann, wird der Zahnschmelz angeätzt. Dies erfolgt mit einem Ätzgel, das Phosphorsäure in einer Konzentration von 20–40 % enthält. Diese Technik wird daher auch als **Schmelz-Ätz-Technik** oder **Schmelzkonditionierung** bezeichnet. Die Schmelz-Ätz-Technik wurde 1955 von Buonocore entwickelt. Er versuchte, einen Fissurenversiegler dauerhaft und randdicht am Zahnschmelz zu verankern.

Durch das Ätzen entsteht eine zerklüftete Schmelzoberfläche **(Ätzmuster)**, in der das Schmelzadhäsiv sehr gut halten kann →Abb. 1. Um ein besonders gutes Ätzmuster zu erhalten, muss der Kavitätenrand vorher angeschrägt werden. Durch die Schmelzkonditionierung werden eine bessere Benetzbarkeit des Schmelzadhäsivs, eine Oberflächenvergrößerung und ein Mikro-Retentionsrelief erzielt.

Das Ätzgel sollte 30–60 Sekunden einwirken und danach gründlich mit Wasser abgesprüht werden (ca. 20 Sekunden).

Nach der Trocknung wird das Ätzmuster im Zahnschmelz in Form einer milchig-trüb und opak (lichtundurchlässig) erscheinenden Oberfläche sichtbar →Abb. 2.

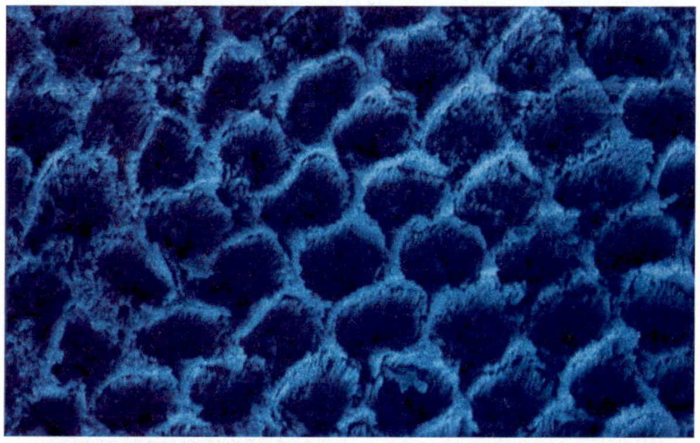

Abb. 1 Rasterelektronenmikroskopische Aufnahme eines typischen Ätzmusters im Zahnschmelz

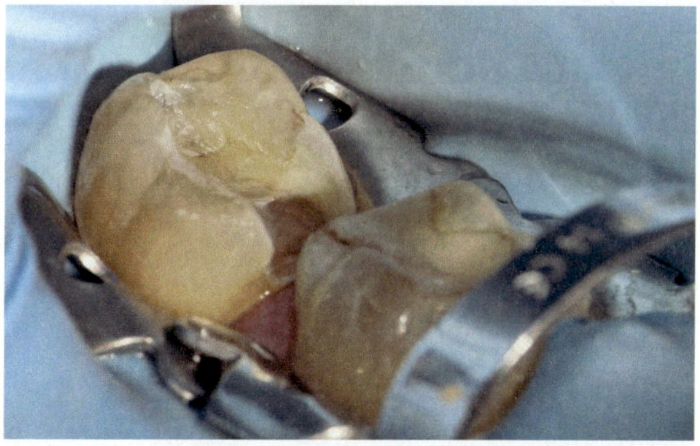

Abb. 2 Klinisches Bild eines typischen Ätzmusters im Zahnschmelz nach der Trocknung

Auf diese angeätzten Bereiche wird ein **Schmelzadhäsiv** aufgetragen →Abb. 1.

Dieses Schmelzadhäsiv ist ein dünnfließender Kunststoff, der auch als **Versiegler** oder **Bonding** bezeichnet wird.

Nach dem Auftragen wird das Schmelzadhäsiv vorsichtig verblasen und mit einer Polymerisationslampe ca. 20 Sekunden ausgehärtet.

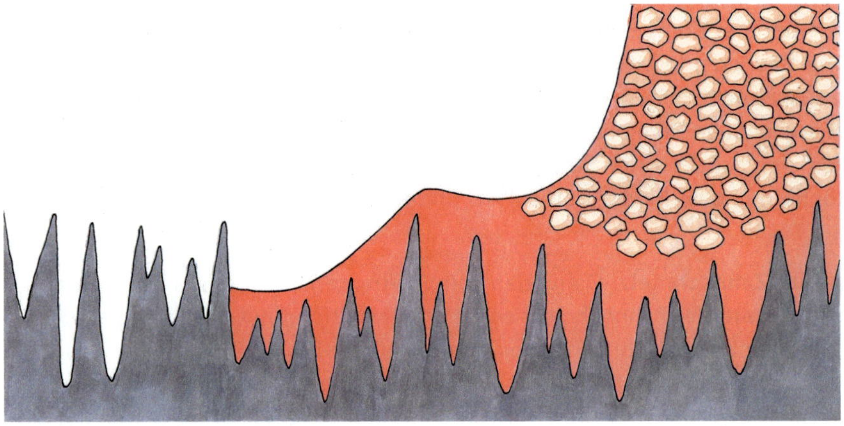

Abb. 1 Schema der Schmelz-Ätz-Technik

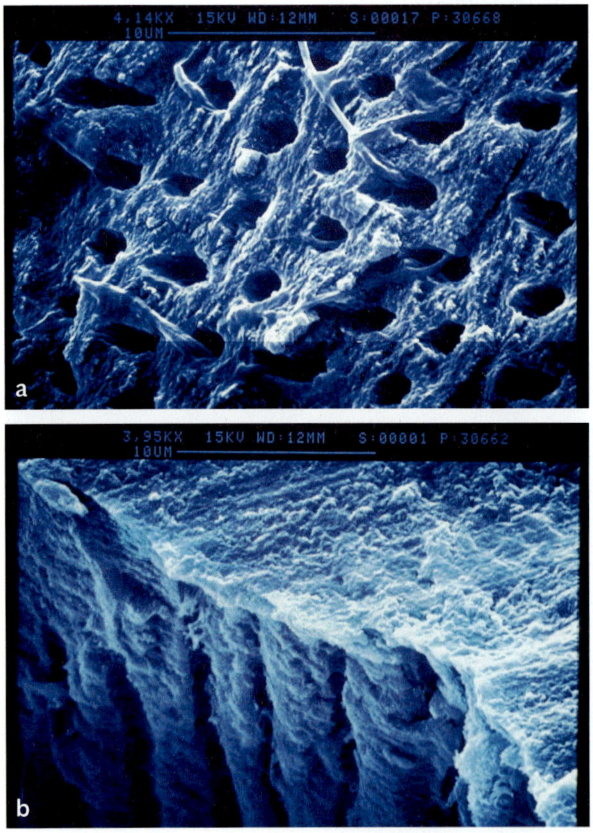

Abb. 2 Rasterelektronenmikroskopische Aufnahmen von Dentin. a) Dentinstrukturen mit Dentinkanälchen; b) Schmierschicht an Dentinbruchfläche

Merke
Während und nach der Säureapplikation muss das Arbeitsfeld gut trockengelegt werden. Es muss vor dem Kontakt mit Speichel oder Blut geschützt werden.

Haftung am Dentin: Das Dentin enthält die Dentinkanälchen, die mit einer Flüssigkeit (Dentinliquor) und den Odontoblastenfortsätzen gefüllt sind. Dentin ist also an der Oberfläche feucht, da Dentinliquor austritt →Abb. 2.

Kompositmaterialien vertragen aber keine Feuchtigkeit. Sie sind wasserabweisend (hydrophob). Außerdem bildet sich bei der Präparation im Dentin eine sogenannte Schmierschicht (engl.: smear layer), die teilweise die Dentinkanälchen verschließt. Diese Schmierschicht ermöglicht keinen direkten Kontakt des Füllungsmaterials mit der Dentinoberfläche. Daher ist der Halt des Kompositmaterials im Dentin schwieriger zu erzielen als im Zahnschmelz.

Durch die **Dentinätzung** oder **Dentinkonditionierung** wird die Schmierschicht auf dem Dentin entfernt.

Dadurch werden die Dentinkanälchen eröffnet. Außerdem wird das Dentin zwischen den Dentinkanälchen angeraut, sodass die Fasern (Kollagenfasern) des Dentins sichtbar werden.

In das Netzwerk der Kollagenfasern kann ein feuchtigkeitsfreundlicher (hydrophiler) Dentinhaftvermittler eindringen und so eine Verbundschicht (Hybridschicht) zwischen Dentin und dem später aufgetragenen **Dentinadhäsiv** herstellen. Dieser Dentinhaftvermittler wird auch **Primer** genannt. Das Dentinadhäsiv stellt den Verbund zwischen Primer und Kompositmaterial her →Abb. 1.

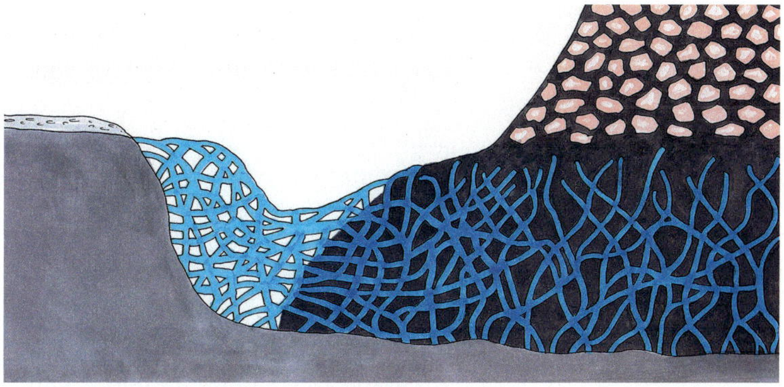

Abb. 1 Schemazeichnung des Dentinhaftmechanismus

Adhäsivtechnik im Vergleich: Bei älteren Schmelz- und Dentinadhäsiven waren für die Adhäsivtechnik fünf Arbeitsschritte nötig:
- Schmelzkonditionierung
- Dentinkonditionierung
- Dentinpriming
- Applikation eines Dentinadhäsivs und Lichthärtung
- Applikation eines Schmelzadhäsivs und Lichthärtung

Durch Weiterentwicklung der Materialien werden heute Arbeitsschritte miteinander verbunden. Es gibt hierzu verschiedene Systeme →Tab. 1. Es werden i. d. R. Schmelz und Dentin zusammen angeätzt. Dies wird als **Total-Ätz-Technik** (engl.: total etching) bezeichnet. Bei **Mehr-Flaschen-Systemen** ist das Dentinpriming getrennt vom Dentin- und Schmelzadhäsiv. Bei **Ein-Flaschen-Systemen** erfolgen Dentinpriming, Dentinadhäsiv und Schmelzadhäsiv in einem Schritt. Es gibt aber auch **selbstätzende schmelz- und dentinkonditionierende** Systeme, die alle fünf Schritte in einem Arbeitsschritt ermöglichen.

System	Schmelzkonditionierung	Dentinkonditionierung	Dentinpriming	Dentinadhäsiv	Schmelzadhäsiv	Produkt
Mehr-Flaschen-Systeme	– Ätzgel 30 Sek. auf Schmelz, dann 15 Sek. auf Dentin – absprühen mit Wasserspray – leicht trocknen		– 30 Sek. einreiben – leicht trocknen	– Adhäsiv auf Schmelz und Dentin auftragen – Lichtpolymerisation		Optibond FL®
Ein-Flaschen-Systeme	– Ätzgel 30 Sek. auf Schmelz, dann 15 Sek. auf Dentin – absprühen mit Wasserspray – leicht trocknen		– Bonding auf Schmelz und Dentin applizieren – 30 Sek. einwirken lassen – leicht verblasen – 20 Sek. lichthärten			Solobond Mono® iBOND®
schmelz- und dentinkonditionierende Systeme	– Vermischen des Adhäsivs – Adhäsiv sorgfältig 15 Sek. einmassieren – Überschüsse verblasen – zweite Schicht auftragen und verblasen – 10 Sek. lichthärten					Adper™ Prompt™ L-Pop™

Tab. 1 Übersicht über unterschiedliche Adhäsivsysteme

Jede Praxis arbeitet mit einem oder mehreren unterschiedlichen Adhäsivsystemen. Jedes einzelne System wird in ganz bestimmten Arbeitsschritten appliziert, deren Einhaltung für die langfristige Haltbarkeit entscheidend ist. Zahnmedizinische Fachangestellte sollten wissen, welche Arbeitsschritte bei den in der Praxis verwendeten Systemen erfolgen müssen. Deshalb empfiehlt es sich, Checklisten über die einzelnen Arbeitsschritte mit Zeitangaben anzufertigen, um die jeweilige Anwendung sicherzustellen.

Zement

Zemente werden in der Zahnmedizin für **Unterfüllungen, Wurzelkanalfüllungen**, für **provisorische** und **definitive Füllungen** sowie als **Befestigungszement** z. B. für **Kronen und Brücken** verwendet. Dazu werden jeweils unterschiedliche Zemente eingesetzt →Tab. 1.

Zement	Einsatzgebiet	Eigenschaften	Produktbeispiele
Phosphatzement (Zinkoxid-Phosphat-Zement)	– Unterfüllung – Befestigungszement	– hohe Druckfestigkeit – reagiert nach dem Anmischen stark sauer, daher Pulpaschädigung möglich – Wärmeentwicklung beim Abbinden	Harvard Cement® Hoffmann's Zement® DeTrey Zinc® Kron-Fix N® Phospha Cem PL®
Zinkoxid-Eugenol-Zement	– provisorisches Füllungsmaterial – provisorischer Befestigungszement	– geringe Druckfestigkeit – hemmt die Polymerisation von Kompositmaterialien – besitzt einen Bakterien abtötenden Effekt – Eugenol ist der Hauptbestandteil von Nelkenöl, es hat in geringer Dosierung eine beruhigende Wirkung auf eine entzündete Pulpa	IRM® Temp-Bond® Scutabond nF®
Carboxylatzement (Polyacrylatzement)	– gleiche Einsatzgebiete wie beim Phosphat-Zement	– reagiert beim Abbinden nicht so sauer und wird nicht so warm wie Zinkoxid-Phosphat-Zemente; ist daher verträglicher für die Pulpa – geringere Druckfestigkeit als Zinkoxid-Phosphat-Zemente – schwierig zu verarbeiten, da er sehr genau dosiert werden muss und sehr stark an den Instrumenten haftet	Carboxylatzement® Durelon®

Glasionomerzement (GIZ)	– Unterfüllung – Befestigungszement – Zahnhalsfüllungen – Milchzahnfüllungen – Aufbaufüllungen – kleine, nicht okklusionstragende Füllungen – gibt es als: – konventionelle GIZ – metallverstärkte GIZ – hochvisköse GIZ – kunststoffmodifizierte GIZ	– gute Haftung am Zahn – pulpaverträglich – gibt Fluoride ab und hat dadurch eine Karies vorbeugende Wirkung – geringe Wärmeentwicklung beim Abbinden – während der Abbindephase empfindlich gegen Feuchtigkeit, aber auch gegen zu starkes Austrocknen – Abbindevorgang ca. 10 Min., endgültige Aushärtung nach 24 Std.	Ketac Bond® Ketac Fil® Ketac Molar® Fuji IX® Fuji II LC® Vitremer® Ionoseal®
Kunststoffzement „Befestigungskomposite“	– adhäsive Befestigung vor allem von keramischen Kronen, Teilkronen, Inlays, Veneers und nicht metallischen pulpären Stiften	– durch die adhäsive Befestigung sehr guter Halt. – dazu muss der Zahn und z. B. die Krone angeätzt werden und mit Haftvermittlern vor der Zementierung vorbehandelt werden.	Panavia® RelyX® Multilink® Variolink®

Tab. 1 Übersicht über das Einsatzgebiet und die Eigenschaften einiger Zemente

Zemente sind Stoffgemische, die in Pulverform vorliegen und mit Wasser oder wässrigen Lösungen wie z. B. Säuren angemischt werden. Das Anmischen kann **von Hand** mit einem Anmischspatel erfolgen oder, wie v. a. bei Glasionomerzementen, mit einem **Mischgerät für Kapseln** →Abb. 1.

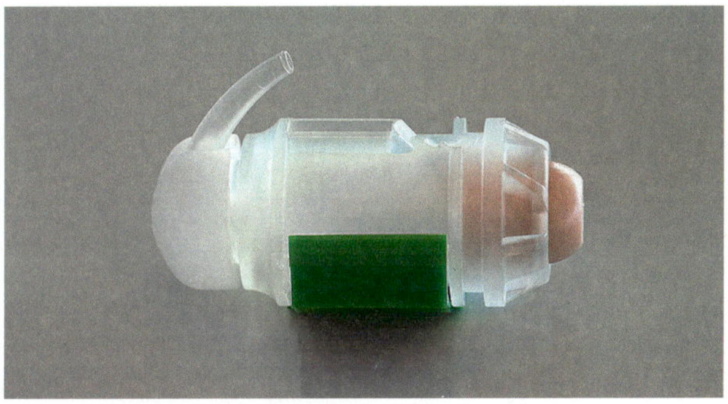

Abb. 1 Glasionomerzementkapsel

Die Kapseln beinhalten das richtige Mischungsverhältnis von Pulver und Flüssigkeit. Die Flüssigkeit ist in einem Kissen aufbewahrt, das sich durch die Aktivierung öffnet. Deshalb ist es wichtig, den Aktivierungsvorgang genügend lange (ca. 2 Sek.) durchzuführen, damit sich das Kissen vollständig entleeren kann.

Merke

Tipps beim Anmischen von Phosphatzement von Hand

Phosphatzement wird mit einer Säure angemischt. Es sollte daher viel Pulver in die Säure gemischt werden. Dadurch reagiert fast die vollständige Säure mit dem Pulver und der Zement ist nach dem Abbinden weniger sauer.

Durch die Abbindereaktion beim Anmischen entsteht Wärme. Deshalb sollte der Zement auf einer gekühlten Glasplatte angemischt werden.

Das Pulver sollte portionsweise in die Flüssigkeit eingemischt werden (nicht die Flüssigkeit in das Pulver), bis die richtige Konsistenz erreicht ist.

Die Gefäße von Pulver und Flüssigkeit sind sofort wieder zu verschließen, da sie Feuchtigkeit ziehen können.

Die Abbindezeit ist temperaturabhängig. Bei höherer Temperatur bindet der Zement schneller ab.

Glasionomerzemente (GIZ) sind die einzigen Zemente, die auch als definitives Füllungsmaterial eingesetzt werden können. Sie sind jedoch mechanisch nicht sehr stabil und werden daher für **Zahnhalsfüllungen, Füllungen bei Milchzähnen, Aufbaufüllungen und kleineren, nicht okklusionstragenden Füllungen** eingesetzt. Außerdem können sie als Unterfüllung und **Befestigungszement** verwendet werden. Produkte haben als Befestigungszemente meist die Endung „-cem", Füllungszemente meist die Endung „-fil" und Unterfüllungszemente die Endung „-bond".

Glasionomerzemente bestehen aus gemahlenen Glaspartikeln, die Kalzium, Aluminium, Silikat und Fluoride beinhalten. Zu diesen werden Polykarbonsäuren gegeben. Der Glasionomerzement härtet aus, indem sich die Polykarbonsäuren untereinander vernetzen und die Glaspartikel umschließen. Diese Reaktion ist sehr feuchtigkeitsempfindlich. Aber auch ein zu starkes Austrocknen führt zum Ende der Abbindereaktion. Es werden daher zu den Glasionomerzementen Lacke mitgeliefert, die nach dem Legen der Füllung aufgetragen werden.

Für die vollständige Aushärtung benötigen die Glasionomerzemente 24 Stunden. Die Füllung sollte daher erst ca. eine Stunde nach dem Legen voll belastet werden.

Die **Vorteile** der Glasionomerzemente liegen in der Fluoridabgabe. Sie haben daher eine begrenzte Karies vorbeugende Wirkung. Außerdem können die Polykarbonsäuren auch Verbindungen mit Kalziumionen aus den Zahnhartsubstanzen eingehen. Daher haftet Glasionomerzement sehr gut am Zahn.

Ein **Nachteil** der Glasionomerzemente liegt in der geringeren Kantenfestigkeit, d. h., dass bei Belastung leicht Anteile der Füllung herausbrechen.

Außerdem zeigen Glasionomerzemente eine geringe Abriebfestigkeit. Deshalb gibt es auch **metallverstärkte Glasionomerzemente**, denen z. B. Silber beigemengt wird. Sie enthalten im Produktnamen meist den Zusatz „silver" (z. B. Ketac silver®). Metallverstärkte Glasionomerzemente sind zwar nicht mehr zahnfarben, aber stabiler als herkömmliche Glasionomerzemente.

Hochvisköse Glasionomerzemente zeichnen sich durch besonders kleine Glaspartikel aus. Dadurch werden die Materialien standfester und lassen sich eher stopfen als herkömmliche Glasionomerzemente.

Bei **lichthärtenden Glasionomerzementen** wurde die Polykarbonsäure verändert. Außerdem wurden weitere Kunststoffe zugesetzt. Die Materialien müssen zwar ebenfalls angemischt werden und härten folglich **chemisch**. Jedoch härten sie auch zusätzlich durch das **Licht einer Polymerisationslampe** aus. Der Vorteil liegt gegenüber herkömmlichen Glasionomerzementen in der höheren Belastbarkeit des Materials. Außerdem härten die Materialien nach Lichtaktivierung schneller aus und Überschüsse können einfacher versäubert werden.

Kompomer

Der Begriff Kompomer setzt sich zusammen aus Komposit und Glasionomerzement.

Es handelt sich hierbei nicht, wie der Name vermuten ließe, um eine Mischung aus **Kompo**sit und Glasiono**mer**zement, sondern im Grunde um **veränderte Kompositmaterialien**.

Der Kunstoffmatrix werden hier Gläser als Füllstoffe zugesetzt, die denen im Glasionomerzement entsprechen. Das Monomer wird hier so abgeändert, dass es wie die Polykarbonsäure beim Glasionomerzement Verbindungen zu den Ionen der Glaspartikel eingehen kann.

Kompomere härten nur durch das Licht der Polymerisationslampe aus und sind nicht wie lichthärtende Glasionomerzemente chemisch und lichthärtend. Auch sind es **Ein-Komponenten-Systeme**. Es müssen hier also nicht wie beim Glasionomerzement Pulver und Flüssigkeit zusammengemischt werden. Für die Anwendung gelten die gleichen Regeln wie beim Komposit bezüglich der Lichthärtung.

Kompomere sind gegenüber Glasionomerzementen mechanisch stabiler, erreichen aber nicht die Werte der Komposite. Sie geben nur in sehr geringem Maße Fluoride ab. Auch haften Kompomere nicht an den Zahnhartsubstanzen, dafür ist wie bei den Kompositen ein Adhäsiv nötig.

Der Hauptvorteil gegenüber Glasionomerzementen liegt in der einfacheren Verarbeitung. Sie können leicht eingebracht, ausgehärtet und poliert werden. Ihr Haupteinsatzgebiet ist bei Milchzähnen und bei Zahnhalsfüllungen bei bleibenden Zähnen.

Amalgam

Amalgame bestehen aus einer **Silber-Zinn-Kupfer-Legierung**, die auch als **Alloy** bezeichnet wird. Eine Legierung ist eine Mischung unterschiedlicher Metalle, die miteinander verschmolzen werden. Diese Silber-Zinn-Kupfer-Legierung liegt in Form von kleinen Spänen oder Kugeln vor. Werden diese mit **Quecksilber** vermischt, so härtet die Masse bei Zimmertemperatur aus.

Amalgame gehen mit den Zahnhartsubstanzen keine chemische Verbindung ein, sondern **haften rein mechanisch**.

Daher werden im Gegensatz zu den Kompositen die Zahnhartsubstanzen nicht angeätzt, sondern der Zahnarzt wendet eine spezielle Präparationstechnik an. Bei dieser Technik werden Unterschnitte (unter sich gehende Stellen) in den Zahn präpariert, über die die Amalgamfüllung halten kann.

Ein **Nachteil** ist, dass dadurch mehr Zahnhartsubstanz präpariert werden muss als bei einer Kompositfüllung. Weitere Nachteile liegen darin, dass Amalgam Quecksilber enthält und dass eine Amalgamfüllung nicht zahnfarben ist.

Vorteile einer Amalgamfüllung liegen in der hohen mechanischen Belastbarkeit. Daher sind sie v. a. bei großen Füllungen im Seitenzahngebiet angezeigt. Entstehen kleine Randspalten zwischen Zahn und Füllung, bildet sich selten Sekundärkaries, da Amalgame in geringem Maße Bakterien abtöten.

Quecksilber in Amalgamfüllungen: Quecksilber kann aus Amalgamfüllungen in Form von Quecksilberdampf über die Lungen und Quecksilberionen über den Magen-Darm-Trakt in den Körper aufgenommen werden →Abb. 1, S. 136.

Quecksilber lagert sich v. a. im Gehirn, in der Leber, im Knochenmark und in den Nieren ab. Vor allem beim Legen oder Entfernen einer Amalgamfüllung wird Quecksilber frei. Dadurch ist gerade zahnärztliches Personal belastet. Aber auch aus einer ausgehärteten Amalgamfüllung können Quecksilberdampf und -ionen entweichen und dadurch den Patienten belasten. Dies kann z. B. durch einen mechanischen Abtrag beim Kauen geschehen.

Es ist nachgewiesen, dass mit der Anzahl der Amalgamfüllungen die Quecksilberkonzentration in Blut und Urin ansteigt. Jedoch liegen diese Werte erheblich unter den Grenzwerten zur Auslösung einer Quecksilbervergiftung. Quecksilber kann jedoch auch aus der Nahrung, durch Rauchen oder durch eine entsprechende berufliche Tätigkeit aufgenommen werden.

Amalgamfüllungen tragen also zur Gesamtbelastung der Bevölkerung mit Quecksilber bei. Das Risiko einer Quecksilbervergiftung hängt aber von der Menge aller Quecksilberquellen ab. Obwohl ein gesundheitliches Risiko durch Amalgam nicht belegt werden kann, sollten gerade bei Kindern, Schwangeren und Patienten mit Nierenerkrankungen Amalgamfüllungen, wenn möglich, nicht angewendet werden, um eine zusätzliche Quecksilberbelastung zu vermeiden.

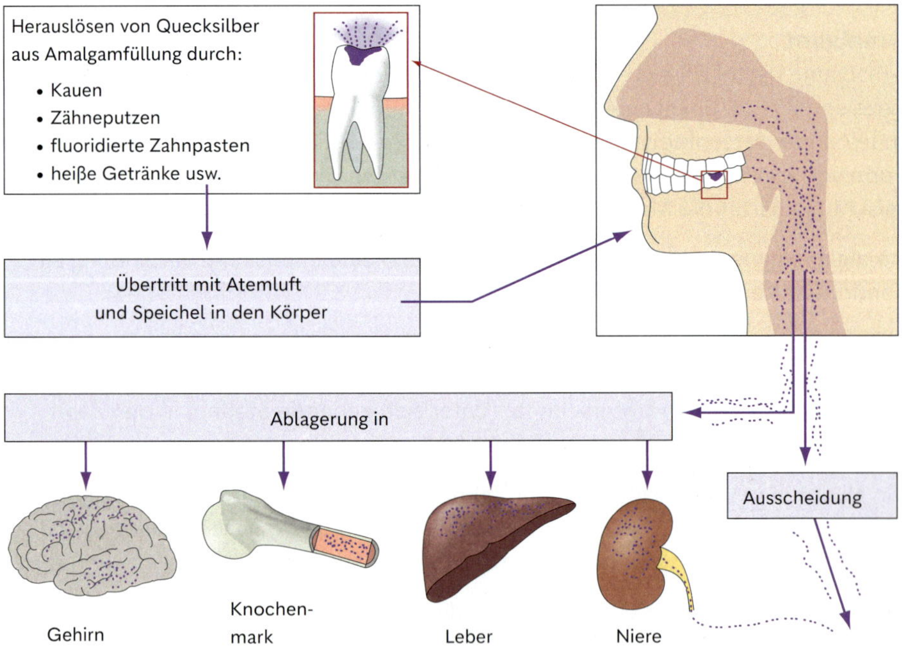

Abb. 1 Aufnahme von Quecksilber aus Amalgamfüllungen

In einzelnen Fällen können Amalgamfüllungen allergische Reaktionen verursachen. Dabei kann es zu Reaktionen der Haut, Schleimhaut und des Magen-Darm-Trakts kommen. Die Symptome treten kurz nach dem Legen oder Entfernen der Amalgamfüllung auf und klingen i. d. R. nach zwei bis drei Wochen wieder ab.

Durch Einlagerung von Amalgampartikeln in die Mundschleimhaut kann es auch zu sogenannten Amalgamtätowierungen kommen. Sie stellen eher eine ästhetische Beeinträchtigung dar.

Füllungsmaterialien im Vergleich

Die Füllungsmaterialien unterscheiden sich in Bezug auf ihre Haltbarkeit, Ästhetik und Biokompatibilität sowie den Zeitaufwand zum Legen der Füllung →Abb. 1.

Unter Ästhetik versteht man, wie zahnfarben ein Füllungsmaterial sich gestalten lässt. Der Begriff der Biokompatibilität drückt aus, wie gut der Körper die Inhaltsstoffe des Füllungsmaterials verträgt.

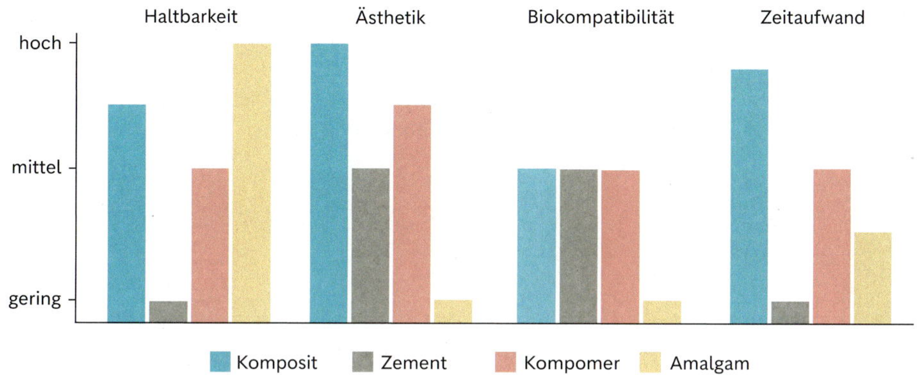

Abb. 1 Füllungsmaterialien im Vergleich

4.3.2 Einlagefüllungen

Einlagefüllungen werden bei mittelgroßen bis großen Kavitäten im Seitenzahngebiet eingesetzt. Sie sind stabiler und damit auch langlebiger als plastische Füllungen.

Die Herstellung von Einlagefüllungen ist jedoch aufwendig. Daher sind sie auch teurer als plastische Füllungen.

Unter dem Überbegriff Einlagefüllungen sind Inlays, Onlays und Overlays zusammengefasst. Der Unterschied zwischen einem Overlay und einer Teilkrone ist fließend.

Teilkrone →S. 422

Inlays, Onlays und Overlays unterscheiden sich in ihrer Ausdehnung →Abb. 2:
- Ein Inlay liegt innerhalb einer Kaufläche. Die Höcker werden bei einem Inlay nicht präpariert.
- Ein Onlay ist ein erweitertes Inlay, bei dem die Höckerspitzen in die Präparation mit einbezogen werden. Dadurch ist die gesamte Kaufläche bedeckt.
- Ein Overlay fasst mindestens einen Höcker, meistens jedoch alle Höcker.

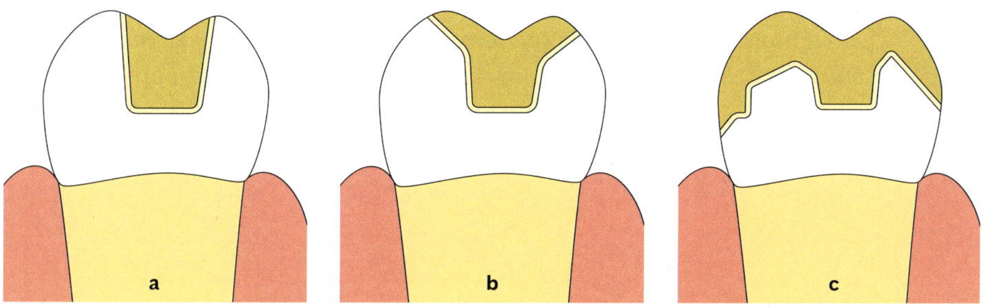

Abb. 2 Unterschiedliche Ausdehnung der Einlagefüllung bei a) Inlay, b) Onlay und c) Overlay

Einlagefüllungen können aus Metall (meist Goldlegierungen), Kunststoff oder aus Keramik hergestellt werden →Abb. 1, 2.

Abformung →S. 439

Metallrestaurationen werden indirekt hergestellt. Dies bedeutet, dass der Zahnarzt den Zahn präpariert und eine Abformung macht. Die Einlagefüllung wird dann im zahntechnischen Labor hergestellt und von dem Zahnarzt eingesetzt.

Behandlungsschritte bei einer Einlagefüllung →S. 150

Keramikrestaurationen können indirekt oder direkt hergestellt werden. Bei der direkten Herstellung einer Keramikrestauration wird der präparierte Zahn im Mund des Patienten mit einer speziellen intraoralen Kamera aufgenommen.

adhäsive Befestigung →S. 151

Einlagefüllungen aus Metall werden mit Zement eingesetzt. Restaurationen aus Keramik oder Kunststoff müssen adhäsiv zementiert werden.

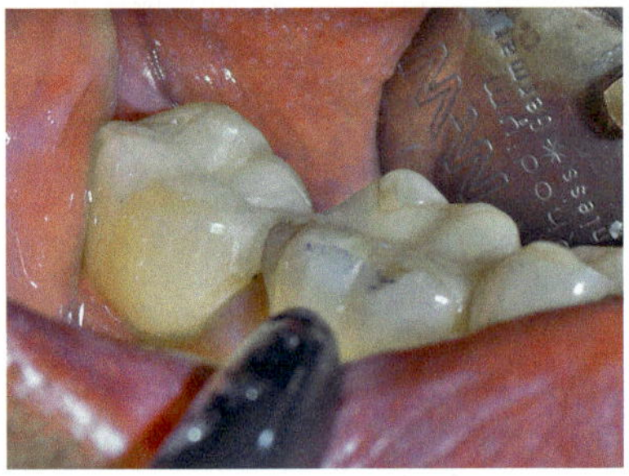

Abb. 1 Einlagefüllung aus Keramik

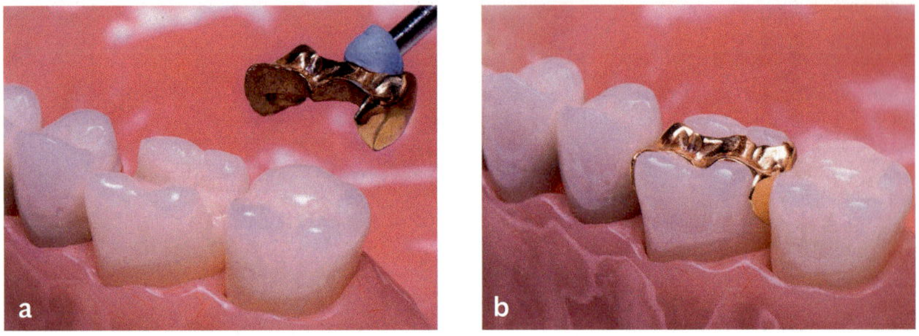

Abb. 2 Einlagefüllung aus Metall

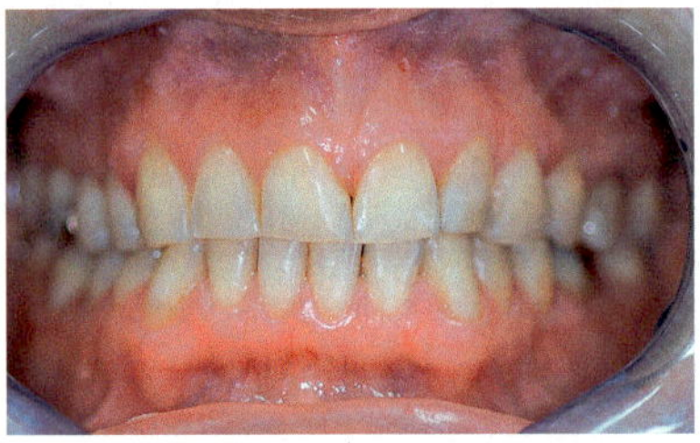

Abb. 3 Keramik-Veneer: Ausgangssituation

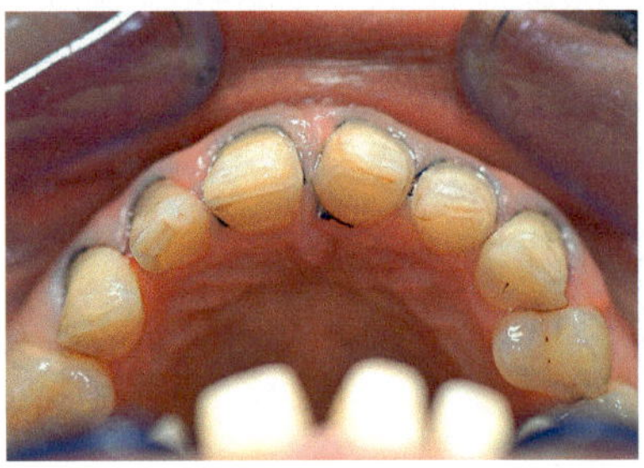

Abb. 4 Keramik-Veneer: Präparation 13 bis 23

4.3.3 Veneers

Veneers sind hauchdünne Verblendschalen. Sie bestehen meist aus Keramik. Sie werden eingesetzt, um Zahnfehlstellungen, unregelmäßig geformte oder verfärbte Frontzähne ästhetisch zu verbessern. Außerdem können verlorene Zahnecken oder Zahnspitzen wiederaufgebaut werden. Gerade hier steht durch Keramik ein Material mit hoher Lebensdauer zur Verfügung.

In unserem Beispiel war die Patientin mit ihren abradierten Inzisalkanten der Oberkiefer Frontzähne unzufrieden. Außerdem störte sie beim Zusammenbiss die Mittellinienverschiebung: Die Mitte von 11/21 stimmt nicht mit der Mitte 31/41 überein →Abb. 3.

Der Zahnschmelz des Frontzahnes wird im sichtbaren Bereich hauchdünn präpariert und der Zahn abgeformt. Durch die modernen Keramiken bedarf es nur einer Schichtstärke von 0,3–0,5 mm. Das heißt, der Zahn muss nur minimal präpariert werden. In unserem Beispiel wurde mehr vom Zahn präpariert, um die Mittellinienkorrektur zu ermöglichen →Abb. 4.

Im zahntechnischen Labor wird eine Veneer aus Keramik hergestellt. Diese wird in einer neuen Sitzung am Zahn adhäsiv befestigt.

Gegenüber der Ausgangssituation konnte in unserem Beispiel die Form der Zähne deutlich besser gestaltet werden →Abb. 1, 2.

Die Zähne sind heller und die Inzisalkanten nicht mehr abradiert. Die Mittellinienkorrektur konnte nicht vollständig umgesetzt werden, ist aber deutlich besser als in der Ausgangssituation.

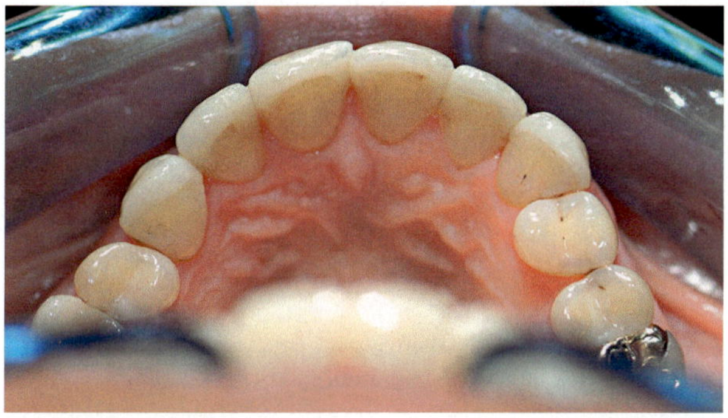

Abb. 1 Keramik-Veneer: Veneers im Mund eingesetzt, Aufnahme von okklusal

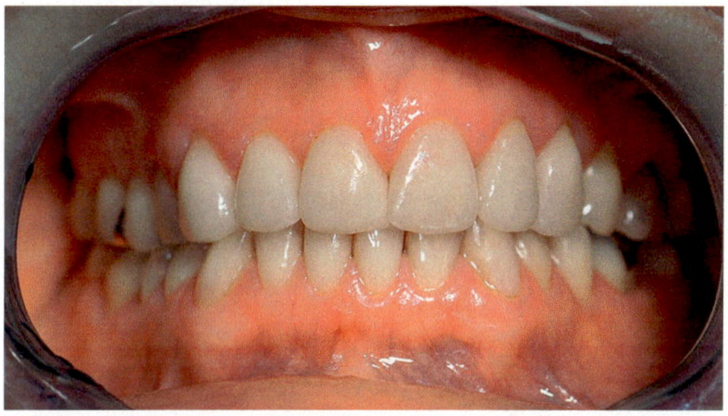

Abb. 2 Keramik-Veneer: Veneers im Mund eingesetzt, Aufnahme von frontal

4.4 Instrumente und Behandlungsabläufe in der Füllungstherapie

Heute steht eine Vielzahl von Instrumenten und Materialien zur Füllungstherapie zur Verfügung. Deshalb sollen die Behandlungsabläufe und Instrumente hier am Beispiel einer **Kompositrestauration** von Zahn 35 erläutert werden →Abb. 3.

Die spezielle Verarbeitung von anderen Füllungsmaterialien ist bei dem entsprechenden Füllungsmaterial beschrieben.

Da sich die Behandlungsabläufe und die dazu nötigen Instrumente von den in der Praxis angewandten Füllungsmaterialien unterscheiden können, sind vor dem Einsatz unbedingt die Herstellerangaben zu beachten.

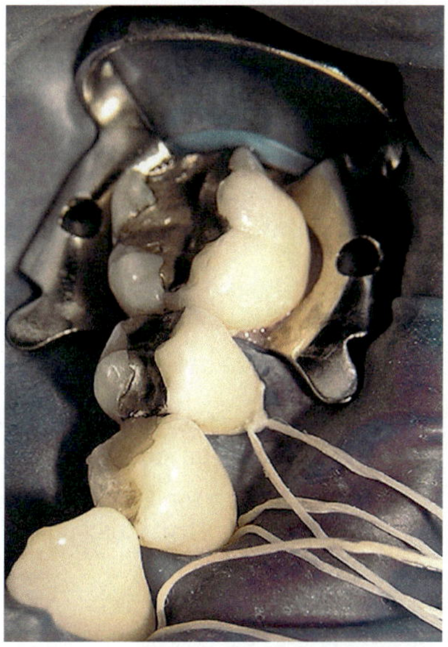

Abb. 3 Amalgamfüllung mit Randspalten am Zahn 35. Die insuffiziente (unzureichende) Kompositfüllung an Zahn 34 wurde später behandelt.

Verarbeitung plastischer Füllungsmaterialien →S. 128

Video

Füllungstherapie (Instrumente bereitlegen, Ablauf)

4.4.1 Trockenlegung

Nach der Untersuchung und Anästhesie des Zahnes erfolgt die Trockenlegung.

Video
Relative und absolute Trockenlegung

Bei fast jeder zahnärztlichen Tätigkeit ist es notwendig, das Arbeitsfeld vor dem Zutritt von Speichel, Blut oder Flüssigkeit aus dem Zahnfleischsulkus zu schützen. Feuchtigkeit und Blut behindern die korrekte Aushärtung von Füllungs- oder Abformmaterialien, Bakterien aus dem Speichel können Wurzelkanäle und Füllungskavitäten infizieren.

Man unterscheidet zwischen einer **relativen** und **absoluten** Trockenlegung:
– Bei einer relativen Trockenlegung wird das Arbeitsfeld mithilfe von **Watterollen** und **Saugern** vor Flüssigkeitszutritt geschützt →Abb. 1.
– Eine absolute Trockenlegung wird durch einen **Kofferdam** erreicht →Abb. 2.

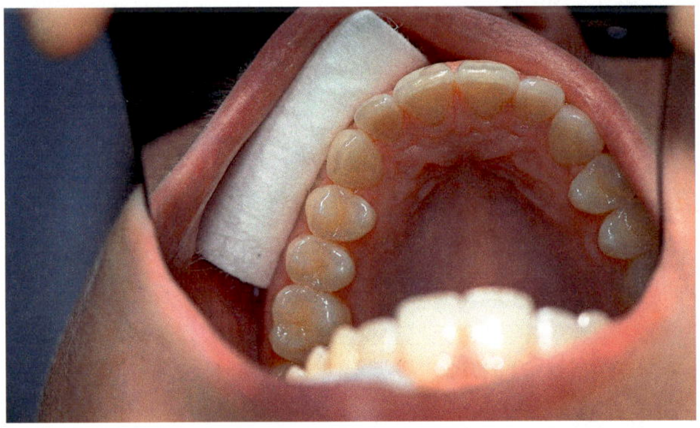
Abb. 1 Relative Trockenlegung mit Watterollen

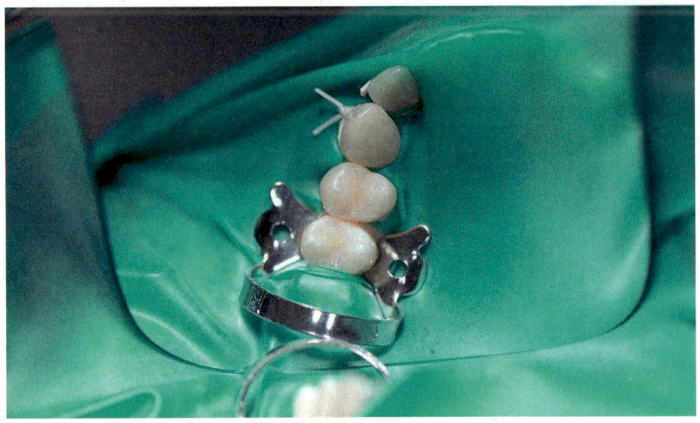
Abb. 2 Absolute Trockenlegung mit Kofferdam

Absolute Trockenlegung mit Kofferdam

Der Vorteil der absoluten gegenüber der relativen Trockenlegung liegt darin, dass der Kofferdam in der Lage ist, die zu behandelnden Zähne gegenüber dem Rest in der Mundhöhle zu isolieren.

Dadurch wird das Arbeitsfeld auch vor der feuchten Atemluft geschützt. Außerdem kann der Patient so vor dem Verschlucken von z. B. ätzenden Spüllösungen oder Wurzelkanalinstrumenten geschützt werden.

allergische Reaktion →S. 300

Nachteile von Kofferdam können sein, dass die verbale Kommunikation mit dem Patienten eingeschränkt ist und der Patient nur durch die Nase atmen kann. Dies kann bei Patienten ein Beklemmungsgefühl auslösen. Außerdem kann eine allergische Reaktion ausgelöst werden (Latexallergie).

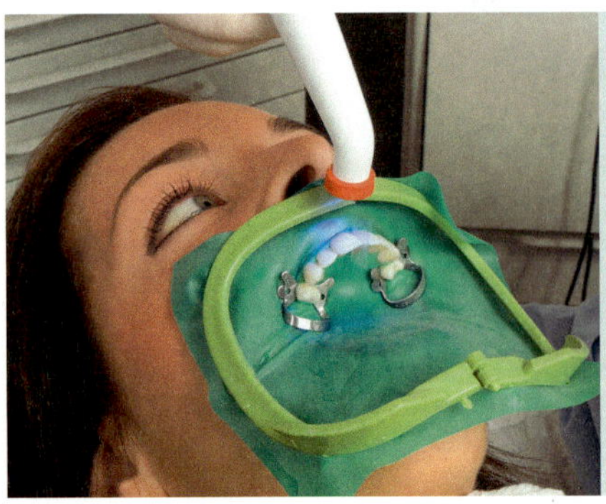

Exkurs

Der Kofferdam: Die Abdeckplane des Zahnarztes
Der Kofferdam wurde bereits 1864 von dem amerikanischen Zahnarzt Sanford Christie Barnum eingeführt. Er hatte nach eigenen Angaben den spontanen Einfall, eine Gummiserviette zu lochen und über einen Zahn zu stülpen. Der Begriff Kofferdam wird nicht nur in der Zahnheilkunde, sondern auch in der Bau- und Schiffstechnik verwendet. Dazu ein Zitat aus dem Roman „Der Mann im Strom“ von Siegfried Lenz: „Das Wrack war abgedichtet, die Taucher hatten die großen Schiffsöffnungen verschlossen, und über einer Decksluke war ein Kofferdam errichtet, ein wasserdichter Holzaufbau, durch den ein Schlauch in den Schiffskörper geführt wurde.“

Materialien zur Trockenlegung mit Kofferdam

- Kofferdam
- evtl. Kofferdamserviette
- Spannrahmen
- Lochstanze
- Kofferdamklammern
- Klammerzange
- Zahnseide
- evtl. Wedjets

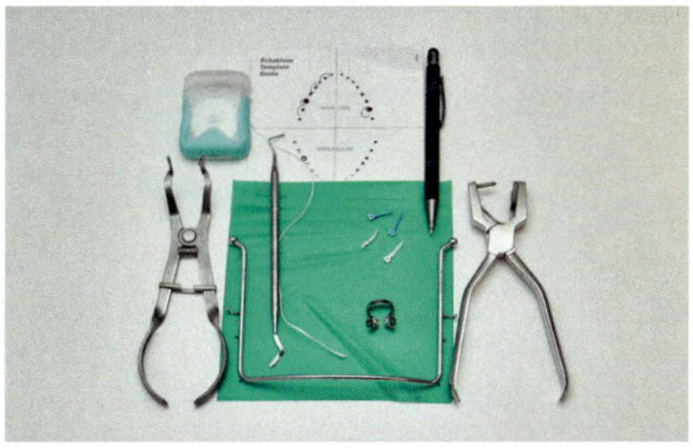

In der Regel erfolgt das Legen des Kofferdams vor der Präparation und Kariesexkavation (Entfernung der Karies).
Es gibt unterschiedliche Techniken, wie ein Kofferdam angelegt werden kann. Im Folgenden soll eine Möglichkeit dargestellt werden →Tab. 1.

Begonnen wird mit der Auswahl und Anprobe der Kofferdamklammer. Diese wird mit der Klammerzange aufgebogen und über den Zahn gestülpt. Sie hält an den Unterschnitten des Zahnes.	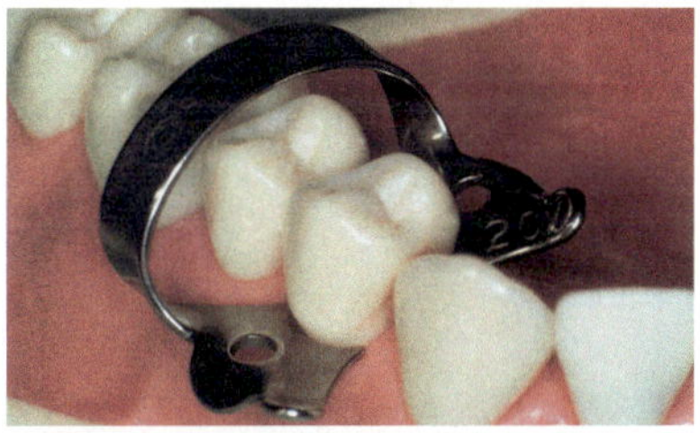
Für die Zähne, die aus dem Kofferdam herausragen sollen, wird mit der Lochstanze ein Loch in den Kofferdam gestanzt. Dazu werden vorher die Stellen, die ausgestanzt werden sollen, mithilfe einer Schablone angezeichnet. Die Lochgröße richtet sich nach der Größe der zu isolierenden Zähne.	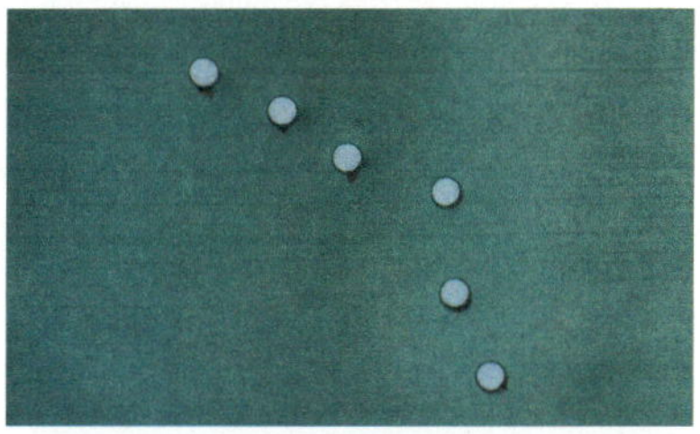
Auf die Gesichtshaut kann eine Kofferdamserviette gelegt werden. Dadurch wird die Kontaktfläche zwischen Kofferdam und Gesichtshaut möglichst klein gehalten. Die Serviette saugt außerdem Speichel und Schwitzwasser auf.	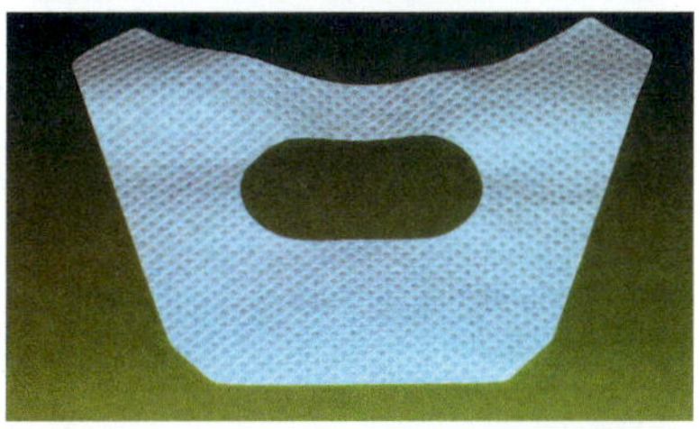
Der gelochte Kofferdam wird in dem Spannrahmen locker aufgespannt. Die Kofferdamklammer wird mit den Flügeln in das vorgesehene Loch im Kofferdam eingebracht. Die Klammerzange wird mit den Branchen in die Perforationen der Klammer eingeführt.	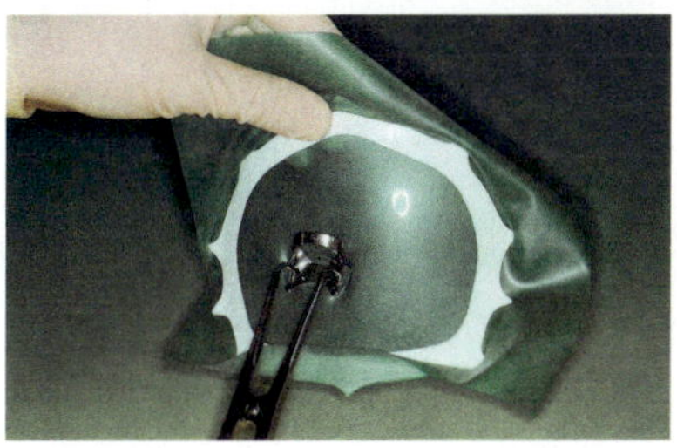

Tab. 1 Ein Beispiel für die Vorgehensweise beim Anlegen eines Kofferdams

Die Klammer wird über den zu isolierenden Zahn gebracht. Der Sitz der Klammer wird überprüft.	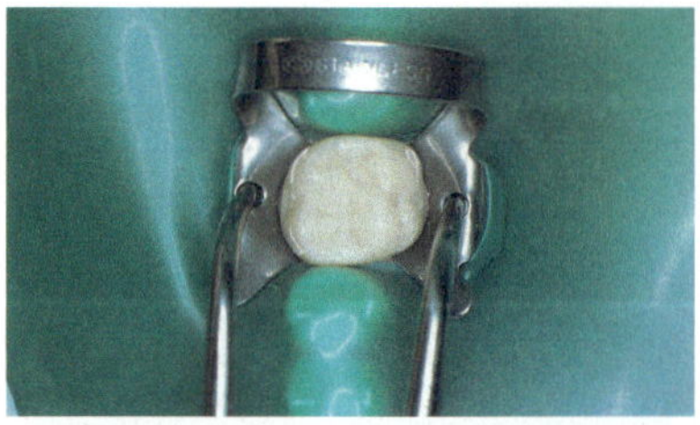
Der Kofferdam wird von den Klammerflügeln mit einem Heidemann-Spatel abgelöst.	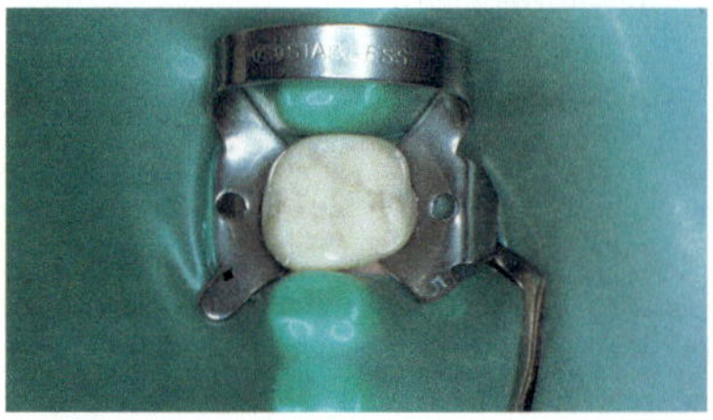
Eine Person A zieht die Löcher des Kofferdams über die Zähne und spannt ihn. Eine Person B kann mit Zahnseide den Kofferdam mesial und distal durch die Kontaktpunkte führen.	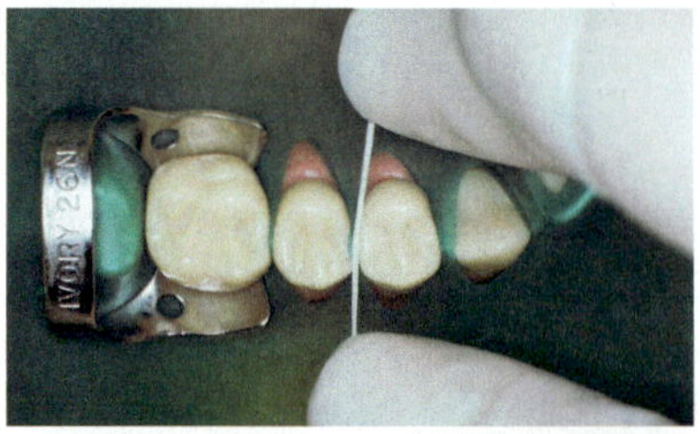
Über die Zähne werden Ligaturen gelegt. Sie sorgen für den Halt des Kofferdams. Ligaturen können mit gewachster Zahnseide gelegt werden. Dazu fixiert eine Person A die Zahnseide mit einem Heidemann-Spatel unterhalb des Äquators des Zahnes. Eine Person B verknotet die Zahnseide. Dabei rutscht die Zahnseide in den Zahnfleischsulkus und sichert dadurch den Kofferdam.	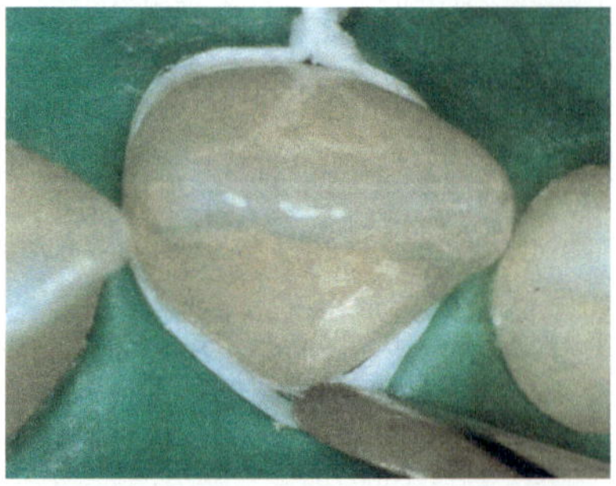
Außerdem kann das Herausrutschen des Kofferdams mit Interdentalkeilen aus Holz oder mit Wedjets →Abb. verhindert werden. Wedjets sind Gummistreifen mit einem runden Querschnitt, die als Sicherung in den Interdentalraum eingesetzt werden können.	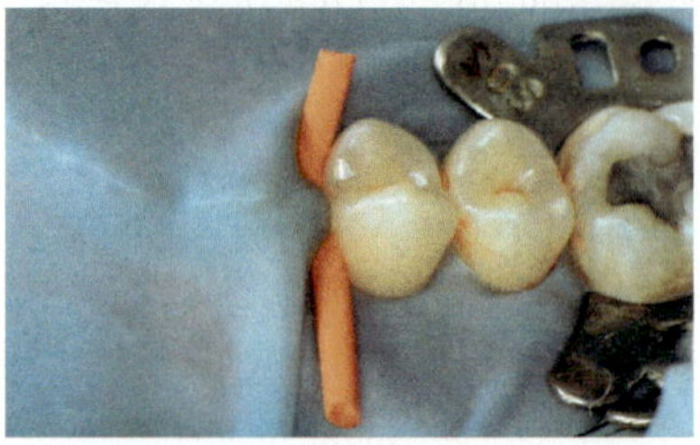
Das Gebiet ist fertig isoliert.	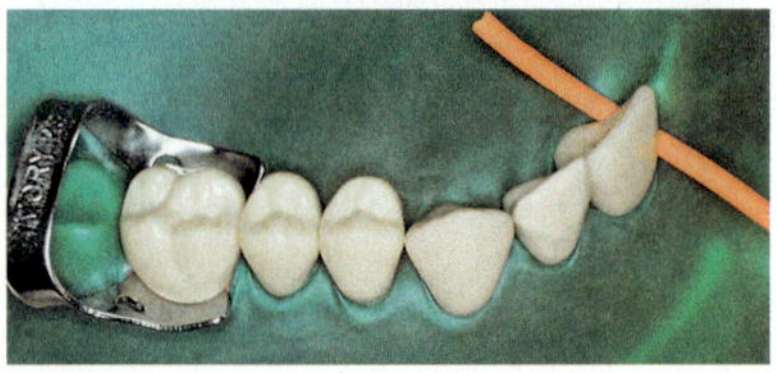

Tab. 1 Ein Beispiel für die Vorgehensweise beim Anlegen eines Kofferdams (Fortsetzung)

Relative Trockenlegung

Zur relativen Trockenlegung werden Watterollen verwendet. Im Oberkiefer werden diese möglichst tief ins Vestibulum gelegt. Im Unterkiefer werden vestibulär und lingual zwischen den Zähnen und der Zunge Watterollen gelegt. Zusätzlich wird Speichel mit dem Sauger entfernt.

Zahnmedizinische Fachangestellte sollte während der Behandlung auf eine gute Trockenlegung achten. Watterollen, die keine Saugkraft mehr haben, müssen ausgetauscht werden.

Watterollen können, insbesondere wenn sie sich erst kurze Zeit im Mund des Patienten befinden, sehr stark an der Schleimhaut haften. Bei der Entfernung kann es dann zu kleineren Schleimhautablösungen kommen. Man sollte die Watterollen daher vor der Entfernung mit dem Wasserspray befeuchten, um Verletzungen zu vermeiden.

Es sind auch spezielle Watterollen erhältlich.
- Eine sogenannte „Parotisroll" besteht aus einer langen Watterolle mit einem verstärkten biegsamen Kern →Abb. 1.
- „Speichelabsorber" bestehen aus flach ausgepresstem saugfähigem Material →Abb. 2. Sie benötigen weniger Platz als eine Watterolle.

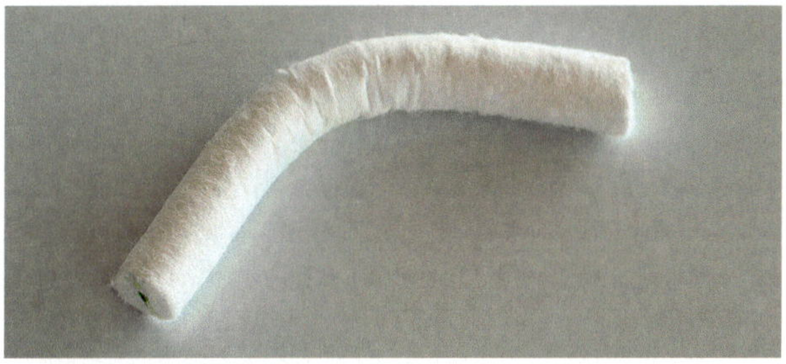

Abb. 1 Parotisroll

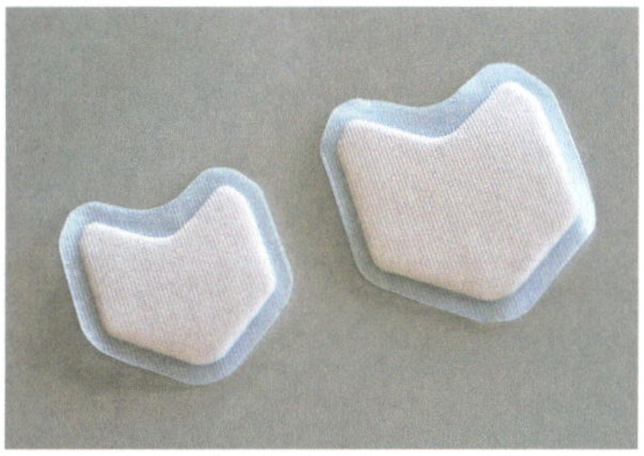

Abb. 2 Speichelabsorber

4.4.2 Präparation

Durch die Präparation soll ein Zugang geschaffen werden, der es ermöglicht, die Karies zu entfernen. Außerdem soll die Kavität so gestaltet werden, dass das Füllungsmaterial und die noch intakte Zahnhartsubstanz den Kaubelastungen gewachsen sind.

Ausdehnung der Kavität

Bereits 1889 entwickelte der amerikanische Zahnarzt Black Regeln für die Kavitätenpräparation bei Füllungen. Er teilte dabei die Kavitäten in fünf Klassen ein →Abb. 3.

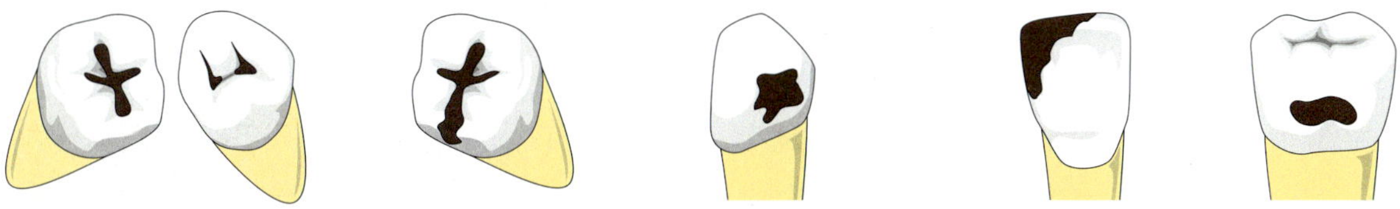
Klasse I
Fissurenkavität bei Seitenzähnen bzw. Kavität des Foramen caecum bei Frontzähnen
Klasse II
approximale Kavität bei Seitenzähnen
Klasse III
approximale Kavität bei Frontzähnen ohne Beteiligung der Schneidekante
Klasse IV
approximale Kavität an Frontzähnen mit Beteiligung der Schneidekante
Klasse V
Zahnhalskavität

Abb. 3 Black-Klassen

Black forderte, die Kavität so weit auszudehnen, dass die Präparationsränder in Bereichen liegen, die gut zu reinigen sind. Heute ist es möglich, durch moderne Präparationsinstrumente, wirksame Prophylaxemaßnahmen und Füllungsmaterialien die Kavität möglichst klein zu halten (minimalinvasive Präparation).

Die Präparation für eine Kompositrestauration kann durch den Halt über die Adhäsivtechnik sehr kleinflächig gestaltet werden. Kompositrestaurationen schonen daher die Zahnhartsubstanz. Andere Füllungsmaterialien benötigen zum Halt eine spezielle Kavitätenform und müssen daher großflächiger gestaltet werden. Zum Beispiel werden Kavitäten für Amalgamfüllungen so gestaltet, dass sie in der Tiefe etwas breiter als im oberen Bereich sind. Kavitäten für Einlagefüllungen werden hingegen oben breiter als unten gestaltet, damit die Restauration später eingesetzt werden kann.

Präparationsinstrumente

Zur Präparation der Kavität können unterschiedliche Instrumente eingesetzt werden. Die Präparationsinstrumente werden eingeteilt in:
- rotierende (drehende) Instrumente
- Handinstrumente
- oszillierende (schwingende) Instrumente
- Laser
- Pulverstrahlgeräte

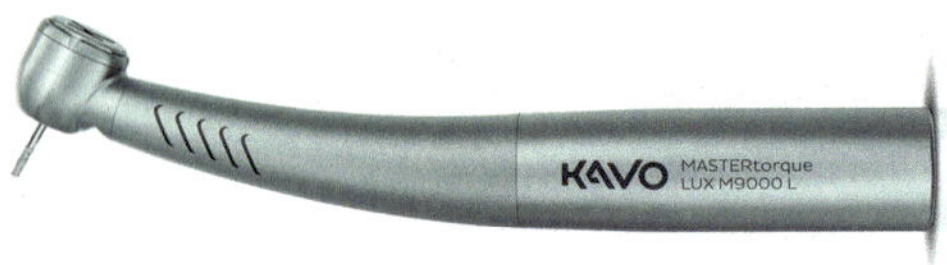

Abb. 1 Turbine

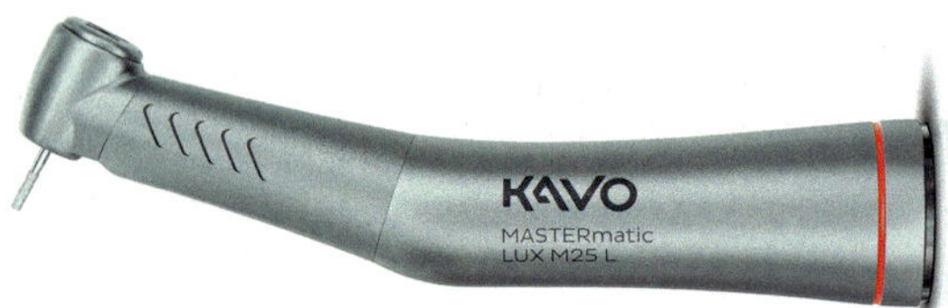

Abb. 2 Schnelllauf-Winkelstück

Rotierende Instrumente: Rotierende Instrumente werden in **Hand-** und **Winkelstücken** bei unterschiedlichen Drehzahlen eingesetzt. Hand- und Winkelstücke werden auch als **Übertragungsinstrumente** bezeichnet, da sie die Drehbewegungen eines Motors auf die rotierenden Instrumente übertragen. Die einzelnen Arbeitsschritte bei der Kavitätenpräparation, die Ausarbeitung der Füllung und deren Politur erfordern Übertragungsinstrumente, die unterschiedliche Drehzahlen ermöglichen.

Rotierende Instrumente mit einer **hohen Drehzahl** gelangen effizient durch die harte Schmelz- und Dentinschicht. Hohe Drehzahlen werden durch Übertragungsinstrumente wie eine Turbine oder ein **Schnelllauf-Winkelstück** (rote oder orange Markierung, kurz: Schnellläufer) erreicht →Abb. 1, 2.

Eine Turbine wird mit Druckluft angetrieben, ein Hand- und Winkelstück mit einem Elektromotor. Durch unterschiedliche Übersetzung der Winkelstücke können diese die Drehzahl des Elektromotors verstärken oder abschwächen.

Merke

Da bei diesen hohen Umdrehungszahlen durch Reibung Wärme entsteht, muss auf eine gute Wasserkühlung des rotierenden Instrumentes geachtet werden. Dazu müssen die Öffnungen der Wasserkühlung an den Übertragungsinstrumenten auf Durchlässigkeit überprüft und notfalls gereinigt werden.

Therapie der Karies

Die Kariesentfernung erfolgt mit niederen Drehzahlen und die Politur der Füllung mit mittleren Drehzahlen. Solche Drehzahlen werden durch grüne oder blaue Winkelstücke erzeugt.

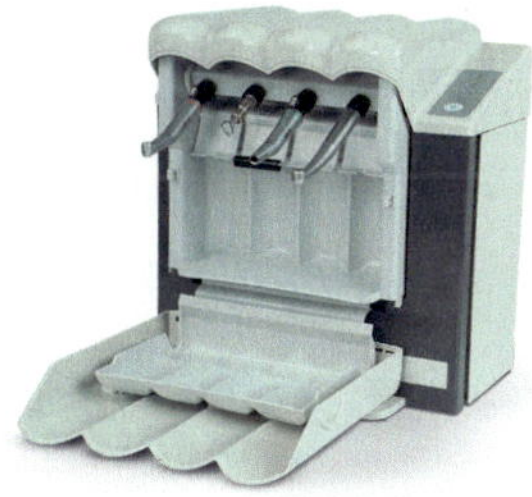

Abb. 1 Reinigungs- und Pflegeautomat zur Instrumentenpflege

Merke
Übertragungsinstrumente werden sehr stark beansprucht. Deshalb müssen sie gründlich gereinigt und geölt werden. Die Pflege erfolgt am besten mit einem Spraysystem von Hand oder maschinell →Abb. 1. Außerdem können sich an der Oberfläche und in den Leitungen des Instrumentes Mikroorganismen absetzen. Deshalb müssen auch die innen liegenden Leitungen desinfiziert werden. Dazu sind die Herstellerangaben zu beachten.

Rotierende Instrumente gibt es für jedes Einsatzgebiet in vielen Ausführungen, Formen und Größen. Man unterscheidet Bohrer, Schleifinstrumente und Polierer →Tab. 1.

Einteilung	Beispiele		Einsatzgebiete
Bohrer	Rosenbohrer ① ② Hartmetallbohrer ③ Hartmetallfinierer ④ Fissurenbohrer ⑤	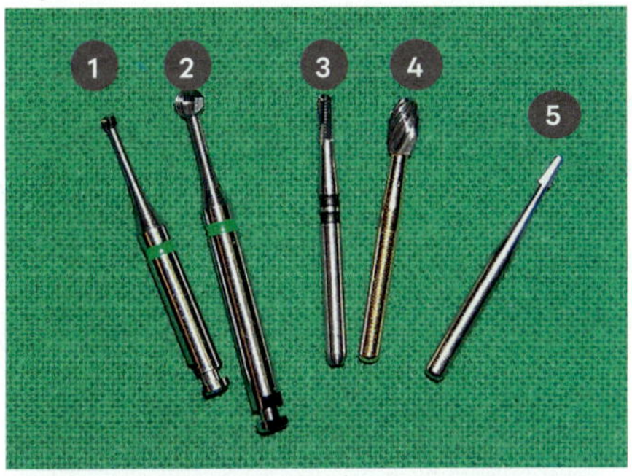	– Kariesentfernung – Entfernung von Kronen, Brücken – Glätten einer Füllung
Schleifinstrumente	Diamantschleifer ① ② ③ Steinchen ④ ⑤ Schleifscheiben ⑥	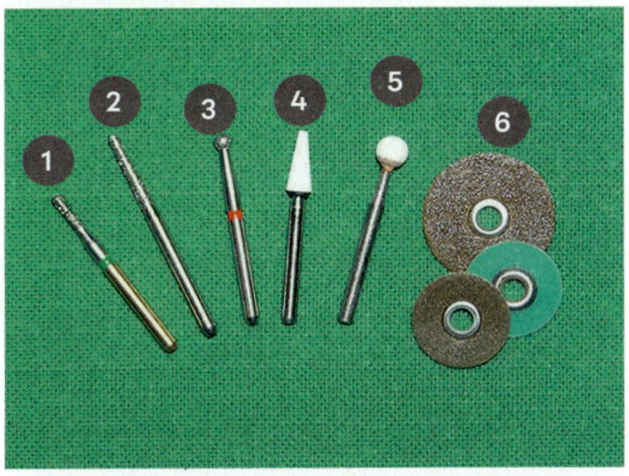	– Präparation von Füllungen, Kronen und Brücken – Glätten einer Füllung
Polierer	elastische Polierer ① ② ③ ④ Bürstchen ⑤	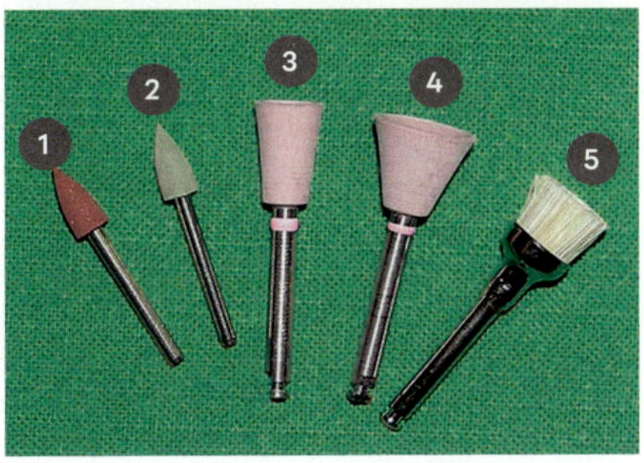	– Politur von Füllungen und Zahnersatz

Tab. 1 Übersicht über einige rotierende Instrumente

Handinstrumente: Handinstrumente werden meistens dann eingesetzt, wenn die Gefahr der Schädigung, z. B. von Nachbarzähnen oder der Pulpa, durch rotierende Instrumente zu groß ist.

Eingesetzt werden hauptsächlich **Exkavatoren** und **Gingivalrandschräger**. **Exkavatoren** sind löffelartige, scharfe Instrumente, die zur Entfernung von kariösem Dentin eingesetzt werden →Abb. 1, 2. **Gingivalrandschräger** sind scharfe Instrumente, die zum Glätten der Kavitätenränder dienen.

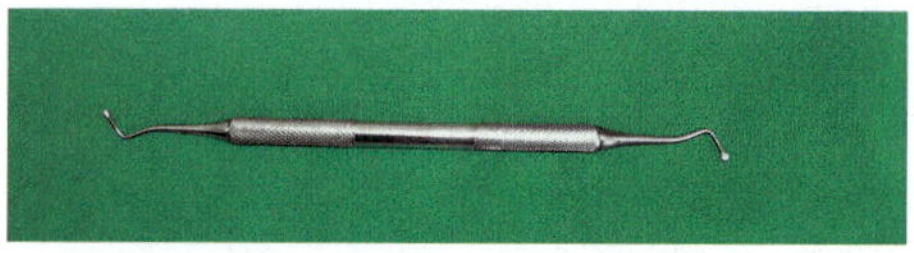

Abb. 1 Exkavator

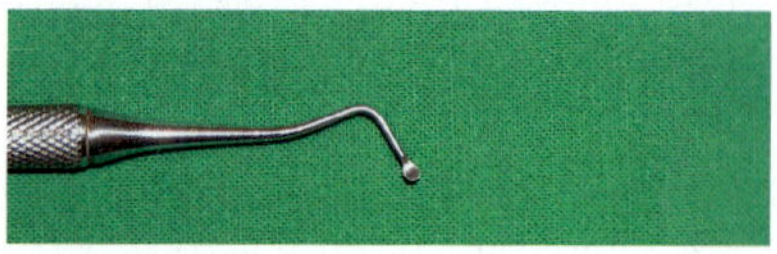

Abb. 2 Exkavator (Detail)

Oszillierende Instrumente: Oszillierende Instrumente schwingen und sind nur auf einer Seite diamantiert →Abb. 3. Die Zahnhartsubstanzen werden mit feilenden Bewegungen abgetragen.

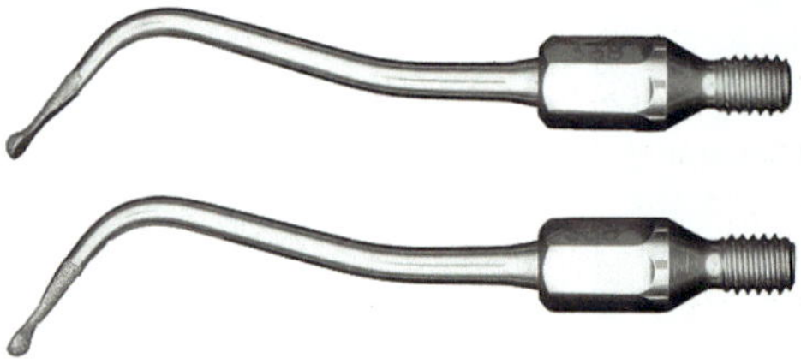

Abb. 3 Oszillierende Instrumente

Oszillierende Instrumente werden hauptsächlich zur Kavitätenpräparation im Bereich der **Approximalflächen** eingesetzt. Würden rotierende Instrumente verwendet, bestünde die Gefahr der Nachbarzahnschädigung. Durch die einseitig diamantierte Belegung der oszillierenden Instrumente ist diese Gefahr ausgeschlossen. Es können auch sehr kleine, defektbezogene Kavitäten präpariert werden. Der Abtrag der Zahnhartsubstanzen dauert jedoch länger als mit rotierenden Instrumenten.

Der Antrieb oszillierender Instrumente kann über **spezielle Winkelstücke** erfolgen. In den sogenannten EVA-Kopf können einseitig diamantierte Feilen eingespannt werden.

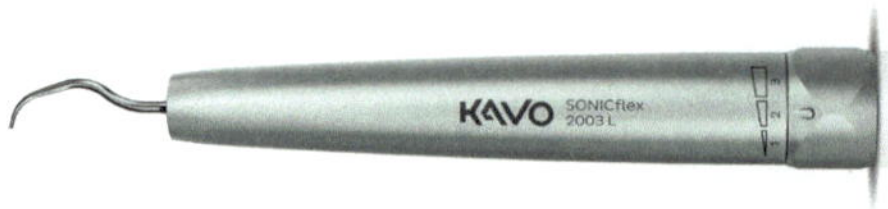

Abb. 4 Luftbetriebenes Handstück zur sonoabrasiven Präparation

Außerdem können **luftbetriebene Handstücke** verwendet werden, die auf den Turbinenanschluss gesteckt werden. Diese bringen die oszillierenden Instrumente im Schall- oder Ultraschallbereich zum Schwingen →Abb. 4.

Besondere Bedeutung haben die luftbetriebenen Handstücke erlangt, die im Schallbereich schwingen (**sonoabrasive Präparation**).

Laser- und Pulverstrahlgeräte: Die Zahnhartsubstanz kann auch durch Laser oder Pulverstrahlgeräte abgetragen werden. Der Vorteil besteht darin, dass dies relativ schmerzfrei erfolgen kann. Diese Geräte können z. B. bei einer kleinen Fissurenkaries bei Kindern eingesetzt werden.

Nachteilig ist, dass die Abtragung der Zahnhartsubstanz nicht sehr effektiv und somit zeitaufwendig ist. Außerdem lassen sich damit Füllungsmaterialien nicht entfernen. Gezielte, geometrisch genau definierte Präparationen, wie sie z. B. bei einer Einlagefüllung gefordert werden, sind dadurch nicht möglich.

Bei einem **Laser** werden durch das Laserlicht kleine Zahnhartsubstanzteile abgesprengt. Bei **Pulverstrahlgeräten** wird ein Gemisch aus Wasser und Strahlpartikeln (Aluminiumoxidpartikel) mit Druckluft durch eine kleine Düse auf den Zahn gesprüht. Die Partikel treffen mit einer hohen Geschwindigkeit auf den Zahn und tragen so lokal die Zahnhartsubstanz ab.

4.4.3 Kariesentfernung

Nachdem ein Zugang zur Karies geschaffen ist, wird diese entfernt. Die Entfernung der Karies wird auch als Kariesexkavation (kurz: Karies ex) bezeichnet. Sie erfolgt i. d. R. mit rotierenden Instrumenten bei niederen Drehzahlen, z. B. mit einem Rosenbohrer. Der Zahn wird dazu gut trockengelegt und auf eine Wasserkühlung verzichtet. Außerdem kann dies auch von Hand mit einem Exkavator erfolgen.

rotierende Instrumente →S. 144

Dabei müssen entkalkter Schmelz und weiches Dentin vollständig entfernt werden. Der Zahnarzt überprüft dies mit einer Sonde.

Karies kann auch mit einer Flüssigkeit (Kariesdetektor) angefärbt werden. Dazu wird die Kavität mit dem Kariesdetektor bestrichen und nach einer kurzen Einwirkzeit mit dem Wasserspray abgesprüht. Noch vorhandene kariöse Bereiche werden dadurch angefärbt.

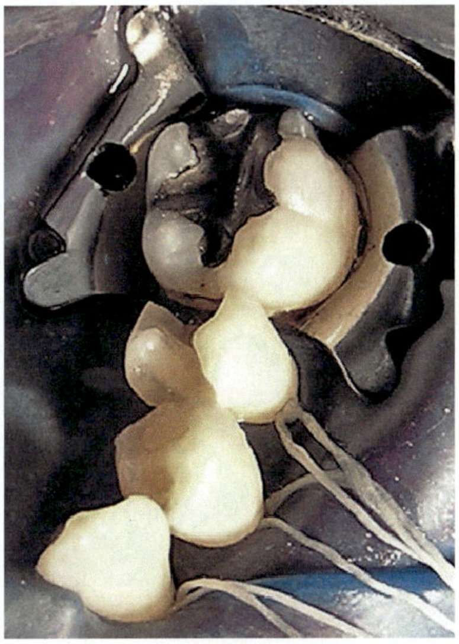

Abb. 1 Zahn 35 nach vollständiger Kariesexkavation, mit geglätteten Kavitätenrändern und angeschrägten Schmelzrändern

4.4.4 Vorbereitende Maßnahmen

Bevor eine Füllung eingebracht werden kann, sind vorbereitende Maßnahmen nötig.

Matrizen

Bei mehrflächigen Füllungen muss mit einer Matrize gearbeitet werden. Nur so kann die äußere Zahnform wieder naturgemäß hergestellt werden. Außerdem schützen Matrizen den Zahnhalteapparat vor überstopften Füllungsmaterialien.

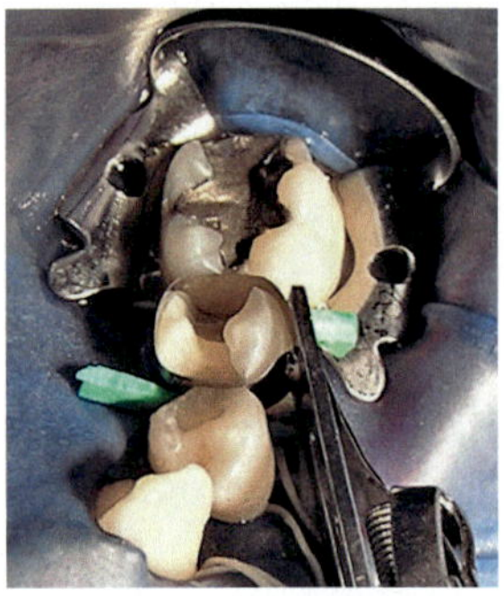

Abb. 1 Metallmatrizenband und Interdentalkeile aus Holz

Matrizen bestehen aus einem **Matrizenband** und i. d. R. aus einem **Matrizenhalter**. Matrizenbänder können aus **Metall** oder **Kunststoff** bestehen. Gerade bei Frontfüllungen kann jedoch auch ohne einen Matrizenhalter gearbeitet werden.

Bei keinem Matrizensystem liegt das Matrizenband so dicht am Zahn an, dass ein Überstopfen des Füllungsmaterials sicher vermieden werden kann. Deshalb wird im Interdentalraum ein Matrizenband mit einem Keil an den Zahn angepresst.

Ein **Holzkeil** quillt im Mund bei Zutritt von Feuchtigkeit. Dadurch werden die Zähne **separiert**, d. h. leicht auseinandergedrängt →Abb. 1. Nach Entfernung der Matrize resultiert daraus ein satter Kontaktpunkt der Füllung.

Es gibt auch **Lichtkeile** aus Kunststoff, die das Polymerisationslicht in den Interdentalraum leiten →Abb. 2.

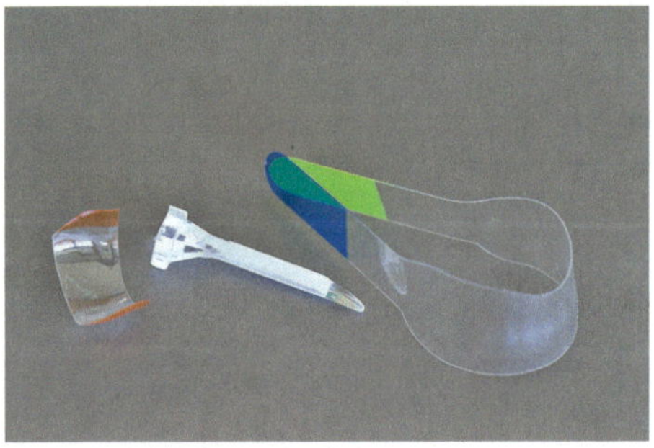

Abb. 2 Kunststoffmatrizenband und Lichtkeile

Parapulpäre Stifte

Bei sehr großen Füllungen kann das Füllungsmaterial zu wenig Halt haben und brechen. Dies ist v. a. bei Amalgamfüllungen der Fall, bei denen ein ganzer Höcker ersetzt wird.

Zusätzliche Stabilität kann hier durch parapulpäre Stifte (Pins) erreicht werden. Dies sind kleine Stifte aus Metall, die neben der Pulpa eingedreht werden. Die Anwendung von parapulpären Stiften mit Kompositen ist selten indiziert.

Die Stelle wird zunächst mit einem kleinen Rosenbohrer angekörnt und dann mit einem speziellen Bohrer vorgebohrt. Nun werden die parapulpären Stifte langsam mit dem Winkelstück eingedreht. Die Pins brechen dann an einer Sollbruchstelle ab →Abb. 3.

pulpärer Stiftaufbau
→S. 429

Merke
Parapulpäre Stifte werden neben die vitale Pulpa gesetzt. Pulpäre Stifte werden in einen endodontisch behandelten Wurzelkanal gesetzt.

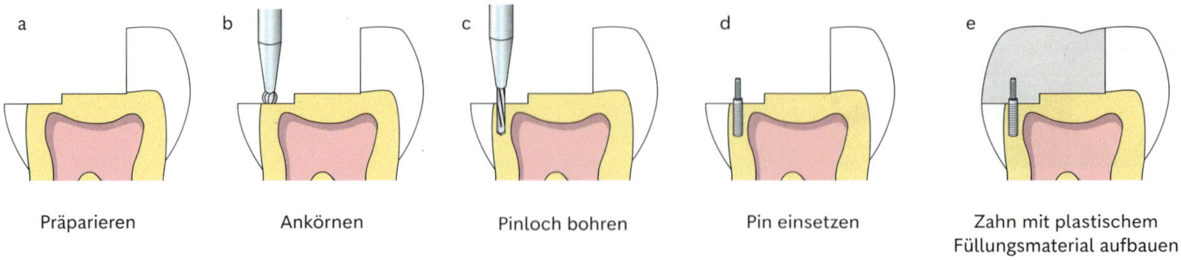

Abb. 3 Vorgehen beim Einbringen von parapulpären Stiften

4.4.5 Füllung, Ausarbeitung und Politur

Das Einbringen einer Kompositfüllung umfasst mehrere Schritte →Tab. 1.

Zuerst erfolgt die **Schmelz- und Dentinkonditionierung**. Dazu wird 35%iges Phosphorsäure-Gel in die Kavität eingebracht. Dies lässt man 30 Sekunden auf den Zahnschmelz und 15 Sekunden auf das Dentin einwirken. Danach wird es sorgfältig mit dem Wasserspray entfernt und anschließend trockengeblasen.	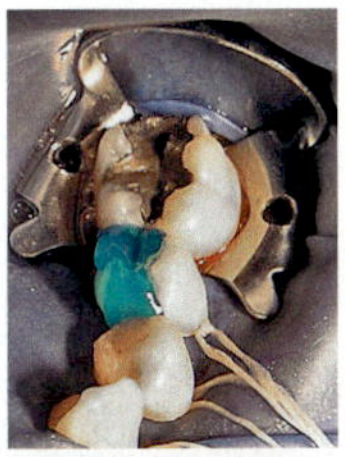
Mit einem Bürstchen werden **Dentinprimer**, **Dentin** und **Schmelzadhäsiv** in die Kavität eingebracht. Dies lässt man 30 Sekunden einwirken. (Hier wurde mit einem Ein-Flaschen-System gearbeitet, welches alle drei Substanzen beinhaltet. Bei anderen Produkten kann es nötig sein, die Substanzen nacheinander aufzutragen.)	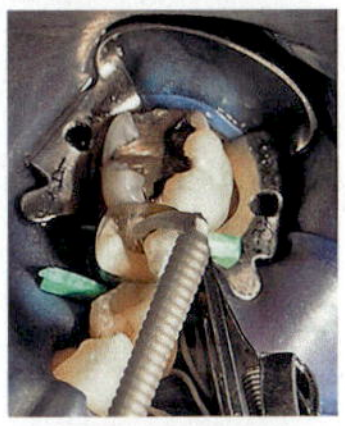
Die Flüssigkeit wird vorsichtig verblasen. Anschließend wird sie 20 Sekunden mit einer Polymerisationslampe **lichtgehärtet**.	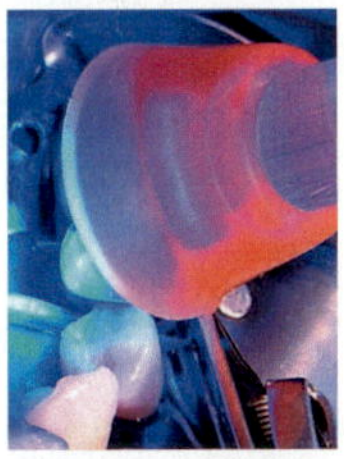
Dann werden kleine Schichten aus **Kompositmaterial** in die Kavität eingebracht. Auf diese Weise kann die ursprüngliche Form des Zahnes modelliert werden. Jede einzelne Schicht wird für 60 Sekunden mit der Polymerisationslampe ausgehärtet.	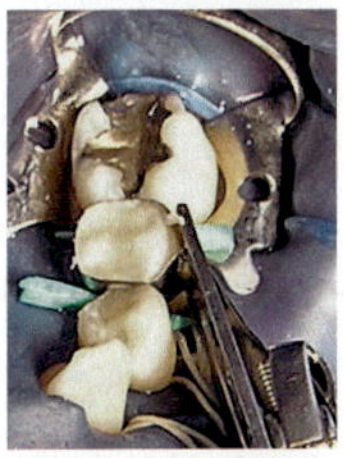
Überschüsse werden mit einem Feinkorndiamanten entfernt. Die Okklusion und Artikulation werden mit **Okklusionsfolie** überprüft und notfalls korrigiert. Zum Schluss wird die Füllung mit Gummipolierern ausgearbeitet, um die Oberfläche zu glätten und zu vergüten.	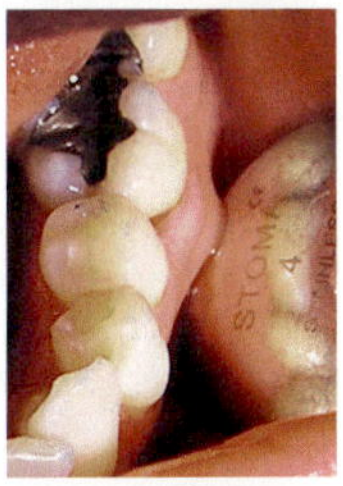
Schließlich ist die Kompositfüllung am Zahn 35 fertig ausgearbeitet.	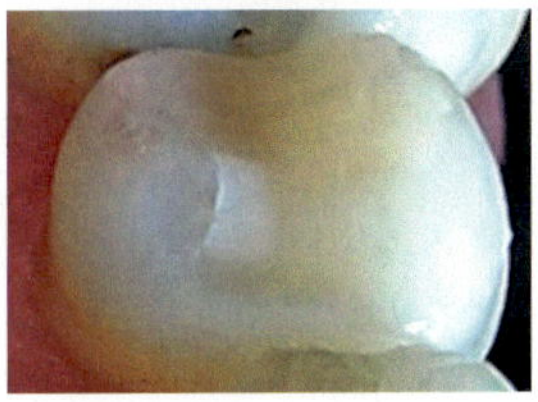

Tab. 1 Arbeitsabläufe beim Einbringen einer Kompositfüllung am Zahn 35

4.5 Behandlungsschritte bei einer Einlagefüllung

Einlagefüllungen können aus Metall, Kunststoff oder Keramik hergestellt werden.

Der grundsätzliche Behandlungsablauf zur Herstellung einer Einlagefüllung ist bei allen drei Materialarten nahezu identisch.

Einlagefüllungen aus Metall werden herkömmlich mit Zement zementiert, Einlagefüllungen aus Kunststoff oder Keramik müssen adhäsiv befestigt werden →Abb. 1.

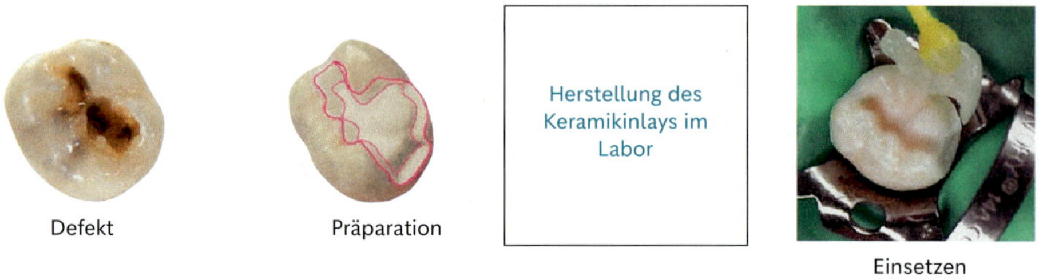

Abb. 1 Behandlungsschritte bei einer Einlagefüllung aus Keramik

indirekte Herstellung einer Einlagefüllung →S. 138

Die Behandlungsschritte bei einer Einlagefüllung im indirekten Verfahren erfordern zwei Sitzungen in der Praxis →Tab. 1.

Anästhesie →S. 175

Alginatabformung →S. 440

1. Sitzung	– Untersuchung, Vitalitätsprobe, Perkussionsprobe, Röntgenbild – Anästhesie – Alginatabformung für die spätere Herstellung des Provisoriums – Alginatabformung des Gegenkiefers – Präparation – Präparationsabformung – Bissnahme – bei Einlagefüllungen aus Kunststoff oder Keramik: Auswahl der Zahnfarbe – Herstellung und Einsetzen des Provisoriums (bei Einlagefüllungen aus Kunststoff oder Keramik muss ein eugenolfreier provisorischer Zement genommen werden, da sonst das Einsetzen der Einlagefüllung mit Befestigungskomposit beeinträchtigt wird)
Labor	– Herstellung der Einlagefüllung
2. Sitzung	– Entfernen des Provisoriums – Einprobe der Einlagefüllung – Eingliedern der Einlagefüllung: bei Einlagefüllungen aus Kunststoff oder Keramik erfolgt die Befestigung adhäsiv, bei Einlagefüllungen aus Metall mit Zement – Entfernen der Zementüberschüsse und Glätten der Ränder der Restauration – Okklusions- und Artikulationskontrolle – Politur

Tab. 1 Behandlungsschritte bei einer Einlagefüllung (grundlegender Ablauf)

Die adhäsive Befestigung einer Einlagefüllung aus Keramik erfolgt in mehreren Schritten →Tab. 1.

Komposit →S. 127

Vorbereitende Maßnahmen
- absolute Trockenlegung mit Kofferdam
- Entfernen des Provisoriums
- Reinigung der Kavität
- Einprobe des Keramikinlays →Abb.
- Befestigung eines Kugelstopfers am Inlay (z. B. mit einem lichthärtenden Fissurenversiegelungsmaterial)

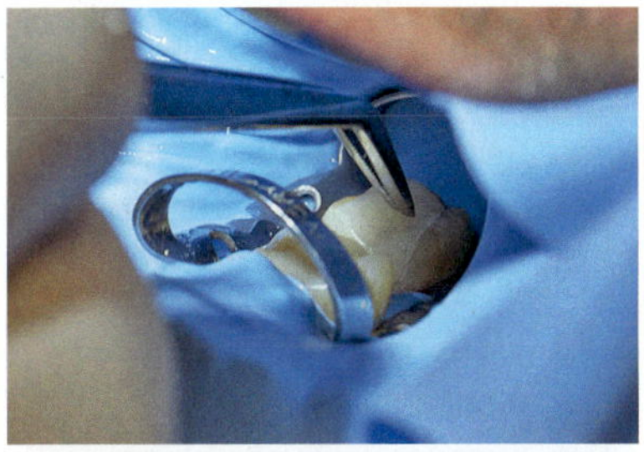

Vorbereitung des Keramikinlays
- Ätzung der Unterseite des Keramikinlays mit Flusssäure-Gel ca. 60 Sekunden →Abb.
- Inlay mit Wasser abspülen und dann trocknen; bei diesem Arbeitsschritt sind unbedingt Schutzhandschuhe und Schutzbrille zu tragen; außerdem darf die Flusssäure nicht im Keramikwaschbecken abgespült werden
- Auftragen von Silanflüssigkeit auf die Unterseite des Inlays
- trocknen

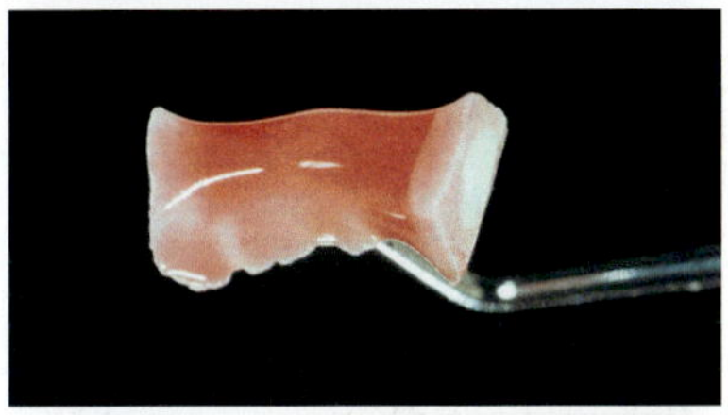

Vorbereitung Inlaykavität
- Schmelz- und Dentinkonditionierung mit Phosphorsäure-Gel (30 Sekunden Schmelz, 15 Sekunden Dentin, →Abb.)
- Phosphorsäure-Gel mit Wasser abspülen, trocknen
- Dentinpriming
- Auftragen von Schmelz- und Dentinadhäsiv (je nach Hersteller können Dentinprimer, Schmelz- und Dentinadhäsiv als drei Flüssigkeiten oder in einer Flasche zusammen angeboten werden)

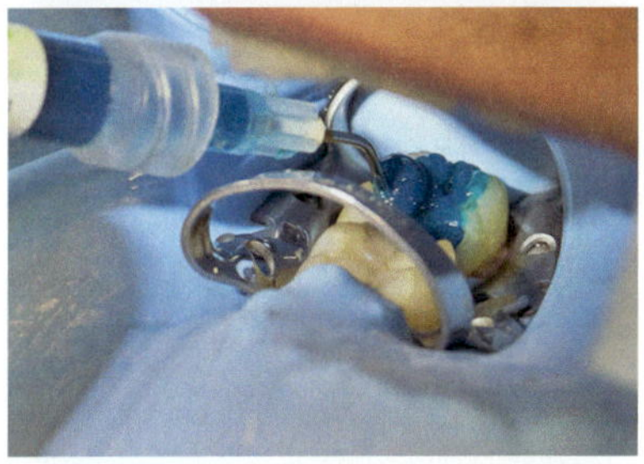

Einsetzen des Inlays
- Anmischen des chemisch- und lichthärtenden Komposits
- Einbringen des Komposits in die Kavität
- Einbringen des Inlays mit leichtem Druck; dabei wird überschüssiges Komposit herausgepresst →Abb.
- Entfernung der Überschüsse
- Auftragen von Glycerin-Gel
- Lichthärtung mit der Polymerisationslampe.

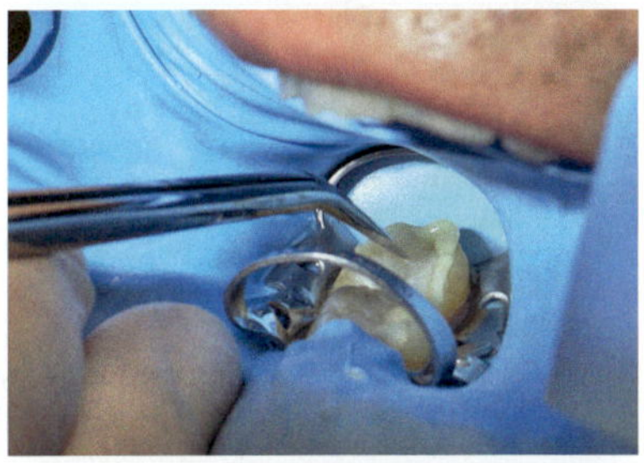

Abschließende Arbeiten
- Entfernung von Überschüssen mit einem Scaler und einem feinstkörnigen Diamantfinierer
- Okklusions- und Artikulationskontrolle
- Politur →Abb.
- Fluoridierung

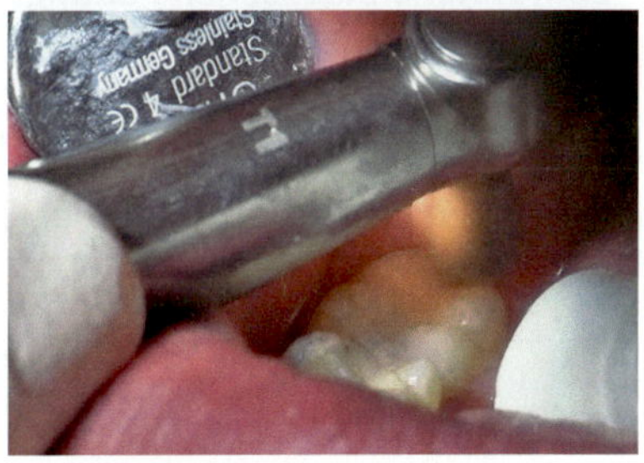

Tab. 1 Arbeitsabläufe bei der adhäsiven Befestigung einer Einlagefüllung aus Keramik

Terminologie: Therapie der Karies

Adhäsion, die	Haften von Körpern aneinander, die in engem Kontakt zueinander stehen
Adhäsiv, das	Haftvermittler, z. B. zwischen Rauigkeiten und Mikrolöchern der Zahnhartsubstanzen und dem Kompositmaterial oder zwischen Abformlöffel und Abformmaterial
Epidemiologie, die	Wissenschaftszweig, der sich mit der Verteilung von Krankheiten und den Folgen in der Bevölkerung befasst
Kariesexkavation, die (lat. excavare = aushöhlen)	Entfernung von Karies
Kavität, die	nach bestimmten Regeln präparierte Hohlform im Zahn zur Aufnahme einer Füllung
Konditionierung, die	Anpassung von Werkstoffen an die erforderlichen Bedingungen; geschieht vor der Verarbeitung; bei der Säure-Ätz-Technik das Anätzen des Schmelzes oder des Dentins; Schmelz- bzw. Dentinkonditionierung
Polymerisation, die	chemische Reaktion, bei der viele Einzelmoleküle (Monomere) zu großen Molekülen (Polymeren) verbunden werden; durch diese Reaktion härten viele zahnmedizinische Füllungsmaterialien aus; die Reaktion kann auf verschiedene Art ausgelöst werden; es gibt chemisch härtende und lichthärtende Füllungsmaterialien
Präparation, die (lat. praeparare = vorbereiten)	Abtragung von Zahnhartsubstanzen als vorbereitende Maßnahme für eine Füllung, Krone, Brücke oder Prothese
Restauration, die	Wiederherstellung; Sammelbezeichnung für Füllungen, Kronen und Brücken
Retention, die	Halt, Verankerung, z. B. von Zahnersatz oder plastischen Füllungen; geschieht z. B. durch Unterschnitte, raue Oberflächen
separieren	trennen, auseinanderdrängen

Aufgaben

1	Welche fünf Möglichkeiten gibt es, Karies zu diagnostizieren?
2	Welche plastischen Füllungsmaterialien gibt es? Nennen Sie jeweils zwei Vor- und zwei Nachteile dieser Füllungsmaterialien.
3	Weshalb wird bei der Adhäsivtechnik der Zahn angeätzt?
4	Wozu dienen Dentinprimer, Schmelz- und Dentinadhäsiv?
5	Beschreiben Sie das Vorgehen bei der absoluten Trockenlegung.
6	Richten Sie den Arbeitsplatz für eine Kompositfüllung.

LF 5

Patienten bei endodontischen Behandlungen begleiten

1 Anatomie der Knochen und des Schädels
2 Kiefergelenk und Kopfmuskulatur
3 Nerven und Nervensystem
4 Schmerzausschaltung verstehen, Assistenz bei der Schmerzausschaltung
5 Erkrankungen der Pulpa
6 Therapiemaßnahmen zur Erhaltung der vitalen Pulpa
7 Wurzelkanalbehandlung

Einführung in die Endodontie

Die **Endodontie** (genauer: Endodontologie; Abk. Endo) ist die Lehre von der Diagnostik und Therapie der Pulpaerkrankungen.

Die **Pulpa** (das Zahnmark) befindet sich im Inneren des Zahnes. Sie besteht aus Nerven- und Bindegewebe sowie aus Blutgefäßen. Die Endodontie befasst sich also mit dem „Innenleben" des Zahnes.

Unterschiedliche Krankheiten der Pulpa können Schmerzen verursachen. Diese Pulpaerkrankungen können auch auf den Kieferknochen übergehen und dort zu massiven Beschwerden führen.

Kenntnisse der Anatomie der Knochen, der Muskeln und des Nervensystems sind nötig, um folgende Fragen beantworten zu können:
– Wie kann eine Patientin schmerzfrei behandelt werden?
– Welche unterschiedlichen Pulpaerkrankungen gibt es? Wie wirken sich diese aus?
– Wie können die Pulpaerkrankungen diagnostiziert und therapiert werden?
– Welche Aufgaben in den unterschiedlichen Behandlungsabläufen sollten von Zahnmedizinischen Fachangestellten übernommen werden?

1 Anatomie der Knochen und des Schädels

Das Skelett ist das Stützgerüst des Körpers. Es wird aus den Knochen gebildet. Die Knochen können aufgrund ihrer Bauweise unglaublichen Belastungen standhalten. Trotzdem haben sie ein vergleichsweise geringes Gewicht. Sie sind keine „starre Masse", sondern sie können sich zeitlebens anpassen. Dies zeigt sich durch das Knochenwachstum in der Wachstumsphase oder durch die Knochenheilung nach einem Knochenbruch.

1.1 Knochenaufbau

Der Knochenaufbau kann am besten an einem Röhrenknochen erklärt werden →Abb. 1.

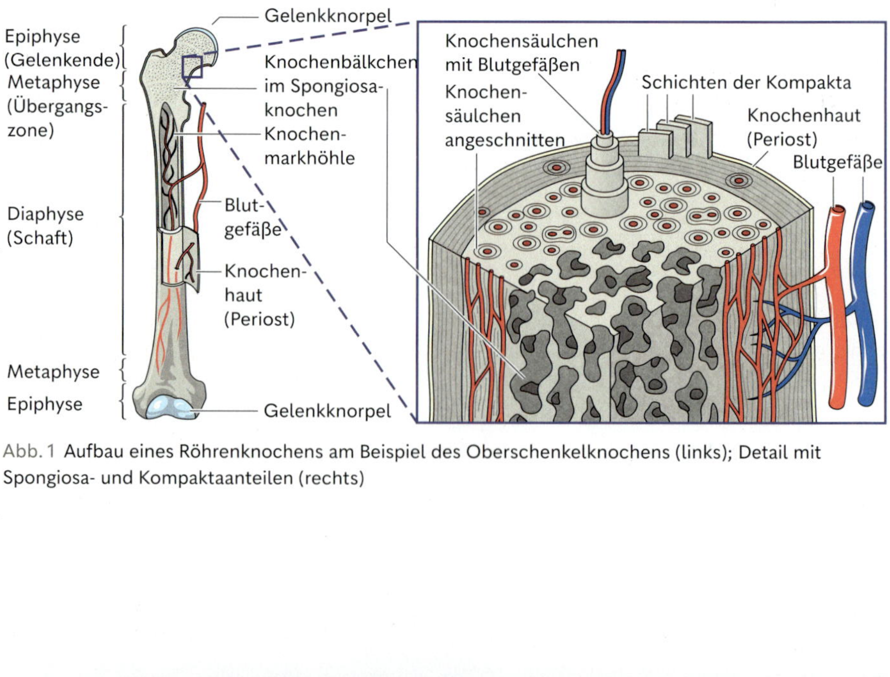

Abb. 1 Aufbau eines Röhrenknochens am Beispiel des Oberschenkelknochens (links); Detail mit Spongiosa- und Kompaktaanteilen (rechts)

Man teilt den Röhrenknochen in drei Abschnitte ein. Der mittlere wird als **Diaphyse**, die beiden dicken Enden werden als **Epiphyse** bezeichnet. Die Epiphysen bilden mit einem anderen Knochen ein Gelenk. Damit sie gut aneinander gleiten können, sind die Gelenkflächen mit **Knorpel** überzogen.

Der Knochen ist von einer Knochenhaut (Periost) umgeben. Sie enthält Blutgefäße und Nerven. Über das Periost wird der Knochen ernährt. Durch die Nervenfasern ist das Periost sehr empfindlich.

Unter dem Periost liegt die äußere Wand des Knochens. Sie wird als **Kompakta** bzw. **Kortikalis** bezeichnet und gibt dem Knochen seine Stabilität.

Im Inneren befindet sich die **Spongiosa**. Sie hat eine schwammartige Struktur und besteht aus feinen Knochenbälkchen mit vielen Hohlräumen. Durch diese Struktur gibt die Spongiosa dem Knochen Halt bei möglichst geringem Gewicht. In der Markhöhle, zwischen den Knochenbälkchen der Spongiosa, befindet sich das Knochenmark.

Das **Knochenmark** dient der Blutbildung.

Das Knochengewebe ist keine tote Substanz. Es besteht wie jedes Gewebe aus Zellen, den **Osteozyten**. Die Osteozyten erneuern den Knochen ständig. So bauen spezielle Osteozyten, die **Osteoklasten**, Knochengewebe ab und **Osteoblasten** neues Knochengewebe auf. Aufbau und Abbau von Knochengewebe befinden sich in der Regel im Gleichgewicht. Nach Knochenbrüchen und in der Wachstumsphase überwiegt der Aufbau von Knochengewebe. Deshalb können z. B. Knochenbrüche heilen.

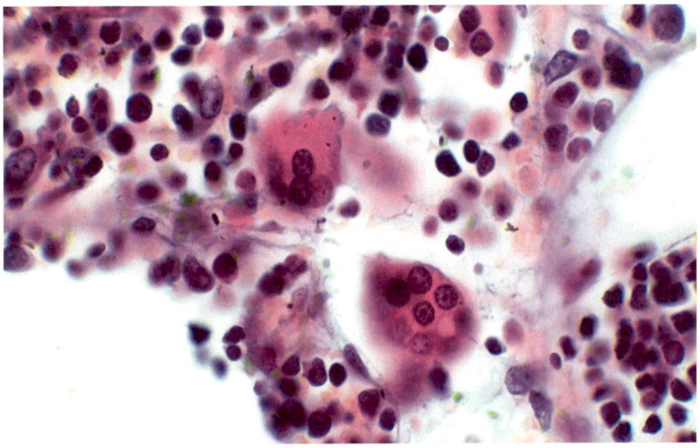

Abb. 1 Zwei Osteoblasten im roten Knochenmark

In der Wachstumsphase befindet sich ein nicht verknöcherter Bereich zwischen Epiphyse und Diaphyse. Dieser Bereich wird als **Metaphyse** bezeichnet. Hier wird durch Osteoblasten Knochensubstanz abgegeben. Dadurch kann der Knochen wachsen. Der ständige Um- und Neubau des Knochens findet in mikroskopisch kleinen Knochensäulchen statt.

Diese Baueinheiten sehen im Querschnitt zwiebelschalenartig aus →Abb. 2. Sie enthalten die Osteoblasten und -klasten und jeweils ein arterielles und ein venöses Blutgefäß zur Versorgung mit Nährstoffen und zur Entsorgung von Abbauprodukten des Knochenstoffwechsels.

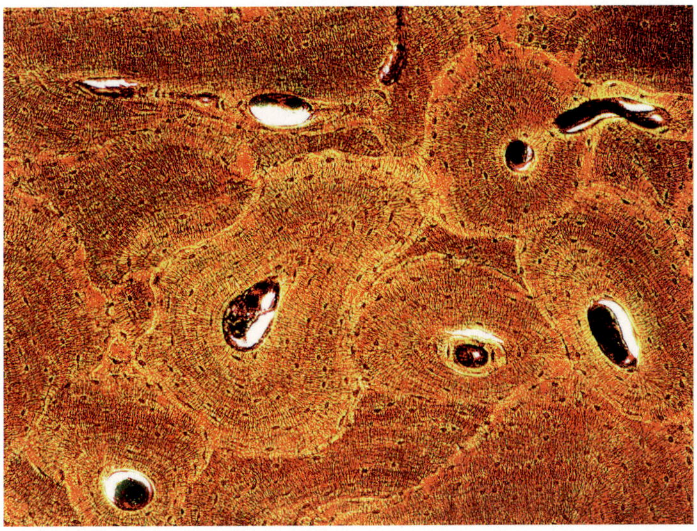

Abb. 2 Knochengewebe im Querschnitt

1.2 Schädelknochen

Schädelknochen haben ein anderes Aussehen als Röhrenknochen. Sie sind jedoch ähnlich aufgebaut. Der Schädel ruht auf der Wirbelsäule. Man unterscheidet:
- Hirnschädel und
- Gesichtsschädel.

1.2.1 Hirnschädel

Der Hirnschädel bildet mit der Schädelbasis und dem Schädeldach eine schützende Hülle um das Gehirn. Einige der Hirnschädelknochen →Abb. 1, 2 sind paarig angelegt →Tab. 1.

Die Hirnschädelknochen weisen folgende Besonderheiten auf:
- Im Bereich der Schädelbasis ist der Schädel mit der Wirbelsäule verbunden. Der Schädel ruht auf dem ersten Halswirbel (**Atlas**) auf. Dieser ist mit dem zweiten Halswirbel (**Axis**) beweglich verbunden →Abb. 1. Durch diese Konstruktion ist der Schädel sehr gut beweglich.

Dt. Bezeichnung	Lat. Bezeichnung	Anlage
Stirnbein	Os frontale	einzeln
Scheitelbein	Os parietale	paarig
Hinterhauptbein	Os occipitale	einzeln
Schläfenbein	Os temporale	paarig
Keilbein	Os sphenoidale	einzeln

Tab. 1 Hirnschädelknochen

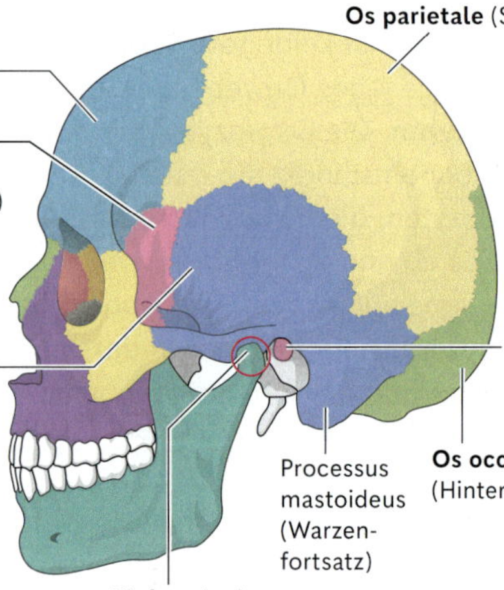

Abb. 1 Hirnschädelknochen. Frontale Ansicht des Schädels, s. auch Abb. 2, S. 158.

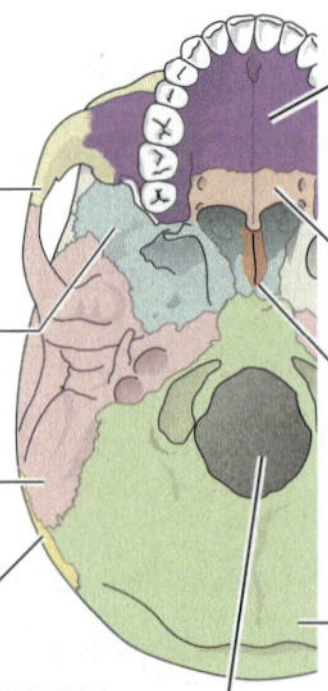

Abb. 2 Schädel. Ansicht von unten; ohne Unterkiefer, Hirnschädelknochen fett

- An der Unterseite des Os occipitale (Hinterhauptbein) liegt das **Foramen** magnum (großes Loch) →Abb. 2, S. 156. Etwa in Höhe dieses Lochs befindet sich der Übergang vom Rückenmark zum Gehirn.
- Im Os temporale (Schläfenbein) befindet sich der Hör- und Gleichgewichtsapparat. Auch liegen hier die Gelenkpfanne und der Gelenkhöcker, die gemeinsam mit dem Gelenkkopf des Unterkiefers das Kiefergelenk bilden.
- Im Os frontale (Stirnbein) befinden sich die Stirnhöhlen, im Os sphenoidale die Keilbeinhöhle. Beide zählen zu den Nasennebenhöhlen.

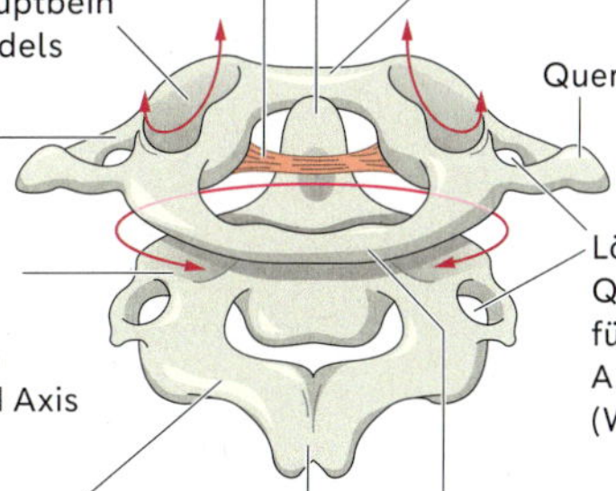

Abb. 1 Atlas und Axis

> **Exkurs**
> **Der kindliche Hirnschädel**
> Beim kindlichen Schädel sind die Schädelknochen beweglich miteinander verbunden. Außerdem befinden sich zwischen den Hirnschädelknochen mehrere tastbare, mit Bindegewebe verschlossene Lücken (**Fontanellen**). Daher passt beim Geburtsvorgang das Kind durch den engen Geburtskanal. Beim Erwachsenen sind die Lücken zwischen den Hirnschädelknochen verknöchert.

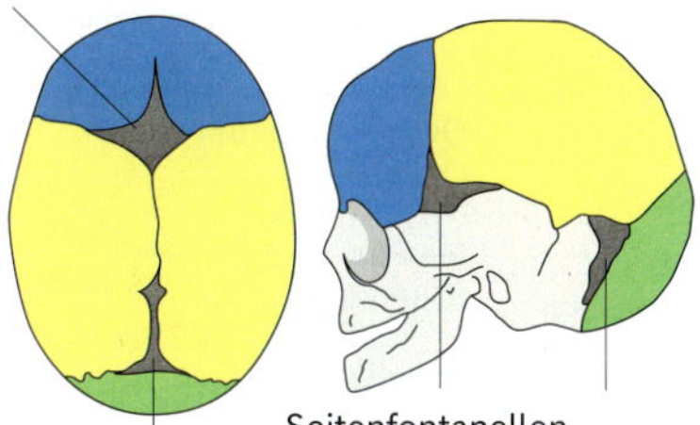

1.2.2 Gesichtsschädel

Der Gesichtsschädel bildet die knöcherne Hülle für die Augen. Außerdem formt die knöcherne Unterlage unsere Gesichtszüge. Im Ober- und Unterkiefer sind die Zähne verankert.

Kiefergelenk →S. 164
Nasennebenhöhlen →S. 161

Die Gesichtsschädelknochen sind einzeln oder paarig angelegt →Tab. 1.

Dt. Bezeichnung	Lat. Bezeichnung	Anlage
Oberkiefer	Maxilla	paarig
Unterkiefer	Mandibula	einzeln
Jochbein	Os zygomaticum	paarig
Gaumenbein	Os palatinum	paarig
Nasenbein	Os nasale	paarig
Tränenbein	Os lacrimale	paarig
Pflugscharbein	Vomer	einzeln
Siebbein	Os ethmoidale	einzeln
untere Nasenmuschel	Concha nasalis inferior	paarig

Tab. 1 Gesichtsschädelknochen

Leitungsanästhesie →S. 183

Merke
Im Gesichtsschädel befinden sich Löcher (**Foramina**; Einzahl: **Foramen**), durch die Nerven in den Knochen ein- bzw. austreten können. An diesen Stellen kann die Zahnärztin die Nerven betäuben.

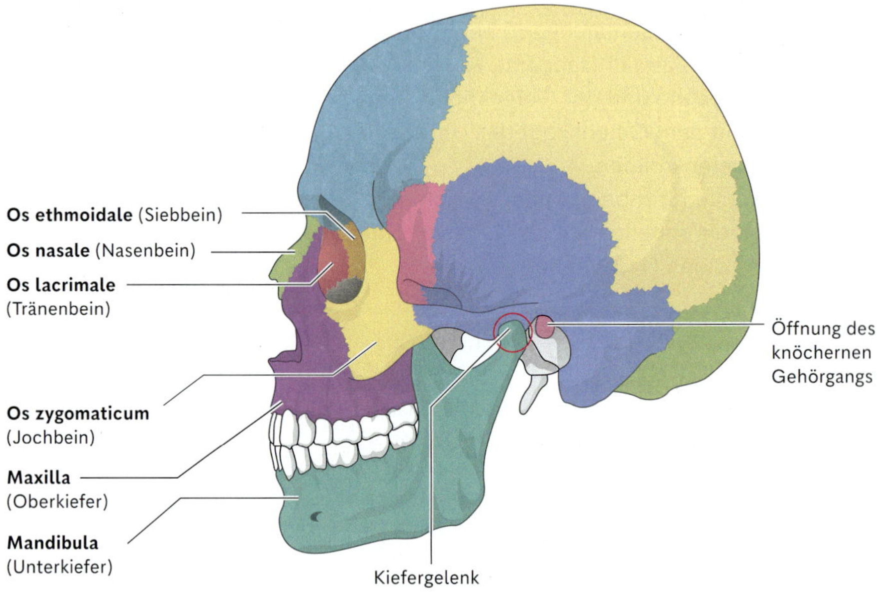

Abb. 1 Gesichtsschädelknochen

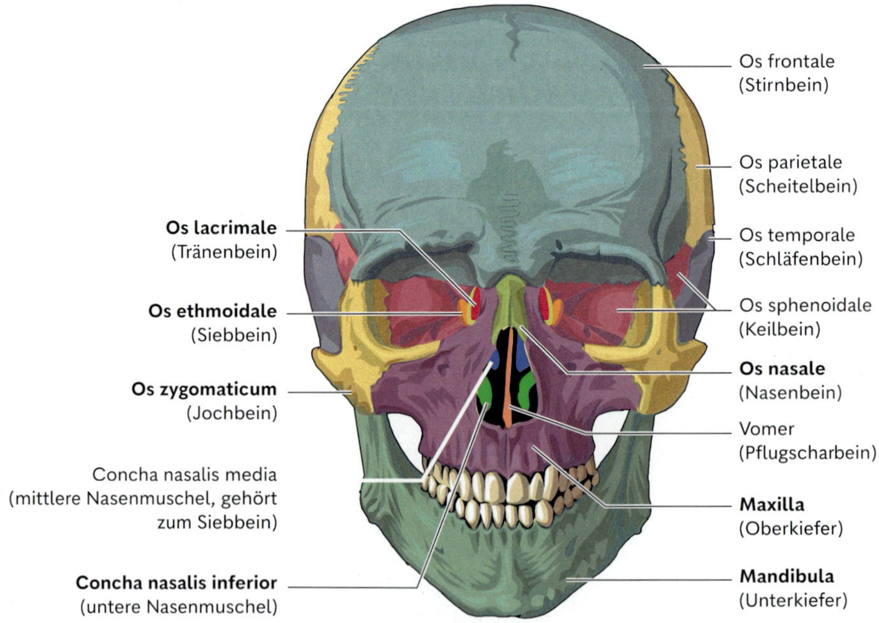

Abb. 2 Schädel von vorne. Gesichtsschädelknochen fett; das Gaumenbein ist nicht abgebildet

Gaumenbein →S. 156

Einige der Gesichtsschädelknochen weisen Besonderheiten auf, die für die Zahnheilkunde wichtig sind.

Maxilla (Oberkiefer) und Os palatinum (Gaumenbein)

Der Oberkiefer ist paarig angelegt und liegt im Zentrum des Mittelgesichts. Zusammen mit dem Gaumenbein bildet der Oberkiefer den **knöchernen Gaumen**.

Wichtige Besonderheiten von Oberkiefer und knöchernem Gaumen sind →Abb. 1, 2:

- Der Oberkiefer ist durch folgende **Fortsätze (Processus)** mit Os frontale (Stirnbein), Os zygomaticum (Jochbein) und Os palatinum (Gaumenbein) verbunden:
  - **Processus frontalis** (Stirnfortsatz)
  - **Processus zygomaticus** (Jochbeinfortsatz)
  - **Processus palatinus** (Gaumenfortsatz)
  - **Processus alveolaris maxillae** (Alveolarfortsatz). Der Alveolarfortsatz enthält die Zahnfächer (**Alveolen**) für die Oberkieferzähne. Bei mehrwurzeligen Zähnen sind die Zahnfächer durch knöcherne Scheidewände (**Knochensepten**) unterteilt. Der hintere Bereich des Alveolarfortsatzes endet in einem runden Knochenhöcker (**Tuber maxillae**).
- Im knöchernen Oberkiefer befinden sich **drei wichtige Löcher (Foramina)**:
  - **Foramen infraorbitale**, in der Maxilla, unterhalb der Augenhöhle
  - **Foramen incisivum**, in der Maxilla, hinter den Schneidezähnen
  - **Foramen palatinum majus**, im Gaumenbein, in Höhe der Weisheitszähne

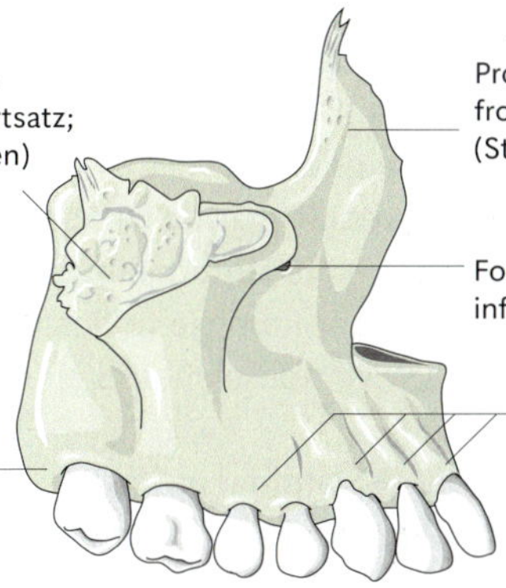

Abb. 1 Maxilla von der Seite

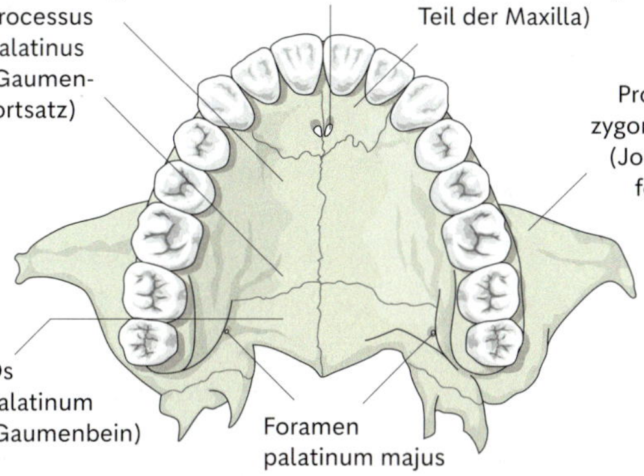

Abb. 2 Knöcherner Gaumen

Exkurs

Lippen-Kiefer-Gaumenspalte und Goethe-Knochen

Während der Embryonalentwicklung im Mutterleib bildet sich der knöcherne Gaumen dadurch, dass sich zwei seitliche und eine vordere Wachstumszone aufeinander zu bewegen und miteinander verwachsen. Verbinden sich die Wachstumszonen nicht miteinander, so entsteht eine Lippen-Kiefer-Gaumenspalte.

Der vordere Knochenanteil der Maxilla zwischen den beiden seitlichen Schneidezähnen (Os incisivum) wird auch als Goethe-Knochen bezeichnet. Er ist von dem bekannten Dichter entdeckt worden.

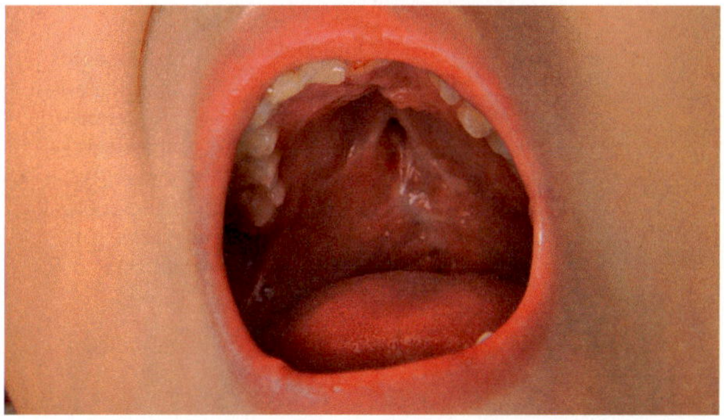

Abb. 3 Einseitige Lippen-Kiefer-Gaumenspalte (operativ geschlossen)

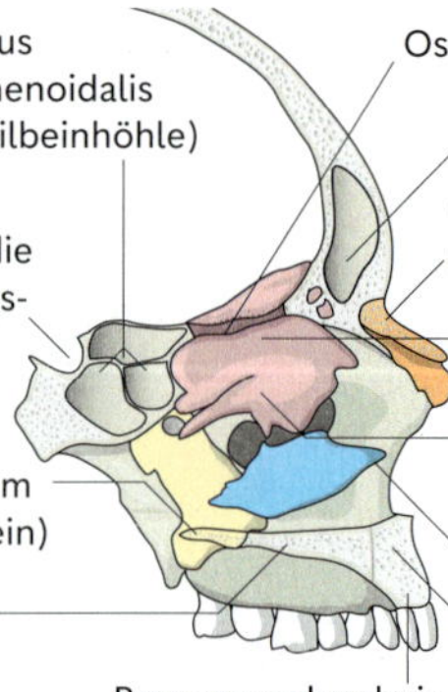

Abb. 1 Nasenhöhle von innen

Vomer →S. 156
Nasennebenhöhlen →S. 161

Os ethmoidale (Siebbein) und untere Nasenmuschel

Die Nasenhöhle wird von den drei Nasenmuscheln und vom Siebbein gebildet →Abb. 1. Die untere Nasenmuschel (Concha nasalis inferior) ist ein selbstständiger Knochen.

Das in der Mitte gelegene Os ethmoidale grenzt die Nasenhöhle nach oben hin zum Gehirn ab und weist einige Besonderheiten auf →Abb. 1:
- Es bildet die obere und mittlere Nasenmuschel.
- Es bildet zusammen mit dem Vomer (Pflugscharbein) die Nasenscheidewand.
- Es enthält zahlreiche, luftgefüllte Knochenkammern (**Siebbeinzellen = Cellulae ethmoidales**), die zu den Nasennebenhöhlen zählen.

Mandibula (Unterkiefer)

Der bogenförmige Unterkiefer ist beweglich mit dem Schädel verbunden. Er weist folgende Besonderheiten auf →Abb. 2, 3:
- Er besteht aus einem kompakten Körper (**Corpus mandibulae**), der auf beiden Seiten in einen aufsteigenden Ast (**Ramus mandibulae**) übergeht. Der Übergang wird als Kieferwinkel bezeichnet.
- Der aufsteigende Ast besteht aus einem Gelenkfortsatz (**Processus articularis**) und einem Muskelfortsatz (**Processus muscularis**). Der Processus articularis besteht aus einem kurzen Hals (**Collum mandibulae**), der in einem walzenförmigen Gelenkkopf (**Caput mandibulae**) endet. Der Gelenkkopf wird auch als **Kondylus** bezeichnet. Er gehört zum Kiefergelenk.
- Am Corpus mandibulae befindet sich der Alveolarfortsatz (Processus alveolaris mandibulae) mit den Alveolen (Zahnfächer) für die Unterkieferzähne.
- Für den Ansatz von Muskeln befindet sich an der Innenseite des Corpus mandibulae ein kleiner Dorn (Spina mentalis) am Kinnbereich und eine schräg verlaufende Leiste (Linea mylohyoidea).
- Der Unterkiefer weist **zwei wichtige Löcher** (**Foramina**) auf:
  - **Foramen mandibulae**, Innenseite aufsteigender Unterkieferast
  - **Foramen mentale**, Außenseite Unterkiefer im Bereich der Prämolaren

Kiefergelenk →S. 164

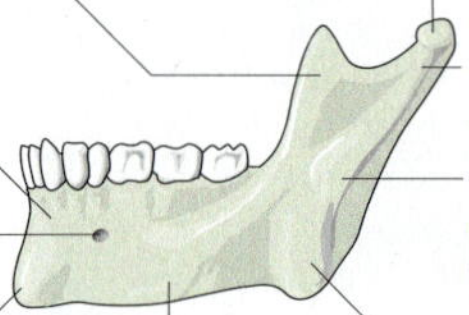

Abb. 2 Unterkiefer von außen

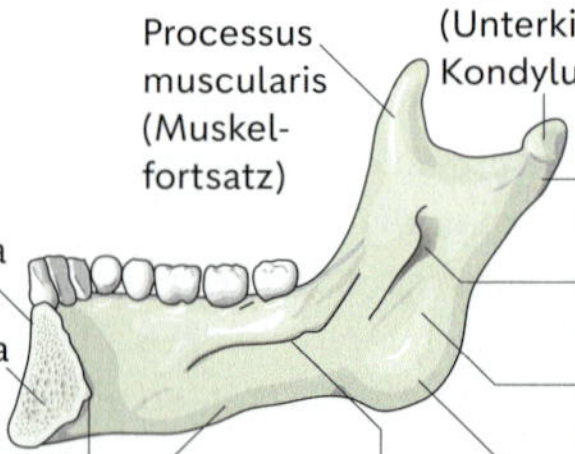

Abb. 3 Unterkiefer von innen, halbiert

1.3 Nasennebenhöhlen

Die Nasennebenhöhlen →Tab. 1, Abb. 1 sind luftgefüllte Knochenkammern, die mit der Nase in Verbindung stehen. Durch sie wird das Gewicht des knöchernen Schädels reduziert. Außerdem tragen sie zur Stimmbildung bei.

Dt. Bezeichnung	Lat. Bezeichnung	Zugehöriger Schädelknochen
Kieferhöhle	Sinus maxillaris (Antrum)	Maxilla
Stirnhöhle	Sinus frontalis	Os frontale
Keilbeinhöhle	Sinus sphenoidalis	Os sphenoidale
Siebbeinzellen	Cellulae ethmoidales	Os ethmoidale

Tab. 1 Nasennebenhöhlen

Für die Zahnheilkunde ist die Kieferhöhle von besonderer Bedeutung.

Die Kieferhöhle liegt in der Maxilla. Sie liegt paarig, jeweils rechts und links der Nase. Sie erstreckt sich im Bereich der Oberkiefer-Seitenzähne, von deren Wurzeln sie häufig nur durch eine dünne Knochenlamelle getrennt ist. Nach oben reicht sie bis zum knöchernen Boden der Augenhöhle.

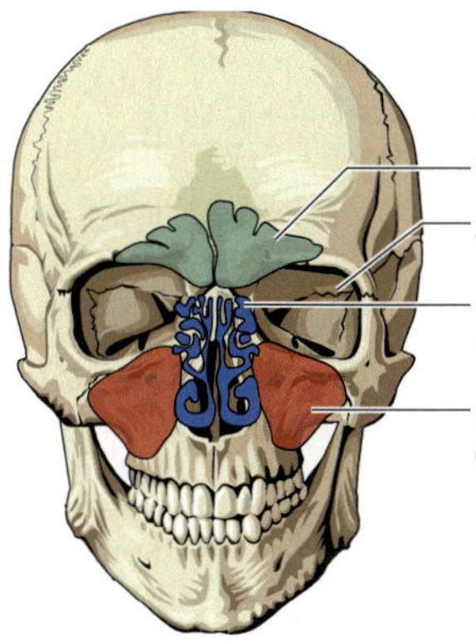

Abb. 1 Nasennebenhöhlen. Die Keilbeinhöhle ist nicht abgebildet.

Ist die Kieferhöhle entzündet, so spricht man von einer **Sinusitis maxillaris**. Die Patientinnen leiden an Abgeschlagenheit, Schnupfen, Gesichts- und Kopfschmerzen. Die Schmerzen können beim Bücken stärker sein. Da die Kieferhöhle nur durch eine dünne Knochenschicht von den Wurzeln der Oberkiefer-Seitenzähne getrennt ist, kann die Entzündung eine Reizung der Nerven der Oberkieferzähne verursachen. Häufig kommen Patientinnen mit einer Sinusitis maxillaris in die Zahnarztpraxis, da sie Zahnprobleme als Ursache vermuten. Bei einer Zahnextraktion im Oberkiefer-Seitenzahnbereich kann die dünne Knochenschicht zur Kieferhöhle einreißen. Es entsteht dann eine Verbindung zwischen Mundhöhle und Antrum (**Mund-Antrum-Verbindung**, Abk. **MAV**). Diese muss operativ verschlossen werden. Beim Setzen eines Implantates im Oberkiefer-Seitenzahngebiet mit zu geringem vertikalem Knochenangebot muss ein Knochenaufbau in der Kieferhöhle erfolgen. Dieser wird als Sinuslift bezeichnet.

Keilbeinhöhle →S. 160

Sinuslift →S. 248

Terminologie: Anatomie der Knochen und des Schädels

Alveole, die	Zahnfach
Antrum, das (= Sinus maxillaris)	Kieferhöhle; s. Sinus maxillaris
Caput mandibulae	Gelenkköpfchen des Unterkiefers; wird auch als Kondylus bezeichnet
Cellulae ethmoidales	Siebbeinzellen; luftgefüllte Knochenkammern im Siebbein; zählen zu den Nasennebenhöhlen

Collum mandibulae	Unterkieferhals
Concha nasalis	Nasenmuschel
Corpus mandibulae	Unterkieferkörper
Diaphyse, die	Mittelstück der Röhrenknochen
Endodontie, die (Endo)	Lehre von der Diagnostik und Therapie der Pulpaerkrankungen
Epiphyse, die	gelenknahes Endstück der Röhrenknochen
Foramen, das (F.) **Foramina**, die (Mehrzahl)	Loch im Knochen zum Ein- bzw. Austritt von Nerven und Gefäßen
Foramen incisivum	Loch im Gaumen hinter den Schneidezähnen
Foramen infraorbitale	Loch unterhalb der Augenhöhle; paarig
Foramen mandibulae	Loch an Innenseite des aufsteigenden Unterkieferastes; paarig
Foramen mentale	Kinnloch; liegt an der Außenseite des Unterkiefers, im Prämolarenbereich; paarig
Foramen palatinum	Loch im Gaumenbein in Höhe der Weisheitszähne
Kompakta, die (= Kortikalis)	dichte, feste äußere Schicht des Knochens
Kondylus, der	Gelenkkopf, Gelenkköpfchen
Kortikalis, die (= Kompakta)	dichte, feste äußere Schicht des Knochens
Mandibula, die	Unterkiefer
MAV	Abk. für Mund-Antrum-Verbindung
Maxilla, die	Oberkiefer
Metaphyse, die	Bereich zwischen Diaphyse und Epiphyse des Röhrenknochens; in der Wachstumsphase nicht verknöchert
Mund-Antrum-Verbindung, die (MAV)	Verbindung zwischen Mund- und Kieferhöhle; entsteht z. B. bei einer Extraktion; sie muss operativ verschlossen werden
Os ethmoidale	Siebbein
Os frontale	Stirnbein
Os lacrimale	Tränenbein
Os nasale	Nasenbein
Os occipitale	Hinterhauptbein
Os palatinum	Gaumenbein
Os parietale	Scheitelbein
Os sphenoidale	Keilbein
Os temporale	Schläfenbein

Anatomie der Knochen und des Schädels

Os zygomaticum	Jochbein
Osteoblast, der	Osteoblasten sind Knochen bildende Zellen.
Osteoklast, der	Osteoklasten sind Knochen abbauende Zellen.
Osteozyt, der	Knochenzelle
Periost, das	Knochenhaut
Processus, der	Fortsatz, Fortsätze (kurze Betonung auf dem e = Einzahl; lange Betonung auf dem u = Mehrzahl)
Processus alveolaris	Alveolarfortsatz des OK (Processus alveolaris maxillae) bzw. des UK (Processus alveolaris mandibulae)
Processus articularis	Gelenkfortsatz des Unterkiefersv
Processus frontalis	Stirnfortsatz des Oberkiefers
Processus muscularis	Muskelfortsatz des Unterkiefers
Processus palatinus	Gaumenfortsatz des Oberkiefers
Processus zygomaticus	Jochbeinfortsatz des Oberkiefers
Pulpa, die	Zahnmark; besteht aus Nerven-, Bindegewebe und Blutgefäßen
Ramus mandibulae	aufsteigender Unterkieferast
Sinus frontalis	Stirnhöhle; paarig angelegter Hohlraum im Os frontale; zählt zu den Nasennebenhöhlen
Sinus maxillaris (= Antrum)	Kieferhöhle; paarig angelegter luftgefüllter Hohlraum in der Maxilla; zählt zu den Nasennebenhöhlen
Sinus sphenoidalis	Keilbeinhöhle; luftgefüllter Hohlraum im Keilbein; zählt zu den Nasennebenhöhlen
Sinusitis maxillaris	Kieferhöhlenentzündung
Spongiosa, die	schwammartige, innere Schicht des Knochens
Tuber maxillae	knöcherner Höcker des Alveolarfortsatzes im OK hinter dem Weisheitszahn; wird auch kurz als Tuber bezeichnet
Vomer, der	Pflugscharbein

Aufgaben

1	Welche Knochen gehören zum Hirnschädel?
2	Welche Knochen gehören zum Gesichtsschädel?
3	Welche wichtigen Foramina liegen im Oberkiefer, im Unterkiefer und im Gaumenbein?
4	Nennen Sie die Nasennebenhöhlen.
5	Weshalb können bei einer Sinusitis maxillaris Schmerzen in den Oberkieferzähnen auftreten?
6	Wie ist ein Röhrenknochen aufgebaut?

2 Kiefergelenk und Kopfmuskulatur

2.1 Kiefergelenk

Der Unterkiefer ist der einzige Knochen, der mit dem Schädel beweglich verbunden ist. Das Kiefergelenk wird von den beiden Schädelknochen Mandibula (Unterkiefer) und Os temporale (Schläfenbein) gebildet. Das Kiefergelenk liegt auf beiden Seiten vor dem Gehörgang →Abb. 1.

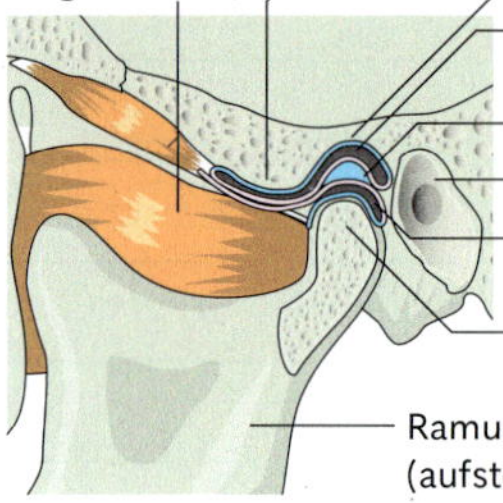

Abb. 1 Kiefergelenk im Schnitt

Aufbau des Kiefergelenks	
Os temporale (Schläfenbein)	– Gelenkgrube (Fossa mandibularis) und – Gelenkhöckerchen (Tuberculum articulare)
	Knorpelscheibe (Discus articularis)
Mandibula (Unterkiefer)	Gelenkkopf (Caput mandibulae; Kondylus)

Zwischen Kondylus und Fossa mandibularis befindet sich eine Knorpelscheibe (Discus articularis). Der Discus articularis gleicht, wie der Meniskus im Kniegelenk, größere Zwischenräume der beiden Gelenkseiten aus. Der Discus articularis teilt das Gelenk in eine **obere** und **untere** Gelenkkammer.

Das Kiefergelenk ist von einer bindegewebigen **Gelenkkapsel** umgeben. Sie sondert Gelenkschmiere (**Synovia**) ab, mit welcher der Innenraum gefüllt ist. Dadurch ist das Kiefergelenk gleitfähiger.

Bei allen Bewegungen des Unterkiefers müssen stets beide Kiefergelenke zusammenarbeiten.

- Die **Mundöffnung** und der **Kieferschluss** sind **Dreh-Gleit-Bewegungen**. Zuerst dreht sich der Kondylus in der Fossa mandibularis. Bei weiterer Mundöffnung gleitet der Kondylus auf das Tuberculum articulare. Der Discus articularis wird dabei mitgezogen und befindet sich dazwischen. Bei Kieferschluss erfolgt die Bewegung entsprechend umgekehrt.
- Bei **Seitwärtsbewegungen** arbeiten beide Kiefergelenke unterschiedlich zusammen. Bei einer Seitwärtsbewegung nach links zum Beispiel bleibt das linke Kiefergelenk in der Fossa mandibularis. Es führt dort eine geringe Drehbewegung durch. Das rechte Kiefergelenk hingegen gleitet mit dem Kondylus auf das rechte Tuberculum articulare. Eine Seitwärtsbewegung nach rechts läuft entsprechend umgekehrt ab.
- Eine **Kaubewegung** ist eine Kombination aus Mundöffnung, Kieferschluss und Seitwärtsbewegungen. Entsprechend führt der Kondylus eine **kombinierte Dreh-Gleit-Bewegung** durch.

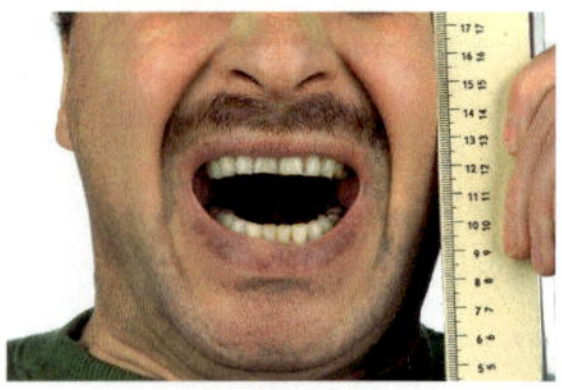

Abb. 2 Kiefersperre

Kann der Mund nicht mehr geschlossen werden, so spricht man von einer **Kiefersperre**. Hierbei rutscht bei weiter Mundöffnung der Kondylus vor das Tuberculum articulare und verkantet hier. Das Kiefergelenk muss wieder eingerenkt werden. Bei einer **Kieferklemme** kann der Mund nicht mehr geöffnet werden. Dies kann

z. B. durch Entzündungen im Kieferbereich der Fall sein. **Kiefergelenkknacken** kann durch Veränderungen am Discus articularis zustande kommen. Der Kondylus liegt z. B. nur noch teilweise auf dem Diskus und „knackt“ beim Auf- oder Abspringen vom Diskus in Bewegung.

2.2 Kopfmuskulatur

Im Kopfbereich unterscheidet man zwischen
- Kaumuskulatur und
- mimischer Muskulatur.

2.2.1 Kaumuskulatur

Die Kaumuskulatur in engerem Sinne wird von vier Muskeln gebildet →Tab. 1, Abb. 1:
- M. masseter
- M. temporalis
- M. pterygoideus lateralis
- M. pterygoideus medialis

Dt. Bezeichnung	Lat. Bezeichnung	Ursprung	Ansatz	Funktion
Kaumuskel	M. masseter	Jochbein	Außenfläche des Kieferwinkels	Kieferschluss
Schläfenmuskel	M. temporalis	Stirn-, Schläfen und Scheitelbein	Muskelfortsatz des Unterkiefers	Kieferschluss und Rückbewegung des Unterkiefers
äußerer Flügelmuskel	M. pterygoideus lateralis	Keilbein	Gelenkfortsatz des Unterkiefers und Discus articularis des Kiefergelenks	beidseitige Kontraktion: Vorschub des Unterkiefers; einseitige Kontraktion: Seitwärtsbewegung des Unterkiefers
innerer Flügelmuskel	M. pterygoideus medialis	Keilbein	Innenfläche des Kieferwinkels	Kieferschluss und leichter Vorschub des Unterkiefers

Tab. 1 Kaumuskulatur; M. = Musculus

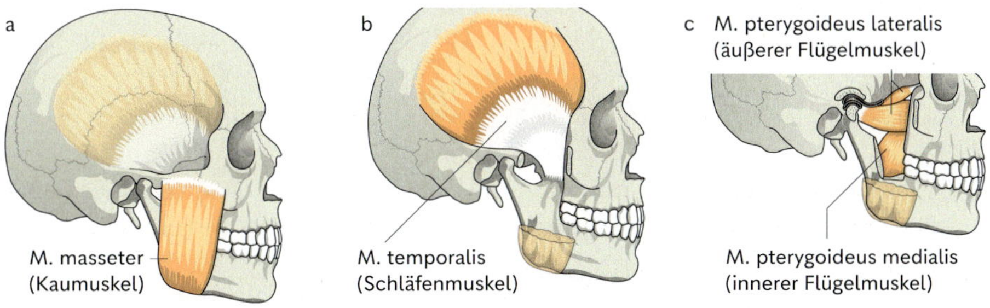

Abb. 1 Kaumuskulatur. a) M. masseter. b) Damit der M. temporalis dargestellt werden kann, wurden hier der M. masseter und der Jochbogen entfernt. c) Zur Darstellung der Flügelmuskeln wurden hier der obere Anteil des M. masseter, der Jochbogen, der M. temporalis und Teile des Unterkiefers entfernt.

Die **Mundbodenmuskulatur** trägt in geringem Maße zur Mundöffnung bei →Tab. 1, Abb. 1, 2. Deswegen wird sie auch als **Kaumuskulatur im weiteren Sinne** bezeichnet.

Alle Mundbodenmuskeln sind am **Os hyoideum** (**Zungenbein**) befestigt und können dieses anheben. Das Os hyoideum ist eine U-förmige Knochenspange. Es befindet sich zwischen Unterkiefer und Kehlkopf, gehört nicht zu den Gesichtsschädelknochen und wird nur von den ansetzenden Muskeln gehalten.

Dt. Bezeichnung	Lat. Bezeichnung	Ursprung	Ansatz	Funktion
zweibäuchiger Muskel	M. digastricus	Schläfenbein	Innenseite des UK im Kinnbereich	Mundöffnung, Anhebung des Zungenbeins
Unterkiefer-Zungenbein-Muskel	M. mylohyoideus	Innenseite UK	Zungenbein	
Kinn-Zungenbein-Muskel	M. geniohyoideus	Innenseite des UK im Kinnbereich	Zungenbein	

Tab. 1 Mundbodenmuskulatur; M. = Musculus, UK = Unterkiefer

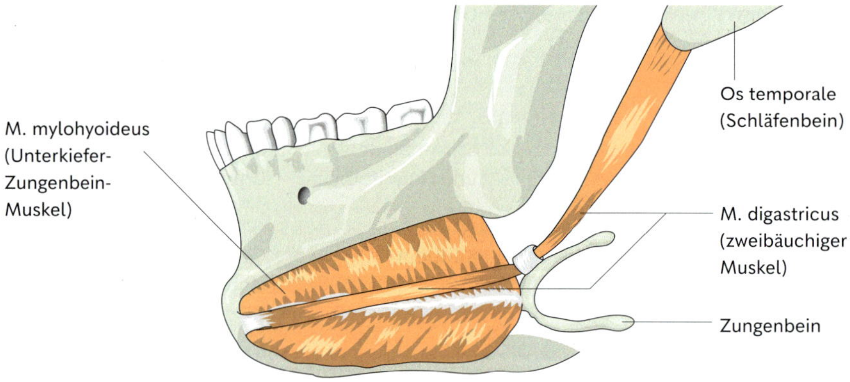

Abb. 1 Mundbodenmuskulatur von seitlich unten

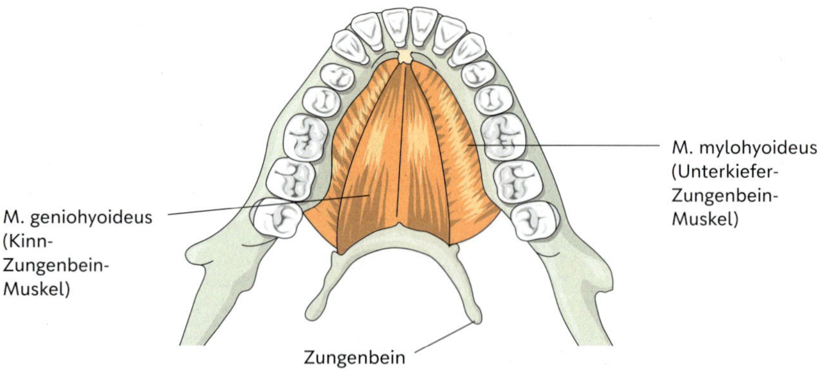

Abb. 2 Mundbodenmuskulatur von oben

2.2.2 Mimische Muskulatur

Viele kleinere, unter der Haut gelegene Gesichtsmuskeln bilden die **mimische Muskulatur** →Abb. 1.
Sie verleihen dem Gesicht die Ausdruckskraft.
Einige Muskeln der mimischen Muskulatur haben auch die Funktion von Kauhilfsmuskeln, so z. B. der Wangenmuskel (M. buccinator), der Oberlippenheber (M. levator labii superioris) und der Lippenringmuskel (M. orbicularis oris).

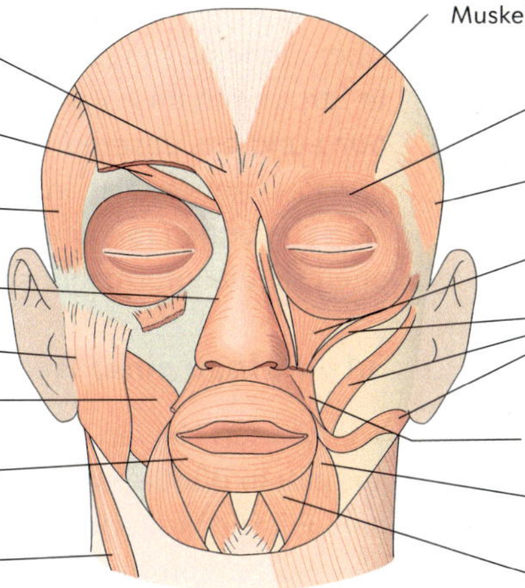

Abb. 1 Muskeln des Gesichts und des Halses

Terminologie: Kiefergelenk und Kopfmuskulatur

Discus articularis	Knorpelscheibe im Kiefergelenk
Fossa mandibularis	Gelenkgrube am Schläfenbein für den Gelenkkopf des Unterkiefers
M., Mm.	Abk. für Musculus, Musculi
M. digastricus	zweibäuchiger Muskel; gehört zur Mundbodenmuskulatur
M. geniohyoideus	Kinn-Zungenbein-Muskel; gehört zur Mundbodenmuskulatur
M. masseter	Kaumuskel; gehört zur Kaumuskulatur
M. mylohyoideus	Unterkiefer-Zungenbein-Muskel; gehört zur Mundbodenmuskulatur
M. pterygoideus lateralis	äußerer Flügelmuskel; gehört zur Kaumuskulatur
M. pterygoideus medialis	innerer Flügelmuskel; gehört zur Kaumuskulatur
M. temporalis	Schläfenmuskel; gehört zur Kaumuskulatur
Musculus (Abk. M.) **Musculi** (Abk. Mm.) (Mehrzahl)	Muskel Muskeln
Os hyoideum	Zungenbein
Synovia, die	Gelenkschmiere
Tuberculum articulare, das	Gelenkhöckerchen, Teil des Schläfenbeins

Aufgaben

1	Aus welchen Bestandteilen besteht das Kiefergelenk?
2	Welche Bewegungen sind durch das Kiefergelenk möglich und wie laufen diese ab?
3	Nennen Sie die Kaumuskulatur.

3 Nerven und Nervensystem

Über Sinneszellen (z. B. in der Haut) und andere auf die Reizaufnahme spezialisierte Strukturen im Körper (Rezeptoren) nehmen wir ständig Reize aus unserer Umgebung und aus unserem Körper wahr. Diese Reize werden verarbeitet und es werden Reaktionen, z. B. in Form von Muskelbewegungen, ausgelöst.
Nerven können mit einer Telefonleitung verglichen werden. Wie diese ermöglichen sie die Informationsübertragung, hier jedoch innerhalb des Körpers.

3.1 Aufbau einer Nervenzelle und Reizleitung

Wie können Nerven diese Informationsübertragung leisten? Jeder Nerv besteht aus einem Bündel von Nervenzellen (**Neuronen**), die in die gleiche Richtung ziehen. Für die Weiterleitung von Informationen benutzt ein Neuron zwei Sprachen: elektrischen Strom und Chemie.

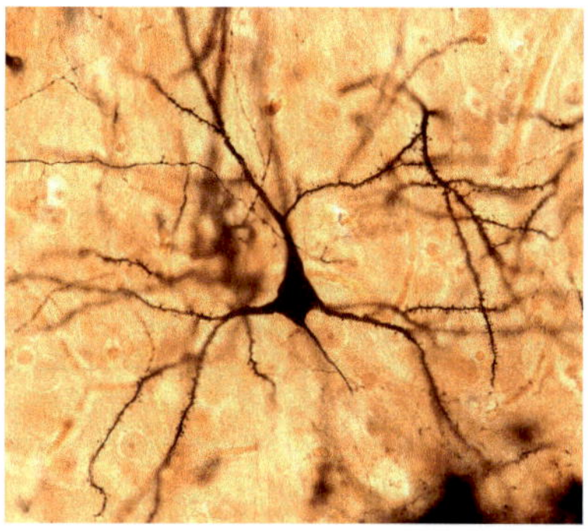
Abb. 1 Nervenzelle

Jede Nervenzelle besitzt baumartige Zellfortsätze (**Dendriten**) →Abb. 1. Sie stehen mit vielen anderen Teilen des Organismus in Verbindung, z. B. mit Sinneszellen und anderen Nervenzellen. Dendriten nehmen die Informationen auf und leiten sie weiter zum Zellkörper →Abb. 2. Der Reiz wird an den lang gezogenen Fortsatz (**Axon**) der Nervenzelle weitergegeben. Axone können über einen Meter lang sein. Die Information bewegt sich hier in Form von „elektrischen Impulsen" fort. Am Ende des Axons befinden sich mehrere Kontaktstellen (**Synapsen**) zu anderen Nerven, Muskeln usw. Hier führt der Reiz zur Ausschüttung von chemischen Botenstoffen. Dadurch werden z. B. wieder Dendriten anderer Nervenzellen gereizt.

Manche Axone sind von sogenannten **Schwann-Zellen** umgeben. Dadurch können die „elektrischen Impulse" noch schneller das Axon entlangwandern, da sie eine gewisse Wegstrecke überspringen können →Abb. 2.

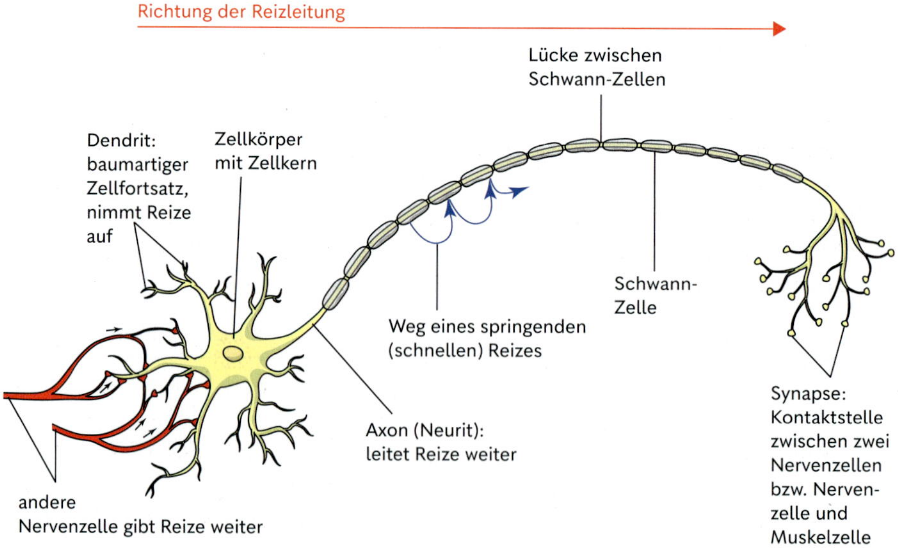

Abb. 2 Aufbau einer Nervenzelle (Neuron)

Merke
Der Nerv
Ein Nerv (Nervus, Abk. N., Mehrzahl: Nervi, Abk. Nn.) besteht aus einem Bündel von Nervenfasern. Eine Nervenfaser ist ein Axon, welches von einer Bindegewebshülle umgeben ist.

3.2 Nervensystem

Unter dem Nervensystem versteht man die Gesamtheit aller Milliarden von Nervenzellen unseres Körpers. Ein Teil dieses Nervensystems ist damit beschäftigt, Reize aufzunehmen und weiterzuleiten. In anderen Bereichen werden diese Reize bewertet und Reaktionen veranlasst. In Zusammenarbeit mit dem hormonellen System werden Organfunktionen geregelt. Nur durch diesen kontinuierlichen Informationsaustausch ist Denken, Kommunizieren, Fühlen, Handeln und letztendlich Leben möglich.

3.2.1 Einteilung des Nervensystems

Das Nervensystem wird unter zwei Gesichtspunkten eingeteilt →Abb. 1.

Einteilung nach der Funktionsweise

Aus funktioneller Sicht werden das **willkürliche** (**somatische**) Nervensystem und das unwillkürliche (**vegetative** oder **autonome**) **Nervensystem** unterschieden:

- Das autonome Nervensystem arbeitet weitgehend selbstständig und kann durch unseren Willen nicht beeinflusst werden. Es reguliert Körperfunktionen, wie z. B. die Herztätigkeit, die Atmung, die Verdauung und den Stoffwechsel.
- Das willkürliche Nervensystem dient dazu, Reize bewusst wahrzunehmen und Bewegungsabläufe zu steuern.

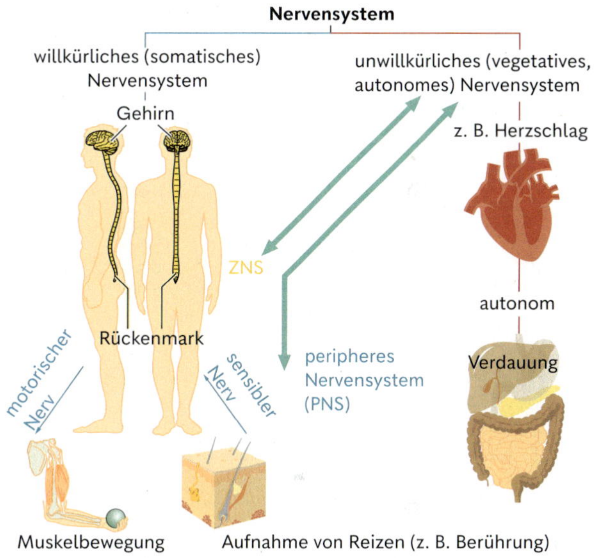

Abb. 1 Einteilung des Nervensystems. Willkürliches und unwillkürliches Nervensystem wirken in ihrem Informationsaustausch zusammen.

Einteilung nach der Lage

Beim willkürlichen Nervensystem wird außerdem zwischen dem zentralen Nervensystem (ZNS) und dem peripheren Nervensystem unterschieden:

- Das **ZNS** ist die Schaltzentrale zur **Verarbeitung der Informationen**. Es besteht aus **Gehirn** und **Rückenmark**.
- Das **periphere Nervensystem** besteht aus **31–32 Rückenmarksnerven** und zwölf Hirnnerven. Es dient allein der **Informationsübermittlung**. Das heißt, es verbindet den Körper mit dem ZNS und leitet Informationen vom ZNS zum Körper (Muskeln, Drüsen usw.) und vom Körper (z. B. Haut, Sinnesorgane) zum ZNS. Im peripheren Nervensystem unterscheidet man zwischen **sensiblen**, **motorischen** und **gemischten** Nerven.
  - **Sensible Nerven** leiten Informationen von Sinneszellen zum Zentralnervensystem. Sie übermitteln also Informationen wie Schmerz, Temperatur, Druck usw.
  - **Motorische Nerven** leiten Informationen vom Zentralnervensystem zu Muskeln, Drüsen usw. Sie übermitteln u. a. Informationen zur Muskelbewegung.
  - **Gemischte Nerven** enthalten sensible und motorische Nervenfasern.

Hirnnerven →S. 170

Autonomes (unwillkürliches oder vegetatives) Nervensystem

Das autonome Nervensystem arbeitet gänzlich unbewusst. Es steuert die Funktionen aller lebenswichtigen Organe und reguliert lebenswichtige Funktionen, wie z. B. Atmung, Verdauung und Stoffwechsel. Das hierzu übergeordnete Zentrum befindet sich im Gehirn.

Das autonome Nervensystem besteht aus zwei Komponenten, die wie „Spieler und Gegenspieler" zusammenarbeiten:
- Sympathikus
- Parasympathikus

Der **Sympathikus** steigert die Leistungsbereitschaft unseres Körpers. Am deutlichsten wird dies an den Begriffen „fight and flight". Für einen „Urmenschen" auf der Flucht hat es Sinn, eine möglichst gute Durchblutung der Muskeln zu bekommen. Außerdem wäre es sinnvoll, möglichst gut zu sehen und bei der Flucht viel Luft zu bekommen.

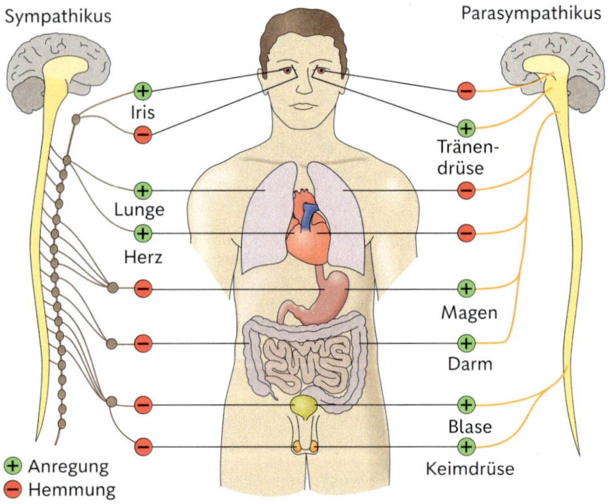

Abb. 1 Wirkungen von Sympathikus und Parasympathikus

Genau dies bewirkt der Sympathikus. Er beschleunigt den Herzschlag, verengt die Blutgefäße und bewirkt dadurch einen Blutdruckanstieg, er weitet die Pupillen und Bronchien. Außerdem hemmt er die Verdauung. Wir kennen alle diese Reaktion unseres Körpers, wenn wir uns erschrecken. Der Sympathikus verwendet als „Botenstoff" zwischen Nerven und Muskeln bzw. Drüsen Adrenalin und Noradrenalin. In seinem Aufbau weist der Sympathikus die Besonderheit auf, dass er entlang der Wirbelsäule ein paariges Geflecht aus Nervenknoten (**Ganglien**), den sogenannten Grenzstrang, bildet →Abb. 1.

Der **Parasympathikus** lässt unseren Körper „zur Ruhe" kommen. Er verlangsamt den Herzschlag, senkt den Blutdruck und stellt die Blutgefäße weit. Außerdem werden die Darmbewegungen gefördert. Der wichtigste Nerv des Parasympathikus ist der N. vagus (X. Hirnnerv).

3.2.2 Hirnnerven

Für die Zahnheilkunde sind die Hirnnerven besonders wichtig →Abb. 1, S. 171. Sie gehören zum peripheren Nervensystem. Es gibt zwölf Hirnnerven, die mit römischen Zahlen von I bis XII bezeichnet werden. Sie sind alle **paarig**. Sie heißen deshalb Hirnnerven, weil ihre Zellkörper im Gehirn liegen (in den sogenannten Hirnnervenkernen). Die Axone der Hirnnerven verlassen gebündelt die Schädelbasis durch unterschiedliche Foramina.

Foramina →S. 159

Manche der Hirnnerven führen ausschließlich **sensible** Nervenfasern:
- N. olfactorius (I)
- N. opticus (II)
- N. vestibulocochlearis (VIII)

Andere Hirnnerven führen ausschließlich **motorische** Nervenfasern:
- N. oculomotorius (III)
- N. trochlearis (IV)
- N. abducens (VI)
- N. accessorius (XI)
- N. hypoglossus (XII)

Die restlichen Hirnnerven sind **gemischte** Nerven:
- N. trigeminus (V)
- N. facialis (VII)
- N. glossopharyngeus (IX)
- N. vagus (X)

Für den zahnmedizinischen Fachbereich sind zwei Hirnnerven besonders wichtig:
- **der Nervus trigeminus = V. Hirnnerv**
- **der Nervus facialis = VII. Hirnnerv**

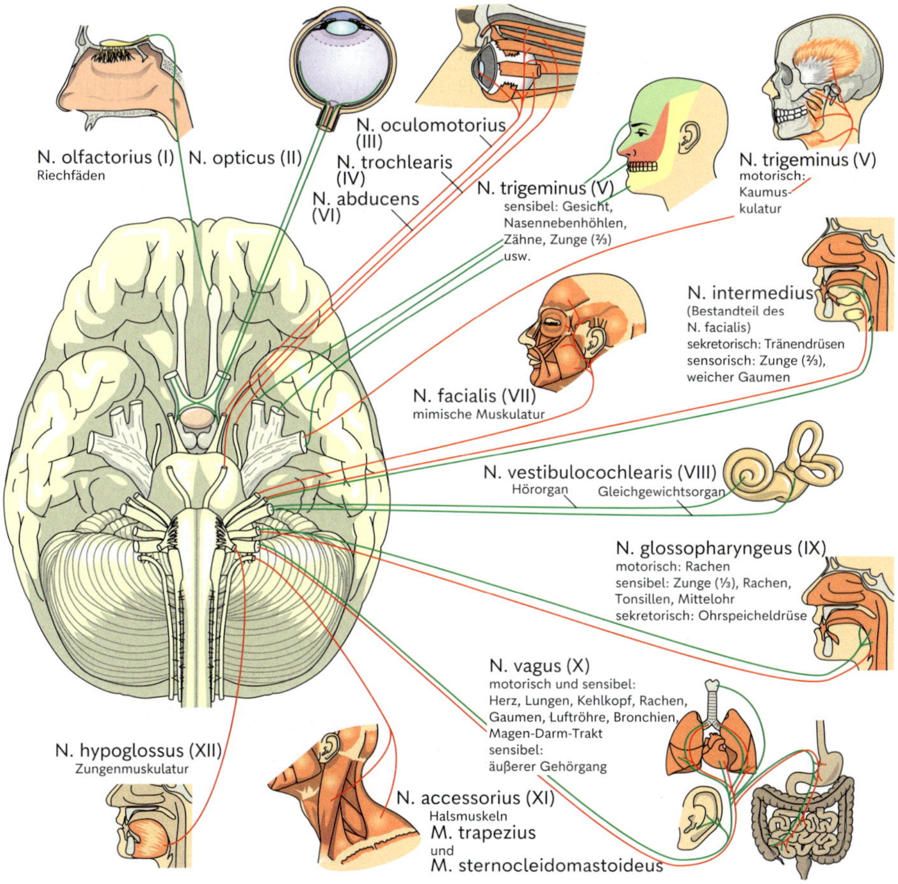

Abb. 1 Gehirn von unten mit den ausgehenden Hirnnerven

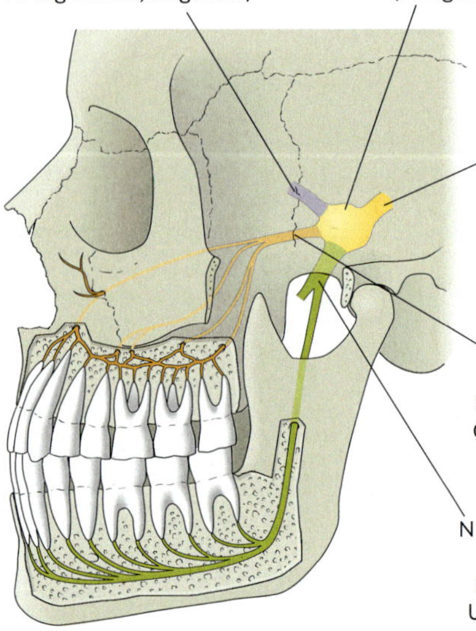

Abb. 1 Verlauf und Aufteilung des N. trigeminus. Zur besseren Übersicht sind hier nicht alle Verzweigungen der Nerven dargestellt.

Nervus trigeminus (V)

Der N. trigeminus teilt sich noch vor dem Austritt aus der Schädelbasis in seine drei Hauptäste:

- **N. ophthalmicus**
- **N. maxillaris**
- **N. mandibularis**

An der Teilungsstelle ist der N. trigeminus deutlich zu einem Nervenknoten (Ganglion) verdickt →Abb. 1.

Der N. trigeminus ist der wichtigste Nerv der Zahnheilkunde. Er ist hier mit allen seinen wichtigen Abzweigungen und Aufgaben dargestellt →Tab. 1.

Nervus ophtalmicus: Der N. ophthalmicus (**1. Ast** oder **Augenast** des N. trigeminus) zieht durch die Augenhöhle, wo er sich in weitere Äste verzweigt. Ein Ast des N. ophthalmicus gelangt aus dem Schädel in den Gesichtsbereich durch das **Foramen supraorbitale**. Der N. ophthalmicus enthält nur sensible Fasern und ist für die sensible Versorgung der Haut im Stirn- und Augenbereich zuständig. Weiterhin versorgt er auch die Schleimhäute der oberen Nasenhöhlen, der Stirn- und Keilbeinhöhle sowie der Siebbeinzellen.

Hauptäste	Weitere Aufteilung	Knochenlöcher	Faserqualität	Wichtige Versorgungsgebiete
Nervus ophthalmicus	mehrere Äste in der Augenhöhle	F. supraorbitale	sensibel	Haut im Stirnbereich und Oberlid
Nervus maxillaris	Nn. alveolares superiores		sensibel	Oberkieferzähne
	N. infraorbitalis	F. infraorbitale		Haut um Augenlid, Nase, oberer Wangenbereich, Oberlippe, Kieferhöhlenschleimhaut
	N. palatinus	F. palatinum		hinterer und seitlicher Gaumen
	N. incisivus	F. incisivum		vorderer Gaumen
Nervus mandibularis	Muskeläste		motorisch	Kaumuskulatur
	N. lingualis		sensibel	vordere zwei Drittel der Zunge
	N. buccalis			Wangenschleimhaut, bukkales Zahnfleisch
	N. alveolaris inferior N. mentalis	Eintritt: F. mandibulae Austritt: F. mentale		Unterkieferzähne Haut um Kinn und Unterlippe

Tab. 1 Übersicht über den N. trigeminus

Nervus maxillaris: Der N. maxillaris (**2. Ast** oder **Oberkieferast** des N. trigeminus) enthält nur sensible Fasern. Er teilt sich weiter auf in →Abb. 1:

- **Nervi alveolares superiores** zur Versorgung der Oberkieferzähne
- **Nervus palatinus** zur Versorgung des seitlichen und hinteren Gaumens
- **Nervus incisivus** zur Versorgung des vorderen Gaumens
- **Nervus infraorbitalis** zur Versorgung des unteren Augenlids, der Nase, des oberen Wangenbereiches und der Oberlippe

Alle genannten Nerven, bis auf die Nn. alveolares superiores, treten durch die entsprechenden Löcher im Schädel aus. Sie können daher z.T. an diesen Stellen gut betäubt werden. Bis auf den Nervus incisivus liegen die genannten Nerven paarig vor.

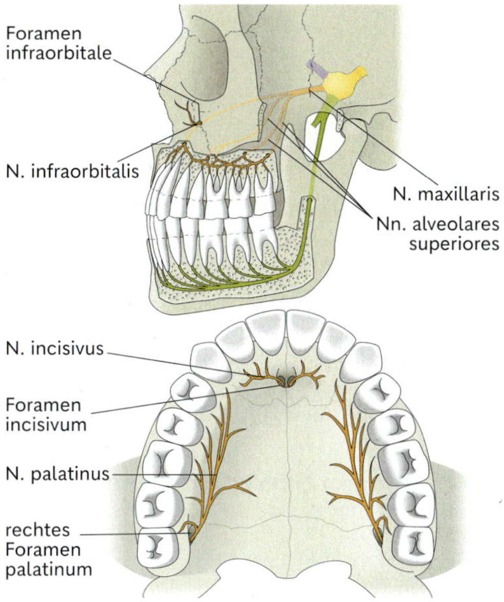

Abb. 1 Verlauf und Aufteilung des N. maxillaris

Nervus mandibularis: Der N. mandibularis (**3. Ast** oder **Unterkieferast** des N. trigeminus) enthält sensible und motorische Fasern. Er teilt sich in mehrere weitere Nerven auf →Abb. 2:

- **Muskeläste** aus vielen motorischen Nervenfasern, ermöglichen die Bewegung der Kaumuskulatur
- **N. lingualis** zur Versorgung des Schmerz-, Temperatur-, Tast- und Geschmacksinns der vorderen zwei Drittel der Zunge
- **N. buccalis** zur sensiblen Versorgung der Wangenschleimhaut und des bukkalen Zahnfleisches
- **N. alveolaris inferior:**
  - tritt durch das **Foramen mandibulae** in den Unterkiefer ein, verläuft hier im Mandibularkanal und versorgt die Unterkieferzähne und das Zahnfleisch der jeweiligen Seite
  - ein Teil des Nervs tritt durch das **Foramen mentale** aus dem Unterkiefer aus; dieser Teil des N. alveolaris inferior wird als **N. mentalis** bezeichnet und versorgt Kinn und Unterlippe

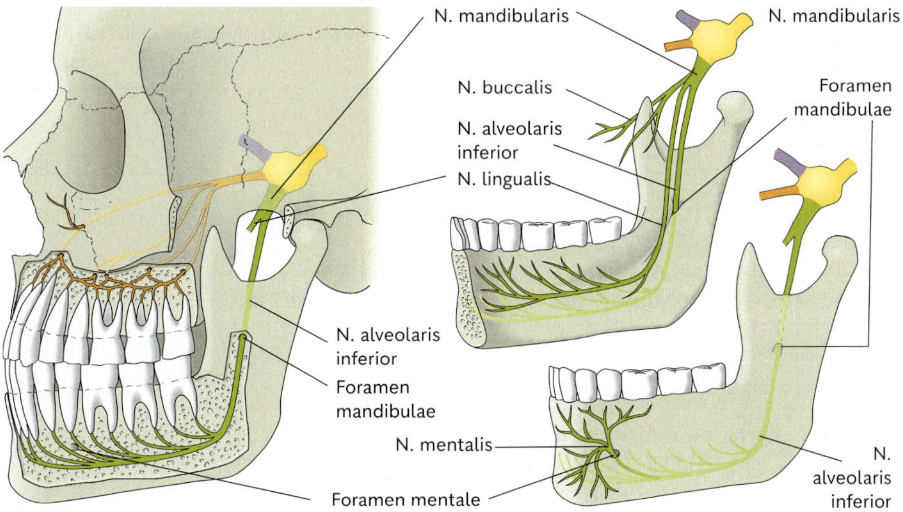

Abb. 2 Nervenversorgung im Unterkiefer durch Äste des N. mandibularis, die Muskeläste sind hier nicht eingezeichnet.

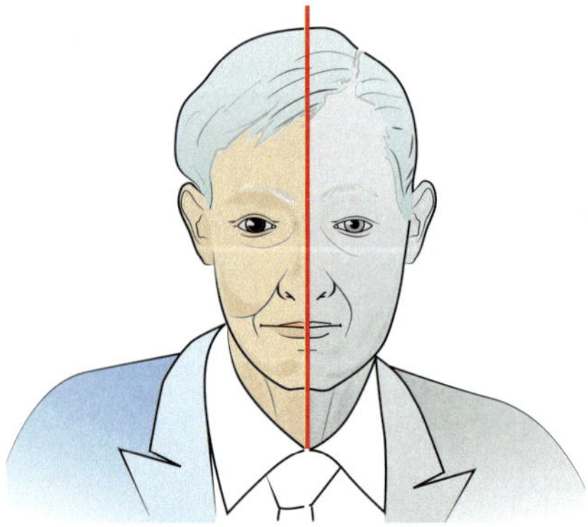

Abb. 1 Linksseitige Lähmung der Gesichtsmuskeln

Nervus facialis (VII)

Der Nervus facialis ist der motorische Nerv der mimischen Muskulatur. Er ist für die Bewegung unserer Gesichtsmuskeln zuständig.

Exkurs
Unterschiedliche Erkrankungen können zu einer Fazialislähmung (Fazialisparese) führen. Dies zeigt sich dadurch, dass häufig einseitig die Gesichtsmuskeln gelähmt sind. Ein Stirnrunzeln oder ein Spitzen des Mundes ist dann i. d. R. nur einseitig möglich.

Terminologie: Nerven und Nervensystem

Axon, das	lang gezogener Fortsatz einer Nervenzelle
Dendrit, der	Dendriten sind baumartige Zellfortsätze einer Nervenzelle.
Ganglion, das (Einzahl), **Ganglien** (Mehrzahl)	Nervenknoten
motorische Nerven	Nerven, die Informationen vom Zentralnervensystem an Muskeln und Drüsen übertragen
N., Nn.	Abk. für Nervus, Nervi
Nervus, der (Abk. N.) **Nervi**, die (Abk. Nn.) (Mehrzahl)	Nerv Nerven
Neuron, das (Einzahl), Neuronen (Mehrzahl)	Nervenzelle
sensible Nerven	Nerven, die Wahrnehmungen der Sinneszellen an das Zentralnervensystem weiterleiten
Synapse, die	Synapsen sind Kontaktstellen zu Muskeln oder anderen Nerven am Ende des Axons einer Nervenzelle

Aufgaben

1 Aus welchen Bestandteilen besteht eine Nervenzelle (Neuron)?

2 In welche drei Hauptäste teilt sich der N. trigeminus?

3 Wie heißen die Nerven zur Versorgung der Oberkiefer- und Unterkieferzähne?

4 In welche Nerven teilt sich der N. mandibularis weiter auf und welche Bereiche werden von ihnen versorgt?

5 In welche Nerven teilt sich der N. maxillaris weiter auf und welche Bereiche werden von ihnen versorgt?

4 Schmerzausschaltung verstehen, Assistenz bei der Schmerzausschaltung

Zahnarztangst hängt häufig mit der Angst vor Schmerzen während der Behandlung zusammen. Daher hat die Herbeiführung der Unempfindlichkeit gegen Schmerz, Temperatur und Berührung (**Anästhesie**) einen großen Stellenwert in der Zahnarztpraxis. Das Hauptziel der Anästhesie ist Aufhebung der Schmerzempfindung (Schmerzausschaltung).

Anästhesieverfahren in der Zahnarztpraxis

Man unterscheidet:
- Lokalanästhesie (örtliche Betäubung)
- Allgemeinanästhesie (Narkose)

Die Schmerzausschaltung erfolgt in der Zahnarztpraxis hauptsächlich durch eine örtliche Betäubung (Lokalanästhesie). Sie wird von der Zahnärztin selbst ausgeführt. Bei der **Lokalanästhesie** werden die sensiblen Nervenfasern ausgeschaltet, die das zu behandelnde Gebiet versorgen. Die Patientin erlebt die Behandlung bei vollem Bewusstsein, hat dabei aber keine Schmerzen.

Eine Narkoseärztin (**Anästhesistin**) kann in einer Zahnarztpraxis auch eine Narkose (**Allgemeinanästhesie**) durchführen. Bei der Intubationsnarkose (ITN) wird die Patientin beatmet. Bei der **Analgosedierung** atmet die Patientin selbstständig. Sie wird zusätzlich zur Anästhesie medikamentös sediert („ruhiggestellt"). Bei Kindern und Angstpatientinnen ist die Sedierung mit Lachgas beliebt. Methoden der Allgemeinanästhesie setzen im zentralen Nervensystem an. Dadurch kommt es zu einem Bewusstseinsverlust, zur Schmerzfreiheit, einer Muskelentspannung und zur Reflexdämpfung. Die Allgemeinanästhesie spielt im Praxisalltag eine geringe Rolle. Daher wird in diesem Buch nicht weiter darauf eingegangen.

Für beide Methoden stehen unterschiedliche Anästhesieverfahren zur Verfügung.

Anästhesie bedeutet:

Unempfindlichkeit gegen Schmerz, Temperatur und Berührung

Lokalanästhesie
(örtliche Betäubung)
- Oberflächenanästhesie
- Infiltrationsanästhesie (mit der Sonderform intraligamentäre Anästhesie)
- Leitungsanästhesie

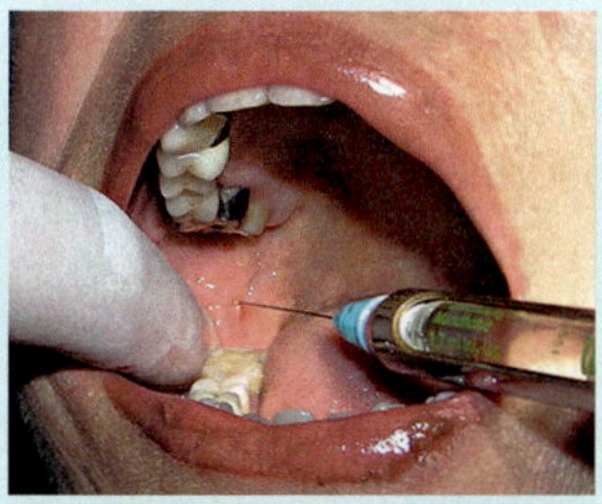

Allgemeinanästhesie
(Narkose)
- Intubationsnarkose (ITN): mit Beatmung der Patientin
- Analgosedierung: Patientin atmet selbstständig; sie wird zusätzlich zur Anästhesie medikamentös sediert („ruhiggestellt")

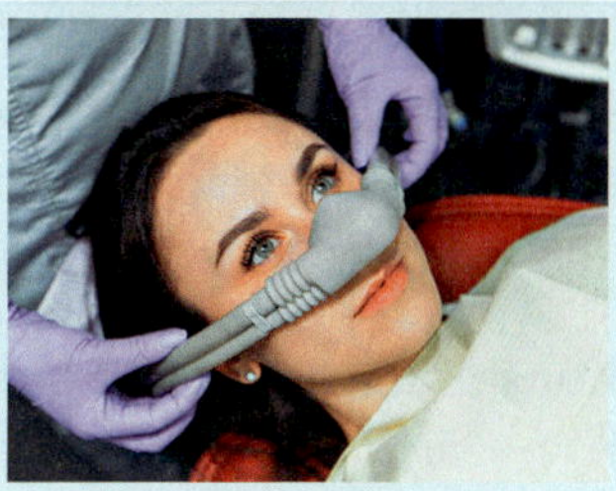

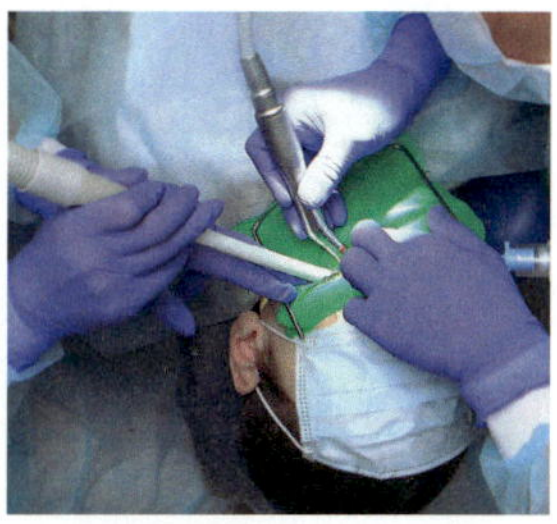

Abb. 1 Behandlung in Intubationsnarkose

4.1 Inhaltsstoffe von Lokalanästhetika

Mittel zur Schmerzausschaltung („Betäubung") werden als **Anästhetika** bezeichnet (Einzahl: Anästhetikum). In der Zahnarztpraxis werden hauptsächlich örtliche Betäubungsmittel (**Lokalanästhetika**) eingesetzt.

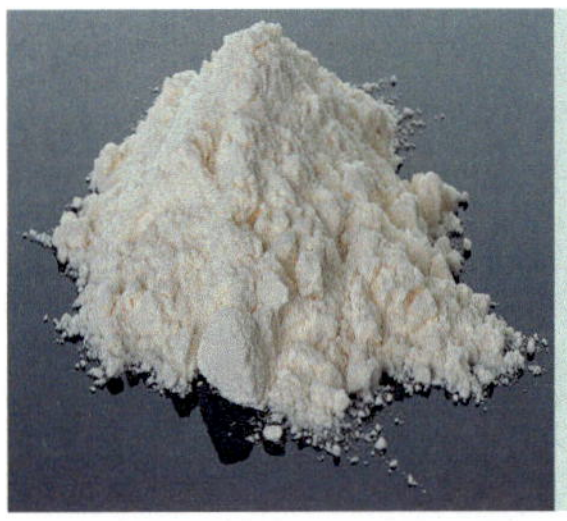

Exkurs

Kokain in der Zahnarztpraxis

Der Wiener Augenarzt Koller gilt als Pionier der Lokalanästhesie. Er setzte damals (1884) Kokain als Lokalanästhetikum ein. Die Suchtgefahr und die gewebeschädigende Wirkung von Kokain führten schnell zur Entwicklung chemisch ähnlicher, aber weniger schädlicher Anästhetika. Die zahlreichen derzeit auf dem Markt befindlichen Anästhetika sind speziell für die unterschiedlichen Einsatzgebiete entwickelt. Dadurch sind eine schnelle Wirkung und eine große Anästhesietiefe bei möglichst geringen Nebenwirkungen möglich.

Die heute auf dem Markt befindlichen Lokalanästhetika bestehen in der Regel aus folgenden Inhaltsstoffen:
- anästhetischer Wirkstoff
- Wasser, Puffersysteme
- blutgefäßverengende Substanzen (**Vasokonstringenzien**)
- Konservierungsstoffe und Sulfite

Anästhetischer Wirkstoff

Er ist der Hauptbestandteil des Anästhetikums. Der anästhetische Wirkstoff unterbricht die Erregungsfortleitung am Nerv. Diese Blockade ist **reversibel**, d. h., nach einiger Zeit arbeitet der Nerv wieder völlig normal.

pH-Wert →S. 116

Anästhetika wirken an entzündetem Gewebe schlechter Im entzündeten Gewebe herrscht ein saurer pH-Wert (Gewebsazidose). Dadurch wird das Lokalanästhetikum inaktiviert. Dies erklärt, warum bei starken Entzündungen Anästhetika manchmal nicht richtig wirken.

Wasser, Puffersysteme

Wasser dient als Trägermittel, Puffersysteme dienen der Aufrechterhaltung des pH-Wertes.

Blutgefäßverengende Substanzen (Vasokonstringenzien)

Manchen Anästhetika wird Adrenalin, Noradrenalin oder das Hormon Vasopressin zugesetzt. Durch diese Zusätze verengen sich die Blutgefäße am Injektionsort. Dies führt dazu, dass das Anästhetikum nicht so schnell über die Blutbahn abtransportiert wird. Die Wirkung des Anästhetikums hält dadurch länger an.

Man benötigt deshalb weniger von dem Anästhetikum, um dieselbe Wirkung zu erreichen. Außerdem wird dadurch eine Blutleere in dem Gebiet erzeugt, was bei operativen Eingriffen von Vorteil sein kann.

Konservierungsstoffe und Sulfite

Konservierungsstoffe hemmen das Bakterien- und Pilzwachstum und machen das Anästhetikum haltbarer. Sulfit stabilisiert den sauerstoffempfindlichen Vasokonstriktor Adrenalin.

Merke

Nebenwirkungen von Vasokonstringenzien und Konservierungsstoffen

- Vasokonstringenzien können bei zu hohem Blutdruck oder herzkranken Patientinnen Herz- Kreislauf-Probleme verursachen.
- Konservierungsstoffe können allergische Reaktionen hervorrufen. In neueren Anästhetika wurden diese jedoch ersetzt bzw. reduziert.
- In Brech- und Zylinderampullen sind keine Konservierungsstoffe enthalten.
- Unverträglichkeiten gegen Sulfite können auftreten.

Daher ist unbedingt vor Anwendung von Lokalanästhetika die Anamnese der Patientinnen zu beachten.

Notfälle →S. 291

Anamnese →S. 28

Verwendung	Produktname	Inhaltsstoffe
Oberflächen-anästhesie	Xylonor Spray N 15 % Dentallösung 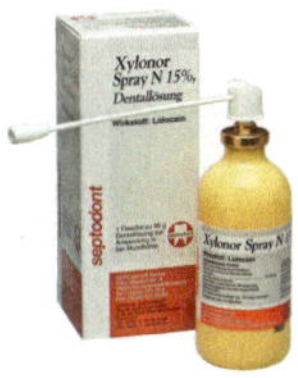	Lidocain 15 g in 100 g Dentallösung; ferner: Saccharin, natürliches Minzaroma, Dipropylenglykol-Isomerengemisch, Ethanol 96 %
	Dynexan Mundgel®	Lidocain-HCl 2,0 g Benzalkoniumchlorid 0,1 g/100 g Salbe
Infiltrations-anästhesie, intraligamentäre Anästhesie, Leitungsanästhesie	Meaverin® 1 %	Mepivacain-HCl 10 mg
	Ultracain® D-S 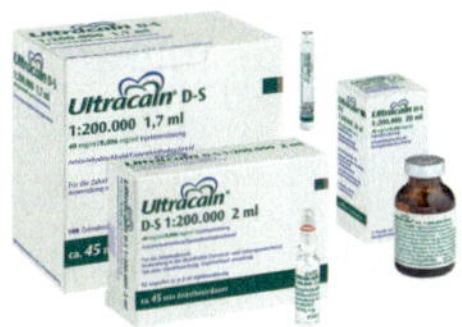	Articain-HCl 40 mg Epinephrin-HCl 0,006 mg
	Ultracain® D-S forte 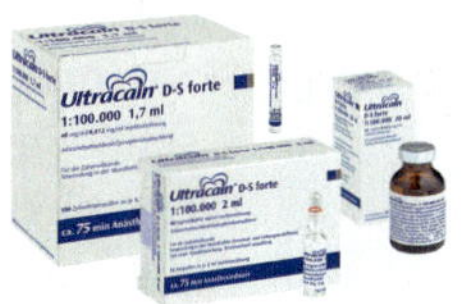	Articain-HCl 40 mg Epinephrin-HCl 0,012 mg
	Ultracain® D ohne Adrenalin 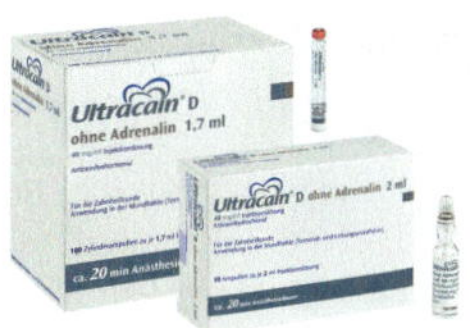	Articain-HCl 40 mg

Tab. 1 Auswahl einiger Lokalanästhetika zur Verwendung in der Zahnarztpraxis. Hinweis: Alle Produkte sind auch ohne Zusatz von Vasokonstringenzien erhältlich.

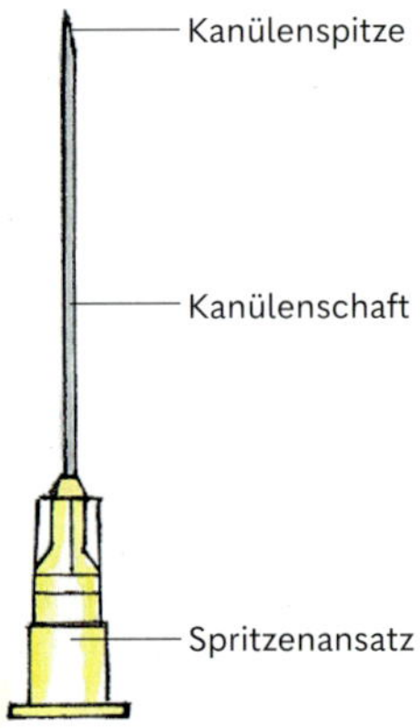

Abb. 1 Aufbau einer Kanüle

4.2 Vorbereitung einer Lokalanästhesie

Zur Durchführung einer Lokalanästhesie werden eine Kanüle, das Anästhetikum selbst und eine Spritze benötigt.

4.2.1 Kanülen

Sterile Kanülen →Abb. 1 werden für den Einmalgebrauch angeboten. Sie können auf die Spritzen aufgeschraubt oder aufgesteckt werden. Kanülen sind in unterschiedlichen Durchmessern und Längen erhältlich.

Für die Infiltrationsanästhesie werden meist kurze Kanülen verwendet, für die Leitungsanästhesie längere.

4.2.2 Anästhetikum

Das Anästhetikum kann aus Stechampullen, aus Glas- bzw. Brechampullen aufgezogen werden oder als Zylinderampulle (auch Karpule genannt) in Zylinderampullenspritzen verwendet werden →Abb. 3.

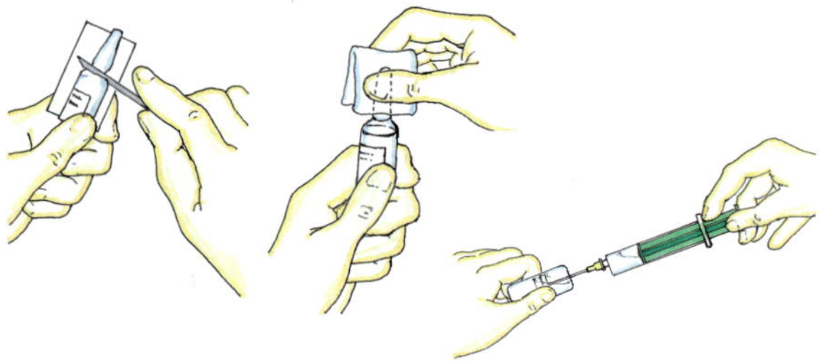

Abb. 2 Aufziehen einer Injektionslösung aus einer Glasampulle

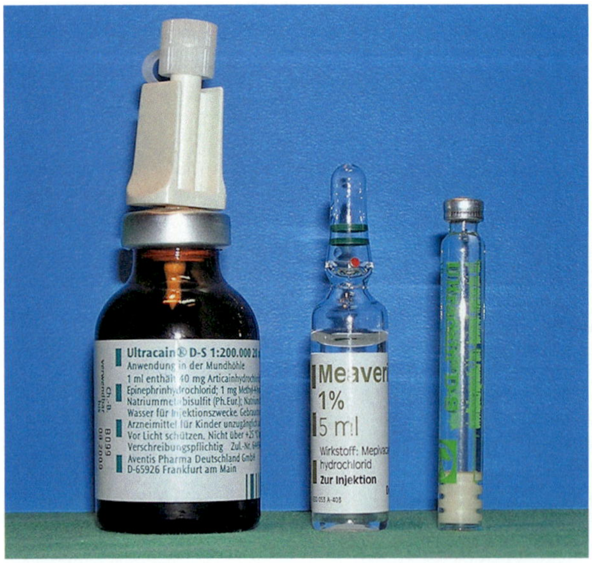

Abb. 3 Ampullen mit Anästhetika. Stechampulle mit Entnahmekanüle (links); Brechampulle (Mitte); Zylinderampulle (Karpule) (rechts)

Zylinderampullen beinhalten gebrauchsfertige Injektionslösungen und sind an beiden Seiten mit Gummistopfen versehen.

Falls sich Flüssigkeit am Ampullenkopf befindet, beklopft man den Ampullenkopf leicht mit dem Fingernagel, damit alle Flüssigkeit in den Ampullenbauch gelangt. Mit einem Wattetupfer umfasst man den Ampullenkopf und -hals →Abb. 2. Eine Brechampulle öffnet man, indem man den Ampullenkopf in die dem aufgedruckten Punkt entgegengesetzte Richtung ruckartig abbricht. Sägeampullen werden zuvor am Hals kurz angesägt und dann abgebrochen →Abb. 2. Man entsorgt den Glaskopf in ein sicheres Gefäß und legt den Tupfer ab.

Nun zieht man die Injektionslösung mit der Spritze auf →Abb. 2. Die dazu verwendete Nadel sollte **nicht** zur **Injektion** bei der Patientin verwendet werden. Anschließend hält man die Spritze senkrecht nach oben und beklopft den Inhalt leicht mit dem Finger, damit sich die Luft oben in der Spritze ansammelt. Jetzt kann man die Luft vorsichtig nach oben hinausdrücken, ohne dass das Arzneimittel verloren geht.

4.2.3 Spritzen

In der Zahnarztpraxis werden Einmalspritzen und Zylinderampullenspritzen (Karpulenspritzen) verwendet. Eine Spritze besteht aus einem Gehäuse und einem darin beweglichen Kolben.

Einmalspritzen bestehen aus Kunststoff →Abb. 1. Das Anästhetikum wird aus einer Ampulle aufgezogen.

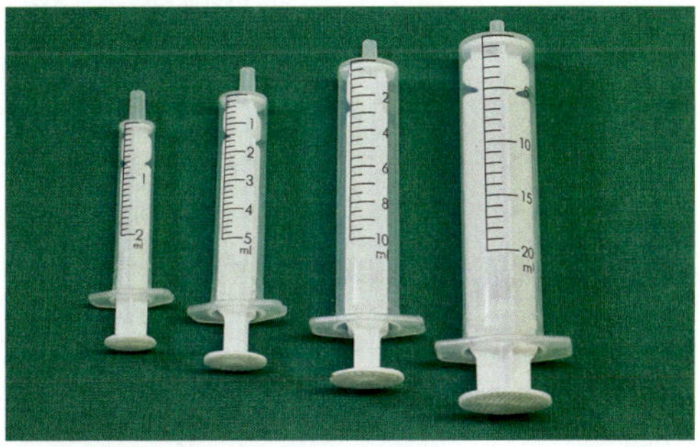

Abb. 1 Verschiedene Einmalspritzen

Zylinderampullenspritzen (Karpulenspritzen) bestehen aus Metall. Das Anästhetikum kommt hier aus Zylinderampullen. Die Zylinderampulle wird in den Metallkörper eingelegt →Abb. 2. Zur Injektion wird eine spezielle Kanüle verwendet, die am Ende eine kleine Nadel hat. Die Kanüle wird aufgeschraubt, die Nadel dringt dadurch durch den Gummistopfen der Zylinderampulle. So wird eine Verbindung zur Injektionslösung hergestellt →Abb. 3.

Nach der Injektion werden Kanüle und Zylinderampulle entsorgt. Der Metallkörper wird sterilisiert und kann dadurch bei der nächsten Patientin wiederverwendet werden.

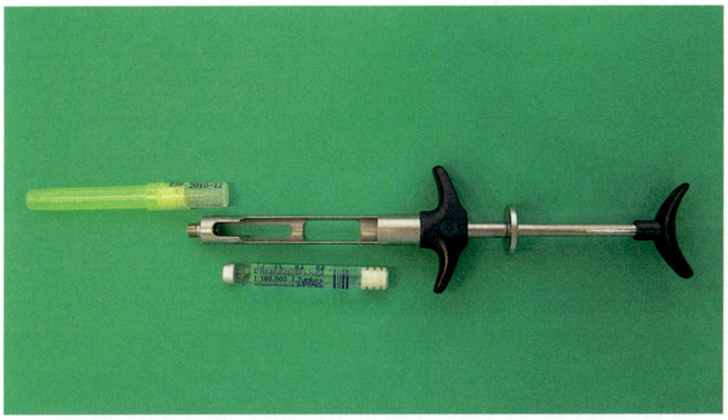

Abb. 2 Zylinderampullenspritze, Kanüle zum Aufschrauben, Zylinderampulle

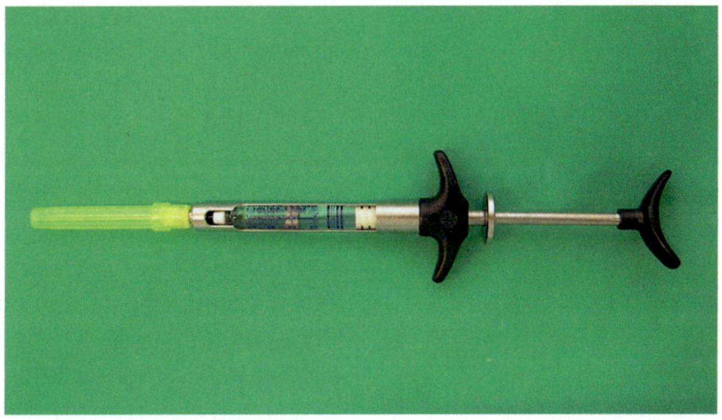

Abb. 3 Zylinderampullenspritze, Kanüle zum Aufschrauben, Zylinderampulle (injektionsbereit)

Bei der Injektion sollte man nie in ein Blutgefäß **injizieren**. Durch das Anästhetikum können Vergiftungserscheinungen auftreten. Auch können die Vasokonstringenzien Herz-Kreislauf-Probleme verursachen.

Um dies zu vermeiden, zieht die Ärztin nach dem Einstich den Kolben der Spritze leicht zurück, bevor sie injiziert. Dies wird als Ansaugung (**Aspiration**) bezeichnet. Liegt die Nadel in einem Blutgefäß, so wird durch die Aspiration Blut angezogen. Dadurch verfärbt sich die Injektionslösung rot. Die Ärztin muss dann die Nadel an eine andere Stelle schieben, wo sich kein Blutgefäß befindet. Die Zylinderampulle sollte vorher gewechselt werden, denn die Injektionslösung muss blutfrei sein, damit bei der anschließenden erneuten Aspiration erkannt werden kann, ob man wieder in ein Blutgefäß gestochen hat.

4.2.4 Besonderheiten bei Zylinderampullenspritzen (Karpulenspritzen)

Einige Spritzen bzw. Spritzensysteme weisen Besonderheiten auf:
- Bei manchen Mehrmalspritzen muss der Kolben der Spritze mit einem Drehrad in dem Gummistopfen der Zylinderampulle verankert werden →Abb. 1. Geschieht dies nicht, ist eine Aspiration nicht möglich.
- Für die intraligamentäre Anästhesie werden spezielle Zylinderampullenspritzen verwendet →Abb. 2. Durch diese kann kontrollierter Druck ausgeübt werden. Dazu sollten Kanülen mit einem besonders kurzen Anschliff verwendet werden.

intraligamentäre Anästhesie →S. 182

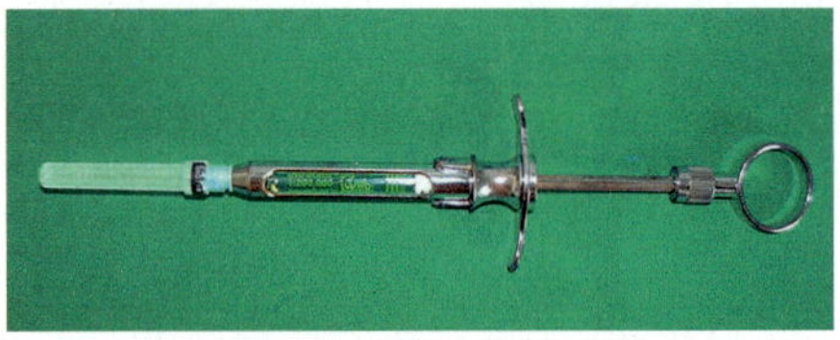

Abb. 1 Zylinderampullenspritze mit Drehrad

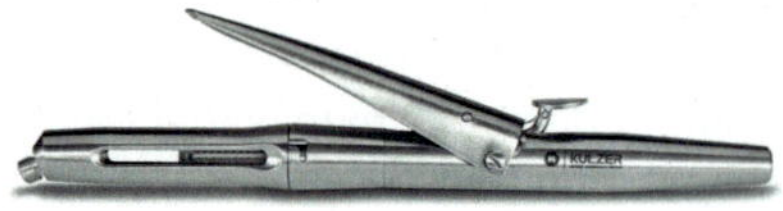

Abb. 2 SOPIRA® Citoject®-Spritze für die intraligamentäre Anästhesie

Merke

Infektionsschutzmaßnahmen bei Injektionen

Der Umgang mit einer Injektion ist eine verantwortungsvolle Tätigkeit. So können durch unsteriles Arbeiten Keime in den Körper der Patientinnen gelangen. Deshalb sollten Kanülen erst kurz vor der Anästhesie aus der sterilen Verpackung ausgepackt werden. Auch ist darauf zu achten, dass die Gummistopfen der Zylinderampullen nicht verunreinigt sind.

Bei Nadelstichverletzungen mit gebrauchten Kanülen können Krankheiten, wie z. B. Hepatitis oder HIV, übertragen werden. Deshalb sollte der Kanülenschutz nicht wieder auf die Kanüle aufgesteckt werden (Recapping; →Abb. 3). Die Kanüle sollte aber auch nicht offen herumliegen. Am besten ist es, die Kanüle sofort nach der Injektion in einem sogenannten Kanülenabwurf zu entsorgen. Dies ist ein Gefäß, das nicht durchstochen werden kann und als Abwurfbehälter für spitze und scharfe Gegenstände (z. B. Kanülen, Ampullenköpfe, Skalpellklingen) dient.

Abwurfbehälter →S. 104

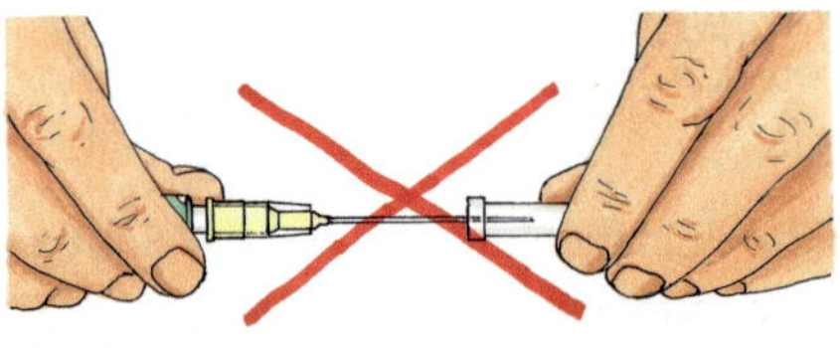

Abb. 3 Recapping

4.3 Lokalanästhesieverfahren in der Zahnheilkunde

Man unterscheidet in der Zahnheilkunde grundsätzlich drei unterschiedliche Arten der Lokalanästhesie:
- Oberflächenanästhesie
- Infiltrationsanästhesie
  - mit der Sonderform intraligamentäre Anästhesie
- Leitungsanästhesie

4.3.1 Oberflächenanästhesie

Bei der Oberflächenanästhesie wird ein oberflächlicher Schleimhautbezirk durch Auftragen eines Lokalanästhetikums anästhesiert.

Dazu können mit Oberflächenanästhetikum getränkte Wattepellets auf die Schleimhaut aufgelegt werden →Abb. 1, 2. Es kann auch Salbe oder Gel verwendet werden.

Die Wirkungsdauer der Oberflächenanästhesie beträgt ca. zehn Minuten.

Die Zahnärztin kann auch statt des Auftragens eines Anästhetikums die oberflächliche Schleimhaut vereisen.

Die Oberflächenanästhesie hat verschiedene Einsatzgebiete:
- vor der Injektion, zur Betäubung der Einstichstelle, vor allem in der Kinderzahnheilkunde
- zur Betäubung der Gingiva vor der Zahnsteinentfernung oder zur Entfernung von Nähten
- zur Beseitigung des Brechreizes vor Abformungen
- zur Behandlung von Druckstellen und Ulzera (Geschwüre) in der Mundschleimhaut

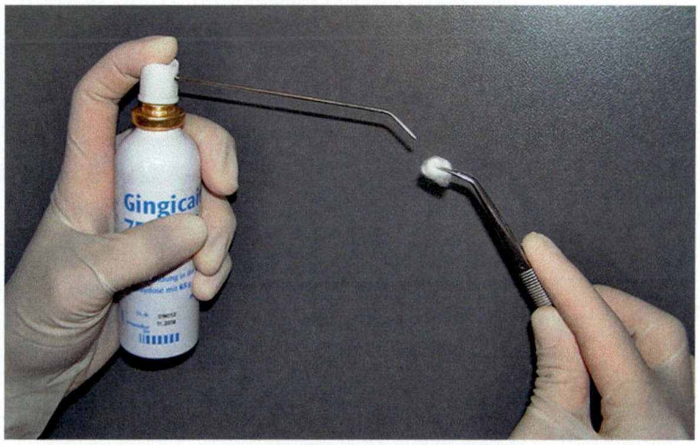

Abb. 1 Besprühen eines Wattepellets mit Oberflächenanästhetikum

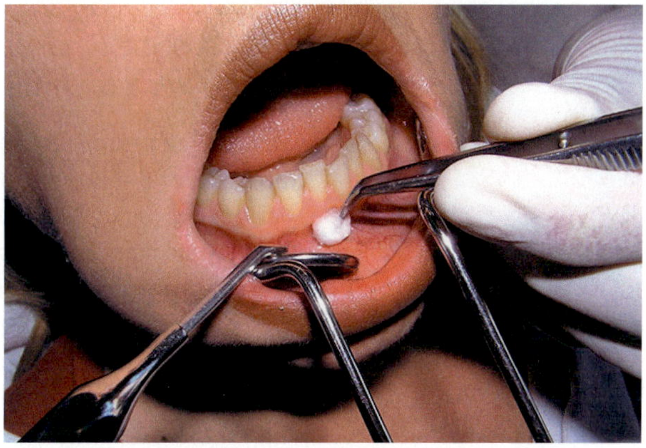

Abb. 2 Oberflächenanästhesie mittels Wattepellet

4.3.2 Infiltrationsanästhesie

Die Infiltrationsanästhesie wird auch als Endanästhesie (Terminalanästhesie) bezeichnet. Gemeint ist damit, dass nicht der Nervenstamm anästhesiert werden soll, sondern nur die **Endverzweigungen der Nerven** →Abb. 3.

Zur Anästhesie der Zähne erfolgt die Injektion in die bewegliche Schleimhaut der Umschlagsfalte. Das Anästhetikum betäubt dann die Endverzweigungen der Nervenäste der bukkalen Schleimhaut. Außerdem dringt das Anästhetikum in den Knochen ein, es **infiltriert** den Knochen. Aufgrund der Infiltration hat die Infiltrationsanästhesie ihre Bezeichnung. Über den Knochen gelangt das Anästhetikum zur Eintrittsstelle des Nervs in den Zahn (Foramen apicale) und betäubt diesen →Abb. 1; S. 182.

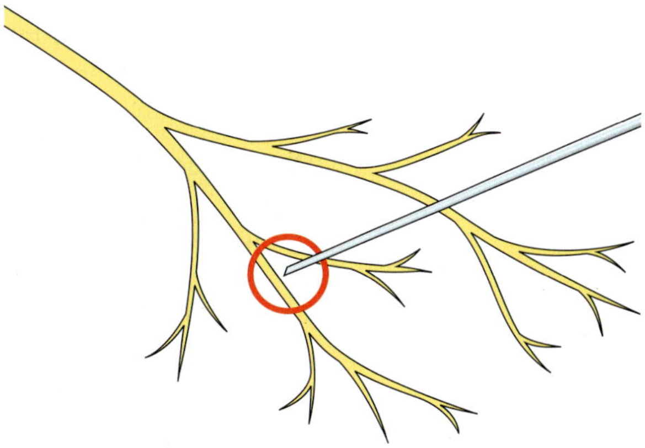

Abb. 3 Blockade des Nervs bei der Infiltrationsanästhesie

Das Anästhetikum kann nur dort infiltrieren, wo der Knochen durchlässig ist. Dies ist überall im Oberkiefer und in der Unterkieferfront der Fall. Bei Erwachsenen kann kein Anästhetikum in die Kompakta des Unterkiefer-Seitenzahngebietes infiltrieren. Deshalb muss hier die Leitungsanästhesie angewendet werden. Bei Kindern kann jedoch auch hier eine Infiltrationsanästhesie ausreichend sein.

Kompakta →S. 155
Leitungsanästhesie →S. 183

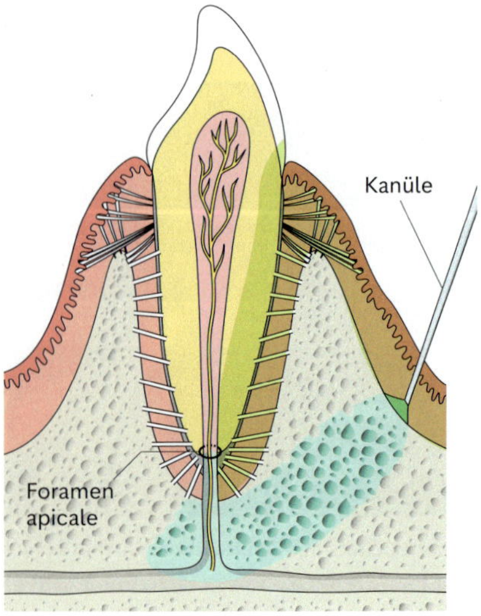

Abb. 1 Infiltrationsanästhesie. Das Anästhetikum dringt bis zum Foramen apicale vor.

Bei operativen Eingriffen muss noch zusätzlich die palatinale bzw. linguale Schleimhaut betäubt werden. Dies erfolgt durch eine palatinale bzw. linguale Injektion.

Mögliche Einsatzgebiete:

- Die Infiltrationsanästhesie kann zur Anästhesie der Schleimhaut und der Zähne im Oberkiefer bukkal und palatinal eingesetzt werden.
- Sie kann für die Anästhesie der Schleimhaut und der Zähne im Unterkiefer-Frontzahngebiet bukkal und lingual verwendet werden.
- Bei Kindern ist sie auch zur Anästhesie der Zähne im kompletten Unterkiefer möglich.
- Eine Infiltrationsanästhesie kann die Leitungsanästhesie im Unterkiefer unterstützen:
  - Sie ermöglicht die Betäubung von Nerven, die von der anderen Unterkieferseite her kommen Anastomosen).
  - Sie ermöglicht die Betäubung des N. buccalis.

4.3.3 Intraligamentäre Anästhesie

Anastomosen →S. 184
Wurzelhaut →S. 307
Spritzensysteme zur intraligamentären Anästhesie →S. 180

Die intraligamentäre Anästhesie ist eine Sonderform der Infiltrationsanästhesie. Hier erfolgt die Injektion zwischen Zahn und Alveolarknochen direkt in **den Desmodontalspalt** (Desmodont = Wurzelhaut) →Abb. 2. Intraligamentär bedeutet übersetzt „in die Bänder" oder „in den Faserapparat". Da der Desmodontalspalt sehr eng ist, muss hier das Anästhetikum mit hohem Druck eingespritzt werden. Man braucht dazu spezielle Spritzensysteme. Der große Vorteil dieser Anästhesie besteht darin, dass einzelne Zähne mit geringen Mengen an Anästhetikum betäubt werden können.

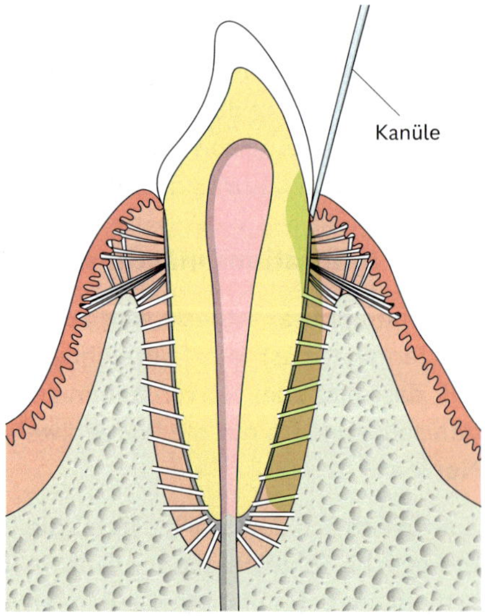

Abb. 2 Intraligamentäre Anästhesie

Die intraligamentäre Anästhesie ist geeignet

- für die Anästhesie einzelner Zähne,
- zur Unterstützung der Infiltrations- oder Leitungsanästhesie,
- für die Kinderzahnheilkunde, da die hier verwendeten Spritzensysteme nicht die typische Form einer Spritze haben,
- zur Behandlung von Schwangeren, da nur geringe Mengen von Anästhetika nötig sind.

Mögliche Gefahren der intraligamentären Anästhesie

Durch den hohen Druck kann der Faserapparat des Zahnes geschädigt werden. Auch können durch die Injektion Keime in den Desmodontalspalt verschleppt werden.

4.3.4 Leitungsanästhesie

Bei der Leitungsanästhesie wird am Nervenstamm anästhesiert →Abb. 1. Dadurch können größere Bereiche mit einer Injektion anästhesiert werden.
In der Zahnmedizin werden die Nervenstämme meist im Bereich der Löcher (Foramina) des Schädels anästhesiert. Dies sind die Stellen, an denen die Nerven in den Schädel ein- bzw. aus ihm austreten.

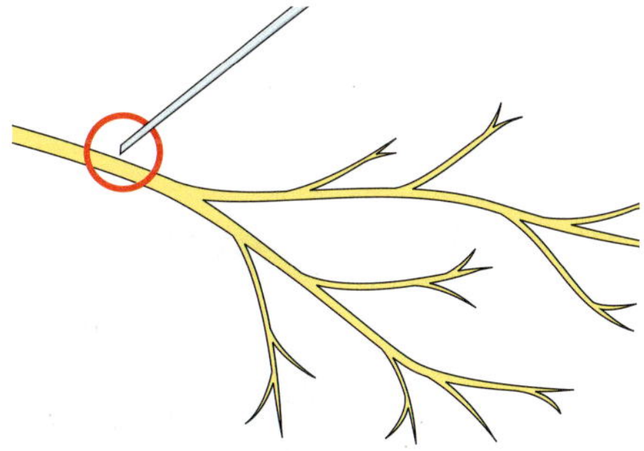

Abb. 1 Blockade des Nervs bei der Leitungsanästhesie

Man unterscheidet die **intraorale** und die **extraorale Leitungsanästhesie**, wobei in der Zahnarztpraxis hauptsächlich die intraorale Leitungsanästhesie angewendet wird.

Extraorale Leitungsanästhesie

Alle Nerveneintritts- und Nervenaustrittsstellen können von extraoral anästhesiert werden, z. B. an den Foramina mentale oder mandibulae →Abb. 2.

Kieferklemme →S. 164

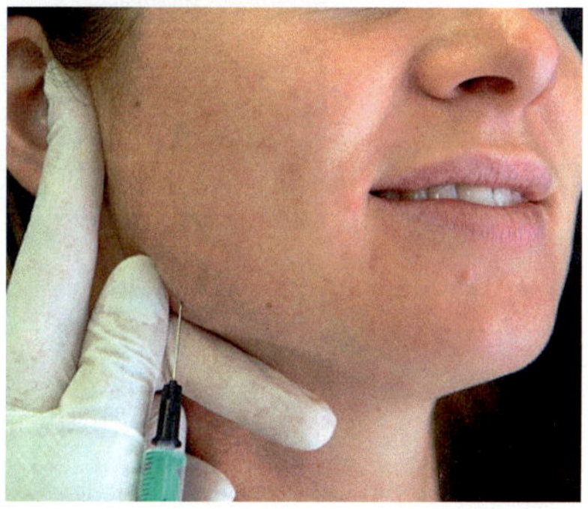

Abb. 2 Extraorale Leitungsanästhesie am Foramen mandibulae

Die extraorale Leitungsanästhesie wird jedoch in der Zahnarztpraxis selten angewendet. Sie kann z. B. dann nötig sein, wenn durch eine Kieferklemme eine intraorale Leitungsanästhesie nicht möglich ist.

Intraorale Leitungsanästhesie

Eine intraorale Leitungsanästhesie am **Oberkiefer** wird oft an folgenden Stellen durchgeführt:

Injektion an		**Anästhesierte Nerven und deren Versorgungsgebiete**	
Foramen incisivum	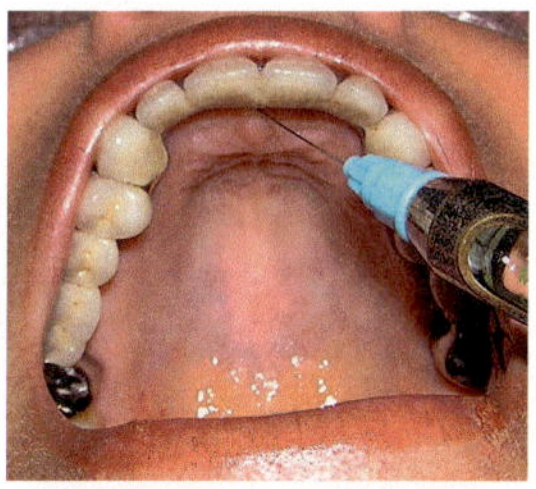	– N. incisivus – palatinale Schleimhaut von 12–22	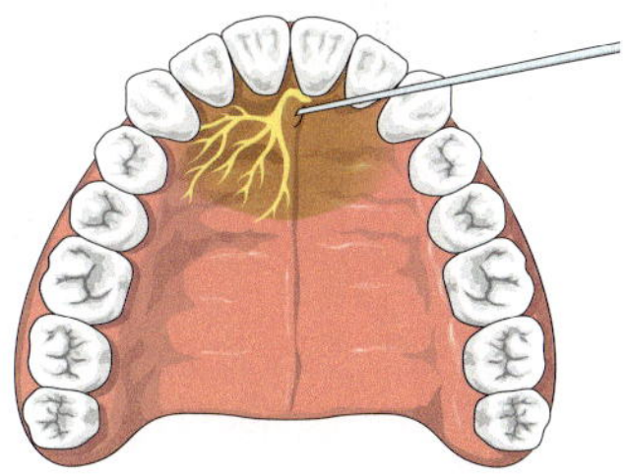
Foramen palatinum links bzw. rechts	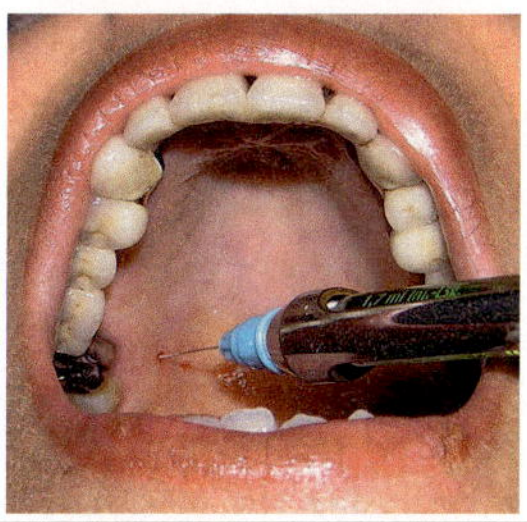	– N. palatinus – palatinale Schleimhaut von 14–18 bzw. 24–28	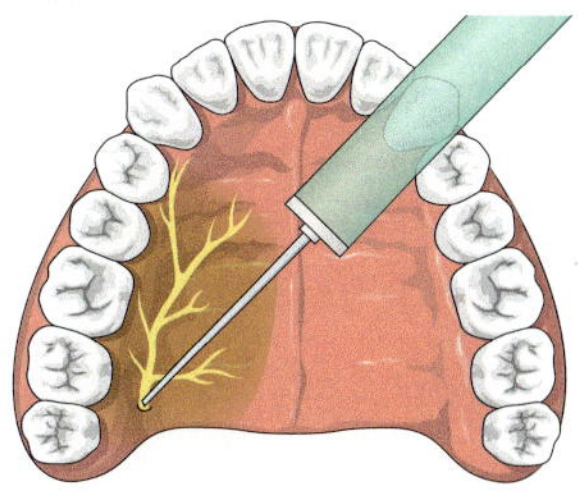

Eine intraorale Leitungsanästhesie am **Unterkiefer** wird oft an folgenden Stellen durchgeführt:

Injektion an		Anästhesierte Nerven und deren Versorgungsgebiete	
Foramen mandibulae links bzw. rechts	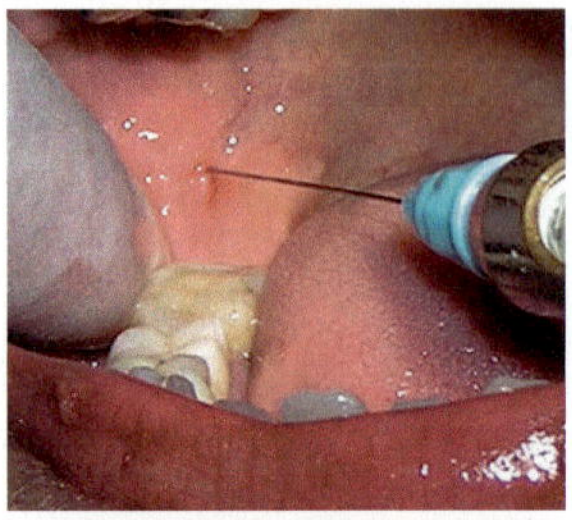	— N. alveolaris inferior — 38–31 bzw. 48–41 — linke bzw. rechte Unterlippe und Kinnregion	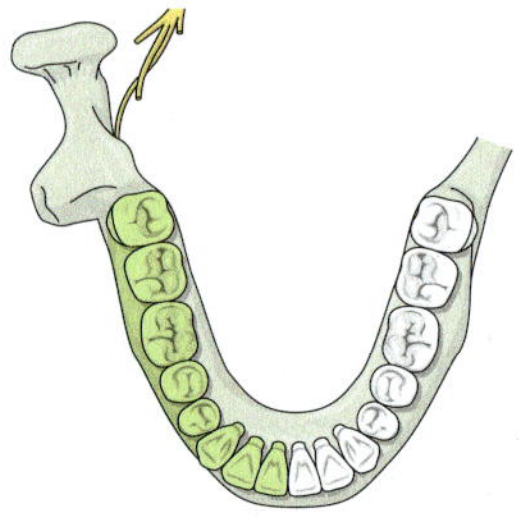
Foramen mentale links bzw. rechts	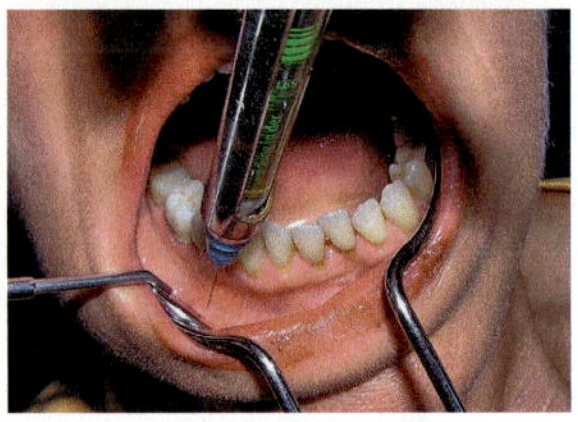	— N. mentalis — geringfügig vorderer Anteil des N. alveolaris inferior — 34 bzw. 44 — linke bzw. rechte Unterlippe und Kinnregion	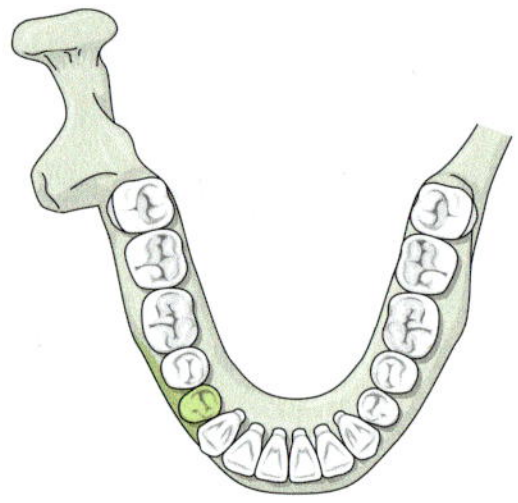

Weitere Injektionsorte sind denkbar, z. B. im OK am Tuber maxillae oder am Foramen infraorbitale.

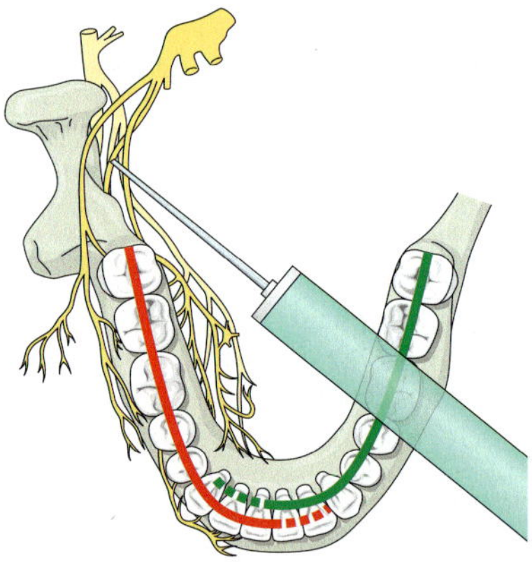

Abb. 1 Anastomosen der Nn. alveolares inferiores

Merke

Ausschaltung von Anastomosen

Der N. alveolaris inferior der rechten Seite (rot) versorgt nicht nur die Zähne bis zum Zahn 41, sondern geht im Bereich 31, 32 noch Verbindungen mit dem linken N. alveolaris inferior (grün) ein → Abb. 1. Dies wird als Anastomose bezeichnet. Für den N. alveolaris inferior der linken Seite gilt das Entsprechende.

Die Unterkieferschneidezähne werden also von den Nn. alveolares inferiores beider Seiten versorgt. Dadurch ist es möglich, dass z. B. bei einer Extraktion von Zahn 41 eine Leitungsanästhesie am Foramen mandibulae rechts nicht ausreichend ist. Es ist hier zusätzlich eine Infiltrationsanästhesie in der UK-Front nötig, um den N. alveolaris inferior der linken Seite auszuschalten.

4.4 Zwischenfälle bei der Lokalanästhesie

Im Verlauf der Lokalanästhesie und im Anschluss daran sind Komplikationen möglich, die auch bedrohliche Ausmaße annehmen können. Bei den Anästhesiezwischenfällen unterscheidet man zwischen
- systemischen Komplikationen und
- lokalen Komplikationen.

Systemische Komplikationen sind schwerwiegend, da sie den ganzen Körper betreffen. Um sie möglichst zu vermeiden, muss in der Anamnese besonders auf Herzerkrankungen, Blutdruck und Allergien geachtet werden.

Anamnese →S. 28

Folgende systemische Komplikationen sind möglich:
- Intoxikation (Vergiftungserscheinungen)
- Herz-Kreislauf-Probleme durch Vasokonstringenzien
- allergische Reaktionen

Auch können während oder nach der Lokalanästhesie **lokale (örtliche) Komplikationen** auftreten. Sie bilden sich meist nach einigen Stunden oder Tagen von alleine zurück.

Notfälle →S. 291

Mitunter treten folgende lokale Komplikationen auf:
- Blutergüsse im Bereich der Injektionsstelle
- Nervverletzungen durch Schädigung mit der Injektionskanüle
- hängende Gesichtsmuskulatur durch Mitanästhesie des N. facialis
- Schluckstörungen
- Kopfschmerzen
- helle, weniger gut durchblutete Bereiche
- Bissverletzungen oder Verbrennungen der Weichteile, während die Anästhesie anhält

Terminologie: Anästhesie

Allgemeinanästhesie, die	Narkose
Analgosedierung, die (griech. an = Aufhebung, algos = Schmerz)	Schmerzausschaltung; Aufhebung der Schmerzempfindung mittels Medikamente und Ruhigstellung der Patientin
Anästhesie, die	Unempfindlichkeit gegenüber Schmerz, Temperatur und Berührung
Anästhesistin, die	Narkoseärztin
Anästhetika, die **Anästhetikum**, das (Einzahl)	Betäubungsmittel
Anastomose, die	Verbindung zwischen Nerven, Hohlgefäßen (z. B. Blutgefäße) oder Organen

Aspiration, die	1. Ansaugung von Blut bei der Injektion oder der Blutentnahme (durch Zurückziehen des Kolbens einer Spritze) 2. Einatmung von Gegenständen, Erbrochenem usw.
Desmodont, das **Desmodontium**, das	Wurzelhaut, Periodont; das die Zahnwurzel innerhalb der Zahnalveole umgebende Bindegewebe; wird von der Gesamtheit der Sharpey-Fasern gebildet und verankert den Zahn in der Alveole
extraoral	außerhalb des Mundes
infiltrieren	eindringen
Injektion	Einspritzung
injizieren	einspritzen
intraoral	innerhalb des Mundes
Lokalanästhesie, die	örtliche Betäubung
Lokalanästhetikum, das (Einzahl), **Lokalanästhetika**, die (Mehrzahl)	Arzneimittel zur örtlichen Betäubung
Periodont, das **Periodontium**, das	Wurzelhaut; s. Desmodont
reversibel	rückführbar
Vasokonstringenzien, die	blutgefäßverengende Arzneimittel

Aufgaben

1 Aus welchen Inhaltsstoffen sind Anästhetika zusammengesetzt?

2 Wie bereiten Sie eine Anästhesie mit einer Einwegspritze vor? Das Anästhetikum soll aus einer Brechampulle entnommen werden.

3 Beschreiben Sie den Umgang mit einer Zylinderampullenspritze nach der Injektion und die Entsorgung der Kanüle.

4 Wozu kann eine Oberflächenanästhesie verwendet werden?

5 Mit welchem Lokalanästhesieverfahren können die Zähne 11, 47 und 85 anästhesiert werden?

6 Trotz erfolgreicher Leitungsanästhesie im 3. Quadranten hat Frau Mayer bei der Extraktion von Zahn 31 noch Schmerzen. Wie ist dies zu erklären?

5 Erkrankungen der Pulpa

Betrachtet man den Aufbau eines Zahnes, so sollte man die Pulpa **nicht** als selbstständige Einheit verstehen. Pulpa und Dentin sind untereinander vernetzt (**Pulpa-Dentin-Einheit**), denn die Pulpa hat Ausläufer in das Dentin, die sogenannten Odontoblasten.

Zahnaufbau →S. 106

Die Pulpa und das umgebende Dentin werden auch als **Endodontium** (Kurzform: Endodont) bezeichnet. Die Pulpa-Dentin-Einheit reagiert auf äußere Reize wie z. B. Karies, Verletzungen oder Fehlbelastungen. Dies kann sowohl zu akuten Schmerzen führen als auch die Odontoblasten zur Reizdentinbildung (**Tertiärdentin**) anregen.

5.1 Allgemeine Entzündungsreaktionen

Um Pulpaerkrankungen verstehen zu können, sollte man zuerst den Ablauf einer allgemeinen Entzündung kennen. Eine Entzündung ist eine Abwehrreaktion des Körpers auf einen schädigenden Reiz.

Merke
In der Fachsprache wird eine Entzündung in der Regel mit der Endung -itis kenntlich gemacht, z. B. Pulpaentzündung = Pulpitis.

Entzündungen sind oft an den klassischen Symptomen zu erkennen →Abb. 1; Tab. 1, S. 188:
- Rötung (**Rubor**)
- Wärme (**Calor**)
- Schwellung (**Tumor**)
- Schmerz (**Dolor**)
- eingeschränkte Funktion (**Functio laesa**)

Die Entzündungszeichen sind immer zu erkennen, wenn Zellen im Körper zerstört werden. Die Zerstörung muss nicht nur im Zusammenhang mit Bakterien oder anderen Mikroorganismen stehen, sondern kann auch durch Verbrennungen, Verletzungen, Verätzungen usw. verursacht werden. Das bekannteste Beispiel sind Entzündungsreaktionen durch einen Sonnenbrand →Abb. 2.

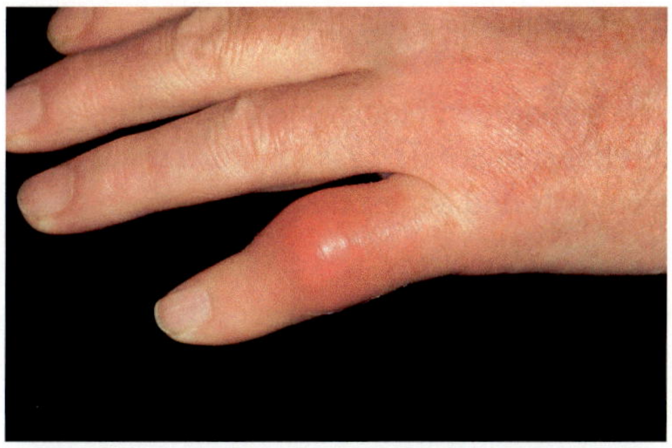

Abb. 1 Auf den ersten Blick erkennbare Entzündungszeichen Rötung und Schwellung im Rahmen eines Gichtanfalls. Das Gelenk schmerzt, ist warm und in seiner Beweglichkeit eingeschränkt.

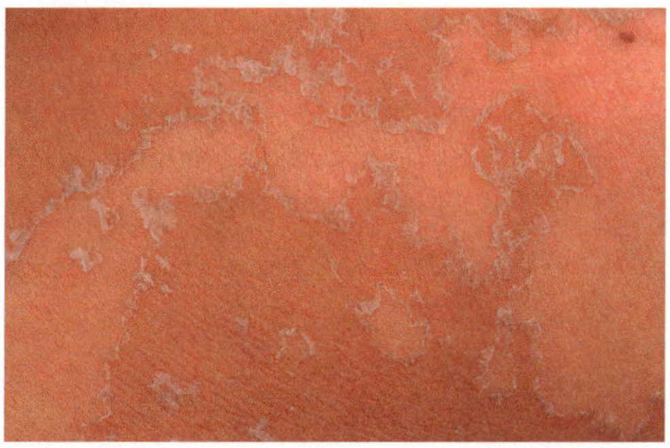

Abb. 2 Bei einem Sonnenbrand laufen Entzündungsprozesse ab und es werden Zellen im Körper zerstört.

Auslösender Mechanismus		Entzündungszeichen
vermehrte Durchblutung im entzündeten Gebiet	→	**Rötung (Rubor)** **Wärme (Calor)**
dringen Abwehrzellen durch die Blutgefäßwand, so gelangen auch immer flüssige Bestandteile des Blutes (Blutserum) in das Gewebe	→	**Schwellung (Tumor)**
Signalstoffe reizen Nervenenden	→	**Schmerz (Dolor)**
Schmerzen und Schwellung lassen nur eine eingeschränkte Funktion des Körperteils zu	→	**eingeschränkte Funktion (Functio laesa)**

Tab. 1 Klassische Entzündungszeichen und ihre Entstehung

Werden Zellen zerstört, treten Signalstoffe aus →Abb. 1a. Diese erhöhen die Durchblutung in den umliegenden Blutgefäßen und die Durchlässigkeit der Blutgefäßwand für Abwehrzellen →Abb. 1b. Dadurch werden vermehrt Abwehrzellen (weiße Blutkörperchen) über das Blut transportiert. Immer mehr Abwehrzellen gelangen durch die Blutgefäßwand zum Ort der Entzündung. Spezielle Abwehrzellen (Makrophagen, neutrophile Granulozyten und Monozyten) nehmen Keime und Zelltrümmer auf und beseitigen sie. Diesen Vorgang bezeichnet man als Phagozytose →Abb. 1c.

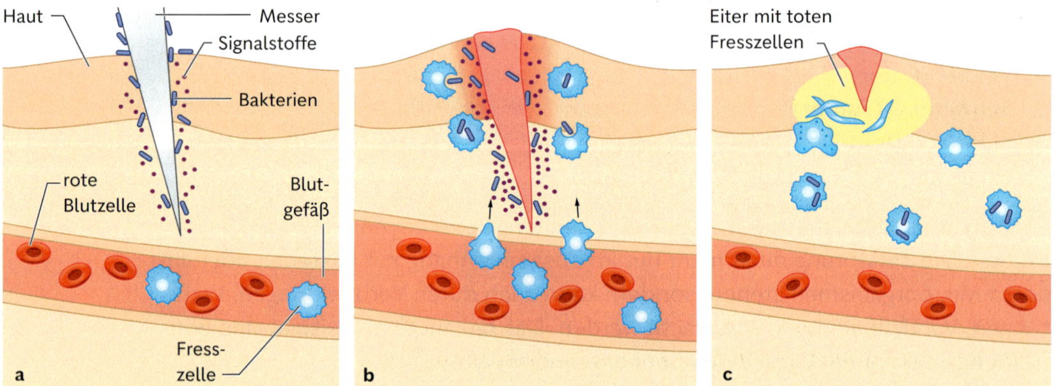

Abb. 1 Verlauf einer Entzündung. a) Verletzung; b) Abwehrzellen dringen in das Gewebe ein; c) Phagozytose

Nach großen Verletzungen oder massiven Infektionen bleibt eine Entzündungsreaktion nicht örtlich begrenzt, sondern breitet sich auf den ganzen Körper aus. Fieber kann sich einstellen, man fühlt sich matt und abgeschlagen.

5.2 Verlauf und Folgen von Pulpaerkrankungen

Erkrankungen der Pulpa können ganz unterschiedlich verlaufen und verschiedene Folgen haben. Verlauf, Folgen und Therapie hängen z. B. davon ab, wie lange die Patientin wartet, bis sie in die Zahnarztpraxis kommt. Außerdem spielt es eine Rolle, wie gut sich der Organismus gegen den Angriff auf die Pulpa wehren kann. Trotz der vielen Einflussfaktoren kann man ein häufiges Verlaufsmuster von Pulpaerkrankungen feststellen.

Übersicht zu Stadien der Pulpaerkrankungen, Schmerzbild →S. 197

5.2.1 Von der Pulpitis zur Pulpagangrän

Bei einer **Schmelzkaries** wird in der Regel die Pulpa nicht oder nur leicht gereizt →Abb. 1. Dringen die Kariesbakterien und deren Ausscheidungen weiter zur Pulpa vor, kann diese geschädigt werden. Auch Verletzungen schädigen die Pulpa. Auf diese Reize antwortet die Pulpa mit einer **Entzündungsreaktion**.

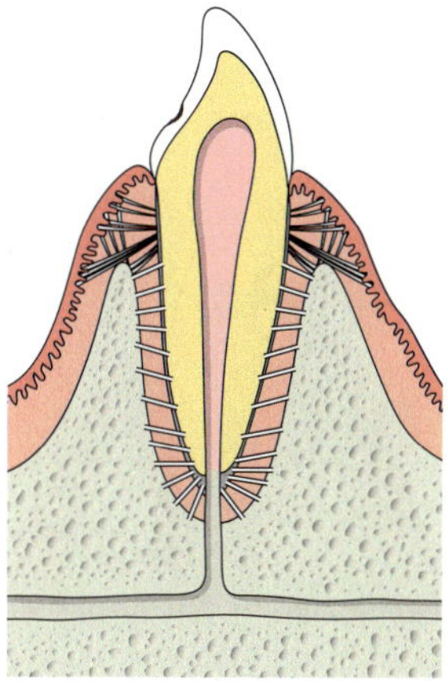

Abb. 1 Schmelzkaries

Merke

Akute und chronische Entzündungen

Wie groß die Schädigung der Pulpa ist, hängt immer von der Stärke des Reizes (z. B. Bakterienanzahl, Nähe der Bakterien zur Pulpa) und von der Fähigkeit des Körpers, sich gegen diesen Reiz zu wehren (Immunsystem), ab.

Deshalb kann die Entzündung bei starkem Reiz bzw. schlechter Immunität akut verlaufen, bei schwachem Reiz bzw. guter Immunität chronisch.

- **Akute Entzündungen** treten plötzlich auf, verlaufen schnell, verursachen Schmerzen und die Patientin fühlt sich abgeschlagen.
- **Chronische Entzündungen** hingegen verlaufen langsam und können keine oder nur geringe Schmerzen verursachen.

Jede chronische Entzündung kann in eine akute Entzündung übergehen, jede akute Entzündung in eine chronische.

Sobald die Karies die Schmelz-Dentin-Grenze erreicht hat, können Giftstoffe (**Toxine**) der Kariesbakterien durch die Dentinkanälchen in die Pulpa gelangen und diese schädigen →Abb. 2, 3.

Auch wenn die Bakterien noch sehr weit von der Pulpa entfernt sind, reagiert die Pulpa mit einer örtlichen (**lokalen**) Entzündungsreaktion (**Pulpitis**). Außerdem scheiden die Odontoblasten Tertiärdentin ab, um sich gegen diesen Angriff zu wehren.

Je näher die Bakterien an die Pulpa gelangen, desto heftiger wird die Entzündungsreaktion. Wie bei jeder Entzündungsreaktion steigt die Durchblutung der Pulpa (**Hyperämie**).

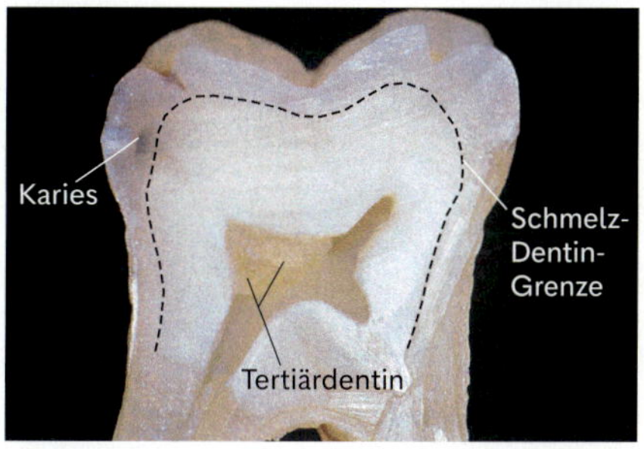

Abb. 2 Schnitt durch einen kariösen Zahn. Die Karies hat die Schmelz-Dentin-Grenze bereits erreicht. Die Odontoblasten scheiden Tertiärdentin ab.

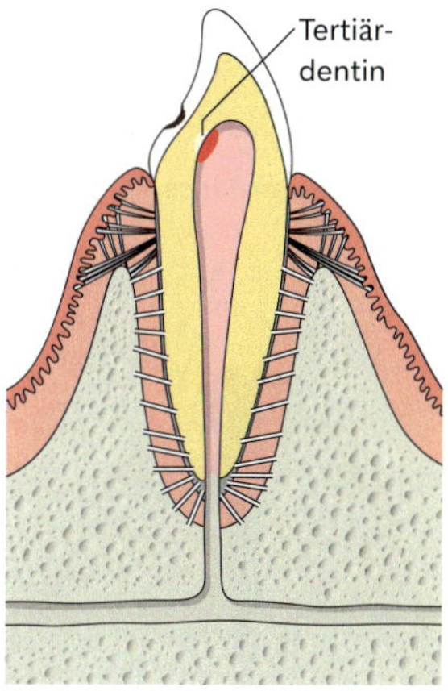

Abb. 3 Die Karies reicht bis zur Schmelz-Dentin-Grenze. Die Pulpa ist lokal entzündet.

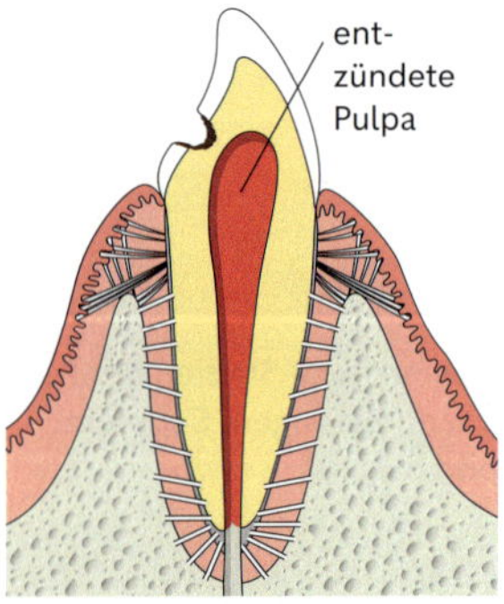

Abb. 1 Pulpitis serosa und Caries profunda

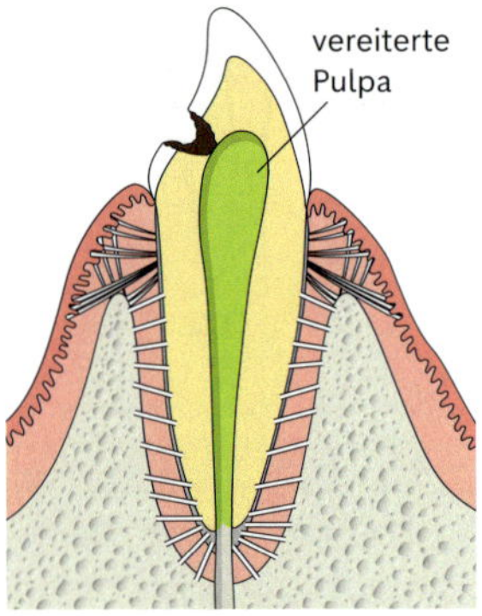

Abb. 2 Pulpitis purulenta

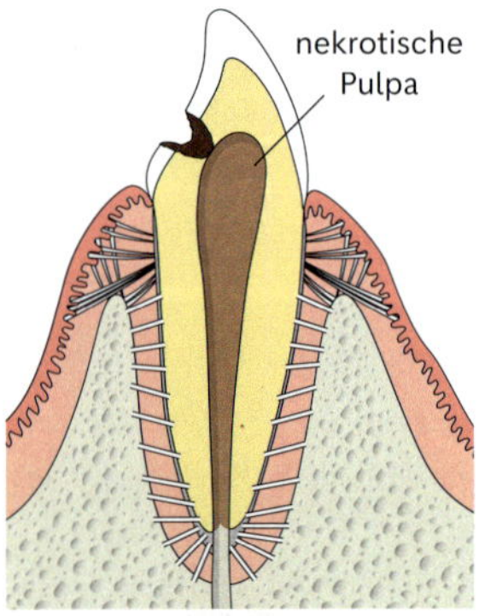

Abb. 3 Pulpanekrose

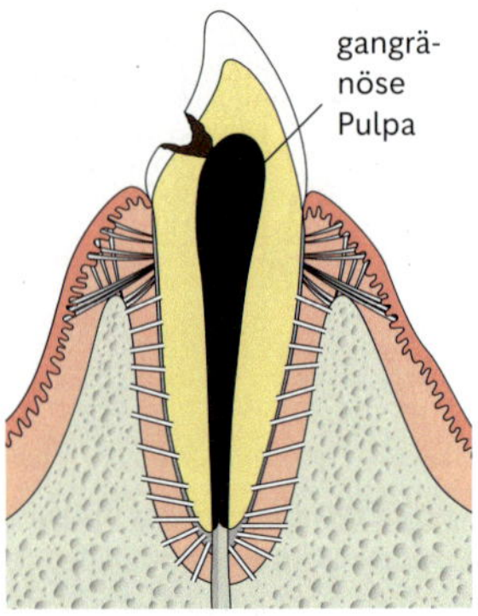

Abb. 4 Pulpagangrän

Außerdem vermehren sich die Nervenenden in dem entzündeten Gebiet. Die vermehrte Durchblutung und Nervenendenbildung werden vom Körper als „Warnsignale“ verstanden. Daher kann der Zahn in diesem Stadium empfindlich auf heiß oder kalt reagieren.

Bleibt der Reiz bestehen, werden nun auch die Gefäßwände der Blutgefäße für Abwehrzellen und Blutserum durchlässiger. Es kommt zur Schwellung der Pulpa. Man spricht von einer wässrigen Pulpaentzündung (**Pulpitis serosa**) →Abb. 1. Die Besonderheit der Pulpa gegenüber anderen Geweben ist, dass sie in eine Hartsubstanz (Dentin und Schmelz) eingebettet ist.

Dies führt dazu, dass sich die Pulpa nicht ausdehnen kann. Früher nahm man an, dass sich die Pulpa durch die Schwellung bei einer Pulpitis selbst erdrückt und deshalb abstirbt. Heute weiß man, dass die Pulpa, z. B. durch Steigerung des Lymphabflusses, dem Gewebsdruck entgegenwirkt.

Lokal kann eine Pulpitis serosa für lange Zeit, manchmal für Jahre, bestehen. Nach Entfernung des Reizes kann die Entzündung auch ausheilen. Deshalb ist die Behandlung einer tiefen Karies (**Caries profunda**; →Abb. 1) eine wichtige Maßnahme, da dadurch der Zahn **vital** erhalten werden kann.

Dehnt sich die Entzündung jedoch weiter aus, so wandern viele Abwehrzellen (weiße Blutkörperchen) in das Pulpagewebe ein. Beim Abwehrkampf der weißen Blutkörperchen wird auch Pulpagewebe geschädigt. Es kann zu einer Vereiterung der Pulpa (**Pulpitis purulenta**) kommen →Abb. 2. In diesem Stadium kann der Zahn vor allem auf Wärme reagieren.

Das Pulpagewebe stirbt schließlich ab (**Pulpanekrose**). Da bei der Pulpanekrose Nervengewebe abstirbt, können die Schmerzen plötzlich völlig abklingen. Das Absterben der Pulpa schreitet, vom eigentlichen Entzündungsort ausgehend, langsam fort. Schließlich ist die komplette Pulpa abgestorben →Abb. 3.

Nun können Bakterien in das abgestorbene (nekrotische) Pulpagewebe leicht eindringen und es zersetzen. Man spricht von einer **Pulpagangrän** →Abb. 4. Dabei entstehen Fäulnisgase. Bei einer Eröffnung des Zahnes in diesem Stadium kann man den Fäulnisgeruch riechen. Bohrt man den Zahn auf, so spürt die Patientin eine Erleichterung, da die entzündlichen Flüssigkeiten und Gase entweichen können.

5.2.2 Von der Pulpanekrose oder der Pulpagangrän zur apikalen Ostitis

Von der toten Pulpa können Bakterien oder deren Giftstoffe über das Foramen apicale in das umliegende Gewebe gelangen. Es kommt zu einer Entzündung des Zahnhalteapparates an der Wurzelspitze, zu einer **apikalen Parodontitis**.

Breitet die Entzündung sich auf den Knochen aus, so spricht man von einer **apikalen Ostitis**.

Bei einer apikalen Ostitis bzw. apikalen Parodontitis →Abb. 1 schmerzt der Zahn bereits bei leichter Berührung und wird aufbiss- und klopfempfindlich.

Die Patientin klagt über dumpfe, pochende Schmerzen. Die Vitalitätsprobe ist negativ.

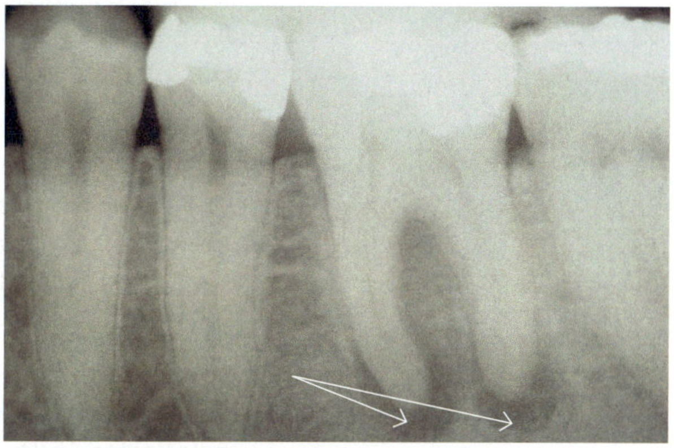

Abb. 1 Röntgenbild einer apikalen Parodontitis an Zahn 36

Vitalitätsprobe →S. 204

Für die Abwehrreaktion des Körpers stellen die apikale Parodontitis und die apikale Ostitis ein Problem dar. In den Wurzelkanälen können sich die Bakterien ständig vermehren und Giftstoffe über das Foramen apicale in den Knochen gelangen. Die Abwehrzellen können die Bakterien in den Wurzelkanälen jedoch nicht mehr bekämpfen, da ja alle Blutgefäße abgestorben sind und sie somit nicht mehr dort hingelangen können. Es kann nur durch eine Wurzelkanalbehandlung, evtl. in Verbindung mit einer Wurzelspitzenresektion (WSR), Abhilfe geschaffen werden.

Chronischer Verlauf der apikalen Ostitis

Läuft die Entzündungsreaktion nun chronisch ab, so kann sich um die Entzündung im Knochen ein „Ring" von Abwehrzellen bilden, der die Bakterien nicht weiter voranschreiten lässt. Die Patientin hat dabei keine oder geringe Beschwerden. Aus jeder chronischen Entzündung kann sich bei Veränderung der Abwehrlage (z. B. bei einer Erkältung) eine akute Entzündung entwickeln.

Häufig bildet sich ein **apikales Granulom**.

Ein Granulom ist eine Umbildung des Gewebes. Das Gewebe sieht aus, als wenn es mit kleinen Körnchen durchzogen wäre. Hier herrscht ein Gleichgewicht zwischen Krankheitserregern und Abwehrzellen. Die Krankheit kann zwar nicht bekämpft werden, schreitet aber auch nicht weiter voran.

Aus einem apikalen Granulom kann sich eine **radikuläre Zyste** entwickeln. Eine **Zyste** ist ein mit Flüssigkeit gefüllter Hohlraum, der von einer Kapsel (Zystenbalg) aus blutarmem Bindegewebe oder blutreichem **Granulationsgewebe** umgeben ist. Zysten können wachsen und dabei Knochen auflösen →Abb. 2.

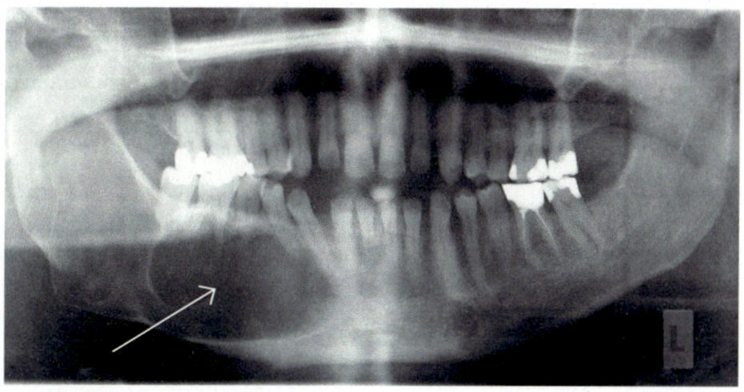

Abb. 2 Große radikuläre Zyste

Akuter Verlauf der apikalen Ostitis

Wenn der Reiz, der zu einer apikalen Ostitis führt, besonders groß oder die körpereigene Abwehr vermindert ist, kann es zu extrem schmerzhaften, akuten, eitrigen Entzündungen kommen.

Hierbei werden nekrotisches Gewebe und abgestorbene Abwehrzellen bzw. Bakterien verflüssigt. Es entsteht ein mit **Eiter** (Pus) gefüllter Hohlraum (**Abszess**). Nach einer Weile kann sich eine bindegewebige Membran um den Abszess bilden (abgekapselter Abszess).

Der Eiter kann den Knochen an unterschiedlichen Stellen durchbrechen. Je nach Lage werden folgende Abszessformen unterschieden →Abb. 1, 2, 3:

- Ein **subperiostaler Abszess** liegt unter der Knochenhaut.
- Ein **submuköser Abszess** liegt unter der Schleimhaut.
- Ein **palatinaler Abszess** liegt im Gaumenbereich.
- Ein **perimandibulärer Abszess** liegt um den Unterkiefer.
- Ein **submandibulärer Abszess** liegt unter dem Unterkiefer.
- Ein **sublingualer Abszess** liegt unter der Zunge.

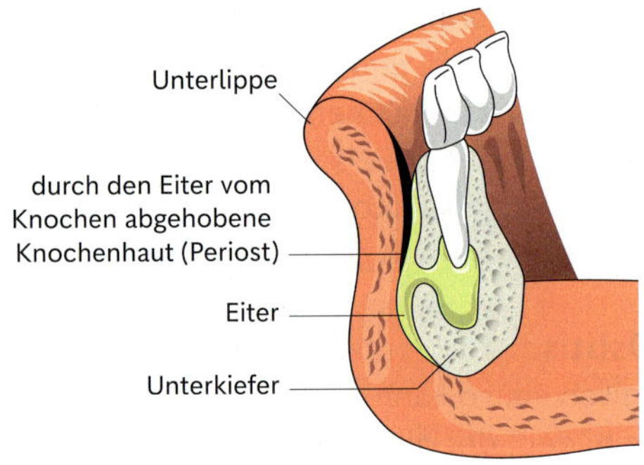

Abb. 1 Subperiostaler Abszess

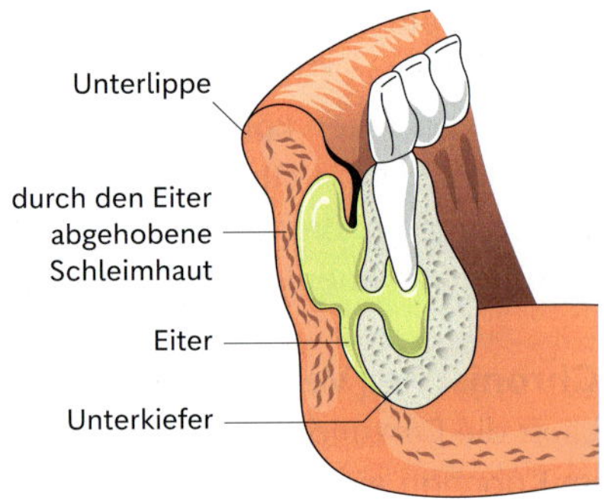

Abb. 2 Submuköser Abszess

Eine freie Ansammlung von Eiter in der Kieferhöhle ist nicht abgekapselt und wird daher als Kieferhöhlenempyem bezeichnet.

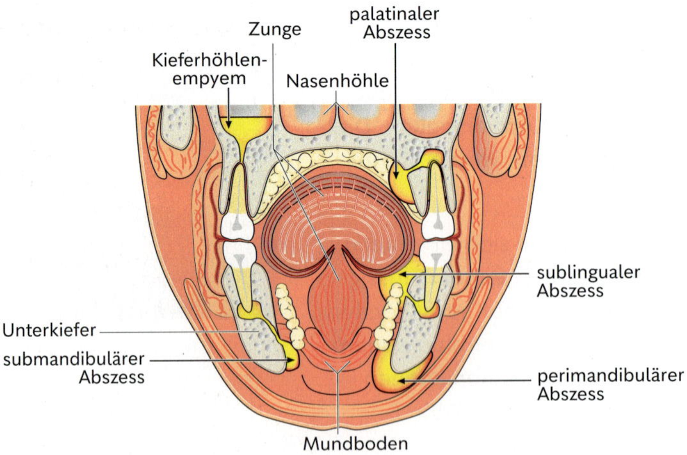

Abb. 3 Verschiedene Abszesse und Kieferhöhlenempyem

Abszessbehandlung →S. 240

Die Behandlung eines Abszesses erfolgt durch eine Inzision.

Erkrankungen der Pulpa

Terminologie: Erkrankungen der Pulpa

Abszess, der	Eiteransammlung; oft bindegewebig abgekapselt
apikale Ostitis	Entzündung des Knochens an der Wurzelspitze
apikale Parodontitis	Entzündung des Zahnhalteapparates an der Wurzelspitze
apikales Granulom	Granulationsgewebe mit bindegewebiger Kapsel an der Wurzelspitze
Calor, der	Wärme
Caries profunda	tief liegende, pulpanahe Karies
Dolor, der	Schmerz
Endodontium, das	Pulpa und das umgebende Dentin (Pulpa-Dentin-Einheit)
Functio laesa	eingeschränkte Funktion
Granulationsgewebe, das	blutreiches, glänzendes, körniges Bindegewebe, das sich durch Reize (z. B. Entzündung) bildet
Hyperämie, die	vermehrte Durchblutung
lokal	örtlich
nekrotisch	abgestorben
Pulpagangrän, die	fauliger Zerfall des Zahnmarks
Pulpanekrose, die	abgestorbenes Zahnmarkgewebe
Pulpitis, die	Entzündung des Zahnmarks
Pulpitis purulenta	eitrige Entzündung des Zahnmarks
Pulpitis serosa	wässrige Entzündung des Zahnmarks
radikuläre Zyste, die	an der Wurzel gelegener, mit Flüssigkeit gefüllter Hohlraum
Rubor, der	Rötung
Tertiärdentin, das	Reizdentin; gebildet durch Reizung des Endodontiums
Toxin, das	Giftstoff
Tumor, der **Tumoren**, die (Mehrzahl)	Schwellung
vital	lebendig
Zyste, die	mit Flüssigkeit gefüllter Hohlraum; von kapselartigem Zystenbalg umgeben

Aufgaben

1 Nennen Sie die fünf klassischen Entzündungszeichen. Wie entstehen diese Entzündungszeichen?

2 Eine Patientin hatte wochenlang starke Schmerzen auf heiß und kalt an Zahn 11. Dann hatte sie plötzlich keine Beschwerden mehr. Seit ein paar Tagen ist der Zahn aufbissempfindlich und die Patientin hat starke pochende Schmerzen. Wie ist dies zu erklären?

6 Therapiemaßnahmen zur Erhaltung der vitalen Pulpa

Odontoblasten →S. 106

Da die Odontoblastenfortsätze der Pulpa ins Dentin hineinreichen, kann es durch Reize, auch wenn diese noch entfernt von der Pulpa sind, zu Schädigungen in der Pulpa kommen. Therapiemaßnahmen zur Erhaltung der vitalen Pulpa kommen deshalb eine große Bedeutung zu. Zu diesen Therapiemaßnahmen zählen die Überkappung und die **Pulpotomie** (Pulp; auch als Vitalamputation bezeichnet).

6.1 Überkappung

Die Überkappung ist das Abdecken der vitalen Pulpa mit Medikamenten. Sie ist Erfolg versprechend, wenn der Zahn vital und die Pulpa noch nicht übermäßig geschädigt sind. Zeigt der Zahn apikale Veränderungen (z. B. eine apikale Ostitis) oder ist nicht vital, so ist eine Überkappung nicht angezeigt.

Es gibt zwei Methoden der Überkappung:
- indirekte Überkappung
- direkte Überkappung

6.1.1 Indirekte Überkappung

Eine indirekte Überkappung ist durchzuführen, wenn sich nur noch eine dünne Dentinschicht über der Pulpa befindet. Dies kann z. B. nach einer Kronenfraktur, einer Entfernung einer Caries profunda oder nach der Präparation einer tiefen Kavität der Fall sein.

Hier ist damit zu rechnen, dass bakterielle Toxine über die Dentinkanälchen durch die Dentinschicht zur Pulpa vorgedrungen sind und eine Entzündung verursachen. Würde die Pulpa nicht behandelt werden, könnte sie absterben. Zur Behandlung wird die Pulpa mit einem Medikament, z. B. Kalziumhydroxid = $Ca(OH)_2$, überdeckt →Abb. 1. Nach dem Legen einer Unterfüllung wird die Kavität mit einer Füllung verschlossen.

Wird ein Kalziumhydroxid-Präparat verwendet, welches aushärtet, z. B. ein Kalziumhydroxid- Zement, so kann auf eine Unterfüllung verzichtet werden.

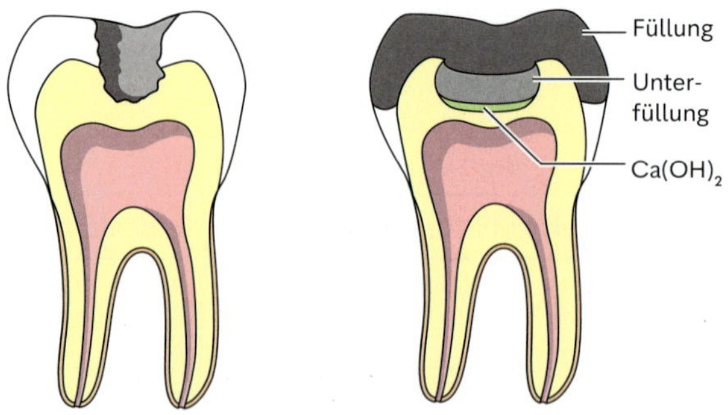

Abb. 1 Indirekte Pulpaüberkappung.
Ausgagngssituation (links); Endzustand (rechts)

6.1.2 Direkte Überkappung

Ist die Pulpa **punktuell eröffnet** →Abb. 1, so sollte eine direkte Überkappung durchgeführt werden. Wie bei der indirekten Überkappung kann hier die Ursache in einer Kronenfraktur, einer Entfernung einer Caries profunda oder der Präparation einer tiefen Kavität liegen. Da die Pulpa freiliegt, muss damit gerechnet werden, dass **Bakterien** in die Pulpa eingedrungen sind. Die Prognose ist wesentlich ungünstiger als bei der indirekten Überkappung.

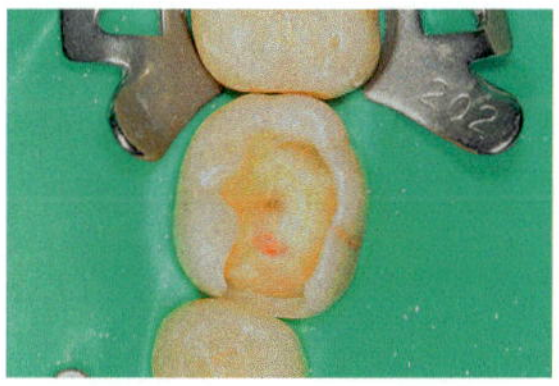

Abb. 1 Pulpa punktförmig eröffnet

Bei der direkten Überkappung wird zunächst eine eventuelle Blutung aus der Pulpa gestillt. Anschließend wird ein Medikament aufgetragen →Abb. 2. Der Verschluss der Pulpa hat zügig zu erfolgen, damit möglichst keine Bakterien in die Pulpa gelangen. Die Chance, dass die Pulpa vital erhalten werden kann, ist umso größer, je

- kleinflächiger die Pulpa eröffnet wurde,
- jünger die Patientin ist,
- weniger Bakterien in die Pulpa eingedrungen sind,
- dichter die bedeckende Füllung abschließt.

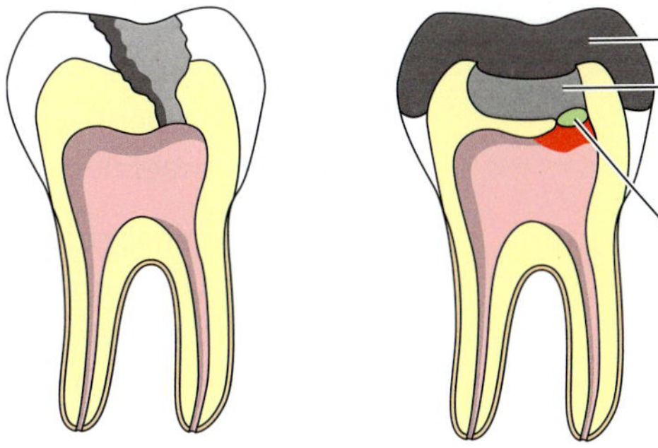

Abb. 2 Direkte Pulpaüberkappung. Ausgagngssituation (links); Endzustand (rechts)

6.1.3 Medikamente zur Überkappung

Als Medikamente bei der direkten und indirekten Überkappung können unterschiedliche Präparate eingesetzt werden. Alle enthalten als Wirkstoff **Kalziumhydroxid = $Ca(OH)_2$**.

Kalziumhydroxid gibt es als wässrige Lösungen (z. B. Calxyl®, Calasept®, Hypocal®), als Zemente (z. B. Dycal®, Life®, Reocap® IC), als Lacke und Liner (z. B. Hydroxyline®, Tector®) und als lichthärtende Kunststoffpräparate (z. B. Calcimol®). Sie werden angemischt und auf die pulpanahen Bezirke punktuell aufgetragen. Da sich die medikamentöse Einlage mit der Zeit auflöst, sollten vor allem wässrige Kalziumhydroxidlösungen mit einer Unterfüllung überdeckt werden. Dadurch kann ein stabiler Untergrund am Kavitätenboden geschaffen werden.

Statt einem Kalziumhydroxid-Präparat kann auch ein **MTA-Zement** (modifizierter Portlandzement, MTA = Mineral Trioxid Aggregat) verwendet werden. Der Vorteil dieses Zementes, ist dass er in feuchter Umgebung hart wird.

Merke

Durch die Überkappung mit Kalziumhydroxid werden

- Bakterien in den Dentinkanälchen oder in der Pulpa abgetötet,
- Odontoblasten zur Reizdentinbildung (Tertiärdentin) angeregt,
- Säuren neutralisiert,
- die Pulpa vor äußeren Einflüssen geschützt.

6.2 Pulpotomie (Vitalamputation)

Die Pulpotomie ist die Abtrennung und Entfernung (**Amputation**) der vitalen Kronenpulpa. Die Wurzelpulpa bleibt vital erhalten. Die Pulpotomie findet ihre Anwendung bei **breitflächiger Eröffnung** der Pulpa von **Milchzähnen** oder von **bleibenden Zähnen bei Jugendlichen** →Abb. 1.

Zahnfrakturen →S.252

Wegen der großflächigen Eröffnung der Pulpa muss man damit rechnen, dass viele Bakterien in die Pulpa eingedrungen sind und eine ausgeprägte Entzündungsreaktion hervorrufen. Häufig ist dies der Fall nach einer Zahnfraktur bei einem Unfall oder bei ausgedehnter Karies an einem Milchzahn. Eine direkte Überkappung mit einem Medikament würde nicht ausreichen, um dem Körper zu helfen, sich gegen den Bakterienbefall zu wehren.

Bei Zähnen mit abgeschlossenem Wurzelwachstum ist die Durchblutungssituation des Zahnes und damit die Abwehrlage schlechter. Hier würde eine Pulpotomie zur Nekrose der Wurzelpulpa führen. Für eine Pulpotomie an bleibenden Zähnen sollte daher das **Wurzelwachstum nicht abgeschlossen** sein →Abb. 2. Nur in diesem Fall kann man davon ausgehen, dass nach einer Pulpotomie die Wurzelpulpa vital bleibt. Bei einer Pulpotomie wird die vitale Kronenpulpa unter Anästhesie mit einem sterilen Rosenbohrer oder Exkavator entfernt. Da man davon ausgeht, dass die Wurzelpulpa noch nicht mit Bakterien besiedelt ist, wird diese belassen.

Wie bei den Überkappungen wird nach einer Blutstillung die Wurzelpulpa mit einem Medikament versorgt und der Zahn durch eine Füllung wieder aufgebaut →Abb. 3.

Durch dieses Verfahren wird versucht, die Wurzelpulpa vital zu erhalten.

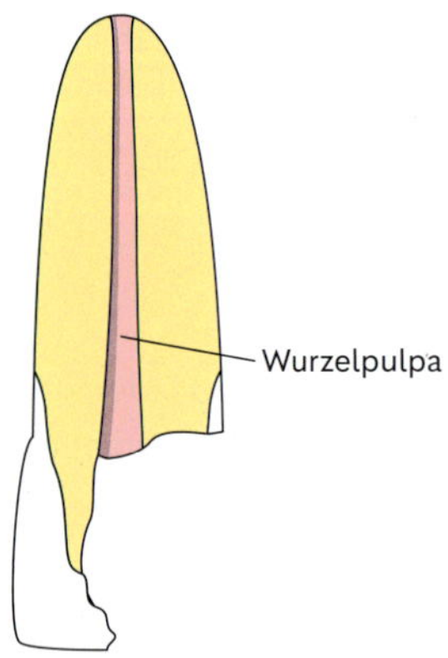

Abb. 1 Pulpotomie. Ausgangssituation: großflächige Eröffnung der Pulpa des Zahnes 11

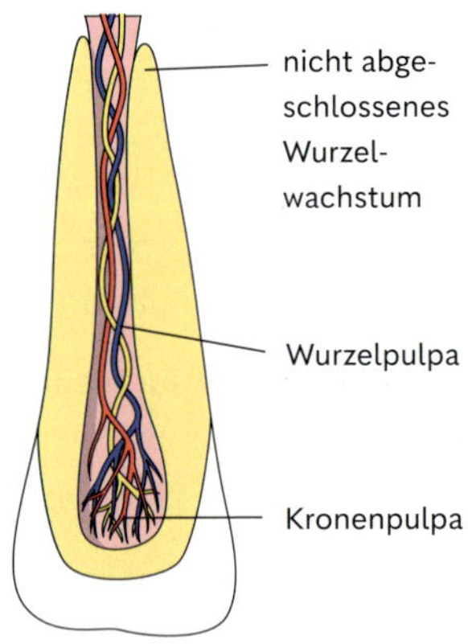

Abb. 2 Das Wurzelwachstum ist noch nicht abgeschlossen.

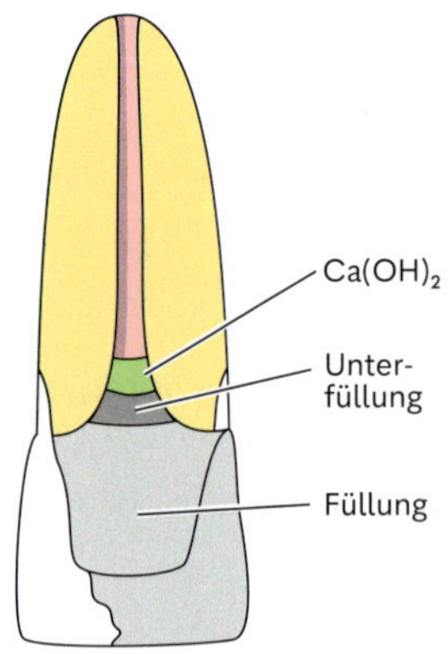

Abb. 3 Pulpotomie, Endzustand: Die Kronenpulpa ist entfernt. Der Zahn ist mit einem Komposit-Eckaufbau versorgt.

Zusammenfassung: Stadien der Pulpaerkrankungen

Die Untersuchung einer Patientin mit Zahnschmerzen verläuft in der Zahnarztpraxis immer ähnlich (Vitalitätsprobe, Perkussionstest, Röntgenaufnahme). Dennoch sind die Diagnosen und die daraus resultierenden Therapien unterschiedlich. Die folgende Tabelle fasst verschiedene klinische Schmerzbilder und Therapiemaßnahmen zusammen.

Klinisches Bild	Zusammenwirken der Ursachen (Ätiologie)	Schmerzqualität, Schmerzstärke, Schmerzreaktion auf bestimmte Reize	Vipr.	Perk.	Therapie
Schmelzkaries	– Demineralisierung des Schmelzes durch Bakterien	gering	+	-	– Füllung – evtl. belassen
Caries profunda	– Toxine gelangen zur Pulpa – leichte Entzündungsreaktion – Tertiärdentinbildung – „Aussprossung“ der Nerven	Kälte Wärme süß sauer	+	-	– indirekte Überkappung – Füllung
Pulpaeröffnung Pulpitis	– Bakterien gelangen teilweise in die Pulpa – stärkere Entzündungsreaktion – Pulpitis serosa – Schmerzen durch Schwellung – Pulpitis purulenta – Pulpanekrose – Pulpagangrän	(Kälte) Wärme Druck bei vollständiger Pulpanekrose keine Schmerzen mehr	++	evtl. +	– direkte Überkappung – Füllung – Vitalexstirpation
apikale Parodontitis apikale Ostitis	– vollständige Pulpanekrose – Pulpagangrän – Toxine der Bakterien gelangen über das Foramen apicale in das umliegende Gewebe – akut/chronisch – apikale Parodontitis – apikale Ostitis	pochend dumpf stark Druck	-	+	– Wurzelkanalbehandlung – evtl. Wurzelspitzenresektion
Abszess subperiostal submukös palatinal perimandibulär submandibulär sublingual	– Bakterien gelangen durch den Knochen in unterschiedliche Körpergewebe – akut/chronisch	pochend dumpf stark Druck evtl. Fieber	-	+	– Inzision – Wurzelkanalbehandlung – evtl. Extraktion des Zahnes
Vipr. = Vitalitätsprobe, Perk. = Perkussionstest, + = positiv, ++ = deutlich positiv, – = negativ					

Tab. 1 Stadien der Pulpaerkrankungen, Schmerzbild, Reaktion auf Vitalitätsprobe und Perkussionstest, Therapiemaßnahmen

Terminologie: Therapiemaßnahmen zur Erhaltung der vitalen Pulpa

Amputation, die	Abtrennen bzw. Entfernen eines Körperteils
Kalziumhydroxid $Ca(OH)_2$	Wirkstoff zur medikamentösen Einlage bei Wurzelkanalbehandlungen oder Überkappungen und Amputationen
Überkappung, die (direkt bzw. indirekt)	Maßnahme zur Vitalerhaltung der Pulpa durch Abdeckung eines pulpanahen Bereiches mit einem Medikament

Aufgaben

1 Bei der Kariesentfernung von Zahn 16 bei Melanie wurde die Pulpa eröffnet. Dr. Müller legt eine Amalgamfüllung, ohne vorher eine direkte Überkappung durchzuführen. Welche denkbaren Konsequenzen hat dieses Vorgehen?

2 Peter hat sich bei einem Fahrradunfall vor zwei Tagen den Zahn abgeschlagen. Die Pulpa ist breitflächig eröffnet. Welche Behandlung wird die Zahnärztin durchführen? Begründen Sie.

7 Wurzelkanalbehandlung

Kann die Pulpa (Kronen- und Wurzelpulpa) nicht vital erhalten werden oder ist sie bereits abgestorben, so muss der Zahn wurzelkanalbehandelt werden. Die Wurzelkanalbehandlung wird oft auch als Wurzelbehandlung bezeichnet. Auch ist, wenn von einer Wurzelfüllung gesprochen wird, immer die Wurzelkanalfüllung gemeint.

allgemeiner Ablauf einer Wurzelkanalbehandlung →S. 204

Die meisten Wurzelkanalbehandlungen haben ein ähnliches Verlaufsmuster.

Video
Wurzelkanalbehandlung (Instrumente bereitlegen, Ablauf)

Wurzelkanalbehandlung

Schritte bei der Wurzelkanalbehandlung			
Befunderhebung und Diagnostik ①	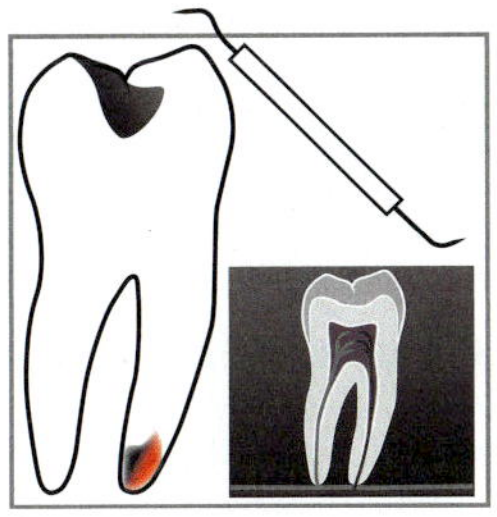	medikamentöse Einlage ⑤	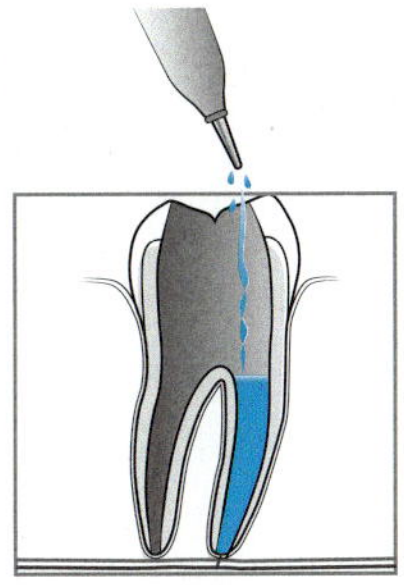
Trepanation (Eröffnung der Pulpahöhle) ②	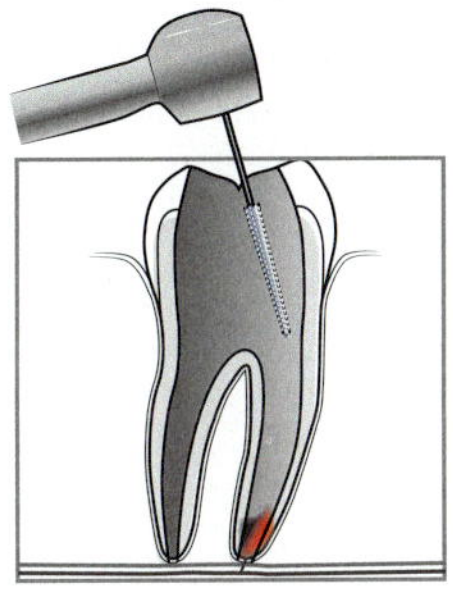	Wurzelkanalfüllung ⑥	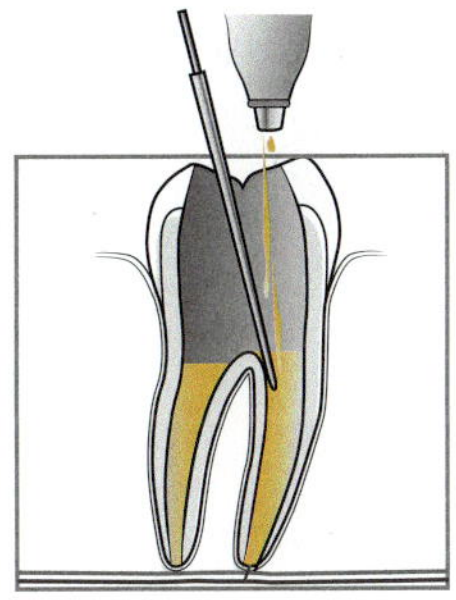
Bestimmung der Länge des Wurzelkanals ③	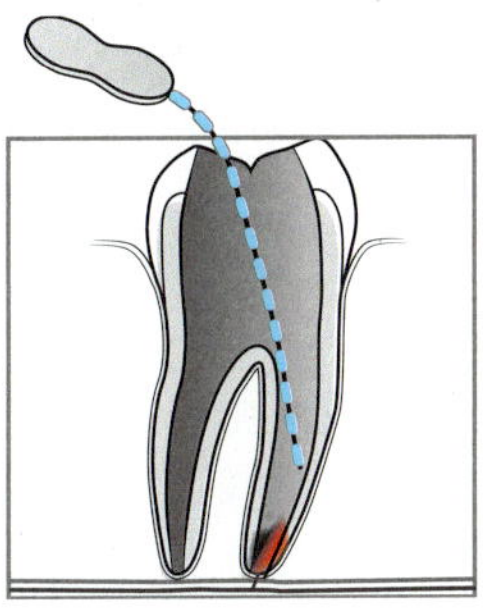	Röntgenkontrolle und randdichter Verschluss des Zahns ⑦	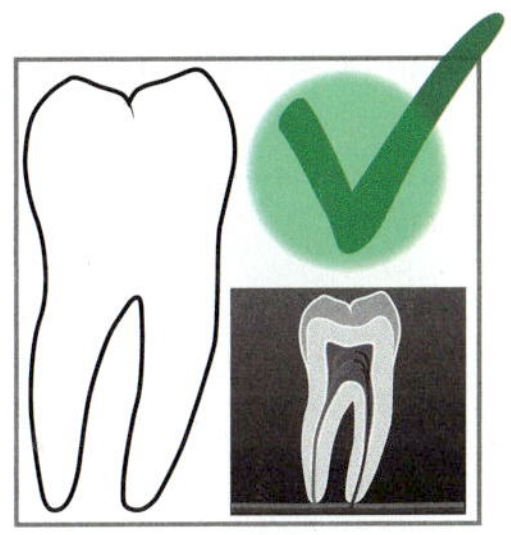
Wurzelkanalaufbereitung ④	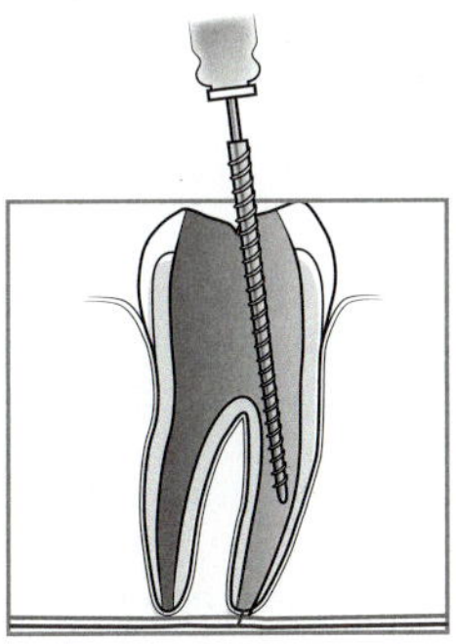		

Damit ein reibungsloser Ablauf einer Wurzelkanalbehandlung gewährleistet ist, ist es außerdem wichtig,

- die **Instrumente und Materialien** zu kennen, die bei einer Wurzelkanalbehandlung benötigt werden,
- die einzelnen **Wurzelkanalbehandlungsmethoden**, die angewendet werden, in den Behandlungsablauf einordnen zu können,
- die wesentlichen Aufgaben der **Assistenz bei der Wurzelkanalbehandlung** zu kennen.

Instrumentarium bei einer Wurzelkanalbehandlung →S. 200

unterschiedliche Wurzelkanalbehandlungsmethoden →S. 211

Assistenz bei der Wurzelkanalbehandlung →S. 212

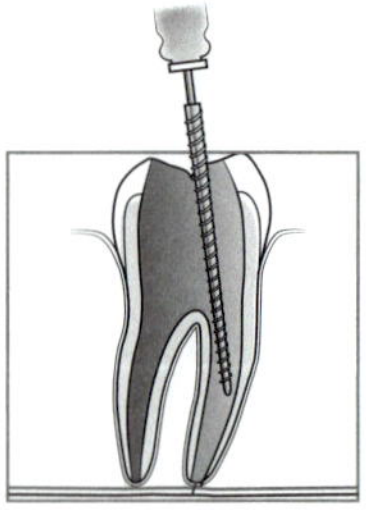

7.1 Instrumentarium bei einer Wurzelkanalbehandlung

Um den Wurzelkanal zu reinigen und zu erweitern, benötigt die Zahnärztin Instrumente, die gleichzeitig klein und biegsam, aber nicht zerbrechlich sind und mit denen, wie mit einer Feile oder einer Raspel, die Kanalwände abgetragen werden können.

7.1.1 Instrumente zur Wurzelkanalaufbereitung

Die Wurzelkanalaufbereitung kann mit der Hand oder maschinell erfolgen →Tab. 1.

Name	Beschreibung	Abbildung (vergrößert)
Exstirpationsnadel 	Mit kleinen Haken versehene Instrumente zur Entfernung der Pulpa (Exstirpation). Das Instrument lässt sich leicht in die vitale Pulpa eindrehen. Beim Herausziehen verhakt sich das vitale Pulpagewebe und kann dadurch entfernt werden.	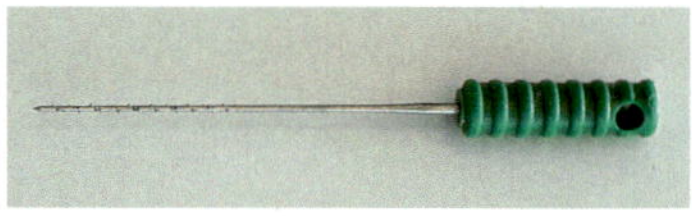
Reamer 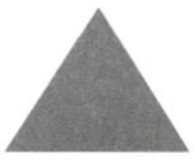	Instrument zur Erweiterung des Wurzelkanals und zur Abtragung des die Pulpa umgebenden Dentins. Ein Reamer hat weniger Schneiden als eine Kerr-Feile. Ein Reamer trägt mehr Zahnhartsubstanz ab als eine Kerr-Feile.	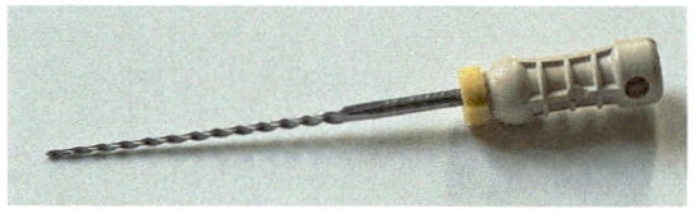
Kerr-Feile (K-Feile) 	Instrument zur Erweiterung des Wurzelkanals und zur Abtragung des die Pulpa umgebenden Dentins. Eine K-Feile hat mehr Schneiden als ein Reamer. Eine K-Feile trägt weniger Zahnhartsubstanz ab als ein Reamer.	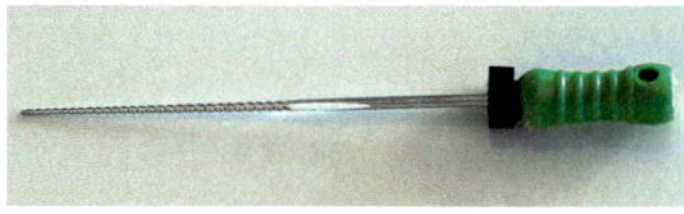
Hedström-Feile 	Hedström-Feilen haben spiralförmige Schneiden. Der Abrieb von die Pulpa umgebendem Dentin bei Hedström-Feilen ist größer als beim Einsatz von Reamern oder Kerr-Feilen.	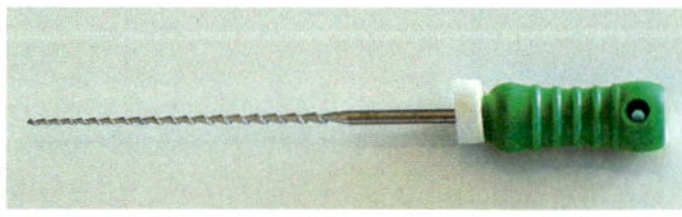

Tab. 1 Instrumente zur Wurzelkanalaufbereitung. Manche Hersteller normieren die unterschiedlichen Wurzelkanalinstrumente mit einem Symbol auf dem Griff. Exstirpationsnadel – Stern, Reamer – Dreieck, Kerr-Feilen – Viereck, Hedström-Feilen – Kreis

Heute sind die meisten Instrumente aus einer Nickel-Titan-Legierung. Dadurch sind sie besonders biegsam und zugleich weniger brüchig. Da sie so flexibel sind, tragen sie häufig die Silbe „flex“ im Namen, z. B. Flexicut®, Flexofile®.

Merke

Wurzelkanalinstrumente sind „an die Leine zu nehmen“

Alle Wurzelkanalinstrumente sollten bei der Behandlung gesichert werden. Diese Sicherung kann mit einem Sicherheitskettchen oder einem Faden erfolgen. Besser wäre, mit einem Kofferdam zu arbeiten. Dadurch können Wurzelkanalinstrumente nicht aspiriert oder verschluckt werden. Außerdem können keine Bakterien aus der Mundhöhle in den eröffneten Wurzelkanal gelangen.

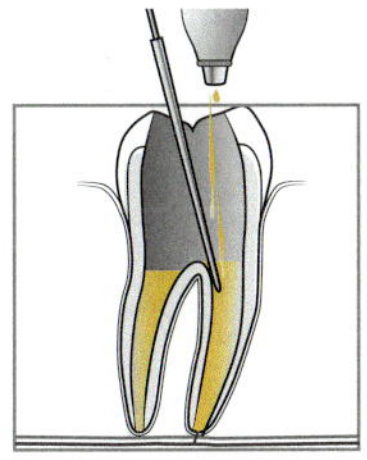

7.1.2 Instrumente und Materialien zur Wurzelkanalfüllung

Für die unterschiedlichen Wurzelkanalfülltechniken gibt es verschiedene Instrumente →Tab. 1. Die Wurzelkanalfüllung erfolgt meist mit Guttaperchastiften.

Name	Beschreibung	Abbildung
Guttaperchastifte	Guttapercha ist die kautschukartige Substanz eines asiatischen Baumes. Zur Verwendung als Wurzelfüllmaterial werden noch Zusatzstoffe beigefügt. Sie werden zusammen mit einem Zement (Sealer) als Wurzelfüllung in den Kanal eingeführt. Guttaperchastifte sind in Größe und Form an die Wurzelkanalinstrumente angepasst. Die unterschiedlichen Größen der Guttaperchastifte sind farblich gekennzeichnet.	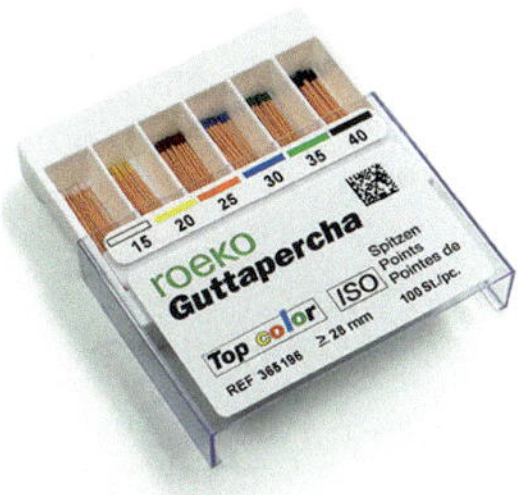
Lentulo®	Der Lentulo® ist eine Wendel, die sehr flexibel ist. Er ist so konstruiert, dass er medikamentöse Pasten oder Wurzelkanalzemente in den Wurzelkanal transportieren kann.	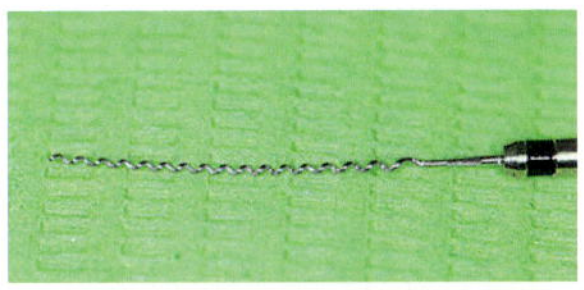
Spreader	Spreader sind Instrumente mit spitzen Enden. Sie dienen dazu, die Guttaperchastifte bei der Wurzelkanalfüllung an die Wurzelkanalwand zu drücken (Technik der lateralen Kondensation).	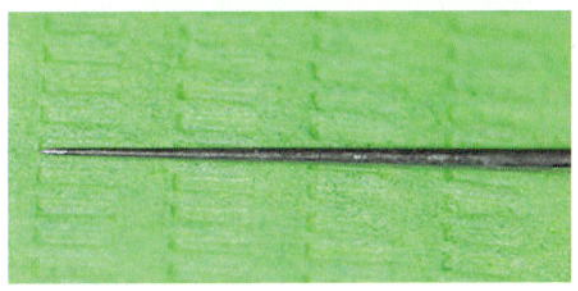
Plugger	Plugger haben ein stumpfes Ende. Sie dienen dazu, Guttaperchastifte im Wurzelkanal von koronal zu verdichten (Technik der vertikalen Kondensation).	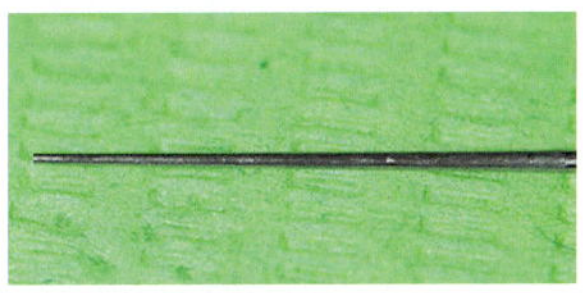
Papierspitzen	Vor der endgültigen Wurzelfüllung oder medikamentösen Einlage muss der Kanal getrocknet werden, da die meisten Füllmaterialien Feuchtigkeit nicht vertragen. Am einfachsten wird mit Papierspitzen die Feuchtigkeit aus dem Kanal gesaugt. Papierspitzen gibt es in unterschiedlichen Größen, die vom Hersteller auf die Größe und Form der Wurzelkanalinstrumente abgestimmt sind.	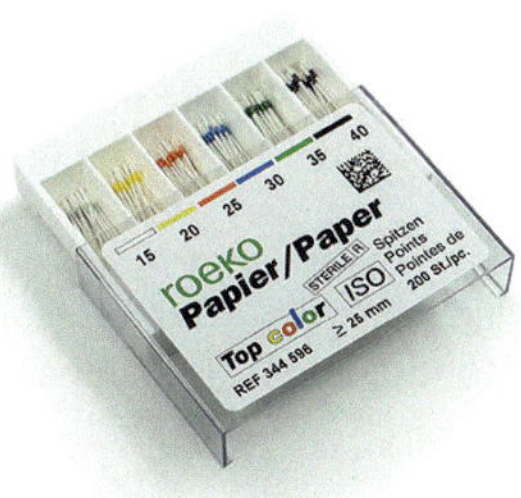

Tab. 1 Instrumente und Materialien zur Wurzelkanalfüllung

laterale Kondensation →S. 209

vertikale Kondensation →S. 210

7.1.3 Weitere Instrumente und Materialien zur Wurzelkanalbehandlung

Um die Arbeit in der Endodontie zu erleichtern, gibt es für alle Einsatzgebiete unzählige Zusatzinstrumente. Nachfolgend sind, ohne den Anspruch auf Vollständigkeit, einige genannt.

Name	Beschreibung	Abbildung
Endobox	zur übersichtlichen Aufbewahrung von Wurzelkanalinstrumenten und -materialien	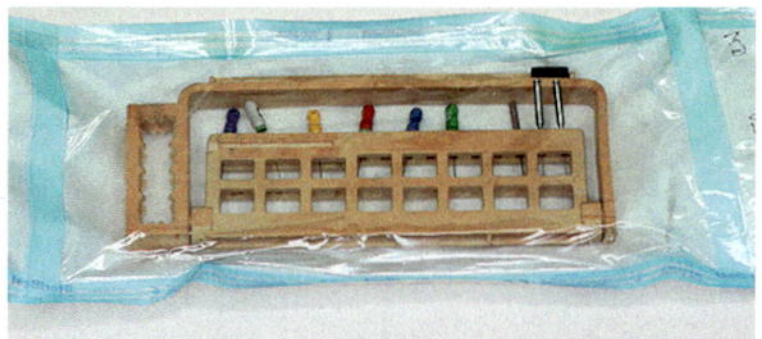
Endomessblock	zum Einstellen der Aufbereitungslänge der Wurzelkanalinstrumente	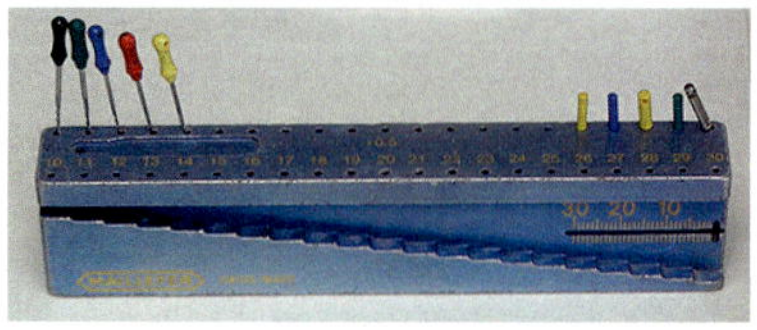
Gates-Bohrer	zur Erweiterung der Kanaleingänge	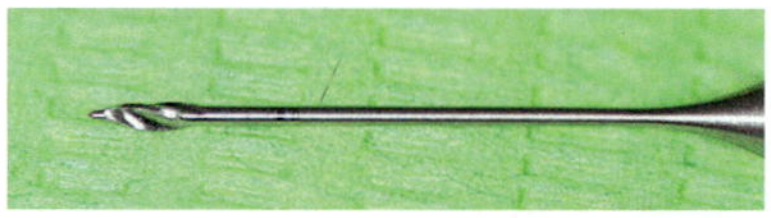
maschinelle Aufbereitung	Heute werden Wurzelkanäle zunehmend nicht mehr von Hand, sondern maschinell aufbereitet. Dies ist für den Behandler weniger ermüdend. Außerdem werden die Wurzelkanäle besser gesäubert. Rechts ist ein spezieller Motor mit Winkelstück abgebildet. Die Drehzahl des Motors ist begrenzt. Dadurch brechen die Wurzelkanalinstrumente nicht mehr so leicht ab. Es wird hier mit speziell für die maschinelle Aufbereitung hergestellten Wurzelkanalinstrumenten gearbeitet.	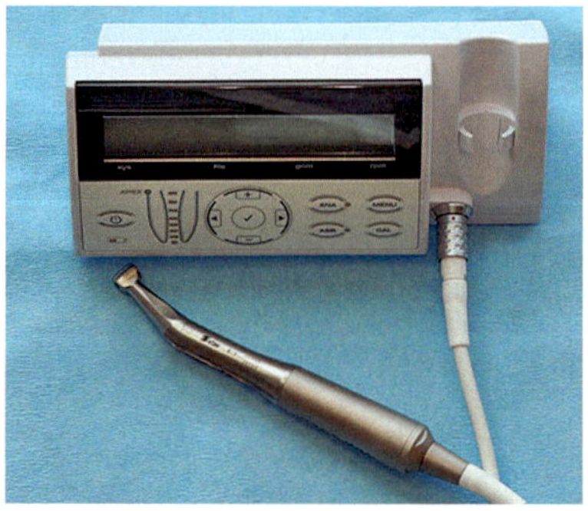
Wurzelkanalsonde	dünne, lange Sonde zum Aufsuchen oder Ertasten der Wurzelkanäle	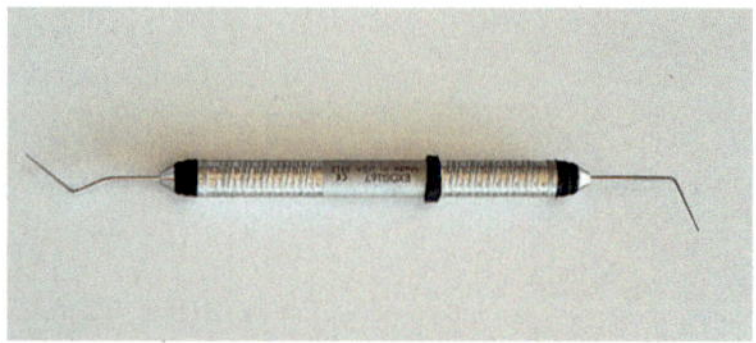

Tab. 1 Zusatzinstrumente und -materialien zur Wurzelkanalaufbereitung

7.1.4 Normierung der Wurzelkanalinstrumente

Jedes Handinstrument besteht aus einem **Handgriff**, einem **Schaft** und einer **Arbeitsfläche** →Abb. 1. Die Arbeitsfläche beträgt immer 16 mm, die Länge des Schaftes kann variieren. Dadurch werden Instrumente mit der Gesamtlänge **21, 25, 28, 30** und **31 mm** angeboten.

Der Durchmesser nimmt bei jedem Instrument kontinuierlich von der **Spitze** zum Ende der **Arbeitsfläche** um **0,32 mm** zu. Die Form ist also konisch (kegelförmig).

Um die Vielfalt von Instrumenten übersichtlicher zu machen, wurde eine **ISO-Norm** eingeführt. ISO-Normen gelten international. Sie werden von der International Organization for Standardization entwickelt. Zur leichteren Erkennung sind die Griffe der Wurzelkanalinstrumente je nach Größe **unterschiedlich farblich markiert**. Der Durchmesser an der Spitze entspricht dabei immer der ISO-Norm des Instrumentes. Zum Beispiel entspricht ein Instrument mit einem Durchmesser von 0,15 mm an der Spitze der Arbeitsfläche der ISO-Größe 15. Es hat die Farbe Weiß →Abb. 1.

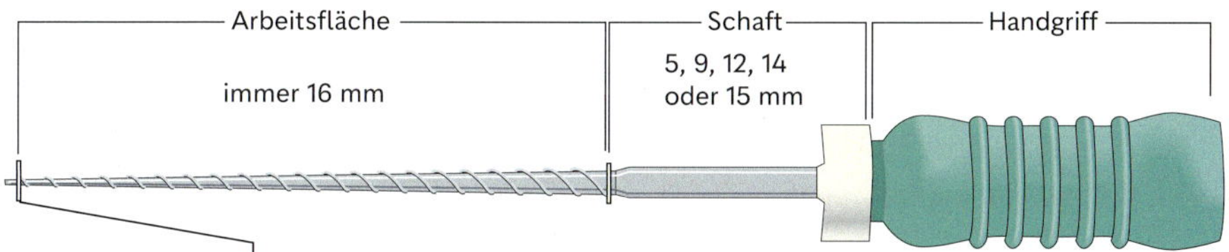

Druchmesser in mm		entspricht	ISO-Größe	
0,15	0,45		15	45
0,20	0,50		20	50
0,25	0,55		25	55
0,30	0,60		30	60
0,35	0,70		35	70
0,40	0,80		40	80

Abb. 1 Normierung der Wurzelkanalinstrumente

Das kleinste Wurzelkanalinstrument hat die ISO-Größe 6 und ist rosa markiert. Darauf folgen die ISO-Größen 8 und 10. Sie sind grau bzw. lila. Auch normieren manche Hersteller die unterschiedlichen Wurzelkanalinstrumente mit einem Symbol auf dem Griff. So werden Hedström-Feilen mit einem Kreis, Reamer mit einem Dreieck und Kerr-Feilen mit einem Viereck gekennzeichnet.

Merke

Pflege von Wurzelkanalinstrumenten

Wenn ein Wurzelkanalinstrument im Kanal abbricht, so ist es nur schwer wieder zu entfernen. Deshalb kommt der Instrumentenpflege eine wichtige Bedeutung zu. Die meisten Wurzelkanalinstrumente können nur begrenzt sterilisiert werden. Grundsätzlich sind die Herstellerangaben zu beachten. So ist es wichtig, sich die Sterilisationszyklen für jedes Instrument zu notieren und es nach einigen Zyklen auszutauschen. Instrumente, die einen Durchmesser von weniger als ISO-Größe 20 haben, sollten nur einmal verwendet werden. Jedes Instrument ist nach der Sterilisation mit der Lupe zu untersuchen. Verbogene Instrumente sind auszutauschen.

7.2 Allgemeiner Ablauf einer Wurzelkanalbehandlung

7.2.1 Befunderhebung und Diagnostik

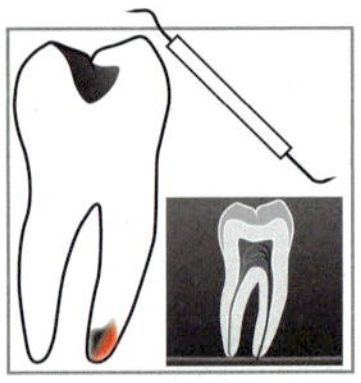

Verlauf und Folgen von Pulpaerkrankungen →S. 189

Um eine Pulpaerkrankung korrekt behandeln zu können, muss in einem ersten Schritt der Zustand der Pulpa beurteilt werden. So kann bei einer geringfügigen Pulpitis evtl. der Wurzelkanal nach der Aufbereitung sofort abgefüllt werden. Bei einer Pulpagangrän hingegen muss auf jeden Fall eine medikamentöse Einlage vorgenommen werden, da hier mit einem größeren bakteriellen Befall gerechnet werden muss. Deshalb sind eine genaue Befunderhebung und Diagnosestellung entscheidend.

Zu Befunderhebung und Diagnostik gehören folgende Maßnahmen:
- Befragung der Patientin zu Art, Dauer und Lokalisierbarkeit der Schmerzen
- Vitalitätsprobe
- Perkussionstest
- Röntgenbild

Vitalitätsprobe

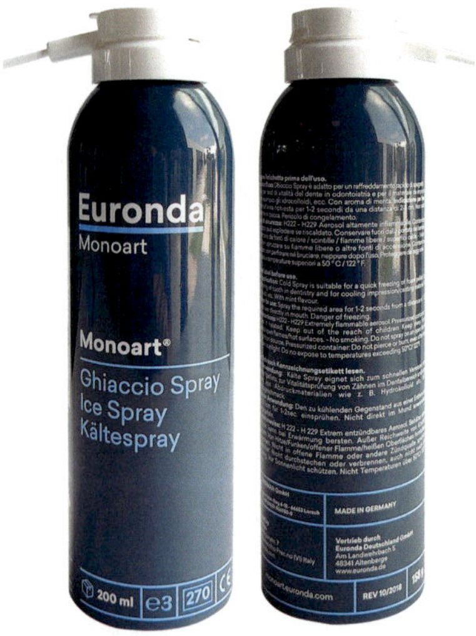

Abb. 1 Kältespray zur Vitalitätsprobe

Bei der Vitalitätsprobe wird die Pulpa mit Kälte oder Wärme gereizt. Man erfährt dadurch, ob sie vital ist oder ob eine Pulpanekrose vorliegt. Bei vitaler Pulpa ist die Vitalitätsprobe positiv, bei einer Pulpanekrose ist die Vitalitätsprobe negativ.

Reagiert die Pulpa vital, so bedeutet dies, dass die Bakterien noch nicht bis in die Wurzelpulpa vorgedrungen sind.

Genau genommen wird mit der Reizung der Pulpa nicht die Vitalität, sondern die Empfindlichkeit (Sensibilität) des Zahnes überprüft. Besonders bei älteren Menschen oder bei überkronten Zähnen kann es vorkommen, dass trotz starker Reizung der Pulpa keine positive Vitalitätsprobe vorliegt, obwohl der Zahn eigentlich vital ist. Die Sensibilität ist hier einfach nicht so stark vorhanden. Deshalb wird die Vitalitätsprobe auch als Sensibilitätsprobe bezeichnet.

In der Regel wird zu einer Vitalitätsprobe ein Wattepellet mit Kältespray →Abb. 1 besprüht und an den Zahn gehalten. Es kann auch ein Stäbchen aus Kohlendioxid-Schnee (CO_2-Schnee) verwendet werden. Eine Reizung mit Wärme kann durch erwärmte Guttapercha oder warme Flüssigkeiten erfolgen. Auch kann die Pulpa mit einem elektrischen Pulpatester gereizt werden.

Perkussionstest

Beim Perkussionstest klopft die Zahnärztin mit dem Griff eines Spiegels oder einer Sonde auf den zu prüfenden Zahn. Dadurch erfolgt die Reizung des Zahnhalteapparates. Liegt eine Entzündung des Zahnhalteapparates, insbesondere im Bereich der Wurzelspitze, vor, so kann das Klopfen schmerzhaft sein.

Röntgenbild

Ein Röntgenbild gibt eine genaue Auskunft über den Zustand der Wurzel.

- Bei einer **apikalen Parodontitis** bzw. **apikalen Ostitis** zeigt sich im Röntgenbild eine Aufhellung im Bereich der Wurzelspitze →Abb. 1. Die Vitalitätsprobe des Zahnes ist dann negativ, der Perkussionstest positiv. Bei einer apikalen Parodontitis bzw. einer apikalen Ostitis haben Bakterien die Wurzelkanäle komplett befallen. Außerdem sind Bakterien bzw. bakterielle Toxine über das Foramen apicale in das Parodontium (Zahnhalteapparat) und den Knochen gelangt.
- Ein Röntgenbild gibt auch Auskunft über die Ursache der Pulpaerkrankung. Bei einer tiefen Karies (Caries profunda), die bis an die Pulpa reicht, ist die Vitalitätsprobe oft massiv positiv, der Perkussionstest jedoch negativ. Diese Zeichen sprechen für eine **nicht rückführbare (irreversible) Pulpitis**. In unserem Beispiel →Abb. 2 haben sich Bakterien in der Pulpa verbreitet, bakterielle Toxine sind aber nur geringfügig über das distale Foramen apicale in das Parodontium gelangt.
- Außerdem gibt das Röntgenbild Informationen über Länge, Anzahl und Krümmung der Wurzeln.

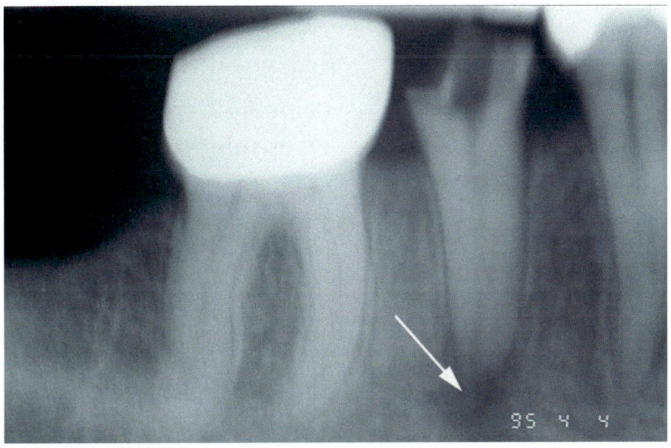

Abb. 1 Apikale Aufhellung an Zahn 45

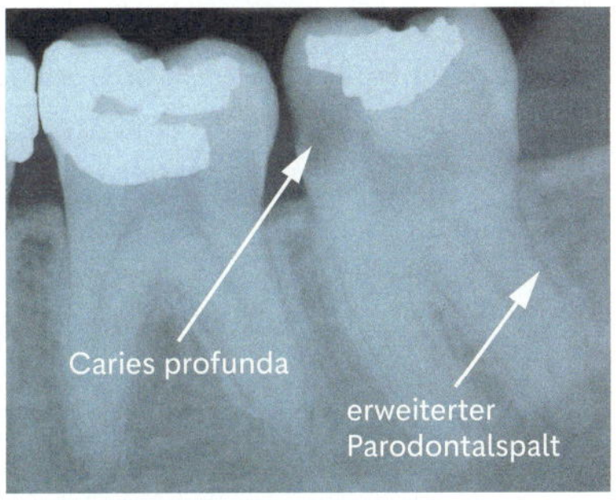

Abb. 2 Caries profunda mit Pulpabeteiligung. An der distalen Wurzel ist ein erweiterter Parodontalspalt zu erkennen.

7.2.2 Trepanation

Unter einer Trepanation versteht man die Eröffnung der Pulpahöhle →Abb. 3. Vor einer Trepanation sollte bei vitaler Pulpa der Zahn anästhesiert werden. Bei einer nicht vitalen Pulpa kann in der Regel darauf verzichtet werden. Manchmal verspürt die Patientin bei der Wurzelkanalaufbereitung noch Schmerzen, obwohl die Vitalitätsprobe negativ war. Dies deutet darauf hin, dass ein Wurzelkanal noch nicht vollständig nekrotisch ist. Selbstverständlich sollte auch dann der Zahn anästhesiert werden.

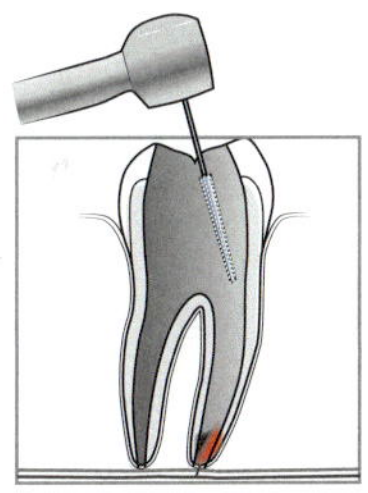

Zudem sollte vor der Trepanation ein Kofferdam gelegt werden, damit keine Keime aus der Mundhöhle zusätzlich in die Wurzelkanäle gelangen. Außerdem wird dadurch das Verschlucken oder eine Aspiration (Einatmung) von Instrumenten verhindert.

Kofferdam →S. 140

Bei der Trepanation muss der Zugang so gestaltet werden, dass die Wurzelkanalinstrumente geradlinig in die Wurzelkanäle eingeführt werden können. Nach der Trepanation werden die Wurzelkanäle vorsichtig mit Wurzelkanalinstrumenten sondiert (ertastet). Man erhält erste Aufschlüsse über die Krümmung, Anzahl, Länge und Breite der Wurzelkanäle.

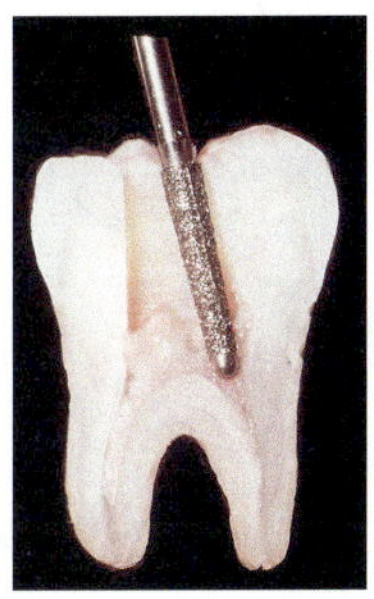

Abb. 3 Trepanation mit einem Battbohrer

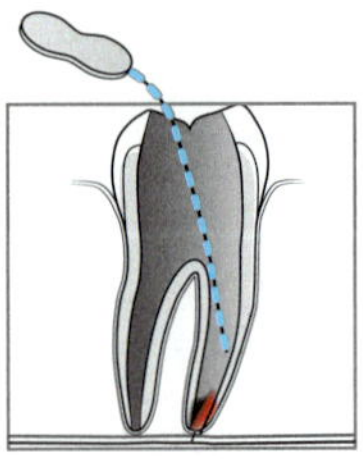

7.2.3 Längenbestimmung

Für den Erfolg einer Wurzelkanalbehandlung ist es entscheidend, dass der Wurzelkanal vollständig bis zur Wurzelspitze aufbereitet und abgefüllt wird. Aber auch eine Aufbereitung über die Wurzelspitze hinaus kann zu Reizungen des Parodontiums führen oder Keime in das Parodontium verschleppen. Deshalb sollte die genaue Länge des Wurzelkanals bekannt sein.

Die Längenbestimmung kann **röntgenologisch** oder mithilfe eines elektrometrischen **Längenmessgerätes** erfolgen.

Röntgenologische Längenmessung

Je nach Aufnahmetechnik vergrößern oder verkleinern Röntgenbilder die dargestellten Strukturen. Außerdem können Wurzelkanäle auch gekrümmt verlaufen. Deshalb sollte nie aus einem Röntgenbild die Länge des Wurzelkanals direkt abgemessen werden.

Zur Längenmessung wird ein Wurzelkanalinstrument in den Wurzelkanal eingeführt →Abb. 1. Der Stopper wird auf einen Referenzpunkt (z. B. die Inzisalkante) eingestellt. Die Länge von Stopper bis Wurzelspitze wird abgemessen.

Zusammen mit dem Instrument wird eine Röntgenaufnahme angefertigt. Auf dem Röntgenbild ist die Länge des Instrumentes vom Referenzpunkt bis zur Spitze bekannt. Die fehlende Länge bis zur Wurzelspitze kann nun abgeschätzt werden. Daraus lässt sich die Aufbereitungslänge berechnen →Abb. 2.

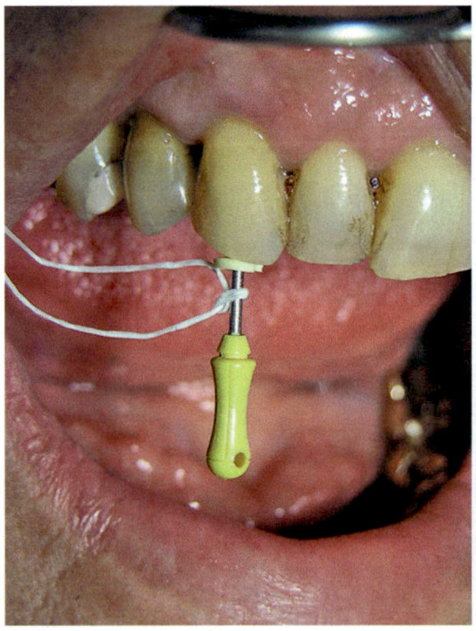

Abb. 1 Eingeführtes Wurzelkanalinstrument

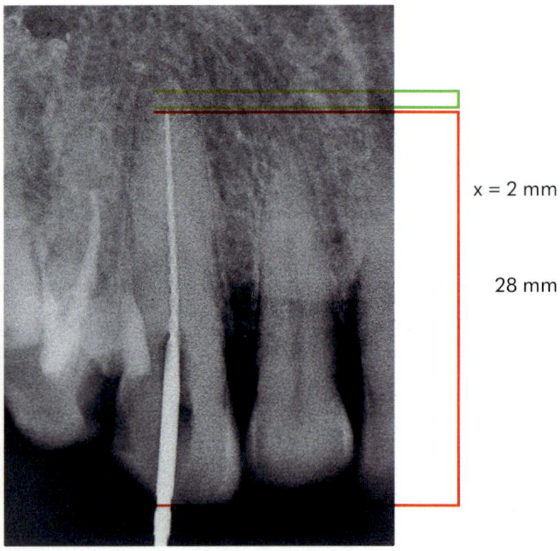

Abb. 2 Röntgenologische Längenmessung. Die Aufbereitungslänge errechnet sich in diesem Beispiel folgendermaßen: 28 mm (gemessen) + 2 mm (geschätzt) = 30 mm.

Elektrometrische Längenmessung

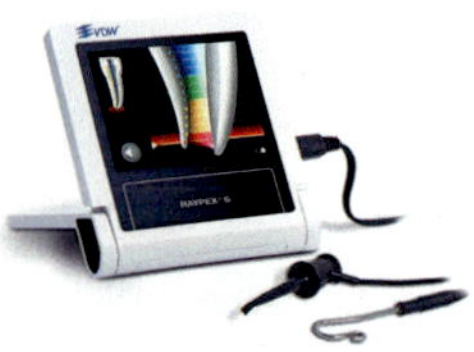

Abb. 3 Elektrometrisches Längenmessgerät

Bei einem elektrometrischen Längenmessgerät →Abb. 3 wird das Wurzelkanalinstrument mit einem Kabel verbunden. Ein anderes Kabel wird in das Vestibulum der Patientin eingehängt. Führt man nun das Wurzelkanalinstrument langsam in den feuchten Wurzelkanal ein, so wird elektronisch der Widerstand gemessen. Das

Gerät gibt einen Signalton, wenn das Wurzelkanalinstrument am Foramen apicale angelangt ist. Nun wird der Stopper auf einen Referenzpunkt (Bezugspunkt) eingestellt. Außerhalb des Wurzelkanals muss das Instrument noch vom Stopper bis zur Wurzelspitze abgemessen werden.

7.2.4 Wurzelkanalaufbereitung

Ziele einer Wurzelkanalaufbereitung sind:
- die Säuberung des Wurzelkanals
- die Abtragung von die Pulpa umgebendem Dentin, um den Wurzelkanal besser abfüllen zu können und Bakterien aus dem Dentin zu entfernen
- die Abtötung von Bakterien in den feinen Seitenkanälchen der Pulpa

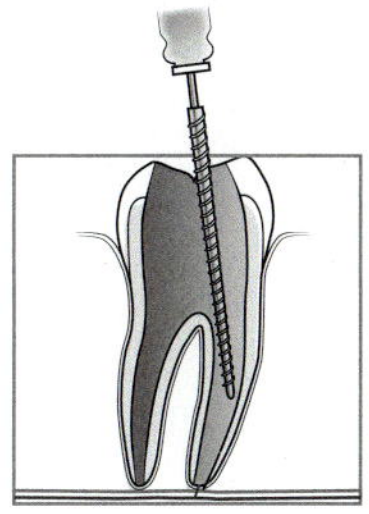

Instrumentarium bei einer Wurzelkanalbehandlung
→S. 200

Ist die Pulpa noch vital, so sollte sie mit Exstirpationsnadeln zuerst entfernt werden. Anschließend kann der Wurzelkanal weiter aufbereitet werden. Ist die Pulpa nekrotisch, so kann sofort mit Wurzelkanalfeilen der Kanal von Hand oder maschinell aufbereitet werden.

Mit **Handinstrumenten** wird häufig die **Step-back-Methode** durchgeführt. Dazu wird ein dünnes Wurzelkanalinstrument bis auf die volle Arbeitslänge eingeführt. Die ISO-Größe des ersten Wurzelkanalinstrumentes sollte so gewählt werden, dass es im apikalen Bereich leicht klemmt. Der Wurzelkanal wird durch leicht drehende und ziehende Bewegungen gereinigt.

Läuft das Wurzelkanalinstrument leichtgängig im Kanal, so wird die nächste ISO-Größe verwendet. Das Instrument wird nun aber nicht mehr auf die volle Arbeitslänge eingeführt, sondern um ca. 0,5 mm kürzer. Dieses Vorgehen wird mehrmals praktiziert, so lange, bis man gegenüber dem zuerst verwendeten Instrument bei der ca. dritten bis fünften höheren ISO-Größe angelangt ist.

Merke
Das zuletzt in voller Arbeitslänge eingeführte Wurzelkanalinstrument wird als **apikale Masterfeile** bezeichnet. Nach dieser ISO-Größe richtet sich bei der Wurzelkanalfüllung die ISO-Größe der Guttaperchastifte und Papierspitzen.

Bei der **maschinellen Aufbereitung** wird oft die **Step-down-Methode** angewendet. Hier fängt man mit der größten ISO-Größe an, bereitet aber den Wurzelkanal nur im oberen Bereich auf. Dann folgen kleinere ISO-Größen, bis man schließlich mit der kleinsten bei der vollen Arbeitslänge angelangt ist.

Ein Wurzelkanal besteht meist aus einem Hauptkanal mit vielen verzweigten Seitenkanälen →Abb. 1. Die Seitenkanäle können nicht durch Wurzelkanalinstrumente aufbereitet werden. Aber auch diese können mit Bakterien infiziert sein. Deshalb werden bei der Wurzelkanalaufbereitung **bakterienabtötende Spülungen** eingesetzt. Meist wird dazu Natriumhypochlorit (NaOCl), Chlorhexidindigluconat (CHX) oder Alkohol verwendet. Die Spülung erfolgt über Einwegspritzen mit dünnen Kanülen. Mit diesen Spülungen wird nach jeder neuen ISO-Größe der Wurzelkanal gespült. Spezielle Ultraschallinstrumente können diesen Spüleffekt verstärken. Außerdem werden durch die Spülungen abgefeilte Dentinspäne aus dem Kanal gespült und Gewebsreste aufgelöst.

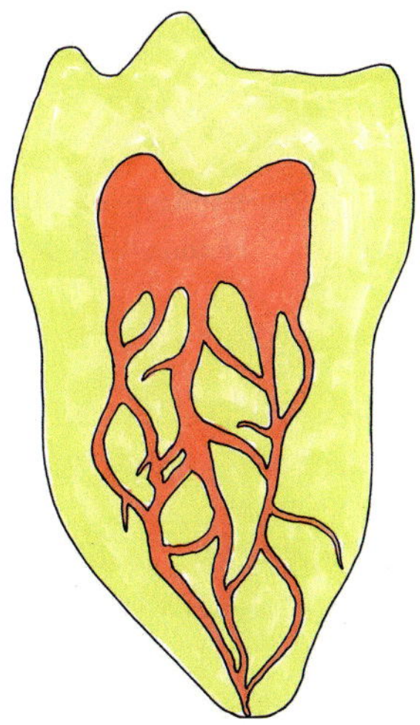

Abb. 1 Verzweigtes Wurzelkanalsystem eines Molaren (nachgezeichnet)

Gleitmittel lassen die Wurzelkanalinstrumente im Kanal besser gleiten. Dadurch besteht eine geringere Gefahr des Instrumentenbruchs. Außerdem haben auch sie eine bakterienabtötende Wirkung. Viele Gleitmittel enthalten **EDTA** (ethylenediaminetetraacetic acid, Ethylendiamintetraessigsäure).

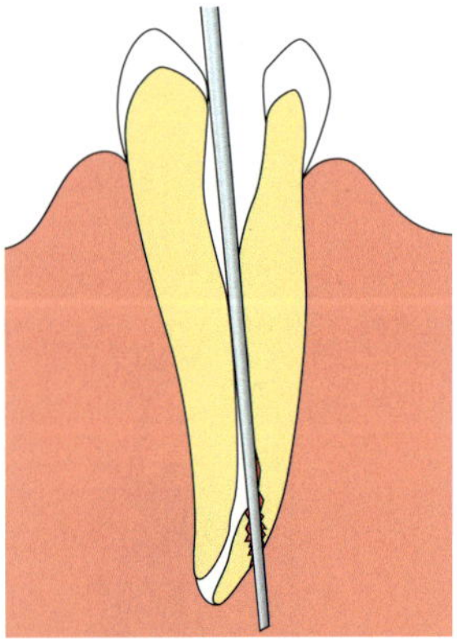

Abb. 1 Via falsa

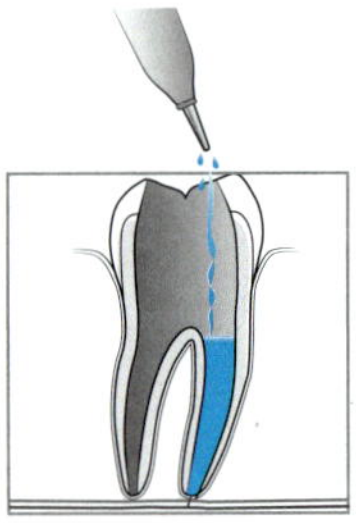

Merke

Via falsa

Vor allem bei stark gekrümmten Kanälen kann das Wurzelkanalinstrument nicht mehr dem Kanal folgen und z. B. die Wurzel durchstoßen. Dies wird als Via falsa (falscher Weg) bezeichnet →Abb. 1.

Die Spüllösung NaOCl sollte man nicht auf Kleidung bringen, da sie diese entfärbt. Auch kann sie zu Verätzungen in den Augen führen.

7.2.5 Medikamentöse Einlage

Der Zweck einer medikamentösen Einlage ist es, eine zusätzliche Desinfektion des Wurzelkanalsystems zu erreichen. Dies ist vor allem bei einer Pulpagangrän sinnvoll, da hier eine massive bakterielle Besiedlung vorliegt, die sich evtl. schon über das Foramen apicale ausgebreitet hat.

Bei einer leichten Pulpitis oder bei einer Wurzelkanalbehandlung nach Kronenfraktur kann möglicherweise auf die medikamentöse Einlage verzichtet werden. Die medikamentöse Einlage ist unter bestimmten Voraussetzungen nicht notwendig, z. B., wenn aus prothetischen Gründen der Zahn wegen Zahnfehlstellungen so extrem beschliffen werden muss, dass dabei die Pulpa eröffnet wird.

Als Medikament der ersten Wahl gilt zurzeit ein nicht aushärtendes **Kalziumhydroxidpräparat** (z. B. Calxyl®).

Im Handel gibt es auch noch früher übliche Mischungen aus Abkömmlingen des Phenols (Phenolderivate, z. B. ChKM®).

Treten besonders starke Schmerzen auf, so können diese durch Medikamente, denen Kortikoide und Antibiotika zugesetzt sind, gelindert werden (z. B. Ledermix®).

Exkurs

Vor- und Nachteile von Einlagen mit Kortikoiden

Durch Kortikoide wird eine Entzündungsreaktion gehemmt. Der Nachteil einer Einlage mit Kortikoiden (z. B. Ledermix®) ist jedoch, dass vor der Wurzelfüllung nicht mehr klar abzuschätzen ist, ob die Patientin schmerzfrei ist, weil die Entzündung gestoppt ist oder lediglich die Schmerzen unterdrückt bzw. beseitigt worden sind.

Papierspitzen →S. 201
Lentulo® →S. 201

Vor einer medikamentösen Einlage wird der Wurzelkanal gründlich gespült und anschließend mit Papierspitzen getrocknet. Das Medikament wird mithilfe eines Lentulo® in den Wurzelkanal gebracht („einrotiert“).

Damit der Wurzelkanaleingang später wieder einfach gefunden werden kann, wird auf ihn ein Wattepellett gelegt. Dann wird die Kavität provisorisch verschlossen, z. B. mit Cavit® oder Zement.

Das Medikament bleibt mindestens für eine Woche im Wurzelkanal. Dann kann entweder ein neues Medikament eingelegt werden oder es erfolgt eine Wurzelkanalfüllung.

7.2.6 Wurzelkanalfüllung

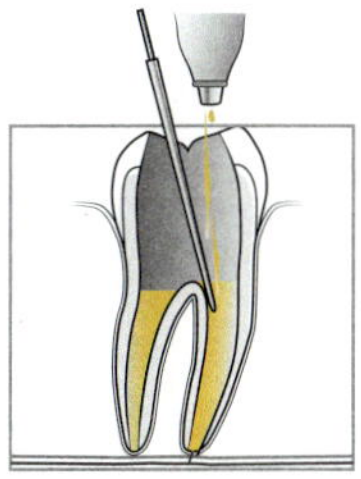

Ziel einer Wurzelkanalfüllung ist es, den Wurzelkanal möglichst bakteriendicht zu verschließen. Dabei ist darauf zu achten, dass der Wurzelkanal nicht überstopft wird. Die Wurzelkanalfüllung wird in der Regel durch eine Kombination aus Wurzelkanalzement (Sealer) und Guttaperchastiften erreicht. Bekannte Sealer sind z. B. AH plus®, AH 26®, Diaket®, Apexit®. Vor Gebrauch der Sealer müssen i. d. R. zwei Pasten miteinander vermischt werden.
Bei einer Wurzelkanalbehandlung an Milchzähnen ist es wichtig, die Wurzelkanäle mit einem Material zu füllen, dass sich mit dem Zahn resorbiert bzw. auflöst, wenn der Durchbruch des Ersatzzahnes bevorsteht.

Es gibt einige Wurzelfülltechniken. Am bekanntesten sind:
- die Zentralstift-Technik
- die laterale Kondensation
- die vertikale Kondensation

Zentralstift-Technik

Bei der Zentralstift-Technik wird ein Guttaperchastift verwendet, der dieselbe ISO-Größe wie das zuletzt verwendete Wurzelkanalinstrument hat. Dieser Guttaperchastift wird mit Sealer in der richtigen Aufbereitungslänge einzementiert. Nach einer abschließenden Röntgenkontrollaufnahme wird überschüssige Guttapercha am Kanaleingang mit einem heißen Instrument entfernt.
Die Zentralstift-Technik hat einen Nachteil: Falls der Guttaperchastift den Wurzelkanal nicht vollständig ausfüllt, macht der Sealer einen großen Anteil der Füllung aus. Da Sealer beim Abbindevorgang schrumpft, können hier undichte Stellen auftreten.

Laterale Kondensation

Laterale Kondensation bedeutet „seitliches Verdichten". Das Ziel ist es, den Wurzelkanal vollständig mit möglichst viel Guttapercha und möglichst wenig Sealer zu füllen. Auch hier wird wie bei der Zentralstift-Technik ein Guttaperchastift mit derselben ISO-Größe wie das zuletzt verwendete Wurzelkanalinstrument mit Sealer eingesetzt →Abb. 1a.

Diese Guttapercha wird nun verdichtet. Dazu wird ein Spreader eingeführt, der den Guttaperchastift seitlich an die Wurzelkanalwand drückt →Abb. 1b. Der Spreader wird herausgezogen. Dann wird in den Hohlraum ein dünnerer Guttaperchastift eingeschoben und wiederum mit dem Spreader verdichtet →Abb. 1c. Dieser Vorgang wird so lange durchgeführt, bis kein Guttaperchastift mehr in den Wurzelkanal passt →Abb. 1d.

Nach einer abschließenden Röntgenkontrollaufnahme wird überschüssige Guttapercha am Kanaleingang mit einem heißen Instrument entfernt.

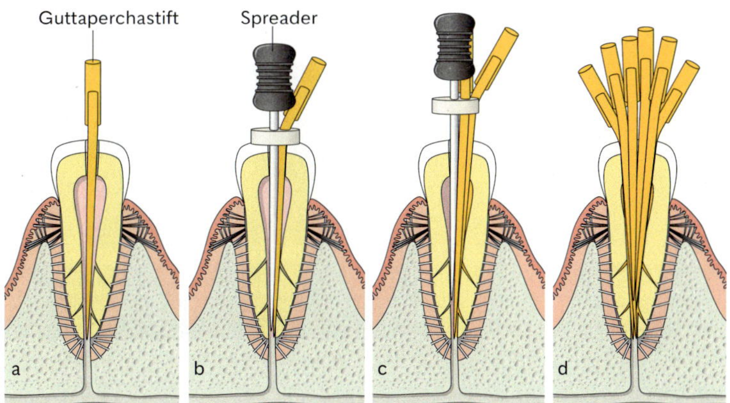

Abb. 1 Laterale Kondensation

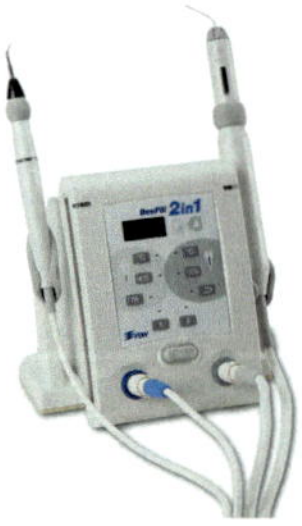

Abb. 1 Gerät zur Wurzelkanalfüllung

Vertikale Kondensation

Es gibt auch unterschiedliche thermoplastische Techniken. Sie nutzen alle die Eigenschaft aus, dass sich Guttapercha bei Erwärmung verflüssigt. Guttapercha wird hierzu außerhalb oder innerhalb des Wurzelkanals erwärmt und im Wurzelkanal mit speziellen Instrumenten (z. B. einem Plugger) verdichtet →Abb. 2.

Da die Verdichtung durch Druck von oben, d. h. in senkrechter (vertikaler) Richtung, erfolgt, wird dieses Vorgehen auch als vertikale Kondensation bezeichnet.

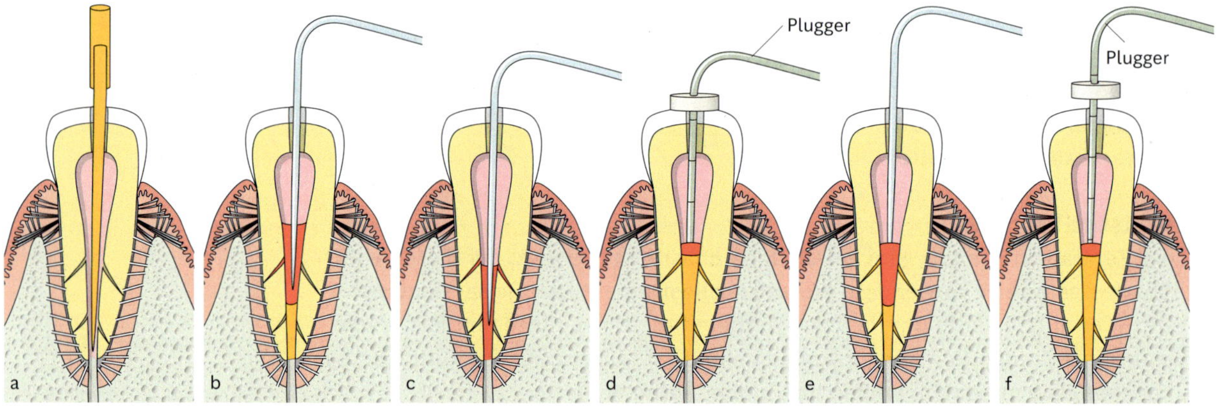

Abb. 2 Eine Technik der vertikalen Kondensation. a) Passender Guttaperchastift; b) Abtrennen des Guttaperchastiftes mit einem erhitzten Instrument; c) Wiederholung des Arbeitsschrittes, um in tiefere Abschnitte des Kanals vorzudringen; d) Verdichtung des unteren Guttaperchaanteils mit einem Plugger; e) schrittweises Auffüllen des Kanals mit kleinen Portionen erwärmter Guttapercha; f) Verdichten der Guttapercha mit einem Plugger

7.2.7 Kontrollröntgenbild und randdichter Verschluss

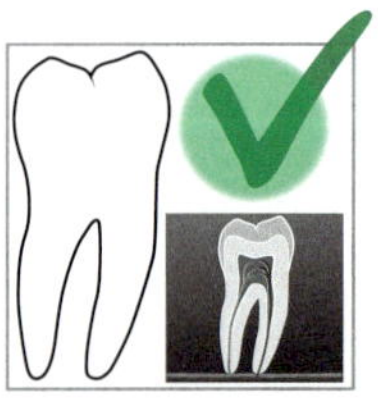

Nach einer Wurzelkanalfüllung sollte ein Kontrollröntgenbild erstellt werden, z. B. um zu sehen, ob der Wurzelkanal überstopft wurde, ob die Wurzelkanalfüllung dicht ist oder ob sie Blasen oder Hohlräume aufweist →Abb. 3, 4.

Außerdem ist unbedingt der Zahn mit einer randdichten endgültigen (definitiven) Füllung oder Krone zu versorgen, damit nicht erneut Bakterien den Wurzelkanal befallen können.

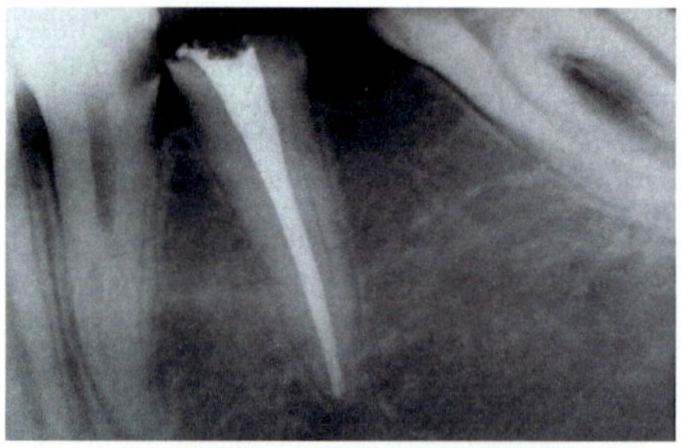

Abb. 3 Kontrollröntgenbild nach Wurzelkanalfüllung von Zahn 35. Caries profunda an Zahn 34

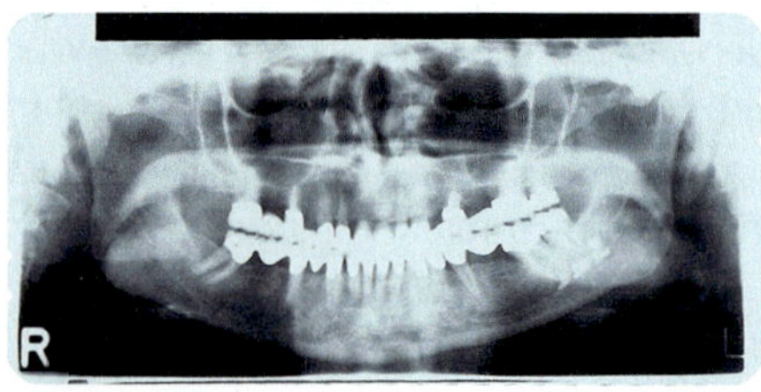

Abb. 4 Die Wurzelkanalfüllungen an 37, 38 sind weit überstopft. Das Wurzelkanalfüllungsmaterial reicht weit in den Mandibularkanal hinein.

7.3 Spezifischer Ablauf bei unterschiedlichen Wurzelkanalbehandlungsmethoden

Unter bestimmten Umständen kann es erforderlich sein, vom beschriebenen allgemeinen Ablauf einer Wurzelkanalbehandlung geringfügig abzuweichen.

allgemeiner Ablauf einer Wurzelkanalbehandlung →S. 204

Dies ist erforderlich bei
- der Vitalexstirpation,
- der Gangränbehandlung.

7.3.1 Vitalexstirpation

Bei einer Vitalexstirpation wird die noch lebende Pulpa (Kronen- und Wurzelpulpa) entfernt.

Gründe dafür können sein:
- Nicht rückführbare (**irreversible**) Pulpitis.
- Die Pulpa ist so großflächig eröffnet worden, dass weder eine direkte Überkappung noch eine Pulpotomie Erfolg versprechend sind.
- Aus prothetischen Gründen, z. B.: Um den Zahn mit einer Krone versorgen zu können, musste so viel präpariert werden, dass die Pulpa freiliegt.

Nach Anästhesie wird der Zahn trepaniert und die vitale Pulpa wird entfernt (exstirpiert). Danach erfolgen die weiteren Schritte der Wurzelkanalbehandlung. Ist man sich sicher, dass die Pulpa nicht oder nur geringfügig mit Bakterien befallen ist, so kann auf eine medikamentöse Einlage verzichtet und der Zahn nach der Aufbereitung sofort gefüllt werden. Dies kann z. B. etwa in der Prothetik der Fall sein oder wenn nach einem Unfall die Pulpa eröffnet wurde und die Patientin sofort die Zahnärztin aufsucht.

Trepanation →S. 205

allgemeiner Ablauf einer Wurzelkanalbehandlung →S. 204

7.3.2 Gangränbehandlung

Da bei einer Gangrän ein fauliger Zerfall der Pulpa vorliegt, muss von einer massiven bakteriellen Besiedlung der Wurzelkanäle ausgegangen werden. Die Pulpa ist also im Gegensatz zur Vitalexstirpation abgestorben. Sehr häufig ist auch eine apikale Parodontitis oder eine apikale Ostitis anzutreffen.

In diesem Zustand ist eine medikamentöse Einlage unbedingt notwendig, bevor eine Wurzelfüllung gelegt wird. Liegt nach der ersten medikamentösen Einlage immer noch eine Entzündung vor, so muss nochmals eine medikamentöse Einlage erfolgen. Die Behandlung kann also minimal in zwei Sitzungen erfolgen. Der Ablauf der Gangränbehandlung entspricht dem allgemeinen Behandlungsablauf einer Wurzelkanalbehandlung.

allgemeiner Ablauf einer Wurzelkanalbehandlung →S. 204

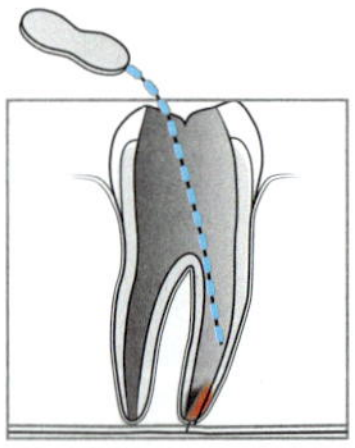

7.4 Assistenz bei der Wurzelkanalbehandlung

7.4.1 Messaufnahme

Arbeitet man ohne Kofferdam, so sind die Wurzelkanalinstrumente vor einer Messaufnahme zu sichern, um einer Aspiration vorzubeugen. Dazu kann z. B. an den Wurzelkanalinstrumenten Zahnseide befestigt werden →Abb. 1.

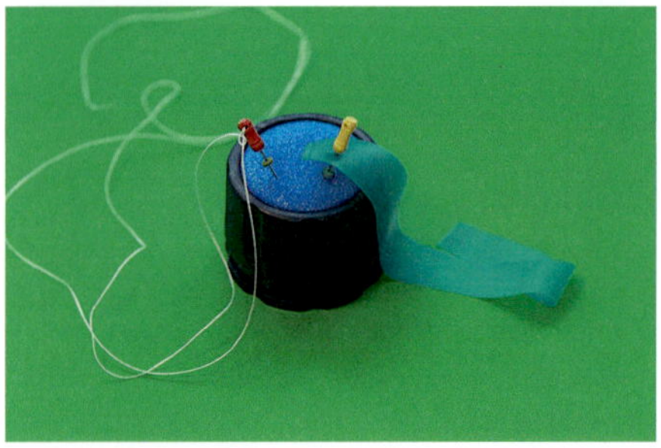

Abb. 1 Sicherung der Wurzelkanalinstrumente

Eine Messaufnahme kann auch mithilfe eines Guttaperchastiftes durchgeführt werden. Dies wird auch als **Masterpointaufnahme** bezeichnet. Dadurch kann kontrolliert werden, ob der Guttaperchastift die vollständige Aufbereitungslänge ausfüllt. Die Verletzungsgefahr bei einer möglichen Aspiration des Guttaperchastiftes ist geringer als bei der Aspiration eines Wurzelkanalinstruments.

7.4.2 Wurzelkanalaufbereitung

Um nach der Trepanation den Wurzelkanal nicht unnötig zu infizieren, sollte mit einem sterilen Tray gearbeitet werden.

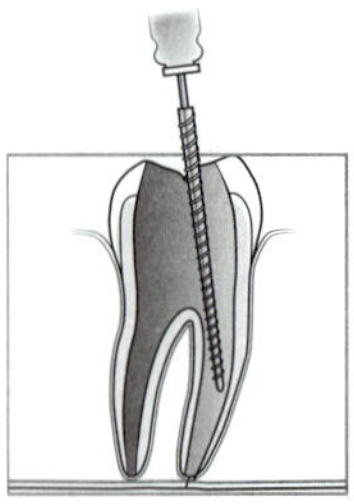

Auf dem Arbeitsplatz sollten vorbereitet sein →Abb. 2:
- Handschuhe, Mundschutz
- Grundbesteck
- Kofferdam
- zwei Pinzetten zum sterilen Anreichen
- Wurzelkanalsonde
- Stopfer, Heidemann-Spatel
- Schere
- Sauger
- Exkavator
- Einwegspritze mit Spüllösungen
- Wurzelkanalinstrumente
- Messblock
- Tupfer
- Wattepellets

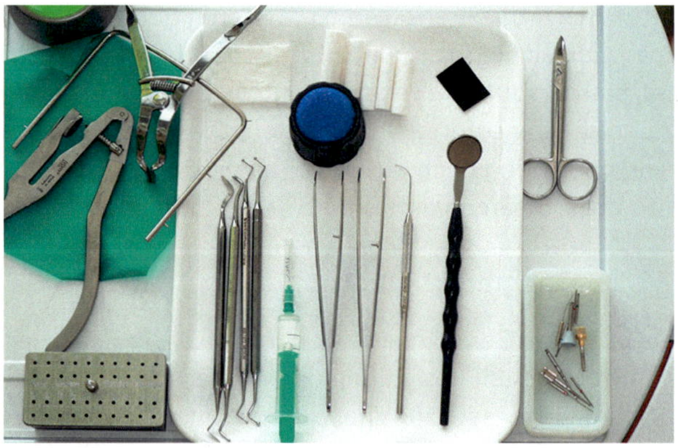

Abb. 2 Instrumentarium zur Wurzelkanalaufbereitung (Sauger, Handschuhe, Mundschutz und Wurzelkanalsonde sind hier nicht abgebildet)

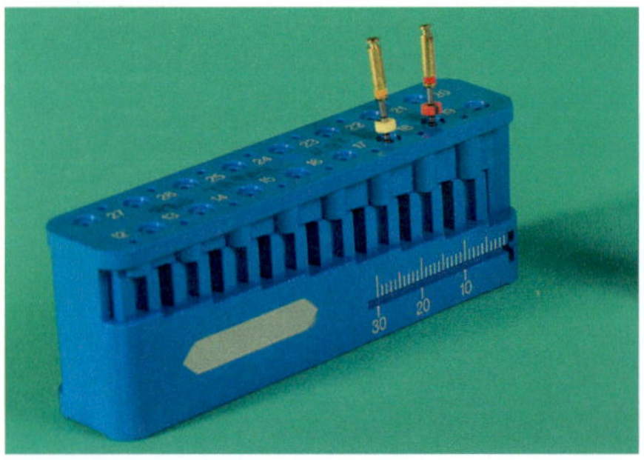

Abb. 3 Messblock

Während der Aufbereitung kann die ZFA sehr hilfreich sein, indem sie an den einzelnen Wurzelkanalinstrumenten die richtige Länge einstellt und sie nach ISO- Größen sortiert. Ein Messblock leistet hier gute Dienste →Abb. 3.

Die Wurzelkanalinstrumente sollten nur am Griff angefasst werden. Außerdem sollte die ZFA die Wurzelkanalinstrumente mit einem alkoholgetränkten Tupfer nach Gebrauch abwischen und wieder bereitstellen.

Beim Einsatz von Spüllösungen muss die ZFA gut absaugen, da die Spüllösungen meist ätzend bzw. reizend sind und die Patientin diese nicht verschlucken sollte.

> **Merke**
> **Dokumentation der Wurzelkanalbehandlung**
> Da eine Wurzelkanalbehandlung meist in mehreren Sitzungen abläuft, ist die Dokumentation sehr wichtig. Es sollten die **Aufbereitungslänge** und die **ISO-Größe des zuletzt verwendeten Instruments** notiert werden, da z. B. die Wurzelkanalfüllung in der Folgesitzung darauf abgestimmt werden muss.

7.4.3 Medikamentöse Einlage

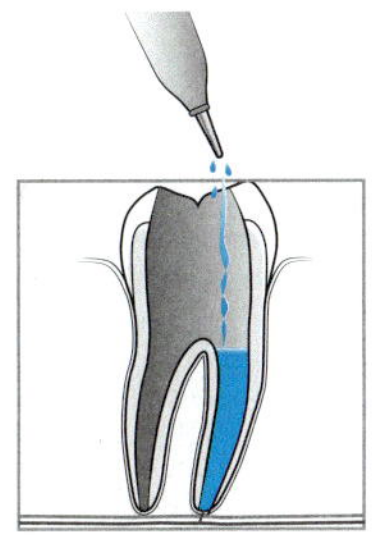

Zusätzlich zu den bei der Wurzelkanalaufbereitung verwendeten Instrumenten sollten bereitgestellt werden →Abb. 1:
- Anmischspatel
- Glasplatte
- Einwegspritze mit Spüllösungen
- Papierspitzen
- Medikament und Wurzelfüllinstrumente (z. B. Lentulo®)
- Wattepellets
- Verschlussmaterial

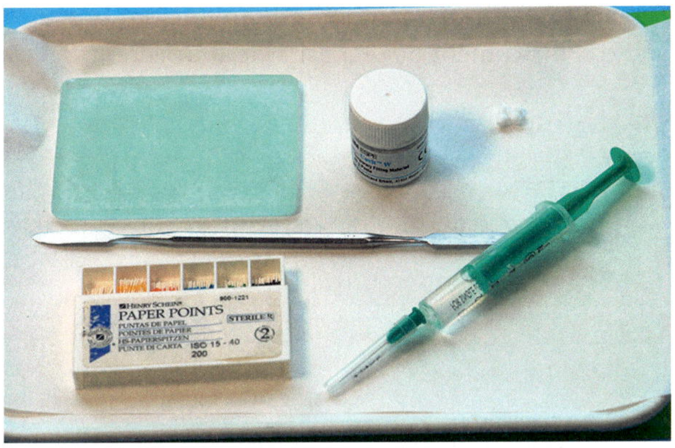

Abb. 1 Zusätzliche Instrumente zur medikamentösen Einlage oder Wurzelfüllung

7.4.4 Wurzelkanalfüllung

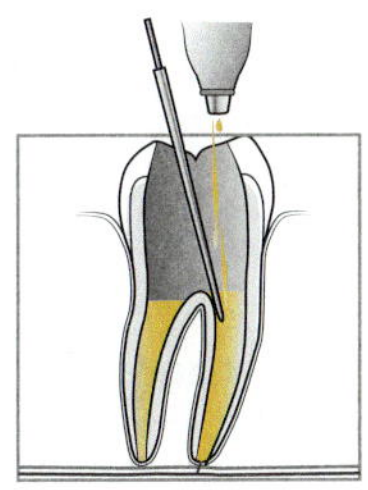

Je nach verwendeter Abfülltechnik können unterschiedliche Instrumente benötigt werden.
Für die laterale Kondensation werden folgende Instrumente und Materialien benötigt:
- Anmischspatel
- Glasplatte
- Wurzelkanalinstrumente
- Messblock
- Einwegspritze mit Spüllösungen
- Papierspitzen
- Sealer und Guttaperchastifte, evtl. Wurzelfüllinstrumente (z. B. Lentulo®)
- Spreader
- Schere
- Feuerzeug und Instrumente zum Abschmelzen der Guttapercha
- Wattepellets und Tupfer
- Verschlussmaterial

Papierspitzen →S. 201

Guttaperchastifte →S. 201

Die Papierspitzen und Guttaperchastifte sollten nicht mit den Fingern berührt werden, sondern nur mit einer Pinzette entnommen und der Zahnärztin gereicht werden. Der Sealer wird sorgsam angemischt und bereitgestellt.

laterale Kondensation →S. 209

Bei der lateralen Kondensation muss zuerst der Zahnärztin die Masterpoint-Guttapercha (Guttapercha mit der ISO-Größe des zuletzt verwendeten Wurzelkanalinstrumentes) gereicht werden.

Spreader →S. 209

Wenn die Zahnärztin mit einem Spreader arbeitet, so muss das Team (ZFA und Zahnärztin) gut aufeinander abgestimmt sein. Während die Zahnärztin mit dem Spreader die Guttapercha verdichtet, fasst die ZFA eine Guttapercha mit kleinerer ISO-Größe und reicht sie der Zahnärztin. Die ZFA übernimmt von der Zahnärztin den Spreader, der mit einem Alkoholtupfer gesäubert wird. Dieser Vorgang wird so lange wiederholt, bis der Wurzelkanal vollständig gefüllt ist.

Daraufhin muss die ZFA einen Stopfer oder Exkavator über einer Flamme erhitzen und der Zahnärztin reichen. Diese trennt die überschüssige Guttapercha ab. Die ZFA sollte die abgetrennten Reste mit einem Tupfer vom Instrument abstreifen und das Instrument bei Bedarf erneut erhitzen.

Terminologie: Wurzelkanalbehandlung

apikale Masterfeile	zuletzt verwendete Wurzelkanalfeile; nach ihrer ISO-Größe richtet sich die ISO-Größe des Guttaperchastiftes zur Wurzelkanalfüllung
Exstirpation, die (lat. exstirpare = mit dem Stumpf und der Wurzel herausreißen)	(operative) Entfernung, z. B. der Pulpa
irreversibel	nicht rückführbar
ISO	Abkürzung für International Organization for Standardization
koronal	an der Zahnkrone
Masterpoint, der	Guttaperchastift zur Wurzelfüllung; er hat dieselbe ISO-Größe wie die Masterfeile
Sealer, der	Zement zur Wurzelkanalfüllung
Trepanation, die	Eröffnung der Pulpahöhle

Aufgaben

1	Nennen Sie die für Wurzelkanalaufbereitung und -füllung benötigten Instrumente.
2	Woran erkennen Sie eine Hedström-Feile der ISO-Größe 20?
3	Notieren Sie die einzelnen Arbeitsschritte des Behandlungsablaufs einer Vitalexstirpation und Gangränbehandlung.
4	Beschreiben Sie den Ablauf einer Längenbestimmung des Wurzelkanals mithilfe einer Röntgenaufnahme.

LF 6
Patienten bei chirurgischen Behandlungen begleiten

1 Einführung in die zahnärztliche Chirurgie

2 Allgemeiner Behandlungsablauf und chirurgische Instrumente

3 Chirurgische Eingriffe

4 Arzneimittellehre

1 Einführung in die zahnärztliche Chirurgie

1.1 Chirurgische Eingriffe

Der häufigste chirurgische Eingriff in einer zahnärztlichen Praxis ist das Ziehen (die Extraktion) eines Zahnes. Zur zahnärztlichen Chirurgie gehören daneben noch weitere Eingriffe:
- operative Zahnentfernung
- Verschluss einer Mund-Antrum-Verbindung
- Wurzelspitzenresektion
- Operation einer Zyste
- Behandlung von Abszessen (durch Inzision)
- Exzision
- Hemisektion (Teilextraktion) und Prämolarisierung
- Implantation
- Sinuslift
- Sequestrotomie
- präprothetische chirurgische Eingriffe
- Behandlung von Verletzungen
- Entfernung von Tumoren
- chirurgische Maßnahmen in Zusammenhang mit der Kieferorthopädie

chirurgische Behandlung von Parodontalerkrankungen →S. 328

Die chirurgische Behandlung von Parodontalerkrankungen gehört ebenfalls zu den zahnärztlich-chirurgischen Eingriffen, wird jedoch in Lernfeld 8 besprochen.

Chirurgische Eingriffe werden meist von Spezialisten auf dem operativen Gebiet durchgeführt. **Oralchirurgen** sind Zahnärzte, die eine zusätzliche zahnärztlich-chirurgische Weiterbildung durchlaufen haben. **Mund-, Kiefer- und Gesichtschirurgen** sind sowohl Ärzte als auch Zahnärzte. Sie haben eine mehrjährige kieferchirurgische Facharztausbildung abgeschlossen.

1.2 Indikation und Kontraindikation

Füllungstherapie →S. 139
Krone →S. 419
Wurzelspitzenresektion →S. 236
Wurzelkanalfüllung →S. 209

Zahnärztliche chirurgische Eingriffe sind bei bestimmten Erkrankungen das Mittel der Wahl. Zum Beispiel liegt eine **Indikation** (Heilanzeige) für die Extraktion eines Zahnes vor, wenn er so stark zerstört ist, dass ein Erhalt des Zahnes durch eine Füllung oder Krone nicht mehr möglich ist.
Bei anderen Erkrankungen wird man erst dann einen chirurgischen Eingriff vornehmen, wenn alle Möglichkeiten einer nicht-chirurgischen Behandlung ausgeschöpft sind. Zum Beispiel ist eine Wurzelspitzenresektion angezeigt, wenn mit einer Wurzelkanalfüllung eine Entzündung an der Wurzelspitze nicht behoben werden konnte.

Daneben ist die Kenntnis der wichtigsten **Kontraindikationen** (Gegenanzeigen) für Operationen und nicht-operative Behandlungen von Vorteil. Herz-Kreislauf-Erkrankungen stellen z. B. eine **relative** Kontraindikation für eine Implantation dar. Dies bedeutet, dass die Implantation durchgeführt werden kann, sofern der erwartete Nutzen den zu befürchtenden Schaden aufwiegt. Demgegenüber bedeutet der Begriff **absolute** Kontraindikation, dass eine Behandlung auf keinen Fall durchgeführt werden sollte, da ihre negativen Auswirkungen zu schwerwiegend wären.

Terminologie: Einführung in die zahnärztliche Chirurgie

Indikation, die (lat. indicatio = Anzeige)	Heilanzeige; Anzeige für eine bestimmte Heilmethode, ein bestimmtes Heilmittel oder eine diagnostische Maßnahme wie z. B. Operationen oder Arzneimittel
Kontraindikation, die	Gegenanzeige; Umstand, der die Anwendung einer bestimmten Behandlungsmaßnahme verbietet; z. B. bei bestimmten Krankheiten manche Operationen und/oder Arzneimittel

2 Allgemeiner Behandlungsablauf und chirurgische Instrumente

Da die anatomischen Voraussetzungen und die Krankheitsgeschichte bei jedem Patienten anders sind, ist der **Ablauf** eines chirurgischen Eingriffs nie völlig gleich. Die Extraktion ein- und desselben Zahnes kann z. B. bei zwei Patienten sehr unterschiedlich verlaufen. Dennoch laufen chirurgische Eingriffe in typischen Schritten ab, deren Kenntnis für Zahnmedizinische Fachangestellte wichtig ist. Aus dem Ablauf der Behandlung ergibt sich, welche Aufgaben ein ZFA hat und welche **Instrumente** bereitgelegt werden sollen.
Im Allgemeinen läuft eine chirurgische Behandlung in drei Phasen ab:
- Vorbereitung des Eingriffs
- Durchführung des Eingriffs
- Nachbereitung des Eingriffs

2.1 Vorbereitung von chirurgischen Eingriffen

Vor dem Eingriff ist zur Vermeidung von Zwischenfällen eine aktuelle Anamnese zu erheben und die medizinische Diagnostik durchzuführen. Hierbei muss besonders auf Gerinnungsstörungen, wie sie z. B. unter Marcumarisierung auftreten, geachtet werden. Bei der Diagnostik werden vor jedem chirurgischen Eingriff **Röntgenbilder** angefertigt. Sie geben u. a. Auskunft über anatomische Besonderheiten wie etwa den Wurzelverlauf sowie über krankhafte Veränderungen an Zahn und Knochen. Die Röntgenbilder sollten zur Operation bereitliegen, damit der Operateur sich vor Beginn und evtl. während der Operation daran orientieren kann.

Anamnese →S. 28

Außerdem sollte der Patient vor der Operation immer über mögliche Komplikationen der geplanten Operation (auch Blutung, Schwellung, Wundheilungsstörung) vom Zahnarzt **aufgeklärt** werden. Zur rechtlichen Absicherung ist es sinnvoll, die Einverständniserklärung in schriftlicher Form vorzunehmen und sie vom Patienten unterschreiben zu lassen. Auch wenn die Aufklärung aus rechtlichen Gründen in den Aufgabenbereich des Zahnarztes fällt, so sollten Zahnmedizinische Fachangestellte dennoch die Gründe für den operativen Eingriff, den Behandlungsablauf und die Maßnahmen zur Nachsorge kennen, um auf Fragen des Patienten angemessen eingehen zu können.

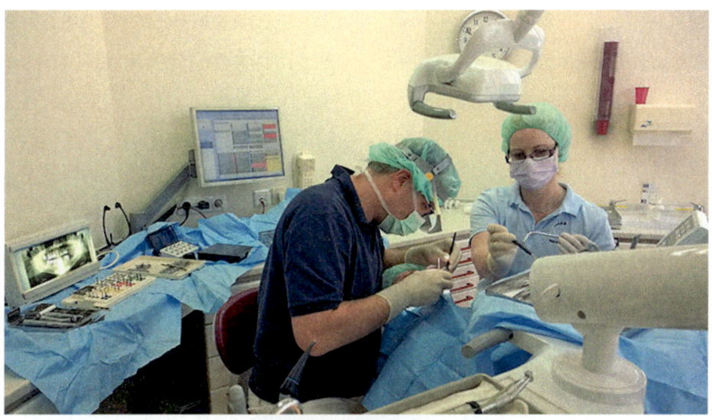

Abb. 1 Zahnärztlich-chirurgischer Eingriff. Das Operationsgebiet und die Schwebetische sind steril abgedeckt.

Händedesinfektion →S. 82

Damit die anstehende Operation möglichst komplikationsfrei abläuft, sollten grundsätzlich alle chirurgischen Eingriffe unter sterilen Bedingungen durchgeführt werden. Dabei werden folgende **Hygienemaßnahmen** ergriffen:

- Das Operationsgebiet wird steril abgedeckt →Abb. 1, S. 217. Um die sterilen OP-Tücher zusammenzuhalten, werden Tuchklemmen benutzt →Abb. 1.
- Der Chirurg und die sogenannte „sterile Assistenz“ legen einen Mundschutz und ggf. eine Schutzbrille an, führen eine chirurgische Händedesinfektion durch, ziehen sterile OP-Kleidung an und streifen sterile Handschuhe über. Da die Mundhöhle immer von Keimen besiedelt ist, kann bei kleineren Eingriffen (z. B. bei einer Zahnextraktion) auf die chirurgische Händedesinfektion und das sterile Abdecken des Operationsgebietes verzichtet werden. Eine hygienische Händedesinfektion und unsterile Handschuhe reichen in diesem Falle aus. Die chirurgischen Instrumente und Materialien müssen jedoch steril sein.
- Zur Keimreduktion kann vor dem Eingriff die Mundhöhle mit einer antiseptischen Spüllösung ausgespült werden.

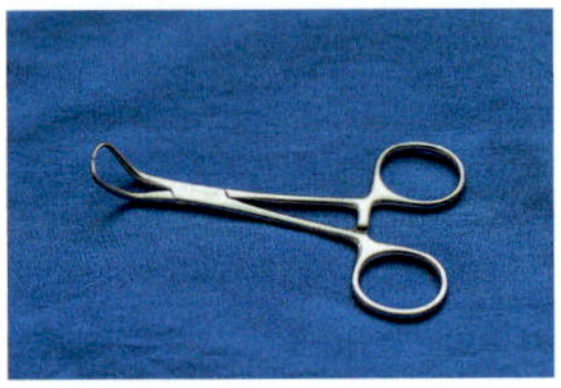

Abb. 1 Tuchklemme nach Backhaus zum Befestigen steriler OP-Tücher

Video

Desinfektion der Hände
Anlegen steriler Handschuhe

2.2 Durchführung von chirurgischen Eingriffen

Bei den meisten chirurgischen Eingriffen ist zu Beginn der Operation eine **Anästhesie** erforderlich. Oft ist hierzu eine Lokalanästhesie ausreichend, doch bei größeren Eingriffen kann auch eine Narkose (Allgemeinanästhesie) nötig werden. Da viele Patienten Angst vor dem Eingriff bzw. bereits vor der Anästhesie haben, sollten Zahnmedizinische Fachangestellte beruhigend auf den Patienten einwirken. Der ZFA kann dem Patienten auch etwas von seiner Angst nehmen, indem er alle Materialien gut vorbereitet hat und bei der Assistenz ruhig und umsichtig arbeitet.

Anästhesie →S. 175

2.2.1 Assistenz beim Eingriff

Bei allen chirurgischen Eingriffen hat die Assistenz v. a. für eine ausreichende Sicht des Operateurs zu sorgen. Dies bedeutet, dass sie Blut und Speichel absaugt, das Licht nachstellt und mit Mundspiegel bzw. Haken →Abb. 2 versucht, den freien Blick auf das Operationsgebiet zu ermöglichen. Hierbei kommt ein chirurgischer Sauger aus Kunststoff oder Metall zum Einsatz →Abb. 3. Bei größeren Eingriffen, z. B. bei der Implantation, der Osteotomie oder der Wurzelspitzenresektion, werden oft zusätzliche Materialien benötigt. Da der ZFA zugleich am Behandlungsplatz gebraucht wird, ist es hier sinnvoll, zu dritt zu sein. Der Zahnarzt wird von einem ZFA am Stuhl assistiert, der ebenfalls sterile Handschuhe und OP-Kleidung trägt (**sterile Assistenz**). Ein sogenannter **Springer** (in der Regel ein weiterer ZFA; unsterile Assistenz) holt Material und Instrumentarium herbei, welches nicht direkt an der Behandlungseinheit Platz gefunden hat oder das zusätzlich benötigt wird.

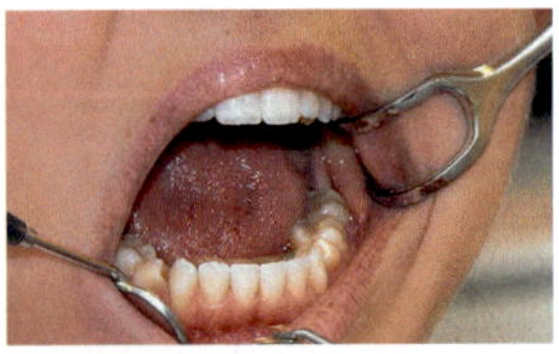

Abb. 2 Abhalten mit einem Middeldorpf-Haken

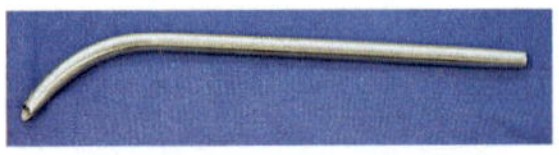

Abb. 3 Chirurgische Absaugkanüle aus Metall (chirurgischer Sauger)

Dabei ist darauf zu achten, dass der Springer steril verpackte Instrumente und Materialien so anreicht, dass sie steril bleiben. Der Springer öffnet die Verpackung so, dass die Instrumente nicht berührt werden und der assistierende ZFA die Instrumente auf den sterilen Tray legen bzw. dem Chirurgen direkt anreichen kann →Abb. 4. Gleiches gilt für die Entnahme und das Reichen von Instrumenten und Tupfern aus einer sterilen Instrumentenbox mittels einer Kornzange →Abb. 1, S. 219.

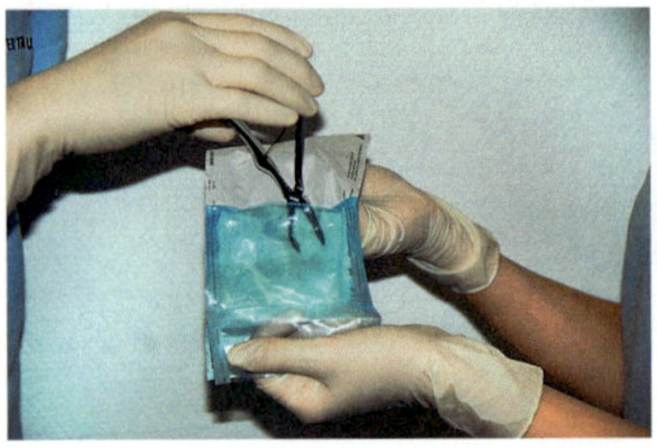

Abb. 4 Korrekte Technik des Anreichens durch den Springer (Prinzip)

2.2.2 Instrumente

Die Art der chirurgischen Behandlung gibt vor, welche Instrumente bei chirurgischen Eingriffen benötigt werden. Im Folgenden sind, nach dem allgemeinen Ablauf der chirurgischen Behandlung geordnet, jene chirurgischen Instrumente aufgeführt, die bei den meisten Eingriffen zum Einsatz kommen →Abb. 2. Weitere Instrumente werden bei den Operationen genannt, bei denen sie bevorzugt benötigt werden (z. B. das Periotom bei der Zahnextraktion).

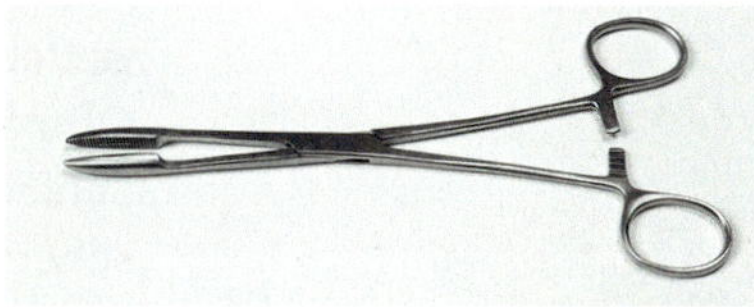

Abb. 1 Kornzange

Grundsätzlich müssen aus hygienischen Gründen alle chirurgischen Instrumente sterilisierbar sein. Die Sterilisation der Instrumente, die Vorbereitung des Behandlungsplatzes und das Bereitlegen des Instrumentariums sind Aufgaben des Zahnmedizinischen Fachangestellten.

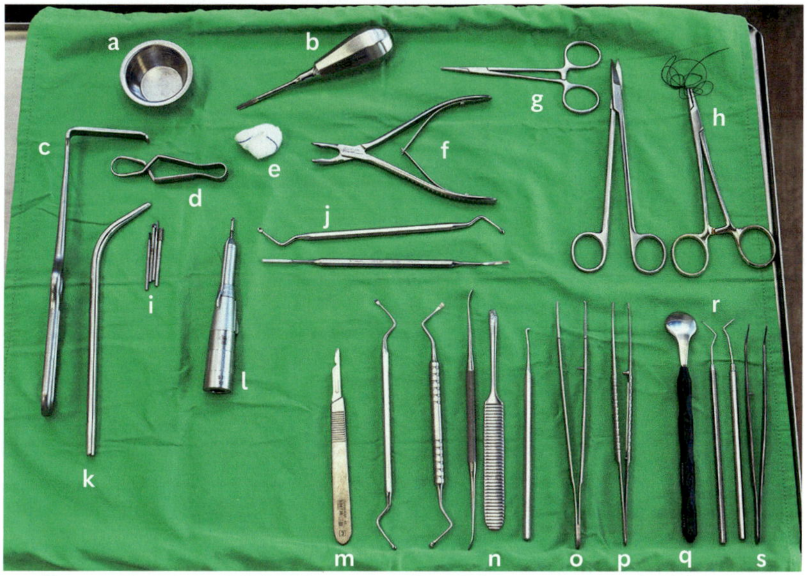

Abb. 2 Standardinstrumentarium für zahnärztlich-chirurgische Eingriffe. a) Steriles Schälchen; b) Hebel nach Bein; c) Langenbeck-Haken; d) Tuchklemme; e) Tupfer; f) Luer-Zange; g) Arterienklemme; h) Nadelhalter; i) Fräsen; j) scharfer Löffel; k) chirurgischer Sauger; l) Chirurgie-Handstück; m) Skalpell mit auswechselbarer Klinge; n) Raspatorium; o) chirurgische Pinzette; p) anatomische Pinzette; q) Mundspiegel; r) Sonde; s) zahnärztliche Pinzette

Skalpelle

Die meisten chirurgischen Eingriffe beginnen mit einer Inzision. Unter Inzision versteht man das Hineinschneiden in ein Gewebe, z. B. in die Gingiva oder Mukosa (Schleimhaut). Eine Inzision wird z. B. auch bei einem Abszess notwendig. Für die Inzision werden chirurgische Messer verwendet. Man nennt sie Skalpelle. Es gibt Skalpelle mit Griff und auswechselbarer Klinge, mit festsitzender Klinge und Einmalskalpelle →Abb. 3. Bei den Skalpellen mit auswechselbarer Klinge wird der Griff nach jedem operativen Eingriff sterilisiert und wieder neu verwendet, die Klingen werden wie Kanülen in durchstichsicheren Behältern, sogenannten Abwurfbehältern, entsorgt. Je nach Einsatzgebiet werden Klingen in unterschiedlichen Formen angeboten.

Abszessbehandlung →S. 240
Abwurfbehälter →S. 104

Merke

Sicherheit geht vor Schnelligkeit
Beim Wechseln der Klingen sollte man zur Vermeidung einer Verletzung die Klingen mit einem Nadelhalter oder mit einem anderen Instrument in den Griff stecken und auf gleiche Art und Weise aus diesem wieder entfernen. Niemals sollte die Hand dafür verwendet werden!

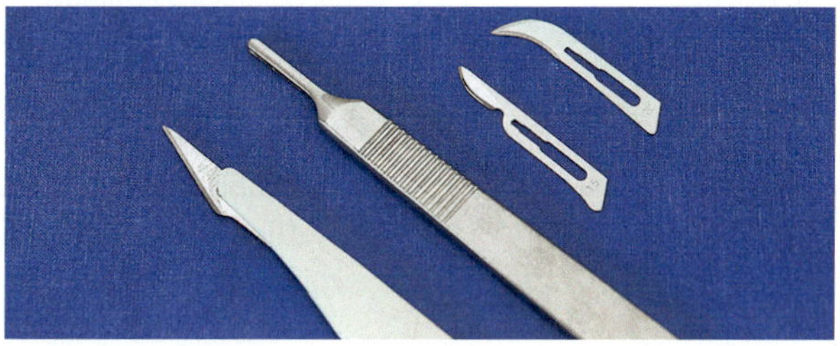

Abb. 3 Einmalskalpell, Skalpellgriff und auswechselbare Klingen

Scheren

Exzision →S. 240

Nach der Inzision werden einzelne Gewebe voneinander gelöst (sie werden „dargestellt“). Hierzu werden stumpfe **Präparierscheren** verwendet →Abb. 1.
Oftmals wird auch Gewebe entfernt. Dies nennt man Exzision. Die Exzision von Schleimhaut wird mit einer spitz zulaufenden **Zahnfleischschere (Schleimhautschere)** durchgeführt →Abb. 2.
Mit einer **chirurgischen Schere** können die Wundränder gesäubert werden →Abb. 3. **Fadenscheren** dienen zum Abschneiden der Fäden →Abb. 4.

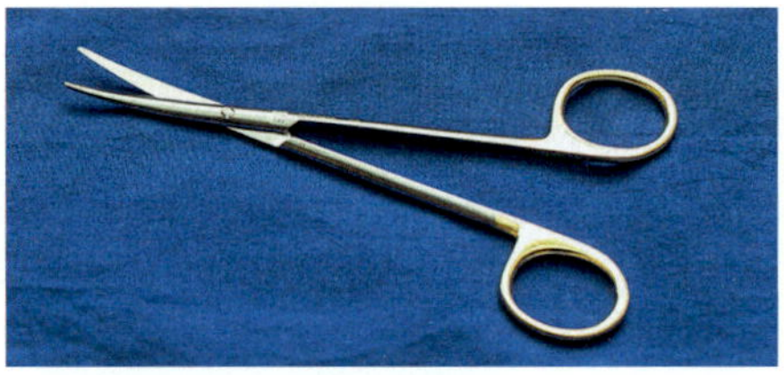

Abb. 1 Präparierschere

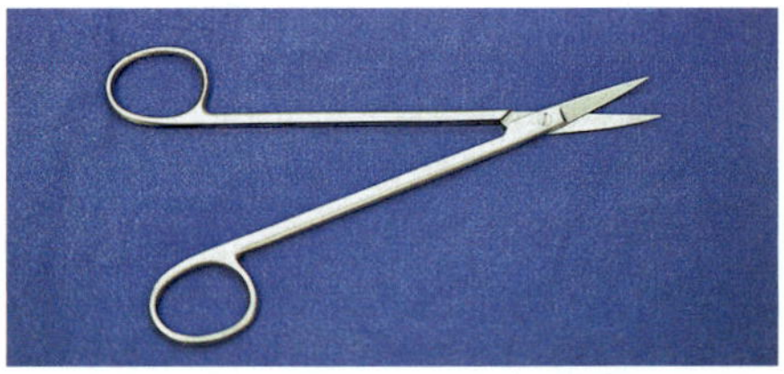

Abb. 2 Zahnfleischschere

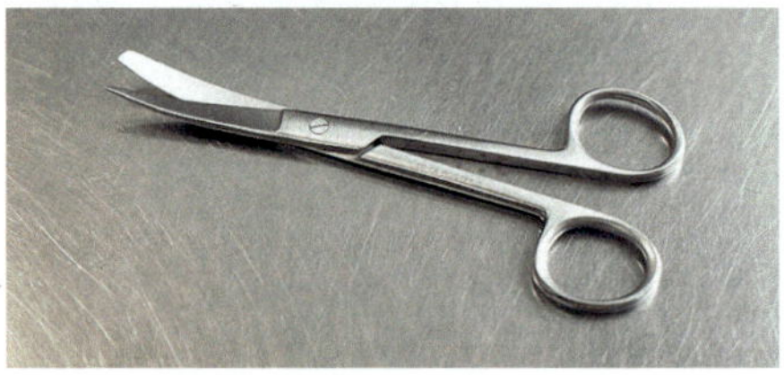

Abb. 3 Chirurgische Schere

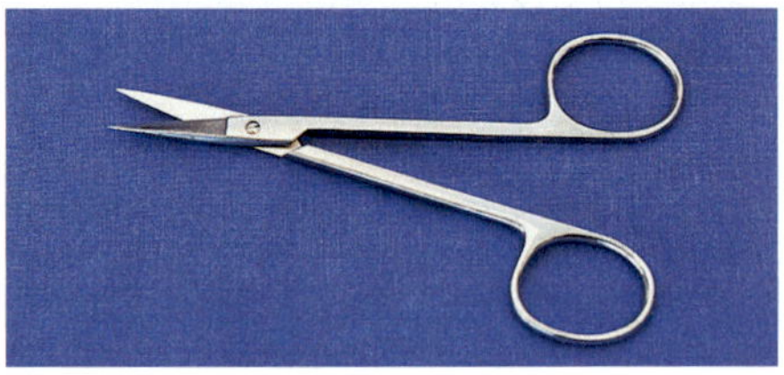

Abb. 4 Fadenschere

Pinzetten

Pinzetten werden zu unterschiedlichen Zwecken benötigt:
– **Chirurgische Pinzetten** zeichnen sich durch kleine Widerhaken am Arbeitsende aus, mit deren Hilfe das Gewebe gefasst und bei der Präparation festgehalten werden kann →Abb. 5, 6.

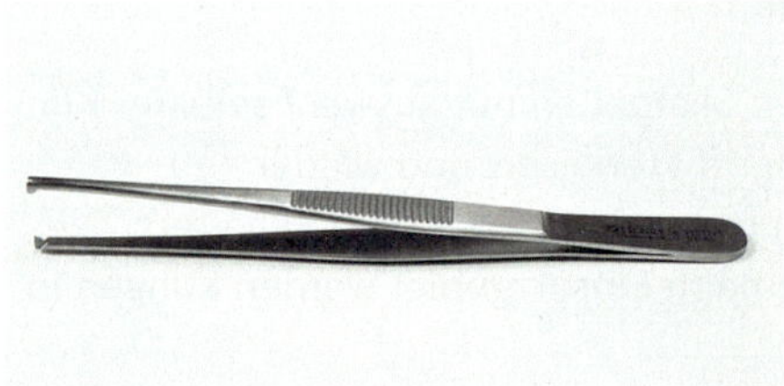

Abb. 5 Chirurgische Pinzette

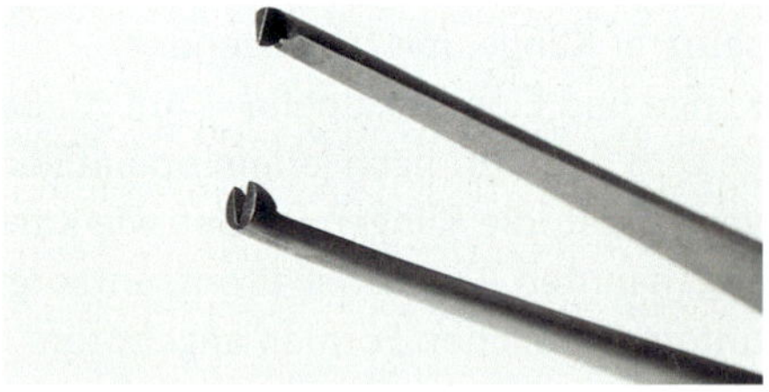

Abb. 6 Chirurgische Pinzette, Spitze (Vergrößerung von Abb. 5)

– Die **anatomische Pinzette** ist stumpf und hat ein geriffeltes Ende. Sie dient z. B. zum Anreichen von Tupfern →Abb. 7.
– Die **zahnärztliche Pinzette** ist abgebogen, spitz zulaufend und zählt zum zahnärztlichen Grundinstrumentarium →Abb. 8. Sie wird benötigt, um z. B. Watterollen in der Mundhöhle zu platzieren.

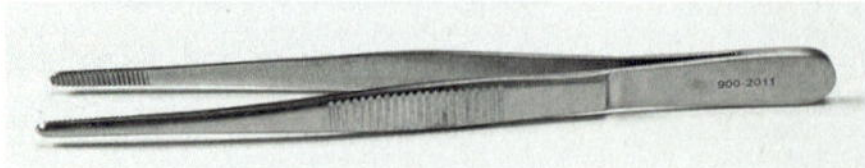

Abb. 7 Anatomische Pinzette

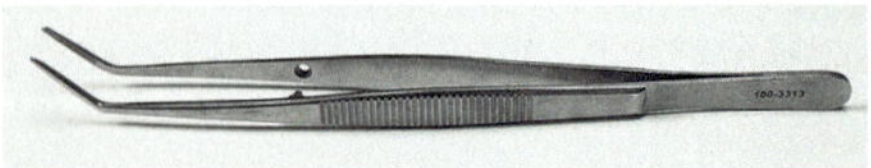

Abb. 8 Zahnärztliche Pinzette

Offenhalten des OP-Gebietes

Bei fast allen Operationen muss der Zugang zum Operationsgebiet für die Dauer des Eingriffs gewährleistet sein. Hierzu werden unterschiedliche Instrumente benutzt.

- **Scharfe Wundhaken** haben spitze Zinken und ziehen die Wundränder auseinander →Abb. 1.
- Bei den **stumpfen Wundhaken** unterscheidet man den
  - **Wundhaken nach Middeldorpf**, der zum Abhalten der Wange und Lippe dient →Abb. 2, und den
  - **Wundhaken nach Langenbeck**, der auf dem Knochen aufgesetzt wird und üblicherweise den Mukoperiostlappen abhält →Abb. 3.
- Mit dem **Zungenspatel** lässt sich die Zunge abhalten. Er kann glatt oder perforiert sein →Abb. 4.
- Mit dem **Mundsperrer** wird während einer Operation in Narkose der Mund offengehalten. Außerdem dient er dazu, den Mund bei einer Kieferklemme aufzudehnen →Abb. 5.

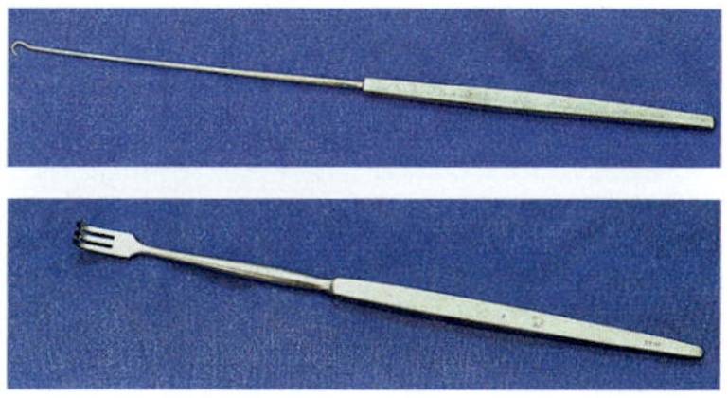
Abb. 1 Scharfe Wundhaken

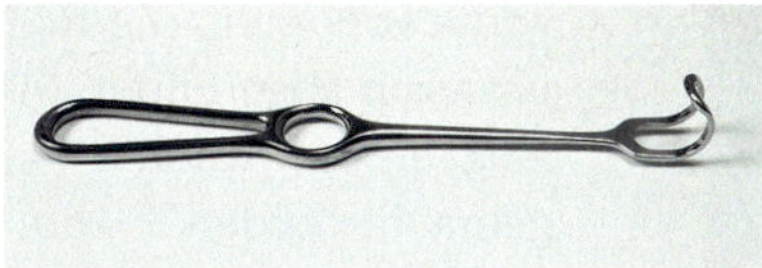
Abb. 2 Middeldorpf-Haken

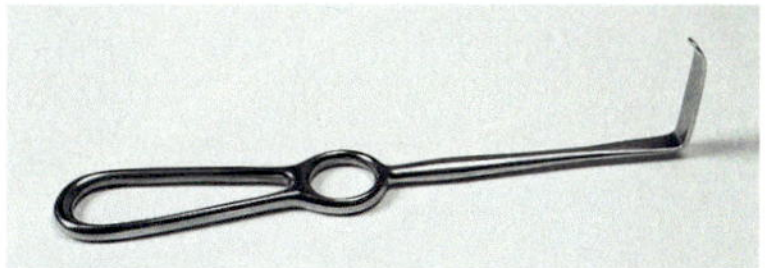
Abb. 3 Langenbeck-Haken

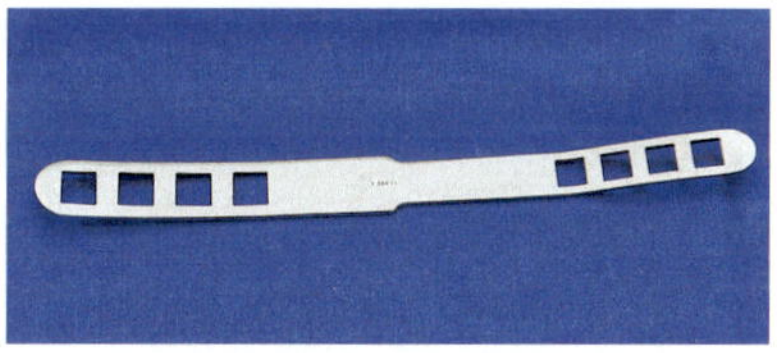
Abb. 4 Perforierter Zungenspatel

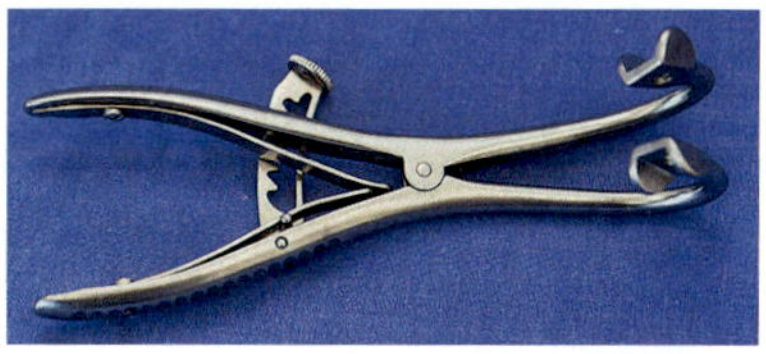
Abb. 5 Mundsperrer nach Denhart

Blutstillung

Während einer OP kann es auch zu starken Blutungen kommen. Dies ist der Fall, wenn Arterien verletzt werden. **Arterienklemmen** dienen dazu, ein spritzendes Gefäß abzuklemmen, um es dann zu unterbinden →Abb. 6. Sie haben am Griff eine Arretierung (Verriegelung), sodass man die arretierte Klemme loslassen und dann die Arterie unterbinden kann.

Für die Blutstillung werden daneben auch **Elektrochirurgiegeräte (Elektrotome)** eingesetzt. Sie arbeiten mit hochfrequentem Strom. Es gibt unterschiedliche Aufsätze in Schlingen-, Kugel- oder Stabform →Abb. 7, 8. Sie kommen zum Einsatz, um eine Blutstillung durchzuführen. Die Blutstillung kommt dadurch zustande, dass durch den Strom das Gewebe erhitzt wird und sich zusammenzieht. Diese Elektrokoagulation wird auch als Kauterisation bezeichnet.

Des Weiteren kann auf elektrochirurgischem Wege Gewebe abgetragen werden. Auch schneidende Vorgänge können so stattfinden. Der Vorteil dieser Geräte ist, dass nur eine geringe Blutung auftritt, die Nachteile sind der unangenehme Geruch und die Gefahr von zu großer Hitzeeinwirkung.

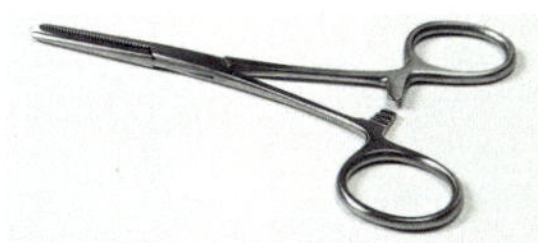
Abb. 6 Arterienklemme nach Kocher (Kocherklemme)

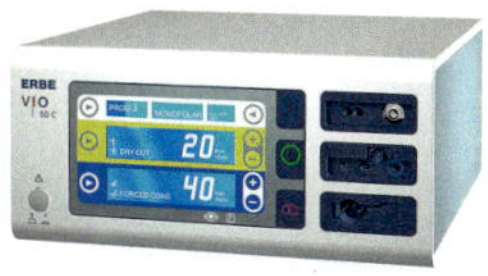
Abb. 7 Elektrochirurgiegerät

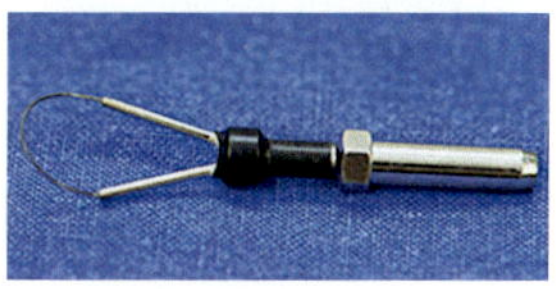
Abb. 8 Elektroschlinge

Merke

Wenn ein Patient einen Herzschrittmacher oder ein Cochleaimplantat („implantiertes Hörgerät") trägt, ist der Einsatz eines Elektrochirurgiegerätes sehr sorgfältig abzuwägen, da das Elektrochirurgiegerät den Herzschrittmacher (v. a. ältere Modelle) bzw. das Cochleaimplantat stören kann.

Bearbeiten von Knochen

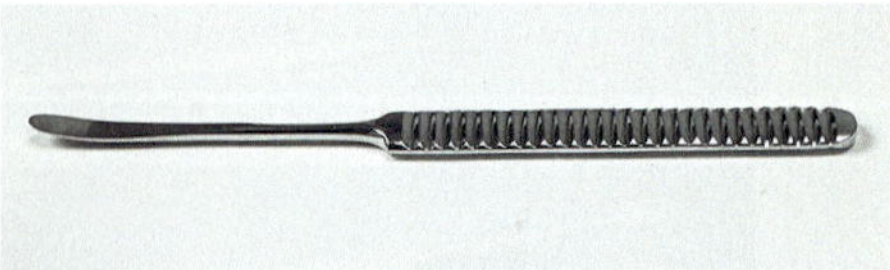

Abb. 1 Raspatorium

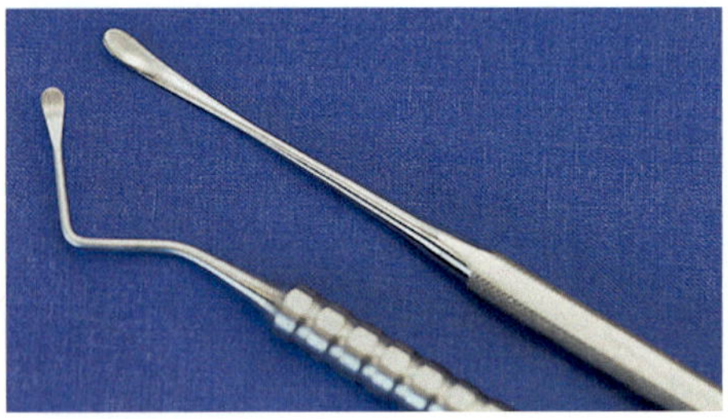

Abb. 2 Elevatorien

Oftmals ist der Knochen der Bereich, dem der Eingriff gilt. Zur Knochenbearbeitung werden häufig folgende Instrumente benötigt:

- Das **Raspatorium** →Abb. 1 wird u. a. für die Bildung eines Mukoperiostlappens benötigt. Es gibt schmale und breite Raspatorien in unterschiedlicher Größe. Sie sind alle am Arbeitsende scharf.
- Das **Elevatorium** sieht ähnlich aus wie das Raspatorium, läuft vorne aber pfeilartig zu. Die Spitze und Kanten des Elevatoriums sind abgerundet. Mit ihm können z. B. durch einen Unfall eingedrückte Knochenstücke wieder in die ursprüngliche Lage gebracht werden →Abb. 2. Es gibt auch Elevatorien mit einem abgerundeten Ende und einem scharfen Ende, welches dann zum Präparieren des Mukoperiostlappens verwendet wird.
- Die **Hohlmeißelzange** nach **Luer** (Luer-Zange) ist ein Instrument zum schrittweisen Abtragen von Knochen →Abb. 3, 4. Sie wird v. a. zum Glätten von Knochenkanten benutzt, z. B. bei der operativen Zahnentfernung.
- **Knochenfräsen** sind sterile, rotierende Instrumente, mit denen der Knochen unter Kühlung abgetragen und geglättet werden kann →Abb. 5.
- Mit einer **Lindemannfräse** wird bei der operativen Zahnentfernung unter Kühlung die Zahnkrone von der Wurzel abgetrennt →Abb. 6.
- **Chirurgiemotoren** werden bei Operationen häufig eingesetzt. Sie führen dem rotierenden Instrument über ein Schlauchsystem sterile Kochsalzlösung zu →Abb. 7. Durch diese Kühlung wird verhindert, dass der Knochen durch die Reibung zu sehr erhitzt wird. Der Knochen kann mit unterschiedlicher Drehzahl bearbeitet werden. Für die Implantologie gibt es spezielle drehzahlbegrenzte Motoren mit definiertem Drehmoment.

operative Zahnentfernung →S. 231

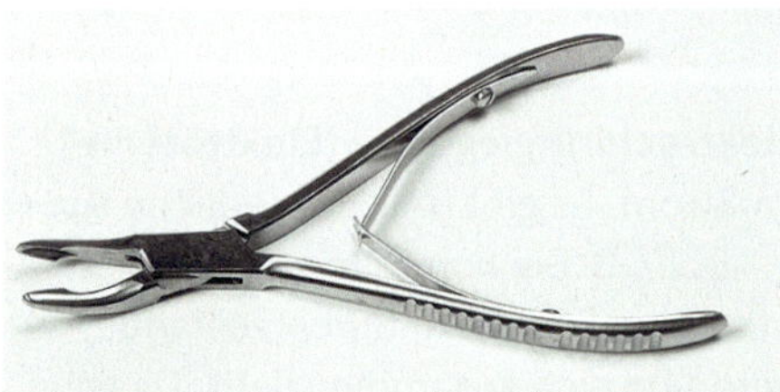

Abb. 3 Luer-Zange

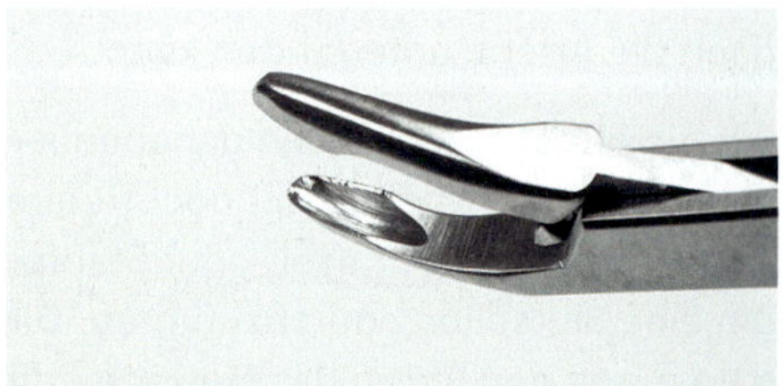

Abb. 4 Luer-Zange (Detail)

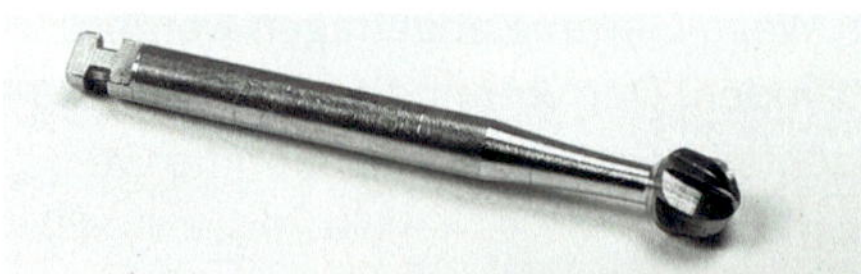

Abb. 5 Kugelförmige Knochenfräse

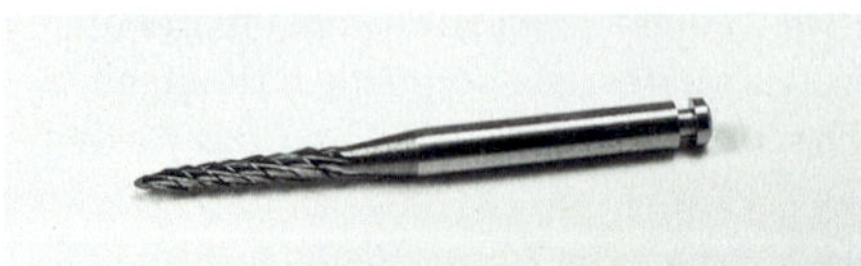

Abb. 6 Lindemannfräse

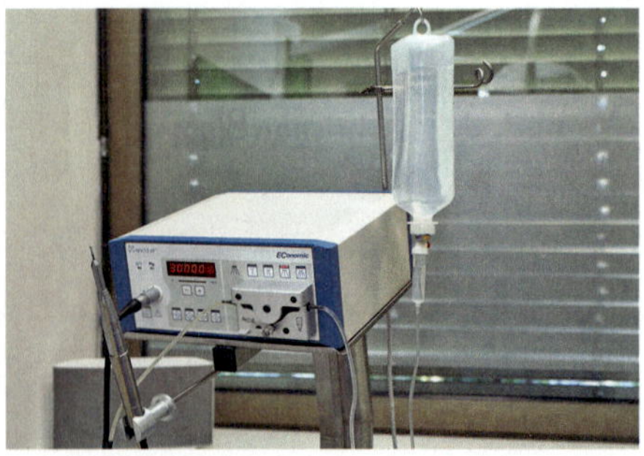

Abb. 7 Chirurgische Einheit mit Kühlung über eine sterile Kochsalzpumpe

— Das moderne **Piezochirurgiegerät** →Abb. 1 ermöglicht atraumatische OP-Verfahren. Es basiert auf Ultraschall und kann punktgenau selektiv Knochen abtragen, ohne umliegendes Weichgewebe zu zerstören. Es wird zur Knochenentfernung in Nervennähe und beim Sinuslift eingesetzt.

Sinuslift →S. 248

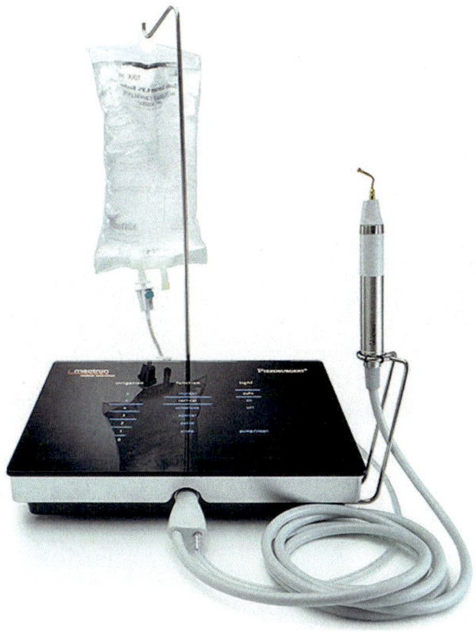

Abb. 1 Piezochirurgiegerät

Naht

Zum Schluss wird die Wunde vernäht. Hierzu wird eine Reihe von Materialien und Instrumenten gebraucht.

Nadeln: Nadeln gibt es in gerader und gebogener Form. Ihrem Querschnitt nach unterscheidet man runde oder kantig geschliffene Nadeln →Abb. 2.

Es gibt Nadeln, bei denen der Faden ins Nadelöhr eingefädelt werden muss und die als **traumatisch** (verletzend) bezeichnet werden, da der doppelte Fadendurchmesser durchs Gewebe hindurchmuss. Das Nadelöhr kann geschlossen oder offen sein.

Beim geschlossenen Nadelöhr wird der Faden durch das ovale Öhr gefädelt. Das Nadelöhr wird hier als Fädelöhr bezeichnet.

Beim offenen Nadelöhr, das als Federöhr bezeichnet wird, rastet der Faden durch Druck über dem Öhr ein.

Daneben existieren **atraumatische** (nicht gewebeverletzende) Nadeln, bei denen der Faden direkt mit der Nadel verschweißt ist und somit keine Vergrößerung des Durchmessers auftritt.

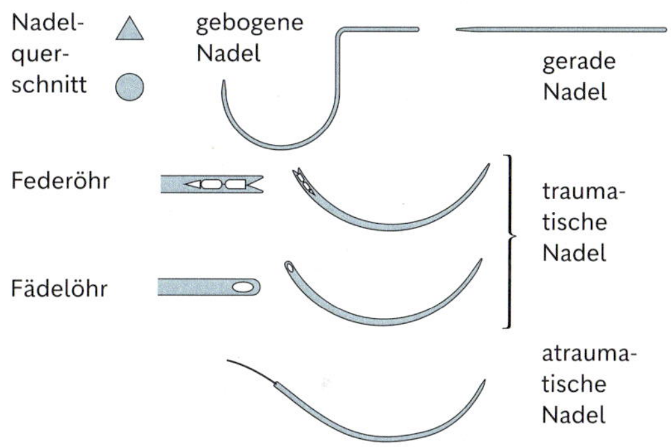

Abb. 2 Chirurgische Nadeln

Nadelhalter und Nadeldose: In der Chirurgie werden die Nadeln nicht mit den Fingern, sondern durch einen **Nadelhalter** →Abb. 3–5 gehalten.
— Offene Nadelhalter lassen sich am Griff nicht schließen.
— Geschlossene Nadelhalter haben eine Arretierung (Verriegelung) und können die Nadel so in einer festen Position halten.

Die Nadeln werden in **Nadeldosen** aufbewahrt, die aus einer Innen- und einer Außendose bestehen.

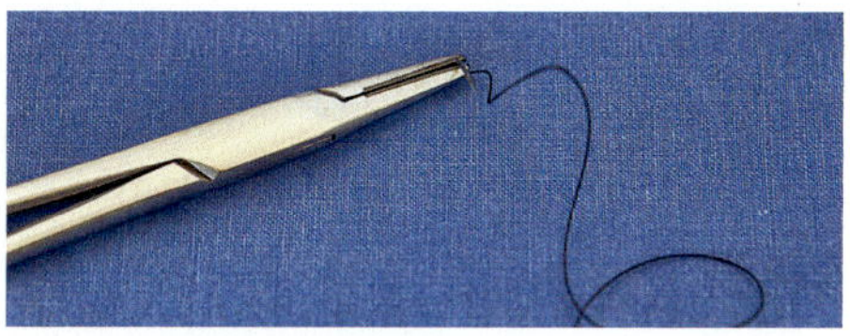

Abb. 3 Nadelhalter (Detail)

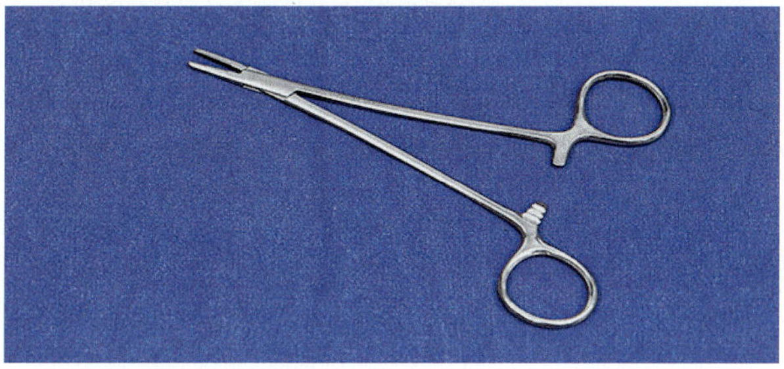

Abb. 4 Geschlossener Nadelhalter

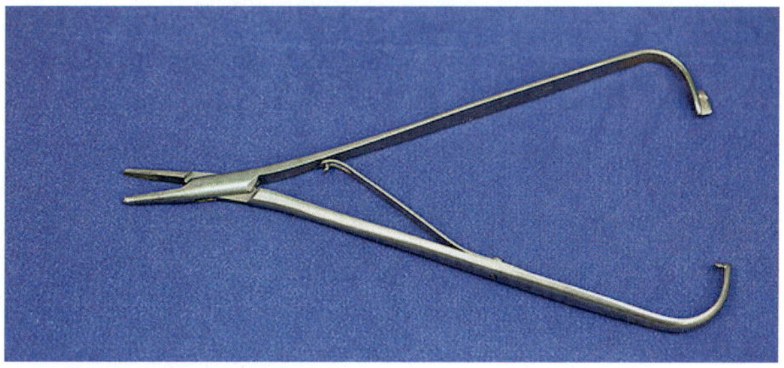

Abb. 5 Nadelhalter mit Feder

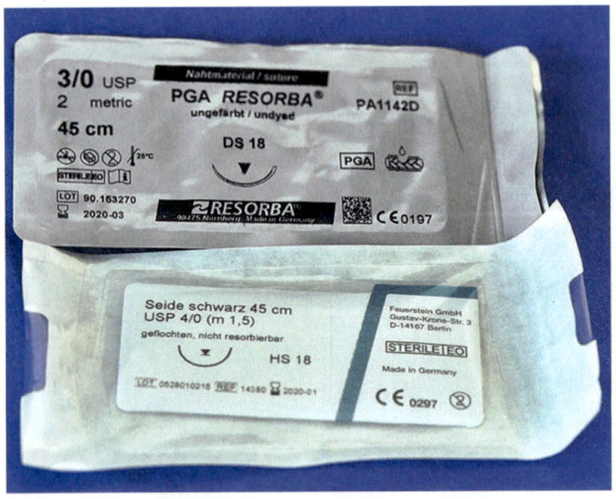

Abb. 1 Verpackungen eines resorbierbaren Fadens (oben) und eines nicht resorbierbaren Fadens (unten)

Fäden: Chirurgische Fäden werden als Fadenrolle oder einzeln zugeschnitten in sterilen Einzelpackungen angeboten. Sie unterscheiden sich in ihrem Aufbau, ihrer Oberfläche, dem Material und ihrem Auflösungsverhalten. Für die verschiedenen Einsatzgebiete werden auch unterschiedliche Fäden gebraucht.

Resorbierbare Fäden lösen sich nach einer gewissen Zeit auf und müssen nicht entfernt werden. Sie werden v. a. in tieferen Gewebeschichten verwendet. **Nicht resorbierbare** Fäden müssen entfernt werden.

Das Fadenmaterial kann glatt sein. Es besteht dann meist aus einem einzelnen Faden. Die Oberfläche kann aber auch uneben und rau erscheinen. Diese geflochtenen Fäden setzen sich aus mehreren Einzelfäden zusammen →Abb. 1.

Fadenscheren haben abgerundete Enden. Mit ihnen wird der Faden abgeschnitten.

Merke
Entsorgung scharfer und spitzer Gegenstände
Sämtliche scharfen und spitzen Instrumente, die zum Einmalgebrauch gedacht sind (z. B. Skalpellklingen, Nadeln, Kanülen, Einmalskalpelle), sollten in durchstichsicheren Behältern, sog. Abwurfbehältern, entsorgt werden, um der Verletzungsgefahr und damit auch der Infektionsgefahr zu begegnen.

Abwurfbehälter →S. 104

2.3 Nachbereitung von chirurgischen Eingriffen

2.3.1 Verhaltenshinweise für den Patienten

Der Patient sollte **Hinweise zum Verhalten nach chirurgischen Eingriffen** erhalten, denn wenn er diese Hinweise beachtet, kann er Komplikationen vorbeugen und eine schnellere Heilung herbeiführen.

- Der Aufbisstupfer sollte ca. eine Stunde belassen werden. Die Nachblutung wird dadurch vermindert.
- Am ersten Tag nach dem Eingriff sollten keine häufigen Mundspülungen durchgeführt werden. Durch zu häufiges Spülen kann sich das für die Wundheilung notwendige Koagel (Blutpfropf) wieder lösen.
- Man sollte am Behandlungs- und am Folgetag weder Kaffee noch Cola trinken. Koffeinhaltige Getränke erhöhen den Blutdruck und können dadurch zu einer Blutung führen.
- Körperliche Anstrengung sollte vermieden werden. Bei körperlicher Anstrengung steigt der Blutdruck und damit die Blutungsgefahr.
- Man sollte nach dem Eingriff nicht rauchen, da Rauchen zu einer erhöhten Infektionsgefahr führt.
- Der Patient sollte erst nach Abklingen der Anästhesie wieder essen und trinken; anderenfalls können Bissverletzungen die Folge sein.
- Man sollte feuchtkalte Umschläge auf das Operationsgebiet auflegen, da feuchte Kälte zu einer Abschwellung führt.
- Bei Nachblutungen sollte erneut auf einen Tupfer gebissen werden. Durch dieses Komprimieren (Zusammendrücken) der Wunde wird die Blutung unterdrückt.

Diese Empfehlungen sind oft als Merkblatt für den Patienten zusammengestellt.

2.3.2 Nachsorge und Kontrolle nach chirurgischen Eingriffen

Zur Nachbereitung von chirurgischen Eingriffen gehört neben den Hinweisen zum Verhalten nach chirurgischen Eingriffen, die der Patient bekommt, eine Reihe von Maßnahmen:

- Der Eingriff wird dokumentiert und abgerechnet.
- Abfälle werden korrekt und sicher entsorgt.
- Flächen und Behandlungsstuhl werden desinfiziert.
- Die Instrumente werden aufbereitet und sterilisiert.
- Häufig werden von dem Zahnarzt postoperativ (nach der Operation) Schmerztabletten, manchmal auch Antibiotika, verordnet.
- Zum Teil wird eine Arbeitsunfähigkeitsbescheinigung ausgestellt.
- Wichtig ist, den Patienten zur postoperativen Kontrolle und zur Nachsorge erneut einzubestellen.
- Nach manchen Eingriffen sollte eine mehrmalige Nachsorge und Kontrolle eingeplant werden. Dies ist z. B. nach einer Implantation der Fall.
- Bei Bedarf werden als Teil der zahnärztlichen Kontrolluntersuchung Röntgenbilder angefertigt.
- Zur Nachsorge gehört u. a. die wiederholte Anleitung zu einer optimalen Mundhygiene.

Abfallentsorgung →S. 103
Sterilisation →S. 75
Implantation →S. 242

Terminologie: Allgemeiner Behandlungsablauf, chirurgische Instrumente

atraumatisch	nicht gewebeverletzend
Elektrokoagulation, die	operative Zerstörung von Gewebebezirken durch Strom; Verfahren der Kauterisation
Inzision, die (lat. incidere = hineinschneiden)	Schnitt
Kauterisation, die	Gewebszerstörung durch Brenn- oder Ätzmittel, z. B. durch elektrischen Strom oder chemische Lösungen
komprimieren	zusammendrücken
resorbieren	aufsaugen, aufnehmen
traumatisch (griech. trauma = Verletzung)	die Verletzung betreffend

Aufgaben

1 Welche Pinzettenarten können unterschieden werden?

2 Wozu dient die Hohlmeißelzange nach Luer?

3 Was versteht man unter atraumatischem Nahtmaterial?

4 Worüber sollten Patienten vor einem chirurgischen Eingriff informiert werden?

5 Warum sollten Patienten nach einer Operation keinen Kaffee trinken?

6 Erstellen Sie ein Merkblatt für den Patienten, welches Auskunft über das korrekte Verhalten nach chirurgischen Eingriffen gibt.

3 Chirurgische Eingriffe

Das Spektrum der zahnmedizinisch-chirurgischen Eingriffe ist weit. Entsprechend vielfältig sind die Indikationen für die Eingriffe. Beginnend mit der Zahnextraktion sollen im Folgenden die Grundzüge der in der Zahnarztpraxis vorgenommenen chirurgischen Eingriffe dargestellt werden.

3.1 Zahnextraktion

Unter einer Zahnextraktion versteht man die Entfernung eines Zahnes mittels Hebel und/oder Zange.

Die Zahnextraktion gehört zu den häufigsten chirurgischen Eingriffen in der Zahnarztpraxis. Wie bei jedem anderen chirurgischen Eingriff ist die Bereitstellung von Röntgenbildern besonders wichtig.

3.1.1 Indikationen für eine Zahnextraktion

Zahnfrakturen →S. 252

Ein Zahn muss dann entfernt werden, wenn er
- tief kariös zerstört ist,
- im Bereich seiner Krone oder Wurzel frakturiert (gebrochen) ist; besonders, wenn seine Wurzel längs frakturiert ist,
- stark gelockert ist,
- mittels Wurzelkanalbehandlung bzw. Wurzelspitzenresektion nicht erhalten werden kann,
- überzählig ist,
- retiniert und verlagert ist,
- oder wenn Platzmangel herrscht. Wenn Zahngröße und Kiefergröße nicht übereinstimmen und die Zähne keinen Platz im Kiefer haben, werden aus kieferorthopädischen Gründen zum Ausgleich oft die Prämolaren (4er oder 5er) gezogen. Aus demselben Grund werden auch frühzeitig die Weisheitszähne entfernt.

3.1.2 Instrumente für eine Zahnextraktion

Hebel

Hebel werden benutzt, um Zähne und v. a. Wurzelreste zu entfernen →Abb. 1–3. Dabei nutzen sie den Knochen oder Nachbarzähne als Widerlager. Sie werden interdental oder im Sulkus eingesetzt. Durch drehende Bewegungen wird der Zahn oder Wurzelrest gelockert bzw. komplett entfernt. Der Hebel nach Bein dient daneben auch zum Durchtrennen der Sharpey-Fasern des Zahnhalteapparates.

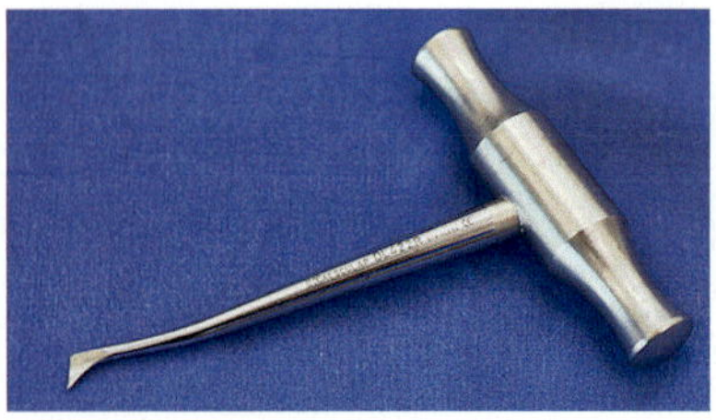

Abb. 1 Krallenhebel nach Barry

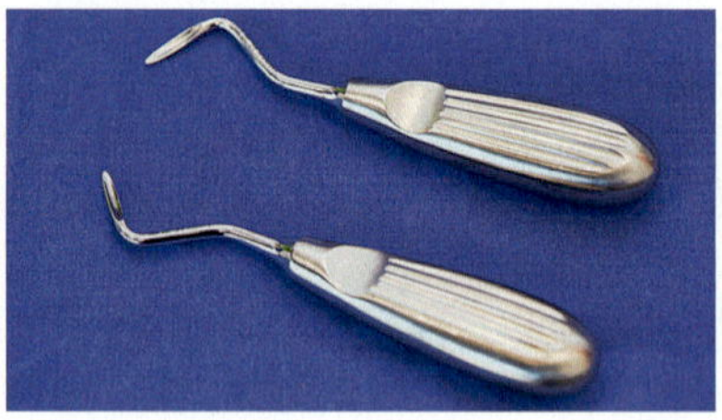

Abb. 2 Bajonetthebel nach Flohr

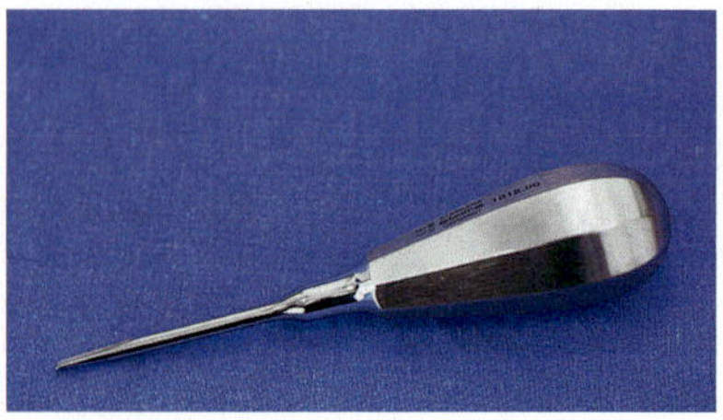

Abb. 3 Hohlmeißelhebel nach Bein

Zangen

Extraktionszangen dienen dem „Herausziehen" (= Extraktion) von Zähnen.

An einer Extraktionszange unterscheidet man den Griff, das Schloss, die Branchen und das Maul →Abb. 1.

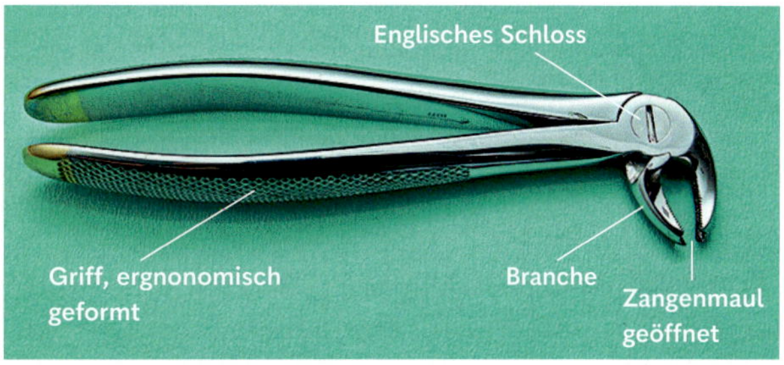

Abb. 1 Aufbau einer Extraktionszange

Die Branchen der Zange greifen über die Zahnkrone und sollten darüber hinaus tief im Sulkus enden. Mit rotierenden (drehenden) und luxierenden (ausrenkenden) Bewegungen kann der Zahn entfernt werden. Rotierende Bewegungen sollten jedoch nur bei Zähnen mit rundem Wurzelquerschnitt durchgeführt werden, da sonst die Gefahr eines Bruches (Fraktur) besteht.

Zahnfrakturen →S. 252

Es gibt verschiedene Zangen für den Frontzahnbereich, die Prämolaren, die Molaren und die Weisheitszähne, jeweils für Ober- und Unterkiefer. Die Zangen sind entsprechend der Anatomie der Zähne unterschiedlich geformt.

Bei den Oberkieferzangen unterscheidet man zusätzlich noch zwischen einer Molarenzange für rechts und links. Es existieren also insgesamt **vier** verschiedene Zangen für den Unterkiefer und **fünf** verschiedene Zangen für den Oberkiefer →Abb. 2.

Oberkieferzangen

Die Zangen für die Oberkieferfront sind gerade, ihr Maul schließt nicht vollständig →Abb. 2. Die Zangen für den Seitenzahnbereich sind über die Fläche gebogen. Die Prämolarenzange hat ein leicht geöffnetes Maul und abgerundete Branchen ohne Zacken. Die Molarenzangen haben an der bukkalen Branche eine Zacke, die in die Furkation (Gabelung) zwischen den beiden bukkalen Wurzeln greift →Abb. 3. Die zweite Branche, die nach palatinal zeigt, ist abgerundet. Es gibt eine Molarenzange für rechts und eine für links, wobei die Zacke immer zur Backe zeigt.

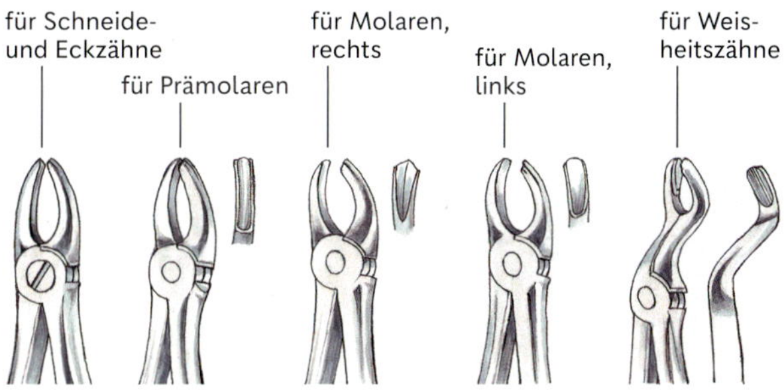

Abb. 2 Oberkieferzangen

Die **Weisheitszahnzange** ist zweifach gebogen.

Zur Entfernung von Wurzelresten gibt es noch eine besondere Zange, deren Branchen spitz zulaufen und die als **Bajonettzange** bezeichnet wird →Abb. 4.

Merke

Zacke zur Backe!

Die Molarenzangen für den rechten Oberkiefer und für den linken Oberkiefer sind spiegelbildlich konstruiert. Für beide gilt die Faustregel: „Die Zacke muss zur Backe zeigen!"

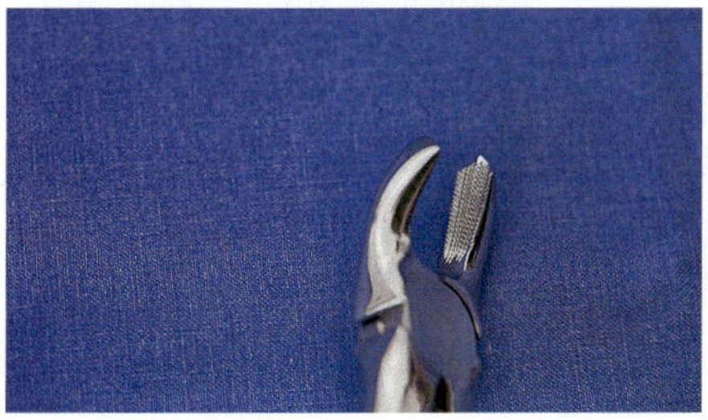

Abb. 3 Zacke einer Oberkiefermolarenzange

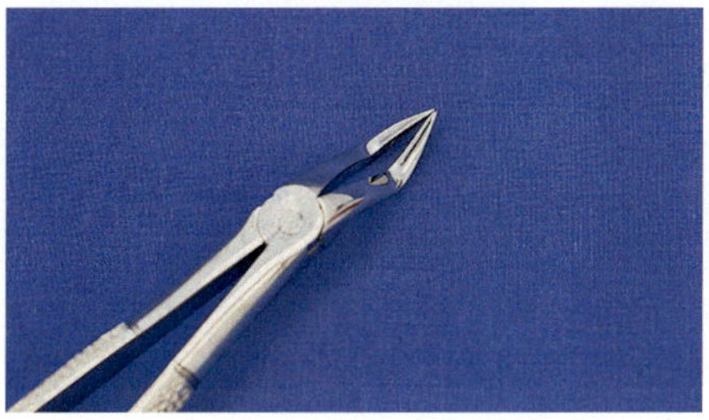

Abb. 4 Wurzelrestzange für den Oberkiefer (Bajonettzange)

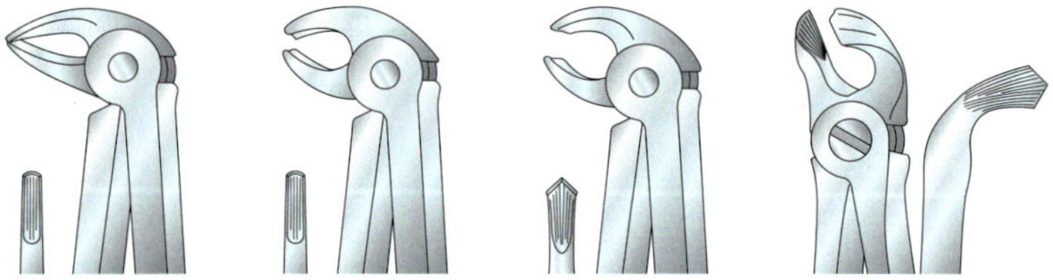

Abb. 1 Unterkieferzangen

Unterkieferzangen

Die Unterkieferzangen lassen sich leicht von den Oberkieferzangen unterscheiden, da sie im Schloss annähernd im rechten Winkel über die Kante gebogen sind →Abb. 1. Sie werden aufgrund ihres Aussehens als Rabenschnabelzangen bezeichnet. Sie lassen sich rechts und links anwenden.

Die Unterkiefer-Frontzahnzange hat als einzige Zange ein komplett geschlossenes Maul. Die Prämolarenzange hat ein geöffnetes Maul und abgerundete Branchenenden. Die Molarenzange hat an jeder Branche eine Zacke, die von bukkal und lingual in die Furkation greift.

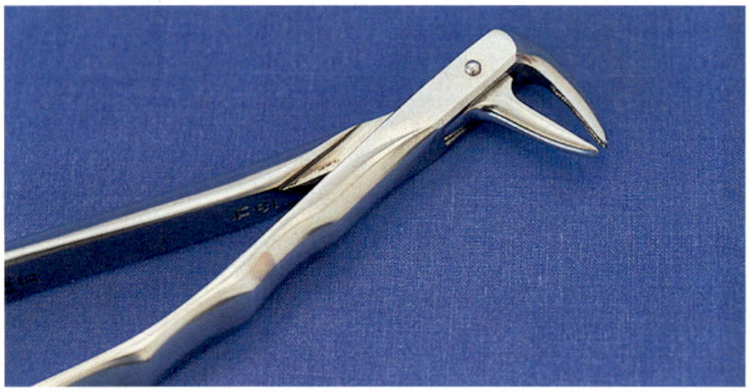

Abb. 2 Wurzelrestzange für den Unterkiefer

Die Weisheitszahnzange ist im Bereich der Branchen über die Fläche gebogen →Abb. 1. Auch für die Entfernung von Wurzelresten von Unterkieferzähnen gibt es eine spezielle Zange →Abb. 2.

Kinderzangen

Für die Milchzähne gibt es spezielle Kinderzangen, die ähnlich aussehen wie die Zangen für Erwachsene, aber deutlich kleiner sind.

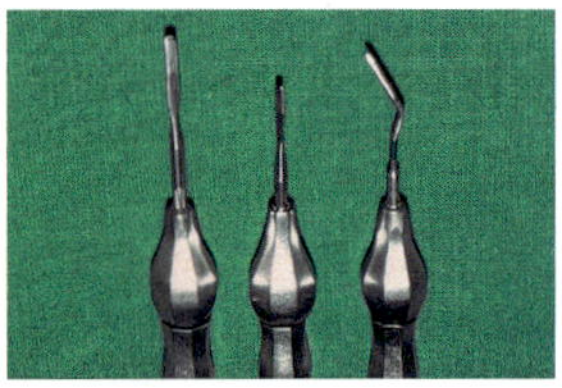

Abb. 3 Periotome

3.1.3 Ablauf einer Zahnextraktion

Nach dem Setzen der Lokalanästhesie wird zunächst das Zahnfleisch um den Zahn herum mit einem Hebel oder einem Periotom (Desmotom) vom Zahn gelöst. Dabei werden die Sharpey- Fasern des Zahnhalteapparates (Parodontium) durchtrennt →Abb. 3, 4.

Dann wird der Zahn mittels eines Hebels gelockert.

Anschließend wird der Zahn mit der Zange entfernt →Abb. 5. Die Zange sollte den Zahn so tief wie möglich fassen. Durch hebelnde und drehende Bewegungen mit der Zange wird der Alveolarknochen aufgedehnt und der Zahn aus seiner Alveole herausgezogen →Abb. 6.

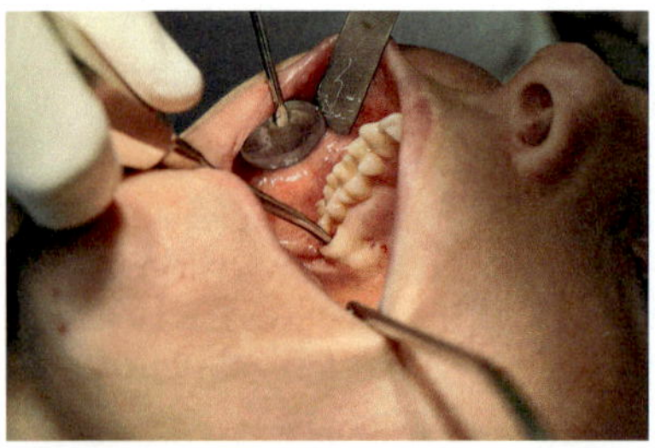

Abb. 4 Durchtrennen der Sharpey-Fasern und damit Lockerung des Zahnes 18 mit einem Hebel nach Bein

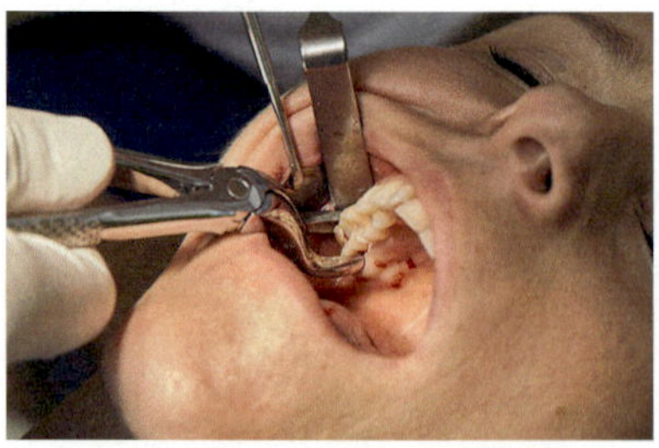

Abb. 5 Fassen des Zahnes 18 mit einer Weisheitszahnzange für den Oberkiefer

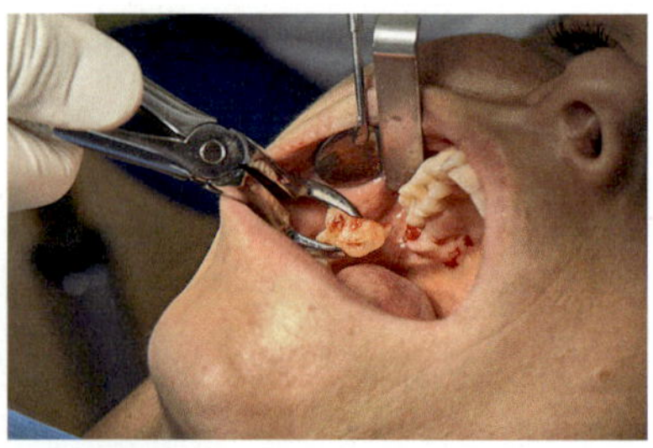

Abb. 6 Der Zahn ist aus seiner Alveole entfernt.

Bei der Extraktion ist es oft hilfreich, wenn der Kopf des Patienten vom Zahnmedizinischen Fachangestellten gehalten wird, damit die Bewegungen mit der Zange ein Widerlager haben. Bei der Extraktion von Oberkieferzähnen stützt der ZFA den Kopf des Patienten in der Schläfenregion. Bei Extraktionen von Unterkieferzähnen wird der Kopf im Bereich des Kieferwinkels abgestützt →Abb. 1.

Handelt es sich um Oberkieferzähne in der Nachbarschaft zur Kieferhöhle, muss darauf geachtet werden, dass keine Mund-Antrum-Verbindung entsteht. Die Alveole wird zur Wundsäuberung mit einem scharfen Löffel kürettiert (ausgeschabt). Dieses Instrument sieht am Arbeitsende aus wie ein stark gekrümmter Löffel. Am Rand ist es scharf →Abb. 2, 3.

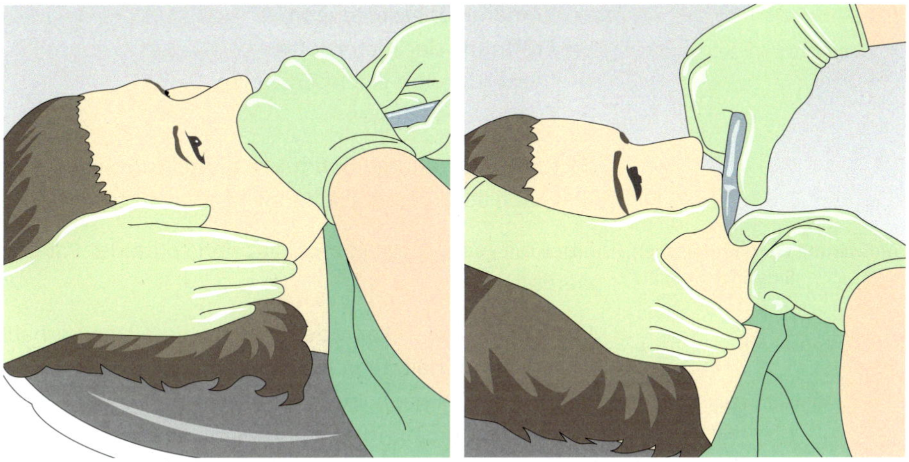

Abb. 1 Festhalten des Kopfes durch den ZFA bei der Extraktion eines oberen Zahns (links) und bei der Extraktion eines unteren Zahns (rechts)

Scharfe Löffel gibt es in unterschiedlichen Größen und Formen, mit einem Arbeitsteil oder doppelendig. Scharfe Löffel dienen z. B. dazu, Granulationsgewebe aus dem Knochen zu entfernen oder Zysten auszuschälen.

Mund-Antrum-Verbindung
→S. 234

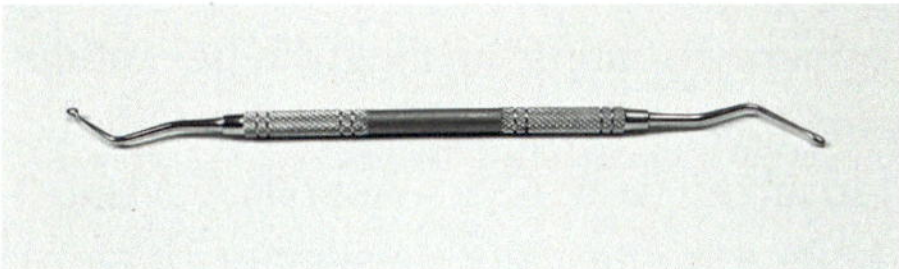

Abb. 2 Scharfer Löffel

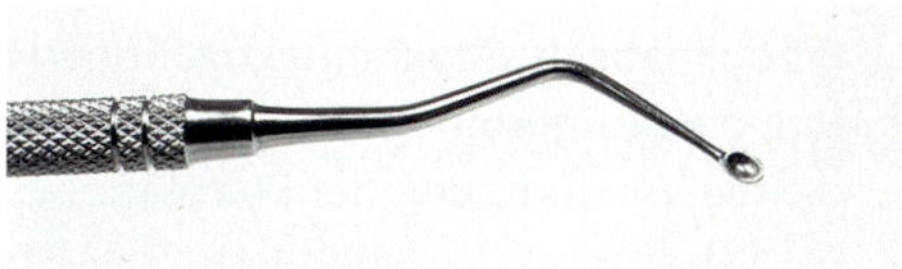

Abb. 3 Scharfer Löffel (Detail)

Nach der Wundsäuberung wird der aufgedehnte Alveolarknochen mit dem Finger wieder zusammengedrückt →Abb. 4.

Mit einem Aufbisstupfer komprimiert der Patient ca. eine Stunde die Extraktionswunde →Abb. 5. Die Wunde kann zudem mit einer Naht verschlossen werden.

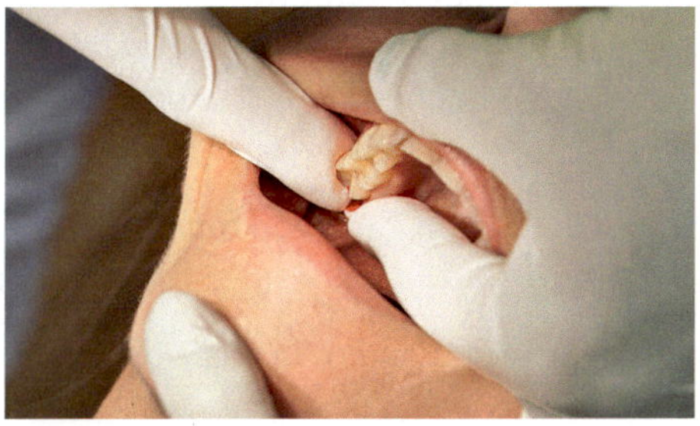

Abb.4 Zusammendrücken des aufgedehnten Alveolarknochens

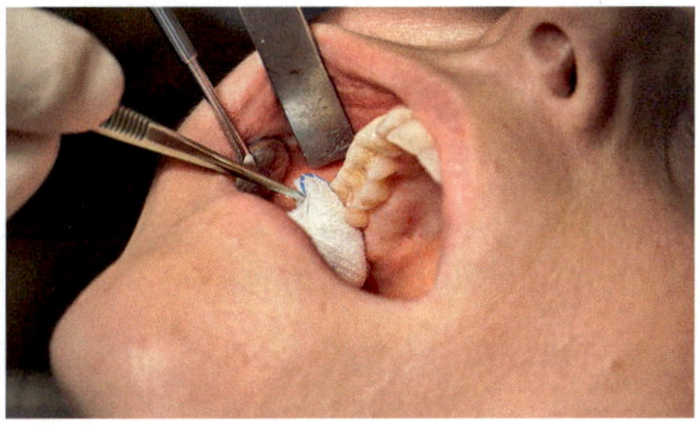

Abb.5 Einbringen des Aufbisstupfers

3.1.4 Komplikationen einer Zahnextraktion

Mögliche Komplikationen bei einer Zahnextraktion können sein:
- Nachblutung
- Schmerzen
- Schwellung
- Wundheilungsstörungen
- Eröffnung der Kieferhöhle
- Lockerung von Nachbarzähnen
- Fraktur des Zahnes

Blutung, Schwellung, Schmerzen und Wundheilungsstörungen können grundsätzlich nach allen chirurgischen Eingriffen auftreten.

Aufklärung vor chirurgischen Eingriffen →S. 217

Über die möglichen Komplikationen sollte der Patient vor dem Eingriff aufgeklärt werden.

Verhaltenshinweise für den Patienten →S. 224

Nach dem Eingriff kann der Patient durch sein Verhalten zu einem komplikationslosen Verlauf beitragen bzw. die Komplikationsrate klein halten. Deshalb werden dem Patienten nach jedem chirurgischen Eingriff Hinweise zum Verhalten nach chirurgischen Eingriffen an die Hand gegeben.

Nach einer Zahnextraktion kann es zu einer **Nachblutung** kommen. Da dem Blut immer viel Speichel beigemengt ist, kann der Eindruck entstehen, dass die Wunde stark nachblutet. Eine schwache Nachblutung kommt in der Regel durch Aufbeißen auf einen Tupfer bald zum Stillstand. Blutet es trotzdem weiter, sollte sich der Patient in der Praxis wieder vorstellen. Dort können dann zusätzliche Maßnahmen wie eine Naht, Hämostyptika oder eine Verbandplatte angewendet werden.

Hämostyptika →S. 265
Blutgerinnung →S. 274
Anamnese →S. 28

Problematisch sind Zahnextraktionen und andere chirurgische Eingriffe bei Patienten, die **blutgerinnungshemmende Mittel** wie Marcumar®, Xarelto® oder Mittel, die die Verklumpung der Blutplättchen herabsetzen (z. B. ASS = Acetylsalicylsäure, z. B. Aspirin®), einnehmen. Hier ist mit einer erhöhten Blutungsgefahr zu rechnen. Um Komplikationen zu vermeiden, sollte vor einem chirurgischen Eingriff mit dem Hausarzt das kurzfristige Absetzen dieser Medikamente abgeklärt werden. Hier zeigt sich, wie wichtig die aktuelle Erhebung einer Anamnese ist.

Schmerzen treten nach einer Zahnextraktion häufig auf. Sie sind nicht ungewöhnlich. Vorbeugend sollte der Patient ein Rezept für ein Schmerzmittel erhalten.

Dauern die Schmerzen jedoch länger an und sind sie verbunden mit einer Wundheilungsstörung in Form einer trockenen Alveole, so spricht man von einem Dolor post extractionem (Schmerz nach Zahnextraktion). Hier bedarf es einer Vorstellung beim Zahnarzt, der dann durch Anfrischen des Knochens eine Blutung in die Alveole herbeiführen wird.

Eine **Schwellung** des Weichgewebes nach einer Extraktion kann vorkommen und lässt sich durch kühlende Maßnahmen reduzieren.

Wundheilungsstörungen können durch Eindringen von Erregern in die Wunde auftreten und einen Infekt hervorrufen. Im fortgeschrittenen Fall kann es zum Abszess kommen. Eine regelmäßige Mundhygiene und der Verzicht auf Rauchen können dies verhindern.

Bei der Extraktion von Oberkieferzähnen in der Nachbarschaft zur Kieferhöhle kann es zur **Eröffnung der Kieferhöhle** kommen. Es entsteht eine sogenannte Mund-Antrum-Verbindung. Diese muss verschlossen werden.

Verschluss einer Mund-Antrum-Verbindung →S. 234

Durch zu starkes Luxieren (Ausrenken) des Zahnes mit dem Hebel kann es zur **Lockerung der Nachbarzähne** kommen, v. a. auch bei bereits parodontal vorgeschädigten Zähnen.

Sind Zähne stark im Knochen verankert, so kann der Zahn bei der Extraktion **abbrechen** und einen Wurzelrest hinterlassen. Dieser muss dann anschließend mittels einer Osteotomie entfernt werden.

Osteotomie →S. 232

3.2 Operative Zahnentfernung

Die operative Zahnentfernung muss meist bei verlagerten und retinierten (im Knochen zurückgehaltenen) Weisheitszähnen durchgeführt werden. Oft sind auch Eckzähne betroffen, seltener die Prämolaren. Werden Zahnkeime entfernt, spricht man von einer Germektomie.

3.2.1 Indikationen für die operative Zahnentfernung

Ein Zahn muss operativ entfernt werden, wenn
- er durch einfache Extraktion nicht zu entfernen ist,
- ein Wurzelrest im Kieferknochen verblieben ist, der mit einer Bajonettzange oder einem Hebel nicht entfernt werden kann,
- er im Knochen retiniert ist und/oder in einer falschen Position im Knochen liegt (Verlagerung). Hierbei werden unterschieden:
  - Vollständige Zahnretention: Der Zahn hat keine Verbindung zur Mundhöhle →Abb. 1a.
  - Teilretention: Der Zahn hat mit einem Teil die Mundhöhle erreicht. Der andere Teil ist retiniert, da er von einer Schleimhautkapuze bedeckt ist.
  - Verlagerung: Der retinierte oder teilretinierte Zahn ist nicht achsengerecht, sondern „gekippt“ im Kiefer verankert →Abb. 1b, 1c.

Manchmal kann ein retinierter Zahn auch erhalten werden. Hierzu wird er freigelegt und dann kieferorthopädisch eingeordnet.

Freilegung von retinierten Zähnen →S. 257

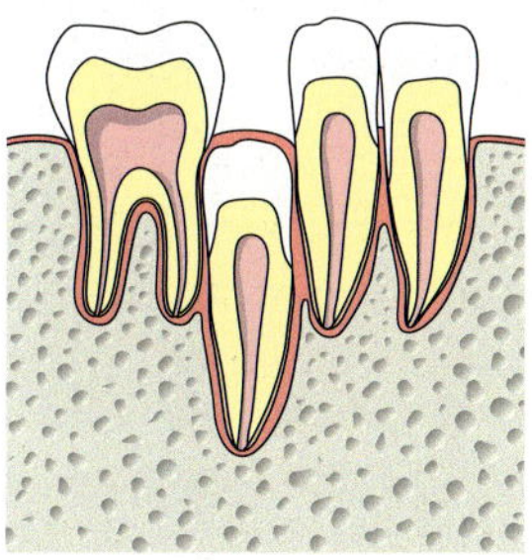

a retiniert

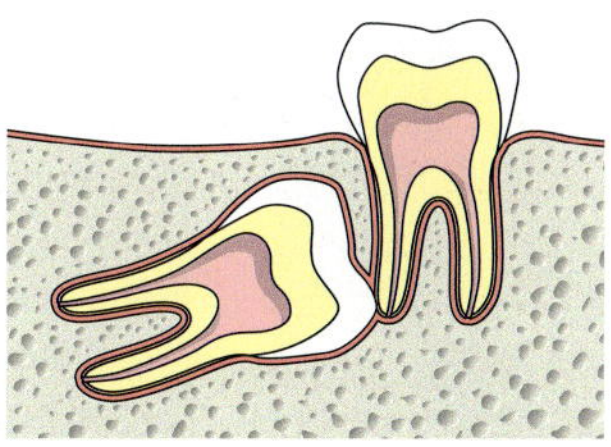

b verlagert und retiniert

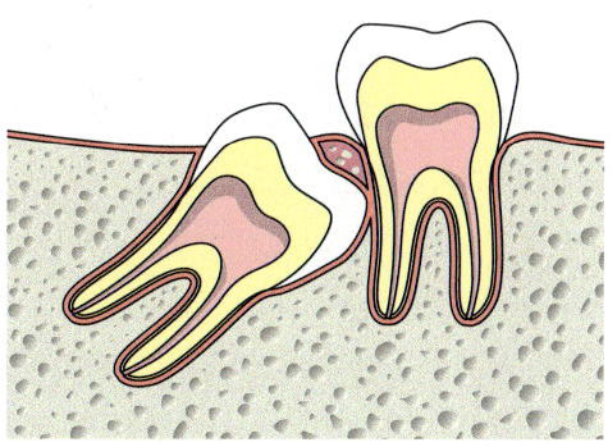

c teilretiniert und verlagert

Abb. 1 Retinierte und verlagerte Zähne

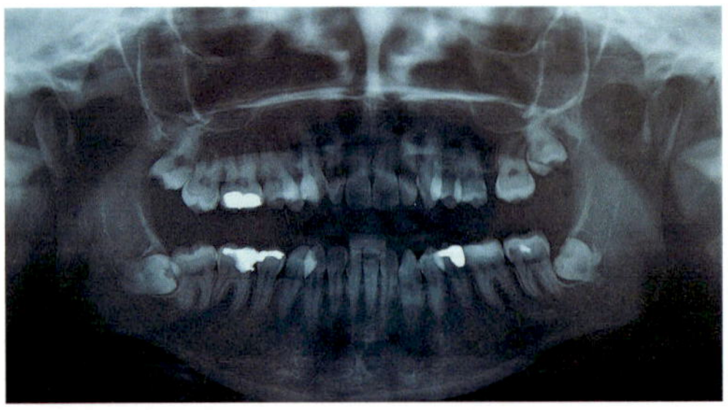

Abb. 1 Orthopantomogramm mit oberen und unteren Weisheitszähnen

3.2.2 Ablauf einer operativen Zahnentfernung

Der Ablauf einer operativen Zahnentfernung wird im Folgenden am Beispiel eines retinierten Weisheitszahnes dargestellt →Abb. 1, 2.

Zunächst muss bei der operativen Zahnentfernung nach dem Setzen der Lokalanästhesie das entsprechende Knochengebiet freigelegt („dargestellt") werden. Hierfür wird eine Inzision (Schnitt) im Bereich der Schleimhaut bis auf den Knochen durchgeführt →Abb. 3.

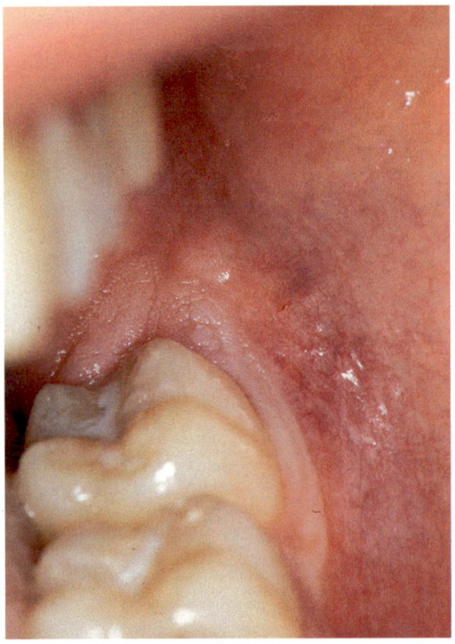

Abb. 2 Weisheitszahnregion des linken UK. Der retinierte Zahn 38 ist nicht zu sehen.

Dann wird die Schleimhaut inklusive des Periosts (Knochenhaut) abgehoben. Diesen Arbeitsschritt bezeichnet man als Bildung eines **Mukoperiostlappens** (Schleimhaut-Knochenhaut- Lappen). Der Mukoperiostlappen wird mittels eines Raspatoriums gebildet. Er wird mit einem Haken nach Langenbeck abgehalten →Abb. 4.

Nun kann der Knochen um den Zahn bzw. den Wurzelrest herum unter Verwendung einer Knochenfräse oder eines sterilen Rosenbohrers entfernt werden. Dies nennt man **Osteotomie** →Abb. 5. Zum Schutz des N. lingualis wird das Raspatorium bei der operativen Weisheitszahnentfernung lingual unter das Periost geschoben.

Der Zahn wird dann freigelegt, mit einem Hebel gelockert und schließlich entfernt.

Lässt sich der Zahn trotz Abtragen des Knochens nicht als Ganzes entfernen, muss er geteilt werden →Abb. 1, S. 233. Dafür wird z. B. eine Lindemannfräse verwendet.

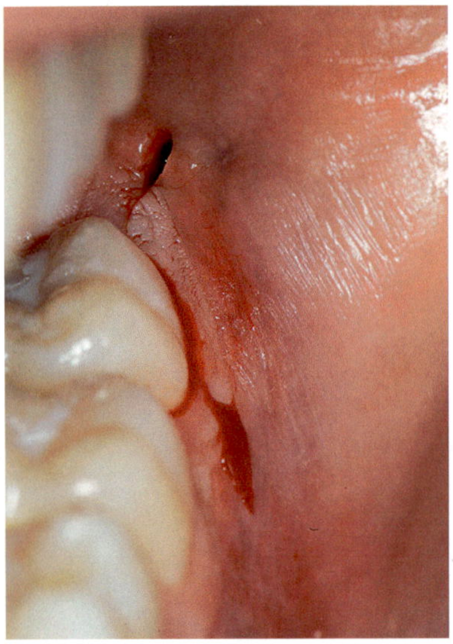

Abb. 3 Unterkiefer links nach der Inzision

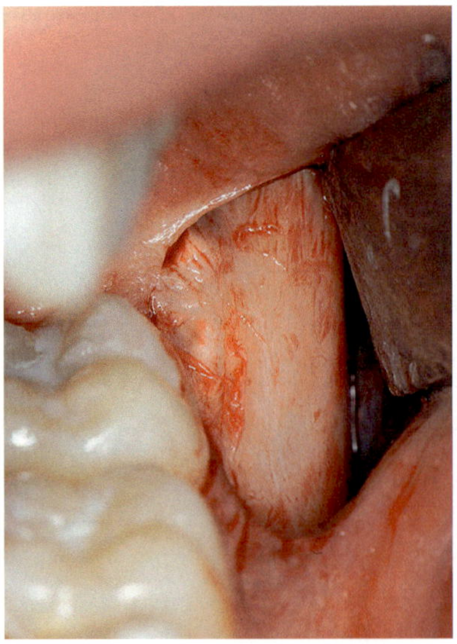

Abb. 4 Vor weiterer Abtragung von Knochen. Der Wundhaken nach Langenbeck befindet sich in Position unter dem Mukoperiostlappen.

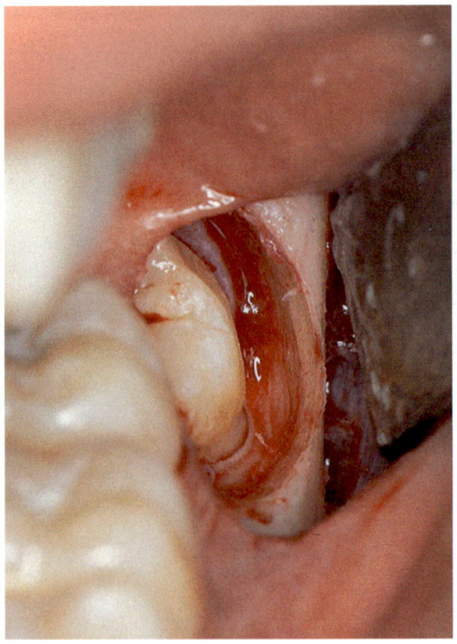

Abb. 5 Zustand nach Osteotomie

N. lingualis →S. 173

Das Zahnsäckchen wird entfernt. Zum Schluss werden verbleibende scharfe Knochenkanten, z. B. mit einer Luer-Zange oder mit Knochenfräsen, geglättet. Die Wunde wird gesäubert und durch eine Naht verschlossen →Abb. 2, 3. Bei der operativen Entfernung eines Zahnkeimes spricht man von einer Germektomie.

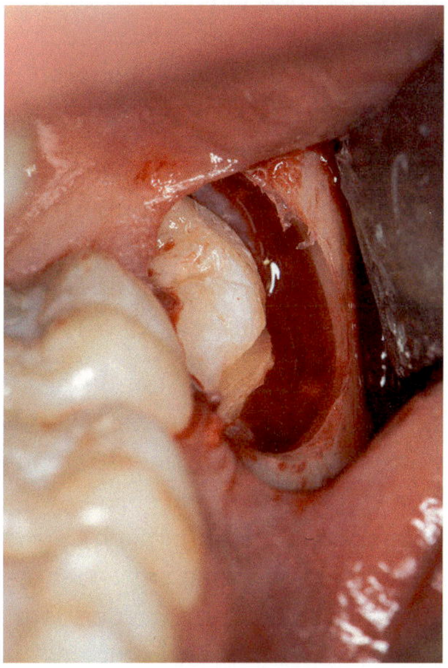

Abb. 1 Lässt sich der Zahn nicht als Ganzes entfernen, muss er geteilt werden.

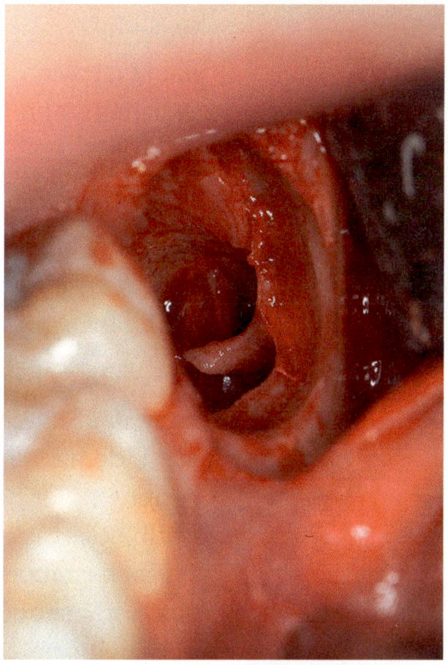

Abb. 2 Wunde nach Zahnentfernung.

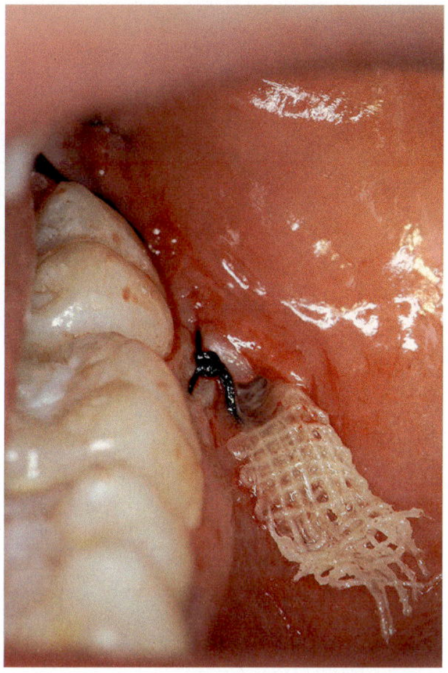

Abb. 3 Mit einer Naht und Tamponade versorgte Wunde

3.2.3 Komplikationen bei der operativen Weisheitszahnentfernung

Wie bei der Extraktion muss auch bei der operativen Entfernung eines oberen Weisheitszahnes geprüft werden, ob eine Mund-Antrum-Verbindung entstanden ist.

Mund-Antrum-Verbindung →S. 234

Bei der Osteotomie im Unterkiefer sollte man den Verlauf des N. alveolaris inferior und des N. lingualis beachten. Beide können verletzt werden. Wird der N. alveolaris inferior verletzt, so kann dies Gefühlsstörungen im Bereich der Unterlippe, des Kinns, der Zähne und der Schleimhaut im Unterkiefer hervorrufen. Bei einer Verletzung des N. lingualis zeigen sich Gefühls- und Geschmacksstörungen an der betroffenen Zungenseite.

N. alveolaris →S. 173

N. lingualis →S. 173

Es ist daher sehr wichtig, durch gute Assistenz den Eingriff zu erleichtern. Insbesondere sollte die Assistenz beim Abhalten von Wange bzw. Zunge darauf achten, dass eine gute Sicht auf das OP-Gebiet gegeben ist und der Mukoperiostlappen nicht gequetscht wird. Zum Schutz des N. lingualis wird das Raspatorium bei der operativen Weisheitszahnentfernung lingual unter das Periost geschoben.

In jedem Falle sollte der Patient vor der Operation über mögliche Komplikationen wie Nervverletzungen, Blutung, Schwellung, Unterkieferbruch und Wundheilungsstörung aufgeklärt werden. Nach dem Eingriff sollte der Patient die Empfehlungen zum Verhalten nach chirurgischen Eingriffen befolgen.

Aufklärung vor chirurgischen Eingriffen →S. 217

Verhaltenshinweise für den Patienten →S. 224

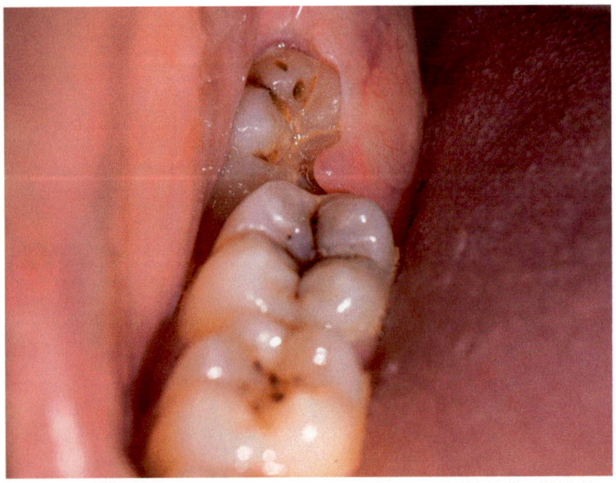

Abb. 1 Teilretinierter unterer Weisheitszahn

Entzündungszeichen →S. 187

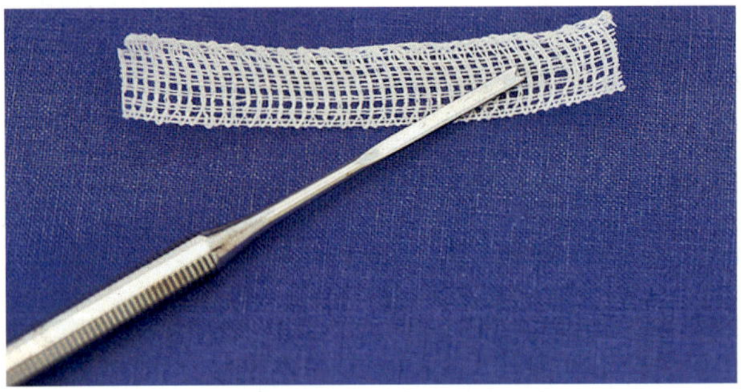

Abb. 2 Tamponadenstopfer nach Luniatschek (Ausschnitt) und Tamponade

3.2.4 Dentitio difficilis

Unter einer Dentitio difficilis versteht man einen erschwerten Zahndurchbruch.

Meist betrifft die Dentitio difficilis einen **unteren** Weisheitszahn, der von einer Schleimhautkapuze bedeckt ist. Man spricht hier von einem teilretinierten Weisheitszahn →Abb. 1.

Im Schlupfwinkel unter der Schleimhautkapuze kann es zu einer Ansammlung von Bakterien kommen, die dort eine Infektion hervorrufen. Rötung, Schwellung, Schmerzen und eine eingeschränkte Mundöffnung sind die Folge.

Der **erste Behandlungsschritt** besteht in der Beseitigung der Schleimhautkapuze, der Spülung der Nische, dem Einlegen eines Streifens mit einem Tamponadenstopfer nach Luniatschek und evtl. einer Antibiotikagabe. Der Tamponadenstopfer nach Luniatschek ist meist doppelendig und zeigt ein v-förmiges Arbeitsende. Mit diesem Instrument werden Tamponaden bzw. Streifen in eine Wundhöhle eingelegt →Abb. 2.

Im **zweiten Schritt der Behandlung** einer Dentitio difficilis wird nach Rückgang der akuten Beschwerden – nach ca. einer Woche – der Zahn operativ entfernt.

Bei der Einbestellung des Patienten sind daher evtl. mehrere Termine zur Spülung und Lokalbehandlung und ein weiterer Termin zur Entfernung des Zahnes einzuplanen.

3.3 Verschluss einer Mund-Antrum-Verbindung (MAV)

Unter einer Mund-Antrum-Verbindung (MAV) versteht man eine Verbindung zwischen Mundhöhle und Kieferhöhle (Antrum, Sinus maxillaris).

3.3.1 Entstehung einer MAV

Nasenhöhle von innen, Abb. 1 →S. 160

Normalerweise gibt es eine solche Verbindung zwischen Mund- und Kieferhöhle nicht. Die Wurzeln der oberen Molaren und Prämolaren ragen oftmals in die Kieferhöhle und sind nur von einer dünnen Knochenlamelle, in manchen Fällen nur noch von Schleimhaut bedeckt. Bei der Extraktion bzw. operativen Entfernung dieser Zähne können die dünne Knochenlamelle und die Schleimhaut einreißen und eine MAV hervorrufen.

3.3.2 Diagnostik einer MAV

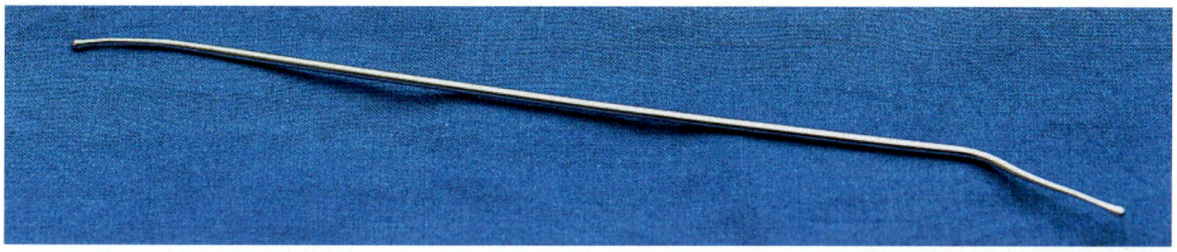

Abb. 1 Knopfsonde

Die MAV kann einerseits durch vorsichtiges Sondieren mit der **Knopfsonde** oder durch den **Nasen-Blas-Versuch** festgestellt werden:

- Die Knopfsonde ist am Arbeitsende stumpf und wird auch als Kleeblatt- oder Silberblattsonde bezeichnet. Mit ihrer Hilfe lässt sich durch vorsichtiges Sondieren feststellen, ob die Kieferhöhle durch eine Zahnextraktion oder eine operative Zahnentfernung eröffnet wurde →Abb. 1.
- Beim Nasen-Blas-Versuch wird dem Patienten die Nase zugehalten und gleichzeitig wird er gebeten, durch die Nase zu schnäuzen. Zeigen sich in der Mundhöhle dann Luftbläschen, die über die Alveole entweichen, handelt es sich um eine MAV.

3.3.3 Folgen einer MAV

Die Kieferhöhle ist normalerweise frei von Keimen. Bei einer MAV besteht die Gefahr, dass Keime von der Mundhöhle Richtung Kieferhöhle verschleppt werden. Dies kann eine Entzündung der Kieferhöhle (Sinusitis maxillaris) nach sich ziehen. Um dem vorzubeugen, muss die MAV verschlossen werden.

Sinusitis maxillaris →S. 161

3.3.4 Ablauf der plastischen Deckung einer MAV

Nach der Lokalanästhesie wird die Schleimhaut eingeschnitten und ein trapezförmiger Mukoperiostlappen zum Mundvorhof hin gebildet →Abb. 2, 3. Nach dem Einschneiden, dem sog. Schlitzen des Periosts, an der Basis des Lappens kann der Mukoperiostlappen besser gedehnt (mobilisiert) und über die vorhandene MAV gezogen werden.
Dies bezeichnet man als **plastische Deckung** der MAV. Abschließend wird die MAV durch **Nähte** dicht verschlossen →Abb. 4.

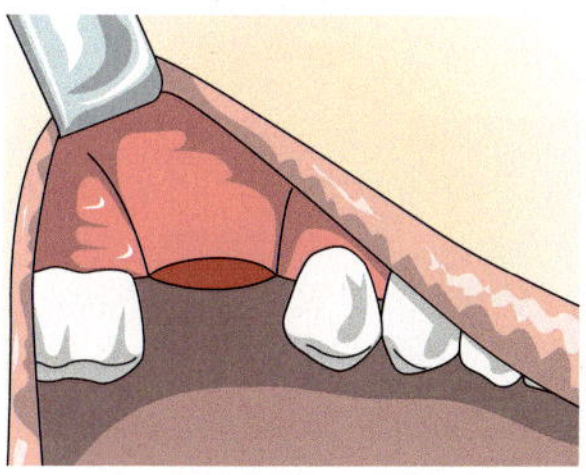

Abb. 2 Plastische Deckung einer MAV: Ausgangssituation

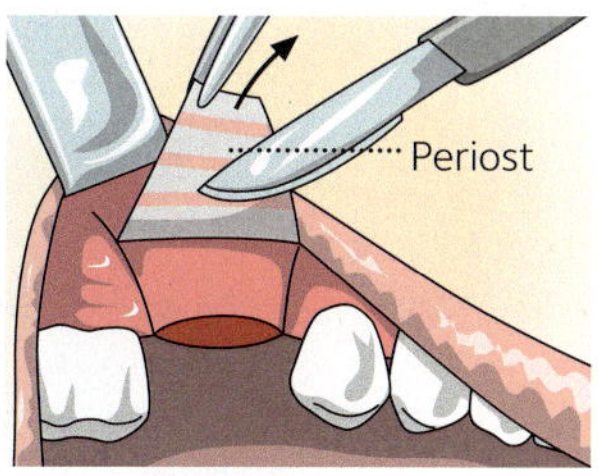

Abb. 3 Plastische Deckung einer MAV: gebildeter Mukoperiostlappen

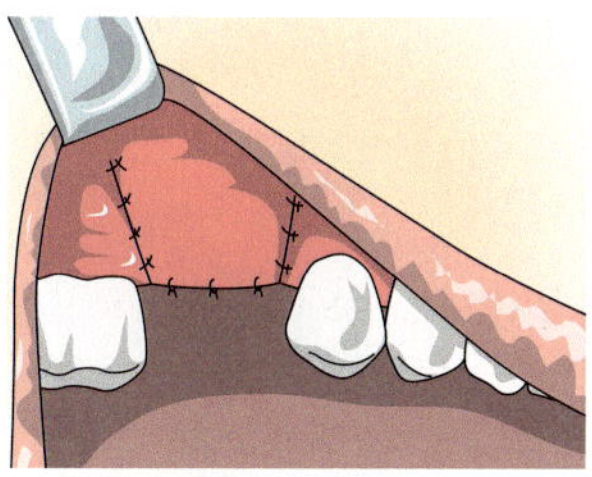

Abb. 4 Plastische Deckung einer MAV: Endzustand, Naht

Merke

Verhalten nach einem MAV-Verschluss

Neben den üblichen Verhaltenshinweisen muss dem Patienten mitgeteilt werden, dass er nach der Deckung der MAV das Schnäuzen bis zur Abheilung der Wunde unterlassen und beim Niesen den Mund geöffnet lassen soll. Denn beides würde einen starken Druck auf die Wunde ausüben, sodass sie aufreißen könnte. Eventuell können zusätzlich abschwellende Nasentropfen verordnet werden.

Verhaltenshinweise für den Patienten →S. 224

3.4 Wurzelspitzenresektion

Verlauf und Folgen von Pulpaerkrankungen →S. 189

Bei der Wurzelspitzenresektion (WSR) wird die Wurzelspitze (Apex) inklusive des krankhaften Gewebes, welches die Wurzelspitze umgibt, operativ entfernt.

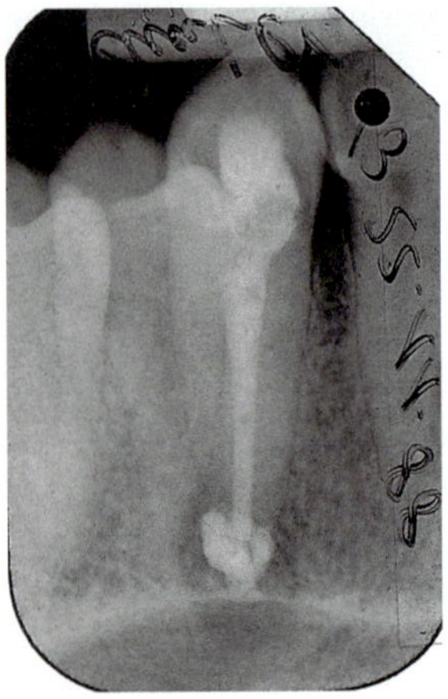

Abb. 1 Überstopfte Wurzelkanalfüllung

3.4.1 Indikation für eine WSR

Die Wurzelspitzenresektion stellt immer einen Versuch dar, den Zahn zu erhalten. Sie ist angezeigt, wenn folgende Umstände gegeben sind:

— Es liegt eine apikale Entzündung vor, die mit einer Wurzelkanalfüllung bzw. Erneuerung der Wurzelkanalfüllung nicht zu beheben ist. Bei einer apikalen Entzündung handelt es sich um eine apikale Ostitis oder eine apikale Parodontitis, die mit der WSR behoben werden kann.
— Es handelt sich um eine Fraktur im apikalen Drittel der Wurzel.
— Die Entfernung einer radikulären Zyste wird oft mit einer WSR kombiniert.
— Überstopftes Wurzelfüllmaterial kann durch eine WSR beseitigt werden →Abb. 1.

3.4.2 Ziel einer WSR

Lage-, Flächen- und Richtungsbezeichnungen →S. 50
Wurzelkanalfüllung →S. 209
Wurzelfrakturen →S. 252
radikuläre Zyste →S. 191

Eine WSR wird durchgeführt, um

— die Verästelungen des Wurzelkanals an der Wurzelspitze, von denen auch bei korrekter Wurzelkanalbehandlung Entzündungen ausgehen können, zu entfernen,
— das entzündlich veränderte Gewebe zu beseitigen,
— einen bakteriendichten Abschluss an der Wurzelspitze zu gewährleisten.

Grundsätzlich sollte der Patient darüber aufgeklärt werden, dass eine WSR einen Versuch darstellt, den Zahn zu erhalten. Dieser Versuch kann, muss aber nicht erfolgreich sein.

3.4.3 Ablauf einer WSR

Bis zur Darstellung und Freilegung des Knochens laufen bei der WSR – wie bei den meisten chirurgischen Eingriffen – die operativen Schritte genau gleich ab wie bei einer operativen Zahnentfernung.

Zunächst wird die Wurzelspitze dargestellt (freigelegt) →Abb. 2–4.

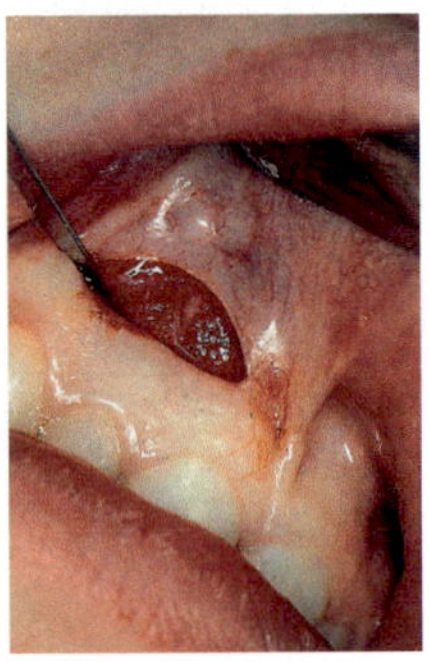

Abb. 2 WSR: Zugang zum OP- Feld, hier an einem OK-Frontzahn, Inzision

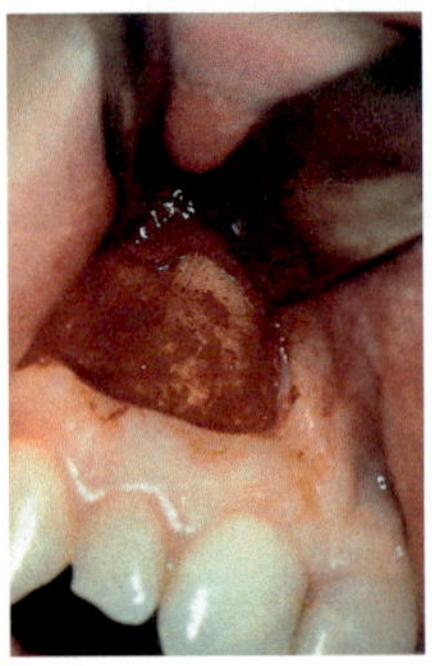

Abb. 3 Mit einem Wundhaken nach Langenbeck wird der Mukoperiostlappen gehalten.

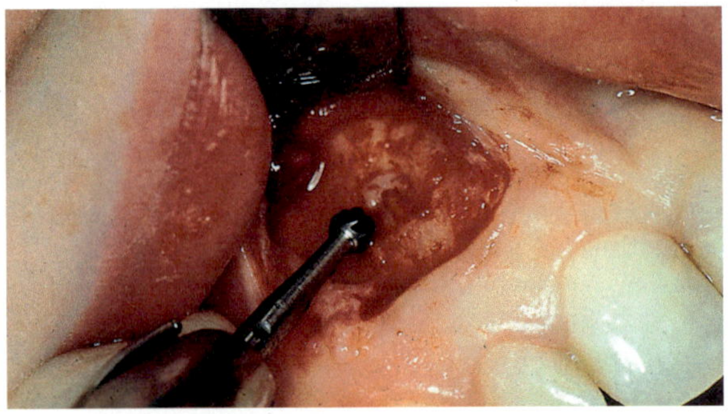

Abb. 4 Der deckende Knochen wird mit einer Kugelfräse abgetragen.

Dann wird die Wurzelspitze mit einer Lindemannfräse abgetrennt und entfernt →Abb. 1. Man kann alternativ auch die Wurzelspitze mit einem Rosenbohrer abtragen. Die Knochenhöhle wird gesäubert und das entzündlich veränderte Granulationsgewebe mit einem scharfen Löffel entfernt →Abb. 2.

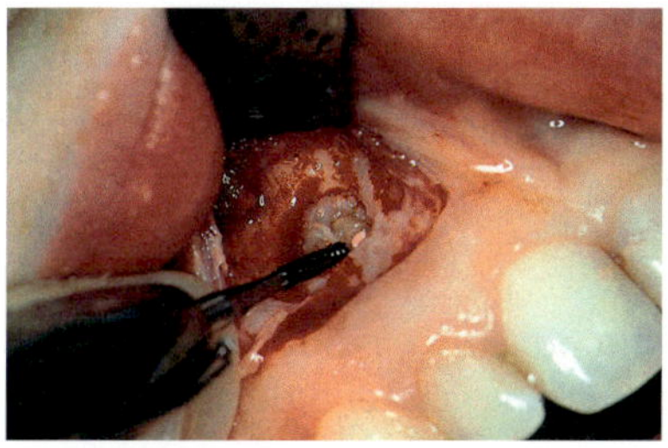

Abb. 1 WSR: Durchtrennung der Wurzel mit einer Fräse

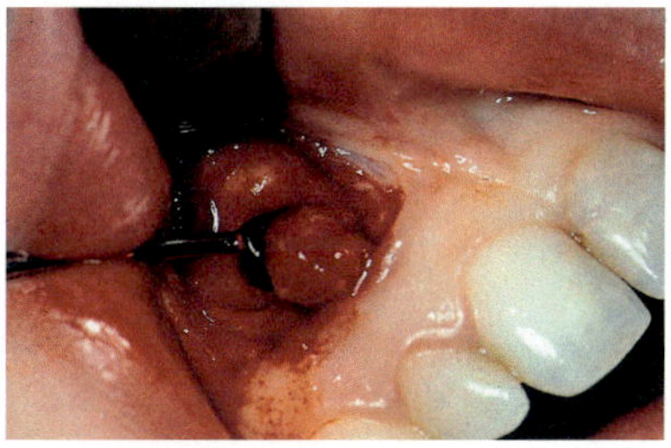

Abb. 2 Entfernung von Granulationsgewebe mit einem scharfen Löffel

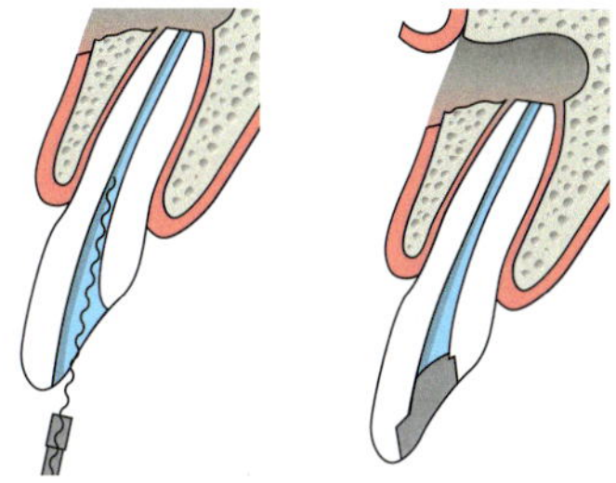

Abb. 3 Orthograde Wurzelkanalfüllung: Aufbereiten des Kanals (links); Legen einer Wurzelkanalfüllung und eines definitiven Verschlusses (rechts)

Nun kann die Wurzelkanalfüllung **orthograd**, von der Krone aus, oder **retrograd**, von der Wurzelspitze aus, erfolgen.

- Falls bei dem zu behandelnden Zahn noch keine Wurzelkanalfüllung vorliegt, wird die orthograde Wurzelkanalfüllung durchgeführt →Abb. 3.
- Ist der Zahn bereits mit einem Stiftaufbau versorgt, so ist eine orthograde Wurzelkanalfüllung nur schwer möglich und die Füllung der Wurzel wird von retrograd durchgeführt. Die retrograde Kanalpräparation erfolgt mit speziellen Mikrowinkelstücken mit sehr kleinen Bohrern oder mithilfe von Ultraschallgeräten mit speziellen Spitzen →Abb. 4–6.

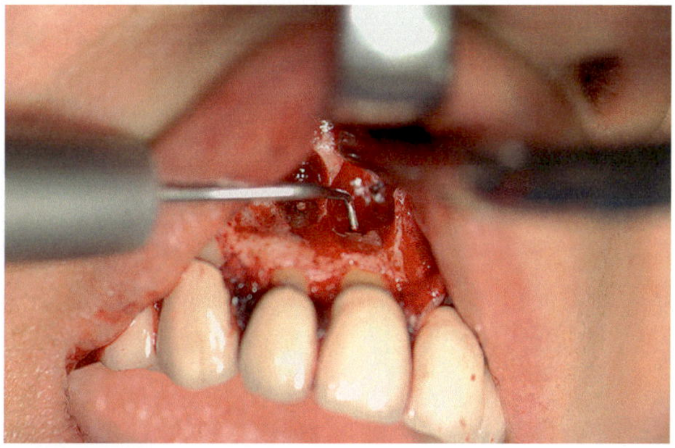

Abb. 4 Retrograde Wurzelkanalfüllung

Abschließend wird die Wunde gesäubert und vernäht →Abb. 7. In seltenen Fällen wird bei einer apikalen Parodontitis eine Trepanation des Kieferknochens, eine sogenannte Schröder'sche Lüftung durchgeführt.

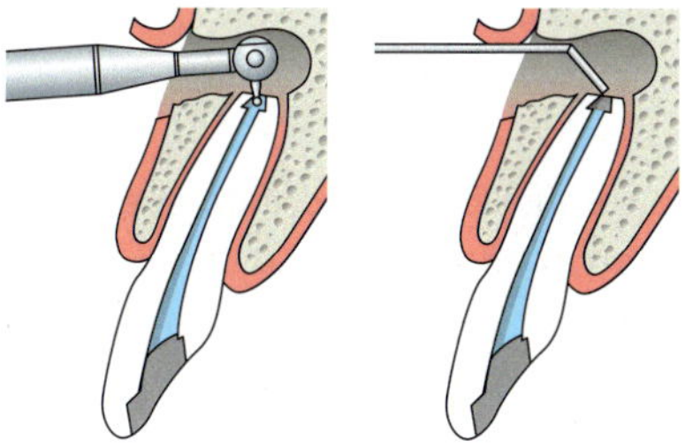

Abb. 5 Legen einer zusätzlichen retrograden Wurzelkanalfüllung: Aufbereiten des Kanals mithilfe eines Mikrowinkelstückes (links); Legen der Füllung (rechts)

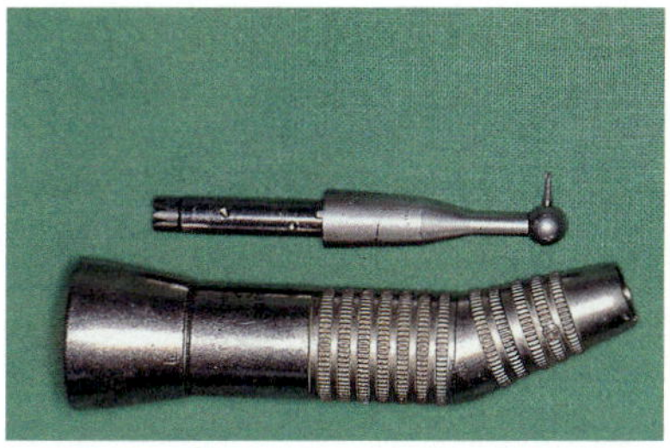

Abb. 6 WSR: Winkelstück mit Spezialkopf für die retrograde Wurzelkanalaufbereitung

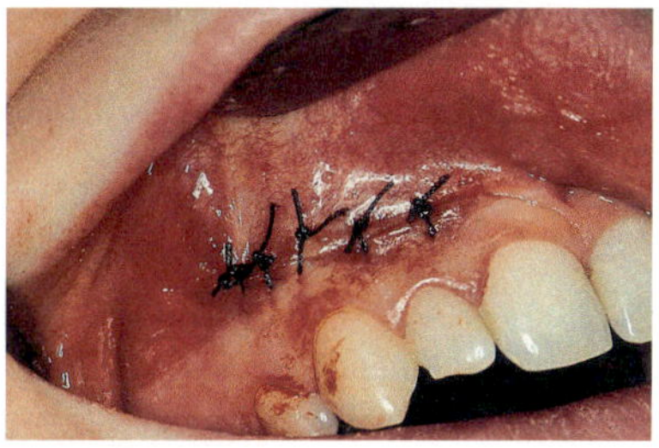

Abb. 7 WSR: Zustand nach Resektion und Wundverschluss

3.4.4 Komplikationen bei einer WSR

Bei einer WSR kann es neben den üblichen Komplikationen (z. B. Blutung, Schwellung, Wundheilungsstörung) zu einer Verletzung der Wurzel eines Nachbarzahnes kommen. Im schlimmsten Fall geht dies dann mit dem Vitalitätsverlust des Nachbarzahnes einher. Bei einer WSR im Unterkiefer-Prämolarenbereich kann der N. mentalis verletzt werden, was zu einer Sensibilitätsstörung im Bereich von Kinn und Unterlippe führen kann.

N. mentalis →S. 173

3.5 Operation von Zysten

Eine Zyste ist ein mit Flüssigkeit gefüllter Hohlraum, der von einem Zystenbalg umgeben ist. Zysten entstehen v. a. aus Epithelzellen, die während der Zahnentwicklung als Reste übriggeblieben sind.

Aufgrund ihrer Entstehung werden verschiedene Arten von Zysten unterschieden, auf die hier nicht näher eingegangen werden soll.

Häufig sind **radikuläre Zysten** und **follikuläre Zysten** (schlauchartige Zysten):
- Radikuläre Zysten entstehen an der Wurzel devitaler Zähne →Abb. 1.
- Follikuläre Zysten →Abb. 2 entstehen im Bereich der Krone eines retinierten Zahnes und gehen vom Epithel der Zahnanlage aus.

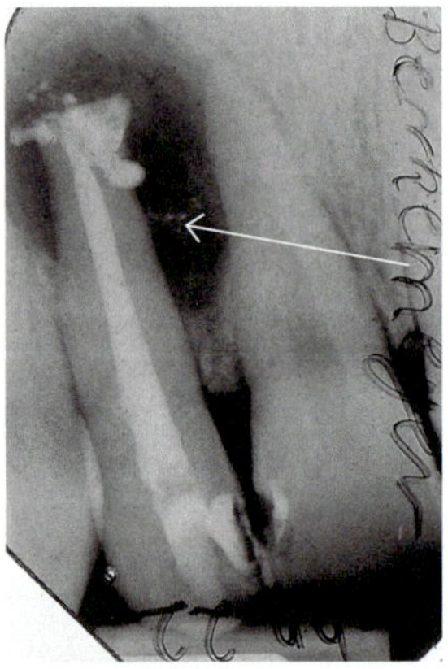

Abb. 1 Radikuläre Zyste an Zahn 12 mit überstopfter Wurzelkanalfüllung. Die Zyste ist an der Aufhellung (Pfeil) deutlich zu erkennen.

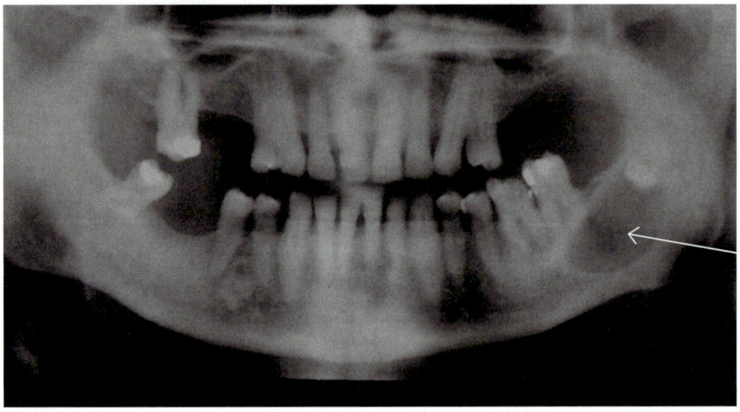

Abb. 2 Durch einen retinierten, verlagerten Weisheitszahn verursachte follikuläre Zyste im Unterkiefer. Die Zyste ist an der Aufhellung (Pfeil) deutlich zu erkennen.

3.5.1 Besonderheiten

Die meisten Zysten sind **benigne** (gutartig), einige wenige Zysten können aber auch **maligne** (bösartig) sein. Benigne Zysten können auch entarten, d. h. zu bösartigen Zysten werden. Es empfiehlt sich immer, das entnommene Material zur histopathologischen Untersuchung in ein histopathologisches Labor einzuschicken.

histopathologische Untersuchung →S. 256

Zysten dehnen sich aus und wachsen langsam verdrängend, sodass der Knochen in ihrer Umgebung abgebaut wird. Auf dem Röntgenbild erkennt man sie als Aufhellung. Da Zysten meist keine Schmerzen verursachen, werden sie oft spät, z. B. bei einer Kontroll- Röntgenuntersuchung, festgestellt. Sie können dann bereits eine beträchtliche Größe erreicht haben.

Aufhellung →S. 466

3.5.2 Operative Entfernung von Zysten

Zysten können grundsätzlich auf zwei verschiedene Weisen operativ entfernt werden: durch eine **Zystektomie** oder durch eine **Zystostomie**.

Bei der **Zystektomie** – auch Zy 1 oder Partsch II genannt – wird die Zyste komplett inklusive Zystenbalg entfernt und die Wunde anschließend vernäht. Dies ist v. a. bei kleinen Zysten sinnvoll.

Nach Inzision der Mukosa, Bildung eines Mukoperiostlappens und Darstellung der Zyste wird diese entfernt. Der Mukoperiostlappen wird zurückgeklappt und die Wunde vernäht →Abb. 1–4.

Da dieses Operationsverfahren von Partsch als zweites beschrieben wurde, wird der Eingriff auch Partsch II genannt.

Bei der **Zystostomie** – auch Zy 2 oder Partsch I genannt – wird der Zystenbalg eröffnet und die Zyste zu einer Nebenbucht der Mundhöhle bzw. Kiefer- oder Nasenhöhle gemacht →Abb. 5. Eine Zystostomie bietet sich bei großen Zysten an. Hier ist eine Zystektomie oft nicht sinnvoll, weil Komplikationen (z. B. Verletzung des N. alveolaris inferior) zu befürchten sind.

Die Zyste wird aufgeschnitten, ein Teil des Zystenbalges entfernt und die Zystenflüssigkeit abgelassen. Dann wird der Mukoperiostlappen eingeklappt. Der entstandene Hohlraum wird mit einer Tamponade oder einem Obturator (wie mit einem „Stöpsel") „ausgestopft" und damit offen gehalten. Schrittweise werden Obturator bzw. Tamponade gekürzt (reduziert), sodass sich der Hohlraum verkleinern und neuer Knochen bilden kann.

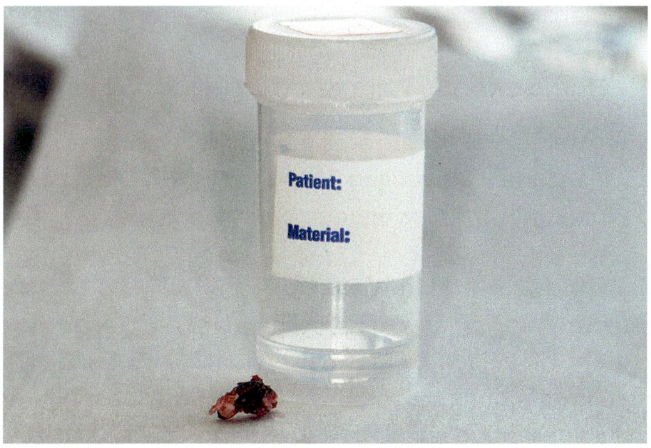

Abb. 4 Der entfernte vollständige Zystenbalg. Er wird i. d. R. zur histopathologischen Untersuchung eingesandt.

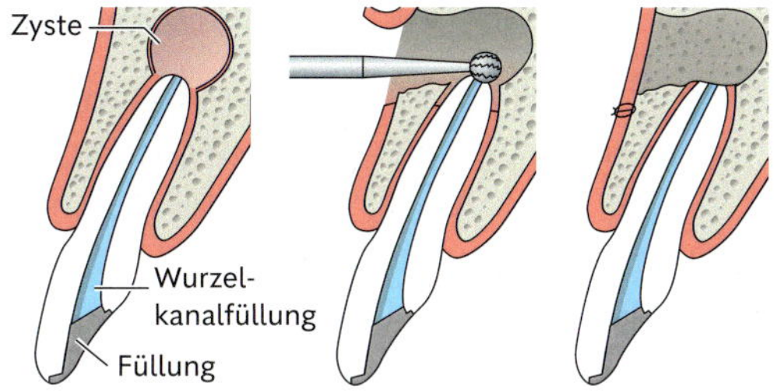

Abb. 1 Ablauf einer Zystektomie (Operation nach Partsch II). In diesem Beispiel wird auch eine Wurzelspitzenresektion durchgeführt; der Zahn ist bereits mit einer Wurzelkanalfüllung versehen.

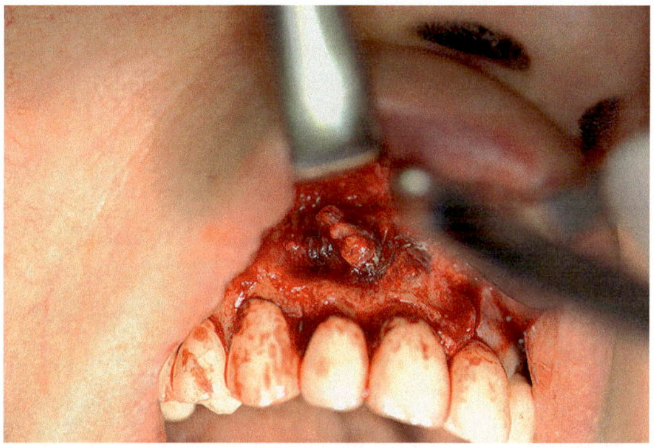

Abb. 2 Freigelegte Zyste in der OK-Frontzahnregion

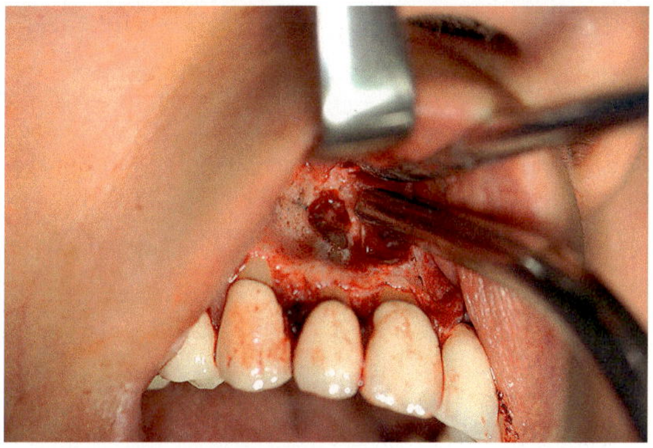

Abb. 3 Leere Zystenhöhle nach Zystektomie. Die Wunde wird dicht verschlossen.

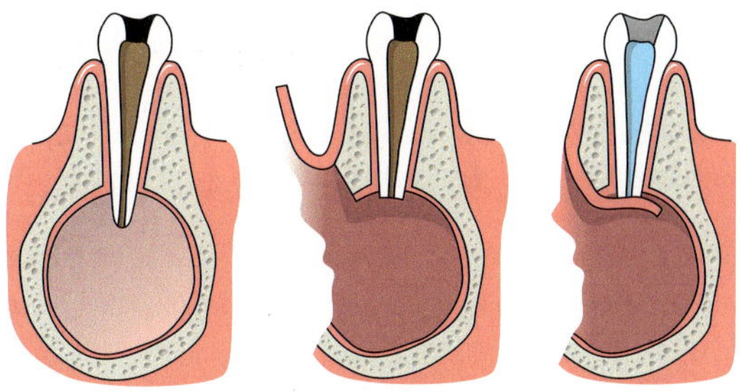

Abb. 5 Zystostomie (Operation nach Partsch I) und Wurzelspitzenresektion. In diesem Beispiel wird die tote Pulpa entfernt und der Zahn mit einer Wurzelkanalfüllung versehen.

3.6 Abszessbehandlung

Abszessformen →S. 192

Ein Abszess ist ein mit **Eiter** (Pus) gefüllter abgekapselter Hohlraum. Je nach Lage werden unterschiedliche Abszessformen unterschieden. So wird z. B. ein Abszess unter der Knochenhaut als subperiostaler Abszess bezeichnet.

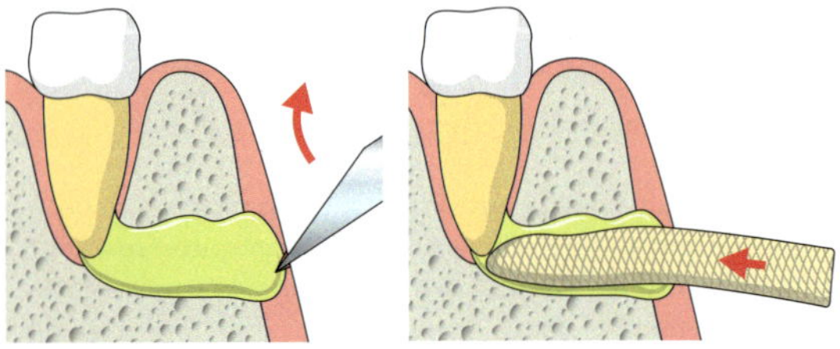

Abb. 1 Behandlung von Abszessen (Prinzip). Abszesseröffnung über die Schleimhaut (Inzision) (links); Offenhalten der Abszesshöhle, hier mittels Tamponade aus Gaze (rechts)

Bei der Behandlung eines Abszesses wird durch eine **Inzision** mit einem Skalpell die Eiterhöhle eröffnet, sodass der Eiter abfließen kann →Abb. 1. Die Abszesshöhle muss dann mit einem Gazestreifen oder einem Kunststoffröhrchen (Drainageröhrchen) offen gehalten werden, damit der Eiter weiter abfließen und die Abszesshöhle sich nicht erneut verschließen kann. Über dieses Drainageröhrchen wird die Abszesshöhle gespült. Nach einigen Tagen kann das Drainageröhrchen entfernt werden. Die Wunde heilt von alleine ohne Naht ab. Zusätzlich kann ein Antibiotikum verordnet werden.

3.7 Exzision

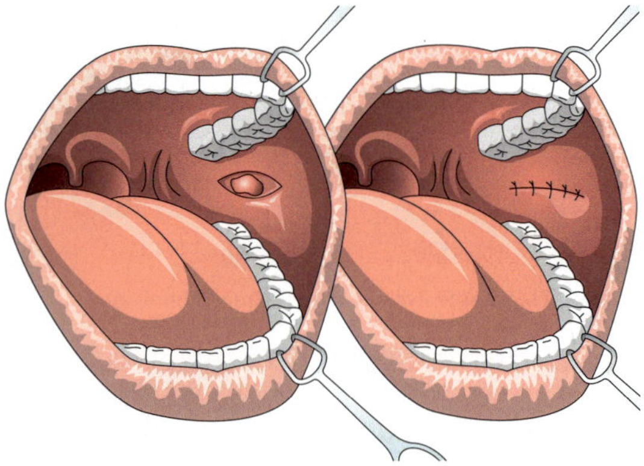

Abb. 2 Exzision. Spindelförmige Schnittführung und Wundverschluss durch eine Naht

Bei einer Exzision wird Gewebe entfernt. So wird das Herausschneiden eines Tumors als Exzision bezeichnet →Abb. 2. Dabei wird der Tumor spindelförmig umschnitten und nach dessen Entfernung das Gewebe wieder mit einer Naht verschlossen. Grundsätzlich sollte das exzidierte Gewebe zur feingeweblichen Untersuchung an ein pathohistologisches Labor eingesandt werden.

3.8 Hemisektion (Teilextraktion) und Prämolarisierung

Wenn eine Extraktion eines ganzen Zahnes (z. B. aus prothetischen Gründen) vermieden werden soll, sind zwei Operationsmethoden sinnvoll:
- Hemisektion und
- Prämolarisierung.

3.8.1 Hemisektion (Teilextraktion)

Bei einer **Hemisektion** wird eine krankhaft veränderte Wurzel eines mehrwurzeligen Zahnes entfernt. Die gesunde(n) Wurzel(n) wird bzw. werden erhalten.

Indikation für eine Hemisektion

Eine Hemisektion ist angezeigt, wenn nur eine Wurzel eines mehrwurzeligen Zahnes beispielsweise von einer apikalen Entzündung betroffen ist →Abb. 3. Insbesondere ist eine Hemisektion angebracht, wenn der Wurzelkanal nicht mittels Wurzelkanalbehandlung aufbereitet werden kann und/oder wenn eine Wurzelspitzenresektion nicht sinnvoll erscheint.

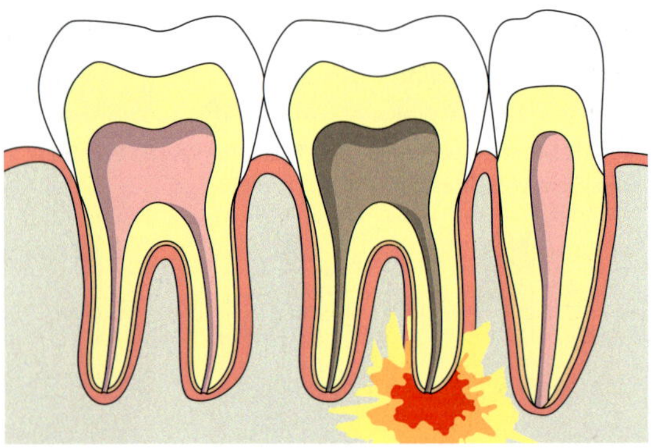

Abb. 3 Molar mit apikaler Entzündung an der mesialen Wurzel

Durch die Hemisektion kann der verbleibende Zahn erhalten und zur prothetischen Versorgung herangezogen werden. So kann der Zahn noch als Pfeiler für einen festsitzenden Zahnersatz dienen.

Ablauf einer Hemisektion

Nach der Lokalanästhesie wird der Zahn längs durchtrennt und die krankhaft veränderte Wurzel inklusive Kronenanteil entfernt →Abb. 1–3.

Die verbliebene Wurzel wird wurzelkanalbehandelt und evtl. mit einer Stiftverankerung versehen. Der Restkronenanteil des Zahnes wird prothetisch mit einer Krone versorgt oder als Stützpfeiler (Pfeilerzahn) für einen festsitzenden Zahnersatz (z. B. eine Brücke) verwendet, sodass ein herausnehmbarer Zahnersatz vermieden werden kann →Abb. 4.

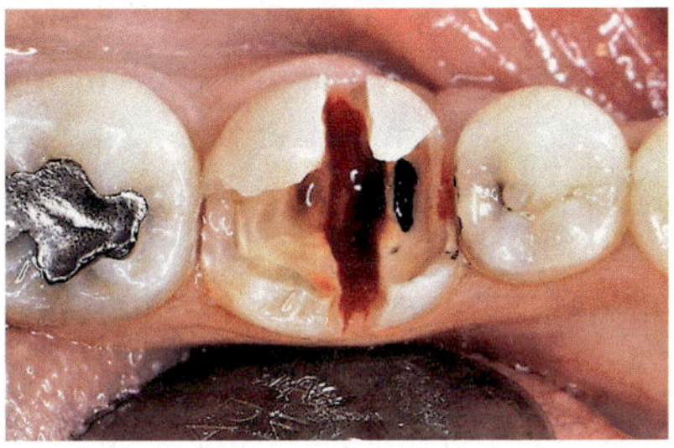
Abb. 1 Getrennter Zahn 46

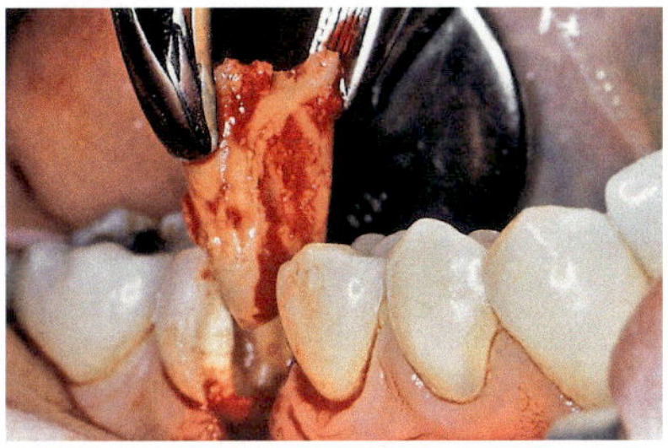
Abb. 2 Entfernung der mesialen Wurzel

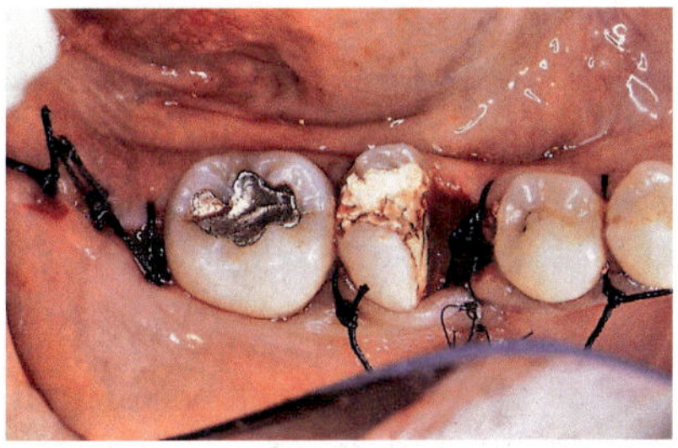
Abb. 3 Endzustand: Situationsnaht nach Hemisektion (gleichzeitig Zustand nach Osteotomie von Zahn 48)

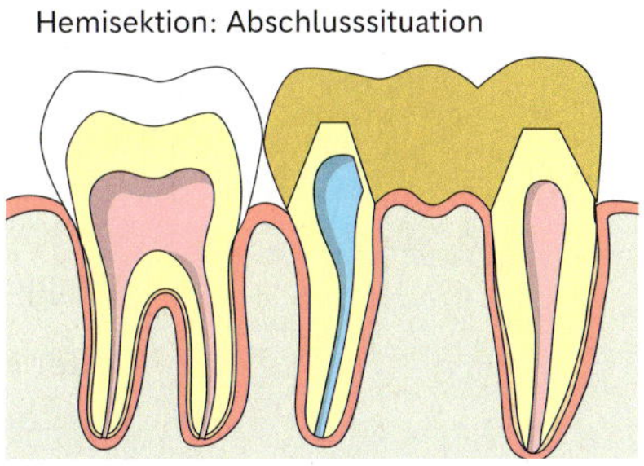

Abb. 4 Der wurzelkanalbehandelte halbe Molar dient als Brückenpfeiler. Die nicht erhaltungswürdige Wurzel wurde entfernt.

3.8.2 Prämolarisierung

Bei der Prämolarisierung wird der Zahn zwar auch längs geteilt, jedoch werden beide Zahnhälften im Kiefer belassen, wurzelkanalbehandelt und meist überkront →Abb. 5, 6. Die Bezeichnung Prämolarisierung rührt daher, dass die späteren Kronen annähernd die Form von Prämolaren haben.

Diese Operationsmethode ist sinnvoll, wenn eine Entzündung in der Furkation (Teilungsstelle der Wurzel) sitzt, v. a. dann, wenn bei parodontal geschädigten Zähnen die Furkation freiliegt. Nach der Trennung des Zahnes kann diese Stelle besser gereinigt werden, sodass die Entzündung ausheilen kann.

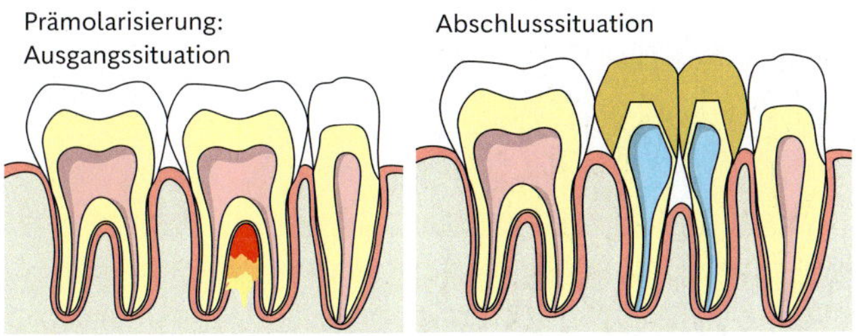

Abb. 5 Molar mit Entzündung im Furkationsbereich (links); wurzelkanalbehandelter geteilter Molar mit zwei Kronen (rechts)

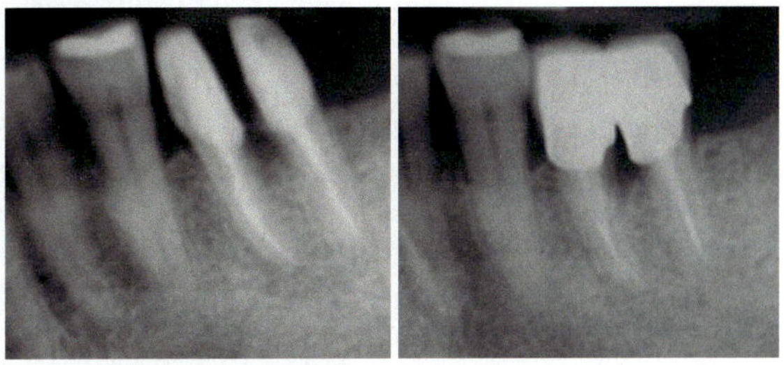
Abb. 6 Prämolarisierung: geteilter und anschließend wurzelkanalbehandelter und überkronter Molar

3.9 Implantation

Bei der Implantation handelt es sich um das Einbringen körpereigenen oder körperfremden Materials in den Körper. Zahnärztliche Implantate sind künstliche Zahnwurzeln, die in den Knochen operativ eingebracht werden.

3.9.1 Indikationen für die Implantation

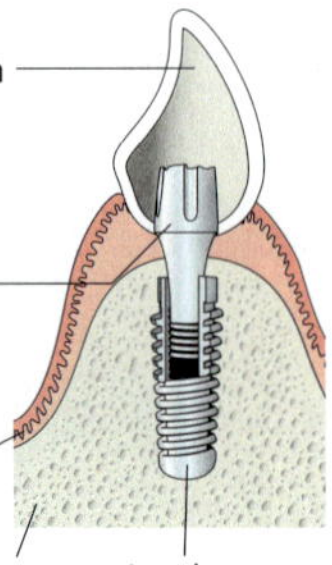

Abb. 1 Implantat mit Aufbauteilen

Implantate können aus unterschiedlichen Gründen sinnvoll sein:
- Mit Implantaten lassen sich Einzelzahnlücken schließen, ohne dass Nachbarzähne beschliffen werden müssen.
- Das zahnärztliche Implantat bzw. die künstliche Zahnwurzel kann zur Verankerung einer Krone oder Brücke dienen und damit einen festsitzenden Zahnersatz trotz deutlich reduziertem Restzahnbestand ermöglichen.
- An Implantaten kann eine Teil- oder Vollprothese befestigt und damit deren Halt verbessert oder erst möglich werden.
- Auch Gesichtsprothesen, sogenannte Epithesen, werden heute vorwiegend implantatgetragen verankert. Ein künstliches Auge, eine Nase oder ein Ohr werden dann über Magnete an diesen im Gesichtsschädelknochen liegenden Implantaten zum Halten gebracht.
- Implantate können zur Verankerung kieferorthopädischer Apparaturen genutzt werden.

3.9.2 Formen und Eigenschaften von Implantaten

Da heute eine Vielzahl von Implantaten auf dem Markt angeboten wird, ist die genaue Kenntnis der einzelnen Produkte von diversen Herstellern kaum möglich.

Jeder Hersteller bietet zudem ein auf sein Implantat genau abgestimmtes Instrumentarium an. Eine Zahnarztpraxis beschränkt sich deshalb meist auf zwei bis drei Implantatsysteme, die sich in ihrem Grundaufbau ähneln →Abb. 1.

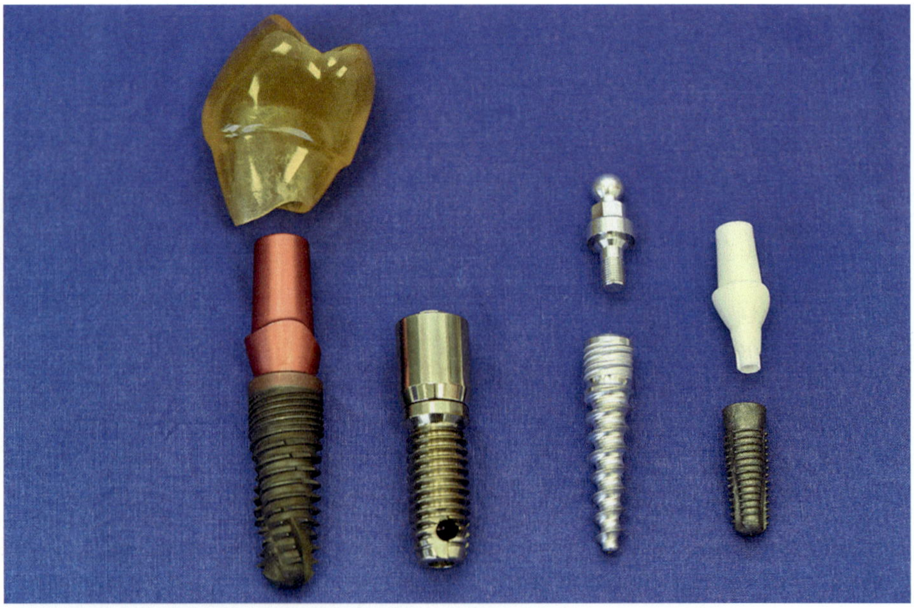

Abb. 2 Unterschiedliche Formen von Implantaten

Grundsätzlich unterscheiden sich die zahnärztlichen Implantate v. a. in ihrer **Form** (z. B. Stufenzylinder, Stufenschraube, Schraubenimplantat, Zylinderimplantat, Zylinderschraube, Apikalschraube), ihrem **Material** (z. B. Titan, Keramik) und der **Art der Einheilung**.

Unter chirurgischen Gesichtspunkten ist es wichtig, wie Implantate einheilen:
- Einzeitige Implantate heilen **transgingival** (durch das Zahnfleisch hindurch) ein. Sie sind nach der Operation in der Mundhöhle sichtbar und müssen nicht operativ freigelegt werden →Abb. 1.
- Dagegen werden Implantate, die **subgingival** (unter dem Zahnfleisch gedeckt) einheilen, als zweizeitige Implantate bezeichnet. In einer ersten Operation wird das Implantat subgingival eingesetzt →Abb. 2. Nachdem das Implantat ausreichend eingeheilt ist, wird es in einer zweiten Operation, der sogenannten Zweitoperation, freigelegt.

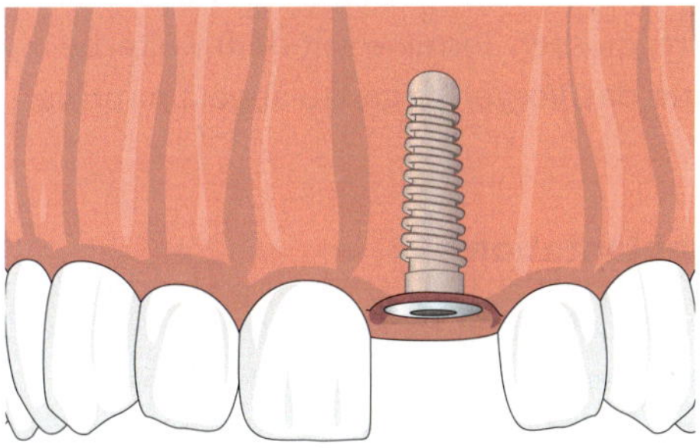

Abb. 1 Einzeitige Implantate heilen transgingival ein.

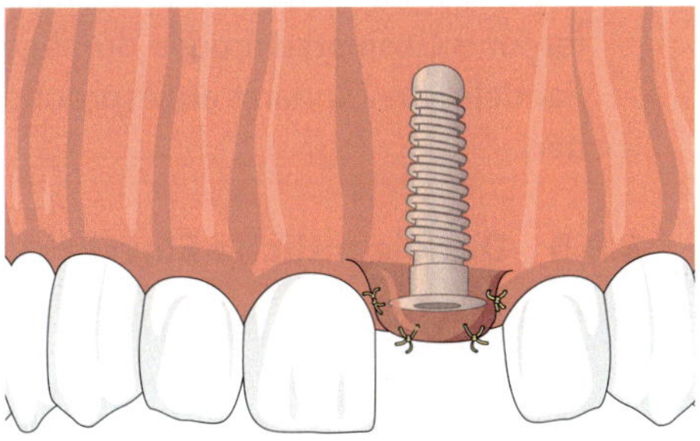

Abb. 2 Zweizeitige Implantate heilen subgingival ein.

3.9.3 Voraussetzungen für eine erfolgreiche Implantation

Ob eine Implantation Erfolg versprechend ist, hängt von unterschiedlichen Voraussetzungen ab.
- Da zahnärztliche Implantate bei der Operation stabil im Knochen verankert sein müssen, muss ausreichend Knochen vorhanden sein, in welchen die Implantate eingebracht werden können. Ist das Knochenangebot zu gering, so muss auf eine Implantation verzichtet oder es müssen vorbereitende Maßnahmen wie z. B. ein Knochenaufbau durchgeführt werden.
- Grundsätzlich sollte vor einer Implantation das Gebiss des Patienten saniert sein, d. h., sämtliche extraktionswürdigen Zähne müssen entfernt, Füllungen gelegt und das Parodont behandelt werden.
- Entzündungsherde dürfen nicht vorliegen, da sonst das Einheilen der Implantate gefährdet sein könnte.
- Der Patient muss eine optimale Mundhygiene betreiben und in der Lage sein, die Implantate und das periimplantäre (umliegende) Gewebe zu reinigen.
- Da bei Rauchern Wundheilungsstörungen häufig sind, ist hier abzuwägen, ob eine Implantation Erfolg versprechend ist.
- Auch Diabetes, Erkrankungen des Immunsystems, Herz-Kreislauf-Erkrankungen und Störungen der Blutgerinnung stellen eine relative Kontraindikation (Gegenanzeige) dar.
- Bei Patienten mit deutlich reduziertem Allgemeinzustand sind selbstverständlich Nutzen und Risiken eines solchen operativen Eingriffs abzuwägen.

Ablauf der Implantatbehandlung

Befunderhebung, Diagnostik, Aufklärung
↓
Planung
↓
ggf. Vorbehandlung
↓
Implantation
↓
Einheilphase
↓
Freilegung
↓
prothetische Versorgung und Nachsorge

3.9.4 Planung einer Implantation

Vor der eigentlichen Implantation muss eine genaue Planung der Behandlung erfolgen:

- Am Anfang stehen die Befunderhebung und Diagnostik. Modelle und Röntgenbilder, evtl. Dental-CT bzw. DVT-Bilder, sind dabei hilfreich.
- Es folgt die Aufklärung des Patienten über die Behandlungsmöglichkeiten und Alternativen, Risiken sowie die zu erwartenden Kosten.
- Die spätere prothetische Versorgung muss schon vor der Implantation geklärt sein. Es muss besprochen werden, wie viele Implantate an welchen Stellen inseriert (eingesetzt) werden und ob ein festsitzender oder herausnehmbarer Zahnersatz geplant ist.
- Eventuell notwendige Knochentransplantationen werden meistens vorab, teilweise auch zusammen mit der Implantation durchgeführt.
- Werden Implantation und Begleiteingriffe von einem Facharzt für Mund-, Kiefer- und Gesichtschirurgie durchgeführt, müssen Termine mit dem weiterbehandelnden Zahnarzt abgesprochen und das Vorgehen genau abgestimmt werden.

3.9.5 Der eigentliche Eingriff der Implantation

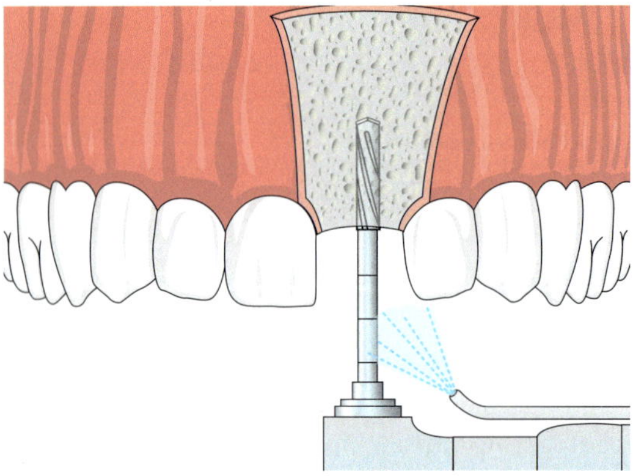

Abb. 1 Die (Vor-)Bohrung für das Implantat erfolgt unter Wasserkühlung.

Der eigentliche chirurgische Eingriff, das Einsetzen (Inserieren) der Implantate in den Knochen, findet unter sterilen Bedingungen im Operationssaal oder im Behandlungsstuhl statt. Grundsätzlich sollten vor dem Eingriff das benötigte Instrumentarium bereitgelegt und der Behandlungsplatz vorbereitet werden. Da aber bei diesem Eingriff oft zusätzliche Materialien benötigt werden, der ZFA zugleich am Behandlungsplatz gebraucht wird, ist es sinnvoll, zu dritt zu arbeiten (der Zahnarzt, der assistierende ZFA und ein Springer).

Der Eingriff wird meist in Lokalanästhesie, bei umfangreicheren Implantationen und Knochenaufbauten jedoch in Allgemeinnarkose durchgeführt.

Springer →S. 218

Zunächst wird die Gingiva inzidiert und ein Mukoperiostlappen gebildet. Jetzt wird unter direkter Sicht auf den Knochen dieser an der späteren Implantationsstelle mit einem sterilen Rosenbohrer angekörnt, sozusagen eine kleine Einkerbung als Markierung am Knochen angebracht.

Die weitere Aufbereitung des Implantatbettes ist nun abhängig vom Implantattyp und den anatomischen Gegebenheiten:

- Bei Schraubenimplantaten wird in aufsteigender Reihenfolge zuerst mit dünnen, dann mit dickeren Spiralbohrern unter ständiger Kühlung mit steriler Kochsalzlösung der Knochen aufbereitet →Abb. 1: Die Länge der Bohrung wird vor der Operation anhand des Röntgenbildes bestimmt. Intraoperativ (während der Operation) zeigen Kerben bzw. farbliche Markierungen an den Bohrern die spätere Implantatlänge an. Mit einer Tiefenmesslehre lässt sich zudem die Länge der Bohrung überprüfen.

- Bei einigen Implantattypen wird dann im Eingangsbereich der Knochen scheibenartig eingekerbt, sodass das Implantat später etwas versenkt ist und die Implantat-Abdeckschraube auf Knochenniveau endet.
- Bei kompaktem Knochen wie im Unterkiefer wird mit einem Gewindeschneider ein Gewinde im Knochen vorgeschnitten, in welches dann das Implantat eingedreht wird →Abb. 1, 2.
- Sämtliche Schritte erfolgen meist maschinell mit vorgegebener Drehzahl. Das Gewindeschneiden und das Eindrehen der Schraubenimplantate können auch von Hand erfolgen.
- Andere Implantattypen verlangen einen leicht veränderten Operationsablauf. So können Implantate auch eingeklopft werden. Im Prinzip sind jedoch die Schaffung eines Implantatlagers mit Bohrern und das darauffolgende Einsetzen (Inserieren) der Implantate bei allen Implantattypen gleich →Abb. 3–7.
- Zum Schluss wird die Wunde vernäht →Abb. 8.

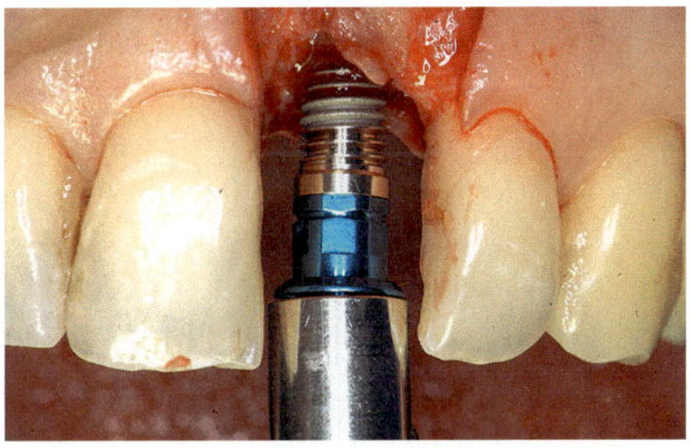

Abb. 1 Einbringen des Implantates

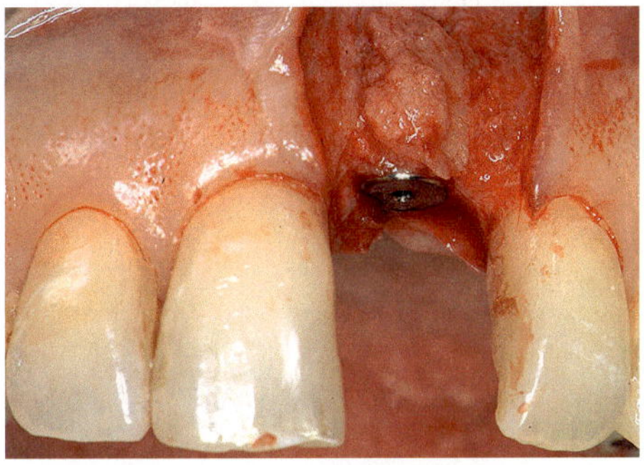

Abb. 2 Implantat nach Insertion ohne Abdeckschrauben

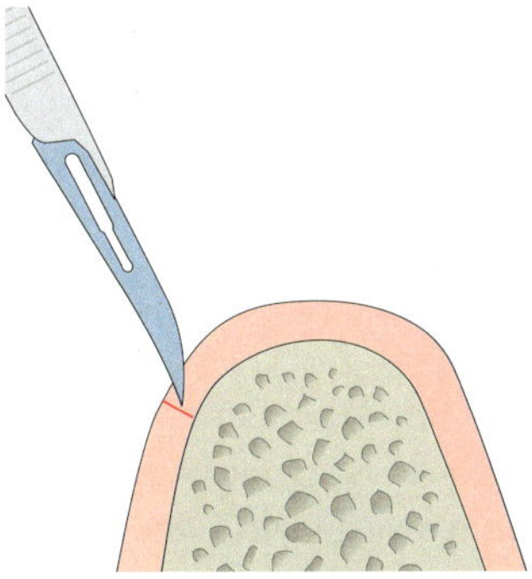

Abb. 3 Schnitt und Mukoperiostlappenbildung

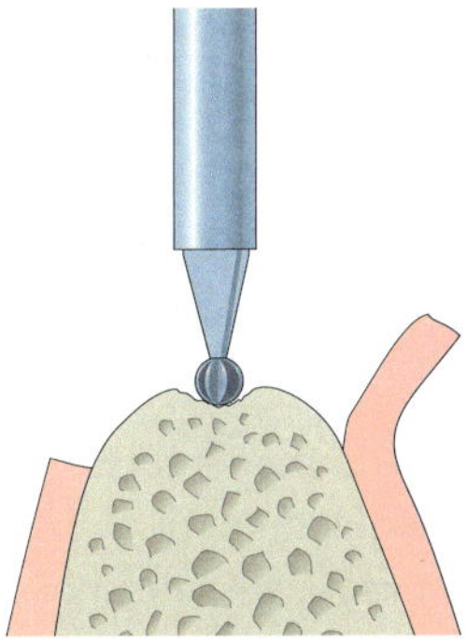

Abb. 4 Ankörnen des Knochens

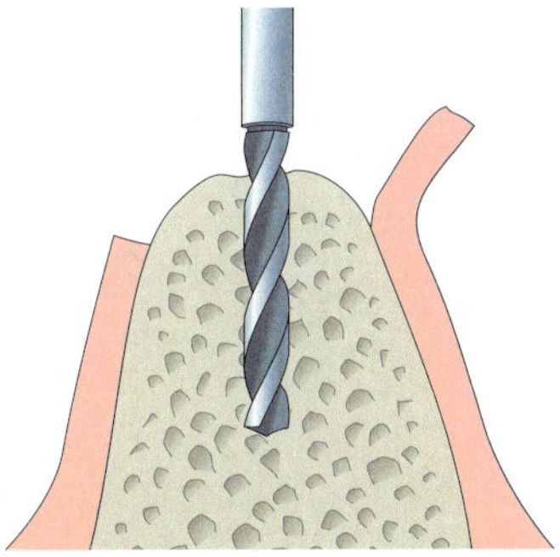

Abb. 5 Aufbereiten des Implantatbettes mit Spiralbohrern

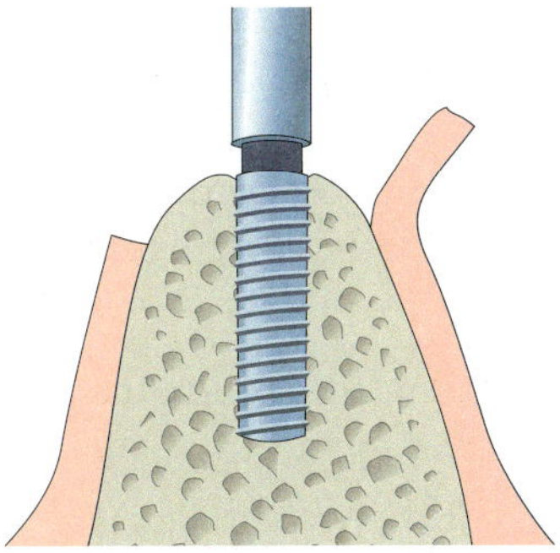

Abb. 6 Gewindeschneiden im UK

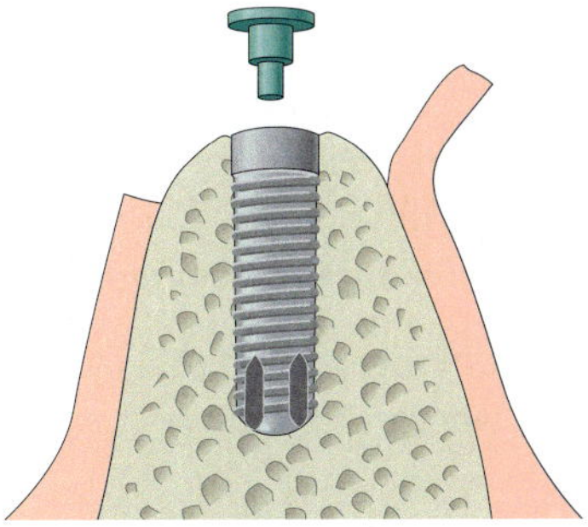

Abb. 7 Einbringen des Implantates und der Abdeckschraube

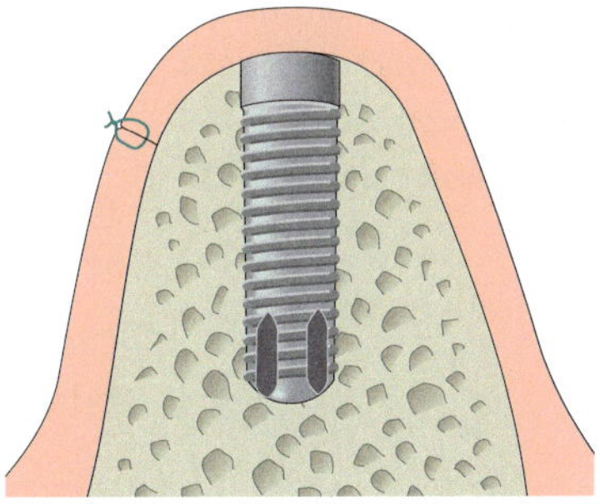

Abb. 8 Naht

3.9.6 Nach einer Implantation

Einheilphase nach einer Implantation

subgingivale und transgingivale Einheilung →S. 243

Nach der Implantatinsertion müssen die Implantate im Knochen einheilen. Implantate können subgingival oder transgingival einheilen.

Die Dauer der Einheilphase ist abhängig von der Knochenstruktur und kann zwischen zwei und sechs Monaten liegen. Im Oberkiefer ist die Einheilzeit aufgrund der spongiösen (schwammartigen) Knochenstruktur im Allgemeinen länger als im Unterkiefer.

In der Einheilphase findet ein fester Verbund zwischen Implantat und Knochen statt, die sogenannte Osseointegration. Die Implantate sollten in dieser Zeit nicht belastet werden, d. h. der Patient trägt noch keinen definitiven Zahnersatz. Eine provisorische Versorgung ist jedoch möglich.

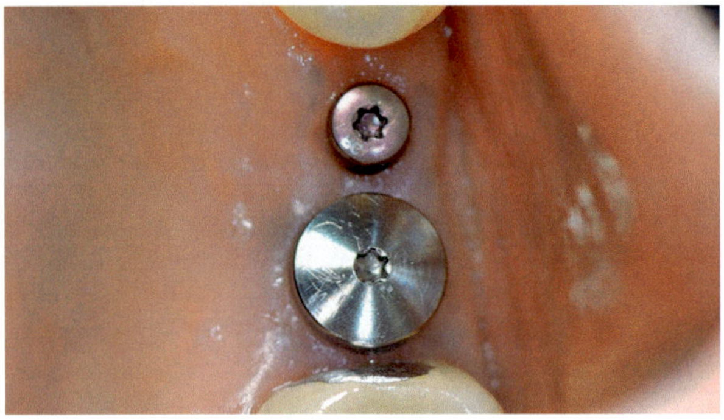

Abb. 1 Gingivaformer

Zweitoperation

Nach der entsprechenden Einheilzeit wird bei den subgingival eingeheilten Implantaten ein zweiter operativer Eingriff zur **Freilegung** der Implantate durchgeführt (Zweitoperation).

Dabei wird ein Mukoperiostlappen bzw. nur ein Mukosalappen gebildet und die mukogingivalen Verhältnisse werden optimiert oder die Schleimhaut wird im Bereich der Implantate nur ausgestanzt.

Dann werden die Abdeckschrauben auf den Implantaten entfernt und durch sogenannte Gingivaformer ersetzt, die die Ausformung der Gingiva um das Implantat herum bewerkstelligen sollen →Abb. 1.

Neuere Implantate erlauben heutzutage jedoch auch eine Sofortbelastung und ermöglichen damit dem Patienten eine schnelle prothetische Versorgung. Allerdings liegen zurzeit noch keine wissenschaftlichen Untersuchungen dazu vor, mit welchen langfristigen Prognosen zu rechnen ist.

Prothetische Versorgung nach einer Implantation

Kronen →S. 419
Brücken →S. 424
Teilprothesen →S. 448
Abformung →S. 439

Auf die freiliegenden Implantate werden Abdruckpfosten aufgeschraubt und eine Abformung wird durchgeführt.

Die Abformung gelangt wie üblich ins zahntechnische Labor. Dort werden die geplanten Suprakonstruktionen (z. B. Kronen, Brücken oder Prothesen) hergestellt und dem Patienten in der Praxis eingegliedert.

Die Kronen können über Abutments (Aufbauten) auf die Implantate geschraubt oder zementiert werden.

Nachsorge bei der Implantation

Jeder Implantatpatient sollte in regelmäßigen Abständen zur Nachsorge und zur Kontrolle einbestellt werden.

Zur Nachsorge gehört auch die wiederholte Anleitung zu einer optimalen Mundhygiene. Neben Zahnbürste und Zahnseide können weitere Hilfsmittel wie Superfloss und Interdentalbürstchen notwendig sein.

Die abnehmbaren Suprakonstruktionen werden alle ein bis zwei Jahre abgenommen und gereinigt.

Reinigung der Interdentalräume →S. 358

Etwaige Lockerungen der Implantate können dabei festgestellt werden.

Komplikationen einer Implantation

Bei der Implantation kann es passieren, dass das Implantat nicht einheilt.
Die Einheilrate ist im Durchschnitt relativ hoch, dennoch können Wundheilungsstörungen und Infekte auftreten, die zu einer Lockerung und damit zum Verlust des Implantates führen (**Periimplantitis**).

Im Unterkiefer können bei entsprechender Nähe zum Nervenkanal Verletzungen des N. alveolaris inferior auftreten. Dies führt dann zu Gefühlsstörungen der Unterlippe, des Kinns, der Zähne und des Zahnfleisches der gleichen Seite.

N. alveolaris →S. 173

Problematisch kann die spätere prothetische Versorgung werden, wenn das Implantat in seiner Achsenneigung von der gewünschten Zahnneigung abweicht. Dann können abgewinkelte Aufbauten helfen, diese Diskrepanz auszugleichen.

3.9.7 Sofortimplantation

Bei **Sofortimplantaten** handelt es sich um Implantate, die sofort nach dem Zahnverlust der natürlichen Zähne eingesetzt werden. Die Alveole muss dabei entzündungsfrei sein.

Bei einwurzeligen Zähnen wie im UK-Frontbereich mit dünnem vestibulärem Knochen hat die Sofortimplantation bzw. die verzögerte Sofortimplantation (innerhalb von zwei Wochen) den Vorteil, dass der Knochenverlust geringer ist.

3.9.8 Navigierte Implantation

Die navigierte Implantation ist ein Verfahren der computergestützten Chirurgie, bei der sich die Implantatposition nach der idealen Position des geplanten Zahnersatzes richtet.

Dabei wird nach virtueller Planung der optimalen Implantatposition diese mittels Führungsschablone auf den Knochen übertragen.

3.10 Sinuslift

Bei nicht ausreichendem Knochenangebot muss vor der eigentlichen Implantation der Knochen aufgebaut werden. Fehlt im Oberkieferseitenzahnbereich Knochen, also am Boden der Kieferhöhle, so kann dieser nach Anheben des Kieferhöhlenbodens (engl. lifting) eingebracht werden. Dies nennt man Sinuslift. Man unterscheidet dabei den externen vom internen Sinuslift. Beim **externen Sinuslift** wird der Zugang von der Seite geschaffen und ein Knochenfenster präpariert. Dann wird dieser Knochendeckel nach innen eingeschlagen und mit der Kieferhöhlenschleimhaut nach oben gedrückt. Der entstandene Hohlraum wird anschließend mit Knochen aufgefüllt →Abb. 1.

Beim **internen Sinuslift** handelt es sich um ein einfacheres Verfahren, bei welchem über den Bohrkanal des Implantates die Kieferhöhlenschleimhaut mit dem Knochen durch Hammerschläge nach oben gedrückt und Knochen eingebracht wird →Abb. 2.

Das Vorgehen der Anhebung des Kieferhöhlenbodens und des Knochenaufbaus kann gleichzeitig mit der Implantation – sogenanntes einzeitiges Verfahren – oder aber nacheinander, zweizeitig, erfolgen.

Nach der Operation gelten ähnliche Verhaltenshinweise für den Patienten wie nach dem Verschluss einer MAV, d. h. Schnäuzverbot und Nasentropfen.

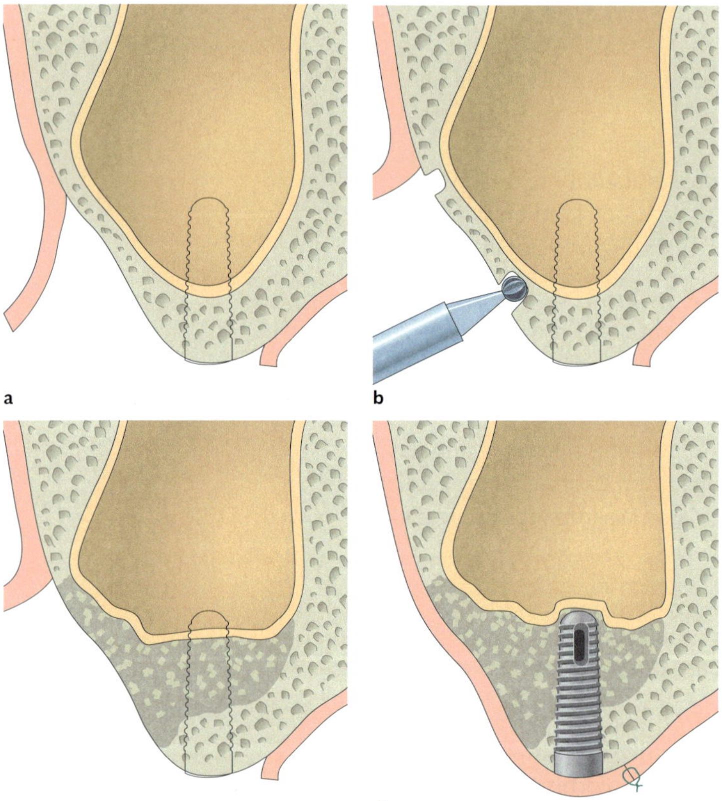

a b c d

Abb. 1 Externer Sinuslift

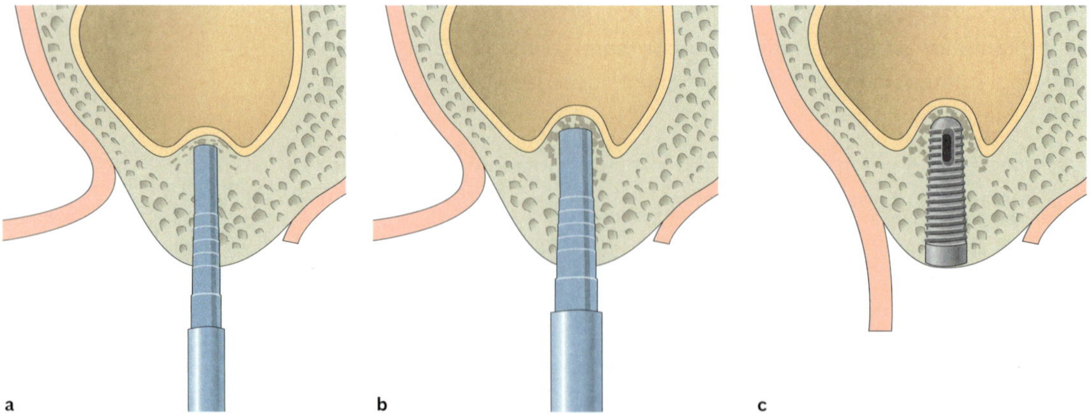

a b c

Abb. 2 Interner Sinuslift

3.11 Sequestrotomie

Verletzungen oder Eingriffe am Knochen können beispielsweise zur Entzündung des Knochenmarks führen. Die Knochenmarksentzündung wird Osteomyelitis genannt. Wenn im Rahmen dieser Osteomyelitis ein Knochenareal abstirbt und sich vom Restknochen abgrenzt, so liegt ein Sequester vor. Um die Entzündung in den Griff zu bekommen, muss der Sequester operativ entfernt werden. Dabei wird nach Bildung des Mukoperiostlappens und Darstellung des Knochens eine Sequestrotomie, die Entfernung des Knochensequesters, durchgeführt. Gleichzeitig wird ein Antibiotikum verabreicht.

3.12 Präprothetische Chirurgie

Sämtliche chirurgischen Eingriffe, die vor einer prothetischen Versorgung des Patienten erfolgen und die die Eingliederung eines Zahnersatzes erst ermöglichen bzw. verbessern, gehören zur präprothetischen Chirurgie. Diese Eingriffe können sowohl in Lokalanästhesie als auch in Allgemeinnarkose durchgeführt werden, abhängig von der Größe des Eingriffes.

Teilprothesen →S. 448
Vollprothesen →S. 456

Zu den präprothetischen chirurgischen Eingriffen zählen:
- die Beseitigung eines Schlotterkammes
- die Entfernung störender Bänder
- die Alveolotomie bzw. Knochenresektion
- augmentative (Knochen aufbauende) Verfahren mittels körpereigenem Knochen oder künstlichen Materialien zum Knochenersatz
- die Ausformung des Mundbodens im Sinne einer Mundbodenplastik
- die Ausformung des Mundvorhofs (Vestibulumplastik)

Ein **Schlotterkamm** liegt vor, wenn nach Schwund (Atrophie) des Knochens das Weichgewebe nicht mehr von Knochen unterstützt ist, sodass es auf dem Alveolarkamm beweglich zurückbleibt →Abb. 1. Dieses leicht bewegliche Gewebe führt zu einem schlechten Prothesenhalt und muss daher operativ entfernt werden.

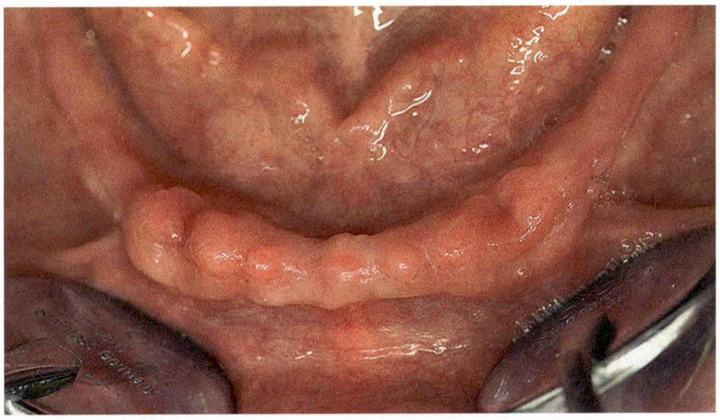

Abb. 1 Starker Schlotterkamm im gesamten Unterkiefer

Hoch inserierende (ansetzende) **Bänder** können den Prothesenhalt gefährden, da sie bei Bewegungen schnell zum Abhebeln der Prothese führen. Sie sollten daher operativ tiefer ins Vestibulum verlagert werden.

Werden Zähne extrahiert, so muss nach der Extraktion eines Zahnes oder der Zähne der Knochen geglättet werden, um später Druckstellen zu vermeiden. Dies kann in der gleichen Sitzung wie die Extraktion oder auch später erfolgen. Der Eingriff findet im Bereich der Alveole statt und wird als **Alveolotomie** bezeichnet.

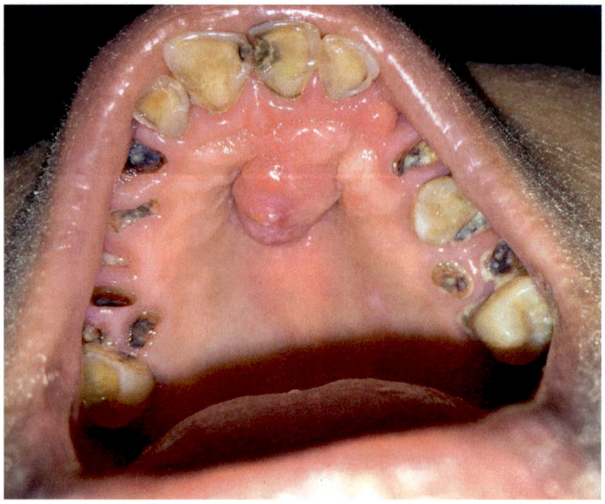

Abb. 1 Gutartiger Knochenvorsprung am Oberkiefer (Torus maxillaris), palatinal; kariöses Gebiss

Wird ein größeres Knochenareal abgetragen, das einen Tumor bzw. einen Knochenvorsprung darstellt, so spricht man von einer **Knochenresektion**. Die Knochenresektion erfolgt vor einer prothetischen Versorgung, um diese überhaupt eingliedern zu können. Beispiele für störende, gutartige Knochenvorsprünge sind im Oberkiefer ein Torus palatinus und im Unterkiefer ein Torus mandibulae, die durch eine Knochenresektion beseitigt werden.

Die **augmentativen Verfahren** gewinnen zunehmend an Bedeutung. Hier wird der atrophierte Kieferkamm mithilfe von Knochentransplantaten aus dem Unterkiefer, dem Becken oder gar aus dem Schädeldach wieder aufgebaut. Daneben dienen auch künstliche Materialien als Knochenersatz.

Mittels Membranen wird das aufgebaute Knochenmaterial vom restlichen Gewebe getrennt und dadurch eine gelenkte Knochenregeneration (engl. guided bone regeneration; GBR) herbeigeführt.

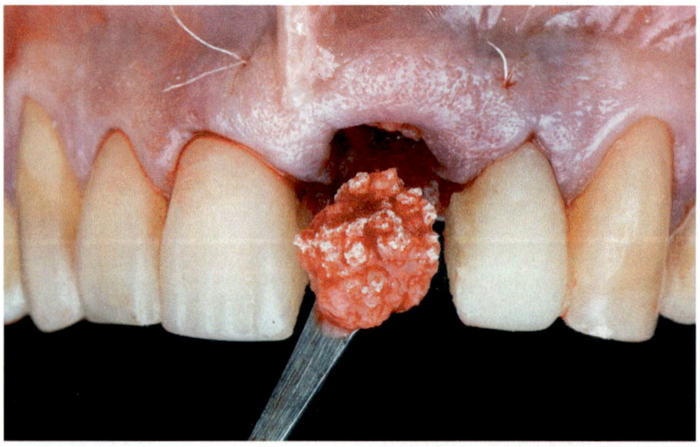

Abb. 2 Einsatz von künstlichem Knochenersatzmaterial bei der Augmentation

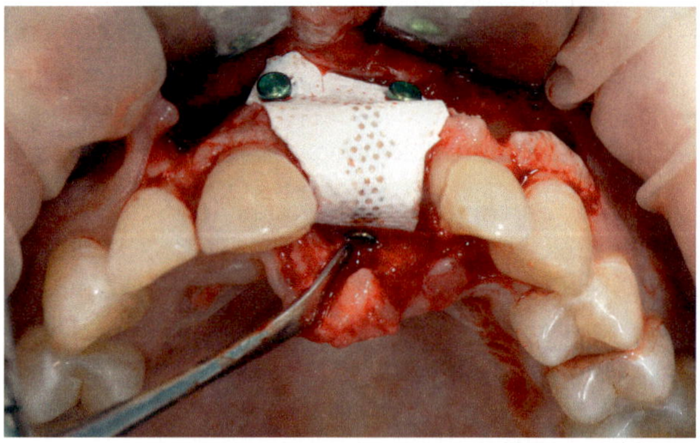

Abb. 3 Membranabdeckung im Rahmen einer Augmentation

Die **Vestibulumplastik** und die **Mundbodenplastik** sind v. a. bei zahnlosen Patienten mit starker Atrophie (Schwund) des Kieferkammes angezeigt →Abb. 1–5, S. 251. Durch die operative Vertiefung des Mundbodens bzw. des Mundvorhofs kann der Prothesenhalt verbessert werden. Im Zuge der Weiterentwicklung der Implantate wird ihnen heute jedoch nicht mehr so viel Bedeutung beigemessen wie noch vor Jahren.

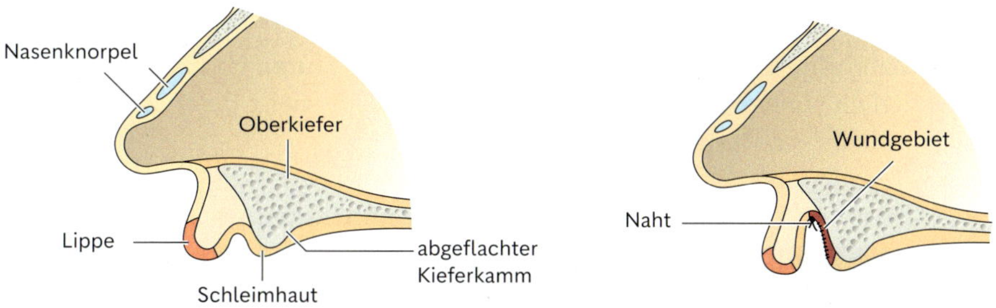

Abb. 1 Vestibulumplastik: Ausgangs- und Endsituation

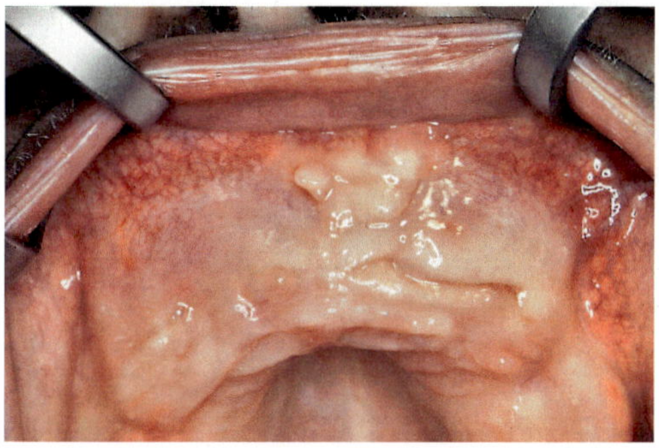

Abb. 2 Vestibulumplastik: Ausgangssituation (Oberkiefer mit zu geringer Tiefe des Vestibulums)

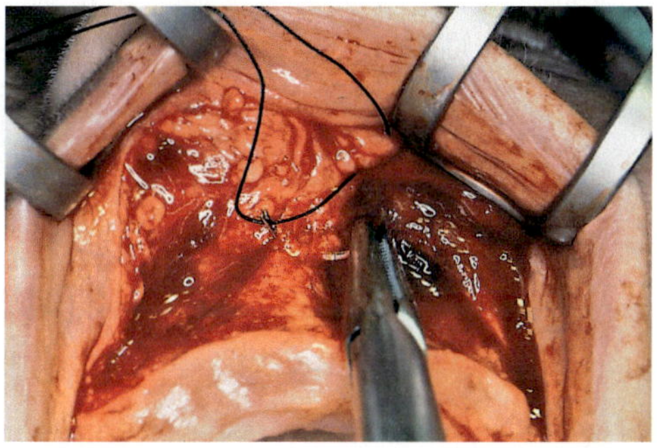

Abb. 3 Vestibulumplastik: Die neue Umschlagfalte wird gebildet.

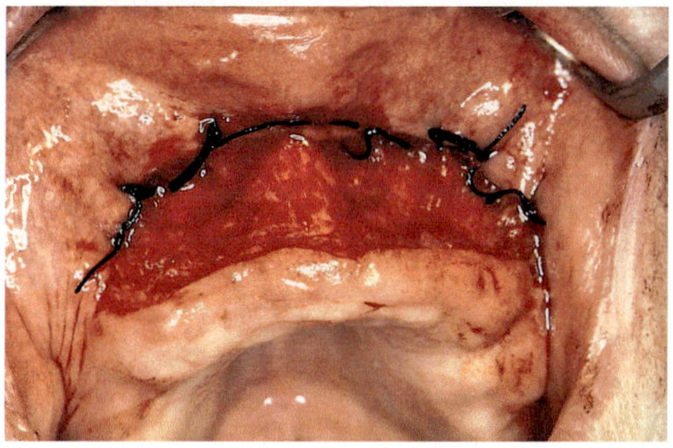

Abb. 4 Vestibulumplastik: Zustand nach Ende der Operation

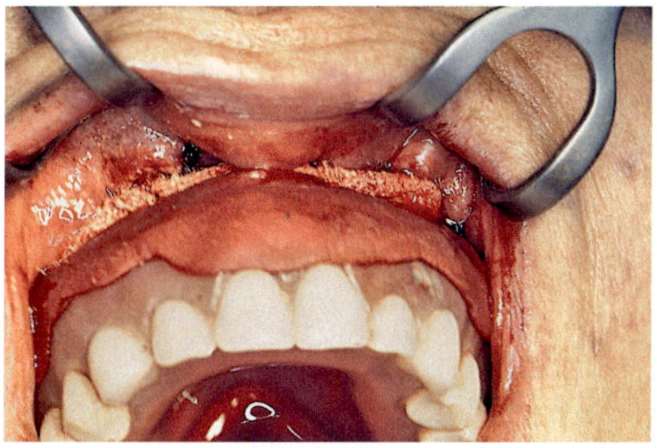

Abb. 5 Vestibulumplastik. Die Prothese wird als Verbandplatte eingesetzt.

3.13 Behandlung von Verletzungen

Verletzungen im Gesichtsbereich sind gar nicht so selten. Verletzungen zieht man sich v. a. durch Unfälle oder Gewalteinwirkung zu. Sie treten im Kindesalter beim Spielen und Sport auf (z. B. beim Fahrradfahren). Im Erwachsenenalter sind es oft Stürze und Verkehrsunfälle. Die Verletzung kann dabei die Zähne, den Knochen und/oder das Weichgewebe betreffen.

Größere Verletzungen des Gesichtsschädels mit Knochenbrüchen werden in einer Praxis oder Klinik für Mund-, Kiefer- und Gesichtschirurgie behandelt. Kleinere Verletzungen wie z. B. Zahnfrakturen können auch in der zahnärztlichen Praxis versorgt werden.

3.13.1 Zahnverletzungen

Bei den Zahnverletzungen unterscheidet man **Zahnfrakturen** und **Zahnluxationen**. Grundsätzlich können alle Zähne davon betroffen sein, meist treten Zahnverletzungen jedoch im Frontzahnbereich auf.

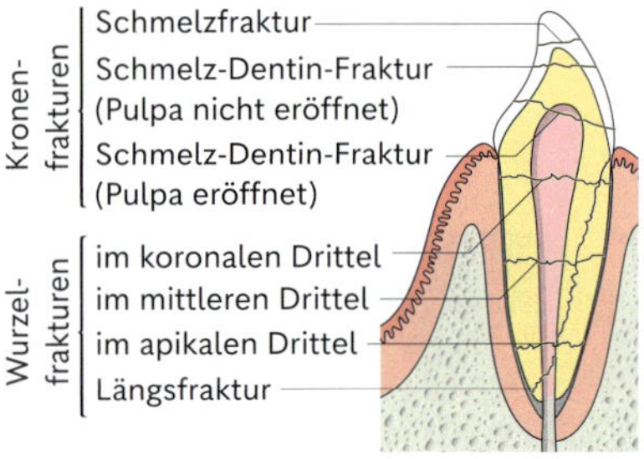

Abb. 1 Zahnfrakturen

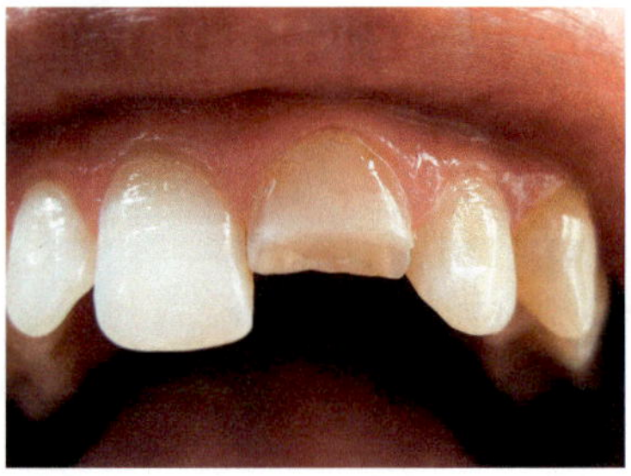

Abb. 2 Kronenfraktur

Zahnfrakturen

Unter einer Fraktur ganz allgemein versteht man den Bruch eines Zahnes oder eines Knochens. Bei der Zahnfraktur handelt es sich um den Bruch eines Zahnes. Die Zahnfraktur kann sowohl die Krone als auch die Wurzel betreffen →Abb. 1.

Bei den **Kronenfrakturen** unterscheidet man je nach Lokalisation (Ort des Auftretens) Kronenfrakturen I., II. und III. Grades →Tab. 1; Abb. 2. Die Therapie einer Kronenfraktur richtet sich nach ihrer Lokalisation.

Die **Wurzelfrakturen** werden auch nach ihrer Lokalisation eingeteilt. Aus der Lokalisation ergibt sich ebenfalls in der Regel eine entsprechende Therapie →Tab. 2; Abb. 3, 4.

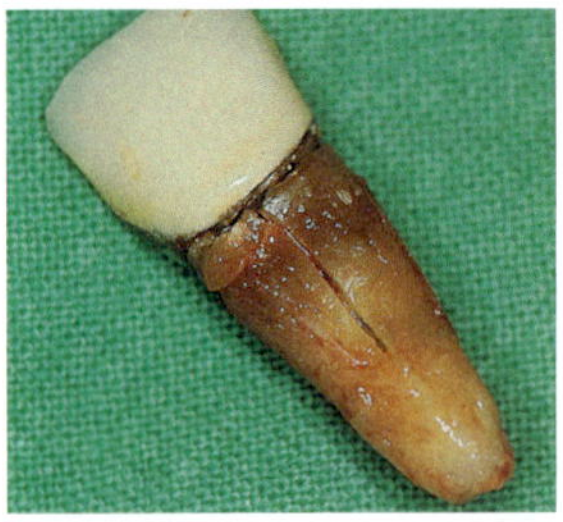

Abb. 3 Längsfraktur der Wurzel eines extrahierten überkronten Zahnes

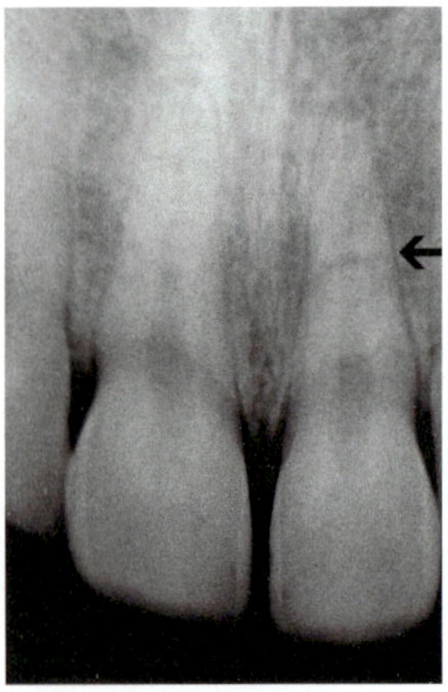

Abb. 4 Fraktur des Zahnes 21 im mittleren Drittel

direkte Überkappung →S. 195

Einteilung	Lokalisation	Therapie
I. Grad	im Schmelz	Füllung bzw. Wiederbefestigung des Zahnfragmentes
II. Grad	Schmelz-Dentin, Pulpa nicht eröffnet	Füllung bzw. Wiederbefestigung des Zahnfragmentes oder Veneer/Krone
III. Grad	Schmelz-Dentin, Pulpa eröffnet	direkte Überkappung oder Wurzelkanalbehandlung mit anschließender Füllung oder Veneer/Krone

Tab. 1 Kronenfrakturen

Lokalisation	Therapie
im koronalen Drittel der Wurzel	Versuch der Wurzelkanalbehandlung mit klinischer Kronenverlängerung
im mittleren Drittel der Wurzel	Extraktion
im apikalen Drittel der Wurzel	Wurzelkanalbehandlung und WSR
Längsfraktur	Extraktion; in seltenen Fällen, bei mehrwurzeligen Zähnen, auch eine Hemisektion mit Wurzelkanalbehandlung

Tab. 2 Wurzelfrakturen

Zahnluxationen

Unter der Luxation eines Zahnes versteht man die Lockerung eines Zahnes, bedingt durch eine Verletzung bzw. Zerreißung der Fasern des Zahnhalteapparates. Dabei kann der Zahn zum Teil oder vollständig aus seiner Alveole herausgerissen sein. Ist der Zahn vollständig herausgerissen, spricht man von einer **Avulsion**.

Die Therapien der Luxation und Avulsion verlaufen ähnlich. Bei der Luxation wird der Zahn in sein Knochenfach reponiert (zurückgeschoben) und mit einer Schienung – z. B. nach der Säure-Ätz-Technik – fixiert (befestigt) →Abb. 1.

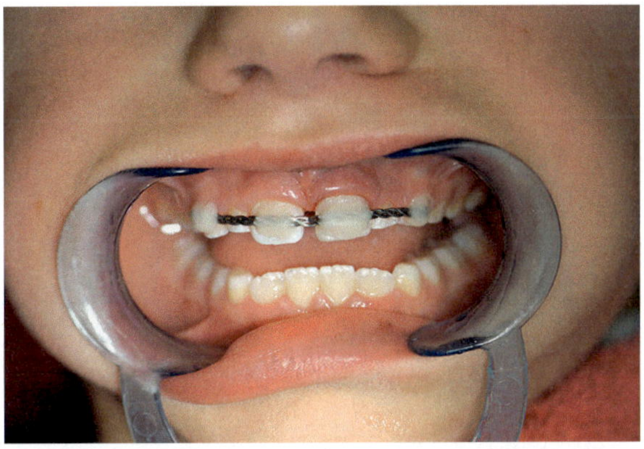

Abb. 1 Schienung eines gelockerten Zahnes 21 nach einem Zahnunfall

Säure-Ätz-Technik →S. 129

Bei der Avulsion wird der Zahn wieder in seine Alveole eingesetzt und ebenfalls mit einer Schiene fixiert. Dies bezeichnet man als **Reimplantation** (Wiedereinpflanzung).

Ob die Reimplantation erfolgreich verläuft, hängt von mehreren Faktoren ab.

Merke

Voraussetzungen für eine erfolgreiche Reimplantation

Es kann sein, dass ein Patient in der Zahnarztpraxis anruft, weil er sich einen Zahn ausgeschlagen hat. Es sollten ihm klare Anweisungen gegeben werden, damit die Reimplantation erfolgreich verlaufen kann. Der Betroffene soll:

- Ruhe bewahren
- den Zahn sofort suchen
- den Zahn **nicht** reinigen, das parodontale Gewebe **nicht** entfernen, da sonst kein Einwachsen erfolgen kann
- sich **sofort** auf den Weg in die Zahnarztpraxis machen; je kürzer der Zeitraum zwischen Verletzung und zahnärztlicher Versorgung ist, desto größer sind die Chancen, dass der Zahn wieder einwächst.
- Für den **Transport** gilt: Da der Zahn eine feuchte Umgebung braucht:
  - Am besten in einer sogenannten Zahnrettungsbox (**safety box**; →Abb. 2) transportieren. Diese Box gibt es in jeder Apotheke. Lagerung in der Zahnrettungsbox max. 24 Stunden, jedoch: je kürzer, desto besser.
  - Alternativ in (möglichst kühler) **H-Milch** transportieren, max. 2 Stunden

Der Transport in der Mundhöhle (in der Backentasche) ist wegen der Keime in der Mundhöhle und der Gefahr des Verschluckens umstritten, der Transport in Kochsalzlösung oder (Leitungs)Wasser führt zu einem großen Verlust an Zementoblasten. Aber: Wenn bei einem Unfall, z. B. im Wald, weder Zahnrettungsbox noch H-Milch und auch keine Kochsalzlösung oder auch kein Wasser zur Hand sind, dann kann sogar die Backentasche besser sein als gar nichts.

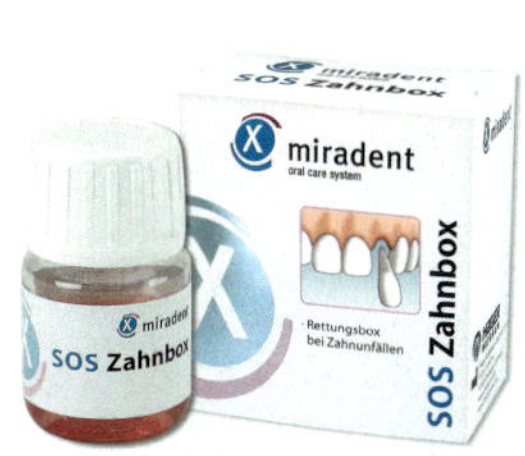

Abb. 2 Zahnrettungsbox. Das Gefäß enthält eine Nährlösung, welche die Zellen der Wurzelhaut maximal 24 Stunden vital erhält.

Ein nicht vollständig herausgeschlagener Zahn hängt mit Anteilen seines Faserapparates in der Alveole. Er muss ebenfalls so schnell wie möglich versorgt werden. Die Therapie besteht hier auch in der Rückverlagerung und Ruhigstellung mittels vorübergehender Schienung.

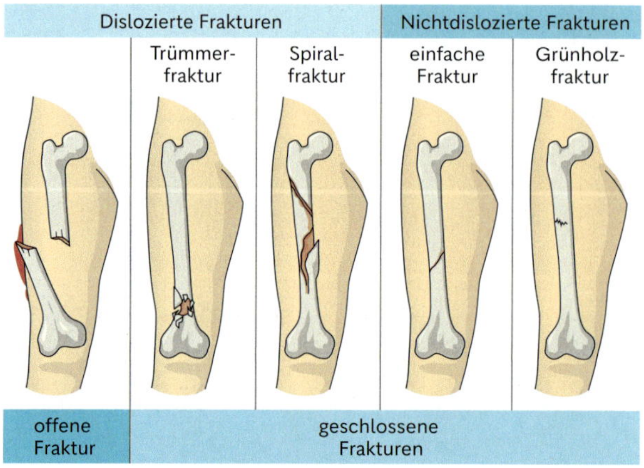

Abb. 1 Einteilung der Frakturen

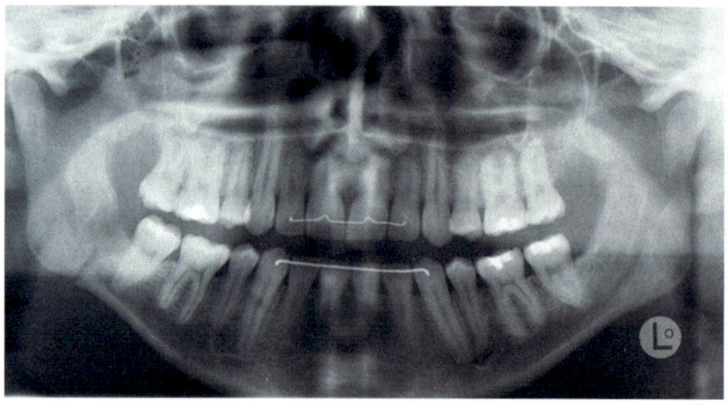

Abb. 2 Unterkieferfraktur im Kieferwinkel rechts

3.13.2 Knochenbrüche

Ein Knochenbruch wird als Fraktur bezeichnet.

Es gibt **offene Knochenbrüche**, bei denen der Knochen durch die Weichgewebsverletzung hindurch sichtbar ist, und **geschlossene Knochenbrüche**, bei denen der Knochen vom umgebenden Weichgewebe bedeckt bleibt →Abb. 1. Daneben wird zwischen dislozierten Frakturen und nicht- dislozierten Frakturen unterschieden.

Bei den dislozierten Frakturen sind die Fragmente (Bruchstücke) verschoben und müssen in ihre ursprüngliche Position zurückgebracht (reponiert) werden. Bei den nichtdislozierten Frakturen sind die Fragmente nicht verschoben.

Frakturen im Gesichtsbereich können mehrere oder auch einzelne Gesichtsschädelknochen (z. B. bei einer isolierten Unterkieferfraktur; →Abb. 2) betreffen. Die Alveolarfortsatzfraktur betrifft nur den zahntragenden Teil des Kieferknochens und wird wie eine Zahnfraktur mit einer Schienung behandelt. Kiefergelenkfrakturen können ein- oder beidseitig auftreten und werden typischerweise durch Sturz auf das Kinn hervorgerufen.

Die Behandlung der Knochenbrüche des Gesichtsschädels gehört in das Aufgabengebiet des Mund, Kiefer- und Gesichtschirurgen. Grundlegende Therapiemöglichkeiten werden hier daher nur kurz erwähnt.

Man kann Frakturen konservativ (ohne Operation) oder operativ behandeln.

Bei der **konservativen Frakturbehandlung** werden die Bruchstücke in ihre ursprüngliche Position zurückgebracht (reponiert) und anschließend für eine bestimmte Zeit ruhiggestellt (fixiert).

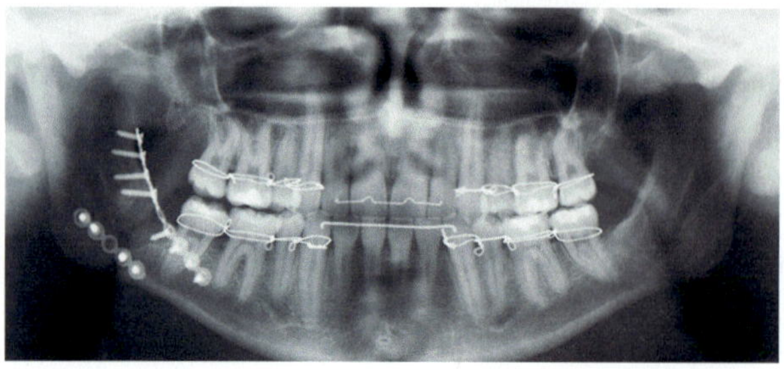

Abb. 3 Zustand nach Versorgung der Unterkieferfraktur mittels Platten und Schienen

Bei einer Fraktur im Bereich des Kiefergelenkes z. B. werden Ober- und Unterkiefer mit einer Schienung versehen und der Unterkiefer dann am Oberkiefer mit Drähten fixiert. Für die Zeit der Ruhigstellung kann der Mund nicht geöffnet werden. Die Nahrungsaufnahme ist nur in flüssiger Form möglich.

Bei der **operativen Frakturbehandlung** gilt auch das Prinzip von Reposition und Fixation. In diesem Fall werden jedoch die Bruchstücke im Rahmen einer Operation unter Sicht wieder an ihre korrekte Position gebracht und durch eine Metallplatte und Schrauben fixiert →Abb. 3.

3.13.3 Weichteilverletzungen

Weichteilverletzungen können isoliert oder in Kombination mit Brüchen auftreten. Reine Schnitt-, Platz- und Risswunden sollten gesäubert und bei Bedarf durch Nähte versorgt werden. Komplexere Verletzungen mit Defekten müssen durch spezielle Operationstechniken behandelt werden.

3.14 Entfernung von Tumoren

Ein Tumor ist im medizinischen Sinne eine Geschwulst oder Gewebeneubildung, unabhängig davon, ob sie gut- oder bösartig ist.

Erkrankungen der Mundhöhle →S. 341

3.14.1 Eigenschaften von Tumoren

Gutartige Tumoren werden **benigne** genannt, bei bösartigen Tumoren spricht man von **malignen** Tumoren. Gutartige und bösartige Tumoren haben unterschiedliche Eigenschaften, v. a. unterscheiden sie sich in ihrem Wachstumsverhalten →Tab. 1.

Gutartige (benigne) Tumoren	Bösartige (maligne) Tumoren
zeigen meist ein langsames Wachstum	zeigen meist ein schnelles Wachstum
Zellen sind wenig verändert	veränderte, atypische Zellen
setzen keine Metastasen (Tochtergeschwülste)	setzen Metastasen (Tochtergeschwülste), die sich über das Blut- oder Lymphgefäßsystem im Körper ausbreiten
sind meist durch eine Kapsel von dem umliegenden Gewebe abgegrenzt; verdrängen Nachbargewebe; dringen nicht in Blut- oder Lymphgefäße ein	dringen in Nachbargewebe, Lymph- und Blutgefäße ein (infiltrieren diese Gewebe)

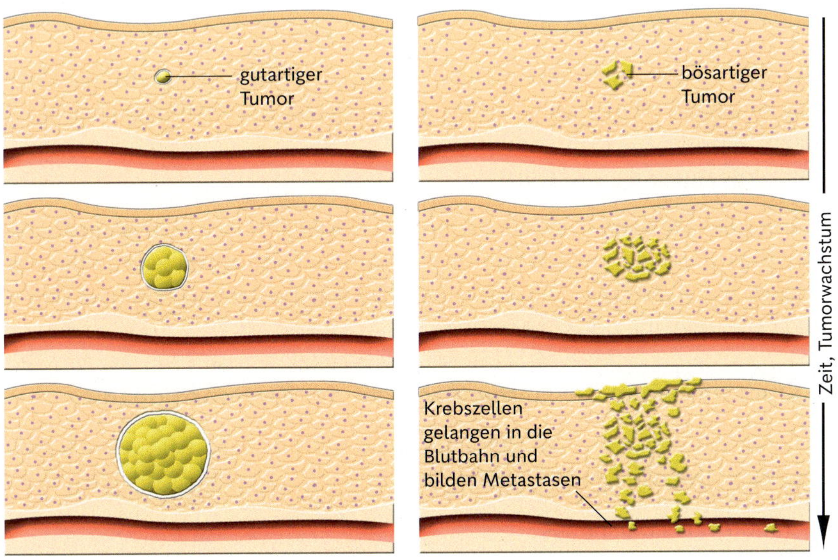

Tab. 1 Eigenschaften von gut- und bösartigen Tumoren

3.14.2 Behandlung von Tumoren

Exzision →S. 240

Die Behandlung von Tumoren hängt wesentlich davon ab, ob sie benigne oder maligne sind.

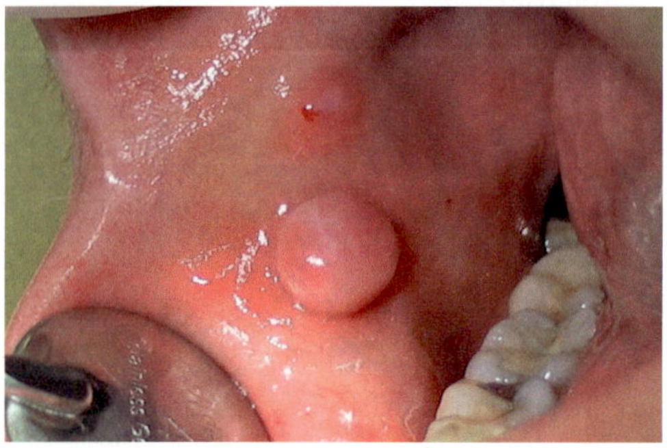

Abb. 1 Fibrom an der Wange. Dieser gutartige Tumor kann durch eine Exzision entfernt werden.

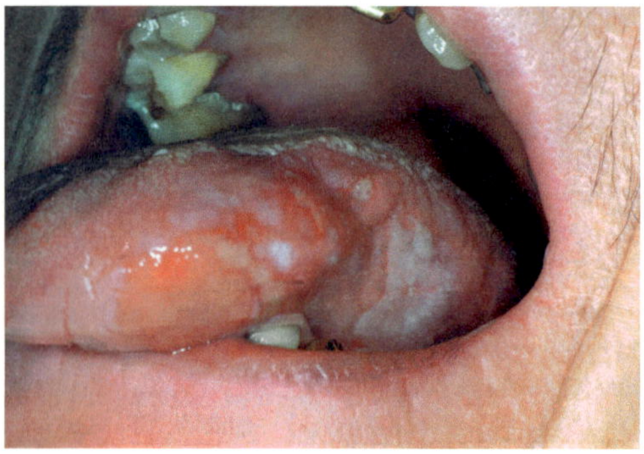

Abb. 2 Maligner Tumor, hier ein Plattenepithelkarzinom am Zungenrand

Bei benignen Tumoren reicht oft ein operatives Ausschälen bzw. eine Exzision aus →Abb. 1. Der Tumor wird als Ganzes entfernt, eine Blutstillung durchgeführt und die Wunde mit Nähten verschlossen.
Bei malignen Tumoren muss der Tumor aufgrund seines infiltrierenden (eindringenden) Wachstums über die Gewebegrenzen hinaus mit einem größeren Sicherheitsabstand radikal entfernt werden. Dabei können Nachbarstrukturen nicht immer geschont werden →Abb. 2.

Neben der **chirurgischen Therapie** von malignen Tumoren gibt es auch noch andere Behandlungsmöglichkeiten wie **Bestrahlung** und **Chemotherapie**. Durch die Bestrahlung werden Zellen abgetötet. Die Chemotherapie wird mit für die Körperzellen giftigen Arzneimitteln (Zytostatika) durchgeführt. Die Behandlung richtet sich dabei u. a. nach der Art und Lokalisation des Tumors sowie danach, wie weit ein Tumor fortgeschritten ist (z. B. ob er Metastasen gesetzt hat).

Bösartige Tumoren werden zunächst operativ entfernt. Danach erfolgt evtl. eine Bestrahlung der betroffenen Region und/oder Chemotherapie, um noch vorhandene Tumorzellen auszuschalten. Manchmal ist es erforderlich, zuerst eine Bestrahlung und/oder eine Chemotherapie vorzunehmen, bevor die operative Entfernung des Tumors erfolgt. Der Tumor wird dadurch kleiner, sodass weniger gesundes Gewebe operativ entfernt werden muss.

Grundsätzlich sollte jedes entnommene Gewebe zur histopathologischen **Untersuchung** an ein auf diese Untersuchung spezialisiertes histopathologisches Labor eingesandt werden. Die histopathologische Untersuchung wird auch als feingewebliche Untersuchung bezeichnet.

Hierbei wird das Gewebe (bzw. die Zellen) auf krankhafte, nur unter dem Mikroskop erkennbare Veränderungen untersucht. Nur die histopathologische Untersuchung kann sicher darüber Auskunft geben, um welche Art von Tumor es sich handelt und ob er maligne oder benigne ist.

3.15 Operationen in Zusammenhang mit der Kieferorthopädie

Diastema →S. 395

In den Schnittbereich zwischen Chirurgie und Kieferorthopädie fällt eine Reihe von Eingriffen. Die häufigsten Eingriffe sind:

- Operation eines Diastemas
- operative Freilegung von Zähnen
- Dysgnathie-Operationen

3.15.1 Operation eines Diastemas

Damit eine Lücke zwischen den beiden mittleren Schneidezähnen des Oberkiefers Diastema mediale) geschlossen werden kann, muss zunächst ein chirurgischer Eingriff vorausgehen.

Dabei werden das meist hoch ansetzende Lippenbändchen gelöst und entfernt und der zwischen den beiden Zähnen liegende Knochen teilweise abgetragen. Die Wunde wird mit einer Naht versorgt. Jetzt kann der Kieferorthopäde den Schluss des Diastemas bewerkstelligen.

Diastema →S. 395
Kieferorthopädie →S. 401

3.15.2 Freilegung von retinierten Zähnen

Wenn Zähne nicht regulär durchbrechen, d. h. nicht so, wie sie sollen, sondern im Knochen retiniert sind, ist eine operative Freilegung notwendig. Die ersten Schritte dieses Eingriffs erfolgen genauso wie bei der operativen Entfernung retinierter Zähne. Bei der Freilegung von Zähnen werden die Zähne jedoch nicht entfernt, sondern die Zahnkrone wird nur sichtbar gemacht und mit einem Bracket versehen. Anschließend kann der Kieferorthopäde den Zahn eingliedern →Abb. 1, 2.

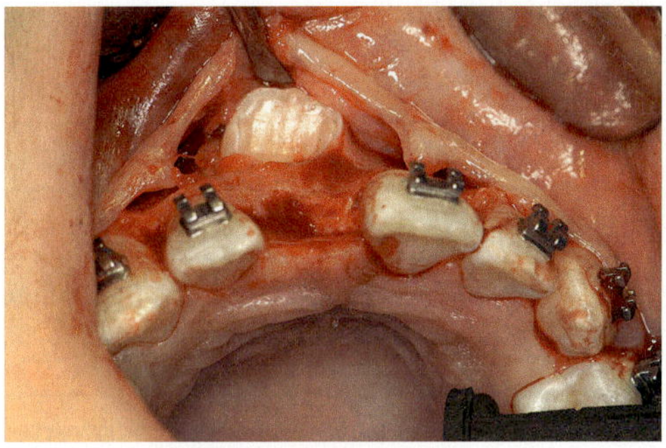

Abb. 1 Freigelegter retinierter Zahn

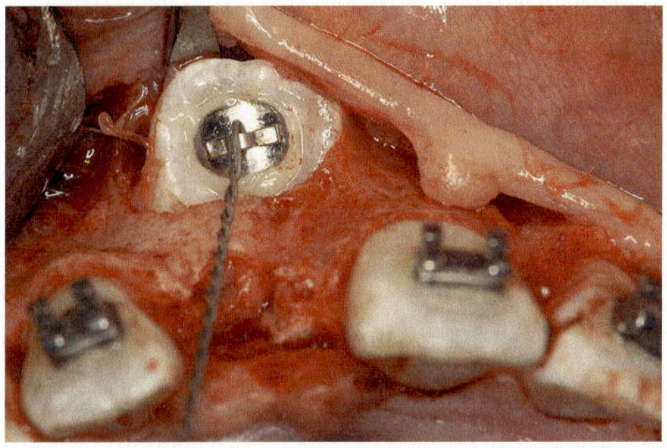

Abb. 2 Eingliedern des Zahnes mithilfe kieferorthopädischer Hilfsmittel

3.15.3 Dysgnathie-Operationen

Bei Fehlstellungen der Kiefer (Dysgnathie) ist nach Abschluss des Kieferwachstums die alleinige kieferorthopädische Behandlung nicht ausreichend. In solchen Fällen kann in Kombination mit einem kieferchirurgischen Eingriff Abhilfe geschaffen werden.
Zunächst wird kieferorthopädisch vorbehandelt.

Dann erfolgt die Dysgnathie-Operation, die von einem Facharzt für Mund-, Kiefer- und Gesichtschirurgie durchgeführt wird.

Der Eingriff erfolgt in Allgemeinnarkose und richtet sich nach dem Ort der Fehlstellung. Steht der Oberkiefer bzw. der Unterkiefer falsch, so wird dieser allein operativ versetzt. Sind beide Kiefer betroffen, so muss sowohl im Ober- als auch im Unterkiefer eine operative Umstellung des Knochens erfolgen.

operative Zahnentfernung →S. 231

- Nach Schnittführung und Bildung eines Mukoperiostlappens erfolgt die Darstellung des Knochens.
- Dann wird im Falle des Oberkiefers dieser mit einer Säge vom Gesichtsschädel abgetrennt und in einem entsprechenden Umfang nach vorne, hinten, oben oder unten versetzt. Im Falle des Unterkiefers wird dieser im Kieferwinkelbereich durchtrennt und ebenfalls in die korrekte Position, die einen regelrechten Biss erlaubt, verschoben.
- Die neue Stellung des Kiefers wird mit Platten und Schrauben fixiert.

Terminologie: Chirurgische Eingriffe

Abszess, der	Eiteransammlung, oft von einer bindegewebigen Membran umgeben (abgekapselt)
Abutment	Aufbau auf Implantat
Alveolotomie, die	Glätten des Alveolarknochens durch Abtragung
Antrum (= Sinus maxillaris)	Kieferhöhle
Apex, der	Wurzelspitze
apikale Ostitis, die	Entzündung des Knochens an der Wurzelspitze
apikale Parodontitis, die	Entzündung des Zahnhalteapparates an der Wurzelspitze
Atrophie, die	Schwund
augmentativ	aufbauend
Avulsion, die	vollständiges Herauslösen eines Zahnes aus seiner Alveole
benigne	gutartig
Dentitio difficilis (lat.)	erschwerter Zahndurchbruch
Desmotom, das (= Periotom)	Instrument zum Durchtrennen der Fasern der Wurzelhaut (Periodont; Desmodont)
Dolor post extractionem	Schmerz nach Zahnextraktion
Dysgnathie, die	Gebissfehlentwicklung; Fehlentwicklung der Zähne, der Kiefer und/oder des Kausystems, die zu einer abnormen Form und Funktion des Kiefers führt
Extraktion, die (lat. extrahere = herausziehen)	Herausziehen; Kurzbezeichnung für Zahnextraktion, d. h. die Entfernung eines Zahnes mittels Zange und/oder Hebel
Exzision, die	Herausschneiden von Gewebe
Fixation, die **fixieren**	Festigung, Ruhigstellung befestigen, ruhigstellen
follikuläre Zyste, die	schlauchartige Zyste
Fraktur, die **frakturieren** (Verb)	1. Knochenbruch; 2. Bruch eines Zahnes brechen
Furkation, die	Gabelung; Teilungsstelle der Zahnwurzeln bei mehrwurzeligen Zähnen
Germektomie, die	operative Entfernung von Zahnkeimen
Granulationsgewebe, das	blutreiches, glänzendes, körniges Bindegewebe, das sich durch Reize (wie z. B. eine Entzündung) bildet
Hemisektion, die (griech. hemi = halb; lat. sectio = Schnitt)	Entfernung einer krankhaft veränderten Wurzel und Erhalt einer gesunden Wurzel bzw. zweier gesunder Wurzeln bei mehrwurzeligem Zahn

Chirurgische Eingriffe

histopathologisch **Histopathologie**, die	feingeweblich, die Histopathologie betreffend Lehre von den krankhaften (pathologischen) Veränderungen der Gewebe
Implantation, die (lat. implantare = einpflanzen) **implantieren** (Verb)	Einbringen körpereigenen oder körperfremden Materials; (Implantat) in den Körper einsetzen
infiltrieren	eindringen
inserieren	einsetzen, z. B. von Implantaten
intraoperativ	während der Operation
Knochenresektion, die	Entfernen von Knochen
koronal	an der Zahnkrone
kürettieren **Kürettage**, die (Substantiv)	auskratzen, ausschaben Auskratzung, Ausschabung
Lokalisation, die	Ort des Auftretens, z. B. einer Verletzung oder eines Tumors
Luxation, die	Ausrenkung; z. B. die Lockerung eines Zahnes
maligne	bösartig
MAV	Abk. für **M**und-**A**ntrum-**V**erbindung
Mukoperiostlappen, der	Schleimhaut-Knochenhaut-Lappen
Mund-Antrum-Verbindung, die (**MAV**)	Verbindung zwischen Mund- und Kieferhöhle; entsteht z. B. bei einer Extraktion; sie muss operativ verschlossen werden
orthograd	gerade, von der Krone her
Osseointegration, die	Entstehen eines festen Verbunds zwischen Implantat und Knochen; Teil der Einheilphase nach der Implantation
Osteomyelitis, die	Knochenmarkentzündung
Osteotomie, die	Entfernen von Knochen
Parodontium, das	Zahnhalteapparat, Zahnbett
Periimplantitis, die	Entzündung um das Implantat herum
Periost, das	Knochenhaut
Periotom, das (= Desmotom)	Instrument zum Durchtrennen der Fasern der Wurzelhaut (Periodont; Desmodont)
präprothetische Chirurgie, die	Sammelbegriff für chirurgische Eingriffe, die vor einer prothetischen Versorgung erfolgen
radikuläre Zyste, die	an der Zahnwurzel gelegene Zyste
Reimplantation, die	Wiedereinpflanzung
reponieren	zurücklegen, wieder einrichten
retiniert	im Knochen zurückgehalten
retrograd	von der Wurzelspitze her

Sequester, der	abgestorbenes, vom Restknochen abgegrenztes Knochenstück
Sinus maxillars (= Antrum)	Kieferhöhle; paarig angelegter luftgefüllter Hohlraum in der Maxilla; zählt zu den Nasennebenhöhlen
Sinusitis maxillaris	Entzündung der Kieferhöhle, oft auch kurz als Sinusitis bezeichnet
Sinuslift, der	Anheben des Kieferhöhlenbodens
subgingival	unter dem Zahnfleisch
Suprakonstruktion, die	prothetische Konstruktion über den Implantaten, z. B. Krone, Brücke, Prothese
transgingival	durch das Zahnfleisch hindurch
Tumor, der **Tumoren**, die (Mehrzahl)	Schwellung, Geschwulst, Gewebswucherung
WSR	Abk. für Wurzelspitzenresektion
Zyste, die	mit Flüssigkeit gefüllter Hohlraum, der von einem kapselartigen Zystenbalg aus blutarmem Bindegewebe oder blutreichem Granulationsgewebe umgeben ist
Zystektomie, die	chirurgische Entfernung einer Zyste inklusive des Zystenbalgs; mit anschließender Naht
Zystostomie, die	chirurgische Eröffnung einer Zyste

Aufgaben

1 Ordnen Sie der Extraktion folgender Zähne die entsprechenden Zangen zu: Zahn 11, 15, 16, 27, 41, 34, 47.

2 Bei der Extraktion welcher Zähne ist mit einer Mund-Antrum-Verbindung zu rechnen?

3 Nennen Sie mögliche Komplikationen nach einer Zahnextraktion.

4 Was versteht man unter dem Begriff Dentitio difficilis?

5 Mit welchen Komplikationen sollte nach einer operativen Weisheitszahnentfernung gerechnet werden?

6 Warum sollten Sie bei einer operativen Weisheitszahnentfernung im OK eine Knopfsonde bereitlegen?

7 In welchen Schritten verläuft eine WSR und welche Instrumente benötigt man dazu?

8 Erklären Sie den Unterschied zwischen einer Zystektomie und einer Zystostomie.

9 Wozu dient die Zweitoperation bei zweizeitiger Implantat-OP?

10 Aus welchen Materialien bestehen häufig zahnärztliche Implantate?

11 Worauf müssen Sie bei der Vorbereitung einer Implantation achten?

12 Was versteht man unter einem Sinuslift?

13 Wie sollte man sich nach der Avulsion eines bleibenden Zahnes verhalten?

14 Was versteht man unter benigne und maligne?

15 Erklären Sie den Begriff Knochenaugmentation.

4 Arzneimittellehre

Arzneimittel sind Stoffe, die dazu dienen, Krankheiten zu heilen, zu lindern, zu verhüten und zu erkennen. Arzneimittel nennt man auch Medikamente oder Pharmaka (Einzahl: Pharmakon). Die Pharmakologie ist die Wissenschaft, die sich mit Art und Aufbau der Heilmittel, ihren Wirkungen und Anwendungsgebieten beschäftigt. Ob ein Medikament als Heilmittel wirkt, hängt dabei auch von seiner Dosierung ab. Ein Heilmittel kann bei Überdosierung ins Gegenteil umschlagen und toxisch (giftig) wirken. Allein schon deshalb ist eine korrekte Dosierung eines Arzneimittels notwendig.

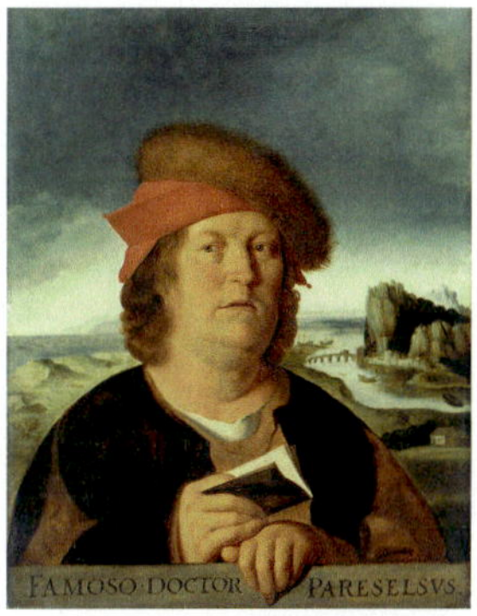

Abb. 1 Porträt von Paracelsus

Exkurs

**„All Ding' sind Gift und nichts ohn' Gift;
allein die Dosis macht, dass ein Ding kein Gift ist."**

Mit dieser Formulierung umschrieb im 16. Jahrhundert Theophrastus Bombast von Hohenheim, genannt Paracelsus, dass jedes Arzneimittel der Gesundheit schaden kann, wenn es in der falschen Dosierung gegeben wird. Umgekehrt können Substanzen, wenn sie in der richtigen Dosis gegeben werden, auch Krankheiten heilen oder wenigstens lindern. Das heißt, die Dosis macht die Wirkung.

4.1 Abgabe von Arzneimitteln

Arzneimittel können auf unterschiedliche Art und Weise zum Verbraucher gelangen. Man unterscheidet:

- **Frei verkäufliche Arzneimittel**. Sie enthalten unbedenkliche Stoffe und können in Drogerien, Supermärkten und in Apotheken ohne Verordnung verkauft werden. Dazu gehören z. B. Tees, Vitaminpräparate, Heilwasser, Zahnspülungen oder Mund- und Rachendesinfektionsmittel.
- **Apothekenpflichtige Arzneimittel** (Abk. Ap). Sie dürfen nur in Apotheken verkauft werden. Man bekommt diese Medikamente ohne Rezept. Es handelt sich dabei beispielsweise um leichte Schmerzmittel, die sich der Patient zur Selbstmedikation besorgt. Obwohl diese Medikamente für jeden käuflich zu erwerben sind, sollten sie nicht über einen längeren Zeitraum eingenommen werden. Zum Beispiel schädigen Schmerzmittel mit dem Wirkstoff Acetylsalicylsäure auf Dauer die Magenschleimhaut und können so Magengeschwüre hervorrufen.
- **Verschreibungspflichtige Arzneimittel** (Abk. Rp). Sie dürfen nur nach Verordnung durch einen Arzt oder Zahnarzt, d. h. nach Vorlage eines Rezeptes, vom Apotheker an den Patienten abgegeben werden. Zu diesen Medikamenten gehören z. B. Antibiotika.
- **Betäubungsmittel** (Abk. Btm). Sie dürfen nur auf speziellen Rezepten, den Betäubungsmittelrezepten, verordnet werden. Zu den Betäubungsmitteln zählen u. a. die starken Schmerzmittel wie Morphium. Sie unterliegen strengen Bestimmungen. Btm-Rezepte müssen z. B. verschlossen aufbewahrt werden.
- Das Betäubungsmittelgesetz (BtMG) und die Betäubungsmittel-Verschreibungsverordnung (BtMVV) regeln, welche Betäubungsmittel verschrieben werden und in welcher Art und Weise sowie in welcher Höchstdosis diese verordnet werden dürfen.

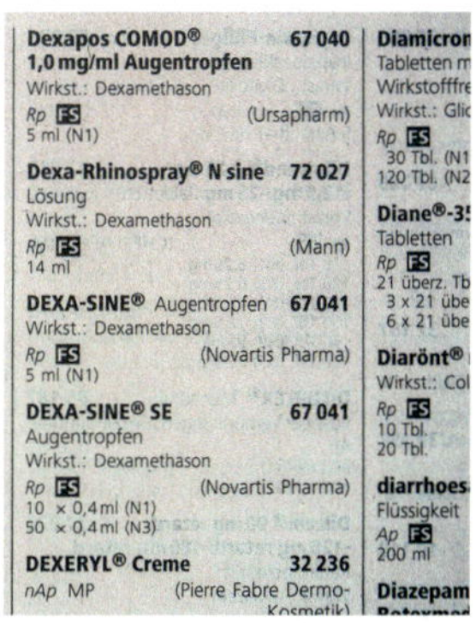
Dexapos COMOD® 67 040
1,0 mg/ml Augentropfen
Wirkst.: Dexamethason
Rp FS (Ursapharm)
5 ml (N1)

Dexa-Rhinospray® N sine 72 027
Lösung
Wirkst.: Dexamethason
Rp FS (Mann)
14 ml

DEXA-SINE® Augentropfen **67 041**
Wirkst.: Dexamethason
Rp FS (Novartis Pharma)
5 ml (N1)

DEXA-SINE® SE 67 041
Augentropfen
Wirkst.: Dexamethason
Rp FS (Novartis Pharma)
10 × 0,4 ml (N1)
50 × 0,4 ml (N3)

DEXERYL® Creme 32 236
nAp MP (Pierre Fabre Dermo-Kosmetik)

Diamicron
Tabletten m
Wirkstofffre
Wirkst.: Glic
Rp FS
30 Tbl. (N1
120 Tbl. (N2

Diane®-3
Tabletten
Rp FS
21 überz. Tb
3 x 21 übe
6 x 21 übe

Diarönt®
Wirkst.: Col
Rp FS
10 Tbl.
20 Tbl.

diarrhoes
Flüssigkeit
Ap FS
200 ml

Diazepam

Abb. 2 Auszug aus „ROTE LISTE®. Herausgeber und Verlag ROTE LISTE® Service GmbH

Die im Handel befindlichen Arzneimittel sind in der Arzneimittelliste für Deutschland, ROTE LISTE®, aufgeführt, die es als Buch, auf CD-ROM und online gibt.

4.2 Kennzeichnung von Arzneimitteln

Handelsname	Substanzname
Aspirin®	Acetylsalicylsäure
Calxyl®, Dycal®	Calciumhydroxid
ben-u-ron®	Paracetamol
Voltaren®	Diclofenac
Xylocain®	Lidocain

Tab. 1 Arzneimittel tragen einen Substanz- und einen Handelsnahmen.

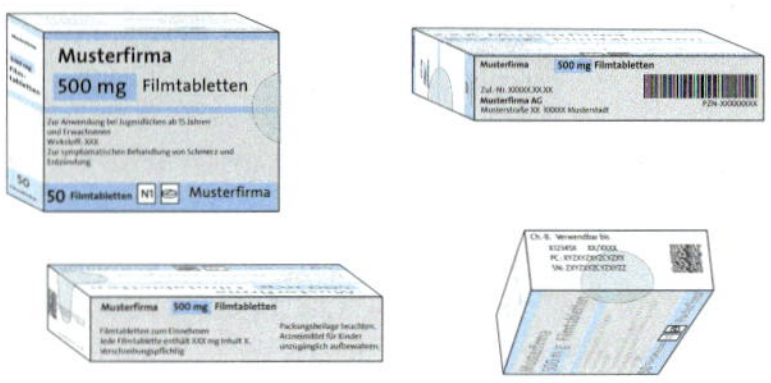

Abb. 1 Beschriftungen auf einer Arzneimittelpackung

Die meisten Arzneimittel werden als Fertigarzneimittel angeboten. Grundsätzlich gibt es immer zwei Namen für ein Medikament. Der Wirkstoff ist die Substanz in einem Pharmakon, die eine bestimmte Wirkung hervorruft. Wirkstoffe haben einen weltweit gebräuchlichen Namen, den **Substanznamen** (Freiname, engl. Generic name). Dies kann z. B. Kalziumhydroxid sein. Verkauft wird das Medikament dann unter einem Namen, den der Pharmahersteller ihm gibt, dem **Handelsnamen**. Im Falle von Kalziumhydroxid ist das z. B. Calxyl® oder Dycal®.

Die **Verpackung** muss u. a. folgende Informationen enthalten:
- Bezeichnung des Arzneimittels, der Handelsname, unter dem das Medikament verkauft wird; man erkennt den Handelsnamen an dem Symbol „®“
- Substanzname, wirksame Bestandteile
- Darreichungsform, z. B. Tablette oder Lösung
- Packungsgröße, z. B. N1, N2 oder N3
- Name und Anschrift des Pharmaherstellers
- Zulassungsnummer des Medikaments
- Verfallsdatum
- Hinweise, Warnhinweise
- Lagerung

Der **Beipackzettel** ist für das Arzneimittel die Gebrauchsinformation, die in der Packung eines jeden Fertigarzneimittels enthalten sein muss. Er enthält neben den auf der Verpackung enthaltenen Informationen Angaben über Zusammensetzung, Anwendungsgebiet, Kontraindikationen (Gegenanzeigen), Wirkungen, Nebenwirkungen, Wechselwirkungen mit anderen Medikamenten, Dosierungen und Aufbewahrung.

4.3 Arzneimittelformen

Arzneimittel werden zur besseren Aufnahme in den Körper mit anderen Stoffen gemischt oder in Flüssigkeiten gelöst. So entstehen unterschiedliche Arzneimittelformen.

Feste Formen von Arzneimitteln:
- Bei **Tabletten** (Tbl.) ist der Wirkstoff mit Hilfsstoffen zusammengepresst.
- **Dragees** (Drg.) sind Tabletten mit glattem Überzug.
- Bei **Kapseln** (Kps.) befindet sich der Arzneistoff in einer Hülle, die erst im Magen zersetzt wird.
- Bei einem **Pulver** ist der Wirkstoff fein zermahlen.
- Bei **Streukügelchen** (Globuli) wird der Wirkstoff mit einem Hilfsstoff zu einer kleinen Kugel gepresst; in dieser Form liegen meist homöopathische Medikamente vor.
- **Zäpfchen** werden auch Suppositorien (Supp.) genannt. Sie werden in den Mastdarm (Rektum) eingeführt, schmelzen bei Körpertemperatur und geben den Wirkstoff frei.

Flüssige Formen von Arzneimitteln:
- Bei einer **Lösung** (Lsg.) ist der Wirkstoff in Wasser oder Alkohol gelöst.
- Bei einer **Tinktur** sind pflanzliche oder tierische Wirkstoffe in Alkohol gelöst.
- Bei einer **Suspension** (Susp.) besteht der Arzneistoff aus kleinen, nicht-löslichen Teilen, die in Flüssigkeit aufgemischt sind.
- Bei einer **Emulsion** sind zwei nicht ineinander lösliche Flüssigkeiten so fein wie möglich gemischt (z. B. Öl-in-Wasser-Emulsion).

Streichfähige Formen von Arzneimitteln:
- Eine **Creme** ist eine Mischung aus Wasser und Fett.
- Bei einer **Salbe** ist der Wirkstoff in einer fetthaltigen Grundsubstanz gelöst.
- Eine **Paste** ist eine Salbe mit einem hohen Pulveranteil.
- Bei einem **Gel** ist der Wirkstoff in einer Masse aus Geliermitteln und Quellstoffen verteilt.

Gasförmige Formen von Arzneimitteln:
- **Gase** werden in der Medizin v. a. zur Narkose (Inhalationsanästhesie) verwendet, z. B. Lachgas.
- Ein **Aerosol** ist ein Gas, das kleinste feste oder flüssige Teilchen enthält. Bekannte Aerosole sind z. B. Asthmasprays oder das Nitro-Spray für Herzpatienten.

4.4 Verabreichung von Arzneimitteln

Die Verabreichung von Arzneimitteln heißt **Applikation** (Anwendung, Darreichung). Arzneimittel können auf unterschiedliche Art und Weise verabreicht werden.

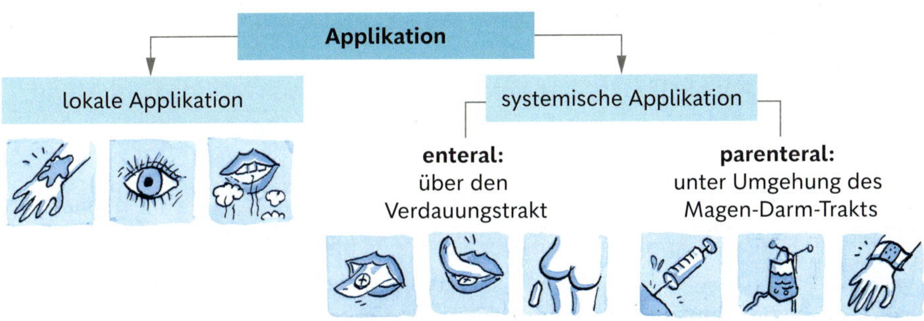

Man unterscheidet zwei Grundarten der Applikation:
- Bei der **lokalen** Applikation wird der Wirkstoff direkt an den zu behandelnden Ort gebracht, wie z. B. auf den Zahn, die Haut, die Nasenschleimhaut oder ins Auge.
- Bei der **systemischen** Applikation gelangen die Medikamente in den Blutkreislauf und werden dann dem gesamten Körper über das Blut zugeführt.

Zum Beispiel können Fluoride lokal und systemisch verabreicht werden. Dies bezeichnet man als lokale bzw. systemische Fluoridierung.

Fluoridierung →S. 369

Die **lokale Applikation** kann bei hochdosierter bzw. lang andauernder Anwendung auch zur Aufnahme größerer Wirkstoffmengen ins Blut und damit zu systemischen Wirkungen und Nebenwirkungen führen.

Video
Vorbereiten einer Infusion

Besonders schnell tritt dieser Effekt bei der lokalen Applikation von Aerosolen (Inhalation) auf. Da die Lungenbläschen von einer Vielzahl kleinster Blutgefäße umspannt sind und die Lungenbläschenwand sehr dünn ist, gelangen inhalierte Wirkstoffe schnell ins Blut und entfalten rasch eine systemische Wirkung.

Bei der **systemischen Applikation** werden die Wirkstoffe über den Blutkreislauf verteilt. Doch wie gelangen die Wirkstoffe überhaupt ins Blut? Es gibt hierbei zwei Wege:
- die **enterale Applikation**
- die **parenterale Applikation**

4.4.1 Enterale Applikation

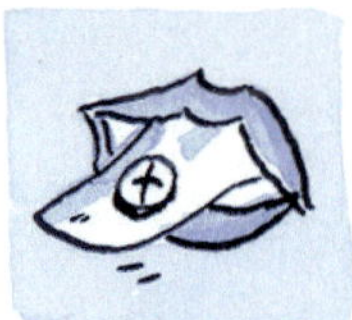

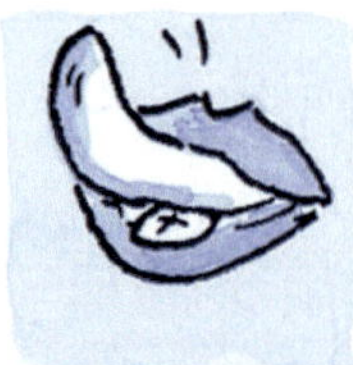

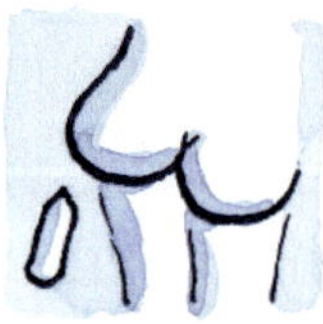

Bei der enteralen Applikation gelangen die Wirkstoffe über den Magen-Darm-Trakt ins Blut. Es gibt drei Formen der enteralen Aufnahme:
- Die **orale Aufnahme** von Medikamenten, z. B. in Form von Tabletten, ist sicherlich die häufigste. Sie wird auch als Aufnahme **per os** (durch den Mund) bezeichnet. Das Medikament wird geschluckt, über die Darmschleimhaut aufgenommen und gelangt dann über den Blutweg zur Leber. Dort wird ein Teil des Wirkstoffes abgebaut, der Rest verteilt sich dann im Körper. Die orale Verabreichungsform ist eine einfache Art der Medikamentenzufuhr. Die Wirkstoffaufnahme kann aber durch Erkrankungen der Magen- oder Darmschleimhaut – wie z. B. durch Durchfall – erschwert sein. Im Übrigen gibt es Medikamente, die die Magenschleimhaut reizen. In diesem Fall sollten die Medikamente nicht auf nüchternen Magen eingenommen werden.
- Bei der **sublingualen Applikation** werden die Medikamente unter die Zunge gelegt und dann über die Mundschleimhaut aufgenommen. Der Wirkstoff gelangt so direkt in die Blutbahn. Dieser Weg ist für Notfallmedikamente besonders sinnvoll.
- Die **rektale Applikation** ist eine Verabreichung über den Mastdarm (Rektum), in Form von Zäpfchen. Hierbei wird die Magenschleimhaut geschont.

4.4.2 Parenterale Applikation

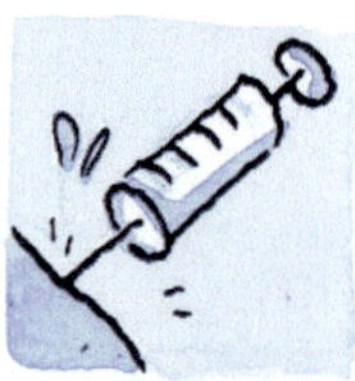

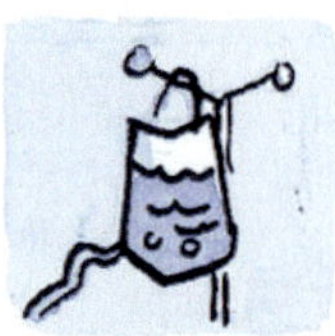

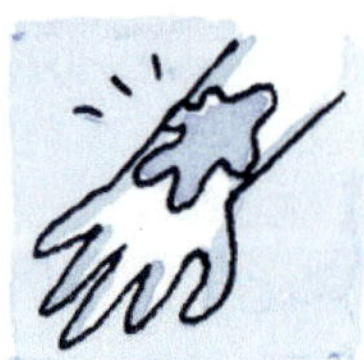

Bei der parenteralen Applikation werden die Medikamente am Magen-Darm-Trakt vorbei verabreicht, d. h., der Magen-Darm-Trakt wird umgangen. Auch die parenterale Applikation kann auf verschiedene Art und Weise erfolgen:
- als **Injektion** (Einspritzung)
  - in die Vene = intravenös (Abk. i.v.)
  - unter die Haut = subkutan (Abk. s.c.)
  - in die Haut = intrakutan (Abk. i.c.)
  - in die Arterie = intraarteriell (Abk. i.a..)
  - in den Muskel = intramuskulär (Abk. i.m.)
  - unter die Schleimhaut = submukös (Abk. s.m.)
- als **Infusion**, hier werden Flüssigkeiten bzw. Arzneimittel in die Blutbahn eingeleitet
- als **perkutane** (transdermale) Aufnahme, hier werden Wirkstoffe über die Haut aufgenommen, z. B. bei sog. „Rheumapflastern“ oder Nikotinpflastern

4.5 Arzneimittelgruppen

Arzneimittel werden nach ihren Anwendungsgebieten in Arzneimittelgruppen eingeteilt. Viele Arzneimittelgruppen enden in der Einzahl auf „-um", in der Mehrzahl auf „-a" (z. B.: ein Antibiotikum, zwei Antibiotika). Im Folgenden können nicht alle Arzneimittelgruppen aufgeführt werden. Es werden daher nur die für die Zahnmedizin wichtigen Gruppen erwähnt →Tab. 1.

Arzneimittelgruppe	Beispiele (Substanzname bzw. Handelsname)
Antibiotika: Arzneimittel gegen bakterielle Infektionen	Penicillin, Tetracycline
Analgetika: Schmerzmittel	Acetylsalicylsäure = ASS (Aspirin®), Paracetamol (ben-u-ron®), Ibuprofen
Antiseptika: keimhemmende Mittel gegen Wundinfektionen	Chlorhexidin (CHX), Wasserstoffperoxid (H_2O_2)
Lokalanästhetika (LA): Mittel zur örtlichen Betäubung	Ultracain (UDS, UDS forte®), Lidocain (Xylocain®), Mepivacain (Scandicain®)
Thrombozytenaggregationshemmer: Mittel, die die Verklumpung von Blutplättchen hemmen und damit die Blutstillung verlangsamen	Acetylsalicylsäure = ASS (Aspirin®)
Antikoagulanzien: Mittel, die die Blutgerinnung herabsetzen	Marcumar®
Antimykotika: Mittel gegen Pilzinfektionen	Clotrimazol (Canesten®)
Antihypertonika: Mittel gegen hohen Blutdruck	Beta-Blocker, ACE-Hemmer
Antiphlogistika: Mittel gegen Entzündungen und Schmerzen	Ibuprofen, Diclofenac (Voltaren®)
Kontrazeptiva: Mittel zur Empfängnisverhütung	Östrogen-Gestagen-Kombination = „die Pille"
Antitussiva: Mittel gegen Husten	Codein (Paracodin®), Acetylcystein (ACC® akut)
Hypnotika: Schlafmittel	Benzodiazepine, z. B. Diazepam
Hämostyptika: Mittel zur Blutstillung	Tabotamp®
Kortikoide: Kortison und seine Abkömmlinge	Prednison, Prednisolon
Psychopharmaka: Mittel zur Beeinflussung der menschlichen Psyche	Beruhigungsmittel (= Sedativa), Antidepressiva
Vasokonstringenzien: gefäßverengende Mittel	Adrenalin, oft den Lokalanästhetika beigemengt

Tab. 1 Arzneimittelgruppen

4.6 Antibiotikaresistenzen

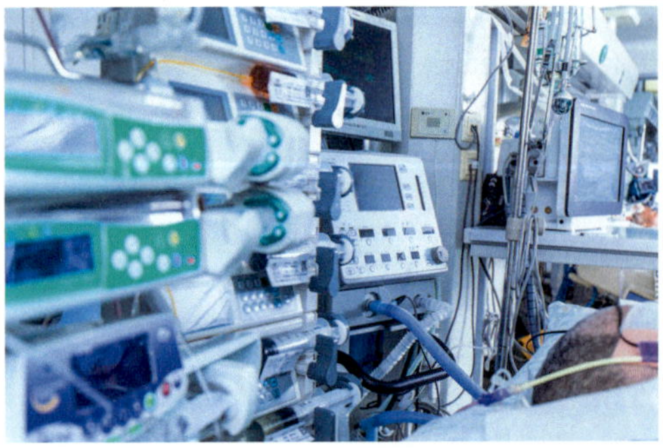

Abb. 1 Intensivstationen können zu Umschlagplätzen für MRSA-Keime werden.

Seit der Entdeckung des Penicillins im Jahr 1928 sind die Antibiotika zu unentbehrlichen Helfern in der Krankheitsbekämpfung geworden. Inzwischen nehmen aber Resistenzen von einzelnen Bakterien gegen Antibiotika (Antibiotikaresistenzen) auch in Deutschland immer mehr zu.

Dazu gehört das Bakterium Staphylococcus aureus. Es kommt bei vielen Menschen in der Nase und auf der Haut vor. Meistens ist es harmlos, es kann aber gelegentlich Infektionen verursachen. Bestimmte Bakterienstämme sind inzwischen gegen viele (lat. multi) Penicillinarten resistent. Man bezeichnet das Bakterium deshalb als MRSA (**m**ulti- bzw. **m**ethicillin**r**esistenter **S**taphylococcus **a**ureus).

Merke
Der MRSA-Keim stellt hauptsächlich in Kliniken eine Bedrohung für immungeschwächte Patienten dar →Abb. 1. In der Zahnarztpraxis ist der MRSA-Keim von geringerer Bedeutung. Dennoch stellt er eine Bedrohung dar – nicht für das Behandlungsteam, sondern für evtl. nachfolgende Patienten, deren Immunsystem geschwächt ist.

4.7 Wirkung und Nebenwirkungen von Arzneimitteln

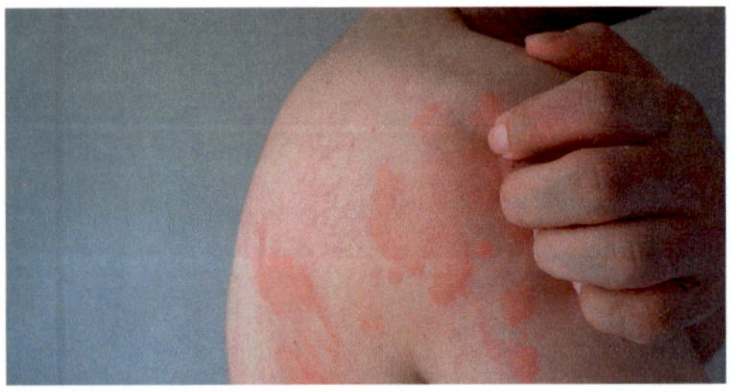

Abb. 2 Juckender Hautausschlag, evtl. mit Bläschenbildung, kann Zeichen für eine Allergie auf ein Arzneimittel sein.

Alle Arzneimittel haben eine Wirkung und eine Nebenwirkung. Die Wirkung der Medikamente ist erwünscht, die Nebenwirkungen sind es meist nicht. Die häufigsten Nebenwirkungen sind Allergien. Dies kann vom harmlosen Juckreiz bis zu lebensbedrohlichen Störungen in Form eines allergischen Schocks reichen.

Weitere Nebenwirkungen können z. B. Magen-Darm-Beschwerden, Leber-, Nierenschäden, Herz-Kreislauf-Störungen sein. Daher sind vor der Medikamenteneinnahme die Gebrauchsinformationen durchzulesen. Aus den Nebenwirkungen ergibt sich dann schon oft die Kontraindikation (Gegenanzeige).

Notfälle →S. 291
Anamnese →S. 28

Kontraindikationen sind Umstände, die die Anwendung des Arzneimittels verbieten. Bei einer Penicillin-allergie z. B. ist ein Penicillin also kontraindiziert. Daher sollte bei der Anamnese immer danach gefragt werden, ob eine Überempfindlichkeit gegen Medikamente vorliegt und, falls ja, gegen welche Medikamente der Patient allergisch ist. Auch Schwangerschaft und Stillzeit stellen wegen der Gefahr einer Embryoschädigung eine häufige Kontraindikation für bestimmte Medikamente dar.

4.8 Aufbewahrung von Medikamenten

Medikamente müssen so aufbewahrt bzw. gelagert werden, dass Verwechslungen vermieden werden und sie ihre Wirkung nicht einbüßen. Dies gilt auch für Kunststoff-, Abform- oder ähnliche Materialien sowie für Desinfektionsmittel. Dazu muss man wissen, wie hoch die korrekte Lagertemperatur, z. B. im Kühlschrank, ist, ob eine lichtgeschützte Aufbewahrung notwendig ist oder ob die Medikamente feuchtigkeitsempfindlich sind.

Für manche Medikamente ist eine gekühlte Lagerung vorgeschrieben. Deswegen muss in der Praxis ein separater Medikamentenkühlschrank (+2 bis +8 °C) vorhanden sein. Medikamente, die nicht gekühlt werden, sollten nicht über 26 °C bzw. in der Sonne gelagert werden.

Medikamente, die kein Licht vertragen, z. B. Wasserstoffperoxid (H_2O_2), müssen lichtgeschützt in dunklen Behältern aufbewahrt und sollten erst kurz vor Gebrauch bereitgestellt werden.

Grundsätzlich sollten Medikamente staubgeschützt in einem entsprechenden Schrank bzw. in Schubladen aufbewahrt werden. Das Haltbarkeitsdatum der Medikamente ist unbedingt zu beachten. Verfallene Medikamente müssen aussortiert und entsorgt werden. Ebenso sind Medikamente oder Materialien, die verfärbt, verändert, zersetzt oder ohne eindeutige Beschriftung sind, zu entsorgen.

Bei feuchtigkeitsempfindlichen Medikamenten, die meist in Pulverform vorliegen, sind die Behälter, in denen sie aufbewahrt werden, nach Entnahme des Materials sofort wieder zu verschließen. Bei der Entnahme von Medikamenten aus ihrer Verpackung ist auf ein hygienisch einwandfreies Vorgehen zu achten. Zum Beispiel sind Kunststoffe, Poliermittel oder Pasten mit einem sterilen Spatel oder durch Ausdrücken des Materials auf einen Papierblock bzw. eine sterilisierte Glasplatte in der benötigten Menge zu entnehmen.

Wenn Medikamente auch Gefahrstoffe sind – z. B. Chemikalien wie Wasserstoffperoxid (H_2O_2) oder Inhalationsanästhetika –, sind bei der Lagerung die Gefahrstoffangaben zu beachten.

Gefahrstoffe →S. 97

Terminologie: Arzneimittellehre

Antibiotikaresistenz, die	Krankheitserreger werden gegen Antibiotika so widerstandsfähig oder unempfindlich, dass diese nicht mehr wirken
Applikation, die	Anwendung, Darreichung
enterale Applikation	Darreichung von Medikamenten über den Magen-Darm-Trakt; umfasst die orale, die sublinguale und die rektale Applikation
Injektion, die	Einspritzung
lokal	örtlich, direkt am Ort; die Bezeichnung bezieht sich auf die Applikation und/oder auf den Ort der Wirkung eines Stoffes, z. B. eines Arzneimittels

parenterale Applikation	Applikation von Arzneimitteln unter Umgehung des Magen-Darm-Traktes, z. B. als Injektion
perkutan (transdermal)	durch, über die Haut
per os (lat.)	durch den Mund, oral; Applikation eines Arzneimittels über den Mund, z. B. in Form von Tabletten
Pharmaka, die **Pharmakon**, das (Einzahl)	Heilmittel, Hilfsmittel
Pharmakologie, die	Arzneimittellehre
rektale Applikation	Darreichung von Medikamenten über den Mastdarm (Rektum), z. B. die Applikation von Suppositorien
Resistenz, die	Unempfindlichkeit, Widerstandsfähigkeit
sublinguale Applikation	Applikationsart, bei der das Medikament unter die Zunge gelegt wird und seinen Wirkstoff an die gut durchblutete Mundschleimhaut abgibt; gehört deshalb zur enteralen und zur systemischen Applikation
submukös	1. unter der Schleimhaut (Lagebezeichnung) 2. unter die Schleimhaut (Applikation von Medikamenten)
Suppositorien, die **Suppositorium**, das (Einzahl)	Zäpfchen
systemisch	ein Stoff wirkt auf den ganzen Körper ein und/oder wird über die Blutbahn im ganzen Körper verteilt
toxisch	giftig

Aufgaben

1	Was versteht man unter apothekenpflichtigen Arzneimitteln?
2	Wie werden Betäubungsmittel verordnet?
3	Wann wirkt ein Medikament toxisch?
4	Was versteht man unter systemischer Arzneimittelapplikation?
5	Um welche Applikationsform handelt es sich bei der Einnahme von Tabletten?
6	Nennen Sie fünf verschiedene feste Arzneimittelformen.
7	Erklären Sie, worum es sich bei Hämostyptika handelt.
8	Wie müssen Medikamente aufbewahrt werden?

LF 7
Medizinische Notfälle begleiten

1 Einführung
2 Das Blut
3 Herz und Gefäße
4 Blutkreislauf
5 Atmung
6 Notfälle

1 Einführung

Notfallsituationen können jederzeit, auch in der Zahnarztpraxis, vorkommen.

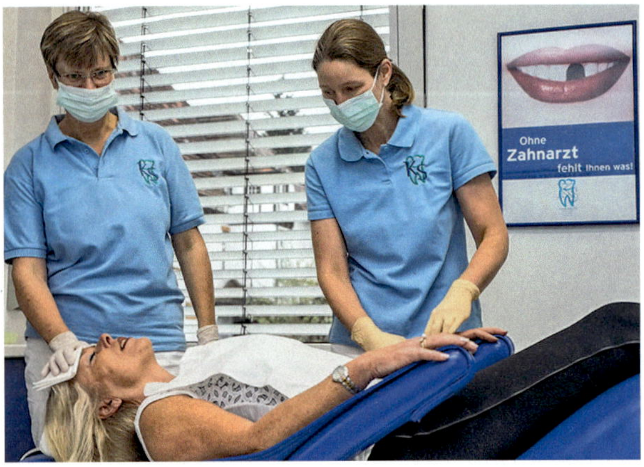

Durch die Angst vieler Patientinnen vor einem zahnärztlichen Eingriff können Stressreaktionen und Panikzustände hervorgerufen werden. Komplikationen treten dann v. a. bei Patientinnen mit Vorerkrankungen, z. B. vorgeschädigtem Herzen, auf. Bei völlig gesunden Patientinnen kann aber auch schon allein der Anblick des zahnärztlichen Instrumentariums Kreislaufprobleme auslösen.

Zu den Notfällen zählen auch Zwischenfälle, die durch den Einsatz bestimmter Medikamente, z. B. Anästhetika, oder durch einen chirurgischen Eingriff verursacht werden.

Anästhetika →S. 176
Komplikationen bei Lokalanästhetika →S. 303

1.1 Vorbeugung von Zwischenfällen

Erstes Ziel ist es, Zwischenfällen vorzubeugen und sie damit erst gar nicht entstehen zu lassen. Die ZFA kann dabei einen wichtigen Beitrag leisten. So sollte sie beruhigend auf die Patientin eingehen und versuchen, ihr die Angst vor dem geplanten Eingriff zu nehmen. Vor den Augen der Patientin sollten Instrumente nicht vorbereitet und Spritzen nicht aufgezogen werden.

Ein freundlicher Umgang mit der Patientin schafft eine positive Praxisatmosphäre, sodass sie sich gut aufgehoben weiß. Für genügend frische, sauerstoffreiche Luft sorgt regelmäßiges Lüften der Behandlungsräume und des Wartezimmers.

Anamnese →S. 28

Während des Eingriffs ist es sinnvoll, dass die ZFA die Patientin beobachtet, um Veränderungen rechtzeitig zu bemerken. Große Bedeutung kommt der Erhebung der Anamnese zu, die in regelmäßigen Abständen erneuert werden muss, um über aktuelle Erkrankungen der Patientin Bescheid zu wissen.

1.2 Voraussetzungen zur korrekten Hilfeleistung

Um Notfallsituationen begegnen zu können, ist es wichtig, die richtigen Maßnahmen schnellstmöglich zu ergreifen. Grundkenntnisse über Blut, Herz, Kreislauf und Atmung sind dabei vonnöten. Im Folgenden wird daher zunächst näher auf diese Themen und damit auf die Physiologie (Lehre von den normalen Lebensvorgängen) des Menschen eingegangen, um dann in einem zweiten Schritt die pathologischen (krankhaften) Vorgänge zu erklären und deren korrekte Behandlungsmaßnahmen abzuleiten.

Terminologie: Einführung

pathologisch	krankhaft
Physiologie, die	Lehre von den normalen Lebensvorgängen

2 Das Blut

Blut ist die Flüssigkeit in unserem Körper, die von unserem Herzen ständig durch die Blutgefäße gepumpt wird. Das Blut macht ca. 6–8 % unseres Körpergewichtes aus, das sind bei einem 60 kg schweren Menschen etwa fünf bis sechs Liter.

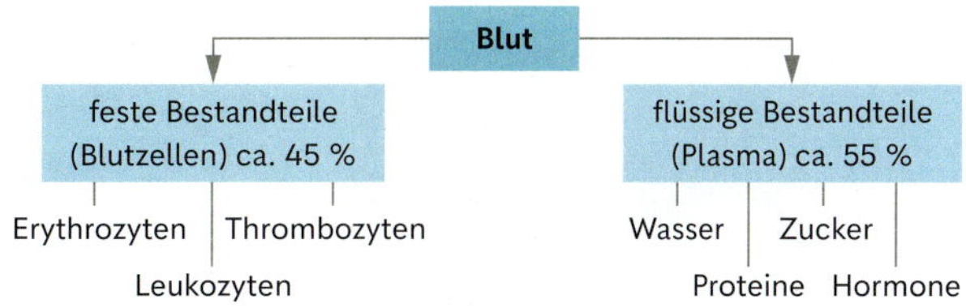

Abb. 1 Bestandteile des Blutes

2.1 Zusammensetzung des Blutes

Blut setzt sich aus flüssigen und festen Bestandteilen zusammen →Abb. 1.

2.1.1 Flüssige Bestandteile des Blutes

Der flüssige Anteil des Blutes ist das **Plasma**. Es macht ca. 55 % des Blutvolumens aus. 90 % des Plasmas sind Wasser. Des Weiteren befinden sich im Plasma ca. 8 % Proteine (Eiweiße) und 2 % Glukose (Traubenzucker), Hormone, Ionen, Harnstoff und Fibrinogen. Das Protein Fibrinogen ist ein Gerinnungsstoff. Plasma ohne Fibrinogen wird **Serum** genannt. Das Serum entsteht als flüssiger Überstand, wenn man Blut in einem Röhrchen gerinnen lässt →Abb. 2.

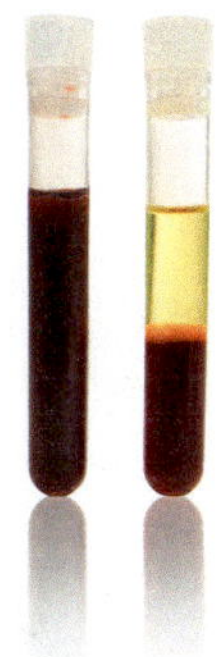

Abb. 2 Blutbestandteile. Das ungeronnene Blut setzt sich zusammen aus Plasma und Blutzellen. Lässt man das Blut längere Zeit stehen, gerinnt es: Fibrinogen verbindet sich mit den Blutzellen und setzt sich ab. Der flüssige Überstand ist das Serum.

2.1.2 Feste Bestandteile des Blutes

Feste Bestandteile im Blut sind die **Blutzellen**. Sie werden im Knochenmark gebildet und machen etwa 45 % des Blutvolumens aus. Man unterscheidet drei verschiedene Arten von Blutzellen →Abb. 3:
- **Thrombozyten** (Blutplättchen)
- **Erythrozyten** (rote Blutkörperchen)
- **Leukozyten** (weiße Blutkörperchen)

Thrombozyten

Die Thrombozyten sind unregelmäßig geformte Zellbruchstücke, die bei der Blutgerinnung eine wichtige Rolle spielen. Normalerweise besitzen Mann und Frau ca. 150 000–300 000/µl.

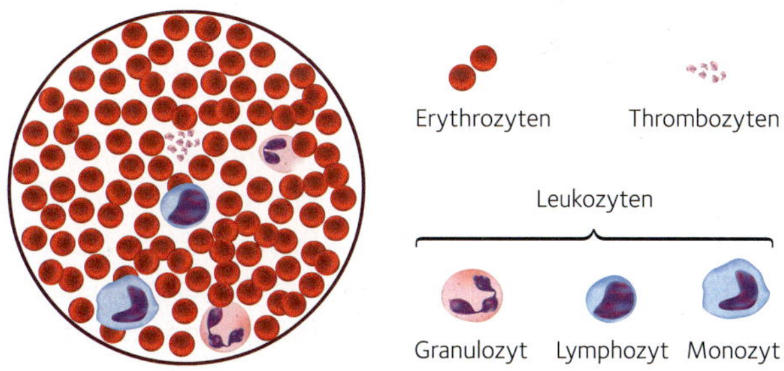

Abb. 3 Schematische Darstellung angefärbter Blutkörperchen

Erythrozyten

Die Erythrozyten sind runde, kernlose, im Zentrum leicht eingedellte Zellen mit einem Durchmesser von ca. 7/1000 mm (= 7 µm), also so klein, dass man sie nur unter dem Mikroskop erkennen kann →Abb. 4.

Sie enthalten den roten Blutfarbstoff Hämoglobin, der Sauerstoff binden kann. Damit sind die Erythrozyten für den Sauerstofftransport zuständig. Im Normalfall besitzt die Frau ca. 4,5 Mio./µl, der Mann ca. 5 Mio./µl. Die Erythrozyten machen damit den größten Anteil der Blutzellen aus. Sie werden etwa 120 Tage alt.

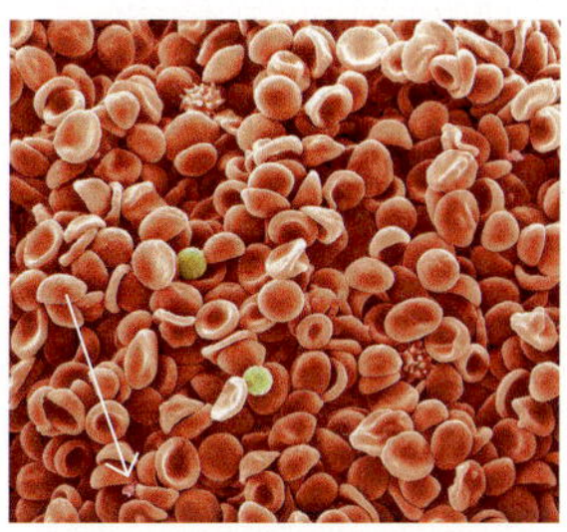

Abb. 4 Elektronenmikroskopische Aufnahme von Blutkörperchen (eingefärbt). Erythrozyten, Leukozyten (gelb) und ein Thrombozyt (pinkfarben; links unten, siehe Pfeil)

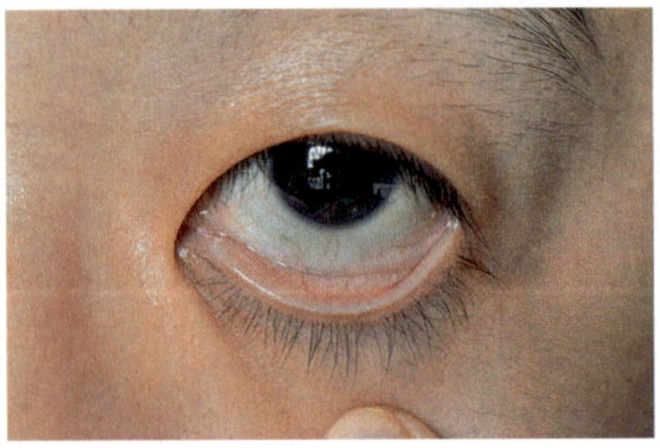

Abb. 1 Die ausgeprägte Blässe der Bindehaut ist für eine Anämie typisch. Die Bindehaut ist weiß-porzellanfarben.

Von **Anämie** (Blutarmut) spricht man, wenn die Zahl der Erythrozyten und das Hämoglobin erniedrigt sind. Die Patientinnen sind müde und blass. Geringe körperliche Anstrengungen führen schon zur Atemnot.

Häufige Ursache einer Anämie ist der Eisenmangel. Zur Hämoglobinbildung ist Eisen nötig. Bei erhöhtem Eisenbedarf während der Schwangerschaft und bei vermehrtem Eisenverlust durch Blutungen ist mit einer Eisenmangelanämie zu rechnen.

Leukozyten

Die Leukozyten sind kernhaltige Zellen, die für die Abwehr zuständig sind. Sie sind ca. doppelt so groß wie die Erythrozyten. Der Mensch besitzt etwa 4000–10 000/µl. Man unterscheidet **Granulozyten, Lymphozyten** und **Monozyten**.

HIV →S. 68

Eine Untergruppe der Lymphozyten sind die **T-Helferzellen**. Sie verdanken ihren Namen der Herkunft vom Thymus, einem Organ, das während der Entwicklung zur Abwehr dient und später zugrunde geht. Diese Zellen helfen bei der Abwehr mit. Sie sind es, die vom HI-Virus befallen und zerstört werden. Sie dienen dem HI-Virus als Wirtszelle. Das HI-Virus programmiert das Erbmaterial der T-Helferzellen so um, dass fortan keine Abwehrfunktion mehr möglich ist, sondern nur noch neue HI-Viren produziert werden. Die Zahl der T-Helferzellen sinkt bei einem AIDS-Kranken so stark ab, dass das Immunsystem deutlich geschwächt wird.

2.2 Aufgaben des Blutes

Das Blut hat neben der Abwehrfunktion und der Gerinnung auch viele wichtige Transportfunktionen.
Es transportiert

- **Gase:** Sauerstoff von der Lunge zu den Geweben bzw. Zellen und Kohlendioxid zurück zur Lunge
- **Nährstoffe, Vitamine, Spurenelemente, Wasser:** von den Verdauungsorganen zu allen Zellen
- **Hormone:** von den Hormondrüsen zu den entsprechenden Organen
- **Wärme:** gut durchblutete Organe sind warm; bei Kälte ziehen sich die Blutgefäße der Haut zusammen, um Wärme zu sparen
- **Abfallstoffe:** zu Leber und Niere
- **Medikamente:** von den Verdauungsorganen zu den Wirkorten

2.3 Das Immunsystem

Video

Immunsystem (spezifische Abwehr)

Wir sind täglich verschiedenen Keimen und Fremdstoffen ausgesetzt. Einige dieser Keime werden von unserem Körper gebraucht, wie z. B. Bakterien zur Verdauung. Andere Erreger aber schaden uns. Diese werden von unserem Abwehrsystem vernichtet. Unser Abwehr- oder auch Immunsystem ist ein komplexes System, das aus einer Vielzahl von Zellen und Organen besteht. Hierbei wird die unspezifische von der spezifischen und die zelluläre von der humoralen Abwehr unterschieden, wobei die einzelnen „Teile“ des Systems nicht getrennt vorliegen, sondern eng miteinander vernetzt sind →Abb. 1, S. 273.

Für das Verständnis des Immunsystems sind zwei Begriffe wichtig:

- **Antigene** sind Fremdstoffe oder Erreger, also alle Stoffe, die das Immunsystem als fremd und damit ungewollt erkennt und die eine Immunantwort hervorrufen.
- **Antikörper** sind spezielle Stoffe, die das Immunsystem gegen diese Antigene bildet.

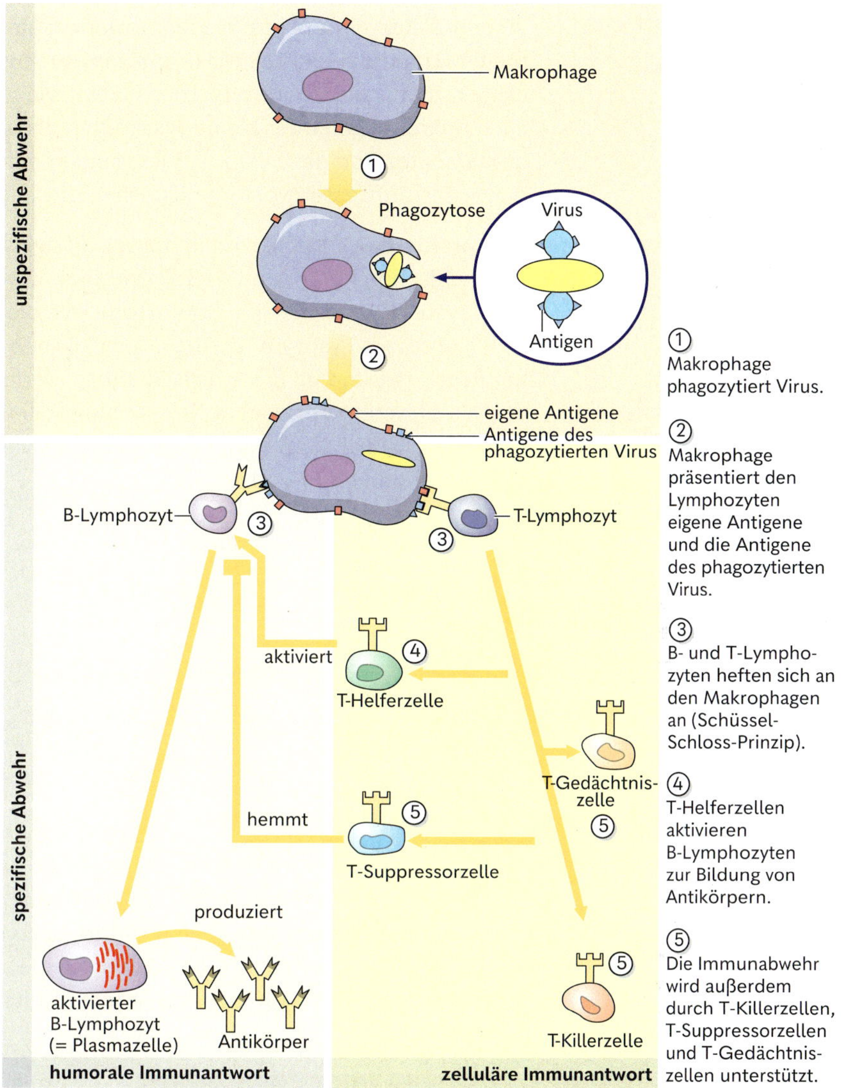

Abb. 1 Zusammenspiel von unspezifischer und spezifischer Abwehr

Spezifische Abwehr

Die spezifische Abwehr richtet sich gegen ein spezielles Antigen. Das spezifische Abwehrsystem zeichnet sich dadurch aus, dass es in der Lage ist, bestimmte Merkmale der Erreger zu erkennen und zusätzlich eine Gedächtnisleistung zu erbringen.

Die **Zellen** des spezifischen Abwehrsystems sind die T-Zellen, benannt nach dem Thymus. Diese T-Lymphozyten werden in vier Untergruppen unterteilt:

- T-Helferzellen
- T-Killerzellen
- T-Suppressorzellen
- T-Gedächtniszellen (erkennen ein Antigen wieder und können dann bei einem zweiten Kontakt viel schneller darauf reagieren)

Die spezifische **humorale** Abwehr wird von Antikörpern dargestellt. Antikörper sind Eiweiße, die speziell zu bestimmten Antigenen passen. Ein Erreger wird dann durch einen Antikörper vernichtet, wenn der Antikörper zu dem Antigen passt wie ein Schlüssel zum Schloss.

Unspezifische Abwehr

Die unspezifische Abwehr richtet sich gegen unspezifische Erreger, d. h. gegen keine speziellen Erreger. Zur unspezifischen Abwehr gehören die Schutzbarrieren unseres Körpers wie die Haut und die Schleimhäute. Sie verhindern das Eindringen pathogener Erreger und stellen eine Art Schutzwall dar.

Video

Immunsystem (unspezifische Abwehr)

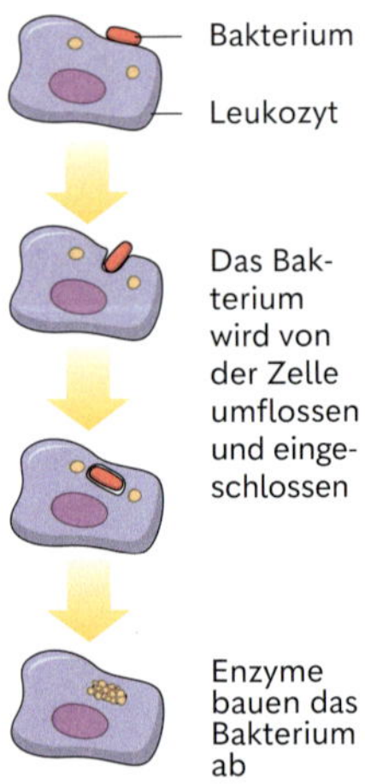
Bakterium
Leukozyt
Das Bakterium wird von der Zelle umflossen und eingeschlossen
Enzyme bauen das Bakterium ab

Abb. 1 Phagozytose

Zu den Zellen der unspezifischen Abwehr zählen **Makrophagen** und die **neutrophilen Granulozyten**. Die Makrophagen, auch große Fresszellen genannt, entwickeln sich aus den Monozyten des Blutes. Die neutrophilen Granulozyten werden auch Mikrophagen oder kleine Fresszellen genannt. Sie stellen eine Untergruppe der Granulozyten dar →Tab. 1. Beide sind in der Lage, durch Phagozytose, d. h. durch das Auffressen von Fremdstoffen, diese unschädlich zu machen →Abb. 1.

Humorale Abwehrstoffe sind in Körperflüssigkeiten gelöste Substanzen. Zur unspezifischen humoralen Abwehr gehören **Zytokine, Lysozym** und das **Komplementsystem**. Zytokine sind Botenstoffe, die die Vermehrung bestimmter Abwehrzellen anregen. Lysozym ist eine antibakterielle Substanz, die im Speichel, der Tränenflüssigkeit und im Bronchialschleim zu finden ist. Das Komplementsystem ist das Hauptsystem der unspezifischen humoralen Abwehr. Es besteht aus mehreren Faktoren, die sich kettenartig gegenseitig aktivieren. Es bewirkt die Vernichtung von Bakterien und Fremdstoffen.

	zellulär	**humoral**
unspezifische Abwehr	– Makrophagen – neutrophile Granulozyten	– Komplement – Zytokine – Lysozym
spezifische Abwehr	T-Zellen	Antikörper

Tab. 1 Das Abwehrsystem

2.4 Blutgerinnung

Wenn Blut gerinnt, wird es fest, es bildet sich ein Koagulum (Blutpfropf). Die Gerinnung wird gestartet durch Zellbestandteile, die von zerstörten Zellen bei Verletzungen frei werden. Dann kommt es zu einer komplizierten Kettenreaktion, die in der Bildung eines Koagulums endet. Eine wichtige Rolle spielen dabei einerseits die Thrombozyten, andererseits die Gerinnungsfaktoren im Plasma.

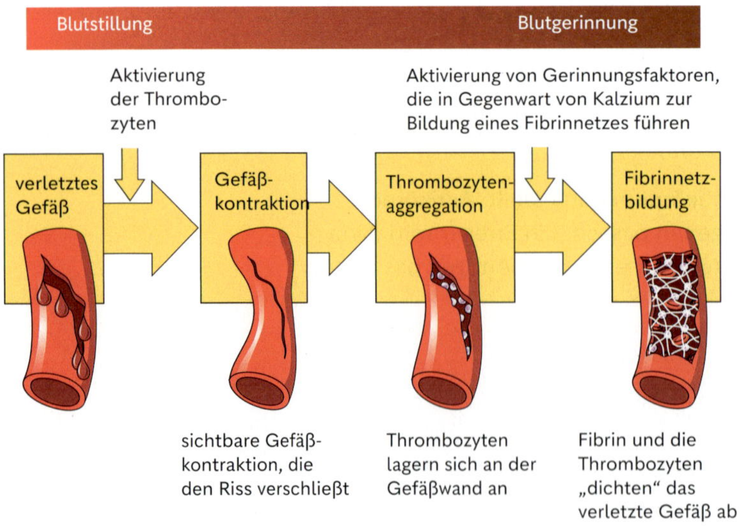

Abb. 2 Schema der Blutgerinnung

Nach einer Verletzung werden als Erstes die Thrombozyten aktiviert →Abb. 2. Dann kommt es zu einer Gefäßkontraktion (Gefäßverengung). Die Thrombozyten verklumpen (Thrombozytenaggregation) und legen sich auf die verletzte Gefäßwand. Gerinnungsfaktoren I bis XII werden aktiviert und führen zur Bildung eines Fibrinnetzes. Fibrin und die Thrombozyten dichten das Gefäß ab.

Gerinnungsstörungen können auftreten, wenn auf der zellulären Ebene oder im Plasma pathologische Veränderungen vorkommen.

- **Gerinnungsstörungen auf zellulärer Ebene:** Sind z. B. zu wenig Thrombozyten vorhanden bzw. wird deren Verklumpung gehemmt, kommt es zu Gerinnungsstörungen. Medikamente wie Acetylsalicylsäure (z. B. Aspirin®) hemmen die Thrombozytenaggregation, d. h. die Thrombozyten können nicht mehr verklumpen.
- **Gerinnungsstörungen im Plasma:** Patientinnen mit Mangel an Gerinnungsfaktor VIII sind Bluterinnen. Sie haben wegen des Fehlens dieses Gerinnungsfaktors keine ausreichende Blutgerinnung. Bereits einfache Zahnextraktionen können bei einer Bluterin zu lebensbedrohlichen Blutungen führen.

Bei Patientinnen, die mit Marcumar® behandelt werden, ist der sogenannte **Quick-Wert**, ein Maß für die Gerinnungsfähigkeit des Blutes, herabgesetzt. Bei einer Gesunden liegt der Quick-Wert zwischen 70 und 100 %, bei Marcumar®-Patientinnen kann dieser auf 15–20 % erniedrigt sein. Die Bestimmung des Quick-Wertes ist heute aber oft nicht mehr üblich und veraltet. Stattdessen wird ein anderer Wert, der sogenannte **INR** (Abk. für International Normalized Ratio), ermittelt. Der INR-Wert ist genauer und zuverlässiger als der Quick-Wert. Außerdem können Marcumar®-Patientinnen diesen Wert mithilfe eines Messgerätes selbst bestimmen. Bei Gesunden liegt der INR bei 1. Unter Marcumar®-Therapie steigt der INR auf 2–3, d. h., die Gerinnung ist auf das zwei- bis dreifache der Norm verlängert. Marcumar®-Patientinnen müssen darauf achten, dass sie sich nicht verletzen, und einen Marcumar®-Ausweis bei sich tragen. Ein Antikoagulans mit dem Handelsnamen Xarelto® ist seit ein paar Jahren auf dem Markt. Allerdings liegen zu diesem Medikament noch keine Langzeiterfahrungen vor.

Einige Gerinnungsfaktoren werden nur unter dem Einfluss von Vitamin K in der Leber gebildet. Bei Alkoholikerinnen ist die Leber oft sehr stark in Mitleidenschaft gezogen, sodass die Bildung dieser Gerinnungsfaktoren nicht funktioniert. Deshalb leiden häufig auch Alkoholikerinnen unter Gerinnungsstörungen. Besonders bei chirurgischen Eingriffen ist deshalb bei Patientinnen mit Gerinnungsstörungen eine genaue Anamnese wichtig und eine exakte Abklärung der Gerinnungssituation nötig. Vor blutigen Eingriffen muss nach Rücksprache mit der behandelnden Hausärztin die Antikoagulation gestoppt bzw. reduziert werden, um eine übermäßige Blutung zu verhindern. Dies muss rechtzeitig erfolgen, da die gerinnungshemmenden Medikamente meist eine lange Wirkdauer haben und daher erst nach einer Latenzphase von ca. einer Woche ihre Wirkung einbüßen. Zusätzlich können bestimmte Medizinprodukte, wie z. B. TABOTAMP® oder Fibrinkleber, die lokal die Blutstillung fördern, eingesetzt werden. Dichte Wundnähte und Verbandplatten schützen vor einer Nachblutung.

Anamnese →S. 28

Exkurs

Bei Raucherinnen werden viele Erythrozyten statt mit Sauerstoff (O_2) mit dem giftigen Rauchbestandteil Kohlenmonoxid (CO) besetzt. Gewebe erhalten so zu wenig Sauerstoff. Im Gegenzug dazu werden mehr Erythrozyten gebildet, was den zellulären Anteil im Blut erhöht. Hierdurch steigt die Thrombosegefahr, d. h. die Gefahr, dass sich in einem Gefäß (meist einer Vene) ein Blutgerinnsel bildet. Dieses Blutgerinnsel wird Thrombus genannt. Raucherinnen haben daneben auch eine erhöhte Thrombozytenzahl und erleiden häufiger einen Herzinfarkt. Bei Raucherinnen, die zudem noch die Pille nehmen, erhöht sich das bereits bestehende Thromboserisiko nochmals deutlich.

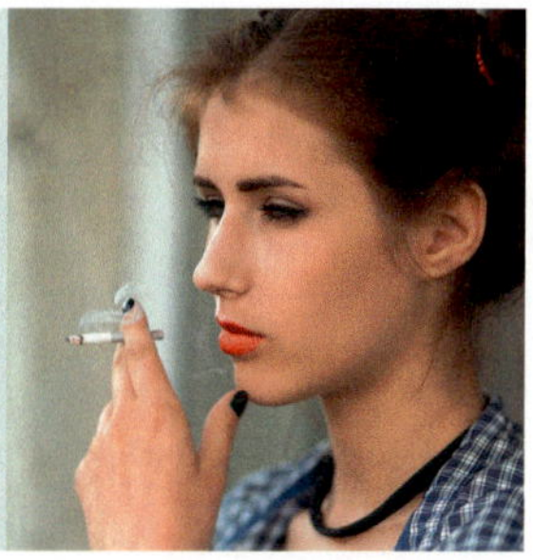

Terminologie: Blut

Anämie, die	Blutarmut
Antigen, das	Stoff, der das Immunsystem dazu bringt, eine Immunantwort hervorzurufen
Antikoagulation, die	Gerinnungshemmung
Antikörper, der	Stoff, den das Immunsystem gegen Antigene bildet
Erythrozyt, der	rotes Blutkörperchen; Sauerstoffträger
Fibrinogen, das	im Plasma gelöste Vorstufe des Fibrins
Gefäßkontraktion, die	Zusammenziehen der Gefäßmuskulatur
Hämoglobin, das	roter Blutfarbstoff
humoral	die Körperflüssigkeiten betreffend
INR	Abk. für **I**nternational **N**ormalized **R**atio, einen bestimmten Gerinnungstest
Koagulum, das	Blutpfropf
Leukozyt, der	weißes Blutkörperchen; für die Abwehr zuständig
Makrophage, der	große Fresszelle
Mikrophage, der	kleine Fresszelle
Phagozytose, die	Auffressen
Plasma, das	flüssiger Anteil des Blutes mit Fibrinogen
Quick-Wert, der	Maßeinheit für die Gerinnungsfähigkeit des Blutes
Serum, das	flüssiger Anteil des geronnenen Blutes ohne Fibrinogen
Thrombozyt, der	Blutplättchen; T. erfüllen wichtige Funktion bei der Blutgerinnung
Thrombozytenaggregation, die	Verklumpen der Thrombozyten
Thrombus, der	durch Blutgerinnung in Gefäßen entstandenes Blutgerinnsel

Aufgaben

1 Welche Aufgaben hat das Blut?

2 Welche drei Arten von Blutzellen kann man unterscheiden? Welche Aufgaben haben diese?

3 Erklären Sie den Begriff spezifische Abwehr.

4 Was sind Antikörper?

5 Wie läuft die Blutgerinnung ab?

6 Worauf muss bei Patientinnen, die gerinnungshemmende Medikamente einnehmen, geachtet werden?

7 Worin liegt der Unterschied zwischen Plasma und Serum?

3 Herz und Gefäße

3.1 Anatomie des Herzens

Das Herz (Cor) ist ein Hohlmuskel, der unser Blut durch die Gefäße pumpt. Es befindet sich im mittleren Brustbereich, etwas nach links verlagert. Die Herzspitze zeigt nach links unten. Das Herz ist etwa faustgroß. Es besteht aus zwei Hälften, einer rechten und einer linken Herzhälfte. Beide sind durch die **Herzscheidewand**, das **Septum**, voneinander getrennt. Jede Herzhälfte besteht aus **Vorhof** (**Atrium**) und **Kammer** (**Ventrikel**) →Abb. 1. Vorhof und Kammer werden durch sogenannte **Segelklappen** voneinander getrennt. Die Segelklappen wirken wie Ventile und lassen den Blutstrom nur in eine Richtung, und zwar von den Vorhöfen zu den Kammern, fließen. Die linke Segelklappe wird auch **Mitralklappe** genannt. Sie hat zwei Zipfel bzw. Segel und gleicht einer Bischofsmütze (lat. mitra). Die rechte Segelklappe hat drei Segel und heißt **Trikuspidalklappe**.

Am Übergang von den Kammern zu den großen Gefäßen befinden sich ebenfalls Klappen, die **Taschenklappen** →Abb. 1. Auch diese Klappen verhindern den Rückstrom des Blutes. Die Klappe zwischen linkem Ventrikel und Aorta heißt **Aortenklappe**. Die Klappe zwischen rechtem Ventrikel und Lungenarterie heißt **Pulmonalklappe**.

Blutgefäße →S. 280

Von außen ziehen die **Koronararterien** (Herzkranzarterien), Äste der Aorta, zum Herzen selbst und versorgen es mit Sauerstoff. Sind diese verstopft, so droht eine Minderversorgung des Herzens mit Sauerstoff, was zu einem Herzinfarkt führen kann.

Herzinfarkt →S. 298

Die Wand des Herzens besteht aus drei Schichten →Abb. 1:
- Die innere Schicht ist das Endokard.
- Die mittlere Muskelschicht ist das Myokard.
- Die äußere Schicht ist das Perikard.

Die Wand der linken Herzhälfte ist dabei deutlich dicker als die Wand der rechten Herzhälfte, da das linke Herz mehr Druck aushalten muss.

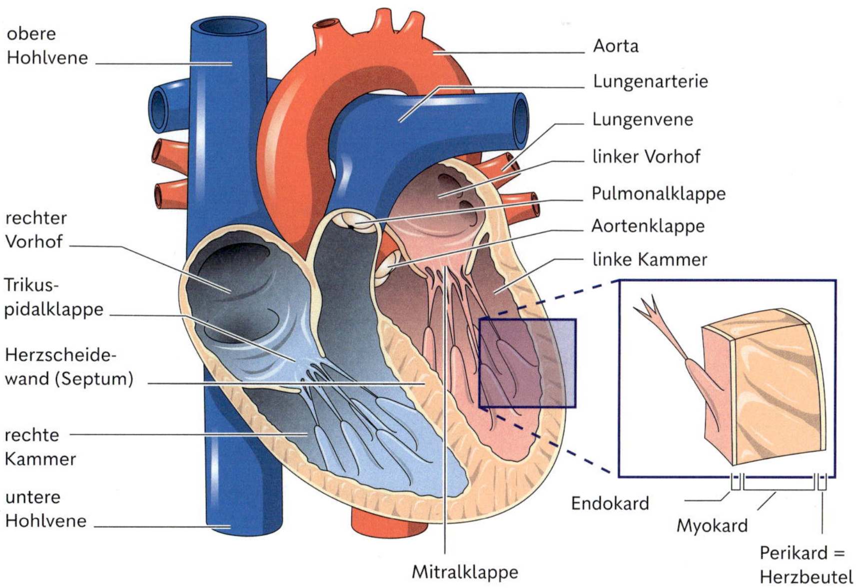

Abb. 1 Aufbau des Herzens

3.2 Funktionsweise des Herzens

3.2.1 Herzaktion

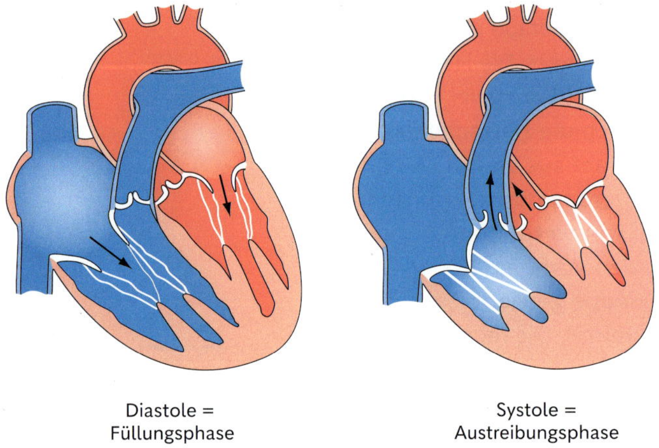

Abb. 1 Systole und Diastole des Herzens

Das Herz zieht sich (kontrahiert sich) in regelmäßigen Abständen zusammen. Bei jeder Kontraktion wird Blut aus der linken und gleichzeitig aus der rechten Herzhälfte gepumpt. Die Kontraktionsphase stellt die **Austreibungsphase** der Herzaktion dar und wird **Systole** genannt →Abb. 1.

Dabei wird aus der linken Kammer das Blut über die Aortenklappe in die Aorta und aus der rechten Kammer über die Pulmonalklappe in die Lungenarterie gepumpt →Abb. 2. Aortenklappe und Pulmonalklappe müssen also während der Systole offen sein, damit das Blut aus den Kammern in die großen Gefäße fließen kann. Gleichzeitig müssen die Klappen zwischen Vorhof und Kammer, die Segelklappen, geschlossen sein. Anderenfalls würde Blut während der Systole in die Vorhöfe zurückfließen.

Video
Die Herzaktion
Erregungsleitung des Herzens

Jeder Austreibungsphase folgt eine **Füllungsphase** des Herzens, bei der die Kammern mit Blut gefüllt werden. Diese Phase heißt **Diastole** →Abb. 1. Das Blut wird vom Vorhof in die Kammern gesaugt →Abb. 2. Mitral- und Trikuspidalklappe werden geöffnet und lassen das Blut in die Kammern ein. Aorten- und Pulmonalklappe müssen in dieser Phase geschlossen sein, damit die Kammern sich ordnungsgemäß füllen können. Sind die Kammern voll, kontrahiert sich die Kammermuskulatur erneut und pumpt das Blut aus dem Herzen in die großen Gefäße und damit in den Kreislauf.

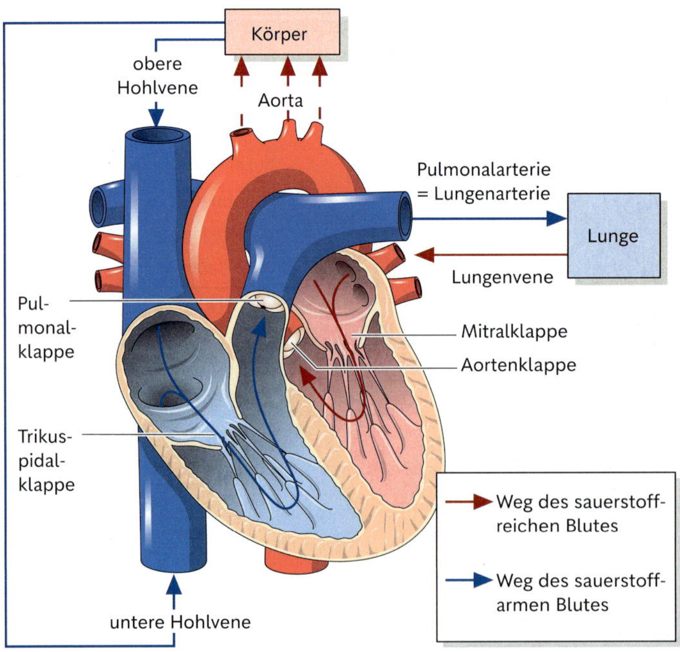

Abb. 2 Der Weg des Blutes durch das Herz

Im schlagenden Herzen entstehen durch den Schluss der Herzklappen bestimmte Töne →Abb. 1, S. 279. Beim Schluss der Segelklappen kontrahiert sich die Kammermuskulatur („Anspannungston"). Dieser 1. Herzton kennzeichnet den Beginn der Systole. Der 2. Herzton entsteht durch den Schluss der Taschenklappen und gibt den Beginn der Diastole an. Bei der Untersuchung des Herzens können diese beiden Herztöne von der Ärztin mit dem Stethoskop gehört (auskultiert) werden. Die Herztöne geben dabei wichtige diagnostische Hinweise auf die Herzfunktion und den Zustand der Klappen. Beispielsweise werden bei Herzklappenfehlern Herzgeräusche und keine reinen Herztöne auskultiert.

Dass sich das Herz ca. 60- bis 80-mal in der Minute zusammenziehen muss, weiß es durch ein eigenes Reizleitungssystem, das seinen Sitz im rechten Vorhof hat. Von dort werden Impulse über die gesamte Herzmuskulatur weitergeleitet. Diese elektrischen Impulse können über ein EKG (Elektrokardiogramm) aufgezeichnet und ausgewertet werden.

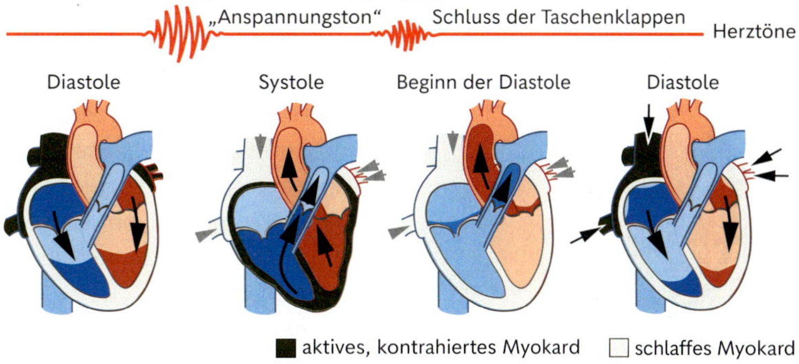

Abb. 1 Herztöne

3.2.2 Endokarditisprophylaxe

Bei Patienten mit Herzklappenfehlern bzw. einer operativ ersetzten Herzklappe können sich auf diesen vorgeschädigten Klappen leichter Bakterien anlagern. Besonders bei Eingriffen im Hals-Nasen-Ohren- und zahnärztlichen Bereich kann es zu einer starken Aussaat von Bakterien ins Blut kommen. Bereits kleinere chirurgische Eingriffe und auch Zahnreinigung und Scaling mit auftretender Blutung können eine sogenannte **Bakteriämie** verursachen.
Über den Blutweg gelangen die Bakterien dann an das Endokard des Herzens. Dies führt zu einer Entzündung des Endokards (**Endokarditis**), die sich vor allem an den Herzklappen auswirkt.
Klappendefekte treten nicht selten als Spätkomplikation auf. Um solche Komplikationen zu vermeiden, ist es notwendig, den Patienten kurz vor dem geplanten chirurgischen Eingriff mit einem Antibiotikum zu behandeln. Man spricht dabei von einer **Endokarditisprophylaxe**. Die Zahnärztin stellt zu diesem Zweck der Patientin bereits vor dem Eingriff ein Rezept über ein Antibiotikum aus, welches sie eine Stunde vor dem Eingriff einnehmen soll. Standardmäßig werden bei dentalen Eingriffen 2 g Amoxicillin verordnet. Die Indikation zur Endokarditisprophylaxe ergibt sich aus der Anamnese der Patientin, die schon deshalb sehr genau zu erheben ist.
Die Empfehlungen zur Endokarditisprophylaxe sind nicht einheitlich. Die American Heart Association (AHA) hat in ihren Richtlinien 2007 den Kreis der möglichen Indikationen eingeengt. Die Deutsche Gesellschaft für Kardiologie (DGK) hat sich 2007 den AHA-Empfehlungen angeschlossen. Im Gegensatz dazu empfehlen die europäischen Leitlinien noch bei allen Herzklappenfehlern eine Endokarditisprophylaxe.

Weitere Hinweise finden Sie unter: *www.dgk.org* und unter: *http://leitlinien.dgk.org*

Herz und Psyche
Hinter manchen Redewendungen wie „Das bricht mir das Herz“ verbirgt sich eine gewisse Weisheit. Psychische Belastungen wie z. B. Stress wirken sich auf die Entstehung von Herzerkrankungen aus. In vielen Fällen ist die koronare Herzkrankheit eine psychosomatische Erkrankung. Depressionen verdoppeln das Risiko einer Herzerkrankung. Die Herzneurose, die mit Herzrasen, Herzstolpern, Atemnot und Schmerzen im Brustkorb einhergeht, ist eine Angsterkrankung. Da Schmerzen, Stress und starke Gefühle wie Liebe oder Angst auf unser Herz einwirken, sollte man sich nicht alles zu sehr zu Herzen nehmen.

koronare Herzkrankheit →S. 298

3.3 Blutgefäße

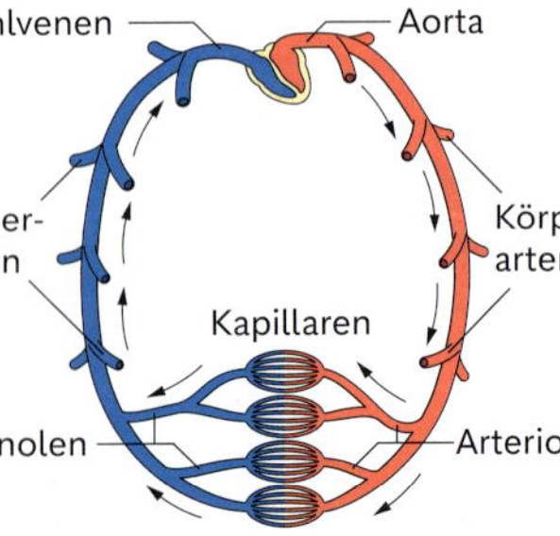

Abb. 1 Geschlossenes System der Blutgefäße

Blutgefäße sind röhrenartige Gebilde, durch die das Blut in unserem Körper fließt. Die Blutgefäße stellen dabei ein geschlossenes System dar. Sie entspringen am Herzen, transportieren das Blut durch unseren Körper und bringen es wieder zurück zum Herzen →Abb. 1.
Grundsätzlich unterscheidet man zwei Arten von Blutgefäßen:
– **Arterien** führen vom Herzen weg und transportieren sauerstoffreiches Blut; Ausnahme: die Lungenarterie, die sauerstoffarmes Blut transportiert.
– **Venen** führen zum Herzen hin und transportieren sauerstoffarmes Blut; Ausnahme: die Lungenvene, die sauerstoffreiches Blut transportiert.

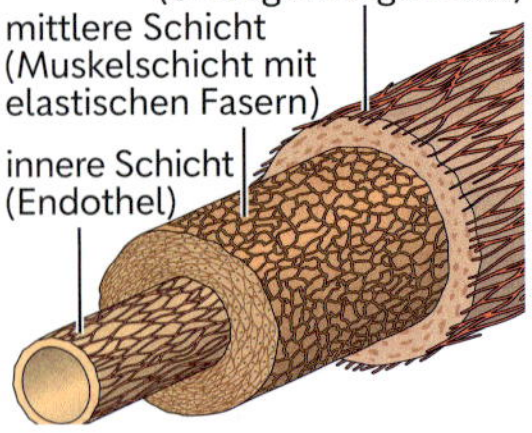

Abb. 2 Aufbau der Gefäßwand

Der Aufbau der Gefäßwand zeigt eine glatte Innenschicht, auch Endothel genannt. Dann folgt eine Muskelschicht, die bei den Arterien stärker ausgeprägt ist und ihnen ermöglicht, sich zu kontrahieren. Die äußere Schicht besteht aus Bindegewebe, das das Gefäß mit dem umgebenden Gewebe verbindet →Abb. 2.

3.3.1 Arterien

Arterien sind Gefäße mit einer starken und elastischen Wand, die das Blut vom Herzen wegführen. Man nennt sie auch Schlagadern. Sie müssen dem hohen Blutdruck, den das Herz bei jedem Herzschlag aufbringt, standhalten. Arterien transportieren sauerstoffreiches Blut aus dem linken Herzen. Einzige Ausnahme ist die Lungenarterie, die sauerstoffarmes Blut transportiert. Gefäße, die sauerstoffreiches Blut führen, werden rot dargestellt, Gefäße mit sauerstoffarmem Blut zeichnet man blau. Die Arterien verzweigen sich weiter und bilden so immer kleinere Gefäße, die sogenannten Arteriolen. Verzweigen sich diese weiter, so spricht man von Kapillaren (Haargefäße), den kleinsten Blutgefäßen.

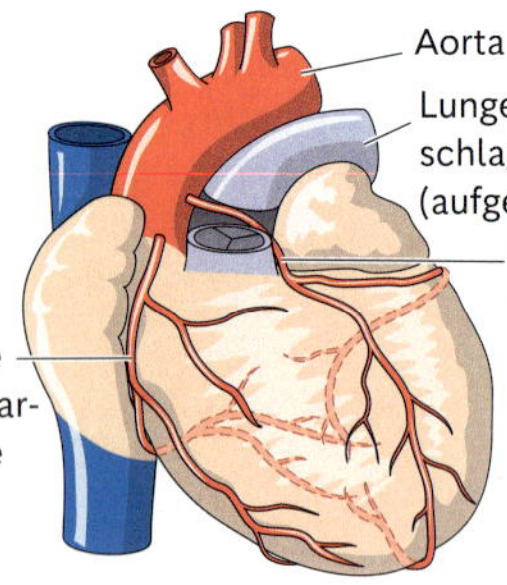

Abb. 3 Herzkranzgefäße

Das Herz schlägt im Durchschnitt 70-mal pro Minute, das sind 4200-mal in der Stunde und 100 000-mal am Tag. Lebt ein Mensch 70 Jahre lang, so hat das Herz über zwei Billionen Mal geschlagen. Um diese immense Leistung erbringen zu können, braucht der Herzmuskel selbst Sauerstoff. Die Herzkranzgefäße, auch **Koronararterien** genannt, bringen sauerstoffreiches Blut von außen an die Herzmuskulatur →Abb. 3. Sind diese Herzkranzgefäße verstopft, z. B. durch Ablagerungen an der Gefäßinnenwand, so gelangt weniger Sauerstoff zum Herzen. Bei einem kompletten Verschluss eines der Herzkranzgefäße spricht man von einem Herzinfarkt.

3.3.2 Kapillaren

Die Kapillaren bilden ein Netzwerk in allen Geweben. Durch ihre große Anzahl und ihren kleinen Durchmesser bilden sie eine riesige Oberfläche. Dort findet der Stoff- und Gasaustausch zwischen dem Gefäßsystem und den Zellen statt. Die Kapillaren transportieren z. B. Sauerstoff und Nährstoffe mit dem Blut und geben diese an die Gewebe und Zellen ab. Das Blut gelangt nach Abgabe des Sauerstoffs über die sogenannten Venolen, die auf die Kapillaren folgen, und dann über die Venen zum Herzen zurück.

3.3.3 Venen

Venen transportieren sauerstoffarmes Blut zum Herzen zurück. Einzige Ausnahme ist die Lungenvene, die sauerstoffreiches Blut mit sich führt. Die Venen der unteren Körperhälfte münden in die untere Hohlvene (Vena cava inferior), die Venen der oberen Körperhälfte münden in die obere Hohlvene (Vena cava superior). Beide gelangen dann in den rechten Vorhof des Herzens.

Der Aufbau der Venenwand ähnelt im Grundaufbau dem der Arterien. Die Venen sind jedoch viel dünnwandiger, da sie keinem solch hohen Druck wie die Arterien ausgesetzt sind.

Venen müssen ohne viel Muskelkraft das Blut zum Herzen zurückbefördern. Dazu dienen einerseits die Venenklappen, andererseits die Muskelpumpe. Venen sind meist den Arterien benachbart und können so die Muskelkraft der Arterien nutzen →Abb. 2. Durch den Druck der Arterie wird die Vene komprimiert und das Blut wird zum Herzen hin bewegt. Hierbei spricht man von Muskelpumpe, welche durch die Bewegung der Beinmuskulatur noch unterstützt wird →Abb. 1. Die in den größeren Venen vorhandenen Venenklappen verhindern zusätzlich den Rückstrom des Blutes.

Merke
Steht man längere Zeit oder bleibt man längere Zeit an ein und derselben Stelle sitzen, so haben es die Venen schwer, das Blut zum Herzen zu befördern. Es ist daher ratsam, bei längeren Flügen oder Autofahrten oder bei langem Stehen die Beine zu bewegen, um einer Thrombose vorzubeugen. Immobile Patientinnen, z. B. nach einer Operation, erhalten aus diesen Gründen prophylaktisch Antithrombosespritzen.

Thrombose →S. 275

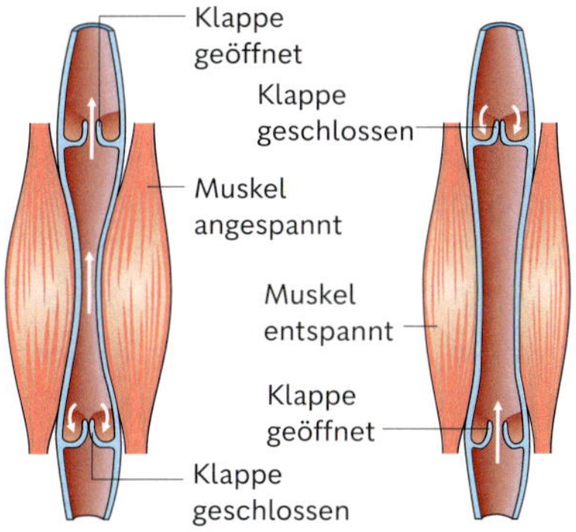

Abb. 1 Unterstützung der Blutbewegung in den Venen durch Venenklappen und Beinmuskulatur

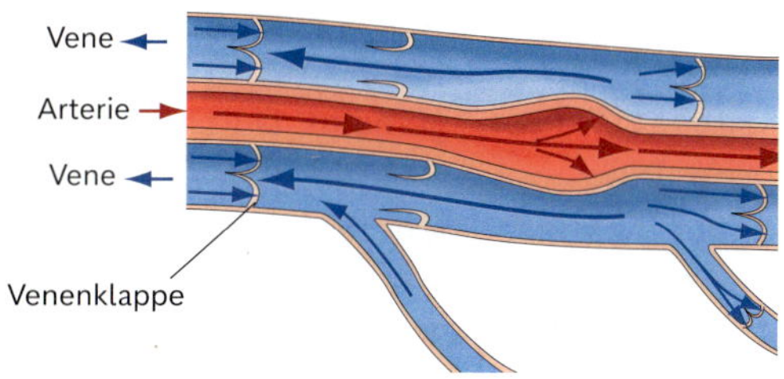

Abb. 2 Die Blutbewegung in den Venen wird durch den Puls der benachbarten Arterien unterstützt.

3.4 Puls und Pulsmessung

Das Herz kontrahiert sich in regelmäßigen Abständen. Dies lässt sich als Puls an den oberflächlich gelegenen Arterien tasten →Abb. 3 und Abb. 1, S.282.

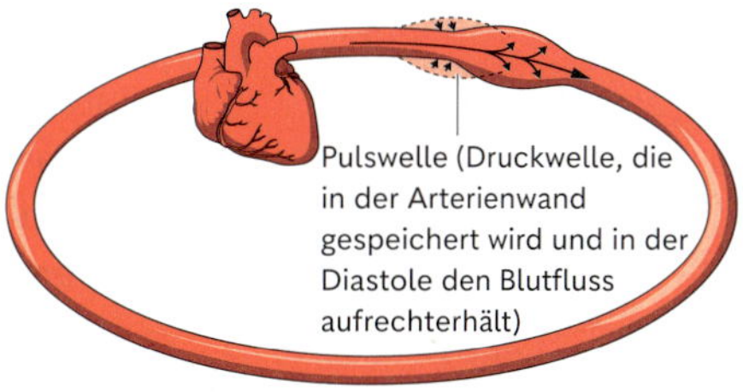

Abb. 3 Druckspeicherung und -abgabe in der Arterienwand

Der Puls gibt die Schläge des Herzens pro Minute an. In Ruhe sind dies 60 bis 80 Schläge pro Minute. Sind wir aufgeregt oder strengen wir uns an, wie z. B. beim Sport, so kann die Herzfrequenz auf Werte über 120 ansteigen.

Die Normalwerte der Herzfrequenz sind altersabhängig. Beispielsweise sind Werte zwischen 60 und 80 Schlägen pro Minute in Ruhe beim Erwachsenen normal, beim Kleinkind sind es 100 Schläge pro Minute und beim Säugling ca. 120 Schläge pro Minute →Tab. 1.

Lebensalter	Normaler Ruhepuls in Schlägen/Minute
Säugling	120
Kleinkind	100
Schulkind	90
Erwachsener	60–80

Tab. 1 Normalwerte der Pulsfrequenz (Ruhepuls)

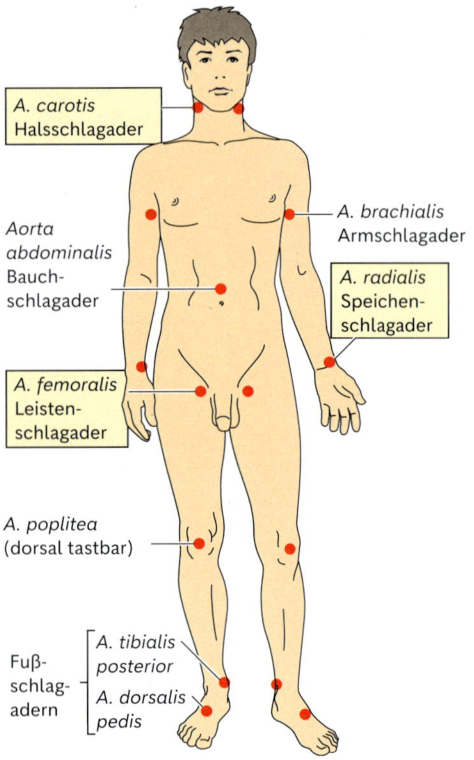

Abb. 1 Stellen, an denen der Puls getastet werden kann. Beim Tasten an der Arteria femoralis sollte man Handschuhe tragen.

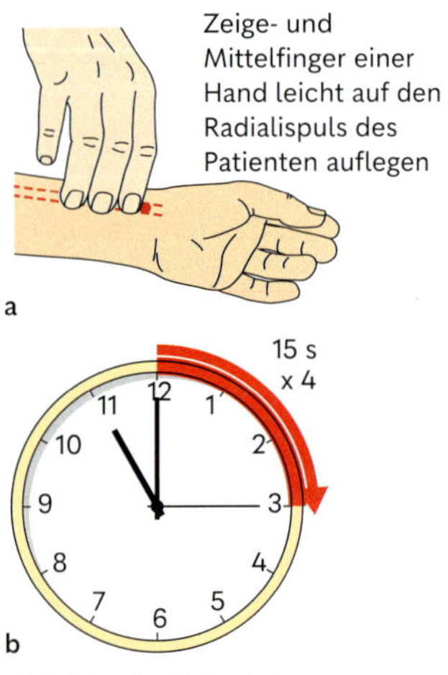

Abb. 2 Technik der Pulsmessung

Die Messung der Puls- bzw. Herzfrequenz ist ein einfaches Mittel zur Einschätzung bestimmter Krankheiten. Auch zur Erkennung von Notfällen ist die Feststellung der Herzfrequenz unumgänglich.

Die Puls- bzw. Herzfrequenzmessung erfolgt an den oberflächlich gelegenen und damit gut zu tastenden Arterien. Besonders geeignet sind dazu die Arteria radialis (Speichenschlagader) auf der Innenseite des Handgelenks zum Daumen hin und die Arteria carotis (Halsschlagader) am Hals →Abb. 1.

Ist der Puls sehr schwach, so lässt er sich nur schwer an der Arteria radialis tasten. Besser gelingt es dann an der herznahen und dicken Arteria carotis.

Man benötigt zum Berechnen des Pulses eine Uhr mit Sekundenzeiger. Zunächst legt man die Fingerkuppen von Zeige- und Mittelfinger leicht auf die Arterie des Patienten, bis man den Puls tastet →Abb. 2a.

Man zählt nun 15 Sekunden lang die Pulsschläge und multipliziert diese Zahl mit vier →Abb. 2b. Ist der Puls jedoch unregelmäßig, so empfiehlt sich ein Auszählen der Pulsschläge über eine ganze Minute.

3.5 Blutdruck

Mit dem Wort Blutdruck ist immer der arterielle Blutdruck gemeint. Durch die Pumpleistung des Herzens entsteht in den Gefäßen ein bestimmter Druck. Dabei müssen herznahe Arterien einen höheren Druck aufnehmen als weiter entfernte Gefäße. Außerdem spielt die Beschaffenheit der Gefäßwand eine Rolle. Je weniger elastisch die Gefäße im Alter sind, desto höher steigt der Druck. Zu einem Druckanstieg kommt es ebenso durch Verengungen des Gefäßdurchmessers, die durch Ablagerungen und Verkalkungen zustande kommen. Ältere Menschen und Patientinnen mit einer **Arteriosklerose** (Gefäßverkalkung) haben daher einen höheren Blutdruck.

Grundsätzlich unterscheidet man zwischen systolischem und diastolischem Blutdruck.

- Der **systolische Blutdruck** ist der Druck, mit dem der Herzmuskel das Blut in der Systole in die Gefäße pumpt. Er ist der höchste Blutdruck, der während der Herzaktion entsteht.
- Der **diastolische Blutdruck** ist der Blutdruck während der Diastole. Er stellt den niedrigsten Druck während einer Herzaktion dar.

3.5.1 Blutdruckmessung

Es gibt verschiedene Arten der Blutdruckmessung, die Messung von Hand und die elektronische Messung.

Für die Blutdruckmessung von Hand →Abb. 1, S. 283 benötigt man ein Stethoskop und eine Blutdruckmanschette, die mit einem **Manometer** (Druckmesser) verbunden ist. Die Manschette wird um den Oberarm der Patientin gelegt und aufgepumpt, bis das Blut in der Armschlagader gestaut ist.

Davon ist auszugehen, wenn man am Handgelenk (A. radialis) keinen Puls mehr fühlt. Dann ist der Druck in der Manschette höher als der systolische Blutdruck. Nun lässt man langsam die Luft über ein Ventil aus der Manschette entweichen. Der erste nun hörbare Ton, den man mit dem Stethoskop in der Armbeuge wahrnimmt, stellt den systolischen Blutdruck dar. Bei weiterem Druckabfall hört man die normalen Pulsgeräusche, bis man schließlich keinen Ton mehr hört. Der letzte deutlich hörbare Ton gibt den diastolischen Blutdruck an. Die hörbaren Töne werden auch als Korotkow-Töne bezeichnet. Beide am Manometer ablesbaren Werte sollte man sich merken und dann, beginnend mit dem systolischen Druckwert, aufschreiben, z. B. 120/80 mmHg. Die **Maßeinheit** des Blutdrucks ist mm Quecksilbersäule (Abk. mmHg; griech. Hydrargyrum = Quecksilber).

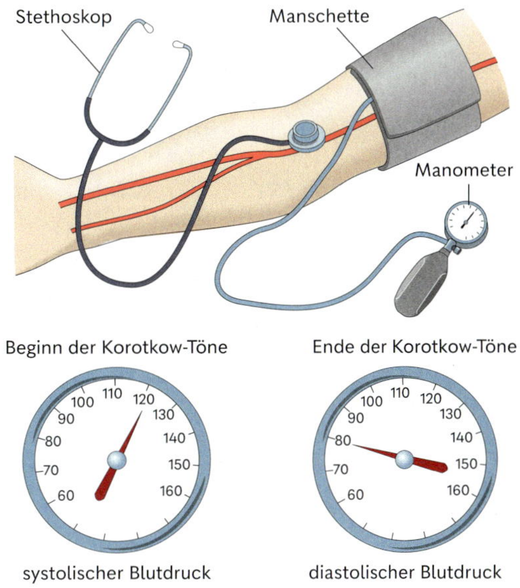

Abb. 1 Technik der Blutdruckmessung

Die Bezeichnung mmHg rührt daher, dass in den ersten Blutdruckmessgeräten das Quecksilber bzw. die Quecksilbersäule im Gerät entsprechend viele Millimeter hochstieg. Der Blutdruck wird oft mit den beiden Großbuchstaben **„RR“** abgekürzt. Dies geht auf den italienischen Arzt **Riva-Rocci** (sprich „riva-rot- schi“) zurück, der diese Art der Blutdruckmessung mittels Manschette erfunden hat.

Für die elektronische Messung gibt es Geräte mit einer Manschette für den Oberarm und Geräte, die den Blutdruck am Handgelenk messen. Bei beiden Geräten werden systolischer und diastolischer Blutdruck automatisch am Display angezeigt.

3.5.2 Normalwerte des arteriellen Blutdrucks

Die Blutdruckwerte hängen vom Alter der Patientin und der Beschaffenheit der Gefäße ab. Die Normwerte bei einer gesunden Erwachsenen liegen systolisch unter 130, diastolisch unter 85 mmHg →Tab. 1.

	systolisch in mmHg	diastolisch in mmHg
Hypotonie	< 100	< 60
optimal	100–120	60–80
normal	120–139	80–84
hoch-normal, grenzwertig	130–139	85–89
milde Hypertonie	140–159	90–99
mittlere Hypertonie	160–179	100–109
schwere Hypertonie	> 180	> 110

Tab. 1 Bewertung der Blutdruckwerte (nach Angaben der Weltgesundheitsorganisation; World Health Organization; WHO)

Bei höheren Werten spricht man von einer **Hypertonie** (Bluthochdruck). Dabei wird jedoch zwischen einer leichten, mittelschweren und schweren Hypertonie unterschieden. Bei Patientinnen mit einer Hypertonie ist mit einer vermehrten Blutung während chirurgischer Eingriffe zu rechnen. Darüber hinaus leiden diese Patientinnen häufiger an Herz-Kreislauf-Erkrankungen, was vor, während und nach zahnärztlichen Eingriffen zu beachten ist. Von **Hypotonie** (niedrigem Blutdruck) spricht man, wenn die Blutdruckwerte unter 100 mmHg systolisch und unter 60 mmHg diastolisch absinken. Die Patientinnen leiden an Schwindel, rascher Ermüdbarkeit und Ohnmachtsneigung. Ein niedriger Blutdruck ist im Gegensatz zum Bluthochdruck nicht lebensgefährlich und verursacht keine anderen Krankheiten.

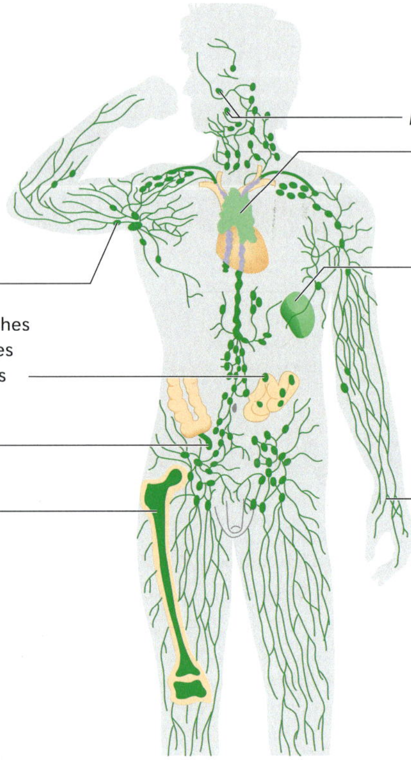

Abb. 1 Wichtige Lymphbahnen

3.6 Lymphsystem

Das Lymphsystem wird von der Gesamtheit aller Lymphbahnen und Lymphknoten, den lymphatischen Organen wie Milz, Thymus, lymphatischer Rachenring (bestehend aus Gaumenmandeln, Rachenmandeln und der Zungenmandel), dem lymphatischen Gewebe des Darmes gebildet. Das lymphatische System ist, anatomisch gesehen, identisch mit den Organen des Immunsystems. Neben der Immunabwehr hat es aber noch weitere Aufgaben. Es transportiert Nahrungsfette aus dem Darm und sammelt Gewebeflüssigkeit, sogenannte Lymphe. Lymphkapillaren beginnen überall blind im Gewebe. Sie nehmen die Lymphe auf, vereinigen sich zu größeren Lymphbahnen und münden in das herznahe Venensystem, wo sie die Gewebeflüssigkeit dem Blut zurückführen →Abb. 1. Im Gegensatz zu den Blutgefäßen stellen die Lymphgefäße keinen Kreislauf dar, sondern führen alle in Richtung Herzen.

In die Lymphbahnen eingeschaltet sind Lymphknoten, die Stoffwechselprodukte und Fremdkörper entfernen. Sie stellen Filterstationen dar und setzen die Abwehr in Gang. Bei Erkrankungen reagieren die Lymphknoten mit Schwellung und Schmerzhaftigkeit. Dies ist vor allem bei Entzündungen der Fall.

Gaumenmandeln →S. 40

So lassen sich z. B. bei einer Tonsillitis (Mandelentzündung) vergrößerte Lymphknoten am Hals tasten. Nach Abklingen der Entzündung verschwinden Schwellung und Schmerzhaftigkeit wieder. Aber auch bei malignen Tumoren lassen sich vergrößerte Lymphknoten in den benachbarten Regionen tasten. Hier muss jedoch noch zusätzlich abgeklärt werden, ob es sich dabei bereits um Lymphknoten-Metastasen handelt. Dies sind Absiedelungen eines malignen Tumors in den Lymphknoten. Bei Mundhöhlenkarzinomen finden sich Lymphknoten-Metastasen submandibulär und am Hals. Diese müssen operativ entfernt werden.

Eigenschaften von Tumoren →S. 255

Mundhöhlenkarzinome →S. 345

Terminologie: Herz und Gefäße

Aorta, die	Hauptschlagader
Aortenklappe, die	Klappe zwischen linkem Ventrikel und Aorta
Arteria carotis, die	Halsschlagader
Arteria radialis, die	Speichenschlagader
Arterie, die	Schlagader; Gefäß, das vom Herzen wegführt
Arteriosklerose, die	Verengung und Verhärtung von Arterien

Herz und Gefäße

Atrium, das	Vorhof des Herzens
Cor, das	Herz
Diastole, die	Füllungsphase des Herzens
Endothel, das	Gefäßinnenhaut; von Zellverbänden gebildete, einschichtige Auskleidung der Gefäße
EKG, das	Abk. für **E**lektro**k**ardio**g**ramm; Herzstromkurve, Aufzeichnung der herzeigenen Stromimpulse
Endokard, das	Innenschicht der Herzwand
Endokarditis, die	Entzündung der Herzinnenwand
Hypertonie, die	zu hoher Blutdruck
Hypotonie, die	zu niedriger Blutdruck
Kapillare, die	Haargefäß
Kontraktion, die	das Zusammenziehen eines Muskels
Koronararterie, die	Herzkranzarterie
Lymphe, die	Gewebeflüssigkeit
Manometer, das	Druckmesser
Mitralklappe, die	Zweisegelklappe zwischen linkem Vorhof und linker Kammer
Myokard, das	Herzmuskelschicht
Perikard, das	Herzbeutel
Pulmonalklappe, die	Klappe zwischen rechter Kammer und Pulmonalarterie
Septum, das	Herzscheidewand
Systole, die	Austreibungsphase der Herzaktion
Tonsillitis, die	Mandelentzündung
Trikuspidalklappe, die	„Dreisegelklappe"; Segelklappe zwischen rechten Vorhof und rechter Kammer
Vene, die	Gefäß, das zum Herzen hinführt
Ventrikel, der	Herzkammer

Aufgaben

1 Erklären Sie die Begriffe Systole und Diastole.

2 Nennen Sie Unterschiede zwischen Arterien und Venen.

3 Wie wird der Puls gemessen?

4 Wie wird der Blutdruck gemessen?

5 Was versteht man unter einer Hypertonie?

6 Welche Aufgaben haben Lymphknoten?

4 Blutkreislauf

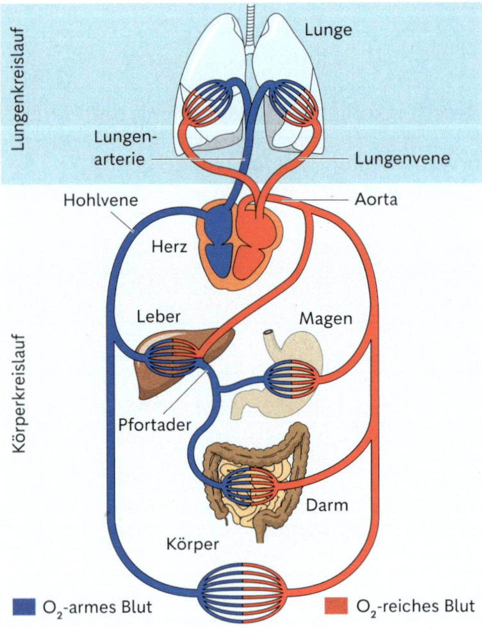

Abb. 1 Kleiner und großer Kreislauf (schematische Darstellung)

Man spricht von Blutkreislauf, da die Gefäße ein geschlossenes System darstellen. Das Herz ist dabei das zentrale Pumporgan. Beim Menschen unterscheidet man zwei solche Kreisläufe, den Körperkreislauf und den Lungenkreislauf, die miteinander verbunden sind →Abb. 1.

4.1 Körperkreislauf

Die linke Herzkammer pumpt sauerstoffreiches Blut über die Aorta in den Körperkreislauf, auch **großer Kreislauf** genannt. Sämtliche Organe und Gewebe werden über die Arterien mit Sauerstoff und Nährstoffen versorgt. Der Austausch von Sauerstoff und Nährstoffen erfolgt im Bereich der Kapillaren. Nach Abgabe von Sauerstoff sammelt sich das sauerstoffarme, kohlendioxidreiche Blut in den Venolen, die in die Venen münden, in denen dann das Blut über die untere und obere Hohlvene zum rechten Vorhof gelangt. Vom rechten Vorhof gelangt das Blut in die rechte Kammer und passiert dabei die Trikuspidalklappe.

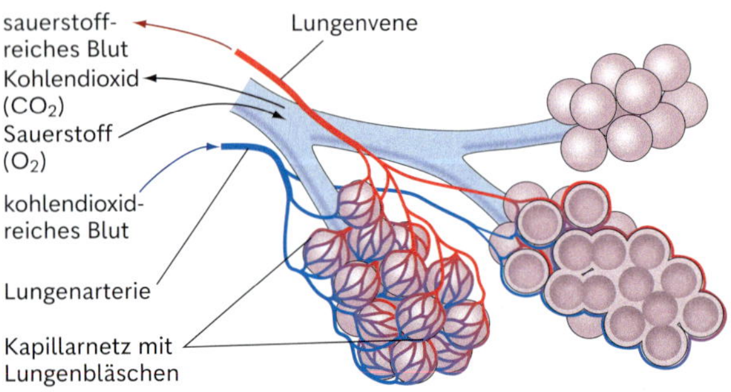

Abb. 2 Lungenkapillaren umschließen die Alveolen (Lungenbläschen).

4.2 Lungenkreislauf

Der Lungenkreislauf, auch **kleiner Kreislauf** genannt, dient dazu, das „verbrauchte Blut" wieder mit Sauerstoff anzureichern. Die rechte Herzkammer pumpt das sauerstoffarme Blut über die Pulmonalklappe in die Lungenarterie. Diese geht vom Herzen weg – wie alle Arterien –, führt aber sauerstoffarmes Blut mit sich. Die Lungenarterie teilt sich in der Lunge in zwei große Äste zur rechten und linken Lunge. Diese verzweigen sich weiter bis zu den Lungenkapillaren.
Die Lungenkapillaren umschließen die Lungenbläschen mit einem feinen Netzwerk →Abb. 2.

Video
Der Blutkreislauf

Durch diesen engen Kontakt können die Erythrozyten in den Lungenkapillaren den über die Lunge eingeatmeten Sauerstoff aufnehmen und Kohlendioxid abgeben Gasaustausch). Das nun sauerstoffreiche Blut gelangt über die Lungenvenen zurück zum Herzen, und zwar zunächst in den linken Vorhof und dann in die linke Kammer.

Jetzt beginnt wieder der Körperkreislauf. Beide Kreisläufe sind also direkt miteinander verbunden und ergänzen sich zu einem Gesamtblutkreislauf.

Aufgaben

1 Was versteht man unter großem, was unter kleinem Kreislauf?

2 Beschreiben Sie den Weg des Blutes durch den Körper des Menschen, beginnend an der linken Herzkammer.

5 Atmung

Unsere Atmung dient dazu, Sauerstoff aufzunehmen und Kohlendioxid abzugeben.

Dabei nehmen wir nicht reinen Sauerstoff auf, sondern Luft. Luft enthält ca. 20 % Sauerstoff (O_2), 79 % Stickstoff, 0,03 % Kohlendioxid (CO_2) und 1 % Edelgase. Dazu kommen noch Staubpartikel, Ruß und verschiedene Erreger. Bei der Ausatemluft ist der Kohlendioxidanteil auf 4 % erhöht, der Sauerstoffgehalt sinkt auf 16 % →Tab. 1.

Wir atmen über die Nase und/oder über den Mund ein und auch wieder aus. Die Einatmung wird **Inspiration** genannt, die Ausatmung heißt **Exspiration**. Die normale Atemfrequenz beträgt beim Erwachsenen zwölf bis 16 Atemzüge pro Minute, bei Kleinkindern 30–40 Atemzüge pro Minute →Tab. 2.

	Einatemluft	Ausatemluft
Stickstoff	79 %	79 %
Sauerstoff (O_2)	20 %	16 %
Kohlendioxid (CO_2)	0,03 %	4 %
Edelgase	1 %	1 %

Tab. 1 Zusammensetzung von Einatemluft und Ausatemluft

Lebensalter	Atemfrequenz in Atemzügen/Minute
Säugling	35–40
Kleinkind	25–35
Schulkind	16–30
Erwachsener	12–18

Tab. 2 Normalwerte der Atemfrequenz in Ruhe

5.1 Atemwege

Im Normalfall atmen wir über die Nase ein. Dies hat den Vorteil, dass die Atemluft über die Haare in der Nase gefiltert wird. Gleichzeitig wird über die Nasenschleimhaut die Atemluft angewärmt und angefeuchtet. Diese Funktion ist bei eingeschränkter Nasenatmung aufgehoben. Es muss jetzt über den Mund eingeatmet werden. Häufige Atemwegsinfekte und eine größere Kariesanfälligkeit sind die Folge.

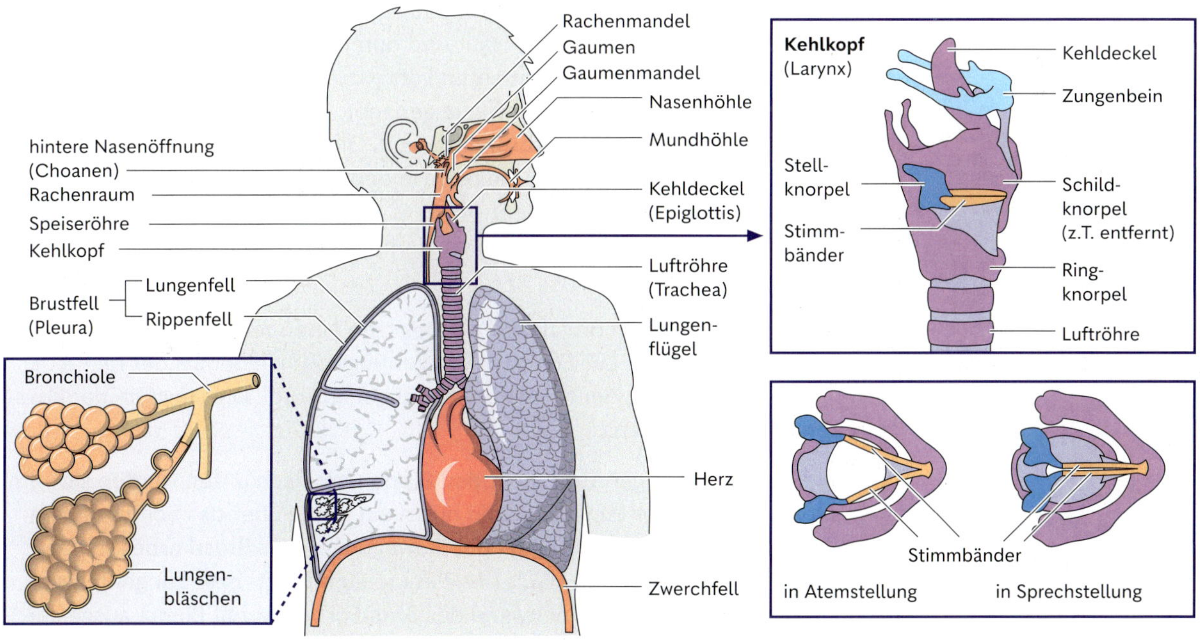

Abb. 1 Atemwege

Die Atemwege →Abb. 1, S. 287 werden eingeteilt in
- obere Atemwege: Nasenhöhle, Mundhöhle, Nasennebenhöhlen, Rachen (Pharynx),
- untere Atemwege: Kehlkopf (Larynx), Luftröhre (Trachea), Bronchien und Lunge (Pulmo).

Nasennebenhöhlen →S. 161

Die Nasennebenhöhlen sind luftgefüllte Räume, die mit der Nasenhöhle in Verbindung stehen. Sie tragen dazu bei, das Gewicht des Schädels gering zu halten. Ferner stellen sie einen Resonanzraum für die Stimme dar. In die Kieferhöhle ragen oft die Wurzeln der Oberkiefermolaren oder Prämolaren. Einerseits kann es durch diese enge Beziehung über die Zähne, also auf dentogenem Weg, zu einer Sinusitis maxillaris (Kieferhöhlenentzündung) kommen. Andererseits ist dies auch über die Nase möglich. Sind sämtliche Nebenhöhlen von einer Entzündung betroffen, so spricht man von einer Pansinusitis.

Kreuzung von Luft- und Speiseweg →S. 43

Nachdem die Luft Nase bzw. Mund passiert hat, gelangt sie in den Rachen. Dort kreuzen sich Luft- und Speiseweg. Die Luft gelangt vom Rachen über den Kehlkopf in die Luftröhre.

Die Speise wird vom Rachen in die weiter hinten gelegene Speiseröhre transportiert. Damit die Speise ungehindert in die Speiseröhre gelangen kann, muss der Atemweg beim Schlucken verschlossen werden. Dies geschieht über die **Epiglottis**, den Kehldeckel, welcher den Kehlkopfeingang beim Schlucken verschließt. Redet oder lacht man beim Essen, so funktioniert dieser Schließmechanismus nicht mehr. Man verschluckt sich, muss husten, um die Speiseteile wieder aus dem Luftweg herauszubekommen. Dieser Hustenreflex schützt die Lunge vor Aspiration, dem Einatmen von Fremdkörpern.

Gasaustausch →S. 289

Nach Passage der oberen Atemwege gelangt die Luft über den Kehlkopf in die Luftröhre. Die **Luftröhre** (Trachea) besteht aus mehreren Knorpelspangen. Im Notfall ist über einen Schnitt durch die Haut und durch die Trachealspangen ein Zugang zur Trachea nötig, um dem Patienten Luft zuzuführen. Dieser Schnitt wird je nach Lage Tracheotomie oder Koniotomie genannt. Die Luftröhre zweigt sich im Bereich der Lungen in zwei **Hauptbronchien** auf. Diese verzweigen sich weiter in **kleinere Bronchien** (Bronchiolen), die dann in den **Lungenbläschen** (Alveolen) enden, wo der Gasaustausch stattfindet.

Merke
In (Groß-)Städten ist die Luft voll von kleinsten Teilchen (sog. Feinstaub). Vor allem jedoch die in Zigaretten und anderen Tabakwaren enthaltenen, ebenso winzigen krebserregenden Teilchen können in den oberen Atemwegen nicht gefiltert werden. Sie gelangen daher in die Lunge. Die Folge ist, dass die Lunge wie „geteert“ aussieht (Raucherlunge) und dass das Risiko für Lungenkrebs rapide steigt.

5.2 Die Lunge

Die Lunge (**Pulmo**) liegt im Brustkorb. Wir besitzen einen rechten und einen linken Lungenflügel →Abb. 1, S. 287. Der linke Lungenflügel ist kleiner als der rechte. Er besteht aus zwei Lappen, der rechte Lungenflügel aus drei. Dies liegt an der linksbetonten Lage des Herzens.

Die Außenseite der Lungenflügel liegt den Rippen an, nach unten werden sie vom Zwerchfell begrenzt. Die Lungenspitzen ragen ein wenig über das Schlüsselbein hinaus. Damit die Lunge ungehindert den Bewegungen des Brustkorbes folgen kann, ist sie von einer dünnen Haut, der Pleura, auch Brust- bzw. Lungenfell genannt, überzogen. Auch die Innenwand des Brustkorbes ist mit Pleura ausgekleidet (Rippenfell). Zwischen beiden Schichten befindet sich der Pleuraspalt, der mit Flüssigkeit gefüllt ist und ein reibungsloses Gleiten der Lunge ermöglicht.

5.3 Atemmechanik

Bei der Inspiration wird zwischen Brust- und Bauchatmung unterschieden. Bei der **Bauchatmung** zieht sich das Zwerchfell, ein Muskel, der den Bauchraum vom Brustraum trennt, zusammen. Dadurch kommt es zu einer Abflachung des sonst nach oben gewölbten Zwerchfells. Das Volumen des Brustraumes wird größer. Die Lunge füllt sich mit Luft.

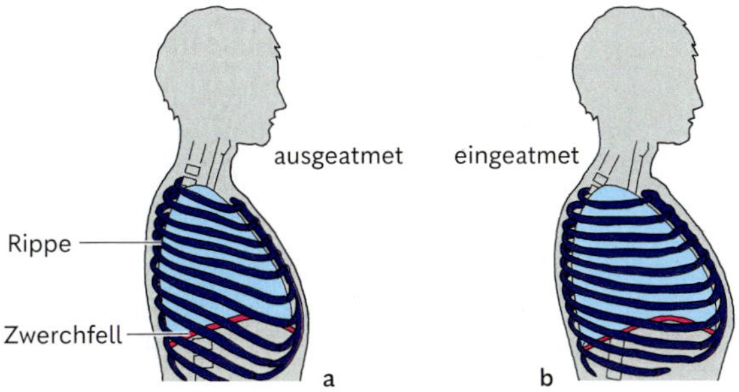

Abb. 1 Bewegung des Brustkorbes bei der Brustatmung.
a) Expiration; b) Inspiration

Bei der **Brustatmung** heben sich die Rippen durch die Muskeln, die zwischen ihnen ausgespannt sind, die sogenannten Interkostalmuskeln (Zwischenrippenmuskeln). Der Brustkorb vergrößert sich. Die Lunge folgt passiv den Bewegungen. Es entsteht ein Sog. Wir atmen ein →Abb. 1. Reine Bauchatmung kommt bei Säuglingen vor. Erwachsene kombinieren die Brust- und die Bauchatmung. Schwangere im letzten Schwangerschaftsdrittel zeigen vermehrt eine Brustatmung. Bei der Exspiration erschlaffen die Muskeln, der Brustraum verkleinert sich und die Luft wird ausgeatmet.

Video

Der Gasaustausch in den Lungen

5.4 Äußere und innere Atmung

Grundsätzlich unterscheidet man die äußere und die innere Atmung. Die **äußere Atmung** wird auch als Lungenatmung bezeichnet. Sie beschreibt

- die Aufnahme von sauerstoffhaltiger Luft durch Einatmen über die Lunge,
- den Gasaustausch in den Lungenbläschen (Alveolen) und
- die Abgabe von Kohlendioxid über die Ausatemluft.

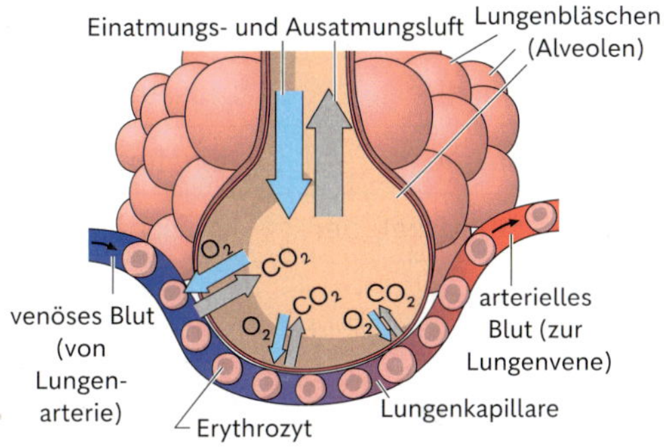

Abb. 2 Gasaustausch in den Lungenbläschen

Da die Alveolen von einem Kapillarnetz umgeben und damit Luft- und Blutwege direkt benachbart sind, kann hier ein Austausch von Gasen (Sauerstoff und Kohlendioxid) erfolgen →Abb. 2.

Die Konzentration von Sauerstoff ist in den Alveolen höher als in den Kapillaren. Daher wandert bzw. diffundiert der Sauerstoff in das Blut. In den Kapillaren ist die Kohlendioxidkonzentration höher als in den Alveolen. Also diffundiert das Kohlendioxid in die Alveolen und wird bei der Exspiration ausgeatmet. Gasförmige Stoffe versuchen, einen Konzentrationsausgleich herbeizuführen, indem sie sich immer zu den Orten geringerer Konzentration bewegen. Dies nennt man **Diffusion**.

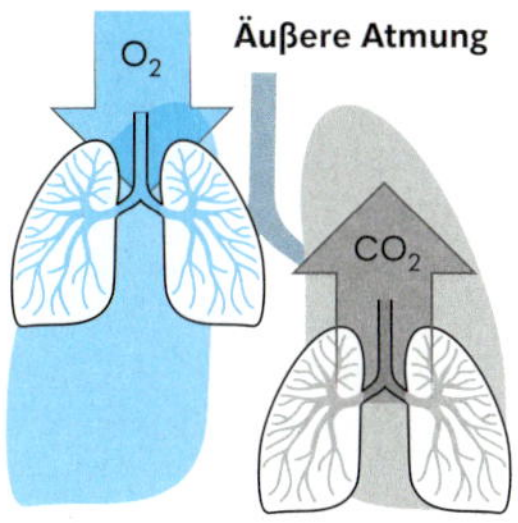

Die **innere Atmung**, auch Zellatmung genannt, beschreibt die Verbrennung in der Zelle, wobei Glukose mithilfe von Sauerstoff (O_2) verbrannt wird. Die Zellatmung findet in den Mitochondrien, den „Kraftwerken der Zelle", statt. Dabei entstehen Energie und Kohlendioxid (CO_2), welches von den Zellen eines Gewebes an die Kapillaren abgegeben wird.

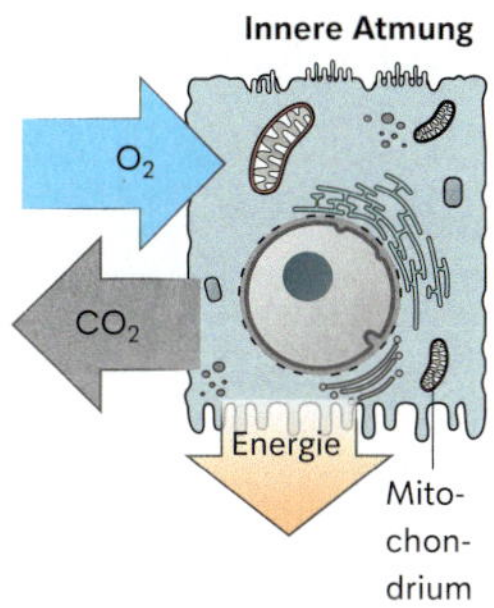

Zwischen äußerer und innerer Atmung findet der Transport des in der Lunge aufgenommenen Sauerstoffs mithilfe der Erythrozyten zu den Zellen und Geweben statt.

Die Kapillaren geben Sauerstoff an das Gewebe ab. Verantwortlich hierfür ist der Konzentrationsunterschied zwischen dem sauerstoffreichen Blut und dem relativ sauerstoffarmen Gewebe. Der Transport von Kohlendioxid erfolgt in umgekehrter Richtung. Auch hier besteht ein Konzentrationsunterschied: Im Gewebe ist Kohlendioxid höher konzentriert als im Kapillarblut. Es diffundiert daher ins Blut. Nach der Sauerstoffabgabe bzw. Kohlendioxidaufnahme ist das Blut sauerstoffärmer und kohlendioxidreicher. Es gelangt zurück zum Herzen und dann in die Lunge, wo es wieder mit Sauerstoff angereichert wird.

Terminologie: Atmung

Alveole, die	1. Lungenbläschen 2. Knochenfach eines Zahnes
Aspiration, die	1. Einatmen von Fremdkörpern 2. Ansaugung von Blut bei der Injektion oder Blutentnahme durch Zurückziehen des Kolbens der Spritze
dentogen	auf die Zähne zurückführend
Diffusion, die	Verteilung von Gasen zu Orten niederer Konzentration
Epiglottis, die	Kehldeckel
Exspiration, die	Ausatmung
Inspiration, die	Einatmung
Interkostalmuskel, der	Zwischenrippenmuskel
Koniotomie, die	Luftröhrenschnitt; s. Tracheotomie
Larynx, der	Kehlkopf
Pansinusitis, die	Entzündung aller Nasennebenhöhlen
Pharynx, der	Rachen
Pleura, die	Lungenfell
Pleuraspalt, der	Spalt zwischen der Innenauskleidung des Brustkorbes (Rippenfell) und dem Lungenfell
Pulmo, der	Lunge
Sinusitis maxillaris	Kieferhöhlenentzündung
Trachea, die	Luftröhre
Tracheotomie, die	Luftröhrenschnitt; s. Koniotomie

Aufgaben

1	Beschreiben Sie den Weg der Atemluft.
2	Was versteht man unter den unteren Atemwegen?
3	Erklären Sie die Begriffe innere und äußere Atmung.

6 Notfälle

Notfälle können jederzeit und überall auftreten. Notfälle sind plötzlich eintretende Ereignisse, die zu einer Gefährdung des Lebens oder der Gesundheit eines Menschen führen.

Zunächst einmal geht es darum, einen Notfall zu erkennen und dann die richtigen Maßnahmen einzuleiten. Meist bleibt einem nicht allzu viel Zeit, darüber nachzudenken, was zu tun ist. Vor Aufregung und Schreck fällt vielen Menschen nicht ein, was sie tun könnten. Deshalb helfen theoretische Kenntnisse und gut strukturierte Handlungsabläufe, einen klaren Kopf zu behalten.

Da auch in einer Zahnarztpraxis Notfälle eintreten können, muss die ZFA über die Erste-Hilfe-Maßnahmen Bescheid wissen. Es ist wichtig zu wissen, wo der Notfallkoffer steht und wen man im Notfall anzurufen hat. Empfehlenswert ist dabei eine Notrufliste mit den aktuellen Telefonnummern, die an einem zentralen Ort in der Praxis liegen sollte. Der Notfallkoffer muss regelmäßig auf Vollständigkeit geprüft werden. Medikamente, die das Haltbarkeitsdatum überschritten haben, und fehlende Medikamente müssen umgehend ersetzt werden.

6.1 Erkennen eines Notfalls

Nicht immer ist es leicht, Notfälle – v. a. rechtzeitig – zu erkennen. Bestimmte Verhaltensweisen lassen aber Rückschlüsse zu. Ist die Patientin z. B. unruhig oder ängstlich, so kann man davon ausgehen, dass Puls und Blutdruck eher hoch sind.

Grundsätzlich sollte man zunächst die Vitalfunktionen des Patienten prüfen:
- Bewusstseinslage
- Atmung
- Puls und Kreislauf

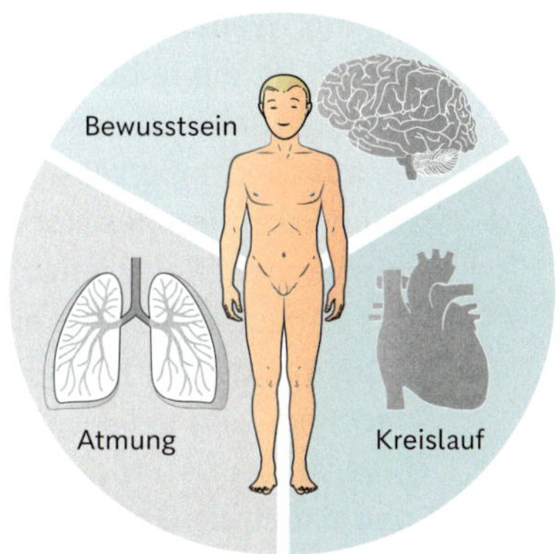

Abb. 1: Die Vitalfunktionen

Die **Bewusstseinslage** einer Patientin lässt sich überprüfen, indem sie laut angesprochen und gegebenenfalls noch an der Schulter geschüttelt wird. Reagiert die Patientin darauf, so ist sie erweckbar und bei Bewusstsein. Bleibt eine Reaktion – auch auf Schmerzreize hin – aus, so ist sie bewusstlos. Diese tiefe Bewusstlosigkeit wird auch Koma genannt.

Ob die Patientin Probleme mit der **Atmung** hat, kann man sehen, hören und fühlen. Atmet sie normal, so kann man die Bewegungen des Brustkorbes sehen und mit dem Ohr Atemgeräusche über Mund und Nase der Patientin hören. Außerdem fühlt man ihre Atemluft, wenn man die eigene Hand unter ihre Nase hält.

Nach Kontrolle von Atmung und Bewusstsein wird das **Kreislaufsystem** überprüft. Dazu kontrolliert man Puls und Blutdruck. Der Puls wird zunächst an der Arteria radialis getastet und die Pulsfrequenz und -rhythmik erfasst. Ist kein Puls an der Arteria radialis tastbar, wird der Puls im Bereich der Arteria carotis geprüft. Ist auch dort kein Puls tastbar, so ist von einem Kreislaufstillstand auszugehen. Hier ist schnelles Handeln angesagt und mit einer Reanimation zu beginnen, da insbesondere das Gehirn bei mehr als drei- bis fünfminütiger unzureichender Sauerstoffversorgung einen dauerhaften Schaden nimmt.

6.2 Notfallmaßnahmen

6.2.1 Allgemeine Notfallmaßnahmen

Merke
Bundesweite Notfallnummern:
Polizei/Notruf: 110
Feuerwehr/Rettungsdienst: 112 Ärztlicher Bereitschaftsdienst: 116117

Merke
5 W-Fragen bei der Notfallmeldung
- **Wer** ruft an? (→ Namen nennen)
- **Wo** ist der Notfall eingetreten? (→ Adresse angeben)
- **Was** ist geschehen?
- **Wie viele** Verletzte gibt es?
- **Welche** Arten von Verletzungen liegen vor?
  Auf Fragen warten.

Als Erstes muss man sich über ein sinnvolles **Notfallmanagement** Gedanken machen. Entscheidend sind dabei zwei Fragen: Sind mehrere Helferinnen oder nur eine Helferin vor Ort? Wie schwerwiegend ist der Notfall?
Ist nur eine Helferin da, so sollte diese zunächst nach der Patientin sehen, Erste Hilfe leisten und nach Einschätzung der Situation weitere Hilfe bzw. die Notärztin holen. Bei mehreren Helferinnen – was in einer Zahnarztpraxis meistens der Fall sein wird – müssen klare Absprachen getroffen werden. Bei einer Patientin mit Herz-Kreislauf-Stillstand muss sofort von einer Helferin mit der Reanimation (Wiederbelebung) begonnen werden. Eine zweite Helferin ruft die Notärztin. Wenn die zweite Helferin wieder zur Verfügung steht, unterstützt sie die erste bei der Reanimation. Weitere Mitarbeiterinnen kümmern sich um die anderen Patientinnen, sorgen für ein reibungsloses Eintreffen der Notärztin. Gerade dann, wenn der Zugang zur Praxis nur schwer zu finden ist, empfiehlt es sich, dass eine Mitarbeiterin auf die Straße geht und den Weg weist.
Nach Erkennen des Notfalls muss mit den entsprechenden Maßnahmen begonnen werden. **Bewusstlosigkeit** kann z. B. durch Sauerstoffmangel, Entgleisungen des Blutzuckers und Kreislaufversagen hervorgerufen werden. Die bewusstlose Patientin, die auf keine Reize reagiert, deren Atmung und Kreislauf jedoch vorhanden sind, wird in eine **stabile Seitenlage** gebracht.
Dies ist insofern wichtig, als bewusstlose Patientinnen ihre Schutzreflexe verlieren und damit die Gefahr der Aspiration (Einatmen von körperfremdem oder -eigenem Material) besteht. Es gibt weltweit über 20 verschiedene Variationen der stabilen Seitenlage; im Folgenden soll auf die des ERC (European Resuscitation Council) eingegangen werden →Abb. 1, S. 293. Der Mund sollte dabei der tiefste Punkt sein. Der Kopf der Patientin wird überstreckt. Die Zunge fällt dadurch nach vorne und die Atemwege werden freigehalten. Erbrochenes kann ungehindert aus dem Mund fließen und gelangt nicht in die Lunge.

Freimachen der Atemwege →S. 293

Die **Lagerung** einer Notfallpatientin hängt von ihrer Erkrankung ab. Grundsätzlich gilt, dass Patientinnen, falls es die Notfallsituation nicht erfordert, in einer ihnen angenehmen Position zu lagern sind. Besteht der Verdacht auf einen Wirbelsäulenschaden, so sollte man die Patientinnen in der Lage belassen, in welcher man sie vorfindet. Die **Oberkörpertieflagerung** ist angezeigt, wenn ein niedriger Blutdruck, z. B. infolge eines hohen Blutverlustes, herrscht. Durch das Hochlagern der Beine kommt es zu einem Rückfluss des Blutes zum Herzen und einer verbesserten Durchblutung des Gehirns. Eine **Oberkörperhochlagerung** ist angebracht z. B. bei nicht bewusstlosen Patientinnen mit Atemproblemen oder Herzerkrankungen. Dadurch werden die Atmung erleichtert und das Herz entlastet.

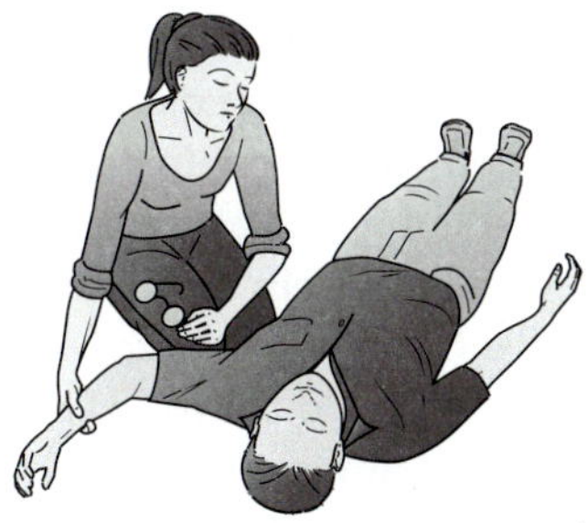

1 Nehmen Sie ggf. die Brille der Betroffenen ab und strecken Sie deren Beine aus. Knien Sie sich neben die Betroffene.

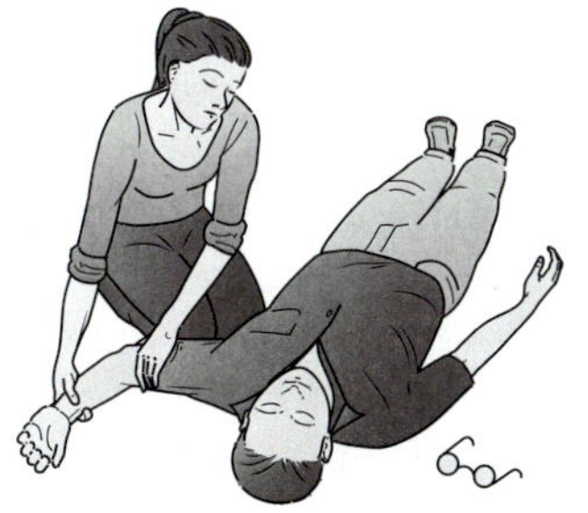

2 Lagern Sie den zugewandten Arm der Betroffenen mit gebeugtem Ellenbogen rechtwinklig aus.

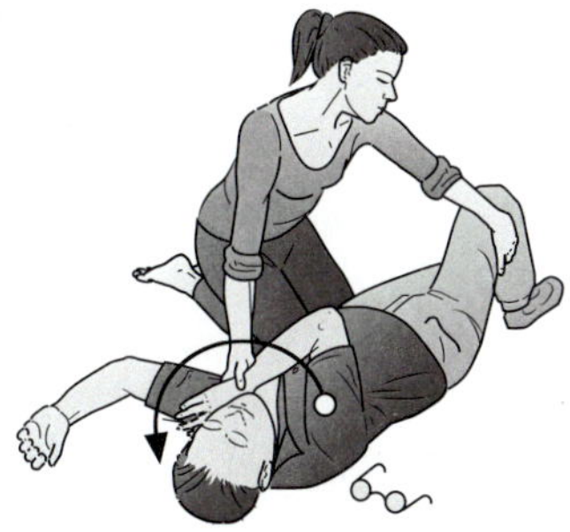

3 Führen Sie den anderen Arm der Betroffenen über deren Oberkörper an die zugewandte Wange heran und fixieren Sie ihn dort.

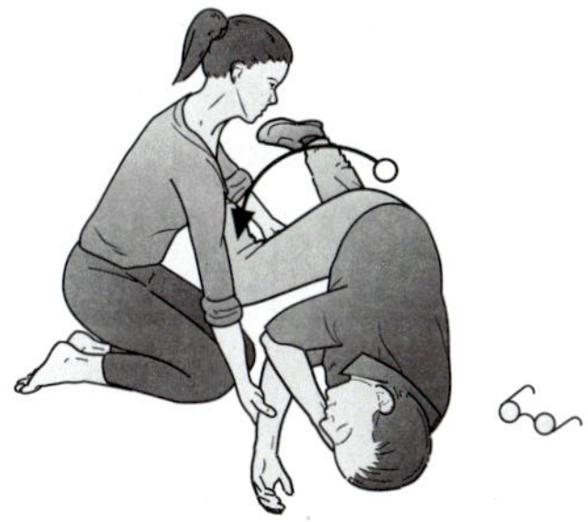

4 Fassen Sie das abgewandte Knie und ziehen Sie es zu sich heran, sodass die Betroffene auf die Seite rollt, beugen Sie das jetzt oben liegende Bein in Hüfte und Knie und nutzen Sie es als „Stütze“ für den Körper so, dass die Betroffene jedoch nicht auf dem unteren Bein liegt.

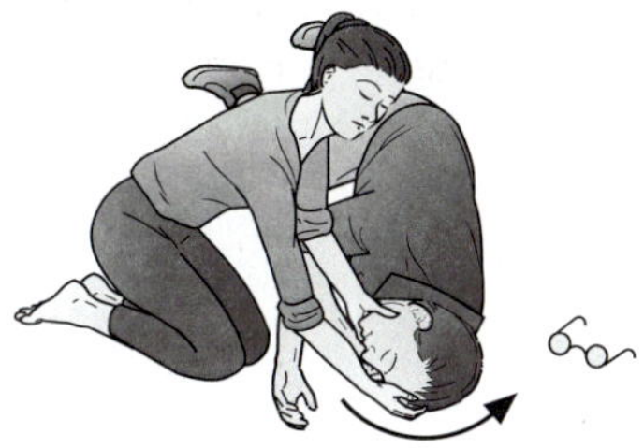

5 Überstrecken Sie den Kopf zum Freihalten der Atemwege und überprüfen Sie die Atmung regelmäßig.

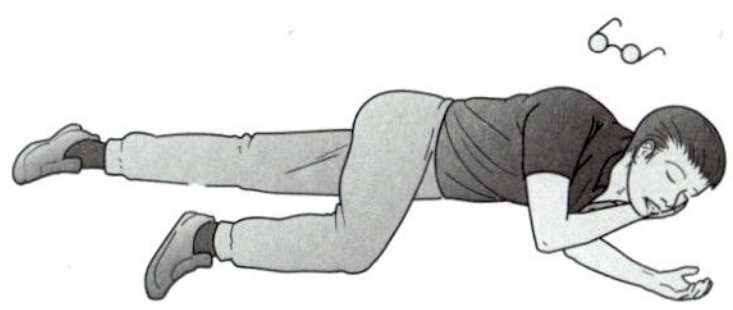

6 Schützen Sie die Person ggf. vor Kälte.

Abb. 1 Stabile Seitenlage

6.2.2 Reanimation

Liegt ein Atem- und Herz-Kreislauf-Stillstand vor, so muss schnellstmöglich eine **Reanimation (Wiederbelebung)** durchgeführt werden. Die Maßnahmen folgen hierbei dem ABC-Schema. A steht für **A**temwege freimachen, B für **B**eatmen und C für die Wiederherstellung eines ausreichenden Kreislaufs (**C**irculation).

Atemwege

Das Freimachen →Abb. 2 und die Sicherung der Atemwege sind oberstes Ziel. Bei bewusstlosen Patientinnen, die auf dem Rücken liegen, fällt die Zunge zurück und blockiert die Atemwege. Daher sollten der Kopf der Patientin überstreckt und der Unterkiefer angehoben werden (Esmarch-Handgriff). Dies reicht oft schon aus, das Einsetzen der Atmung herbeizuführen. Verlegen jedoch Fremdkörper die Atemwege, so müssen diese entfernt werden. Die Absauganlage kann neben einer Kornzange wertvolle Hilfe leisten. Setzt die Spontanatmung nach Freimachen der Atemwege ein, bringen Sie die bewusstlose Patientin in die stabile Seitenlage.

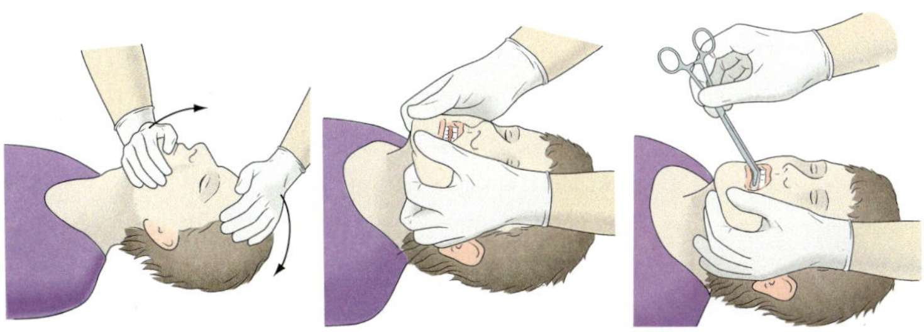

Abb. 2 Freimachen der Atemwege. Links: Überstrecken des Kopfes. Mitte: Esmarch-Handgriff: Mit den Fingern wird der Unterkiefer nach vorne geschoben und der Mund mit den Daumen geöffnet. Rechts: Freimachen von Mund und Rachen, ggf. mit Hilfsmitteln (z. B. Kornzange und Tupfer).

Beatmung

Bleibt auch nach Freimachen der Atemwege die Atmung aus, so muss die Patientin beatmet werden. Dies kann über eine **Mund-zu-Mund-Beatmung** erfolgen. Dabei werden der Kopf der Patientin in Rückenlage überstreckt und der Unterkiefer angehoben. Dann wird mit der einen Hand die Nase der Patientin verschlossen und mit der anderen Hand der Mund der Patientin geöffnet. Die Helferin atmet ein, verschließt mit ihrem Mund den Mund der Patientin und gibt ihre Atemspende ab →Abb. 1. Jede Atemspende sollte so ausreichend sein, dass sich der Brustkorb der Patientin anhebt. Während der Kopf der Patientin überstreckt und ihr Kinn angehoben bleiben, dreht die Helferin ihren Kopf zur Seite und lässt die Luft ausströmen. Eine erneute Atemspende folgt.

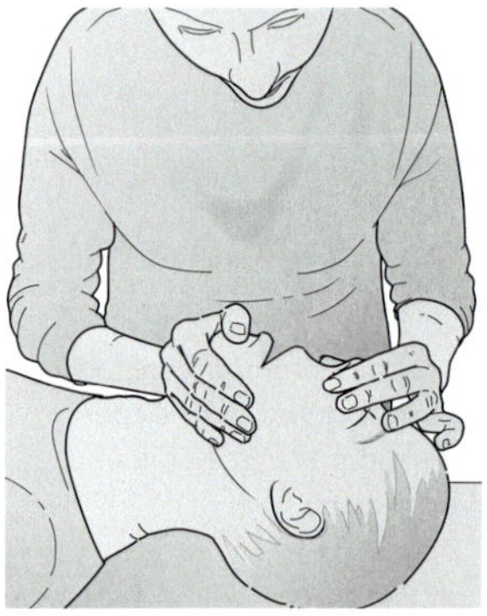

Abb. 1 Mund-zu-Mund-Beatmung

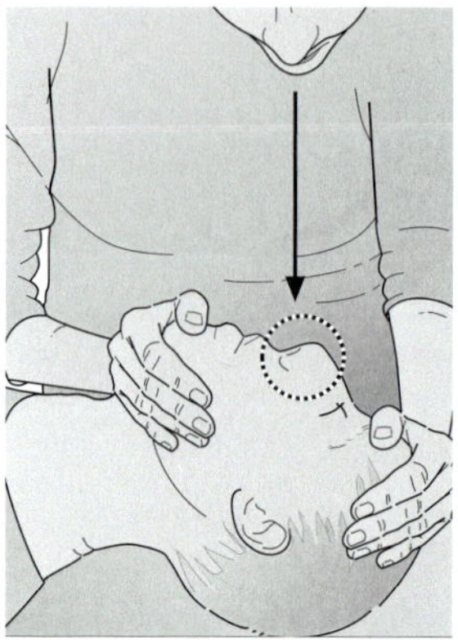

Abb. 2 Mund-zu-Nase-Beatmung

Bei der **Mund-zu-Nase-Beatmung** wird der Mund der Patientin verschlossen und abgedichtet und die Atemspende erfolgt über die Nase der Patientin →Abb. 2. Das Umschließen der Nase der Patientin mit dem Mund der Helferin lässt sich oft leichter bewerkstelligen als das komplette Umschließen des Mundes, sodass im Notfall die Mund-zu-Nase-Beatmung einfacher durchzuführen ist.

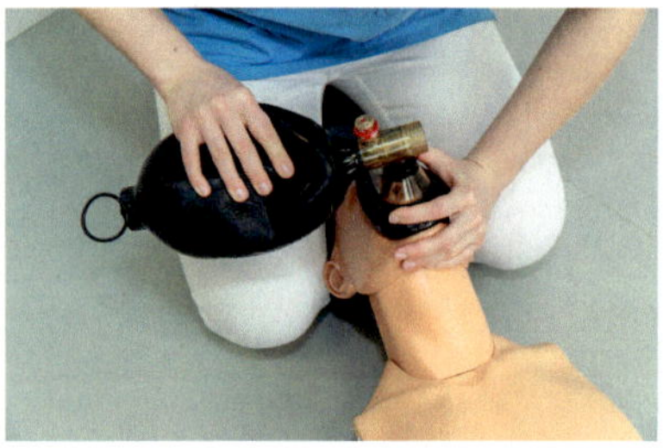

Abb. 3 Beatmung mit Beatmungsbeutel und Maske

Sind ein **Beatmungsbeutel und eine Maske** vorhanden, so kann auch darüber eine Beatmung erfolgen →Abb. 3. Hierbei sollte auch wieder der Kopf der Patientin überstreckt werden. Dann wird die Maske fest über Mund und Nase der Patientin aufgesetzt. Das Kinn der Patientin wird mit derselben Hand umfasst und nach oben gezogen. Mit der anderen Hand wird der Beatmungsbeutel zusammengedrückt und Luft der Patientin zugeführt.

Kreislauf (Circulation)

Falls nach zwei effizienten Atemspenden kein Kreislauf feststellbar ist, muss mit der Herzdruckmassage begonnen werden. Notfallpatientinnen mit Herzstillstand benötigen beides, Beatmung und Herzdruckmassage, eine Kombination, die als Basismaßnahme der kardiopulmonalen Reanimation (CPR) bezeichnet wird. Wichtig ist bei der Herzdruckmassage die **Thoraxkompression** (Zusammendrücken des Brustkorbes; →Abb. 4, 5). Dabei geht es darum, den Brustkorb tief genug einzudrücken, damit das Herz ebenfalls komprimiert wird, sodass Blut gefördert und damit zum Fließen gebracht werden kann.

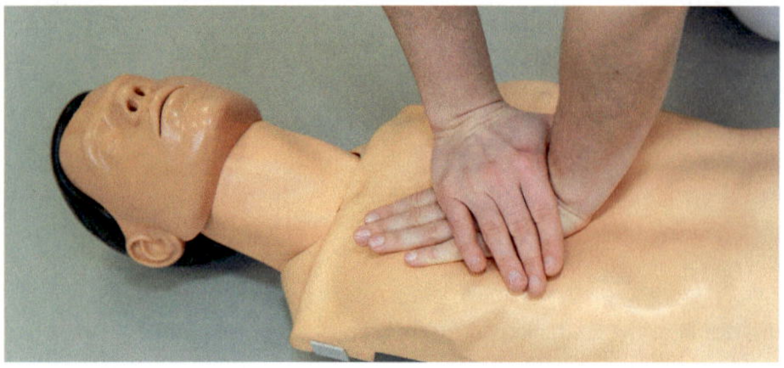

Abb. 4 Durchführung der Thoraxkompression

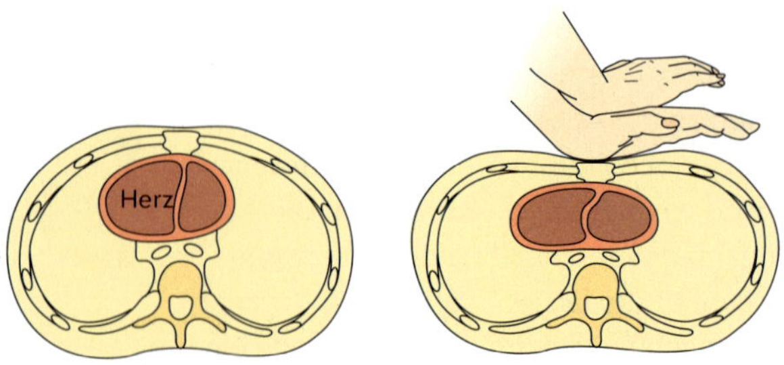

Abb. 5 Effekt der Thoraxkompression

Damit nicht die Unterlage, sondern nur der Thorax (Brustkorb) komprimiert wird, muss die Patientin auf einer harten Unterlage liegen. Mit gestreckten Armen und übereinanderliegenden Händen wird mit dem unteren Handballen Druck auf die Mitte des Brustkorbes ausgeübt, sodass dieser 4–5 cm eingedrückt wird. Der Druckpunkt liegt dabei zwei Querfinger über dem unteren Ende des Brustbeins. Im Notfall reicht es aber aus, in der Mitte der Brust zu komprimieren. Die Frequenz sollte 100 Kompressionen pro Minute betragen.

Als erste Maßnahme führt man 30 Kompressionen durch. Dann muss beatmet werden. Der empfohlene Rhythmus beträgt 30-mal Herzmassage und zweimal beatmen. Ist man bei der Reanimation allein, so muss man zwischen Herzdruckmassage und Beatmung wechseln. Sind zwei Helferinnen vorhanden, so beatmet eine und die andere führt die Herzdruckmassage durch. Nach ca. 20- bis 30-minütiger erfolgloser Reanimation ist eine Fortführung zu überdenken.

Im Jahr 2005 wurden Richtlinien zur kardiopulmonalen Reanimation von der American Heart Association (AHA) und der European Council Resuscitation (ERC) herausgebracht →Abb. 1. Darauf folgten 2006 neue Empfehlungen in Deutschland. Die aktuellen Leitlinien der ERC (European Resuscitation Council) sind 2021 erschienen. Es wird sofort mit der Thoraxkompression begonnen, noch vor der Beatmung, um eine minimale Perfusion (Durchblutung) von Herz und Gehirn zu erreichen. Das Aufsuchen des Druckpunktes bei der Thoraxkompression wird vereinfacht, da sich gezeigt hat, dass das Aufsetzen der Hände in der Mitte des Brustkorbes ausreicht.

Man spricht bei den oben genannten Maßnahmen von den **Basismaßnahmen** der Reanimation oder auch vom basic life support (BLS). Neben diesen Basismaßnahmen können noch sogenannte **erweiterte Maßnahmen**, advanced life support (ALS), erforderlich sein. Dazu gehört z. B. die **Defibrillation** →Abb. 2. Zeigt eine Patientin ein Kammerflimmern, bei dem der Herzmuskel unkoordinierte schnelle Kontraktionen durchführt, so kann mit der Defibrillation das Flimmern beendet werden.
Der Defibrillator ist ein Gerät, welches durch Stromstöße wieder eine normale elektrische Erregung des Herzmuskels und damit wieder einen normalen Rhythmus herbeiführt. Da damit jedoch noch keine ausreichende Pumpwirkung des Herzens verbunden ist, müssen die Basismaßnahmen weiter durchgeführt werden. Es gibt heute schon halbautomatische und vollautomatische Defibrillatoren, deren Handhabung und Einsatz sogar von einer Laiin machbar sind →Abb. 3. Die vollautomatischen Defibrillatoren geben den Stromstoß automatisch anhand des ermittelten EKGs ab. Die Diagnose der Herzrhythmusstörung und damit die Indikation zur Defibrillation wird dem Anwender dabei abgenommen. Vollautomatische Defibrillatoren sind deshalb oft in öffentlichen Einrichtungen, seltener in Zahnarztpraxen zu finden. Der halbautomatische externe Defibrillator führt die EKG-Analyse selbstständig durch und der Anwender muss nur noch die Schocktaste drücken.
Eine weitere erweiterte Maßnahme ist der Einsatz eines **Schrittmachers**.

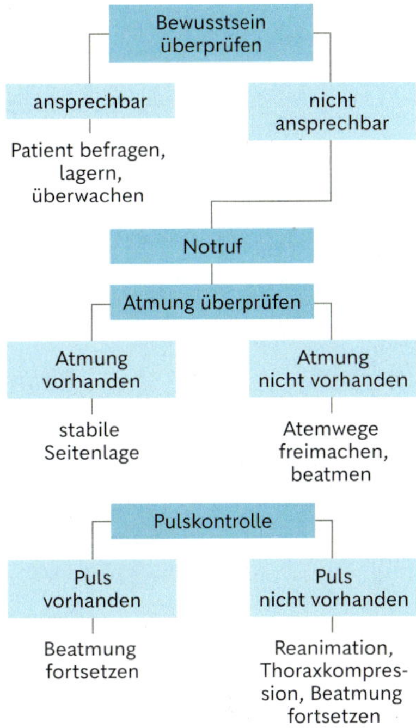

Abb. 1 Erste-Hilfe-Maßnahmen – Verlaufsdiagramm

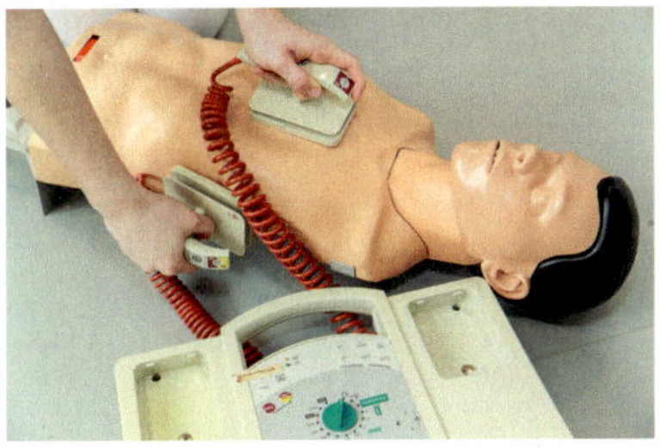

Abb. 2 Defibrillation

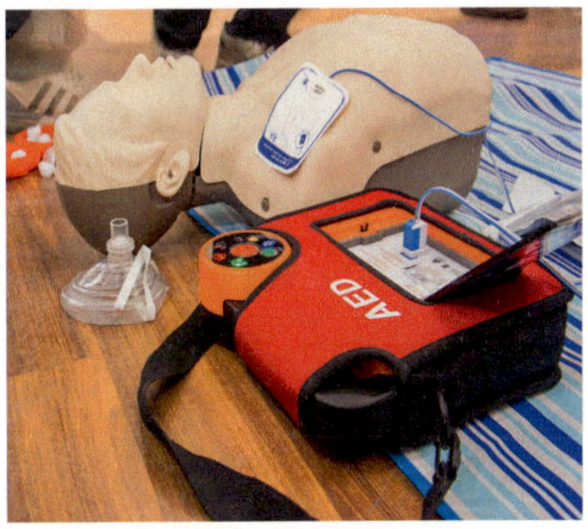

Abb. 3 Automatischer Defibrillator

Basismaßnahmen der Reanimation (basic life support)
– Atemspende (2 ·) – Herzdruckmassage (30 ·)
Erweiterte Maßnahmen (advanced life support)
– Defibrillation – Schrittmacher

Tab. 1 Zusammenfassung: Basismaßnahmen und erweiterte Maßnahmen

Reanimation bei Kindern

Im Prinzip läuft die Reanimation bei Kindern wie bei Erwachsenen ab.

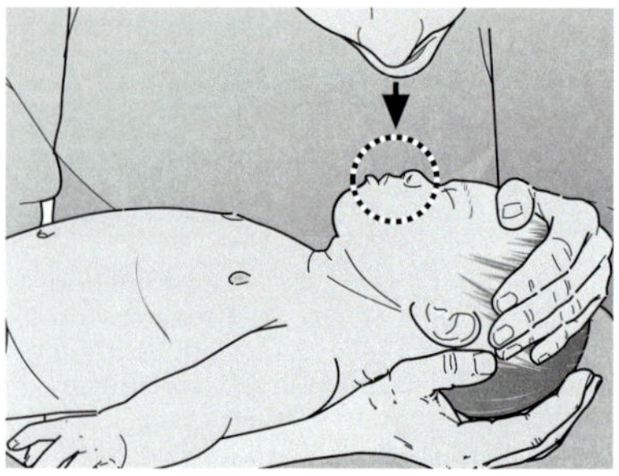

Abb. 1 Mund-zu-Mund-Nase-Beatmung

Aufgrund der kleineren Anatomie von Kindern sind jedoch geringe Abweichungen notwendig. Bei der Reanimation von Kindern wird unterschieden zwischen Säuglingen bis zu zwölf Monaten und Kindern über zwölf Monate bis zur Pubertät. Da bei Kindern häufig die Ursache des Kreislaufstillstandes eine Störung der Atmung ist, wird empfohlen, vor Beginn der Herzdruckmassage fünfmal eine Atemspende zu geben.

Die Beatmung erfolgt über Mund und Nase gleichzeitig →Abb. 1. Die Herzdruckmassage wird bei Kindern nur mit einem Handballen, bei Säuglingen mit zwei Fingern durchgeführt. Eine andere Möglichkeit ist, den Säugling mit beiden Händen zu umfassen und mit den Daumen die Thoraxmassage durchzuführen. Die Drucktiefe entspricht einem Drittel des Brustkorbumfanges.

6.3 Notfälle bei bestimmten Krankheitsbildern

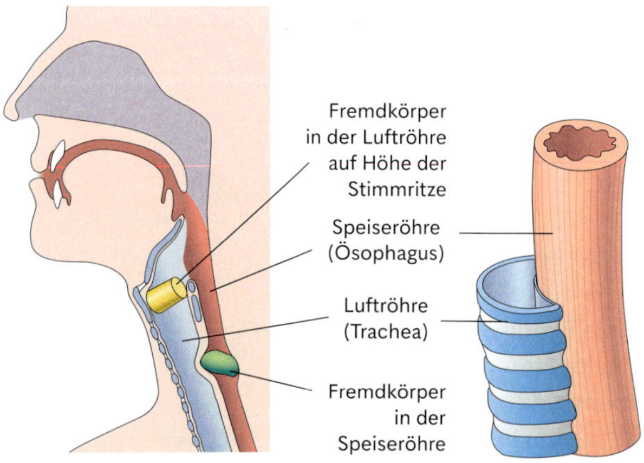

Abb. 2 Fremdkörperaspiration. Unterschieden werden Einengung der Trachea durch einen (großen) Fremdkörper in der Speiseröhre und die Aspiration im engeren Sinne – die Verlegung der Atemwege durch Fremdkörper in der Luftröhre.

Die meisten Notfälle ereignen sich in der Freizeit (beim Sport), zu Hause, im Beruf und auf den Straßen. Da es die unterschiedlichsten Arten von Notfällen gibt, wird im Folgenden auf die Notfälle eingegangen, die in einer Zahnarztpraxis vorkommen können.

6.3.1 Verlegung der Atemwege durch Aspiration

Eine Verlegung der Atemwege kann in der Zahnarztpraxis vorkommen. Es können Fremdkörper wie Abformmaterialien, Kronen, Zähne, Zahnteile oder Wurzelkanalinstrumente aspiriert werden. Es empfiehlt sich gerade deshalb, bei bestimmten zahnärztlichen Maßnahmen wie bei einer endodontischen Behandlung mit Kofferdam zu arbeiten. Typische Symptome sind Hustenanfälle, schnelle Atembewegungen, Würgereiz, Erstickungsgefühl, blasse Haut. Die Erste Hilfe besteht darin, den Patienten zu beruhigen, die Atemhindernisse zu beseitigen, einengende Kleidung zu öffnen und die Patientinnen aufzufordern, auszuhusten.

Eine weitere Maßnahme ist die Gabe von Sauerstoff. Wird die Patientin bewusstlos, zeigen sich Atem- und Kreislaufstillstand, so ist umgehend mit den Basismaßnahmen zu beginnen und die Notärztin zu rufen.

6.3.2 Hyperventilation

Eine Hyperventilation ist eine übermäßige Atmung, bei der die Atemfrequenz auf 40 Atemzüge pro Minute erhöht sein kann. Ursachen sind Angst und psychische Anspannung – nicht untypisch bei Patientinnen in der Zahnartpraxis. Durch das vermehrte Abatmen von Kohlendioxid (CO_2) kommt es zu Kribbeln im Bereich der Haut und Krämpfen mit typischer Pfötchenstellung der Hände bis hin zur Bewusstlosigkeit.
Die Erste Hilfe besteht in einer Beruhigung und Ablenkung der Patientinnen. Die Patientin sollte zu ruhigem, langsamem und normal tiefem Atmen angeleitet werden.
Hilft dies nichts, so muss der Rückatmungsversuch über eine Plastiktüte unternommen werden. Dadurch atmet die Patientin ihre Ausatemluft und damit das zu viel abgeatmete CO_2 wieder zurück. Besser noch als die Therapie einer Hyperventilation ist ihre Vorbeugung. Hier liegt es am Praxisteam, der Patientin die Angst zu nehmen.

6.3.3 Asthma bronchiale

Beim Asthma bronchiale handelt es sich um eine Atemwegserkrankung, die durch eine anfallsartig auftretende Verengung der Atemwege gekennzeichnet ist. Die Ursache kann allergischer und nicht-allergischer Art sein. Die Patientinnen haben v. a. Probleme bei der Ausatmung, die durch eine Atemwegsverengung behindert ist. Sie bekommen Atemnot und Angst. Ihre Haut wird kalt und schweißnass. Sie husten, Puls und Blutdruck steigen. Lebensbedrohlich ist der sogenannte Status asthmaticus, ein Asthmaanfall, der längere Zeit anhält. Die Erste Hilfe besteht in einer Beruhigung der Patientinnen und sitzender Lagerung mit erhöhtem Oberkörper. Oft haben die Patientinnen ihr „Asthmaspray“ dabei, bei dessen Anwendung man ihnen helfen sollte. In diesen Aerosolen sind Medikamente enthalten, die die Bronchien weit stellen.

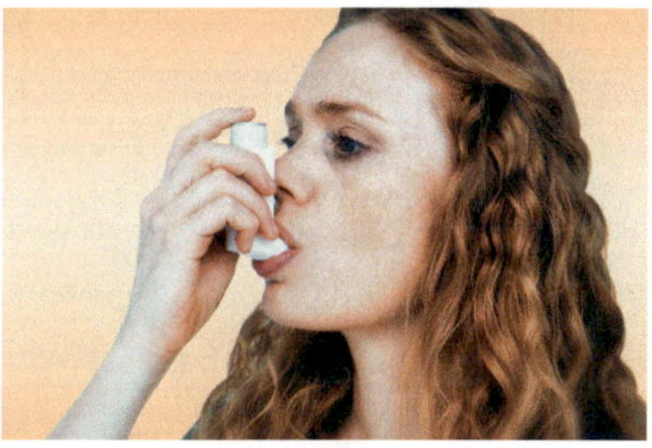

Abb. 1 Anwendung eines Dosieraerosols („Asthmaspray“)

6.3.4 Synkope

Unter Synkope versteht man eine kurzfristige, meist spontan sich rückbildende Bewusstlosigkeit. Man spricht auch von einer Ohnmacht. Sie kann durch unterschiedliche Faktoren ausgelöst werden. Grundsätzlich ist die Ursache der Bewusstlosigkeit eine Minderdurchblutung des Gehirns. Von **vasovagaler Synkope** spricht man, wenn es durch eine psychische Belastung wie Angst vor einem zahnärztlichen Eingriff zu einer Weitstellung der Gefäße kommt. Dies hat einen verminderten Rückstrom des venösen Blutes zum Herzen zur Folge. Das Gehirn wird nicht mehr ausreichend mit Sauerstoff versorgt. Die Bewusstlosigkeit ist die Folge. Bei der **orthostastischen Synkope** kommt es durch plötzliches Aufstehen nach längerem Liegen zu einer Minderdurchblutung des Gehirns mit Schwindel.

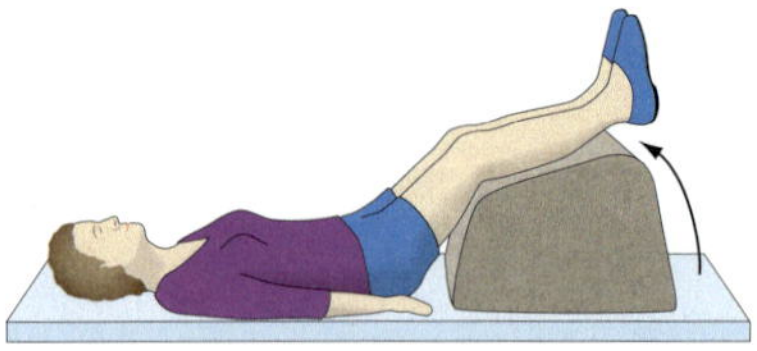

Abb. 1 Autotransfusion

Die typischen Symptome einer Synkope sind Puls- und Blutdruckabfall (Hypotonie), Blässe, kalter Schweiß und Benommenheit. Die Erste Hilfe besteht in einer Flachlagerung der Patientin. Die Beine sollten dabei erhöht gelagert werden, damit das Blut zum Gehirn zurückfließen kann (Autotransfusion) →Abb. 1. Sauerstoffzufuhr und feucht-kalte Tücher auf Stirn und Nacken helfen zusätzlich. Weitere Maßnahmen sind meist nicht erforderlich. Die Patientin kommt von selbst wieder zu sich. Als vorbeugende Maßnahme ist es sinnvoll, der Patientin die Angst zu nehmen und sie zu beruhigen.

Herzkranzgefäße →S. 280

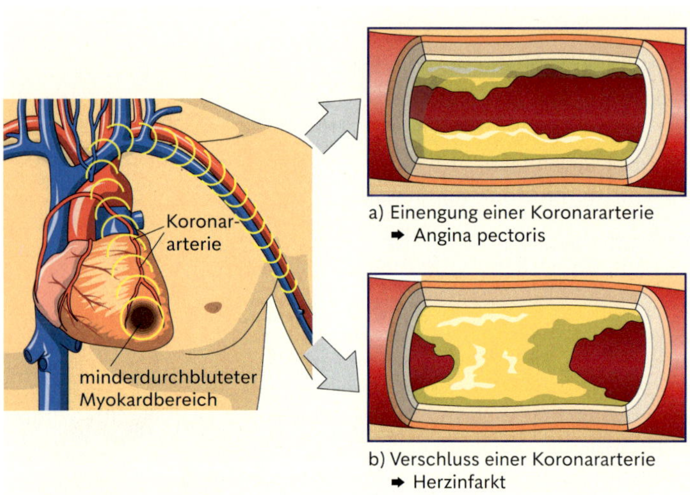

Abb. 2 Koronare Herzkrankheit: Angina pectoris und Herzinfarkt

6.3.5 Koronare Herzkrankheit, Angina pectoris, Herzinfarkt

Bei der koronaren Herzkrankheit sind die Herzkranzgefäße durch eine Arteriosklerose verengt →Abb. 2. Als Risikofaktoren der Arteriosklerose gelten Bluthochdruck, Fettstoffwechselstörungen, Zigarettenrauchen, Diabetes mellitus und Fettsucht. Weitere Risikofaktoren sind Stress und Bewegungsmangel. Lokale Durchblutungsstörungen des Herzmuskels treten jedoch erst bei einer Einengung der Koronararterien auf über 50 % ihres Durchmessers auf.

Bei einer weiteren Einengung kommt es zu einer **Angina pectoris** (Enge auf der Brust).

Sind einzelne oder mehrere Koronararterien vollständig verschlossen, so kann das von diesem Gefäß versorgte Areal nicht mehr mit Sauerstoff versorgt werden. Eine Nekrose (Zelltod) von Herzmuskelgewebe ist die Folge. Man spricht jetzt von einem **Herzinfarkt**. Abhängig vom Ausmaß der Nekrose endet der Herzinfarkt sofort tödlich oder er kann überlebt werden. Die Angina pectoris stellt die Vorstufe des Herzinfarktes dar.

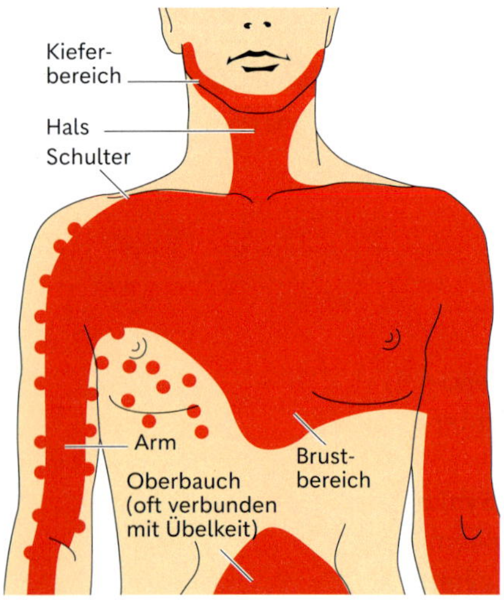

Abb. 3 Schmerzzonen bei Angina pectoris und Herzinfarkt

Folgende **Symptome** sind sowohl bei Angina pectoris als auch beim Herzinfarkt möglich: Die Patientin klagt über Schmerzen und über ein Engegefühl im Bereich der Brust →Abb. 3. Die Schmerzen strahlen häufig in den linken Arm und Hals aus, können aber auch in Bauch und Rücken ausstrahlen. Die Patientinnen zeigen eine schnelle Atmung, eine erhöhte Herzfrequenz, Angst, Unwohlsein und kalten Schweiß.

Beim Herzinfarkt sind die Symptome ausgeprägter; die Schmerzen nehmen das Ausmaß eines Vernichtungsschmerzes an, die Angst reicht bis zur Todesangst. Es kommt zu Übelkeit, Erbrechen, Kurzatmigkeit, Hyperventilation, Blutdruckabfall und Zyanose (Blaufärbung der Haut und Lippen). Die häufigste Frühkomplikation des Herzinfarktes ist das Kammerflimmern, das durch Defibrillation beseitigt werden kann.

Erste Hilfe bei Patientinnen mit Angina pectoris

Die Patientin sollte zur Entlastung des Herzens in halbsitzender Position gelagert werden. Wichtig ist die Beruhigung der Patientin. Die Notärztin muss gerufen werden. Sauerstoff sollte der Patientin zugeführt werden (z. B. Fenster öffnen). Von dem Nitrolingual®-Spray, das diese Patientinnen meist bei sich haben, sollten der Patientin zwei Hübe unter die Zunge gegeben werden →Abb. 1. Diese sublinguale Applikation bewirkt eine schnelle Resorption (Aufnahme) des Medikamentes und damit einen schnellen Wirkungseintritt. Es kommt zur Erweiterung der Koronararterien.

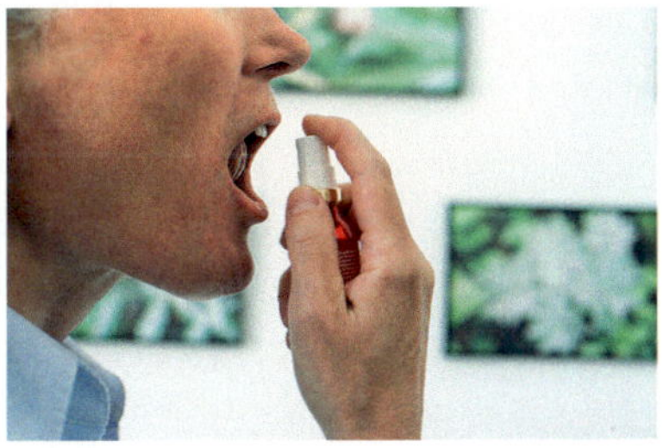

Abb. 1 Anwendung Nitrolingual® N-Spray (Nitro-Spray)

Applikation →S. 263

Erste Hilfe bei Patientinnen mit Herzinfarkt

Man sollte sofort die Notärztin rufen. Die Patientin muss mit erhöhtem Oberkörper gelagert werden. Beengende Kleidung muss geöffnet oder entfernt werden. Die Notärztin wird Sauerstoff und Schmerzmittel zur Senkung des Sauerstoffverbrauchs verabreichen. Die Patientin muss so schnell wie möglich ins Krankenhaus gebracht werden. Überlebt sie einen Herzinfarkt, so wird sie häufig zur Vorbeugung weiterer Infarkte ASS (Acetylsalicylsäure) einnehmen müssen, welches zu einer „Verdünnung des Blutes" beiträgt.

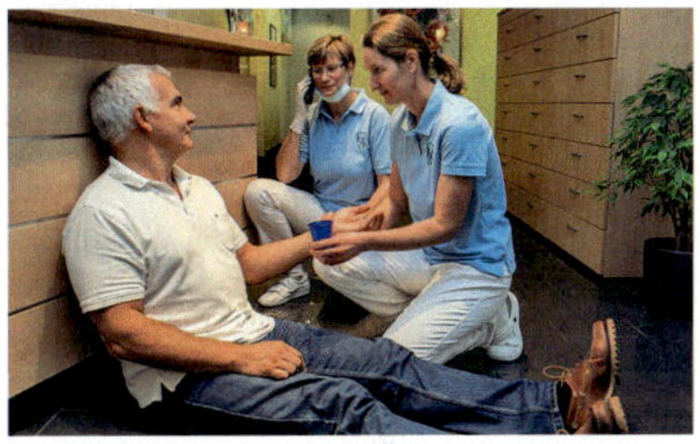

Abb. 2 Erste Hilfe bei Herzinfarkt: Lagern des Patienten mit erhöhtem Oberkörper, Notarzt rufen

6.3.6 Schlaganfall

Der Schlaganfall, früher auch Apoplex bzw. apoplektischer Insult genannt, ist gekennzeichnet durch eine Minderversorgung des Gehirns mit Sauerstoff. Die Ursache kann ein Verschluss einer Hirnarterie oder eine Blutung im Gehirn sein. Die Symptome sind Kopfschmerzen, Schwindel, Seh- und Sprachstörungen, Halbseitenlähmung und Bewusstseinsstörungen. Anfänglich kann auch nur eine verwaschene Sprache ein Hinweis auf einen Schlaganfall sein. Bei Verdacht sollte sofort die Notärztin gerufen werden, da hier schnelle Hilfe entscheidend ist.

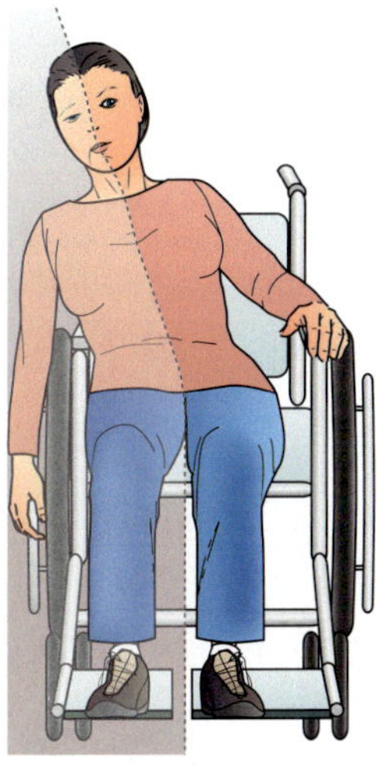

Abb. 3 Halbseitenlähmung

6.3.7 Hypertensive Krise

Unter hypertensiver Krise versteht man einen massiven Blutdruckanstieg auf Werte über 120 mmHg diastolisch. Die systolischen Blutdruckwerte können bis deutlich über 200 mmHg steigen. Bei Belastung, Stress und Angst kann der Blutdruck bei Patientinnen mit bekannter Hypertonie auf solch stark erhöhte Werte ansteigen, also auch oder gerade bei zahnärztlichen Behandlungen. Die Patientinnen klagen über heftigsten, plötzlich einsetzenden Kopfschmerz, Übelkeit, Erbrechen, Schwindel und Sehstörungen. Der Blutdruck ist stark erhöht. Die Patientinnen sollten mit erhöhtem Oberkörper gelagert werden. Bis die Notärztin eintrifft, sollte die Patientin beruhigt, der Blutdruck gemessen und Sauerstoff gegeben werden.

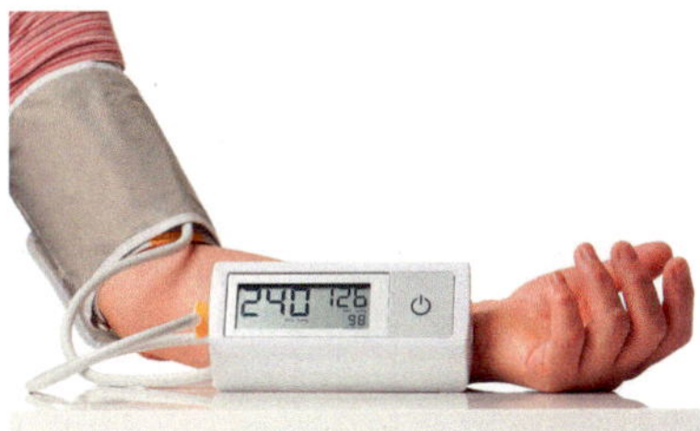

Abb. 4 Eine hypertensive Krise liegt bei diastolischen Blutdruckwerten von über 120 mmHg vor.

6.3.8 Krampfanfälle

Die generalisierte Epilepsie ist eine Erkrankung, die mit Bewusstseinsstörungen und Krampfanfällen einhergeht. Ihre Ursachen sind vielfältig, liegen aber häufig in einer Schädigung des Gehirns. Auslöser können z. B. Schlafmangel und Lichtblitze sein. Daher sollte man bei Patientinnen mit bekannter Epilepsie die Einstellung des Lichtes am Behandlungsstuhl vorsichtig vornehmen. Dem eigentlichen Krampfanfall kann ein Vorstadium vorausgehen, bei dem die Patientin zu Boden stürzt und die Augen verdreht. Während des Krampfanfalls, der einige Minuten dauert, kann sich die Patientin einen Zungenbiss zufügen und einnässen. Bei Patientinnen mit einer Epilepsie sollte man dafür sorgen, dass sich die Patientin nicht selbst verletzen kann, indem man sie auffängt, zu Boden legt und spitze Gegenstände in ihrer Nähe entfernt. Während des Krampfanfalls sollte man die Patientin nicht festhalten. Nach dem Anfall fällt die Patientin meist in einen Dämmerzustand.

6.3.9 Allergie, anaphylaktischer Schock

Anamnese →S. 28

Eine Allergie ist eine Überempfindlichkeitsreaktion auf eine körperfremde Substanz. Heutzutage können sehr viele Stoffe wie Lebensmittel, Medikamente, Staub oder Insektengifte eine Allergie auslösen. Auch Nickel, das in Schmuck und in KFO-Bändern enthalten ist, kann Allergien hervorrufen. In der Zahnarztpraxis sind außerdem Allergien auf Antibiotika wie Penicillin, Lokalanästhetika oder Latex (in den Handschuhen) zu beachten. Die Anzahl der Patientinnen mit Allergien nimmt immer mehr zu. Kennt man das Allergen, die allergieauslösende Substanz, so sollte man sie meiden. Die Erhebung einer Anamnese ist in diesem Zusammenhang äußerst wichtig.

Zunächst zeigt sich die Allergie in Form einer Hautreaktion mit Ausschlag und Juckreiz. Diese Form der Allergie ist nicht lebensbedrohlich. Kommt es zu einer plötzlich eintretenden, lebensbedrohlichen Unverträglichkeitsreaktion mit schweren Kreislaufstörungen, so spricht man von einem anaphylaktischen Schock. Einer Hautreaktion folgen allgemeine Symptome wie Pulsanstieg, schwerer Blutdruckabfall, Schwindel, Atemnot, Bewusstseinstrübung und schließlich Atem- und Kreislaufstillstand. Die Notärztin ist sofort zu rufen. Die Allergenzufuhr muss gestoppt, Sauerstoff zugeführt werden. Bei Kreislaufstillstand muss mit der kardiopulmonalen Reanimation begonnen werden.

6.3.10 Diabetes mellitus

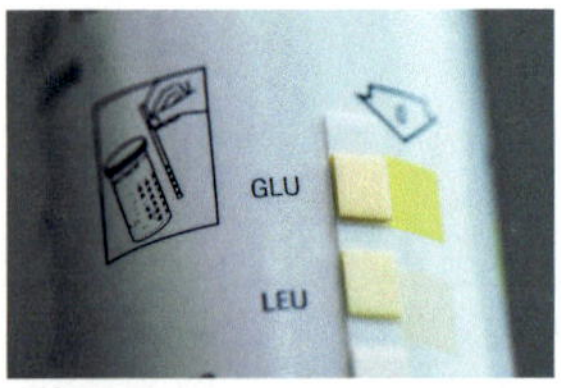

Abb. 1 Glukoseteststreifen zur Untersuchung des Urins

Wörtlich übersetzt bedeutet Diabetes mellitus (Zuckerkrankheit) honigsüßer Harn. Dies bezieht sich auf die Feststellung einer Zuckerkrankheit im Harn. Vor den heute üblichen Teststreifen →Abb. 1 wurde der Urin durch Abschmecken auf Zucker untersucht und dadurch die Diagnose Diabetes gestellt.

Die Bauchspeicheldrüse (Pankreas) produziert normalerweise Insulin, ein Hormon, welches den Blutzuckerspiegel senkt. Beim Diabetes mellitus liegt eine Stoffwechselkrankheit vor, die mit einem erhöhten Blutzuckerspiegel einhergeht. Dieser beruht auf einem absoluten oder relativen Insulinmangel.

Man unterscheidet dabei zwei Formen von Diabetes, den Typ-1-Diabetes und den Typ-2-Diabetes.

Beim **Typ-1-Diabetes** sind die Zellen, die Insulin produzieren, zerstört. Es liegt also ein absoluter Insulinmangel vor. Die Patientinnen müssen sich Insulin spritzen. Das Insulin wird **subkutan** (unter die Haut) im Bereich des Oberschenkels oder des Bauches gespritzt. Um die genaue Dosis des benötigten Insulins festzulegen, müssen die Patientinnen mehrmals täglich den Blutzuckerwert bestimmen. Dazu eignen sich Blutzuckertests, die die Patientin selbst anwenden kann →Abb. 1. Diese Tests sind auch in der Zahnarztpraxis eine schnelle Hilfe bei Notfällen, bei denen die Ursache einer Bewusstlosigkeit nicht ganz klar ist.

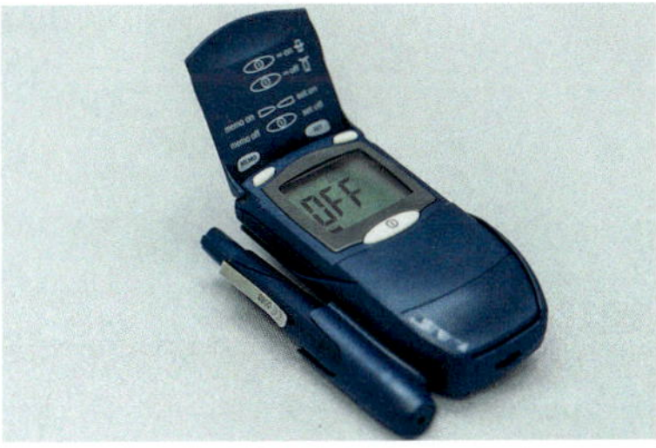

Abb. 1 Schnelltestgerät zur Bestimmung des Blutzuckerspiegels

Diabetes mellitus Typ 1 betrifft v. a. jüngere Patientinnen, die eher schlank sind. Sie leiden unter starkem Durst und scheiden große Mengen Urin aus. Nur ca. 10 % der Diabetiker leiden an Typ-1-Diabetes, 90 % sind **Typ-2-Diabetiker**. Dies sind meist ältere Patientinnen mit Übergewicht. Es hat sich bei ihnen eine Insulinresistenz entwickelt, d. h., Insulin wird von den Pankreaszellen noch produziert, hat aber nicht mehr die blutzuckersenkende Wirkung. Zunächst können diese Patientinnen mit Tabletten behandelt werden. Falls dies nicht ausreicht, muss auch hier zusätzlich Insulin gespritzt werden. Das Alter der Typ-2-Diabetiker wird in Zukunft weiter sinken, ihre Zahl wird steigen. Ausgelöst durch ungesunde Ernährung und mangelnde Bewegung, entwickeln auch immer mehr Kinder und Jugendliche einen Typ-2-Diabetes.

Der Nüchtern-Blutzucker liegt bei Gesunden nicht über 120 mg/dl. Neben der Maßeinheit mg/dl existiert auch die Einheit mmol/l. Dabei ist 1 mg/dl 0,055 mmol/l. Diabetikerinnen weisen Werte auf, die über 120 mg/dl bzw. 6,6 mmol/l liegen. Man spricht dann auch von einer **Hyperglykämie** (zu viel Zucker im Blut). Die dauerhaft hohen Blutzuckerwerte schädigen langfristig Nieren, Augen, Nerven und das Herz. Deshalb ist ein gut eingestellter Blutzucker das oberste Ziel der Diabetesbehandlung, um Folgeschäden zu vermeiden.

Zu Komplikationen kann es bei zu hohen und bei zu niedrigen Blutzuckerwerten kommen. Diese Formen der Stoffwechselentgleisung nennt man **Hypoglykämie** (zu wenig Zucker im Blut) und Hyperglykämie. Unbehandelt können sie tödlich enden.

Patientinnen mit einer Hyperglykämie wirken verwirrt und schläfrig. Mit zunehmendem Blutzucker kommt es auch hier zu Bewusstseinsstörungen. Wird nicht behandelt, so führt dies zum Koma und letztendlich zum Tod. Da das hypoglykämische vom hyperglykämischen Koma nur schwer zu unterscheiden ist, kann man versuchsweise mit kleinen Gaben von Zucker keinen Fehler machen. Besser und sicherer ist jedoch die Blutzuckerbestimmung aus einem Tropfen Blut mittels Schnelltest.

Hypoglykämien äußern sich durch Zittern, Unruhe, Konzentrationsstörungen und Aggressivität. Auch bei Gesunden können solche Symptome auftreten, die sich durch eine Essenszufuhr beheben lassen. Bei Diabetikerinnen, die z. B. zu viel Insulin gespritzt haben, schreiten die o. g. Symptome jedoch rasch voran und führen schnell zu Bewusstseinsstörungen mit Kollaps bis hin zu Krampfanfällen und Koma. Die lebensrettende Sofortmaßnahme besteht in einer Glukosezufuhr. Anfangs kann dies oral erfolgen, indem Traubenzucker in die Wange gesteckt wird, wo er schnell ins Blut aufgenommen wird. Bei fortgeschrittenen Fällen ist eine Glukoseinfusion unumgänglich. Die Notärztin muss rasch gerufen werden.

Merke

In der Zahnarztpraxis ist zur Vermeidung solcher Zwischenfälle ein spezielles Patientinnenmanagement empfehlenswert. Diabetiker sollten nie nüchtern einbestellt werden. Dauert der Eingriff länger, so ist für ausreichende Pausen zu sorgen, in denen die Patientin ihren Blutzucker kontrollieren und darauf entsprechend reagieren kann.

6.3.11 Schock

Unter Schock versteht man ein akutes Kreislaufversagen, bei dem der Körper den Durchblutungsbedarf einzelner oder aller Organe nicht mehr decken kann. Es kommt zu einem Sauerstoffmangel im Gewebe, was zu Bewusstlosigkeit bis hin zum Organversagen und damit zum Tode führen kann. Typische **Symptome** eines Schocks sind:
- Blutdruckabfall unter 80 mmHg systolisch
- schneller, immer schwächer werdender Puls
- Blässe
- kalter Schweiß
- ungewöhnliches psychisches Verhalten, Teilnahmslosigkeit

Ein Schock kann viele **Ursachen** haben. Entsprechend werden folgende **Schockformen** unterschieden: **Volumenmangelschock, anaphylaktischer Schock, kardiogener Schock** und **septischer Schock**. Der Volumenmangelschock kommt durch Blutverluste oder auch durch starkes Erbrechen und Durchfall zustande. Beim anaphylaktischen Schock liegt eine allergische Reaktion auf Medikamente, Gifte oder Nahrungsmittel zugrunde. Der kardiogene Schock ist gekennzeichnet durch ein Pumpversagen des Herzens, z. B. bei einem Herzinfarkt. Beim septischen Schock führen Gifte von Mikroorganismen zu einer Gefäßweitstellung.

Anfangs versucht der Körper, durch Adrenalinausschüttung die Durchblutung zu sichern und damit den eingetretenen Zustand zu kompensieren (auszugleichen). Die Dekompensation erfolgt dann jedoch oft plötzlich: Zu einem späteren Zeitpunkt kann jedoch das Gegenteil der Fall sein und der Körper schafft diesen Ausgleich dann nicht mehr.

Die Erste Hilfe besteht darin, die Patientin zu beruhigen und ihn in Schocklage zu bringen →Abb. 1. Bei allen Schockformen bis auf den kardiogenen Schock werden Oberkörper und Kopf flach, die Beine hoch gelagert. Hierdurch kann das in den Beinvenen versackte Blut in den Körperkreislauf zurückgelangen. Dies hilft, den Blutdruck aufrechtzuerhalten.

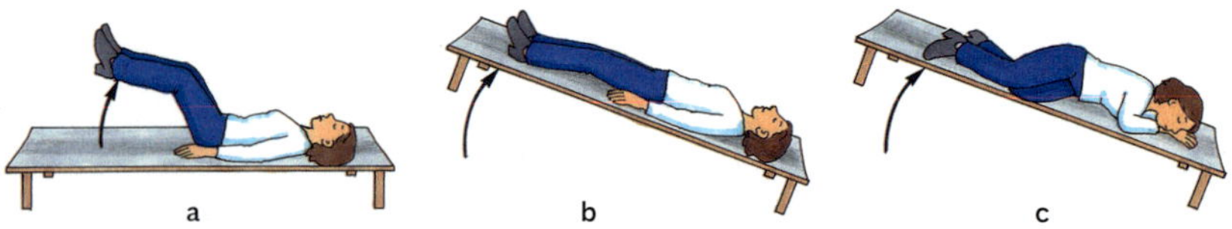

Abb. 1 Schocklage. a) und b) bei ansprechbaren Patienten; c) bei bewusstlosen Patienten

Die Schockursache sollte, sofern möglich, beseitigt werden, z. B. indem bei einer Blutung diese gestillt wird.

6.3.12 Schwangerschaft

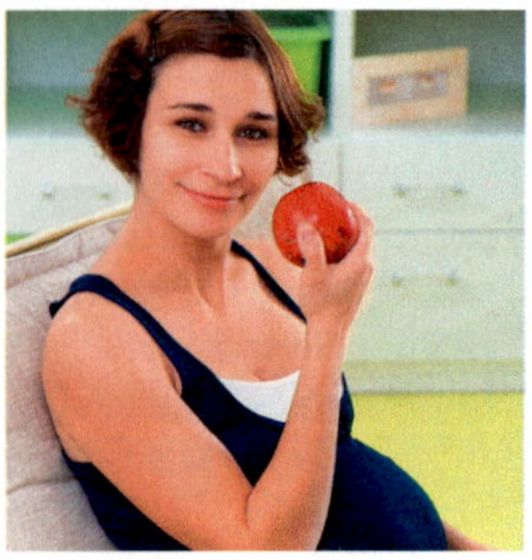

Während der Schwangerschaft sollten größere zahnärztliche Eingriffe nicht durchgeführt werden. Grundsätzlich ist der Embryo in den ersten drei Monaten einer Schwangerschaft am anfälligsten für Missbildungen. Bei Lokalanästhetika sollte Adrenalin in keiner höheren Konzentration als 1 : 200 000 verwendet werden. Im letzten Schwangerschaftsdrittel ist auf die Lagerung der Patientin zu achten. Beim sogenannten Vena-cava-Kompressionssyndrom kann bei Rückenlage der Patientin durch den Druck der Gebärmutter auf die untere Hohlvene der Rückstrom des Blutes verschlechtert sein. Röntgenuntersuchungen sind nur bei strenger Indikationsstellung angebracht.

6.4 Notfälle bei zahnmedizinischen Maßnahmen

6.4.1 Komplikationen bei Lokalanästhetika

Lokalanästhetika können systemische Komplikationen, die den gesamten Körper betreffen, hervorrufen. Der den Lokalanästhetika häufig zugesetzte Vasokonstriktor Adrenalin kann einen Blutdruckanstieg, eine Tachykardie (erhöhte Pulsfrequenz) und Herzrhythmusstörungen auslösen. Bei Patientinnen mit koronarer Herzerkrankung, Hypertonie und tachykarden Herzrhythmusstörungen sollte Adrenalin vermieden werden. Adrenalin ist ein Hormon der Nebenniere. Es führt zu einer Gefäßkontraktion und daher zu einem Blutdruckanstieg.
Daneben sind auch allergische Reaktionen auf Lokalanästhetika möglich. Dabei ist es besonders wichtig, diese durch die Erhebung einer aktuellen Anamnese zu vermeiden. Bei einer Überdosierung des Lokalanästhetikums kann es zu Vergiftungen, sogenannten Intoxikationen, kommen.

Lokalanästhetika →S. 276

Anamnese →S. 28

6.4.2 Infektiologische Notfälle

Zu den infektiologischen Notfällen gehören Stich- und Schnittverletzungen mit Instrumenten, welche mit Krankheitserregern (z. B. Hepatitis-B- oder Hepatitis-C-Viren, HI-Viren) kontaminiert sind. Man sollte durch Ausdrücken der Wunde eine verstärkte Blutung herbeiführen und die Wunde desinfizieren. Diese Postexpositionsprophylaxe dient dazu, die Erreger auszuschwemmen. Die Vorstellung bei einer Durchgangsärztin ist notwendig, die auch eine sofortige Blutabnahme zur Feststellung des immunologischen Zustandes durchführt.

Durchgangsarzt →S. 72

6.5 Notfallausstattung

Die Notfallausstattung in einer Zahnarztpraxis sollte allen Mitarbeiterinnen bekannt sein und sich an einem für alle zugänglichen Ort befinden. In einem Notfallkoffer sind dabei die wichtigsten Medikamente und Instrumente vorzufinden. Die ZFA sollte die Instrumente und Medikamente genau kennen, damit im Notfall nicht zu viel wertvolle Zeit mit dem Suchen vergeudet wird. Wichtig ist die Kontrolle der Medikamente und Instrumente. Wurden Medikamente entnommen, so müssen diese schnellstmöglich ersetzt werden. Haben die Medikamente ihr Verfallsdatum überschritten, so müssen sie erneuert werden.
Ein Notfallkoffer →Abb. 1 ist mit folgenden Materialien ausgestattet:

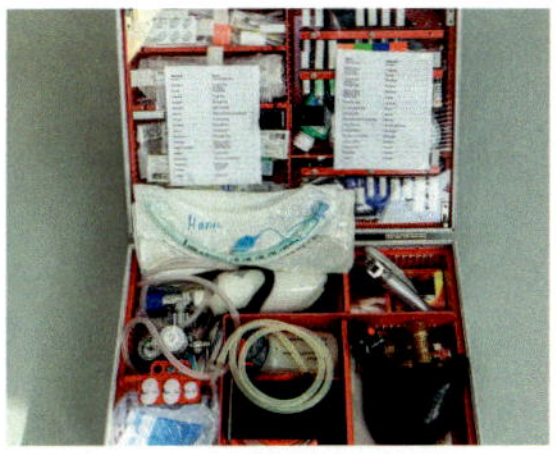

Abb. 1 Notfallkoffer

- Handschuhe versch. Größen
- Stethoskop und Blutdruckmessgerät
- Blutzuckermessgerät
- Taschenlampe
- Beatmungsbeutel und -maske
- Sauerstoff
- Endotrachealtuben (werden in der Trachea zur Beatmung platziert)
- Laryngoskop mit verschiedenen Spateln (wird für das Einbringen eines Endotrachealtubus benötigt)
- Guedel-Tuben zum Freihalten der Atemwege
- Führungsstab, Gleitmittel, Beißschutz (werden u. a. für die Intubation mit einem Endotrachealtubus benötigt)
- Magill-Zange zur Entfernung von Fremdkörpern
- Stauschlauch, Desinfektionsmittel
- Venenverweilkanülen
- Infusionsbestecke
- Tupfer, Pflaster, Verbandschere
- Einmalspritzen
- Blutabnahmeröhrchen
- Notfallmedikamente wie z. B. Adrenalin, Antihistaminika, Betablocker, Kalzium, Kortison, Glukoselösung, Nitro-Spray, Schmerzmittel

Terminologie: Notfälle

Allergen, das	Substanz, die Allergien auslöst
Angina pectoris, die	Enge auf der Brust
Apoplex, der	ältere, veraltete Bezeichnung für Schlaganfall
Circulation (engl.)	Kreislauf
Epilepsie, die (griech. epilepsia = Fallsucht)	anfallsartige Funktionsstörung des Gehirns, die mit Bewusstseinsverlust und Krämpfen einhergehen kann
Hyperglykämie, die	zu viel Zucker im Blut
hypertensive Krise, die	massiver Blutdruckanstieg
Hypoglykämie, die	zu wenig Zucker im Blut
kardiopulmonal	Herz und Lunge betreffend
Perfusion, die	Durchströmung einzelner Organe mit Blut
Reanimation, die	Wiederbelebung
Synkope, die	Ohnmacht
Tachykardie, die	zu hohe Pulsfrequenz
Thoraxkompression, die	Ausüben von Druck auf den Brustkorb
Vasokonstriktor, der	Vasokonstringens; Substanz zur Gefäßverengung
Zyanose, die	Blaufärbung der Haut und Lippen

Aufgaben

1 Wie wird die Patientin in die stabile Seitenlage gebracht?

2 Was versteht man unter kardiopulmonaler Reanimation?

3 Wie verhält man sich bei einer Synkope?

4 Welche Maßnahmen ergreifen Sie bei einer Hypoglykämie?

5 Definieren Sie den Begriff Schocklage.

LF 8
Patienten bei parodontologischen Behandlungen begleiten

1 Aufbau der Mundschleimhaut und des Parodontiums

1.1 Aufbau der Mundschleimhaut

Mundhöhle →S. 38

Die Mundhöhle ist von einer weichen **Mukosa** (Schleimhaut; Mucosa) ausgekleidet. Diese wird ständig vom Speichel feucht gehalten. Die Mundschleimhaut muss weitestgehend intakt sein, damit sie ihre Aufgaben erfüllen kann.
Die Schleimhaut besteht meist aus flachen Zellen, die miteinander ein Gewebe bilden (Plattenepithel; →Abb. 1). Bei der Mundschleimhaut sind die Zellen in mehreren Schichten angeordnet. Daher besteht die Mundschleimhaut aus einem sog. mehrschichtigen Plattenepithel.
Der weitaus größte Teil der Mundschleimhaut besteht aus einem unverhornten, mehrschichtigen Plattenepithel. An Stellen, die mechanisch besonders stark belastet werden, ist dieses **Epithel** verhornt. Man spricht daher von einem mehrschichtigen, verhornten Plattenepithel.
Auf der Höhe der Zahnwurzeln geht die Mukosa in die **Gingiva** über. Diese ist verhornt, da sie beim Kauen mechanisch beansprucht wird.

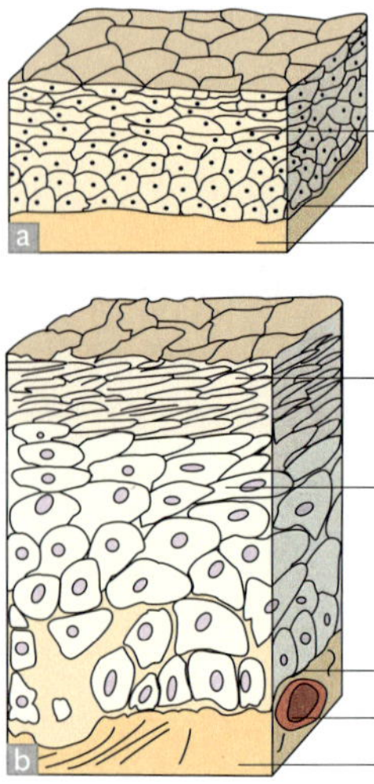

Abb. 1 Plattenepithel.
a) unverhornt; b) verhornt. 1 Hornschuppen, 2 Epithelzellen, 3 Basalmembran, 4 Bindegewebe, 5 Kapillaren

1.2 Aufbau des Parodontiums

Das **Parodontium** (Zahnhalteapparat) hält den Zahn federnd im Alveolarfach. Die Lehre vom Parodontium und seinen Erkrankungen wird als **Parodontologie** bezeichnet.

1.2.1 Gingiva

Die **Gingiva** (Zahnfleisch) ist ein Teil der Mundschleimhaut. Sie gehört jedoch ihrer Hauptfunktion nach zum **Parodontium** (Zahnhalteapparat). Die Mundschleimhaut geht ungefähr in Höhe der Zahnwurzeln in die Gingiva über. Dieser Übergangsbereich wird als **Mukogingivalgrenze** bezeichnet →Abb. 2. Die gesunde Gingiva ist blassrosa, matt glänzend und straff →Abb. 3. Sie bedeckt den oberen Teil der Alveolarfortsätze und den Bereich des Zahnhalses.

Merke
Das **Parodontium** besteht aus:
- Gingiva (Zahnfleisch)
- Cementum (Wurzelzement)
- Desmodont (Wurzelhaut)
- Alveolarknochen (knöchernes Zahnfach)
- Diese Bestandteile bilden eine funktionelle Einheit.

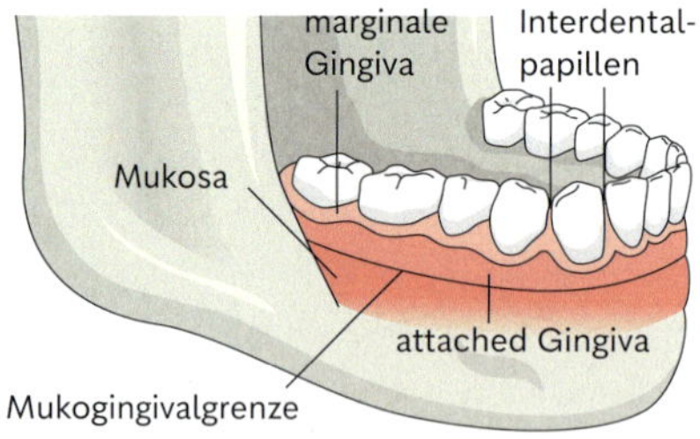

Abb. 2 Mukogingivalgrenze. Sie verläuft jeweils in Höhe der Wurzelspitzen (hier nicht eingezeichnet).

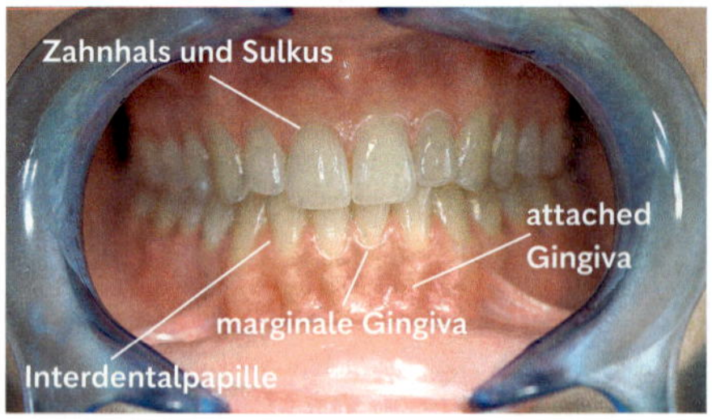

Abb. 3 Gesunde Gingiva

Die Gingiva wird in drei Bereiche eingeteilt:
- Die **marginale Gingiva**; diese wird auch als **freie Gingiva** oder **Gingiva marginalis** bezeichnet.
  - Sie umgibt als Zahnfleischsaum den Zahnhals.
  - Sie liegt den Zähnen girlandenförmig an.

  - Im gesunden Zustand ist sie ca. 1–2 mm tief.
  - Die marginale Gingiva ist von Bindegewebsfasern durchzogen, die u. a. zum Alveolarknochen ziehen.
- Die **attached Gingiva** ist die Gingiva, die mit dem Alveolarknochen fest verwachsen ist. Sie wird auch als **befestigte Gingiva** oder **Gingiva propria** bezeichnet und hat, ähnlich wie eine Orangenschale, eine getüpfelte Oberfläche.
- Die **interdentale Gingiva** füllt mit einer oralen und vestibulären Papille den Interdentalraum (Approximalraum) aus.

Zwischen der marginalen Gingiva und der Zahnoberfläche befindet sich eine ca. 0,5–1 mm tiefe, rillenförmige Vertiefung, die als **Sulkus** (Zahnfleischsulkus, Zahnfleischfurche, Sulcus gingivae) bezeichnet wird. Der Sulkus wird von einer geringen Menge Gewebsflüssigkeit und Speichel durchspült.
Der Boden des Sulkus wird vom **Saumepithel** gebildet →Abb. 1. Das Saumepithel umgibt den Zahn ringförmig, wirkt wie eine Dichtung und schützt so die Wurzelhaut vor Einflüssen aus der Mundhöhle. Außerdem bewirkt das Saumepithel die Anheftung der marginalen Gingiva an der Zahnoberfläche.

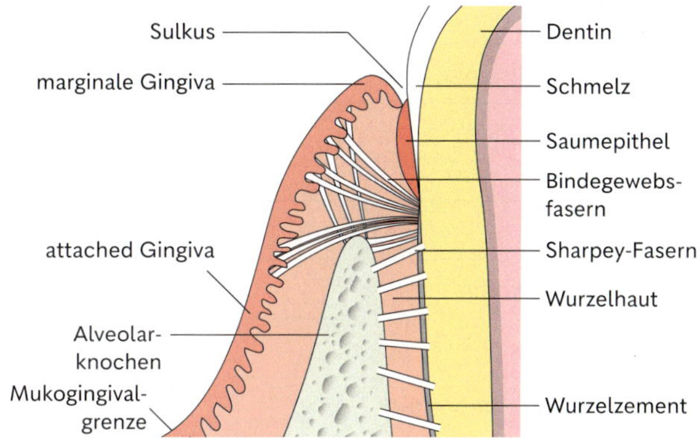

Abb. 1 Parodontium

1.2.2 Wurzelzement

Das Wurzelzement (Cementum) überzieht die ganze Zahnwurzel. An ihm haften die Sharpey-Fasern an, die die Zähne in der knöchernen Alveole (Zahnfach) beweglich-elastisch halten.

Wurzelzement →S. 49

Merke
Die Verbindung der Gingiva mit der Zahnoberfläche durch das Saumepithel und die Verbindung des Alveolarknochens mit dem Wurzelzement durch die Sharpey-Fasern wird als **Attachment** bezeichnet.

1.2.3 Desmodont

Das Desmodont (die Wurzelhaut) ist der Spalt und das darin befindliche Gewebe zwischen Zahnwurzel und Alveolarknochen. Es wird von Blut- und Lymphgefäßen sowie Nervenfasern durchzogen. Durch Tastsinne im Desmodont hat der Mensch ein Gefühl beim Kauen und kann so die Kaukraft anpassen. Im Desmodont befinden sich in Büscheln angeordnete Bindegewebsfasern, die als **Sharpey-Fasern** bezeichnet werden. Zum einen sind diese im Wurzelzement und zum anderen im Alveolarknochen befestigt und halten so den Zahn federnd in der Alveole. Bei Kaudruck geht der Zahn etwas tiefer in die Alveole hinein, die Sharpey-Fasern straffen sich. Somit entsteht eine Zugkraft, die auf den Alveolarknochen wirkt und sich positiv auf den Knochenaufbau auswirkt.

1.2.4 Alveolarknochen

Der Alveolarknochen ist der Alveolarfortsatz des Unterkiefer- bzw. Oberkieferknochens. Er bildet die Alveolen, in denen die Zähne mittels der Sharpey-Fasern federnd aufgehängt sind. Bei einem gesunden Parodontium beginnt der Knochen ca. 1–2 mm unterhalb der Schmelz-Zement-Grenze. Bei einem mehrwurzeligen Zahn werden die Wurzeln durch Knochensepten getrennt →Abb. 2.

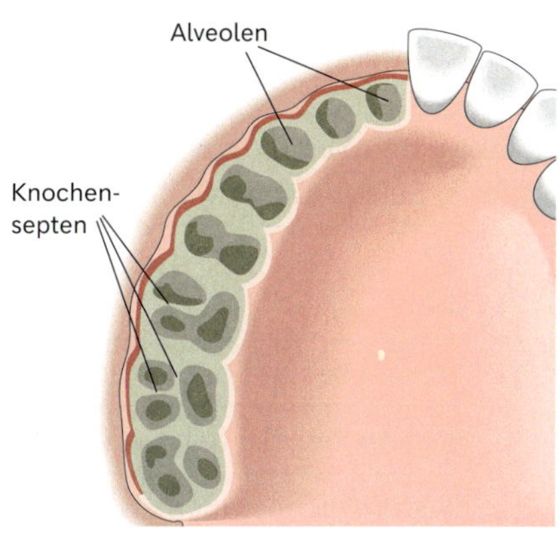

Abb. 2 Knochensepten im Oberkiefer

Terminologie: Aufbau der Mundschleimhaut und des Parodontiums

Alveole, die	Zahnfach
Approximalraum, der (= Interdentalraum)	Zahnzwischenraum
attached Gingiva (= befestigte Gingiva; Gingiva propria), die	fest anhaftendes Zahnfleisch; mit dem Alveolarknochen fest verwachsene Gingiva
Attachment, das (engl.); **attached**	Befestigung; befestigt, anhaftend
befestigte Gingiva, die	fest anhaftendes Zahnfleisch; s. attached Gingiva
Desmodont, das (= **Periodont**, das)	Wurzelhaut; von Sharpey-Fasern durchzogener Spalt zwischen Zahnwurzel und Alveolarknochen
Epithel, das	oberste Schicht, Deckschicht
freie Gingiva, die	bewegliches Zahnfleisch; s. marginale Gingiva
Gingiva, die	Zahnfleisch
Gingiva marginalis, die	bewegliches Zahnfleisch; s. marginale Gingiva
Gingiva propria, die	fest anhaftendes Zahnfleisch; s. attached Gingiva
interdentale Gingiva, die	Gingiva der Zahnzwischenräume
interdentale Papille, Interdentalpapille, die	Zahnfleischerhöhung zwischen den Zähnen
Interdentalraum, der (= Approximalraum)	Zahnzwischenraum
marginale Gingiva (= freie Gingiva; Gingiva marginalis)	bewegliches Zahnfleisch; verläuft girlandenförmig am Zahn entlang
Mukogingivalgrenze	Übergangsbereich zwischen Mundschleimhaut und Gingiva
Mukosa, die; **Mucosa**, die	Schleimhaut
Parodontium, das	Zahnhalteapparat, Zahnbett
Parodontologie, die	Lehre vom Zahnhalteapparat und seinen Erkrankungen
Periodont, das	s. Desmodont
Sulkus, der; **Sulcus**, der (= Zahnfleischsulkus, Sulcus gingivae)	Zahnfleischfurche; rillenförmige Vertiefung zwischen marginaler Gingiva und Zahn

Aufgaben

1 Woraus besteht das Parodontium?

2 Beschreiben Sie den Unterschied zwischen der Gingiva propria und der Gingiva marginalis.

3 Was bezeichnet man als Attachment?

2 Parodontalerkrankungen

Parodontalerkrankungen werden allgemein als **Parodontopathien** bezeichnet. Da man sich in der Regel auf die Erkrankungen beschränkt, die vom Zahnfleischrand ausgehen, spricht man von marginalen Parodontopathien. Es werden **entzündliche Parodontalerkrankungen** und **nichtentzündliche Parodontalerkrankungen** unterschieden.
Viele Menschen leiden unter einer Entzündung des Zahnhalteapparates, einer **Gingivitis** oder einer **Parodontitis**. Nach Karies ist Parodontitis die zweithäufigste Volkskrankheit.

Dagegen ist die **Parodontose**, der Rückgang von Alveolarknochen und Zahnfleisch ohne Entzündung, keine häufige Erkrankung. Oft wird der Begriff Parodontose falsch benutzt: Man spricht zwar von einer „Parodontose", meint jedoch die Parodontitis. Im Gegensatz zu Karies haben Parodontalerkrankungen in den letzten Jahren zugenommen. Je älter der Mensch ist, desto häufiger leidet er an einer Parodontitis. Eine Parodontitis kann sich auch auf Allgemeinerkrankungen wie Diabetes, Herz-Kreislauf-Erkrankungen, chronische Atemwegsinfekte negativ auswirken: Über den Blutkreislauf gelangen Milliarden **pathogener** Keime von der Mundhöhle in den Blutkreislauf und verursachen z. B. eine Erkrankung des Herzens, der Lunge oder der Gelenke. Die Parodontitis gilt bei einem Diabetiker oder Herz-Kreislauf-Erkrankten als zusätzlicher Risikofaktor. Sie kann bei Schwangeren sogar zu einer Frühgeburt oder zu einem niedrigeren Geburtsgewicht des Babys führen.

Meist bemerkt der Patient eine parodontale Erkrankung erst im fortgeschrittenen Stadium, da sie oft ohne starke Schmerzen verläuft. Schwellung und Blutung der Gingiva bleiben oft unbemerkt und eine Zahnlockerung tritt erst im fortgeschrittenen Stadium auf.

2.1 Ursachen entzündlicher Parodontalerkrankungen

Es gibt viele Ursachen, die für die Entstehung von entzündlichen Parodontopathien verantwortlich sind. Die Hauptursache sind bakterielle Zahnbeläge.

Video
Die Mundschleimhaut und die verschiedenen Zahnbeläge

2.1.1 Bakterielle Beläge

Die Entstehung von Karies setzt das Vorhandensein von Zahnbelägen voraus. Ebenso ist der Hauptauslöser der entzündlichen Parodontalerkrankungen der bakterielle Belag, bedingt durch eine schlechte Mundhygiene.

Kariesentstehung →S. 114

Entstehung der Plaque

Nach dem Zähneputzen bildet sich eine dünne, eiweißhaltige Schutzschicht aus Speichelbestandteilen, die **Pellikel** (Schmelzoberhäutchen). Dieses Schmelzoberhäutchen ist zunächst bakterienfrei und nicht pathogen. Auf dieser Schicht haften bereits nach kurzer Zeit Bakterien aus der Mundhöhle.

Verbleiben Nahrungsreste auf den Zähnen, so entsteht ein Bakterienfilm aus pathogenen Keimen. Nach ein bis zwei Tagen bildet sich **Plaque**, ein weicher, weißlich-gelber, aber fest haftender Belag, der nur durch gründliches Zähneputzen zu entfernen ist.

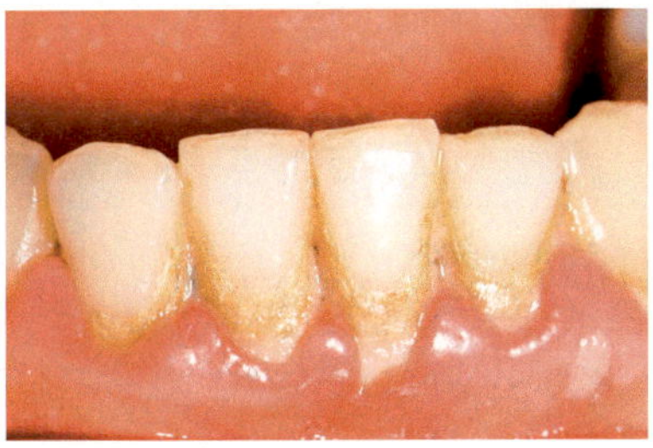
Abb. 1 Plaque (Biofilm)

Merke
Plaque ist die Hauptursache für die Entstehung einer Gingivitis oder Parodontitis.

Sie besteht aus einer klebrigen Grundsubstanz, in der viele Bakterienarten leben. Weiter enthält sie Toxine, Speichelbestandteile und Nahrungsreste.

Plaque besteht aus einer klebrigen Grundsubstanz, einer Schleimschicht. Es bildet sich ein strukturiertes Gerüst (eine Matrix) aus Proteinen, in das viele verschiedene Bakterienarten eingebettet sind. Man bezeichnet die Plaque als oralen **Biofilm**.

Die Plaque bietet Schutz für verschiedene Mikroorganismen, sodass diese sich darin gut vermehren können. Den Biofilm kann man nur mechanisch zerstören, also durchs Putzen. Chlorhexidin-Mundspüllösungen können diesen Lebensraum für Bakterien nicht zerstören. Plaque enthält auch die Verdauungssekrete und Toxine der Bakterien sowie Speichelbestandteile und Antigene (regen eine Antikörperbildung des Immunsystems an).

Verbleibt Plaque an den Zähnen, so ändert sich die bakterielle Zusammensetzung. In einer reifen Plaque wird das Wachstum von **anaeroben** (ohne Sauerstoff lebenden) Bakterien gefördert, welche Parodontalerkrankungen hervorrufen.

Von der Plaque zur Gingivitis

Video
Entstehung und Verlauf von Gingivitis und Parodontitis

Verbleibt Plaque auf den Zähnen, so tritt nach fünf bis sieben Tagen eine Gingivitis, eine Entzündung des Zahnfleischsaumes, auf →Tab. 1; Abb. 1, 2. Sie ist eine Abwehrreaktion des Körpers auf die Bakterien.
Durch vermehrte Durchblutung wird die lokale Abwehrsituation gestärkt. Die Blutgefäße erweitern sich, neue werden gebildet und die Gewebeschicht zwischen den Blutgefäßen und der Gingivaoberfläche wird immer dünner und verletzlicher. Daher ist das Hauptsymptom einer Gingivitis die Blutung. Beim Sondieren blutet es, der Fachausdruck lautet **b**leeding **o**n **p**robing, abgekürzt BOP.

Merke
Eine Gingivitis ist eine Entzündung des Zahnfleisches, ohne Verlust des Attachments. Bei gründlicher Mundhygiene bildet sich die Gingivitis ohne bleibende Folgen wieder zurück, sie ist **reversibel**.

Beim Sondieren ist eventuell eine größere Tiefe zu messen, aber die Ursache ist nicht ein Verlust von Attachment (Verlust von parodontalem Stützgewebe), sondern ein geschwollenes Zahnfleisch. Dieses erschwert die Mundhygiene, was wiederum zu einer Verstärkung der Gingivitis führt.

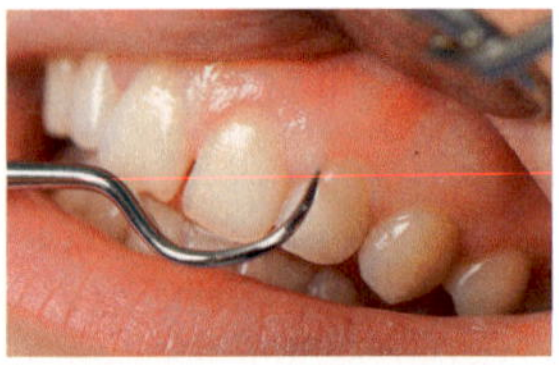
Abb. 1 Gesunde Gingiva

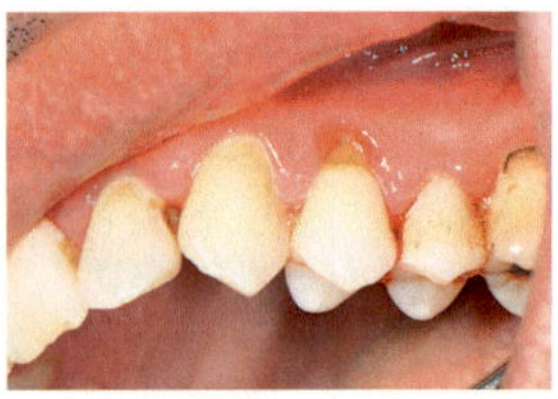
Abb. 2 Gingivitis

Gesunde Gingiva	Kranke Gingiva
blassrosa, matt glänzend, straff	gerötet und geschwollen, glänzend
girlandenförmiger Verlauf der marginalen Gingiva, 0,5-2 mm tiefer Sulkus	Interdentalpapillen sind nicht mehr voll erhalten
keine bis geringe Sulkusflüssigkeit	vermehrte Sulkusflüssigkeit
keine Blutung	blutet nach Sondierung

Tab. 1 Kennzeichen einer gesunden und einer kranken Gingiva

Mögliche Verlaufsform einer Gingivitis

Um die Gingivitis zu bekämpfen, produziert das Immunsystem Abwehrstoffe, die aber nicht nur die Bakterien angreifen, sondern auch die Fasern der Gingiva und später den Alveolarknochen. Die Gingiva liegt dann nicht mehr straff am Zahn an.

- Zunächst löst sich das Saumepithel, sodass Bakterien am Zahn entlang in die Tiefe vordringen können. Der Sulkus vertieft sich und es entsteht eine Zahnfleischtasche, in der sich noch mehr Beläge ansammeln. Es bildet sich ein bakterieller Biofilm in der Tiefe der Tasche. Die sich dann vermehrt bildende Sulkusflüssigkeit gelangt zwar in die Tasche und entfaltet eine gewisse Reinigungswirkung, kann aber die fest anhaftenden Bakterienbeläge nicht entfernen.
- Mit der Zeit werden auch die Sharpey-Fasern angegriffen, sodass die Bakterien und Beläge sich immer tiefer unter das Zahnfleisch schieben. Es entstehen tiefe **Zahnfleischtaschen** und die Zähne erscheinen verlängert.
- Der Alveolarknochen wird angegriffen und abgebaut. Es entstehen **Knochentaschen**. Der Zahn hat keinen festen Halt mehr.

Saumepithel → S. 307

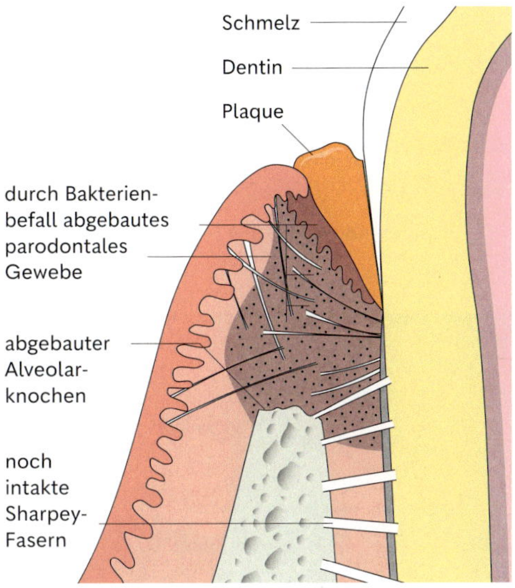

Abb. 1 Parodontitis

Abhängig von der Reaktion des Immunsystems kann so aus einer Gingivitis eine marginale Parodontitis entstehen →Abb. 1, 2. Eine Parodontitis kann aber auch ohne eine vorangegangene Gingivitis entstehen. In seltenen Fällen ist die Immunreaktion so heftig, dass gleich ein Knochenabbau erfolgt.

Wenn die Zähne keinen festen Halt mehr haben, so fangen sie an zu wandern, zu kippen und zu elongieren. Vor allem im Frontzahnbereich im Oberkiefer, wo die Lippen im Gegensatz zur Wangenmuskulatur wenig Widerstand bieten, wandern die Zähne nach vestibulär. Man spricht von einer vestibulären Auffächerung.

Zahnstellungsabweichungen →S. 395

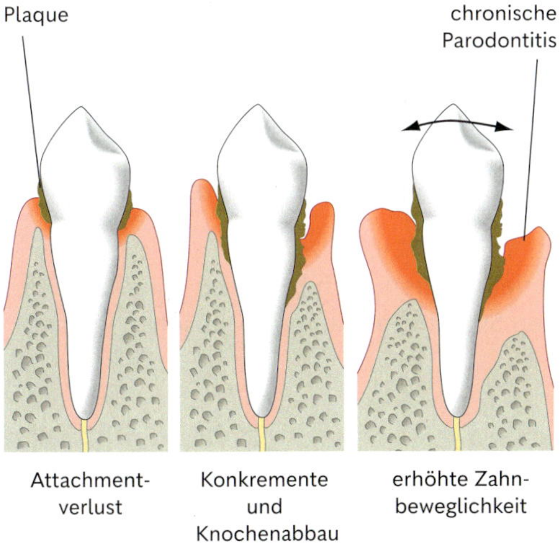

Abb. 2 Verlauf einer chronischen Parodontitis

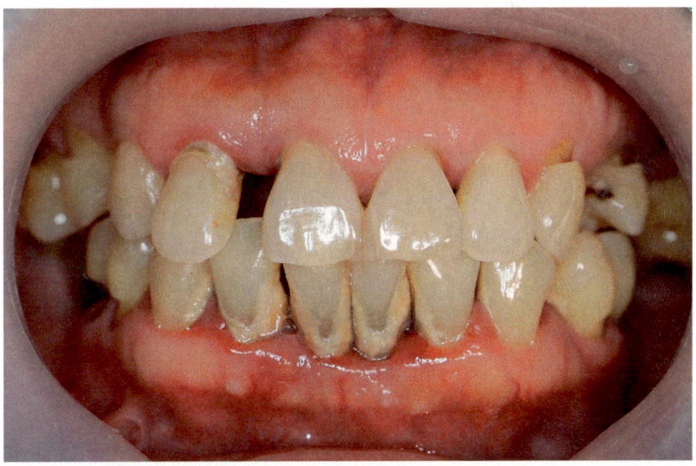

Abb. 3 Schwere Form der Parodontitis. Teile der Zahnwurzeln liegen frei. Zahnstein und Plaque sind sichtbar.

Merke
Eine Parodontitis ist eine Entzündung des ganzen Zahnhalteapparates. Die Gingiva und der Alveolarknochen werden abgebaut. Selbst wenn eine Parodontitis erfolgreich behandelt wurde, ist der ursprüngliche Zustand nicht mehr herstellbar. Der Rückgang von Gingiva und Alveolarknochen ist **irreversibel**.

Speichel →S. 117
Speicheldrüsen →S. 42

Plaque, die oberhalb des Zahnfleischsaumes liegt, wird als **supragingivale** Plaque bezeichnet. Sie kann durch Mineralsalze aus dem Speichel verkalken, dann spricht man von **Zahnstein**. Zahnstein befindet sich bevorzugt in der Nähe der Ausführungsgänge der großen Speicheldrüsen, v. a. im lingualen UK-Frontzahnbereich →Abb. 1 und im vestibulären OK-Molarenbereich.

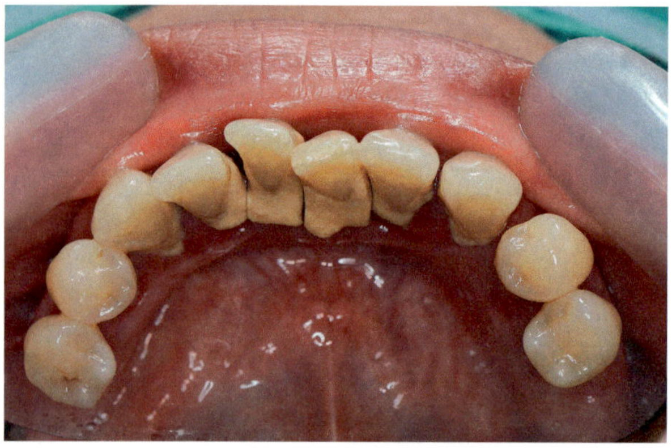
Abb. 1 Zahnstein im lingualen UK-Frontzahnbereich

Breitet sich Plaque unterhalb der Gingiva auf der Wurzeloberfläche aus, so spricht man von **subgingivaler** Plaque. Dabei verändert sich ihre Zusammensetzung durch hinzukommende Blutbestandteile, Bestandteile aus der Sulkusflüssigkeit und durch das Vorhandensein von anaeroben, pathogenen Bakterien. Die Anzahl der anaeroben Bakterien nimmt auf Kosten der aeroben Bakterien zu. Wenn die subgingivale Plaque verkalkt, dann spricht man von **Konkrementen** →Abb. 2, S. 311. Konkremente werden auch als subgingivaler Zahnstein bezeichnet. Sie bilden spitze, harte Kristalle, die durch die Blutbestandteile dunkel eingefärbt sind.

Video
Zusammensetzung und Funktionen von Speichel

Merke
Zahnstein wird gebildet, wenn sich Kalksalze aus dem Speichel in die vorhandene supragingivale Plaque einlagern.

Von **Konkrementen** spricht man, wenn die subgingivale Plaque verkalkt.

Zahnstein und Konkremente bilden eine Retentionsstelle für weitere bakterielle Beläge.

Selbst wenn zu diesem Zeitpunkt wieder eine gute Mundpflege betrieben wird, so kann dennoch eine Ausheilung der Parodontitis ohne eine Entfernung der subgingivalen Beläge und Konkremente durch den Zahnarzt nicht erreicht werden. Erst durch die Zerstörung des bakteriellen Biofilms in den Taschen wird die parodontale Entzündung gestoppt.

Kariesentstehung →S. 114
mikrobiologischer Test →S. 387

Ebenso wie Karies verursachende Bakterien können auch Bakterien von Menschen mit einer Parodontalerkrankung über den Speichel auf andere Menschen übertragen werden.

Exkurs
Patienten mit einer Parodontalerkrankung haben häufig Mundgeruch, der durch die besondere Bakterienzusammensetzung entsteht. Dieser bakterielle Belag befindet sich oft auch auf dem Zungenrücken. Selbst wenn der Patient seine Zunge reinigt, entsteht dieser Geruch immer wieder. Erst wenn die Parodontitis behandelt wurde, verändert sich die Bakterienzusammensetzung im Mund des Patienten. Die pathogenen Keime werden reduziert und der faulige Mundgeruch verschwindet.

Parodontalerkrankungen

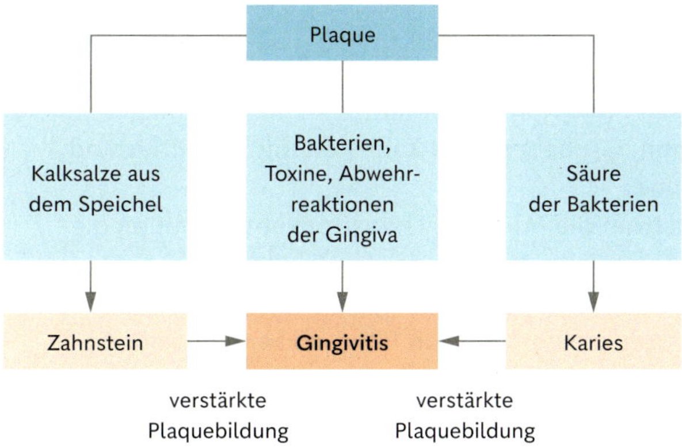

Abb. 1 Entstehung einer Gingivitis aufgrund von Plaque

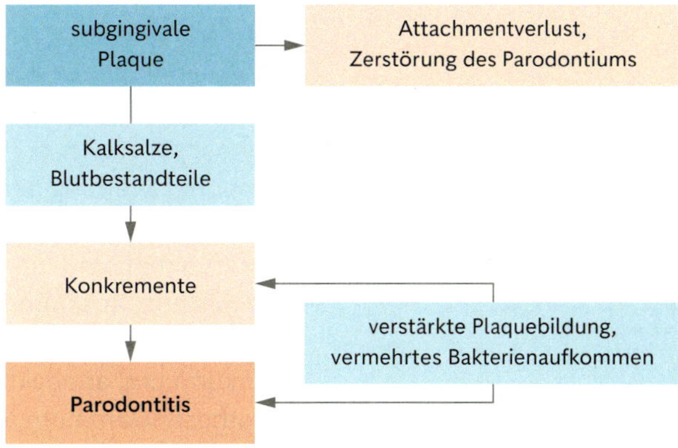

Abb. 2 Entstehung einer Parodontitis aufgrund von Plaque

Merke
- **Symptome Gingivitis:** Rötung, Schwellung, Blutung, ohne Abbau des parodontalen Stützgewebes (ohne Taschenbildung)
- **Symptome Parodontitis:** Attachmentverlust, Zahnfleischtaschen und Knochenabbau (Knochentaschen), später erhöhte Zahnbeweglichkeit und Zahnverlust

Video

Entstehung und Verlauf von Gingivitis und Parodontitis

2.1.2 Weitere Ursachen für entzündliche Parodontalerkrankungen

Manche Faktoren, z. B. Rauchen oder Stress, können allein keine entzündliche Parodontalerkrankung hervorrufen. Sie begünstigen aber die Entstehung von entzündlichen Parodontopathien →Abb. 3.

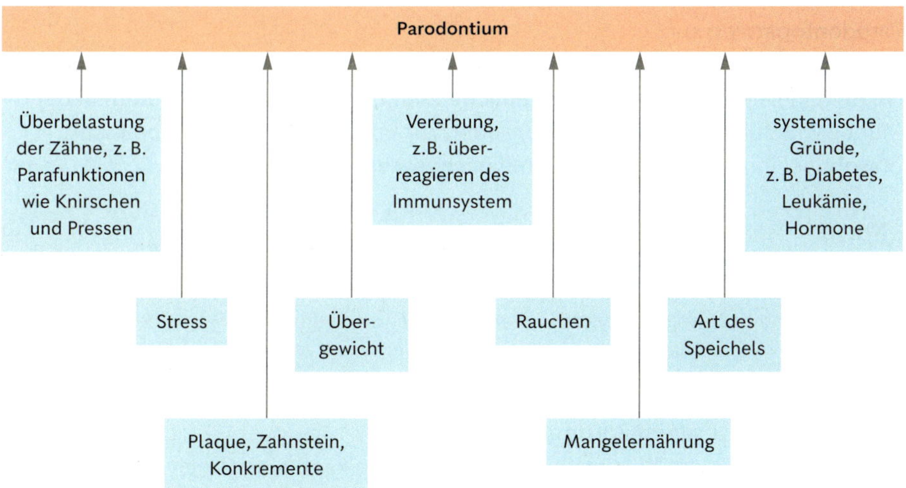

Abb. 3 Entstehung entzündlicher PA-Erkrankungen

Lokale Verstärkung

Dazu zählen folgende Faktoren:

- Vorhandensein von Zahnstein und Konkrementen
- Zahnanatomie (z. B. Furchen, Grübchen) und Zahnstellung (z. B. Engstand, Kippung, Drehung der Zähne)
- Mundatmung; da der Luftstrom die Mundhöhle austrocknet, entfallen die Spülfunktion und die antibakterielle Wirkung des Speichels
- Konsistenz, Zusammensetzung und Menge des Speichels; wenn der Speichel zu viskös ist oder zu wenig Leukozyten mit sich führt, so kann er seine Spülfunktion und antibakterielle Wirkung nicht ausüben
- Prothesenklammern, die dicht an der Gingiva verlaufen, nicht korrekt gestaltete Füllungs- und Kronenränder, schlecht gestaltete Approximalkontakte oder andere raue Stellen bieten eine Oberfläche, an denen Plaque gut haftet
- bereits bestehende Zahnfleisch- und Knochentaschen, in denen Plaque zurückgehalten wird und in deren sauerstoffarmem Milieu pathogene Keime besonders gut wachsen

Aufgaben des Speichels →S. 117

Prädilektionsstellen für Plaque und Karies →S. 352

Verstärkung durch individuelle Veranlagungen

Unter dem Einfluss von Hormonen kann schnell eine Gingivitis entstehen, z. B. in der Pubertät, im Zusammenhang mit dem Menstruationszyklus, während der Schwangerschaft, in den Wechseljahren. Die Gingiva wird stärker durchblutet, sie wird weicher und empfindlicher.

Anamnese →S. 28

Bei Erstellung einer allgemeinen und parodontitisspezifischen Anamnese ist abzuklären, ob der Patient an Allgemeinerkrankungen wie Diabetes mellitus, Leukämie oder HIV leidet. Patienten mit genetischen Veränderungen wie Down-Syndrom (Trisomie 21) und anderen seltenen genetischen Erkrankungen weisen häufiger Parodontopathien auf.

Der Krankheitsverlauf ist stark abhängig von der genetischen Veranlagung (Disposition). Eine angeborene unterschiedliche Immunreaktion auf den Biofilm in der Mundhöhle führt bei manchen Menschen zur Erkrankung, bei anderen nicht, obwohl bei ihnen die gleichen Keime nachgewiesen werden können.

Merke

Entstehung einer chronischen Parodontitis

- Gute Immunabwehr und wenige Bakterien → **gesund**
- Gute Immunabwehr und viele Bakterien aufgrund von Belägen → **Erkrankung**
- Schlechte Immunabwehr und wenige Bakterien → **Erkrankung**

Medikamentöse Verstärkung

Gingivahyperplasie →S. 315

Bei der Einnahme von bestimmten Medikamenten kann eine Gingivawucherung auftreten. Dies allein ruft noch keine entzündlichen Parodontopathien hervor, aber sie erschwert die Mundhygiene und führt sekundär zur Parodontitis. Folgende Medikamente kommen in Betracht:

- Medikamente gegen Epilepsie
- Medikamente, die Reaktionen des Immunsystems unterdrücken, z. B. bei Organtransplantationen
- Medikamente, die bei bestimmten Herzerkrankungen eingesetzt werden
- Medikamente gegen Bluthochdruck
- Kontrazeptiva (Antibabypille)

Verstärkung durch Mangel- oder Fehlernährung

Chronischer Vitamin-C-Mangel, Mangelernährung bei Magersucht oder Alkoholmissbrauch können zu entzündlichen Parodontopathien führen.

Exkurs

Der regelmäßige Verzehr Vitamin-C-haltiger Nahrungsmittel wie Grapefruit, Johannisbeeren, Orangen, Brokkoli, Rosenkohl oder Paprika kann parodontalen Erkrankungen vorbeugen und deren Heilung beschleunigen.

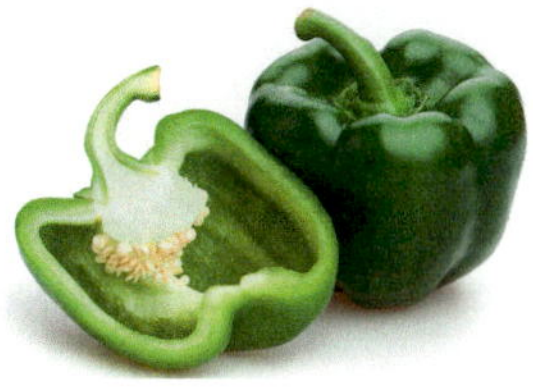

Verhaltensbedingte Ursachen

Rauchen beschleunigt die Entstehung und Schwere von Parodontalerkrankungen erheblich. Bei Rauchern ist eine vermehrte Plaquebildung zu beobachten. Aus dem Tabak kommen Ablagerungen und Giftstoffe. Die Abwehrlage bei Rauchern ist herabgesetzt, die Gingiva wird schlecht durchblutet. Eine Entzündung der Gingiva ist bei Rauchern **nicht** an den klassischen Symptomen zu erkennen: Aufgrund der gefäßverengenden Wirkung des Nikotins ist die Gingiva nicht gerötet und blutet auch nicht. Sie verledert und der Patient spürt keine Schmerzen. Dadurch kann die Erkrankung unbemerkt fortschreiten.

Die Erfolgsaussichten einer Parodontalbehandlung sind bei Rauchern deutlich schlechter als bei Nichtrauchern.

2.2 Nichtentzündliche Parodontalerkrankungen

Bei den nichtentzündlichen Parodontalerkrankungen beobachtet man Erkrankungen, die mit **Hyperplasie** (vermehrte Gewebebildung) einhergehen, und Erkrankungen, die mit **Atrophie** (Gewebeschwund) einhergehen.

2.2.1 Hyperplasien

Bei einer **Gingivahyperplasie** (Gingivawucherung) kommt es zu einer Wucherung des gingivalen Gewebes →Abb. 1. Diese kann sich auf einzelne Zähne beziehen oder generalisiert, also an vielen Zähnen, auftreten. Die Gingiva ist derb sowie zunächst blutungs- und entzündungsfrei.

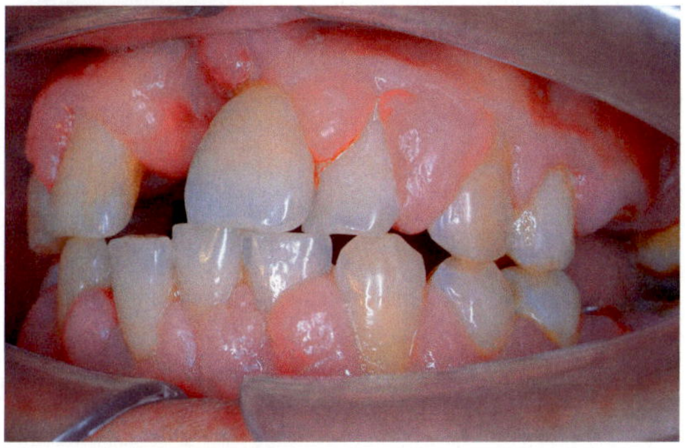

Abb. 1 Gingivahyperplasie

Da das Gewebe in Richtung Zahnkrone wächst, entstehen sogenannte **Pseudotaschen**. Sie stellen eine Verdickung und Vergrößerung des Zahnfleisches dar, welches der Zahnkrone lose anliegt. Es tritt kein Attachmentverlust ein, dennoch ist eine größere Sondierungstiefe messbar.

Als Folge der erschwerten Mundhygiene kann es sekundär zu einer Entzündung der Gingiva kommen. Meist sind es **Medikamente**, z. B. gegen Epilepsie, die eine Gingivahyperplasie auslösen.

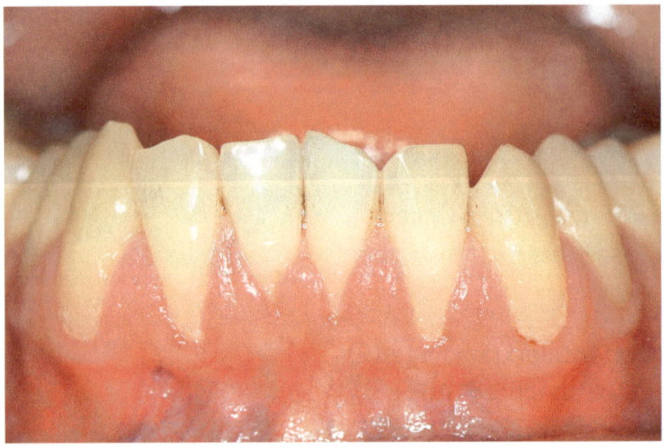

Abb. 1 McCall-Girlanden

2.2.2 Parodontale Atrophien

Eine parodontale Atrophie ist eine Rückbildung des Zahnhalteapparates ohne eine Entzündung.

Rezession

Man spricht von einer parodontalen **Rezession**, wenn der **Gingivarand** direkt auf der Schmelz-Wurzelzement-Grenze oder sogar darunter liegt. Bei einem gesunden Parodontium liegt der Gingivarand ca. 2 mm oberhalb der Schmelz-Wurzelzement-Grenze.

Bei einer Rezession liegt aufgrund des Rückgangs der Gingiva die Wurzeloberfläche meist vestibulär frei. Es sind keine Entzündungszeichen und auch keine erhöhten Sondierungstiefen zu beobachten. Manchmal ist eine wulstartige Verdickung zu sehen, dann spricht man von **McCall-Girlanden** →Abb. 1. Wenn eher ein Spalt in der Gingiva zu erkennen ist, spricht man von einer **Stillman-Spalte**.

Die Ursache einer Rezession ist meist eine falsche Putztechnik oder ein zu starker Zug der Wangen- und Lippenbändchen. Im Rahmen einer kieferorthopädischen Behandlung, bei der Klammern oder Bänder zu nahe am Zahnfleischrand sitzen, kann es zu Rezessionen an diesen Zähnen kommen.

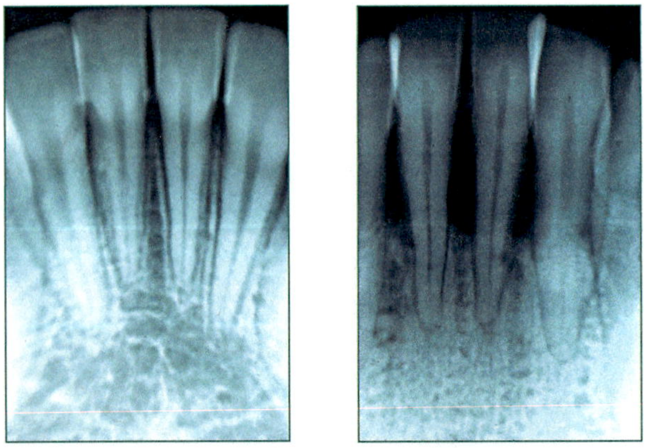

Abb. 2 Alveolaratrophie. Links: gesunder Alveolarknochen; Rechts: atrophierter Alveolarknochen; die Wurzeln liegen frei

Alveolaratrophie

Wenn der Alveolarknochen, auch bei vorhandenen Zähnen, schwindet, dann spricht man von einer **Alveolaratrophie** →Abb. 2. Der gesunde Alveolarknochen beginnt ca. 2 mm unterhalb der Schmelz-Zement-Grenze. Bei einer Atrophie baut er sich, auch interdental, entzündungsfrei und ohne Taschenbildung ab. Die Wurzeloberflächen liegen frei, später ist eine erhöhte Zahnbeweglichkeit festzustellen. Diese Erkrankung tritt v. a. bei älteren Patienten auf und wird volkstümlich mit dem veralteten Begriff Parodontose bezeichnet.

2.3 Klassifikation der parodontalen Erkrankungen

Weiterführende Informationen finden Sie auf den Seiten der Deutschen Gesellschaft für Parodontologie. *www.dgparo.de*

Neue Erkenntnisse in der Erforschung der parodontalen Erkrankungen und deren Behandlung führten dazu, dass die Klassifikation überarbeitet werden musste. Seit 2018 gibt es diese neue Klassifikation parodontaler und peri-implantärer (um ein Implantat herum) Erkrankungen.

Mit dieser Klassifikation können die Behandler die Erkrankung richtig diagnostizieren und anschließend spezifisch behandeln. Auch fließen Faktoren wie das Patientenalter, systemische Erkrankungen und Rauchgewohnheiten in die Diagnosestellung mit ein.

Parodontalerkrankungen

Parodontale Gesundheit, gingivale Gesundheit und gingivale Erkrankung	Parodontale und gingivale Gesundheit
	Gingivitis, hervorgerufen durch schlechte Mundhygiene, Biofilm
	Gingivale Erkrankungen, nicht durch schlechte Mundhygiene hervorgerufen
Parodontitis	Nekrotisierende (Absterben von Gewebe) parodontale Erkrankungen
	Parodontitis, näher charakterisiert durch die Einordnung in „Staging und Grading" aufgrund von individuellen Faktoren
	Parodontitis, basierend auf einer systemischen Erkrankung, z. B. Down-Syndrom
Andere Erkrankungen des Parodontiums	Systemische Erkrankungen mit Auswirkung auf das Parodontium
	Parodontale Abszesse und Parodontitis im Zusammenhang mit endodontischen Erkrankungen
	Mukogingivale Veränderungen, z. B. Rezessionen
	Traumatische (verletzungsbedingte) okklusale Überbelastung der Zähne
	Zahn- und zahnersatzbezogene Faktoren

Tab. 1 Einteilung der parodontalen Erkrankungen. Quelle: Deutsche Gesellschaft für Parodontologie

Terminologie: Parodontalerkrankungen

aerob	mit Sauerstoff lebend
Alveolaratrophie, die	Schwund des Alveolarknochens
anaerob	ohne Sauerstoff lebend
Antigen, das	Stoff, der vom Körper als fremd betrachtet wird. Dadurch wird das Immunsystem angeregt, Antikörper zu bilden.
Atrophie, die	Schwund, Rückbildung
Disposition, die	Bereitschaft, Veranlagung
elongieren	Herauswachsen der Zähne aus der Alveole
Gingivitis, die	Zahnfleischentzündung
Hyperplasie, die	Wucherung des Gewebes, hier der Gingiva
irreversibel	nicht umkehrbar
Konkrement, das	fest haftende Ablagerung von Mineralsalzen, Blutbestandteilen, Bakterien auf der Wurzeloberfläche; auch als subgingivaler Zahnstein bezeichnet
marginal (lat. margo = Rand)	den Rand betreffend
Nekrose, die	lokaler Zell- oder Gewebetod
Parodontitis, die	Entzündung des Zahnhalteapparates
Parodontopathien, die	Gesamtbezeichnung für alle Parodontalerkrankungen

Parodontose, die	entzündungsfreier Rückgang des Alveolarknochens
pathogen	krank machend
Pellikel, die	Schmelzoberhäutchen; dünner bakterienfreier Film aus Speichelbestandteilen und Eiweißen, der sich sofort nach dem Zähneputzen auf die Zahnoberfläche legt
peri-implantär	um ein Implantat herum
Plaque, die	weicher, weißlich-gelber, fest haftender Belag aus Speichelbestandteilen, Nahrungsresten, Bakterien und deren Stoffwechselprodukten; nur durch gründliches Zähneputzen zu entfernen
Retentionsstelle, die	natürliche oder durch Restauration entstandene Stelle, die eine Plaqueansammlung fördert; sog. Schmutznische, die schlecht gereinigt werden kann; z. B. überstehende Kronen und Füllungsränder
reversibel	umkehrbar
Rezession, die	Rückgang, Schwund des Zahnfleisches
subgingival	unter dem Zahnfleisch, unterhalb des Zahnfleischrandes
supragingival	über dem Zahnfleisch, oberhalb des Zahnfleischrandes
Toxin, das	Gift
Zahnstein, der	Plaque, die durch Mineralien aus dem Speichel verkalkt, oft im Frontzahnbereich im UK und distal hinter den 6ern im OK (Bereich der Ausführgänge der Speicheldrüsen)

Aufgaben

1	Nennen Sie eine der Hauptursachen aller entzündlichen Parodontalerkrankungen.
2	Wie sieht eine gesunde Gingiva aus, wie eine kranke?
3	Wie heißen die Beläge oberhalb des Zahnfleischrandes? Wie heißen sie unterhalb des Zahnfleischrandes?
4	Definieren Sie die Begriffe Gingivitis und Parodontitis.
5	Zählen Sie fünf mögliche Ursachen für eine Parodontalerkrankung auf.
6	Erklären Sie, weshalb Raucher häufiger an einer Parodontalerkrankung erkranken.
7	Was ist eine Gingivahyperplasie?
8	Warum führt eine Gingivahyperplasie letztendlich zu einer Entzündung?
9	Nennen Sie zwei Arten von parodontalen Atrophien.
10	Erläutern Sie die Krankheit „Parodontose“.

3 Behandlung von Parodontalerkrankungen

Bei der Behandlung entzündlicher Parodontopathien werden ein gesundes Parodontium und der Erhalt der Zähne angestrebt. Eine vollständige Herstellung der Form und Funktion des Zahnhalteapparates wie vor der Erkrankung ist nicht möglich, da Gewebe zerstört wurde. Ein langfristiges Ziel ist eine gute Mundhygiene, um somit den erreichten gesunden Zustand dauerhaft zu erhalten.

Behandlungsziele sind:
- keine Blutung beim Sondieren, Entzündungsfreiheit
- Rückgang der Zahnfleisch- und Knochentaschen, geringe Sondierungstiefe
- Verhinderung eines weiteren Attachmentverlusts
- Rückgang der Zahnbeweglichkeit
- den Behandlungserfolg langfristig zu sichern

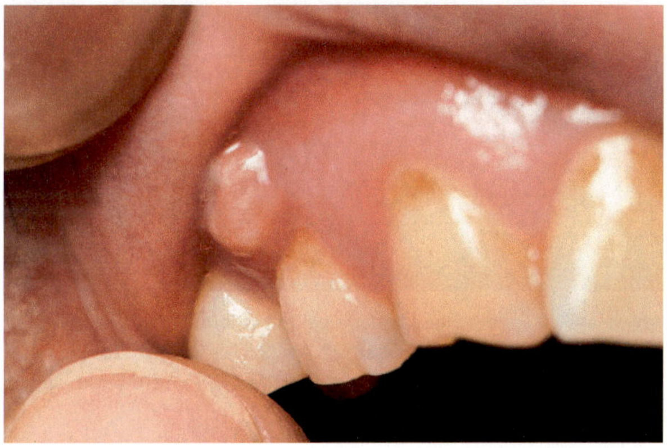

Abb. 1 Parodontalabszess

Entscheidend für den Behandlungserfolg ist die kontinuierliche **Mitarbeit** des Patienten. Er muss die Ursachen seiner Erkrankung verstehen und es als dringlich erachten, sich sein weiteres Leben lang um eine gute Mundhygiene zu bemühen.
Dies berücksichtigt die neue Behandlungsstrecke, die seit dem 1. Juli 2021 gilt. Die „sprechende Zahnmedizin" in Form von Aufklärungs- und Therapiegesprächen ist in den BEMA-Leistungskatalog aufgenommen worden. Der Patient wird aktiv in die Therapie eingebunden.

Parodontalabszesse, nekrotisierende Parodontalerkrankungen, Paro-Endo-Läsionen werden außerhalb der systematischen PAR-Behandlung versorgt. Es sind akute Erkrankungen, die sofort behandelt werden müssen. Unbehandelt können sie zu einer Sepsis (sogenannte Blutvergiftung) führen. Die Ursache dieser Symptome wird diagnostiziert und therapiert.

3.1 Erkennen einer behandlungsbedürftigen Parodontalerkrankung mithilfe des Parodontalen Screening-Index (PSI)

Der Parodontale Screening Index (PSI) ist eine Vorsorgeuntersuchung, um parodontale Erkrankungen frühzeitig erkennen zu können. Der PSI wird alle zwei Jahre als Präventionsmaßnahme erhoben.
Er verschafft dem Behandler einen Überblick über die Schwere der Erkrankung und einen möglichen Behandlungsbedarf.
Er ist keine Voraussetzung für das Durchführen einer systematischen Parodontalbehandlung. Während einer systematischen Behandlung der Parodontalerkrankung kann er nicht abgerechnet werden.
Bei der Erhebung des PSI wird das Gebiss in Sextanten (OK und UK jeweils drei) eingeteilt. Mit einer WHO-Sonde wird jeder Zahn innerhalb eines Sextanten an sechs Stellen sondiert →Abb. 2.

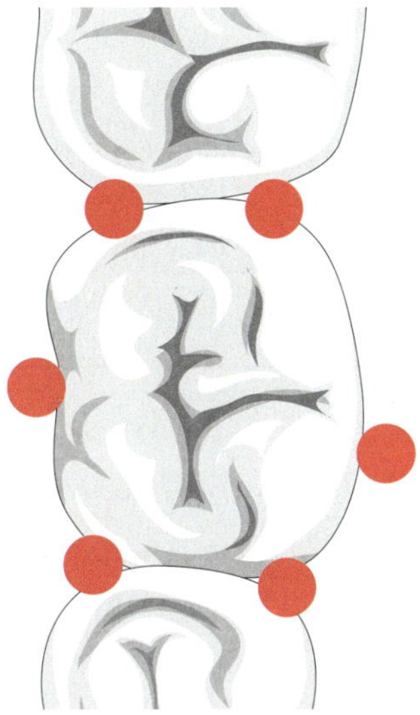

Abb. 2 Vorgeschriebene Sondierungsstellen bei einem Erwachsenen

Sonden →S. 335

Bei einer WHO-Sonde bildet eine kleine Kugel (Durchmesser 0,5 mm) die Spitze; im Bereich von 3,5–5,5 mm Sondierungstiefe ist die Sonde schwarz markiert; bei 8,5 und 11,5 mm ist ebenso eine Skalierung angebracht →Abb. 1. Durch die Kugel an der Spitze wird ein Verletzen des Sulkus verhindert. Die Befunde werden in Code 0 bis Code 4 eingeteilt →Tab. 1, S 321; Abb. 1, S. 321.

Nur der höchste Wert (Code) eines Sextanten wird in ein PSI-Befundschema eingetragen bzw. direkt über die Praxissoftware notiert →Abb. 2, 3.

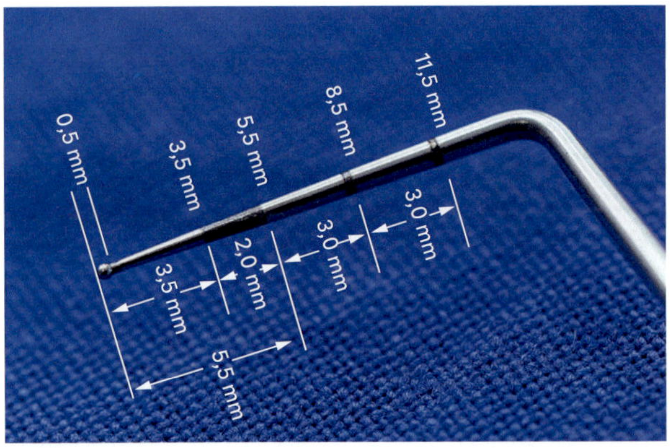

Abb. 1 WHO-Sonde. Eine kleine Kugel mit einem Durchmesser von 0,5 mm bildet die Spitze; im Bereich von 3,5 bis 5,5 mm Sondierungstiefe ist die Sonde schwarz markiert; bei 8,5 und 11,5 mm sind weitere Skalierungen angebracht.

Wird an einer Stelle der Codewert 4 erreicht, geht man direkt zum nächsten Sextanten über, da dies der höchste Wert ist.

Bei Kindern und Jugendlichen untersucht man nur die Zähne 11, 31, 16, 26, 36, 46.

Wenn weitere Auffälligkeiten wie Furkationsbefall, Rezessionen von mindestens 3,5 mm oder Zahnbeweglichkeit vorliegen, so erhält der Sextant zusätzlich ein Sternchen. Beurteilt werden Beläge, Blutung auf Sondieren (engl. **b**leeding **o**n **p**robing = BOP), Sondierungstiefen und überstehende Restaurationsränder.

Dem jeweiligen Codewert →Abb. 1, S. 321 sind Befund und Therapieempfehlungen zugeordnet →Tab. 1, S. 321.

Einteilung von Ober- und Unterkiefer in je drei Sextanten (S1–S6)	**Höchster im Sextanten festgestellter Code**
Oberkiefer 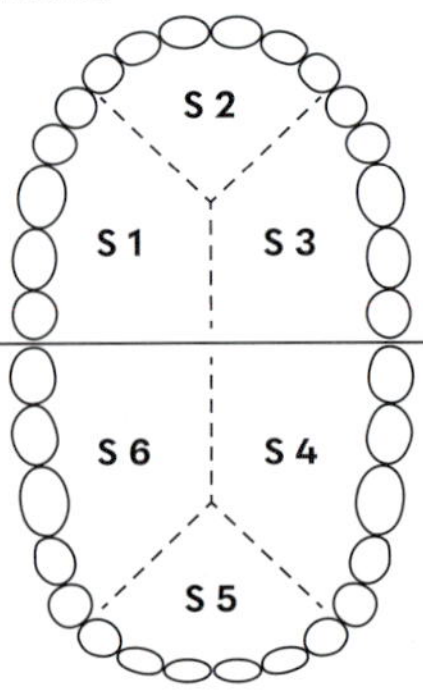	S 1 ☐ S 2 ☐ S 3 ☐
Unterkiefer	S 4 ☐ S 5 ☐ S 6 ☐

Abb. 2 PSI-Befundschema

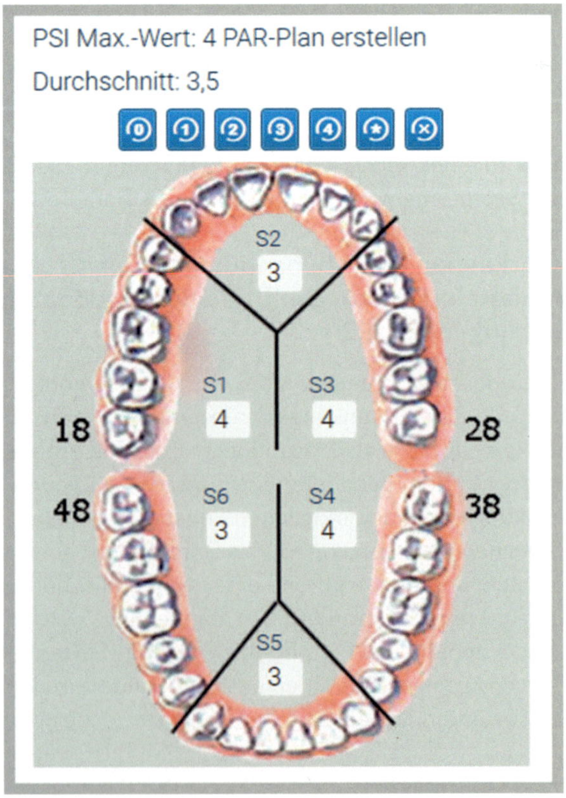

Abb. 3 Erfassung der PSI-Werte in der Praxissoftware

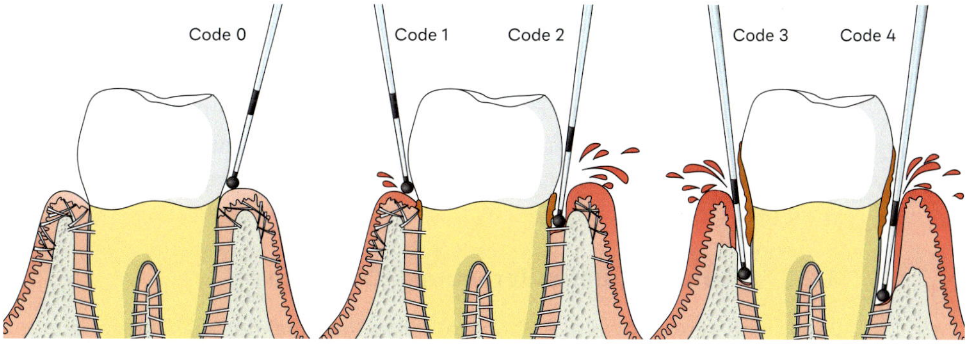

Abb. 1 Die fünf Bewertungsgrade (Code 0 bis 4) des PSI

Bewertungsgrad	Befund	Einschätzung	Therapieempfehlung
Code 0	– das schwarze Band der Sonde bleibt vollständig sichtbar, Sondierungstiefe (ST) kleiner als 3,5 mm – kein Zahnstein und keine defekten Restaurationsränder – keine Blutung	gesundes Parodontium	keine Therapie notwendig, präventive Betreuung
Code 1	– das schwarze Band der Sonde bleibt vollständig sichtbar, ST kleiner als 3,5 mm – kein Zahnstein und keine defekten Restaurationsränder – Blutung auf Sondieren	Gingivitis	Anleitung zur besseren Mundhygiene, PZR
Code 2	– das schwarze Band der Sonde bleibt vollständig sichtbar, ST kleiner als 3,5 mm – defekte Restaurationsränder – Blutung auf Sondieren	Gingivitis	Anleitung zur besseren Mundhygiene, Entfernung aller supragingivaler und gingivalen Beläge, Beseitigung plaqueretentiver Restaurationsränder
Code 3	– das schwarze Band bleibt teilweise sichtbar, ST zwischen 3,5 und 5,5 mm – defekte Restaurationsränder – Blutung auf Sondieren	Parodontitis	systematische Parodontalbehandlung, Entfernung aller supragingivalen und gingivalen Beläge, Anleitung zur besseren Mundhygiene, vollständige parodontale Befunderhebung, wenn ≥ 2 Sextanten einen Code 3 zugewiesen bekommen haben, Therapieplanung
Code 4	– das schwarze Band verschwindet vollständig in der Tasche (ST mehr als 5,5 mm) – defekte Restaurationsränder – Blutung auf Sondieren	Parodontitis	vollständige parodontale Befunderhebung als Basis der weiteren Therapieplanung

Tab. 1 Parodontaler Screening-Index. Mit einem * werden Furkationsbeteiligung, Rezessionen, Zahnbeweglichkeit gekennzeichnet

Die Untersuchungsergebnisse des PSI werden in ein Formblatt eingetragen. Ein Ausdruck des ausgefüllten Formulars wird dem Patienten zur Information ausgehändigt. Der Behandler bespricht die Untersuchungsergebnisse mit dem Patienten. Abhängig vom Befund empfiehlt er eine systematische Parodontalbehandlung.

3.2 Parodontale Behandlungsstrecke zur systematischen Behandlung von Parodontalerkrankungen

Im Jahr 2021 ist eine neue Richtlinie zur systematischen Behandlung von Parodontalerkrankungen in Kraft getreten. Sie entspricht aktuellen wissenschaftlichen Erkenntnissen. Dadurch ist eine neue Behandlungsstrecke notwendig geworden →Abb. 1.

3.2.1 Anamnese, Befunderhebung, Diagnose

Bevor eine systematische Parodontalbehandlung bei der Krankenkasse beantragt wird, werden eine Anamnese und Befunde erhoben und es wird eine Diagnose gestellt. Es muss ein Röntgenbefund vorliegen, der nicht älter als 12 Monate sein darf und aus dem der Knochenabbau zu erkennen ist. Alle Angaben werden in ein Formblatt, den Parodontalstatus, eingetragen. Dieser besteht aus zwei Blättern. Er wird in der Praxissoftware eingegeben. Danach wird er an die gesetzliche Krankenkasse geschickt mit der Bitte um Kostenübernahme.

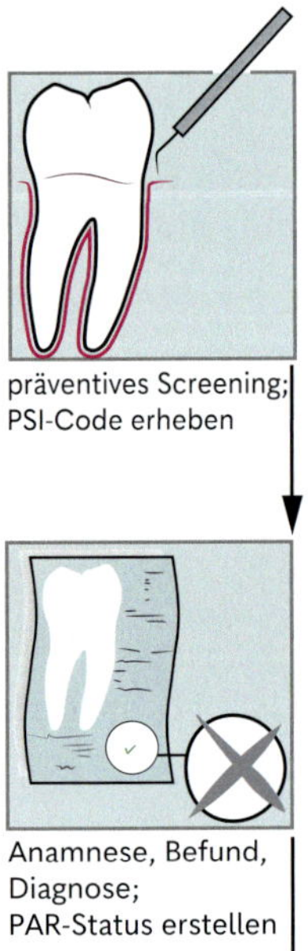

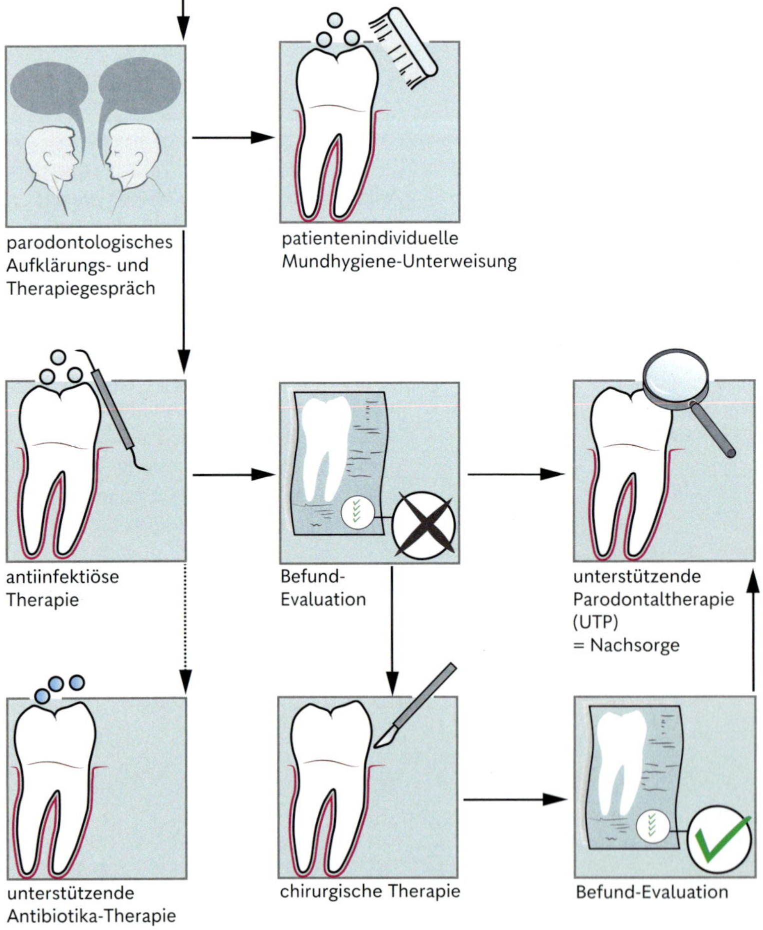

Abb. 1 Behandlungsstrecke

Parodontalstatus, Blatt 1

Blatt 1 wird mit den Stammdaten des Patienten von der Gesundheitskarte bedruckt. Es werden die allgemeine und die parodontitisspezifische Anamnese erfasst. Ebenso erfasst werden die Diagnose, das Stadium und das Ausmaß der Erkrankung.

Im Feld **Allgemeine und parodontitisspezifische Anamnese** werden die Risikofaktoren für Parodontitis erfasst:
- Systemische Erkrankungen wie z. B. Diabetes mellitus, Herzerkrankungen, Einnahme bestimmter Medikamente
- Angaben zum Tabakkonsum (< 10 Zigaretten/Tag, ≥ 10 Zigaretten/Tag)
- Sondierungstiefe von 4 mm oder mehr

Im Feld **Spezielle Vorgeschichte** wird eine frühere PAR-Behandlung erfasst. Anzugeben ist das Jahr, in dem die Therapie stattgefunden hat.

Im Abschnitt **Diagnose** ist anzukreuzen, ob eine allgemeine Parodontitis, eine Parodontitis im Zusammenhang systemischer Erkrankungen vorliegt oder andere das Parodont bestreffende Zustände, z. B. gingivale Vergrößerungen.

Um ein genaueres, patientenindividuelles Bild der Parodontitis zu erhalten, wird eine Einteilung in ein Staging- und Gradingsystem vorgenommen.
Das **Stadium** bzw. das **Staging** gibt den **Schweregrad** der parodontalen Erkrankung wieder. Es gibt vier Stadien; der Patient wird durch das höchste Stadium charakterisiert:
- Stadium I: beginnende Parodontitis
- Stadium II: moderate Parodontitis, Parodontaltaschen bis zu 5 mm
- Stadium III: fortgeschrittene Parodontitis, Furkationsbeteiligung
- Stadium IV: schwere komplexe Parodontitis mit der Gefahr des Verlustes der gesamten Bezahnung

Die Unterscheidung von Stadium III zu IV erfolgt durch die Anzahl der durch Parodontitis verloren gegangenen Zähne, einer Auffächerung der Zähne, Zahnwanderung, ausgeprägte Kammdefekte, Verlust der Bisshöhe usw.

		Stadium I	Stadium II	Stadium III	Stadium IV
Schweregrad	interdental wird der Attachmentverlust an der höchsten Verluststelle gemessen	1–2 mm	3–4 mm	≥ 5 mm	≥ 5 mm
	Knochenabbau im Röntgenbild	< 15 %	15–33 %	> 33 %	
	Zahnverlust aufgrund von Parodontitis	kein Zahnverlust	kein Zahnverlust	≤ 4 Zähne	≥ 5 Zähne
Komplexität	lokal	– Sondierungstiefe 3–4 mm – vorwiegend horizontaler Knochenabbau	– Sondierungstiefe 4–5 mm – vorwiegend horizontaler Knochenabbau	**Zusätzlich zu Stadium II:** – Sondierungstiefe ≥ 6 mm – vertikaler Knochenabbau ≥ 3 mm – Furkationsbeteiligung Grad II oder III	**Zusätzlich zu Stadium III:** komplexe Rehabilitation erforderlich aufgrund von: – gestörter Kaufunktion – sekundärem okklusalen Trauma (Zahnbeweglichkeit ≥ Grad 2) – Zahnwanderung – ausgeprägtem Kammdefekt – < 20 Restzähnen (10 okkludierende Paare)
Ausmaß & Verteilung	wird zur genaueren Beschreibung des Staging verwendet	– lokalisiert < 30 % der Zähne betroffen – generalisiert an Molaren und Schneidezähnen			

Abb. 1 Staging

Auch wenn der Patient erfolgreich behandelt wurde, geht die Einstufung nicht zurück zu einer niedrigeren Stufe, da der Attachmentverlust **nur gestoppt**, aber nicht rückgängig gemacht werden kann. Wenn die Parodontitis z. B. zu Beginn der Behandlung in Stadium II eingestuft wurde, kann sie niemals wieder zum Stadium I zurück.

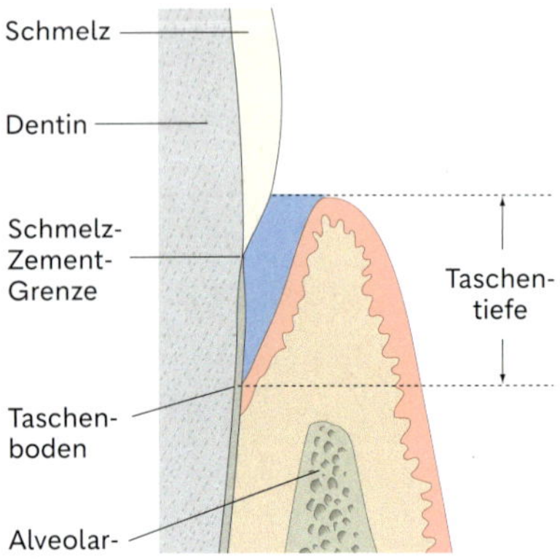

Abb. 1 Messung der Taschentiefe

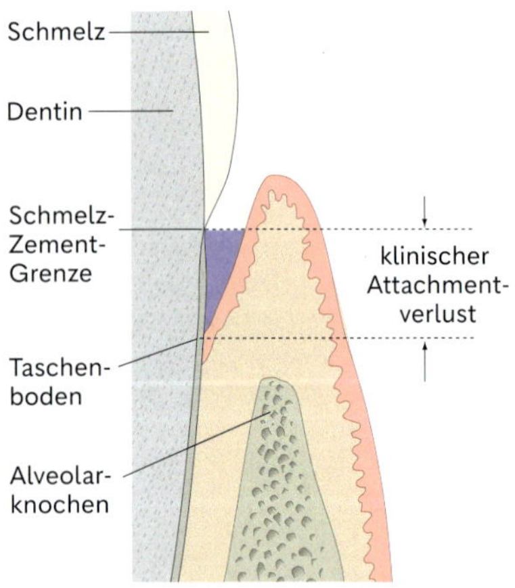

Abb. 2 Klinischer Attachmentverlust (CAL)

Auf dem PAR-Status werden folgende Angaben gemacht:

- Angaben zum Knochenabbau anhand von Röntgenbildern in % oder zum sondierbaren interdentalen Attachmentverlust in mm →Abb. 1, 2. Es werden nur ganze Zahlen angegeben, auf- oder abgerundet auf den näher liegenden Wert.
- Angaben zum Zahnverlust aufgrund von Parodontitis
- Angaben zu erschwerenden Faktoren wie horizontaler oder vertikaler Knochenabbau, zu Fehlfunktionen des Kausystems

Wichtig für die Einschätzung der Schwere der Erkrankung ist der Punkt **Ausmaß/Verteilung** des höchsten Stadiums an den Zähnen:

- Lokalisiert (nur an bestimmten Stellen): < 30 % der Zähne sind betroffen.
- Generalisiert (über das ganze Gebiss verteilt): 30 % oder mehr Zähne sind betroffen.
- Molaren-Inzisiven-Muster (symmetrische Verteilung der Parodontitis an den Molaren und/oder den Schneidezähnen)

Der **Grad** bzw. das **Grading** gibt die **Geschwindigkeit** wieder, mit der die parodontale Erkrankung fortschreitet. Es gibt drei Grade, die das Risiko für eine Progression (ein Fortschreiten) der parodontalen Erkrankung wiedergeben:

- Grad A: niedriges Risiko
- Grad B: mittleres Risiko
- Grad C: hohes Risiko

Folgende Faktoren sind wichtig für die Einteilung in einen Grad:

- Der **Knochenabbauindex** des am stärksten betroffenen Zahnes wird angegeben. Er wird folgendermaßen ermittelt: Die Länge des Knochenabbaus (KA) in mm wird ins Verhältnis zur Wurzellänge gesetzt. Dadurch erhält man einen Wert in % für den Knochenverlust. Dieser Wert wird durch das Alter des Patienten geteilt (KA%/Alter)
- Es werden genaue Angaben zum **Diabetes mellitus** gemacht: Ist der Patient Diabetiker? Welchen HbA_{1c}-Wert hat er? Ein HbA_{1c}-Wert von unter 7 % gilt als mittleres Risiko, ein Wert über 7 % als ein hohes Risiko.
- Das **Rauchverhalten** eines Patienten ist ein wichtiger Faktor: Angegeben wird, ob er Nichtraucher ist, Raucher mit weniger als 10 Zigaretten pro Tag (mittleres Risiko) oder mit 10 und mehr Zigaretten pro Tag (hohes Risiko).

			Grad A: langsame Progressionsrate	Grad B: moderate Progressionsrate	Grad C: rasche Progressionsrate
Primäre Kriterien	eindeutiges Fortschreiten der Parodontitis	röntgenologischer Knochenabbau oder klinischer Attachmentverlust	kein Verlust	<2 mm über 5 Jahre	≥2 mm über 5 Jahre
	kein eindeutiges Fortschreiten	KA (%)/Alter	<0,25	0,25–1,0	>1,0
		Phänotyp (Erscheinungsbild)	– erheblicher Biofilm mit geringer parodontaler Destruktion	– Zerstörung proportional zum Biotyp	– Zerstörung unproportional zu Biotyp – Episoden rapider Zerstörung – früher Erkrankungsbeginn (z. B. Molaren-Inzisivi-Muster oder behandlungsresistente Erkrankung)
Modifikatoren	Risikofaktoren	Rauchen	Nichtraucher	Raucher <10 Zig./Tag	Raucher ≥10 Zigaretten/Tag
		Diabetes	kein Diabetiker	HbA1c <7,0 % bei Patienten mit Diabetes	HbA1c ≥7,0 % bei Patienten mit Diabetes

Abb. 1 Grading

Die Einstufung in einen der Grade kann sich verbessern. Wenn ein Patient erfolgreich behandelt wurde und gut mitarbeitet, dann kann aus einem Grad B oder C ein Grad A werden.

Die Praxissoftware errechnet nach der Eingabe der Werte in den Parodontalstatus die Einstufung des Stadiums und des Grades. Von dieser Einstufung hängt es ab, wie die Häufigkeit der Unterstützenden Parodontitistherapie (UPT) in den nächsten zwei Jahren sein sollte.

Unterstützende Parodontitistherapie →S. 329

Parodontalstatus, Blatt 2

Auf der zweiten Seite des Parodontalstatus werden die Ergebnisse der klinischen Befunde eingetragen:

- Gemessene **Sondierungstiefe** (ST) in mm (ganze Zahlen, auf- oder abgerundet auf den näher liegenden Wert) an **mind. zwei Stellen pro Zahn**. Max. sechs Messstellen stehen zur Verfügung
- Eine **Sondierungsblutung** wird mit einem * hinter der angegebenen Sondierungstiefe kenntlich gemacht.
- Der Grad der **Zahnlockerung** wird in das zentrale Feld der Zahnkrone eingetragen:
  - Grad 0 = normale Zahnbeweglichkeit
  - Grad I = gering horizontal
  - Grad II = moderat horizontal
  - Grad III = ausgeprägt horizontal und auch in vertikaler Richtung
- Für die Eingabe des **Furkationsbefalls** (FB) ist oberhalb und unterhalb des Zahnschemas eine Zeile eingefügt, hier wird der höchste Grad des Furkationsbefalls eingetragen:
  - Grad 0 = keine Furkationsbeteiligung sondierbar
  - Grad I = bis zu 3 mm in horizontaler Richtung sondierbar
  - Grad II = mehr als 3 mm in horizontaler Richtung sondierbar
  - Grad III = durchgängig sondierbar

- **Fehlende** Zähne sind durchzukreuzen.
- **Nicht erhaltungswürdige** Zähne sind mit drei oder vier horizontalen Linien durchzustreichen.
- Oberhalb und unterhalb des Zahnschemas befindet sich die Zeile „AIT“ (Antiinfektiöse Therapie, geschlossenes Vorgehen). Jeder Zahn, der eine Sondierungstiefe von ≥ 4 mm an mindestens einer Messstelle hat, wird in dieser Zeile angekreuzt. Er muss behandelt werden.
- In der Zeile „Bemerkungen“ unterhalb des Zahnschemas kann eingetragen werden, wenn der Patient privat behandelt werden möchte. Dies könnte der Fall sein, wenn die Richtlinien nicht erfüllt werden und die gesetzliche Krankenkasse die Kosten nicht übernimmt.
- Im Bereich **„Geplante Leistungen“** ist die Anzahl der AITa und AITb einzutragen und die Häufigkeit der UPT.
- Die Frequenz der UPT innerhalb von zwei Jahren richtet sich nach dem Grad:
  - Grad A: 2 x im Zeitraum von 2 Jahren
  - Grad B: 4 x im Zeitraum von 2 Jahren
  - Grad C: 6 x im Zeitraum von 2 Jahren
- Der PAR-Status wird mit Datum, Unterschrift und Stempel versehen und **digital** an die Gesetzliche Krankenkasse geschickt.
- Die Krankenkasse kann vor der **Genehmigung** einen Gutachter beauftragen.

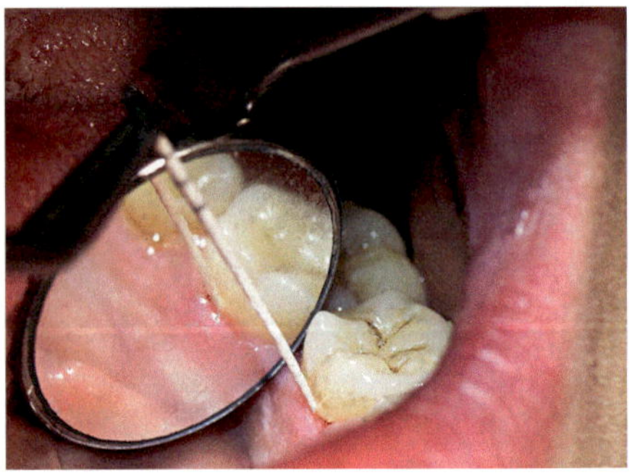

Abb. 1 Entnahme von Sekret mit einer sterilen Papierspitze für eine mikrobiologische Untersuchung

Mikrobiologische Untersuchungen, also die Bestimmung von Bakterienstämmen, sind bei schweren Formen einer Parodontitis möglich →Abb. 1. Es wird eine Markerkeim-Analyse durchgeführt. Das heißt, der Keim wird bestimmt, der für die Erkrankung bei diesem Patienten verantwortlich ist. Ein Antibiotikum kann gezielt eingesetzt werden. Von den gesetzlichen Krankenkassen wird diese Untersuchung als nicht notwendig angesehen, daher auch nicht bezahlt. Es handelt sich um eine Privatleistung.

3.2.2 Parodontologisches Aufklärungs- und Therapiegespräch (ATG)

Wenn der PAR-Status genehmigt vorliegt, kann die parodontale systematische Behandlung beginnen.

Mit dem Aufklärungs- und Therapiegespräch (ATG) wurde die Möglichkeit geschaffen, mit dem Patienten zu sprechen („sprechende Zahnmedizin“). Die folgenden Themen sollten besprochen werden:

- Aufklärung des Patienten über den Befund, die Diagnose und die Gründe seiner Erkrankung
- Es werden Vor- und Nachteile der Behandlung besprochen, alternative Therapien werden erörtert, auch eine Nichtbehandlung.
- Der Patient und der Behandler treffen gemeinsam eine Entscheidung.
- Der Patient wird über gesundheitsbewusstes Verhalten zur Reduktion von Risikofaktoren aufgeklärt, z. B. Rat zur Einstellung des Rauchens.
- Er wird über eine mögliche Wechselwirkung der Parodontitis mit anderen Erkrankungen informiert.
- Nach der Aufklärung stimmt der Patient dem Behandlungsplan zu.

3.2.3 Patientenindividuelle Mundhygieneunterweisung (MHU)

Zur Sicherung des Erfolgs einer parodontalen Behandlung wie der Antiinfektiösen Therapie (AIT) wird der Patient über eine gute Mundhygiene aufgeklärt. Zunächst einmal wird betrachtet, wie die Zahnputzgewohnheiten des Patienten sind und ob er den Grund seiner parodontalen Erkrankung kennt.
Folgende Maßnahmen werden ergriffen:
- Bestimmung des Entzündungszustandes der Gingiva anhand eines Entzündungsindex, z. B. Sulkus-Blutungs-Index (SBI)
- Anfärben der Plaque, um auf kritische Stellen aufmerksam zu machen
- Individuelle Mundhygiene-Instruktionen werden besprochen.
- praktische Anleitung und Empfehlung geeigneter Hilfsmittel
- Es werden langfristige Ziele bezüglich der Mundhygiene erarbeitet.

3.2.4 Antiinfektiöse Therapie (AIT, geschlossene Therapie)

Mit der AIT, einer geschlossenen Kürettage, möchte man Entzündungen des Parodontiums beseitigen. Es sollte keine Blutung auf Sondieren mehr auftreten (bleeding on probing, BOP) und die Sondierungstiefen sollten zurückgehen.
Alle supragingivalen und klinisch erreichbaren subgingivalen weichen und harten Beläge wie Biofilm und Konkremente werden entfernt. Diese Behandlung sollte innerhalb von vier Wochen abgeschlossen sein.
Nur bei schweren Formen der Parodontitis mit schnellem Attachmentverlust ist eine unterstützende systemisch wirkende Antibiotikatherapie angezeigt. Sie sollte im zeitlichen Zusammenhang mit der AIT erfolgen. Eine lokale Antibiotikatherapie kann in Form von PerioChips® erfolgen. Diese werden in die Zahnfleischtasche eingebracht.

Vorgehensweise bei der AIT

Die Gingiva wird nicht aufgeklappt, sondern Küretten werden vorsichtig in die Zahnfleischtasche mit **4 mm oder mehr Sondierungstiefe** eingeführt. Unter Lokalanästhesie wird ohne Sicht auf den Arbeitsbereich kürettiert. Ein Laser und Ultraschallgeräte können zum Einsatz kommen. Ohne Sicht zu säubern erfordert Erfahrung.
Eine glatte Wurzeloberfläche erschwert die Anhaftung von Belägen und Bakterien. Daher werden die Zahn- und Wurzeloberflächen vollständig von weichen Belägen, Zahnstein und Konkrementen gereinigt. Dies nennt man **Scaling**. Anschließend wird die Wurzeloberfläche geglättet (**Root Planing**) →Abb. 1a.
Eventuell ist eine Weichgewebskürettage des entzündeten Taschengewebes notwendig, da dieses Gewebe nicht mehr gesund anwächst →Abb. 1b.
Da bei der Kürettage Gewebe verloren geht, kann es zu freiliegenden Zahnhälsen und Wurzeloberflächen kommen.

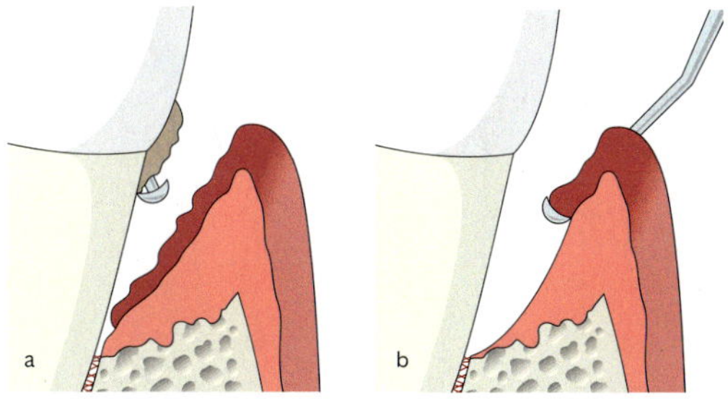

Abb. 1 Geschlossene Therapie. a) Scaling und Root Planing; b) Entfernung von entzündetem Taschengewebe (Weichgewebskürettage)

Merke
Antiinfektiöse Therapie (geschlossene Therapie)
- Scaling = Entfernung aller Beläge
- Root Planing = Entfernen von infiziertem Wurzelzement, Glätten der Wurzeloberflächen
- Weichgewebskürettage = Entfernung von entzündetem Taschengewebe

3.2.5 Befundevaluation (BEV)

Drei bis sechs Monaten nach Beendigung der AIT ist das behandelte Gewebe geheilt. Jetzt kann eine Bewertung/Beurteilung der durchgeführten Maßnahmen erfolgen. Die Befundevaluation wird dokumentiert:
- Sondierungstiefen und Sondierungsblutung an min. zwei Stellen pro Zahn
- Zahnlockerung Grad 0–III
- Furkationsbefall Grad 0–III
- Röntgenbefund, Knochenabbau KA (%)/Alter

Es erfolgt ein Vergleich mit den Befunddaten des Parodontalstatus. Das weitere Vorgehen wird geplant und mit dem Patienten gemeinsam besprochen.

3.2.6 Chirurgische Parodontaltherapie (CPT, offenes Vorgehen)

Liegen bei der Befundevaluation noch Taschen mit einer Sondierungstiefe von ≥ 6 mm vor, so besteht die Möglichkeit, an diesen Zähnen eine offene Behandlung durchzuführen. Man nennt dies eine chirurgische Parodontaltherapie (CPT). Die Entscheidung darüber bespricht der Behandler mit dem Patienten. Der Patient muss diesem chirurgischen Eingriff nach Abwägung aller Risiken einwilligen.
Aus ästhetischen Gründen sollte an den Frontzähnen möglichst keine offene Therapie gemacht werden.
Die Durchführung einer CPT muss der Krankenkasse mitgeteilt werden.
Eine erneute Befundevaluation erfolgt 3-6 Monaten nach Beendigung der chirurgischen Therapie. Die BEV wird wieder mit dem Patienten besprochen.

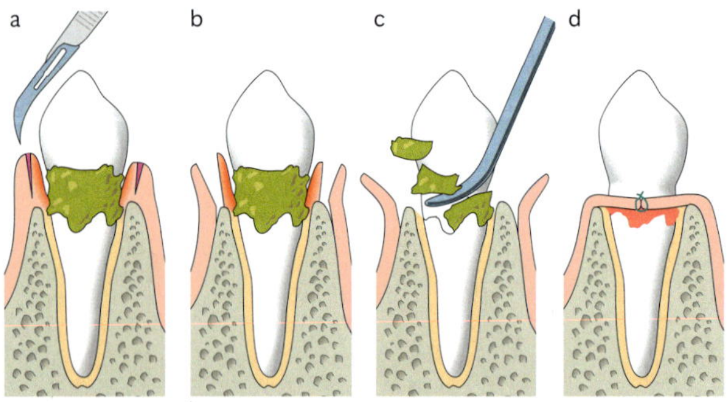

Abb. 1 Offenes Vorgehen. Nach einem Schnitt wird ein Mukoperiostlappen abgeklappt. Dann erfolgt die Kürettage unter Sicht und schließlich der Verschluss durch eine Naht.

Vorgehensweise bei der CPT

Mit dem Skalpell und dem Raspatorium wird ein **Mukoperiostlappen** gebildet, um unter direkter Sicht die entzündeten Stellen und Wurzeloberflächen reinigen und glätten zu können →Abb. 1. Es kann sinnvoll sein, regenerationsfördernde Medikamente, Schmelz-Matrix-Proteine (z. B. Emdogain®), auf die Wurzeloberfläche aufzutragen.
Wenn unregelmäßig konturierte (geformte) Knochentaschen bestehen, so kann mit einer Knochenfräse eine **Begradigung am Alveolarknochen** vorgenommen werden.
Man ist bemüht, den Rückgang der Gingiva aus ästhetischen und aus sensorischen Gründen so gering wie möglich zu halten.
Zum Abschluss der Behandlung wird der Mukoperiostlappen wieder angenäht, eventuell wird ein **Zahnfleischverband** angelegt, z. B. Reso-Pac®.
Stark gelockerte Zähne können nach einer parodontalchirurgischen Behandlung vorübergehend durch eine **Schiene** ruhiggestellt werden. Durch die Schienung werden die Kaukräfte auf alle Zähne verteilt.

Merke
chirurgische Parodontaltherapie (CPT)
- Bildung eines Mukoperiostlappens
- Deep Scaling: Entfernung aller Beläge auf der Wurzeloberfläche
- Root Planing: Entfernen von infiziertem Wurzelzement, Glätten der Wurzeloberfläche
- Weichgewebskürettage: Entfernung von entzündetem Taschengewebe
- ggf. Begradigung des Alveolarknochens
- Naht, evtl. Zahnfleischverband

3.2.7 Unterstützende Parodontitistherapie (UPT)

Im Rahmen der neuen Parodontalbehandlung hat die UPT einen hohen Stellenwert. Sie dient der Nachsorge und der Sicherung der Ergebnisse nach der AIT und ggf. der CPT. Die neu erworbene, gute Mundhygiene soll beibehalten werden, der Patient wird remotiviert. Erneut auftretende Entzündungen der Parodontien können früh erkannt und behandelt werden.
Drei bis sechs Monate nach Abschluss der AIT bzw. CPT wird mit den UPT-Leistungen für einen Zeitraum von zwei Jahren begonnen.

Die folgenden UPT-Leistungen werden erbracht:
- Mundhygienekontrolle
- Mundhygieneunterweisung
- Die vollständige supragingivale und gingivale Reinigung aller Zähne von Belägen und Biofilm
- Messung von Sondierungstiefen und Sondierungsblutung
- Bei Sondierungstiefen von ≥ 4 mm mit Sondierungsbluten sowie an Stellen mit einer Sondierungstiefe von ≥ 5 mm werden subgingival die Beläge an den betroffenen Zähnen entfernt
- Untersuchung des Parodontalzustands, es wird dokumentiert:
  - Sondierungstiefen und Sondierungsblutung an mind. zwei Stellen pro Zahn
  - Zahnlockerung (Grad 0–III)
  - Furkationsbefall (Grad 0–III)
  - Knochenabbau (%/Alter)

Diese Befunde werden mit den vorangegangenen Befunden verglichen. Dem Patienten werden die Ergebnisse erläutert und weitere Maßnahmen werden besprochen.
Die oben genannten Maßnahmen werden für einen Zeitraum von zwei Jahren erbracht. Die Frequenz (Häufigkeit) hängt vom festgestellten Grad der PAR-Erkrankung ab →Abb. 1, S. 330:
- Grad A: bis zu 2x im Zeitraum von 2 Jahren, Mindestabstand von 10 Monaten zur zuletzt erbrachten UPT-Leistung
- Grad B: bis zu 4x im Zeitraum von 2 Jahren, Mindestabstand von 5 Monaten zur zuletzt erbrachten UPT-Leistung
- Grad C: bis zu 6x im Zeitraum von 2 Jahren, Mindestabstand von 3 Monaten zur zuletzt erbrachten UPT-Leistung

Eine Verlängerung der UPT über die zwei Jahre hinaus ist bei entsprechender Indikation möglich. Eine Genehmigung der Krankenkasse ist vorher einzuholen. Die Verlängerung darf in der Regel nicht länger als sechs Monate sein. Es gelten die gleichen Mindestabstände.

Zeitstrahl nach abgeschlossener AIT oder CPT:
nach 3–6 Monaten erfolgt eine BEV. Zeitgleich/zeitnah auch die erste UPT.

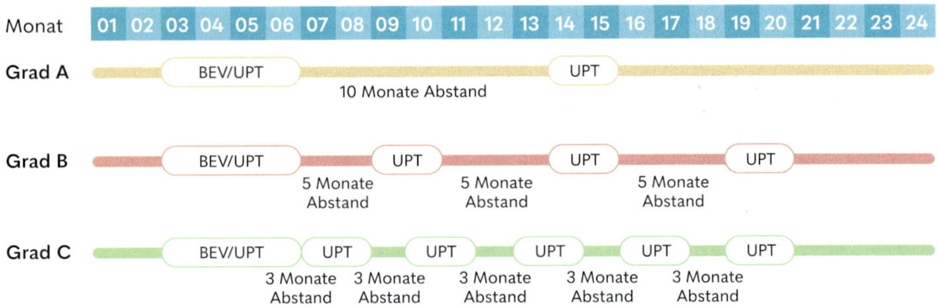

Abb. 1 Frequenz der UPT abhängig vom festgestellten Grad (BEV = Befundevaluation)

3.2.8 Regenerative Parodontitistherapie

Die parodontale Therapie, die den Richtlinien der gesetzlichen Krankenkassen entspricht, hat das Ziel, einen entzündungsfreien Zustand des Parodontiums herzustellen. Es werden aber keine Maßnahmen ergriffen, die eine Neubildung von Zahnfleisch, Wurzelzement, Wurzelhaut und Alveolarknochen ermöglichen. Eine Heilung ist möglich, aber keine **Regeneration** der verloren gegangenen Strukturen des Zahnhalteapparates.

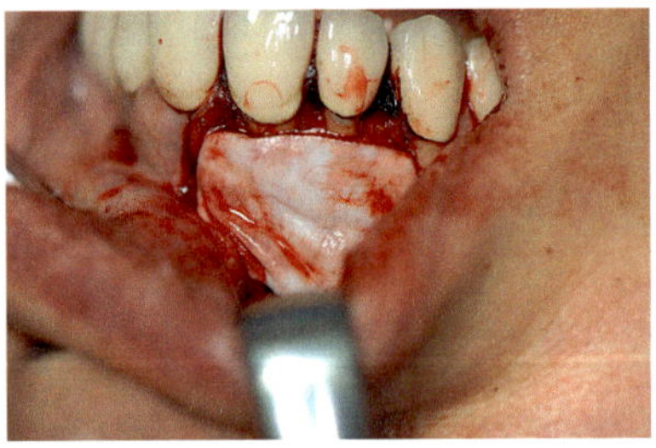

Abb. 2 Resorbierbare Membran

Folgende Maßnahmen dienen der Regeneration:
- Einbringen von Knochenersatzmaterial in tiefe, vertikale Knochentaschen
- Einbringen von Membranen, um das Gewebewachstum zu steuern (Gesteuerte Geweberegeneration = GTR)
- Auftragen von Schmelz-Matrix-Proteinen (SMP) auf die Wurzeloberfläche

Bei tiefen, vertikalen Knochentaschen sollte ein **Knochenaufbau** erfolgen. Dazu wird künstliches Knochenersatzmaterial oder eigener Knochen aus unbezahnten Kieferabschnitten oder Knochen von Rindern eingebracht. Dieser Knochenbrei kann mit dem Blut des Patienten vermischt werden, was eine bessere Knochenregeneration und Bildung von neuem parodontalem Gewebe zur Folge hat. Das Ganze wird mit einer resorbierbaren Membran fixiert →Abb. 2.

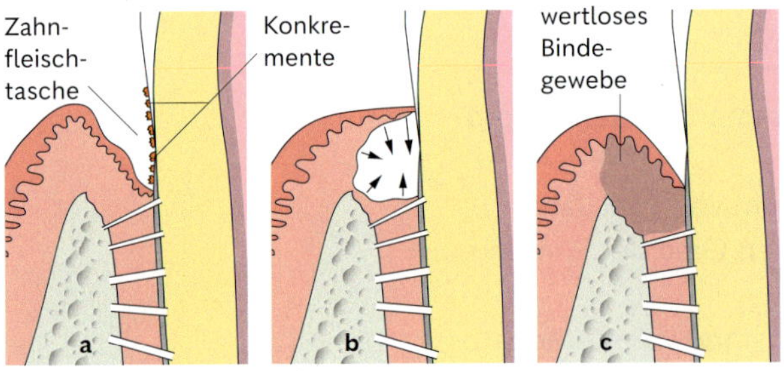

Abb. 3 Heilungsverlauf bei herkömmlicher Parodontitistherapie: a) vor Therapie; b) Sharpey-Fasern und Alveolarknochen wachsen langsamer als das Zahnfleischgewebe; c) die ehemalige Tasche ist mit Zahnfleischgewebe ausgefüllt.

Bei einer herkömmlichen Parodontitistherapie kommt es nicht zu einer Regeneration des zerstörten Zahnhalteapparates →Abb. 3. Denn die Zellen des Zahnfleischgewebes wachsen schneller als die Zellen des Desmodonts und des Knochens. Dadurch entsteht keine neue Anheftung am Wurzelzement, die Sharpey-Fasern werden vom nach unten wachsenden Zahnfleischgewebe verdrängt. Daher ist die Regeneration nur bedingt möglich, d. h., der ursprüngliche Zustand eines gesunden Attachments wird nicht mehr erreicht.

Aus diesem Grund wurde ein Verfahren der **gesteuerten Geweberegeneration** (Guided Tissue Regeneration, GTR) entwickelt. Hierbei wird bei einer chirurgischen Parodontaltherapie (CPT) Knochenersatzmaterial in die Knochentasche eingebracht, eine Membran manschettenartig darübergelegt und mit dem Mukoperiostlappen verschlossen. Die Membran bewirkt, dass die Zellen des Zahnfleischgewebes zurückgehalten werden →Abb. 1a. So werden sie an einem „Tiefenwachstum" gehindert, denn sie können vom Zahnhals her nur bis zur Membran vordringen. Auf diese Weise haben die desmodontalen Zellen Zeit, die Wurzeloberfläche neu zu besiedeln. Die Knochentasche füllt sich mit neuem Knochen auf, die Sharpey-Fasern bilden sich neu →Abb. 1b.

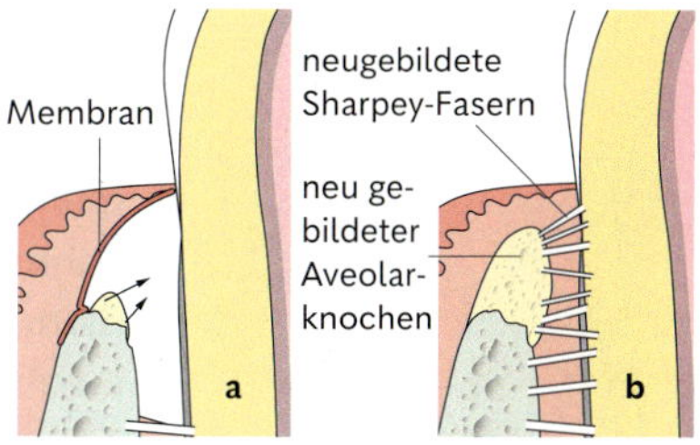

Abb. 1 Gesteuerte Geweberegeneration: a) die Membran hält das Zahnfleischgewebe zurück; b) Knochen und Sharpey-Fasern bilden sich neu.

Auch hier können die Membranen aus resorbierbarem Material bestehen. Der Patient darf in den nächsten vier bis sechs Wochen im Wundgebiet nur sehr vorsichtig mit einer weichen Zahnbürste putzen.

Eine weitere Möglichkeit der regenerativen Parodontitistherapie ist die Anwendung von **Schmelz-Matrix-Proteinen** (SMP, z. B. Emdogain®). SMP werden aus den Zahnanlagen von Schweinen gewonnen. Sie werden nach der Reinigung auf die Wurzeloberfläche aufgetragen. Untersuchungen haben gezeigt, dass als Folge davon neues Wurzelzement, neue Fasern und neuer Alveolarknochen gebildet werden. Somit ist die Bildung von neuem Attachment möglich.

3.2.9 Weitere parodontalchirurgische Verfahren

Furkationsbehandlung

Ist bei einem Zahn die Furkation befallen, so entsteht in diesem Bereich eine Nische, die für den Patienten sehr schwierig oder gar nicht zu reinigen ist. Je nach Grad des Furkationsbefalls gibt es verschiedene Behandlungsmöglichkeiten.
Eine Methode, die bei den unteren Molaren angewendet wird, ist die **Tunnelierung**. Die Furkation wird mit einem Diamantschleifer vorsichtig erweitert. Es liegt dann ein erweiterter durchgängiger Tunnel in bukkal-lingualer Richtung vor. Der Patient kann nun die Furkation mit feinen Interdentalbürstchen reinigen.
Eine andere Maßnahme ist die Prämolarisierung bzw. die Hemisektion der Molaren.

Prämolarisierung →S. 241
Hemisektion →S. 240

Gingivektomie

Durch eine Gingivektomie wird Zahnfleisch **abgetragen** →Abb. 2. Dies kann bei einer Gingivahyperplasie, die zur Entstehung von Pseudotaschen führt, erforderlich sein. Unter dem Einfluss von bestimmten Medikamenten wuchert das Zahnfleisch Richtung Zahnkrone. Es wird mit Skalpell, Gingivektomiemesser, einem Elektrotom oder auch einem Laser entfernt. So kann der Patient seine Zähne wieder besser reinigen, die Schmutznischen sind beseitigt.
Eine Gingivektomie kann auch im Rahmen einer Lappenoperation notwendig werden, wenn Taschen entstanden sind, die über der knöchernen Alveole liegen.

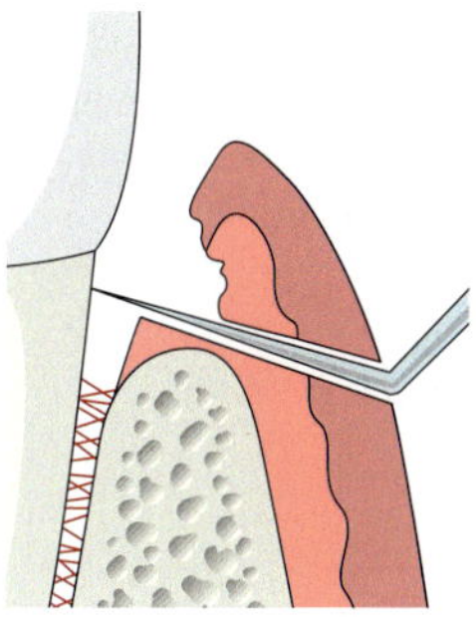
Abb. 2 Abtragen von Zahnfleisch bei der Gingivektomie

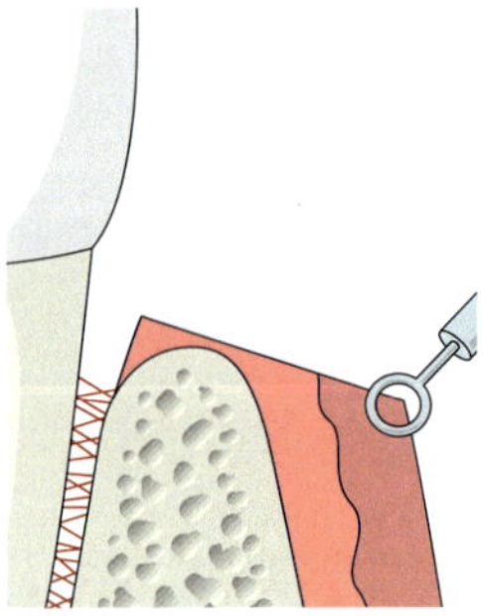

Abb. 1 Gingivoplastik

Gingivoplastik

Diese chirurgische Maßnahme wird durchgeführt, um die natürliche Form der Gingiva wiederherzustellen. Dies kann aus ästhetischen, aber auch aus Mundhygienegründen erfolgen. Bei der Gingivoplastik wie auch bei der Gingivektomie wird Zahnfleisch abgetragen. Allerdings ist die Gingivoplastik eine chirurgische Formung des Zahnfleisches, um wieder einen schönen girlandenförmigen Verlauf zu erhalten →Abb. 1.

Mukogingivalchirurgie

Mukogingivalchirurgische Maßnahmen sind Korrekturen an der Gingiva und den umgebenden Weichgeweben. Dazu zählen:

- Deckung von Rezessionen
- Verbreiterung der attached Gingiva
- Lösen von zu straffen Lippen-, Wangen- und Zungenbändchen oder Muskelfasern

Okklusion → S. 47

Den Patienten stören Rezessionen, da er einen frühzeitigen Zahnverlust befürchtet und ästhetische Nachteile hat. Aber aufgrund von Rezessionen geht kein Zahn verloren. Allerdings führen Rezessionen zu einer Überempfindlichkeit freiliegender Zahnhälse und Wurzeloberflächen.
Eine mögliche Ursache von Rezessionen ist eine falsche Putztechnik, wie etwa die „Schrubb-Technik“. Als Erstes sollte bei einem Patienten mit gingivalen Rezessionen eine Umstellung der Zahnputztechnik auf eine zahnfleischschonende Technik wie die Bass-Technik erfolgen. Auch Fehlkontakte bei Artikulation und Okklusion der betroffenen Zähne sollten behoben werden, da diese ebenfalls Ursache für Rezessionen sein können.

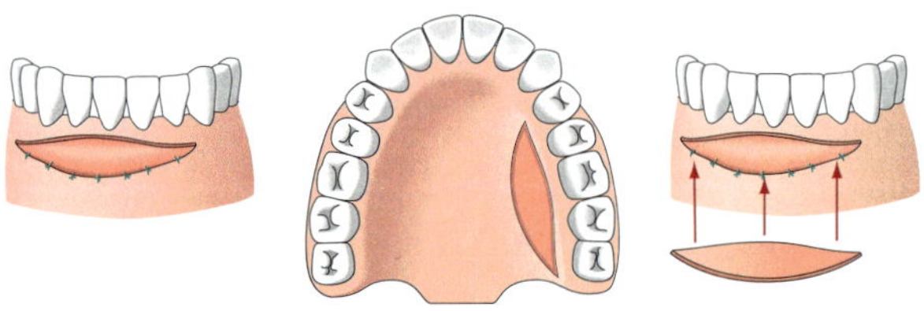

Abb. 2 Transplantation. a) nach Schnitt an der Mukogingivalgrenze: apikale Befestigung des Schleimhautlappens; b) Entnahme eines Transplantats vom Gaumen; c) Anpassen des Transplantats und anschließend Vernähen

Wird dennoch eine Zunahme der Rezessionen beobachtet, so ist ein chirurgischer Eingriff möglich. Es gibt verschiedene Verfahren zur Rezessionsdeckung oder zur Verbreiterung der attached Gingiva.
Eine Möglichkeit ist die Transplantation eines freien Schleimhautstückes, z. B. aus dem Gaumen →Abb. 2.
Eine andere Methode ist die Verschiebung von benachbartem Zahnfleisch an die Stelle der Rezession (Verschiebeplastik).

3.2.10 Medikamente in der Parodontitisbehandlung

mikrobiologischer Test → S. 387

Bei den meisten Patienten reicht die Keimreduzierung durch Spülen mit Chlorhexidin (CHX) aus. Nur bei Vorhandensein von besonders aggressiven Bakterienstämmen wie Porphyromonas gingivalis, Aggregatibacter actinomycetem-comitans, Tannerella forsythensis, Treponema denticola, Fusobacterium nucleatum empfiehlt sich der Einsatz von Antibiotika. Diese können lokal oder systemisch angewendet werden. Es ist ratsam, vor Einsatz eines Antibiotikums einen Keimtest zu machen.

In die Zahnfleischtasche lokal eingebrachte Medikamente sind:

- medikamentengetränkte Fäden
- Gelatinechips
- Gele, Salben, Pasten

Bei Anwendung von **CHX-Präparaten** muss darauf geachtet werden, dass der Patient nicht länger als notwendig damit spült. Nebenwirkungen:
- braune Verfärbungen der Zähne und der Schleimhäute
- Geschmacksstörungen
- Wundheilungsstörungen

3.2.11 Heilungsphase

Nach einem chirurgischen Eingriff kann es notwendig sein, das Wundgebiet durch einen Zahnfleischverband (z. B. Coe-Pak™, Peripac®) zu schonen →Abb. 1. Das klebrige, noch nicht ausgehärtete Verbandmaterial wird an die Zahnoberfläche und in die Approximalräume gedrückt, ohne unter den Mukoperiostlappen zu geraten. Das Material härtet aus und hält durch die unter sich gehenden Zahnbereiche. Der Verband verbleibt sieben bis zehn Tage am Wundgebiet. Meist fällt er von selber ab. Wegen der erschwerten Mundhygiene und der Bildung von bakteriellen Nischen werden Zahnfleischverbände meist nur bei freien Wundoberflächen angewendet.

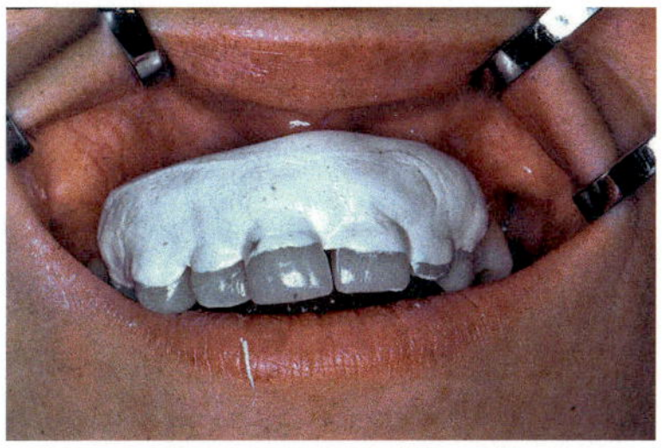
Abb. 1 Zahnfleischverband

unter sich gehende Bereiche eines Zahnes → S. 445

Da der Patient postoperativ in den operierten Bereichen seine Zähne nicht putzen kann, sollte er zweimal täglich mit einer **chlorhexidinhaltigen** Mundspülung spülen. Nach einer parodontalen Behandlung kann es notwendig sein, dass gelockerte Zähne ruhiggestellt werden müssen. Meist möchte man erreichen, dass der Patient besser kauen kann. Dies geschieht durch eine **Schienung** der Zähne:
- **Temporäre** Schienen (temporär = zeitlich begrenzt, vorübergehend) haben eine Tragedauer von einigen Tagen bis zu mehreren Wochen (abnehmbare Kunststoffschienen).
- **Semipermanente** Schienen verbleiben einige Wochen bis zu einigen Monaten an den Zähnen (Verblockung mit Kompositen, Miniplastschienen).
- **Permanente** Schienen (permanent = fortwährend, ständig) werden viele Jahre lang getragen, oft bis zum Zahnverlust (Verblockung durch Brücken, Stege, Elbrecht-Schienen, Miniplastschienen).

3.2.12 Mithilfe des ZFA bei der systematischen PAR-Behandlung

Generell sind Tätigkeiten an den ZFA delegierbar, die zu den vorbereitenden, unterstützenden, ergänzenden Tätigkeiten gehören. Dazu gehört z. B. die professionelle Zahnreinigung (PZR). Aber auch Teile der neuen Behandlungsstrecke in der Parodontitisbehandlung können an qualifiziertes Fachpersonal übertragen werden, unter Beachtung der folgenden Bestimmungen.

Der Zahnarzt muss **beim Delegieren beachten**:
- Der Mitarbeiter ist zur Erbringung der Leistung qualifiziert.
- Der Zahnarzt überzeugt sich persönlich von der Qualifikation des Mitarbeiters.
- Er ordnet die konkrete Leistung an (**Anordnung**).
- Er erteilt die fachliche Weisung (**Weisung**).
- Er überwacht und kontrolliert die Ausführung (**Aufsicht**).
- Dem Patienten ist bewusst, dass es sich um eine delegierte Leistung handelt.
- Der Zahnarzt ist für die delegierte Leistung in gleicher Weise verantwortlich und haftet für diese in gleicher Weise wie für eine persönlich erbrachte Leistung (**Verantwortung**).

Bei der PAR-Behandlung können folgende Tätigkeiten an den ZFA delegiert werden:
- Herstellung von Röntgenaufnahmen
- Entfernung von weichen und harten sowie klinisch erreichbaren subgingivalen Belägen
- Erklärung der Ursache von Karies und Parodontopathien
- Hinweise zu zahngesunder Ernährung
- Hinweise zu häuslichen Fluoridierungsmaßnahmen
- Motivation zu zweckmäßiger Mundhygiene
- Demonstration und praktische Übungen zur Mundhygiene
- Einfärben der Zähne
- Erstellen von Plaque-Indizes und von Blutungs-Indizes

Konkret bedeutet das, dass der ZFA bei der PAR-Behandlung assistiert, Eintragungen in den PAR-Status nach Ansage des Behandlers macht. Der qualifizierte Prophylaxeassistent kann selbständig folgende Tätigkeiten übernehmen:
- Hinweise zur zahngesunden Ernährung geben
- den Patienten zur Mitarbeit motivieren
- Teile der MHU übernehmen, z. B. Anfärben der Plaque, Erheben von Indizes, Mundhygieneanweisungen, praktische Anleitung zur Mundhygiene
- Teile der AIT übernehmen wie z. B. Entfernen von supragingivalen und klinisch erreichbaren subgingivalen weichen und harten Belägen mit anschließender Kontrolle durch den Zahnarzt
- Teile der UPT übernehmen, z. B. Mundhygienekontrolle, Mundhygieneunterweisung, supragingivale und gingivale Reinigung der Zähne, subgingivale Entfernung der Beläge, Messen der Sondierungstiefen, Mitwirkung bei der Erstellung und Dokumentation des klinischen Befundes
- Teile der BEV übernehmen, z. B. Messen der Sondierungstiefen, Mitwirken bei der Befunderhebung, Erstellen von Röntgenaufnahmen

Der ZFA darf auf keinen Fall
- den Patienten untersuchen,
- Diagnosen erstellen,
- den Patienten über Therapieoptionen aufklären,
- Anästhesien legen,
- chirurgische Maßnahmen wie z. B. die CPT ausführen.

3.2.13 Aufgaben des ZFA bei chirurgischen Eingriffen in der PA-Behandlung am Beispiel der chirurgischen Therapie

Exemplarisch für die Assistenz bei allen parodontalchirurgischen Eingriffen wird hier die Mithilfe des ZFA beim offenen Vorgehen aufgezeigt.

Behandlungsschritt	Instrumente/Materialien	Aufgabe ZFA
allgemeine Vorbereitung aseptische Maßnahmen	– Karteikarte, PA-Status, Röntgenbilder – Becher mit chlorhexidinhaltiger Mundspüllösung	– Bereitlegen der Materialien – Patienten spülen lassen
steriles Abdecken Anästhesie	– sterile Tücher und Handschuhe – Spiegel, Anästhetikum, Kanüle, Spritze – Trays mit den Instrumenten für die nachfolgende Behandlung	– Abdecken mit sterilen Tüchern – Anreichen der Spritze – Aufdecken der benötigten Instrumente

Beginn der OP mit Bildung des Mukoperiostlappens	– Sauger, Spiegel, Sonden, Pinzetten, Wangenhalter, Skalpellhalter, Skalpellklinge, Raspatorium	– Anreichen der Instrumente – Abhalten, Absaugen
Kürettage	– Scaler, Küretten, Ultraschallgerät, Laser, Kochsalzlösung, Spritzen mit Kanüle	– Anreichen, Abhalten, Arbeitsgebiet spülen, Absaugen – Sauger zwischendurch durchspülen, damit er nicht verstopft
evtl. Knochenbearbeitung	– Knochenfräse, chirurgisches Winkelstück, Kochsalzlösung, Spritze mit stumpfer Kanüle – evtl. Knochenfeile oder -meißel	– Anreichen, Abhalten – Spülen, Absaugen
Wundversorgung	– Nadelhalter, Nahtmaterial, Schere	– Abhalten
Rezept und Verhaltenshinweise	– vorbereitetes Rezept – Merkblatt mit Verhaltenshinweisen für den Patienten	– evtl. Hinweise zum Verhalten nach der OP erläutern – evtl. Hinweise zu Nahrungsaufnahme und zu Mundhygienemaßnahmen geben

Tab. 1 Übersicht über die Assistenz bei offenen Kürettagen

3.3 Instrumente bei der Parodontalbehandlung

Außer dem Grundinstrumentarium gibt es in der Parodontologie spezielle Instrumente.

3.3.1 Instrumente zur Befunderhebung und Diagnostik

Für die Kontrolle und Untersuchung von Taschen haben sich Sonden bewährt, die folgende Merkmale aufweisen:
- gut ablesbare, farbig gekennzeichnete Skala
- angerundetes Sondenende
- runder, schlanker Schaft mit mindestens 10–12 mm Messstrecke →Abb. 1.

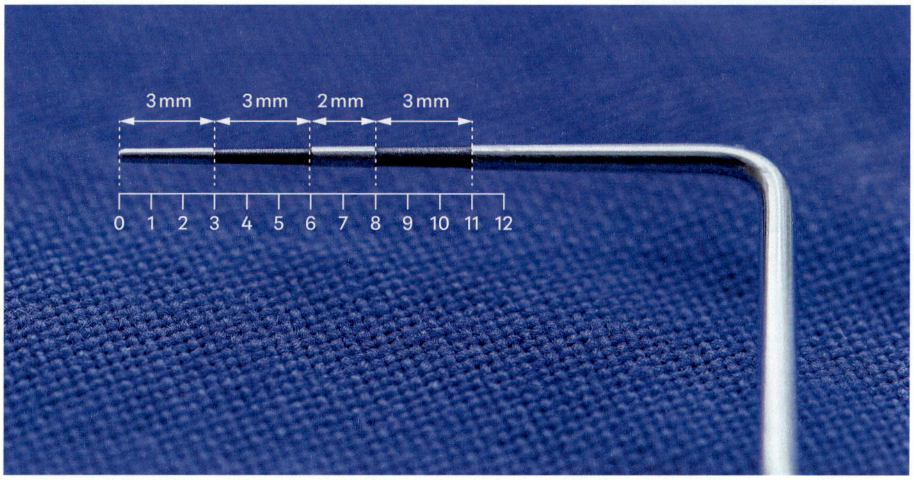

Abb. 1 PA-Sonde (Parodontometer) zum Erstellen des PAR-Status, Markierungen in 3-3-2-3-mm-Schritten

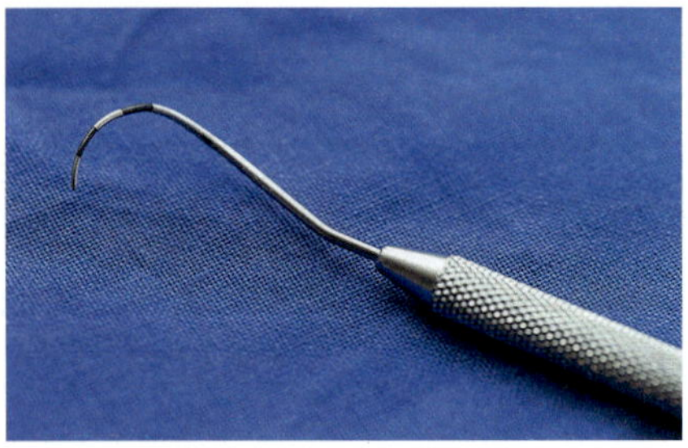

Abb. 1 Gebogene Parodontalsonde (Furkationssonde)

Neben den Handsonden gibt es auch **computerunterstützte Messsysteme** (z. B. FloridaProbe®).

Eine elektronische Messsonde misst mit einem gleichbleibenden Druck von 20 g die Taschentiefe. So erreicht man ein sehr genaues Messergebnis, das unabhängig vom Druck ist, den der Behandler ausübt.

Die erfassten Daten werden im Computer gespeichert, ausgewertet und in einem Befund zusammengetragen. Auch kann man die neuen Messergebnisse mit den älteren vergleichen. Kleinste Veränderungen werden angezeigt. So kann der Zahnarzt genau erkennen, ob eine begonnene Therapie den gewünschten Erfolg bringt.

Die Sondierung von Furkationen (Wurzelteilungsstellen) erfolgt mit einer **gebogenen Parodontalsonde** →Abb. 1.

3.3.2 Instrumente zur Belagsentfernung

professionelle Zahnreinigung →S. 378

Für das Säubern der supra- und subgingivalen Beläge werden Handinstrumente und maschinell betriebene Instrumente verwendet. Zur Politur dienen Reinigungs- und Polierpasten, die mit rotierenden Bürsten und Gummikelchen aufgetragen werden.

Handinstrumente

Handinstrumente werden immer noch sehr häufig eingesetzt. Sie ermöglichen ein Gefühl für subgingival liegende Beläge und eine Rückmeldung bei der Entfernung. Es gibt eine große Anzahl an verschieden geformten Handinstrumenten, man sollte sich aber der Einfachheit halber auf wenige Formen beschränken, die dennoch den unterschiedlichen anatomischen Gegebenheiten der Zähne gerecht werden.

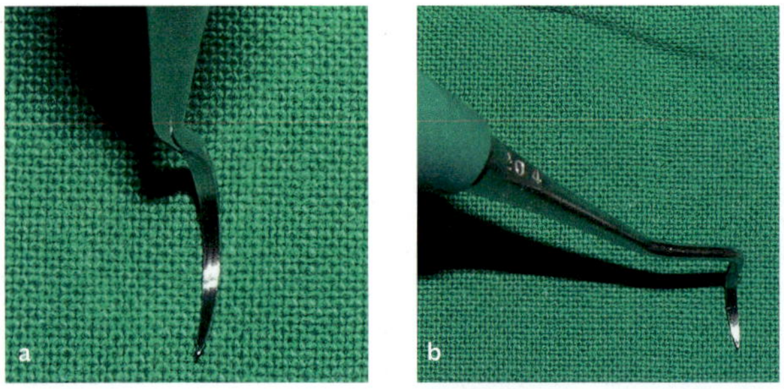

Abb. 2 Scaler. a) Frontzahnscaler; b) Seitenzahnscaler

Scaler: Zur supragingivalen Zahnreinigung werden Scaler eingesetzt →Abb. 2. Das Arbeitsende läuft spitz zu, ist sichelförmig und beidseitig geschliffen. Der Querschnitt ist dreieckig. Aufgrund seiner Spitze würde der Scaler beim subgingivalen Arbeiten die Gingiva verletzen. Es gibt auch Scaler, die haken-, meißel- oder hauenförmig gestaltet sind.

Die Schmelzoberfläche wird durch die Bearbeitung mit dem Scaler aufgeraut. Deshalb muss zum Abschluss immer eine Politur stattfinden.

Küretten: Zur subgingivalen Entfernung von Konkrementen, infiziertem Wurzelzement und entzündetem Taschenepithel werden Küretten verwendet. Sie haben eine zierliche Form mit einem abgerundeten Ende, im Querschnitt sind sie halbrund →Abb. 1. Küretten werden im Vergleich zu Scalern in noch mehr Ausführungen angeboten. Man unterscheidet zwischen Universalküretten und Spezialküretten.

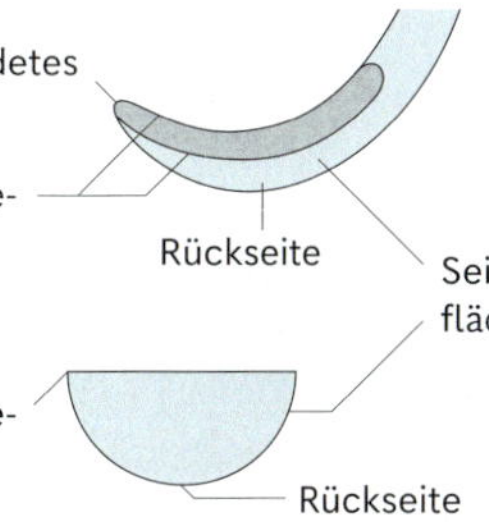

Abb. 1 Merkmale von Küretten

Universalküretten können aufgrund ihrer Form an verschiedenen Zahnflächen eingesetzt werden.

Die **Columbia-Kürette** ist ein Beispiel für eine Universalkürette →Abb. 2. Das Arbeitsende steht in einem 90°-Winkel zum Schaft. Sie ist wie der Scaler beidseitig scharf, hat also zwei Arbeitsseiten. Dies ermöglicht, dass mit der einen Seite die Wurzeloberfläche, mit der anderen Seite gleichzeitig das entzündete Taschenepithel kürettiert werden kann.
Da die Kürettenspitze abgerundet ist, kann sie den Taschenboden nicht verletzen.

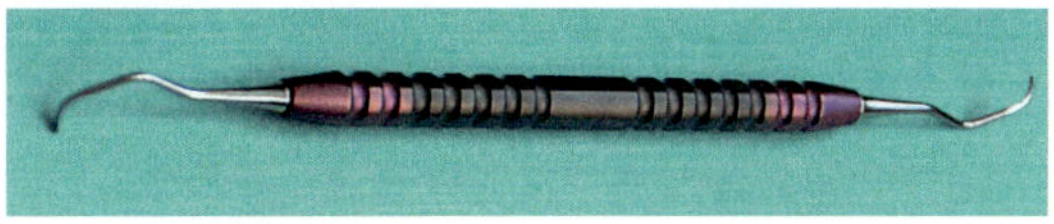

Abb. 2 Columbia-Kürette

Spezialküretten: Zu den Spezialküretten gehört die **Gracey-Kürette** →Abb. 3. Sie ist nur einseitig scharf geschliffen, sodass sie mit der stumpfen Kante die Tascheninnenseite nicht verletzen kann. Außerdem ist sie zahnflächenspezifisch gestaltet und daher effektiver beim Reinigen.
Zum Arbeiten mit Gracey-Küretten können vier bis sieben verschieden geformte Instrumente bereitgelegt werden.

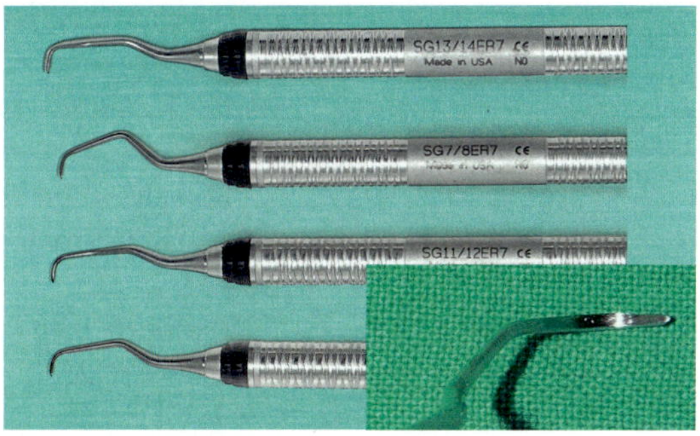

Abb. 3 Gracey-Küretten

Die Fläche des Arbeitsendes ist schräg gestellt, es entsteht ein Neigungswinkel von 60–70°. Wenn man von vorn auf die Spitze des Instrumentes schaut, so ist die nach unten abfallende Seite die Arbeitskante.

Scaler und Küretten müssen regelmäßig geschliffen werden. Dazu gibt es motorgetriebene Schleifgeräte (z. B. PerioStar®). Zum Schutz des Personals werden die Instrumente nach der Behandlung desinfiziert und sterilisiert. Danach werden sie geschliffen und zum Schutz der Patienten erneut sterilisiert.

Maschinell betriebene Instrumente

Neben den Handinstrumenten kommen häufig **Ultraschallgeräte** (z. B. Cavitron®) und **Schallgeräte** (Airscaler, z. B. Soniflex®) zur Entfernung von supra- und subgingivalen harten Belägen zum Einsatz. Bei beiden Gerätetypen wird die Arbeitsspitze des Instruments entweder durch Ultraschall oder durch Luft in sehr schnelle Schwingungen versetzt. Es gibt verschiedene Ansätze, die ähnlich geformt sind wie ein Scaler, die aber nicht geschärft sind. Durch die hochfrequenten Schwingungen pro Sekunde bilden sich Bläschen. Durch deren plötzliches Aufplatzen entsteht ein mechanischer Reinigungseffekt (Kavitation). So zerplatzen die Ablagerungen und lösen sich vom Untergrund.

Das EVA®-System ist nicht zur Belagsentfernung geeignet, sondern als Feile zur Glättung der Wurzeloberfläche. Ebenso das auf Ultraschallbasis betriebene Vector®-System.

Um eine Schädigung der Zahnsubstanz und der Gingiva oder andere Nachteile zu vermeiden, müssen folgende Punkte beachtet werden:

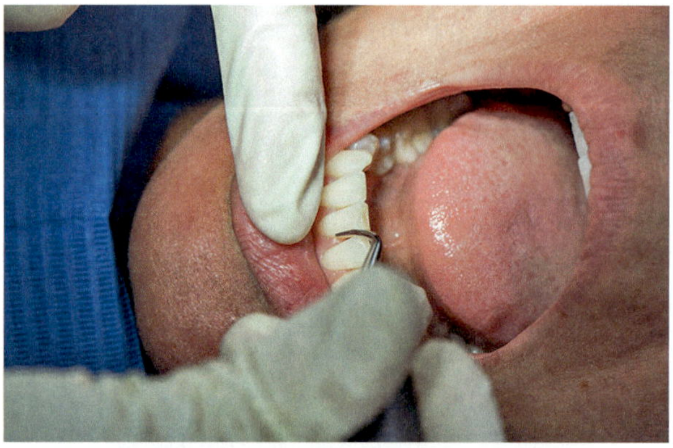

Abb. 1 Verwendung eines Ultraschallgerätes in der UK-Front

- Das Gerät darf nur mit **ausreichender Wasserkühlung** benutzt werden, da sonst durch zu große Hitze die Zahnhartsubstanz und das Weichgewebe geschädigt werden.
- Herkömmliche Geräte dürfen **nicht in tiefen Taschen** verwendet werden, da hier die notwendige Kühlung nicht möglich ist.
- Für tiefe Taschen sind sogenannte Slimline®-Arbeitsansätze erforderlich.
- Beim Arbeiten muss die Instrumentenspitze **ständig in Bewegung** gehalten werden, da sonst eine Schädigung der Zahnhartsubstanz möglich ist. Die Spitze ist nicht direkt auf den Zahn zu richten, sondern das Arbeitsende sollte **flächig** an die Zahnoberfläche gelegt werden →Abb. 1.
- Vorsichtig ist bei **verblendetem Zahnersatz** zu verfahren, da er abgesprengt werden könnte.
- Bei Patienten mit älteren **Herzschrittmachern oder mit Cochleaimplantaten („implantierten Hörgeräten“)** sollte auf den Einsatz von Ultraschall- und Schallgeräten verzichtet werden, da diese Geräte durch Ultraschall- und Schallgeräte gestört werden können.
- Wegen des entstehenden keimhaltigen **Aerosols** bei Schall- und Ultraschallanwendung sollte der Patient vor der Behandlung mit einer chlorhexidinhaltigen Mundspüllösung spülen.

Die Reinigung mithilfe maschinell betriebener Instrumente erfolgt schneller als die Reinigung mit Handinstrumenten und ist kräfteschonender.
Bei maschinell betriebenen Instrumenten kann statt Wasser als Kühlmittel eine CHX-Lösung verwendet werden. Dadurch werden nicht nur mechanisch Konkremente entfernt, sondern auch Bakterien abgetötet und deren Toxine aus den Taschen hinausgeschwemmt. Auch wird durch Ultraschallwellen der bakterielle Biofilm zerrissen (Kavitation).

Kavitation →S. 337

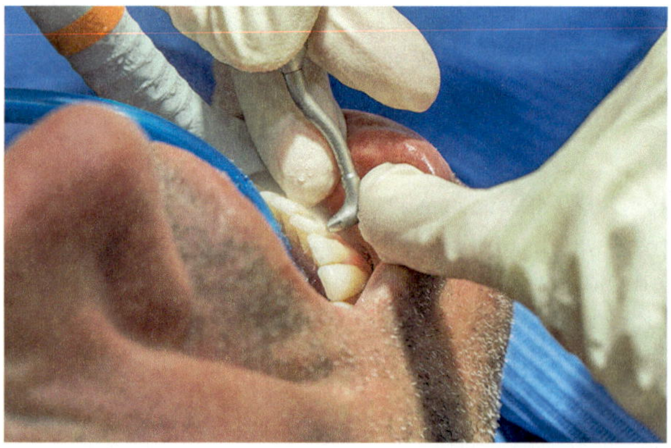

Abb. 2 Korrektes Ansetzen eines Pulverstrahlgerätes an den UK-Frontzähnen

Pulverstrahlgeräte: Für die Belagsentfernung in der UPT gibt es Pulverstrahlgeräte (Air-Polishing-Geräte), die mit glycinbasiertem oder erythritolbasiertem Pulver und CHX arbeiten. Dadurch erfolgt eine mechanische und chemische Biofilmentfernung. Dieses Gemisch ist sehr fein und nur gering abrasiv. Kombiniert mit einer Subgingivaldüse (Perio-Flow®-Handstück) ist eine subgingivale Anwendung möglich. Die Säuberung von Taschen ist effizienter und schonender als mit Handinstrumenten möglich, die Behandlungsdauer wird verkürzt.

Polierinstrumente: Den Abschluss der Belagsentfernung bildet die Politur der aufgerauten Zahnoberflächen. Diese werden geglättet, damit sich neuer Belag nicht so schnell wieder festsetzen kann. Durch die Politur werden auch restliche Verfärbungen entfernt. Die Politur erfolgt mit maschinell getriebenen rotierenden **weichen Bürstchen** und **Gummikelchen** sowie fluoridhaltiger **Polierpaste** verschiedener Abrasivität →Abb. 1, 2. Polierstreifen können zur Politur der Interdentalräume eingesetzt werden.

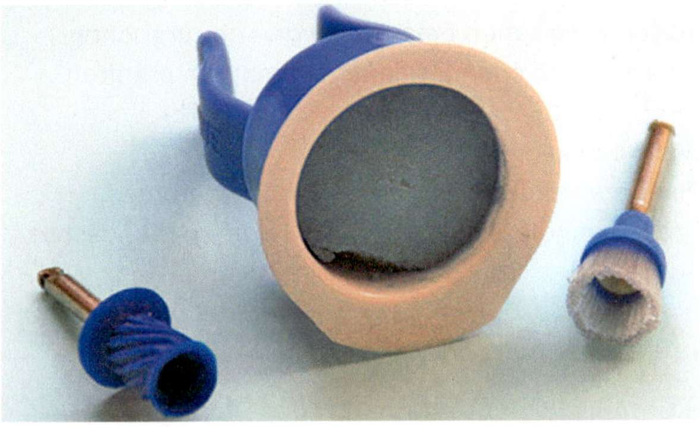

Abb. 1 Gummikelch, Polierpaste, Bürstchen

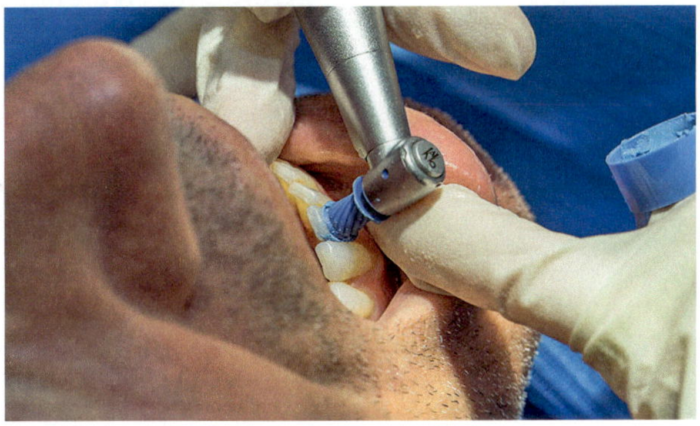

Abb. 2 Politur mit Gummikelch und Polierpaste

3.3.3 Spezielle Instrumente für die Parodontalchirurgie

Neben den genannten Instrumenten können weitere benötigt werden:

- **Taschenmarkierungspinzetten** dienen der Markierung des Taschenbodens vor einer Gingivektomie. Mit dem geraden Ende wird die Tiefe der Tasche getastet und mit dem Häkchen wird von außen an der Gingiva ein Blutungspunkt zur Orientierung bei der Schnittführung gesetzt.
- **Gingivabeil** und **Papillenmesser** können bei der Gingivektomie und Gingivoplastik eingesetzt werden.
- **Universal-Skalpellhalter** mit sichelförmigen und geraden Skalpellen werden bei der Gingivektomie eingesetzt.
- **Elektrochirurgiegeräte** arbeiten mit hochfrequentem Strom. Elektrochirurgiegeräte (Elektrotome) können schneiden, Gewebe abtragen (z. B. bei einer Gingivahyperplasie) und Blutungen stillen →Abb. 3. Der Vorteil dieser Geräte ist, dass nur eine geringe Blutung auftritt, die Nachteile sind der unangenehme Geruch und die Gefahr von zu großer Hitzeeinwirkung. Bei Patienten mit älteren Herzschrittmachern oder mit Cochleaimplantaten („implantierte Hörgeräte") sollte dieses Gerät nicht eingesetzt werden.
- **Laser** werden in der Parodontalbehandlung unterstützend zur Keimreduktion und Blutstillung eingesetzt. Auch können sie zur blutungsarmen Gingivektomie eingesetzt werden.

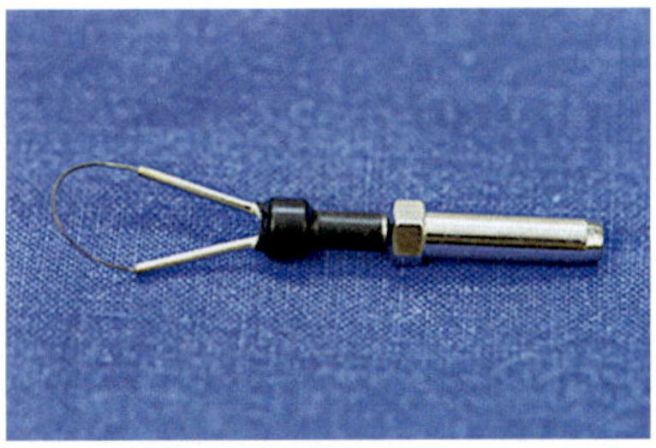

Abb. 3 Elektroschlinge für ein Elektrochirurgiegerät

Elektrochirurgiegerät
→ S. 221

3.3.4 Hygienemaßnahmen in der Parodontologie Instrumentenaufbereitung

Aufbereitung von Medizinprodukten →S. 89

Da die Instrumente in der Parodontologie die Schleimhaut durchdringen und mit Blut und Gewebeflüssigkeiten in Berührung kommen, werden sie den RKI-Richtlinien entsprechend in die Gruppe der kritischen Medizinprodukte eingeordnet.

Allgemeine Hygienemaßnahmen bei parodontologischen Eingriffen

Vorbereitung von chirurgischen Eingriffen →S. 217

Bis auf die PZR zählen alle parodontologischen Eingriffe zu den chirurgischen Behandlungen. Daher müssen hier die gleichen Hygienemaßnahmen ergriffen werden wie in der Chirurgie:

- Das Operationsgebiet wird steril abgedeckt.
- Es wird eine chirurgische Händedesinfektion vor der OP durchgeführt.
- Schutz des Patienten und des Behandlers durch sterile Kleidung, Mundschutz, Schutzbrille, sterile Handschuhe.

Terminologie: Behandlung von Parodontalerkrankungen

Artikulation, die	1) Bewegung des Unterkiefers unter Kontakt zum Oberkiefer 2) Sprechlautbildung; durch Veränderung des Mund-Nasen-Rachen-Raums werden Töne in Sprechlaute umgeformt
delegieren	eine Aufgabe an eine andere Person übertragen
Grading, das	die Geschwindigkeit, mit der die Erkrankung voranschreitet
Kürettage, die (franz. curettage = Auskratzung)	Ausschabung, Auskratzung
Progression, die	das Fortschreiten
Reevaluation, die	kritische Überprüfung des bisher erreichten Therapieergebnisses
Regeneration, die	Wiederherstellung
Rezidivbehandlung, die	Behandlung einer wieder auftretenden Krankheit, die bereits geheilt war; Behandlung eines Rückfalls (Rezidiv)
Sepsis, die	sogenannte Blutvergiftung
Staging, das	Schweregrad der Erkrankung

Aufgaben

1 Nennen Sie die Behandlungsziele bei der Behandlung von Parodontalerkrankungen.

2 Erläutern Sie den Begriff „Sprechende Zahnmedizin“ im Zusammenhang mit Parodontalerkrankungen.

3 Beschreiben Sie, wie der PSI erhoben wird.

4 Beschreiben Sie die Behandlungsstrecke zur Behandlung von Parodontalerkrankungen (8 Punkte).

5 Was wird in einen PAR-Plan eingetragen?

6 Beschreiben Sie die Vorgehensweise bei der Antiinfektiösen Therapie.

7 Beschreiben Sie das Vorgehen bei einer chirurgischen Parodontaltherapie.

8	Nennen Sie die Ziele und die Inhalte einer Unterstützenden Parodontitistherapie (UPT).
9	Wovon hängt die Frequenz (Häufigkeit) der UPT ab?
10	Wann ist eine Gingivektomie angezeigt? Welche Instrumente kommen zum Einsatz?
11	Welche Arbeiten können bei der PAR-Behandlung an den ZFA delegiert werden? Nennen Sie drei Tätigkeiten, die er auf keinen Fall übernehmen darf.
12	Nennen Sie die Merkmale einer WHO-Sonde.
13	Wann setzt man einen Scaler und wann eine Kürette ein?
14	Was ist der Unterschied zwischen einer Universalkürette und einer Spezialkürette?

4 Erkrankungen der Mundhöhle

Unsere Haut und Schleimhaut bilden eine **Schutzschicht** für unseren Körper. Die Haut umgibt den Körper von außen, die Schleimhaut (Mukosa) bildet die Innenauskleidung. An den Lippen geht die Haut in die Mundschleimhaut über, die die gesamte Mundhöhle auskleidet. Es gibt Bereiche, an denen die Mukosa verschieblich ist, und andere Bereiche, wo sie fest mit der knöchernen Unterlage (Kieferkamm, harter Gaumen) verbunden und somit unverschieblich (attached) ist.

Aufbau der Mundschleimhaut →S. 306

Aufbau der Mundhöhle →S. 38

Zahnfleischerkrankungen werden nicht zu den Erkrankungen der Mundschleimhaut gezählt. **Allgemeinerkrankungen** zeigen sich häufig durch Veränderungen an der Zunge oder der Mundhöhle, z. B. Scharlach. Daher wird der Patient bei einem unklaren Krankheitsbild gebeten, die Zunge herauszustrecken. Der Arzt inspiziert bei der Anamnese Zunge und Mundhöhle.

Anamnese →S. 28

4.1 Infektionen der Mundhöhle

Entzündungsreaktionen →S. 187

Die Mundhöhle ist der Eingang zum Verdauungs- und Atemtrakt. Krankheitserreger, mechanische, thermische und chemische Reize müssen hier abgefangen werden. Ein gesundes Immunsystem ist dazu in der Lage. Wenn dies nicht der Fall ist, kann es zu Infektionen verschiedener Art kommen. Aber auch eine schlechte Mundhygiene kann zu Infektionen in der Mundhöhle führen. Eine Entzündung der Mundschleimhaut nennt man **Stomatitis**.

4.1.1 Bakterielle Infektionen

Die einfache bakterielle Stomatitis, **Stomatitis simplex**, tritt bei schlechter Mundhygiene oder bei fieberhaften Erkrankungen auf.
Sie kann in eine geschwürige, eitrige Stomatitis, **Stomatitis ulcerosa**, übergehen, bei der das Gewebe faulig zerfällt und einen üblen Geruch (**Foetor ex ore**) verbreitet. Es herrscht Infektionsgefahr! Das Gewebe wird unwiederbringlich zerstört.
Wenn Prothesenträger ihre Prothese nicht täglich reinigen, kann es zu einer bakteriellen Besiedelung der abgedeckten Schleimhautbereiche kommen, zu einer **Stomatitis prothetica** (Prothesenstomatitis; →Abb. 1).

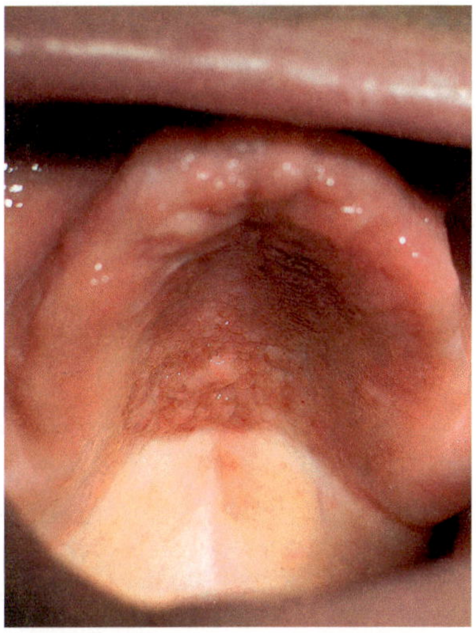

Abb. 1 Stomatitis prothetica (Prothesenstomatitis). Die Mundschleimhaut ist flammend rot.

4.1.2 Infektionen durch Viren

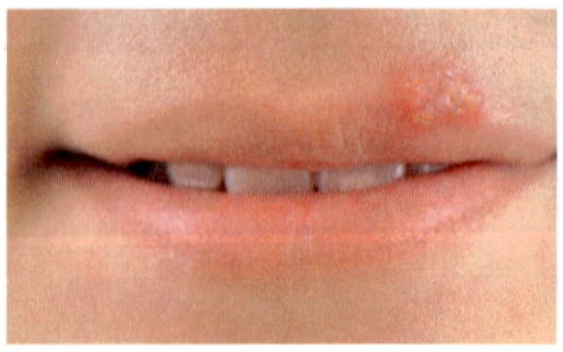

Abb. 1 Herpes simplex labialis

Die häufigste Virusinfektion im Mund und an den Lippen ist die Infektion mit Herpes-simplex-Viren. Meist sind die Lippen betroffen (sog. Lippenherpes, Herpes simplex labialis; auch: Herpes labialis; →Abb. 1). Herpes simplex beginnt mit einem Juckreiz und einem Spannungsgefühl, dann treten gruppenweise angeordnete Bläschen auf, die später eitrig eintrüben. Wenn das Virus einmal in den menschlichen Organismus eingedrungen ist, so verbleibt es dort lebenslang. Begünstigt wird der Wiederausbruch durch zu viel Sonnenbestrahlung, Stress und fieberhafte Erkrankungen. Herpes simplex ist ansteckend.

Eine weitere Virusinfektion ist die Stomatitis aphthosa, auch Gingivostomatitis herpetica genannt. Sie äußert sich mit kleinen grauweißlichen, von einem hochroten Hof umgegebenen Flecken. Überwiegend tritt diese Erkrankung bei Kindern während des Durchbruchs der Milchzähne auf, aber auch zeitlebens bei Erwachsenen bei Allgemeinerkrankungen und Magen-Darm-Störungen. Die Stomatitis aphthosa wird auch als Mundfäule bezeichnet.

4.1.3 Infektionen durch Pilze

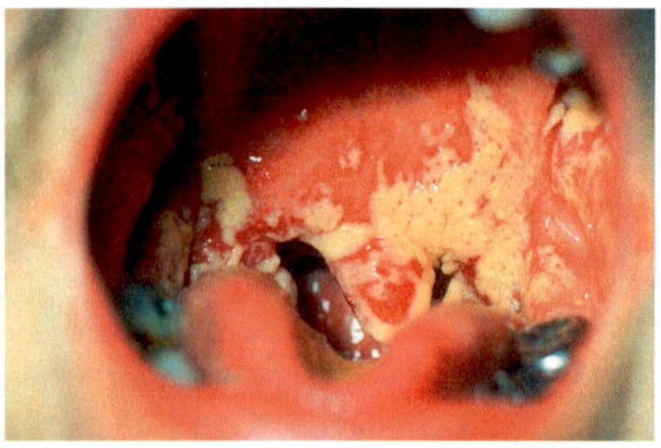

Abb. 2 Mundsoor

Krankheiten, die durch Pilze hervorgerufen werden, werden als **Mykosen** bezeichnet. Bei einer Abwehrschwäche des Immunsystems kann es zu einer Besiedelung der Mundhöhle mit Pilzen, vor allem mit Hefepilzen der Art *Candida albicans*, kommen. Diese Erkrankung wird auch üblicherweise **Soor** genannt und äußert sich durch abwischbare weiße Beläge auf geröteter Schleimhaut, diese sieht wie „gezuckert“ aus →Abb. 2.

4.2 Nichtinfektiöse Erkrankungen der Mundhöhle

4.2.1 Aphten

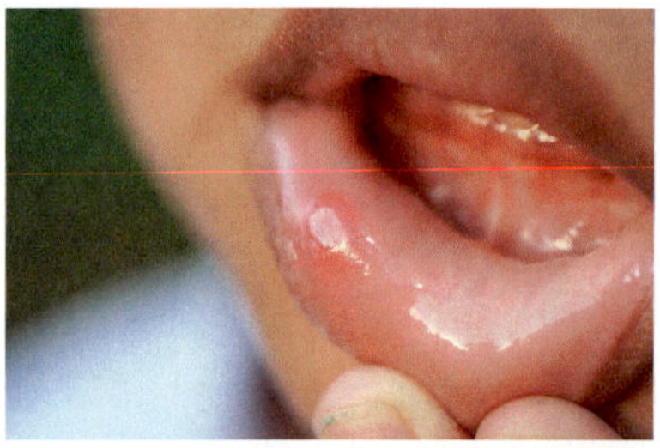

Abb. 3 Aphthe

Bei Aphthen weist die Schleimhaut eine linsengroße, hellgrau bis gelbliche Veränderung auf, die von einem geröteten Hof umgeben ist →Abb. 3. Das Bläschen platzt auf und es entsteht eine sehr schmerzhafte offene Stelle, die nur langsam, aber narbenfrei abheilt. Begleitend können die Lymphknoten unterhalb des Unterkiefers und in der Halsgegend geschwollen sein.

Die Ursache von Aphthen ist unklar.

4.2.2 Druckstelle (Dekubitus)

Meist entsteht eine Druckstelle (Dekubitus) durch Zahnersatz, der neu eingegliedert wurde, oder durch Prothesen, die nicht gut sitzen. Die Schleimhaut ist an dieser Stelle gerötet und schmerzt. Bei Nichtbeseitigung der Ursache kann ein **Ulkus** (Geschwür) entstehen, bei dem die Schleimhaut und evtl. tiefere Gewebeschichten verletzt und eitrig offen sind.

4.2.3 Rhagaden

Die Rhagaden werden auch Schrunden oder Faulecken genannt. Es sind Einrisse in den Mundwinkeln, die schmerzhaft sind und schlecht heilen →Abb. 1.
Der Grund kann ein schlecht sitzender Zahnersatz mit abgesunkenem Biss sein. Die Mundwinkel bleiben dadurch ständig feucht.

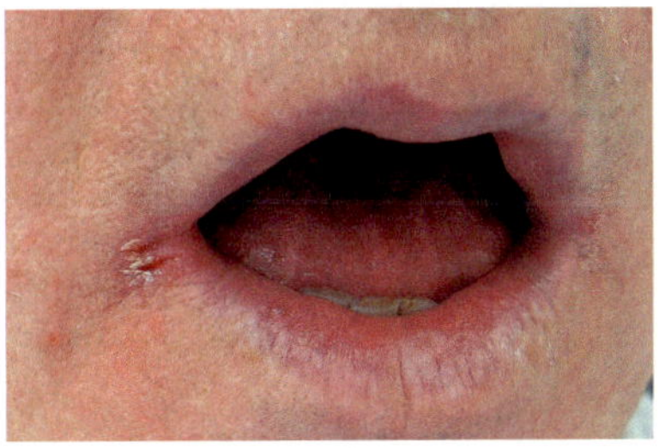

Abb. 1 Rhagade

4.2.4 Reaktionen der Mundschleimhaut auf Arzneimittel oder zahnärztliche Materialien

Lokale **Verätzungen** der Mundschleimhaut durch Medikamente, z. B. Schmerztabletten, treten auf, wenn der Patient die Tablette nicht sofort schluckt, sondern sie im Mund belässt.
Allergien auf Medikamente oder zahnärztliche Materialien rufen Rötungen, Schwellungen und Bläschenbildung hervor. Nach Vermeidung der allergenen Stoffe verschwinden die Symptome.

Übersicht über die wichtigsten Mundschleimhauterkrankungen

Wie bei allen Erkrankungen wird auch bei Erkrankungen der Mundschleimhaut versucht, die primäre Ursache zu beseitigen →Tab. 1. Wenn diese nicht bekannt ist oder sie nicht beseitigt werden kann und/oder wenn die Beschwerden nur gelindert werden sollen, spricht man von einer symptomatischen Therapie.

Erkrankung	Symptome und mögliche Ursachen	Therapie
Stomatitis	Entzündung der Mundschleimhaut durch Bakterien; fauliger Mundgeruch	Verbesserung der Mundhygiene, Stärkung der Immunabwehr Behandeln mit Mundspüllösungen
Stomatitis prothetica	bei mangelhafter Reinigung der Prothese entsteht eine bakterielle Infektion mit Rötung unter der Prothese	tägliche gründliche Reinigung der Prothese
Herpes	Bläschenbildung im Mund oder an den Lippen; tritt nach Erstinfektion mit dem Virus Herpes simplex immer wieder auf, vor allem bei UV-Einstrahlung, bei einer Erkältung, bei Schlafmangel	virushemmende Salbe frühzeitig bei den ersten Anzeichen anwenden (z. B. Zovirax®)
Soor	abwischbare weiße Beläge aus Hefepilzen auf geröteter Schleimhaut; diese sieht wie „gezuckert" aus; bei geschwächtem Immunsystem	Mundspüllösungen, Antimykotika (Mittel gegen Pilzinfektionen)
Aphthen	linsengroßes, hellgrau bis gelbliches Bläschen, das von einem geröteten Hof umgeben ist; nach Aufplatzen entsteht eine sehr schmerzhafte offene Stelle, die nur langsam, aber narbenfrei abheilt; nicht infektiös; unklare Ursache, evtl. Abwehrschwäche	keine ursächliche Therapie bekannt nur eine abdeckende, schmerzlindernde (evtl. kortisonhaltige) Salbe auftragen oder mit Chlorhexidin spülen

Dekubitus	Druckstelle; meist durch schlecht sitzende Prothese oder einen anderen mechanischen Reiz bedingt; zunächst Rötung, Schwellung, Schmerzen; kann sich zum Ulkus entwickeln	Entlasten durch Beschleifen oder Unterfüttern der Prothese
Rhagaden	Einrisse in den Mundwinkeln, die schmerzhaft sind und schlecht heilen	Bisshöhe des Zahnersatzes korrigieren
Leukoplakie	verhornte weißliche Flecken an der Schleimhaut, nicht abwischbar, i. d. R. schmerzfrei, mögliche Ursache: dauerhafte mechanische Reizung, Alkohol- und Nikotinmissbrauch	Ursache, z. B. störende Prothese, korrigieren, evtl. operative Entfernung, Gewebeuntersuchung, um bösartigen Tumor auszuschließen

Tab. 1 Die wichtigsten Erkrankungen der Mundschleimhaut und die Grundzüge ihrer Behandlung

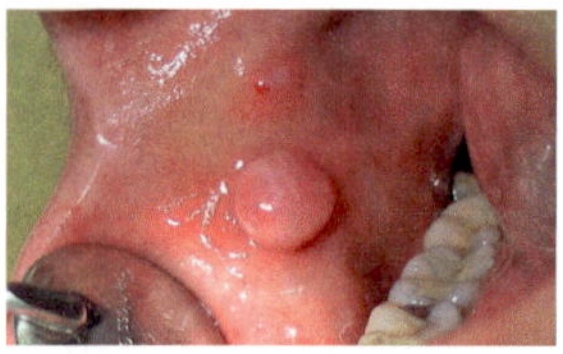

Abb. 1 Fibrom an der Wange

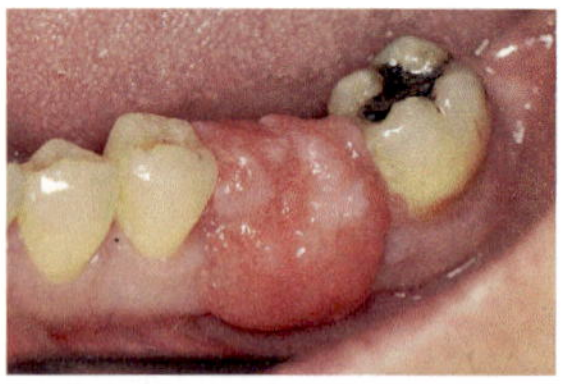

Abb. 2 Epulis

4.3 Tumoren in der Mundhöhle

Wird eine Stelle am Körper immer wieder stark belastet, dann reagiert das Gewebe mit einer Schutzreaktion. Zum Beispiel kann es sein, dass der Patient immer wieder auf die Wangeninnenseite beißt.

Zum Schutz bildet der Körper an dieser Stelle mehr Zellen, sodass eine Schwellung, eine Geschwulst, entsteht. Der Fachausdruck für eine Schwellung ist **Tumor**.

Einen abgekapselten Zellhaufen aus normal aufgebauten Bindegewebszellen der Mundhöhle nennt man **Fibrom** →Abb. 1. Es ist ein gutartiger Tumor.

Eine Wucherung des parodontalen Gewebes kann zur Bildung einer **Epulis** führen, einer knotenförmigen gutartigen Wucherung im Bereich eines Zahnes, am Gingivarand →Abb. 2. Eine Epulis muss möglichst früh entfernt werden, da sonst die Gefahr besteht, dass der Zahn keinen Halt mehr im Zahnhalteapparat hat und extrahiert werden muss. Bei der Entfernung kann es dennoch notwendig sein, dass der Zahn extrahiert werden muss, wenn zu viel Parodontalgewebe verloren gegangen ist.

Heilt ein Ulkus bei einem Prothesenpatienten selbst nach Ausschalten der möglichen Ursachen nicht ab und wird sogar größer, so besteht der Verdacht auf einen bösartigen Tumor.

Hier wachsen, genetisch gesehen, fehlerhafte Zellen heran, eine Mutation hat stattgefunden.

Normalerweise erkennt und beseitigt das umgebende Gewebe Zellen, die bei der Zellteilung entarten. Geschieht dies nicht, entsteht ein unkontrolliert (autonom) wachsender Tumor.

Eigenschaften von Tumoren →S. 255

Benigne (gutartige) Tumoren und **maligne** (bösartige) Tumoren wachsen verdrängend, also auf Kosten von anderem Gewebe. Allerdings sind die benignen Tumoren abgekapselt, die malignen dagegen dringen in das Nachbargewebe, in Blut- und Lymphgefäße ein.
Maligne Tumoren infiltrieren das angrenzende Gewebe. Lösen sich maligne Krebszellen ab, so werden sie mit dem Blutstrom fortgeschwemmt und bilden in neuen Körpergeweben **Metastasen** (Tochtergeschwülste). Dort wächst dann ein neuer Tumor heran. In der Umgangssprache wird ein bösartiger Tumor auch als „Krebs" bezeichnet. Die Benennung eines bösartigen Tumors enthält die Endung -sarkom oder -karzinom.

4.3.1 Mögliche Ursachen von bösartigem Tumorwachstum

Es gibt Faktoren, die das Entstehen eines bösartigen Tumors wahrscheinlicher machen. Man bezeichnet diese Faktoren als karzinogen (krebsverursachend):
- chronische Entzündungsherde in der Mundhöhle, schlechte Mundhygiene
- Alkohol- und Nikotinmissbrauch
- Belastung durch chemische Stoffe wie Formaldehyd
- Umwelteinflüsse wie Abgase von Autos und Heizungsanlagen
- zu viel Aufnahme von energiereicher Strahlung wie Röntgenstrahlen, UV-Strahlen
- spontane Veränderung des Erbguts ohne erkennbare äußere Ursache; je älter der Patient ist, desto unzuverlässiger arbeitet das Reparatursystem der Gene, dadurch haben die Zellen eine größere Chance zu entarten; daher spricht man auch von Krebs als einer Krankheit des Alters

4.3.2 Mundhöhlenkarzinome

Von allen Krebserkrankungen entfallen ungefähr 5 % auf die Mundhöhle. Hier wiederum ist das am häufigsten vorkommende Karzinom das Plattenepithelkarzinom →Abb. 1.
Mundhöhlenkarzinome haben eine hohe Sterblichkeit zur Folge. Die Karzinome wachsen unauffällig und die Diagnose wird oft zu spät gestellt. Die Mundhöhle ist sehr gut durchblutet, daher tritt sehr früh eine Metastasenbildung auf.
Vor allem ältere männliche Patienten, die rauchen, gern Alkohol trinken und eine schlechte Mundhygiene haben, sind, statistisch gesehen, gefährdet.
Daher sollte bei allen nicht erklärbaren Schleimhautveränderungen, die länger als zwei Wochen bestehen, eine **Probeexzision** durchgeführt werden und das gewonnene Material zur histologischen Untersuchung an ein auf diese Untersuchungen spezialisiertes Labor geschickt werden. Manchmal reicht auch ein Abstrich aus der betroffenen Region, um zu klären, ob Tumorzellen vorhanden sind.
Die Heilungschancen sind abhängig von der frühzeitigen Entdeckung des Tumors. Besondere Bedeutung hat hierbei die **Leukoplakie**, ein weißer, nicht abwischbarer Fleck auf der Schleimhaut →Abb. 2.
Die Leukoplakie kann eine Krebsvorstufe (Präkanzerose) sein.

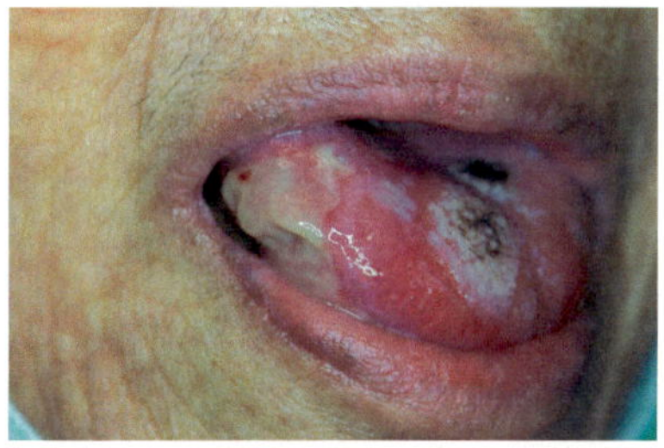
Abb. 1 Plattenepithelkarzinom am Zungenrand.

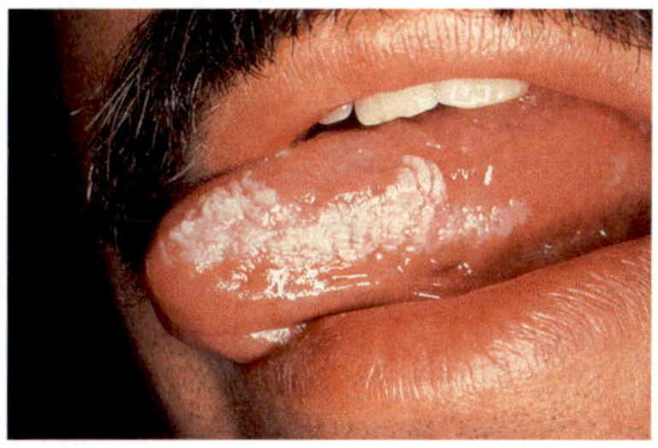
Abb. 2 Leukoplakie

4.3.3 Behandlung von Tumoren

Gutartige Tumoren werden durch eine Exzision operativ entfernt.
Bösartige Tumoren werden zunächst operativ entfernt, man schneidet sie aus dem gesunden Gewebe heraus. Danach erfolgt eventuell eine Röntgenbestrahlung der betroffenen Region, um noch vorhandene Tumorzellen auszuschalten.
Manchmal ist es aber auch erforderlich, zuerst eine Bestrahlung und eine Chemotherapie mit Zytostatika (für Körperzellen giftige Arzneimittel) vorzunehmen, bevor die operative Entfernung des Tumors erfolgt. Der Tumor wird dadurch kleiner, was zur Folge hat, dass weniger gesundes Gewebe operativ entfernt werden muss.

Exzision →S. 240

Terminologie: Erkrankungen der Mundhöhle

benigne (lat. benignus = gütig, von guter Art)	gutartig
Dekubitus, der	Druckstelle mit schmerzhaften Schleimhautveränderungen
Epulis, die	gutartige Geschwulst aus parodontalem Gewebe
Fibrom, das	gutartiger Bindegewebstumor
Foetor ex ore (lat.)	Mundgeruch
histologisch	feingeweblich
infiltrieren	ins Gewebe eindringen
karzinogen (kanzerogen)	bösartige Tumoren („Krebs“) verursachend
Leukoplakie, die	weißer, nicht abwischbarer Fleck auf der Schleimhaut; evtl. Präkanzerose
maligne (lat. malignus = bösartig, missgünstig)	bösartig
Metastase, die	Tochtergeschwulst
Mutation, die	spontane Veränderungen des Erbguts
Mykose, die	Pilzerkrankung
Präkanzerose, die	Krebsvorstufe
Probeexzision, die	Entnahme einer Gewebeprobe zur histologischen Untersuchung
Soor, der	Infektion der Mundhöhle mit Hefepilzen
Stomatitis, die	Mundschleimhautentzündung
Tumor, der	Schwellung, Geschwulst, Gewebswucherung
Ulkus, das	Geschwür, eitriger Gewebedefekt der tieferen Gewebeschichten

Aufgaben

1 Beschreiben Sie eine Art von Stomatitis. Was ist die Ursache dieser Erkrankung?

2 Welche häufig vorkommende Virusinfektion der Lippen kennen Sie? Welche Therapiemöglichkeiten gibt es?

3 Wie äußert sich Soor? Welche Krankheitserreger sind die Verursacher?

4 Nennen Sie die Unterschiede zwischen einem Geschwür und einer Geschwulst.

5 Nennen Sie die drei häufigsten Ursachen für ein Mundhöhlenkarzinom.

6 Welche Behandlungsmöglichkeiten gibt es bei einem malignen Tumor?

LF 10
Patienten bei prophylaktischen und kieferorthopädischen Behandlungen begleiten

1 Prophylaxe außerhalb und innerhalb der Zahnarztpraxis

2 Vier Bausteine gegen Karies- und Parodontalerkrankungen

3 Bestimmung des individuellen Kariesrisikos

4 Patientengespräche in der Prophylaxe

5 Zahn- und Kieferanomalien

6 Kieferorthopädie

1 Prophylaxe außerhalb und innerhalb der Zahnarztpraxis

Das Wort Prophylaxe begegnet uns ständig. Es ist ein Sammelbegriff für all die Maßnahmen, die ein Mensch ergreifen kann, um Krankheiten zu vermeiden. Eine gesundheitsbewusste Lebensführung beugt Krankheiten aller Art vor. Für das Wort Prophylaxe wird auch der Begriff **Prävention** verwendet.

1.1 Teilbereiche der Prophylaxe

Parodontalerkrankungen →S. 309

kieferorthopädische Prophylaxe →S. 401

In der zahnmedizinischen Prophylaxe werden drei Teilbereiche unterschieden:
- **Kariesprophylaxe**, Vorbeugung von Karies
- **Parodontalprophylaxe**, Vorbeugung von Parodontalerkrankungen
- **kieferorthopädische Prophylaxe**, Vorbeugung von Gebissfehlentwicklungen

Da Karies- und Parodontalerkrankungen sehr häufig vorkommen, bilden sie den Schwerpunkt der zahnmedizinischen Prophylaxe.

Karies ist die am häufigsten auftretende Krankheit in Deutschland. Es gibt kaum Menschen, die ein kariesfreies Gebiss haben. In den letzten Jahren ist Karies vor allem bei Kindern und Jugendlichen durch Prophylaxemaßnahmen und Aufklärungsarbeit zurückgegangen. Das Institut der Deutschen Zahnärzte (IDZ) erhebt regelmäßig Mundgesundheitsstudien mit Menschen aus allen Altersgruppen. Bei diesen repräsentativen Untersuchungen ist festgestellt worden, dass sich die Zahn- und Mundgesundheit in allen Bereichen noch einmal verbessert hat. Schwere Parodontalerkrankungen sind nicht mehr so häufig anzutreffen. Senioren leiden nur noch selten unter völliger Zahnlosigkeit. Dies spricht für eine Fortsetzung der präventiven Maßnahmen. Auch im internationalen Vergleich steht Deutschlang vorbildlich da.

Einschätzung des Kariesrisikos mithilfe des dmf-t-Index →S. 125

Zukünftig wird es immer mehr Pflegebedürftige geben. Das erfordert neue Therapiekonzepte für diese Gruppe von Patienten. Diese Menschen sind häufig nicht mehr in der Lage, ihre Zähne und Zahnprothesen selbständig zu reinigen. Sie benötigen Unterstützung.

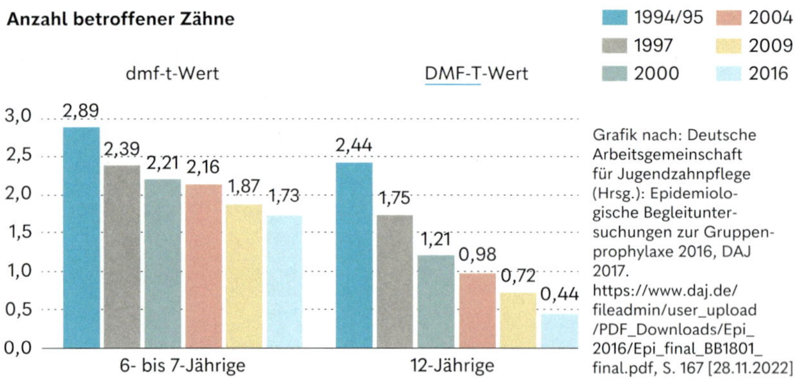

Grafik nach: Deutsche Arbeitsgemeinschaft für Jugendzahnpflege (Hrsg.): Epidemiologische Begleituntersuchungen zur Gruppenprophylaxe 2016, DAJ 2017. https://www.daj.de/fileadmin/user_upload/PDF_Downloads/Epi_2016/Epi_final_BB1801_final.pdf, S. 167 [28.11.2022]

Abb. 1 Mittlere dmf-t- bzw. DMF-T-Werte in verschiedenen Altersstufen. Der DMF-T-Index gibt die Zahl der von Karies betroffenen (erkrankten, fehlenden, gefüllten) bleibenden Zähne an. Der dmf-t-Wert (kleingeschrieben) bezieht sich auf das Milchgebiss.

Das Auftreten von Karies ist nicht gleichmäßig verteilt. Es gibt eine kleine Gruppe von Kindern und Jugendlichen, die viele kariöse Zähne haben. Die Kariesaktivität konzentriert sich also auf Wenige, die besonders intensiv prophylaktisch betreut werden müssen. Statistiken zeigen, dass die Karieshäufigkeit bei Kleinkindern unter drei Jahren in den letzten Jahren wieder zugenommen hat. Besonders gefährdet sind die Kinder, die häufig an einer Flasche nuckeln. Eine frühe Aufklärung der Eltern ist notwendig.

Daher gibt es seit dem 01.07.2019 neue Abrechnungspositionen zur zahnärztlichen Früherkennung, zur praktischen Anleitung der Betreuungspersonen und zur Fluoridierung für Kleinkinder ab dem 6. Lebensmonat. Generell kann man sagen, dass die Karieshäufigkeit im Milchzahngebiss noch verbessert werden muss. Bei den 12-Jährigen ist dagegen ein deutlicher Kariesrückgang zu beobachten.
Die Mitwirkung bei der Kariesprophylaxe sowie die Behandlung von Karies und ihren Auswirkungen gehören zu den Hauptarbeiten des Zahnarztes und des ZFA.

Als Weiteres sind Erkrankungen der **Gingiva** und des **Parodontiums** häufig anzutreffen. Vor allem Erwachsene und ältere Patienten leiden unter einer Parodontitis. Auch bei diesen Erkrankungen bewirkt eine regelmäßige Prophylaxe einen starken Rückgang der Symptome.

Erkrankungen des Zahnhalteapparates →S. 309

1.2 Ebenen und Stufen der Prophylaxe

Je nachdem, **wer** durch die Prophylaxemaßnahmen angesprochen wird, unterscheidet man verschiedene Ebenen der Prophylaxe →Tab. 1.

Kollektivprophylaxe	Gruppenprophylaxe	Individualprophylaxe
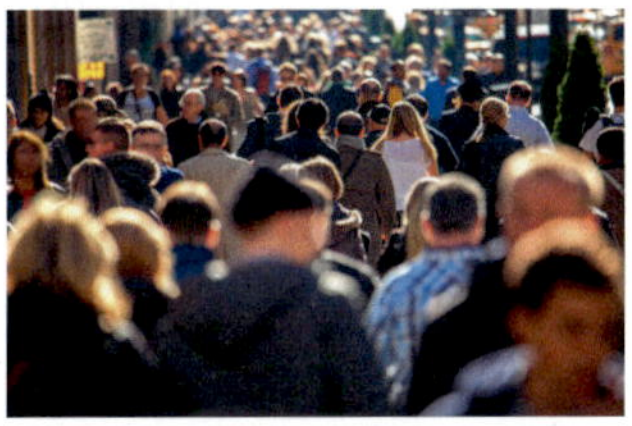	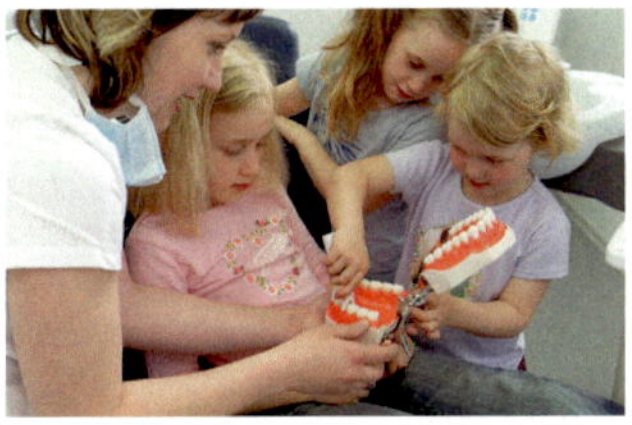	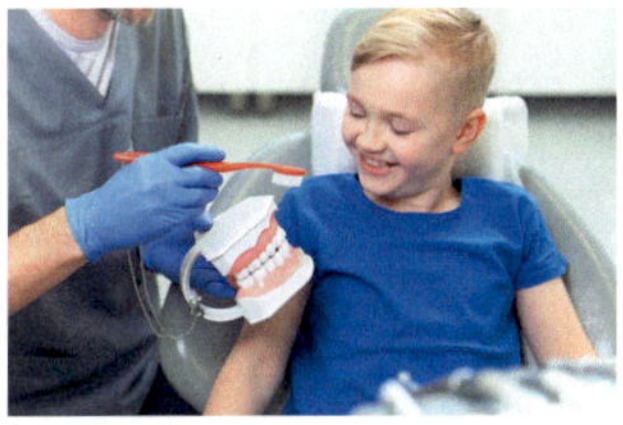
Für große Bevölkerungsteile werden (karies-) vorbeugende Maßnahmen ergriffen, z. B. Fluoridierung des Trinkwassers.	Eine bestimmte Gruppe von Menschen wird zahnprophylaktisch betreut, z. B. im Kindergarten, in Schulen.	Es handelt sich um auf den einzelnen Patienten abgestimmte (karies-) vorbeugende Maßnahmen in der Zahnarztpraxis.

Tab. 1 Ebenen der Prophylaxe

Je nachdem, **wann** die Prophylaxe stattfindet, unterscheidet man primäre, sekundäre und tertiäre Prävention (Prophylaxe) →Tab. 2.

	primäre Prävention	sekundäre Prävention	tertiäre Prävention
Zeitpunkt	vor einer Erkrankung	im Anfangsstadium einer Erkrankung	bei bestehender Erkrankung
Definition	Maßnahmen zur Festigung und Erhaltung der Gesundheit	Maßnahmen zur Früherkennung und zur frühzeitigen Behandlung von Krankheiten und zur Verhütung von Neuerkrankungen nach erfolgter Therapie	Maßnahmen zur Behandlung von Krankheiten, zur Abwehr einer Verschlimmerung einer Krankheit und zum Ausgleich von Folgen der Erkrankung (Rehabilitation)
Beispiele	– Vorbeugung von Karies und Parodontalerkrankungen durch zahngesunde Ernährung – sorgfältige Mundhygiene – regelmäßige Fluoridierung	– frühzeitige Kariesdiagnostik – frühzeitige Diagnostik von Parodontalerkrankungen – Remineralisation von Schmelzveränderungen	– Füllungen – Kronen – Implantate

Tab. 2 Die drei Stufen der Prävention = Stufen der Prophylaxe

Terminologie: Prophylaxe außerhalb und innerhalb der Zahnarztpraxis

DMF-T, dmf-t	decayed-missing-filled-tooth; Kariesindex zur Beurteilung des Kariesrisikos; kleine Buchstaben: Milchzahngebiss; große Buchstaben: bleibendes Gebiss
Gingiva, die	Zahnfleisch
Gruppenprophylaxe, die	kariesvorbeugende Maßnahmen für eine Gruppe von Menschen
Individualprophylaxe, die	kariesvorbeugende Maßnahmen, die den einzelnen Menschen betreffen
Kollektivprophylaxe, die	kariesvorbeugende Maßnahmen für große Bevölkerungsteile
Parodontium, das	Zahnhalteapparat, Zahnbett
Prävention, die (= Prophylaxe)	vorbeugende Maßnahmen zur Verhütung von Krankheiten
primäre Prävention, die	Maßnahmen zur Festigung und Erhaltung der Gesundheit
Prophylaxe, die (= Prävention)	vorbeugende Maßnahmen zur Verhütung von Krankheiten
Rehabilitation, die	Maßnahmen zur Wiederherstellung von Form und Funktion eines kranken Organs; Teil der tertiären Prävention
sekundäre Prävention, die	Maßnahmen zur Früherkennung, zur frühzeitigen Behandlung von Krankheiten sowie zur Verhütung von Neuerkrankungen nach erfolgter Therapie
tertiäre Prävention, die	Maßnahmen zur Behandlung von Krankheiten, zur Abwehr einer Verschlimmerung einer Krankheit und zur Rehabilitation (Wiederherstellung)

Aufgaben

1 Definieren Sie den Begriff Prophylaxe.

2 Nennen Sie die drei Hauptbereiche der zahnmedizinischen Prophylaxe.

3 Was ist eine Gruppenprophylaxe und wo findet sie statt?

4 Erläutern Sie den Begriff Individualprophylaxe.

5 Nennen Sie ein Beispiel für die tertiäre Prävention.

2 Vier Bausteine gegen Karies- und Parodotalerkrankungen

Um gesunde Zähne und ein gesundes Parodontium zu erlangen und auf Dauer zu behalten, gibt es vier Bausteine, die der Patient beachten sollte.

Bausteine der Zahngesundheit			
eine gute **Mundhygiene** betreiben	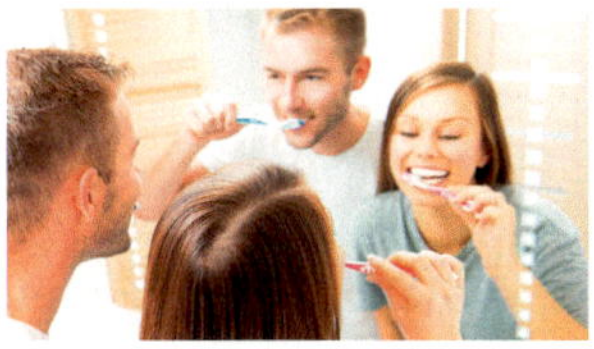	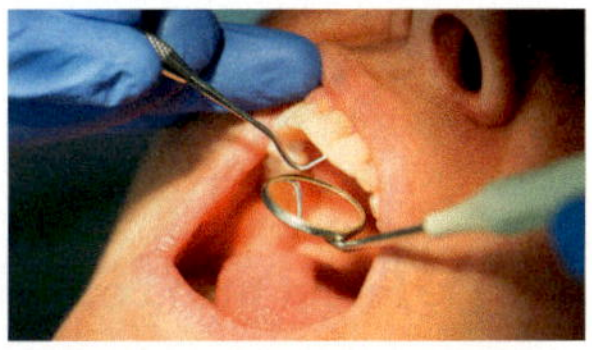	**regelmäßig zum Zahnarzt** gehen (Untersuchungen, Individualprophylaxe, Fissurenversiegelung)
die Zähne regelmäßig **fluoridieren**	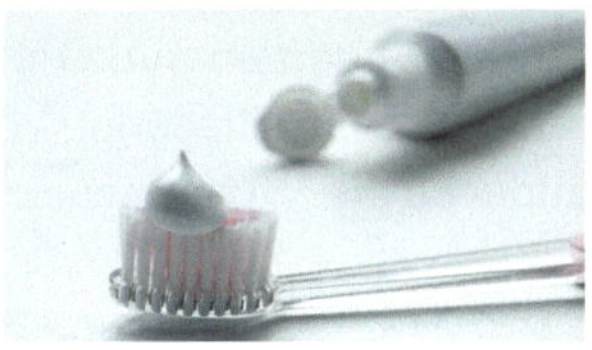	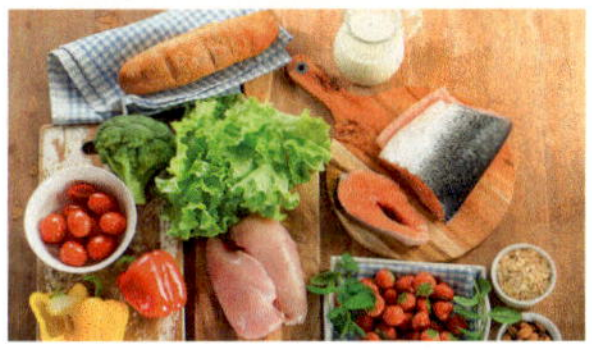	sich **zahngesund ernähren**

Tab. 1 Bausteine der Zahngesundheit

Exkurs

Karies – alles vererbt!?

„Meine Eltern hatten schon schlechte Zähne, deswegen habe auch ich so viel Karies. Das ist vererbt!" Mit dieser Aussage werden Mitarbeiter in der Zahnarztpraxis häufig konfrontiert. Aber es gibt kein „Kariesgen". Daher wird Karies nicht vererbt. Jedoch bestehen genetisch bedingte Unterschiede, die die Anfälligkeit für Karies beeinflussen. Zum Beispiel sind Zusammensetzung und Menge des Speichels von den Genen abhängig. Auch unterscheiden sich die Menschen in ihrer Zahnform und -stellung. Daher sind sie unterschiedlich anfällig für Karies.
Dennoch ist klar: Jeder Mensch kann Karies bekommen oder auch nicht und sollte deshalb vorbeugen, indem er die oben genannten Maßnahmen befolgt.

2.1 Mundhygiene

Die Hauptursache der Karies- und Parodontalerkrankungen sind Zahnbeläge und hier vor allem **Plaque**.
Verbleiben Essensreste (**food debris**) am Zahn, bildet sich nach ein paar Stunden eine weißliche Masse (**Materia alba**). Die Materia alba besteht aus einem Bakterienfilm aus pathogenen Keimen und abgestorbenen Zellen und kann mit einem kräftigen Wasserstrahl entfernt werden. Putzt der Patient nicht, so entsteht nach ein bis zwei Tagen Plaque.
Plaque ist ein oraler Biofilm, weich, aber fest anhaftend und daher nicht mehr abspülbar →Abb. 1. Er ist vergleichbar mit einem gut organisierten Ameisenbau: In ihm leben viele verschiedene pathogene Bakterienarten. Sie sind geschützt gegen Angriffe von außen, haben einen Nahrungsvorrat, kommunizieren miteinander und stabilisieren sich gegenseitig. Eine klebrige Grundsubstanz bildet die Matrix, in der die Bakterien in Mikrokolonien leben. Sie sind auch geschützt gegen Antibiotika und nur durch **gründliches Zähneputzen** zu entfernen.

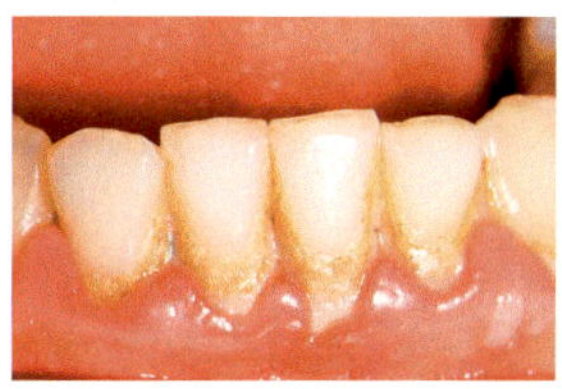

Abb. 1 Zahnbelag, Plaque

Video
Die Mundschleimhaut und die verschiedenen Zahnbeläge

Merke
Plaque = oraler Biofilm
- Weicher, aber fest anhaftender Belag.
- In einer klebrigen Grundsubstanz leben Mikroorganismen gut geschützt, der Belag ist nur mechanisch entfernbar.
- Die Bakterien haben darin einen zuckerhaltigen Nahrungsvorrat und können sich gut vermehren.
- Plaquebakterien scheiden Säuren aus, die zur Entkalkung der Zahnoberfläche führen. Und somit zur Kariesbildung.
- Plaquebakterien scheiden Toxine aus, die letztendlich zu einer Gingivitis und zu Pardontitis führen können.

Einschätzung des Kariesrisikos mithilfe des dmf-t-Index →S. 125

Video
Entstehung von Karies

Plaque findet man bevorzugt an Stellen, sogenannten Prädilektionsstellen, an denen sie festsitzt. Dort sollte eine besonders sorgfältige Mundhygiene erfolgen.

Prädilektionsstellen für Plaque sind Fissuren und Grübchen der Front- und Seitenzähne, Approximalflächen, Zahnhälse, freiliegende Wurzeln, nicht korrekt gestaltete Füllungs- und Kronenränder sowie „Schmutznischen" →Abb. 1.

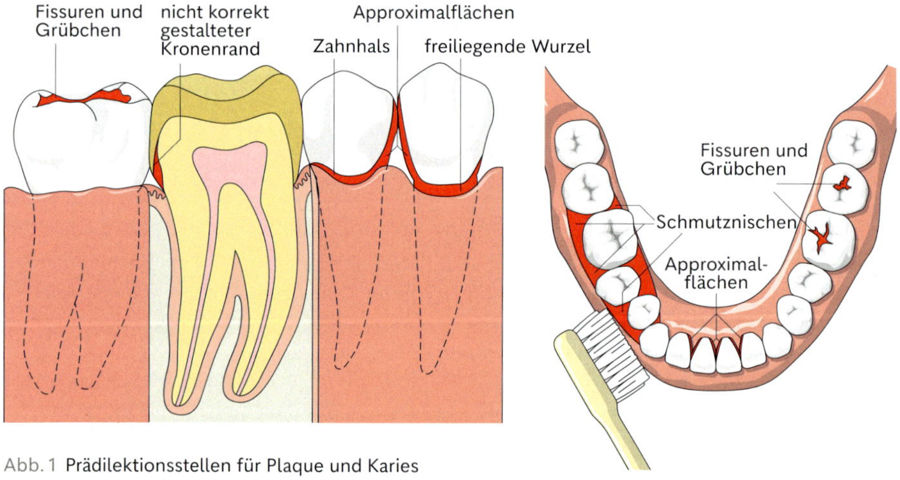

Abb. 1 Prädilektionsstellen für Plaque und Karies

Anders als die genannten weichen Beläge spielen harte Beläge (Zahnstein, Konkremente) bei der Kariesentstehung keine Rolle.
- Eine gute Mundhygiene setzt sich zusammen aus der Reinigung der Zahnflächen bei gleichzeitiger Massage der Gingiva,
- der Reinigung der Interdentalräume,
- ggf. der Verwendung von fluoridhaltigen Mundspüllösungen.

2.1.1 Reinigung der Zähne und der Gingiva

Die Reinigung der Zähne und der Gingiva erfolgt in der Regel mit Zahnbürste und Zahnpasta. Es gilt: Ein sauberer Zahn bekommt keine Karies. Daher ist die regelmäßige Reinigung der Zähne und der Gingiva ein sehr wichtiger Faktor:
- morgens nach dem Frühstück
- zwischendurch nach dem Essen putzen oder wenigstens gründlich mit Wasser ausspülen
- abends vor dem Schlafengehen besonders gründlich putzen und danach nichts mehr essen oder trinken, außer Wasser

Vier Bausteine gegen Karies- und Parodotalerkrankungen

Die Auswahl der benötigten Hilfsmittel kann individuell sehr verschieden sein, doch generell gilt: Für eine gute Reinigung von Zähnen und Gingiva braucht man eine geeignete Zahnbürste, Zahnpasta und Zahnseide sowie die richtige Zahnputzsystematik und Zahnputztechnik.

Zahnbürste

Die Merkmale einer guten **Handzahnbürste** →Abb. 1 sind:
- **Kurzer Bürstenkopf**, zwei bis drei Zähne breit, damit man auch an schwierige Stellen gelangt. Kinderzahnbürsten sind entsprechend kleiner.
- Viele kleine Borsten pro Büschel (**multitufted**) reinigen besser als wenige große Borsten.
- **Mittelharte Kunststoffborsten** mit abgerundeten Enden in einem **ebenen Borstenfeld** reinigen am besten und verletzen das Zahnfleisch nicht →Abb. 2.
- Ein **Bürstengriff**, der gut in der Hand liegt, sorgt für eine sichere Führung der Zahnbürste.

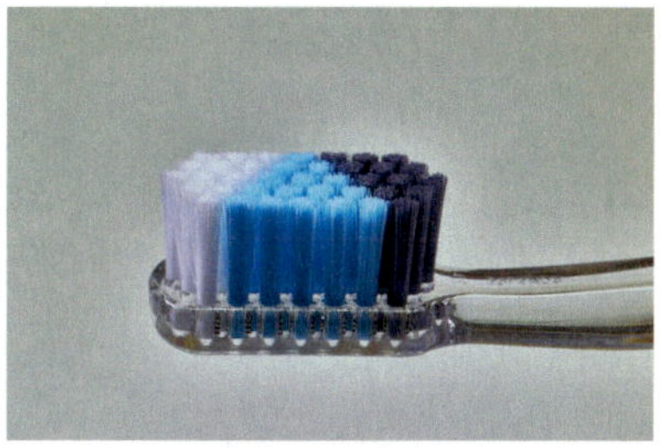

Abb. 1 Kopf einer Handzahnbürste: kurzer Bürstenkopf, Kunststoffborsten, multitufted, mittlere Härte, ebenes Borstenfeld.

Nach dem Putzen wird die Zahnbürste **gründlich gereinigt** und zum **Trocknen** mit dem Kopf nach oben aufbewahrt. Dadurch wird Bakterien der Lebensraum entzogen.

Sobald sich die Borsten der Zahnbürste verbiegen, sollte sie **ausgetauscht** werden. Spätestens aber nach zwei bis drei Monaten muss sie gewechselt werden, da mittlerweile zu viele Bakterien die Bürste besiedelt haben.

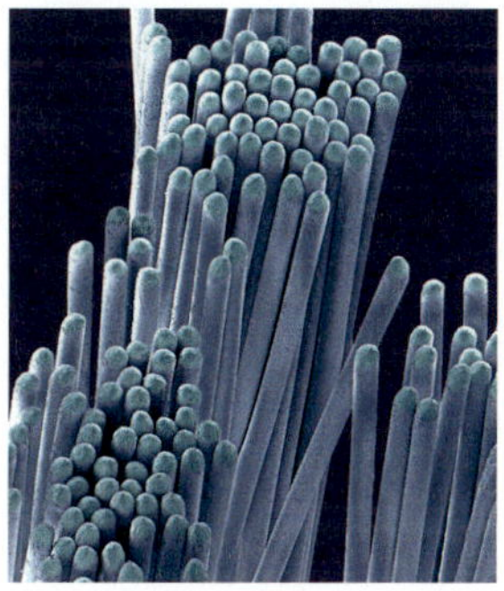

Abb. 2 Abgerundete Borstenenden einer Zahnbürste

Exkurs

Zahnbürsten aus Naturborsten, z. B. Schweineborsten, sind zwar nachhaltig, aber nicht zu empfehlen. Die Enden der Borsten sind scharfkantig. Das stellt eine Verletzungsgefahr für das Zahnfleisch dar. Außerdem haben sie innen einen kleinen Hohlkanal, in dem sich Bakterien festsetzen und vermehren können.

Elektrische Zahnbürsten sind in ihrer Reinigungswirkung sehr gut →Abb. 3. Speziell für Kinder, alte Menschen und Menschen mit körperlichen Einschränkungen sind sie empfehlenswert. Allerdings verführt die elektrische Zahnbürste dazu, die notwendigen Putzbewegungen nicht mehr richtig auszuführen.

Der Bürstenkopf einer elektrischen Zahnbürste sollte rund sein und kreisförmige Hin-und-her-Bewegungen ausführen (**oszillieren**). Es gibt mittlerweile verschiedene Bürstenköpfe für unterschiedliche Einsatzgebiete, z. B. zum Reinigen von festsitzenden kieferorthopädischen Apparaturen. Die Patienten wählen aus, was zu ihnen passt.

Sie sollte eine Andruckkontrolle haben, um einen eventuell zu hohen Druck auf das Zahnfleisch anzuzeigen (rotes Signallicht). Dadurch wird eine Beschädigung der Gingiva vermieden.

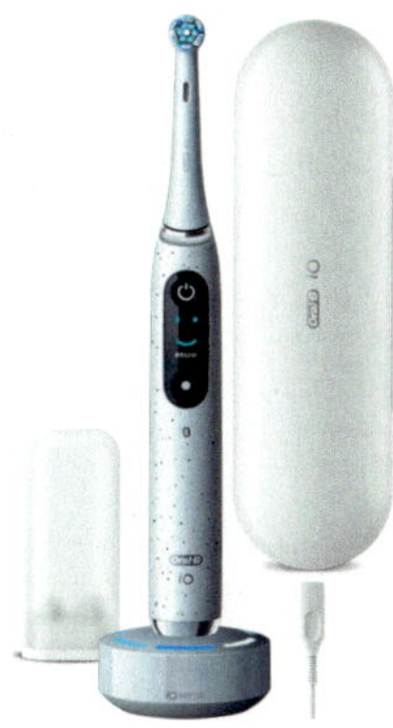

Abb. 3 Elektrische Zahnbürste

Eine weitere Entwicklung sind die **„schallaktiven" Zahnbürsten**. Sie sind zehnmal schneller als die normalen elektrischen Zahnbürsten. Ihre Borsten werden durch starke Schwingungen zum Vibrieren gebracht. Dadurch erzeugen sie Strömungen an den Borstenenden, die die Plaque sehr wirksam lösen, selbst in einem Abstand von einigen Millimetern.

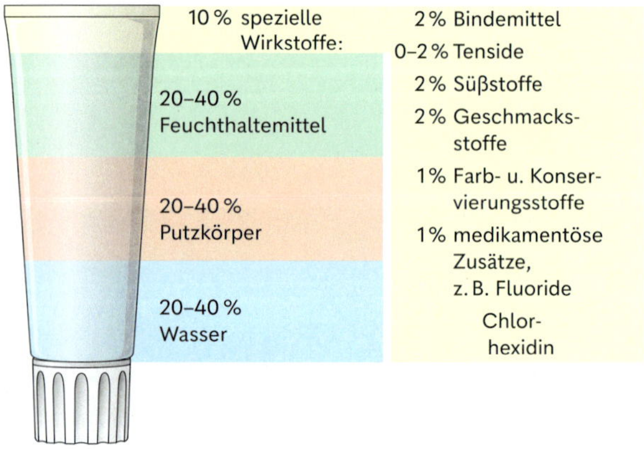

Abb. 1 Bestandteile der Zahnpasta

Allerdings sind die „schallaktiven" Zahnbürsten gewöhnungsbedürftig. Bei Berührung des Zahnes mit dem Bürstenkopf kitzelt und summt es im Kopf, ähnlich wie beim Bohren durch den Zahnarzt. Auch ersetzen sie nicht die separate Reinigung der Zahnzwischenraumräume.

Zahnpasta

Zahnpasta gehört selbstverständlich zum Zähneputzen dazu. Sie unterstützt die mechanische Reinigung, sorgt aber auch für einen angenehmen Geschmack im Mund.

Die wichtigsten **Bestandteile** einer handelsüblichen Zahnpasta sind →Abb. 1:
- **Putzkörper**, dienen der mechanischen Belagsentfernung.
- **Feuchthaltemittel** wie Sorbitol und Wasser, verhindern die Austrocknung der Zahnpasta
- **Tenside**, bewirken eine Schaumbildung (wie bei Waschmitteln), wodurch kleine Schmutzteilchen entfernt werden
- **Bindemittel**, verhindern eine Trennung der einzelnen Bestandteile
- **Farbstoffe**, verleihen der Zahnpasta ein angenehmes Aussehen
- **Geschmacksstoffe**, geben einen guten Geschmack, z. B. Pfefferminzöl, Menthol
- **Konservierungsstoffe**, verlängern die Haltbarkeit
- **Süßstoffe**, sorgen für einen angenehmen Geschmack; der Zuckerersatzstoff Xylit hat außerdem eine plaquehemmende Wirkung
- **medikamentöse Zusätze**, z. B. Fluoride, pflanzliche Wirkstoffe, Chlorhexidin, Triclosan wirken karieshemmend und antibakteriell

Die **Auswahl der richtigen Zahnpasta** richtet sich auch nach dem Anteil der enthaltenen Putzkörper. Diese sogenannten Schleifkörper helfen bei der Reinigung, können jedoch auch der Zahnsubstanz schaden. Zahnschmelz, aber vor allem das weichere Dentin und der Wurzelzement, werden abgetragen (**Abrasion**). Es entstehen keilförmige Defekte →Abb. 4, S. 357. Daher wird die **Abrasivität** einer Zahnpasta über einen Wert angegeben, den **RDA-Wert**. Der RDA-Wert (**R**elative **D**entin **Ab**rasion) ist das Maß für die abtragende Wirkung der Putzkörper auf das Dentin. Je höher der Wert ist, desto mehr Dentin wurde mit dieser Zahnpasta im Laborversuch abgerieben →Tab. 1. Während der Begriff Abrasion den Abrieb von Zahnsubstanz durch körperfremde Substanzen bezeichnet, wird der Abrieb, der durch direkten Zahnkontakt entsteht, als **Attrition** bezeichnet (z. B. der Antagonistenkontakt).

Merke
Abrasion: mechanische Abnutzung der Zahnhartsubstanz durch Fremdstoffe, z. B. Putzkörper in der Zahnpasta

Attrition: mechanische Abnutzung der Zahnhartsubstanz durch direkten Zahnkontakt, z. B. Knirschen

RDA-Wert	Wirkung	Empfehlung
bis zu 30	geringe Abrasivität, aber geringere Reinigungswirkung	bei bereits bestehenden Abrasionen, Überempfindlichkeit, parodontalen Schäden
35–60	guter Mittelweg zwischen geringer Abrasivität und Reinigung	für gesunde Patienten, die ihre Zahnhartsubstanz schonen wollen

60–90	mittlere Abrasivität	für parodontal gesunde Patienten, die eine stärkere Reinigungswirkung möchten, evtl. im Wechsel mit einer Zahnpasta mit einem niedrigeren RDA-Wert
95 und mehr	sehr hohe Abrasivität	nicht zu empfehlen; Weißmacherzahnpasta hat einen RDA-Wert von bis zu 150

Tab. 1 Abrasivität einer Zahnpasta, angegeben über den RDA-Wert

Exkurs

Salz oder Backpulver zum Putzen der Zähne – ein Geheimtipp?
Manche Menschen benutzen Salz oder Backpulver zum Zähneputzen. Das Salz bzw. das Backpulver hat die gleiche Funktion wie die Putzkörper in der Zahnpasta. Die Salz- oder Natronkörner helfen bei der mechanischen Entfernung des Belags, aber sie sind viel zu abrasiv, mit der Folge, dass der Zahnschmelz abgetragen wird.

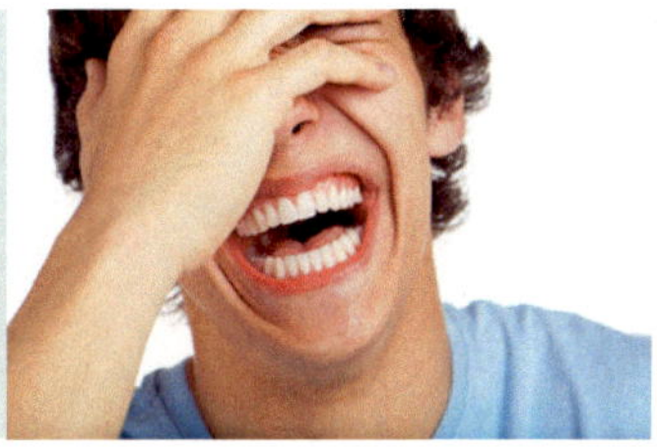

Zahnputzsystematik

Unabhängig von der Zahnputztechnik sollte der Patient eine **Systematik** beim Putzen einhalten →Abb. 1. Sonst ist die Gefahr groß, dass unbeliebte Stellen vergessen werden.

Da die Konzentration während des Putzens nachlässt, beginnt man mit den schwierigen Stellen, also mit den Innenflächen des Oberkiefers. Die Zahnbürste wird am letzten Zahn des Oberkiefers angesetzt und man arbeitet sich bis zu den Frontzähnen vor. Hier muss die Zahnbürste hochgestellt werden, da zu wenig Platz für den ganzen Bürstenkopf vorhanden ist. Dann reinigt man die Außenflächen dieses Quadranten. Den Abschluss bilden die Kauflächen, die mit kleinen kreisenden oder schrubbenden Bewegungen bearbeitet werden.

Dann ist der zweite Quadrant im Oberkiefer an der Reihe. Wenn dieser gereinigt ist, so geht man zum Unterkiefer über und geht dort in der gleichen Weise vor, bis alle vier Quadranten sauber sind. (Auch die verbreitete „KAI"-Systematik – Kauflächen, Außenflächen, Innenflächen – ist möglich.)

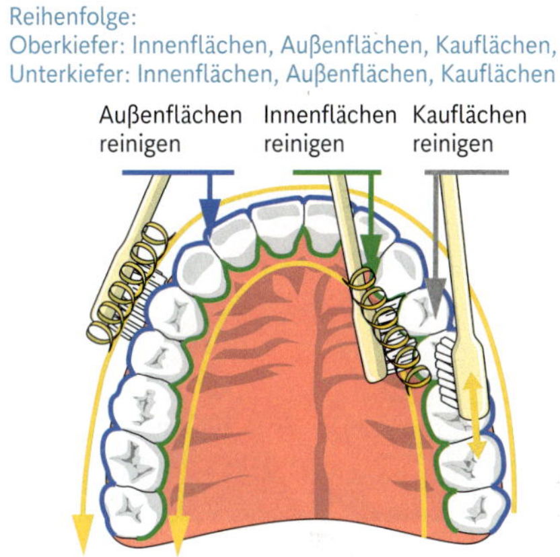

Abb. 1 Zahnputzsystematik

Zahnputztechniken

In der Praxis haben sich drei Putztechniken bewährt. Sie unterscheiden sich im Anspruch an die Geschicklichkeit.

Es handelt sich um
- die Rotationsmethode nach Fones,
- die Methode „Von Rot nach Weiß" und
- die Bass-Technik.

Bei allen drei Techniken sollte man den **Druck** der Zahnbürste kontrollieren, da ein zu hoher Druck („je mehr ich drücke, desto mehr Dreck geht weg") die Zahnsubstanz und das Zahnfleisch schädigt. Eine weitere Technik ist die Stillman-Technik. Sie wird bei Rezessionen und keilförmigen Defekten empfohlen.

Rotationsmethode nach Fones: Diese Technik →Abb. 1, 2, 3 ist leicht zu erlernen und stellt keine hohen Anforderungen an die Feinmotorik. Daher wird sie bei Kindern bis zum ca. **siebten Lebensjahr** angewandt.

Ober- und Unterkiefer werden geschlossen, die Frontzähne stehen aufeinander (**Kopfbissstellung**). Die Zahnbürste wird in großen kreisenden Bewegungen über die Außenflächen der Zähne geführt. Die Kinder stellen sich vor, dass sie große **Kreise** auf die Zähne malen.

Für das Putzen der Innenflächen müssen Ober- und Unterkiefer geöffnet werden. Es wird ebenfalls mit kreisenden Bewegungen geputzt. Um die Innenflächen der Frontzähne zu putzen, wird die Zahnbürste hochgestellt, da der Bürstenkopf mit seiner gesamten Länge keinen Platz hat. Die Kauflächen dürfen geschrubbt werden.

Bei etwas älteren Kindern kann man die gleiche Vorgehensweise bei geöffnetem Kiefer demonstrieren, somit werden Ober- und Unterkiefer getrennt voneinander geputzt.

Nachteil: Der **Sulkusrand**, also der Übergang vom Zahnfleisch zum Zahnschmelz, und die **Innenflächen** der Zähne werden nicht optimal gereinigt. Da aber ein Nachputzen durch die Eltern in diesem Alter unbedingt notwendig ist, kann dieser Mangel durch den Erwachsenen ausgeglichen werden.

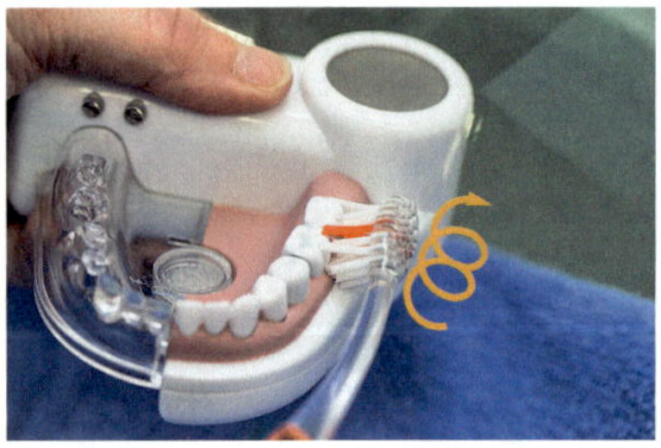

Abb. 1 Putztechnik nach Fones. Außenflächen

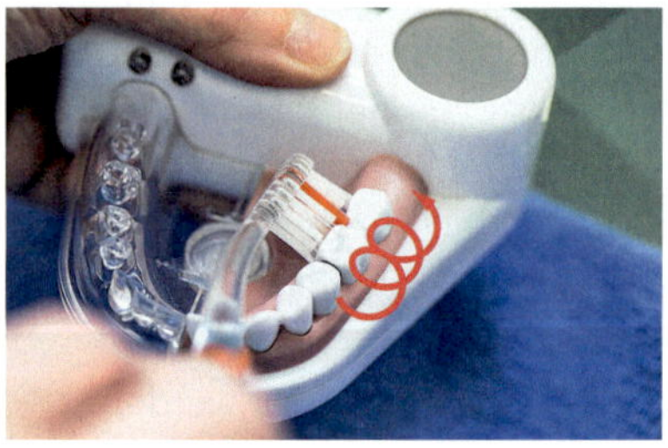

Abb. 2 Putztechnik nach Fones. Innenflächen

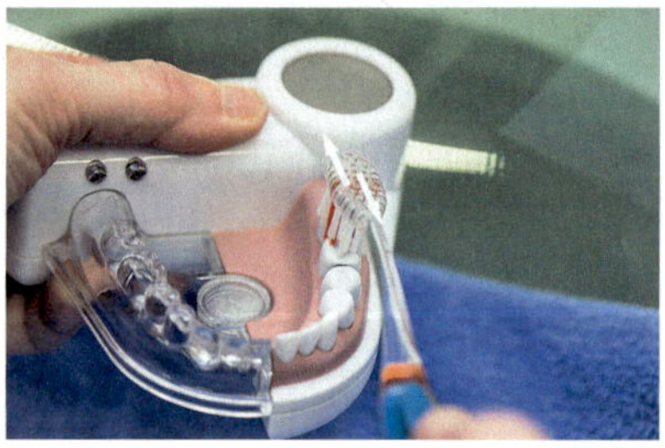

Abb. 3 Putztechnik nach Fones. Kauflächen

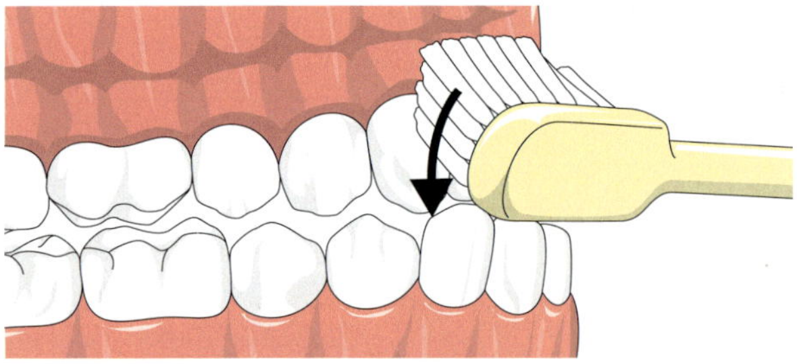

Abb. 4 Putztechnik „Von Rot nach Weiß“

Methode „Von Rot nach Weiß“: Ungefähr ab dem siebten Lebensjahr kann das Kind zu der Putztechnik „Von Rot nach Weiß“ übergehen, bei der auch die Gingiva gereinigt wird →Abb. 4. Dazu wird die Zahnbürste am **Sulkusrand** angesetzt und zur Zahnkrone hin geführt. So reinigt man die Außen- und Innenflächen der Zähne mitsamt dem Sulkusrand. Die Kauflächen werden in schrubbenden Bewegungen geputzt.

Nachteil: Auch bei dieser Methode wird der Sulkusrand, an dem Plaque besonders gut haftet, nicht ausreichend geputzt.

Modifizierte Bass-Technik: Die Bass-Technik können **Jugendliche** und **Erwachsene** erlernen. Sie dient der Zahnreinigung und gleichzeitig der Gingivapflege und ist die beste Technik, um am Zahnfleischrand Plaque zu entfernen. Auch wird hierbei die Gingiva stimuliert und dadurch besser durchblutet.

Die Zahnbürste wird bei der Bass-Technik →Abb. 1, 2 in einem 45°-Winkel an die Zahnflächen im Sulkusbereich gelegt. Zunächst werden kleine rüttelnde Bewegungen ausgeführt. Dabei dringen die einzelnen Borsten in die **Approximalräume** und den **Sulkus** ein. Der Druck darf nicht zu hoch sein. Hierbei wird Plaque gelöst und kann anschließend mit einer Auswischbewegung zur Zahnkrone hin entfernt werden.

Nachteil: Bei zu starkem Druck auf das Zahnfleisch kann es zu Verletzungen kommen.

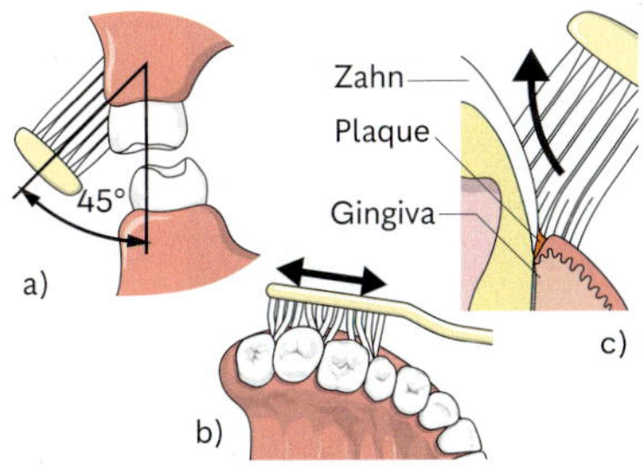

Abb. 1 Die Bass-Technik. Schematische Darstellung: a) Grundhaltung; b) rüttelnde Bewegungen; c) Entfernung der gelösten Plaque aus dem Zahnfleischrand

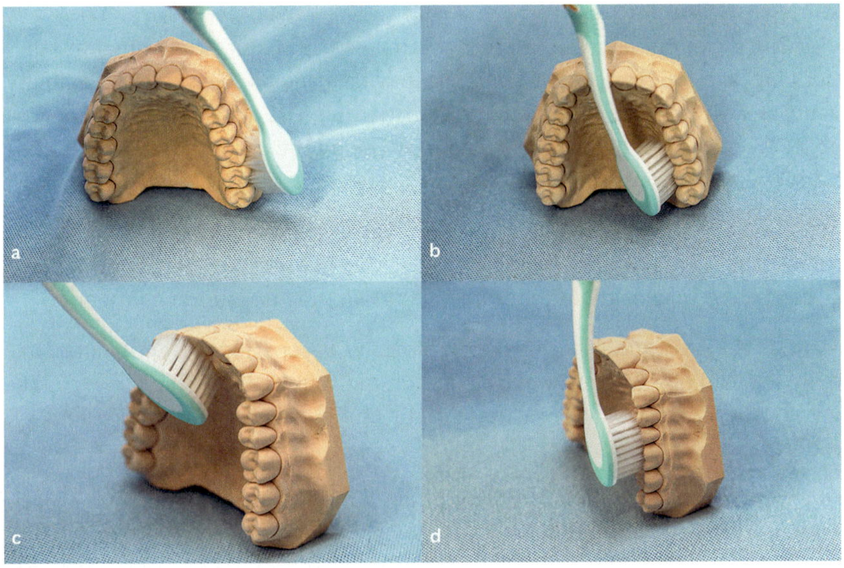

Abb. 2 Die Bass-Technik. a) Putzen der Außenflächen: Im 45°-Winkel ansetzen und rüttelnde Bewegungen; b) Putzen der Innenflächen: Im 45°-Winkel ansetzen und rüttelnde Bewegungen; c) Zahnbürste hochstellen, um in der Front zu putzen; d) Schrubben der Kauflächen.

Modifizierte Stillman-Technik: Diese Technik ist gut geeignet bei bestehenden Rezessionen, zur Zahnfleischmassage. Allerdings ist die Reinigung des Sulkus nicht so optimal wie bei der Bass-Technik.

Die Zahnbürste wird in einem 45°-Winkel an die Gingiva nahe dem Sulkus gedrückt, sodass diese leicht blass wird. Mit leichten Rüttelbewegungen wird der Bürstenkopf Richtung Zahnkrone abgerollt. Die Zahnbürste wird mehrmals wieder neu am Zahnfleisch angesetzt. Dadurch erfolgt eine gute Massage der Gingiva.

Die Schrubb-Putztechnik: Viele Menschen putzen ihre Zähne, indem sie horizontale (waagerechte) Schrubberbewegungen ausführen. Diese Art des Zähneputzens ist nicht geeignet. Sie ist schädlich für das Zahnfleisch und den Zahnhals. Es entstehen keilförmige Defekte und Rezessionen →Abb. 3, 4. Auch werden so die Beläge nicht entfernt, sondern nur hin und her geschoben. Nur die Kauflächen dürfen geschrubbt werden.

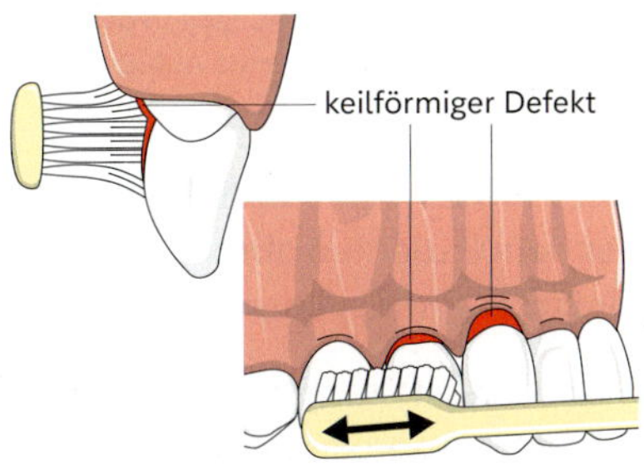

Abb. 3 Entstehung von keilförmigen Defekten, schematische Darstellung

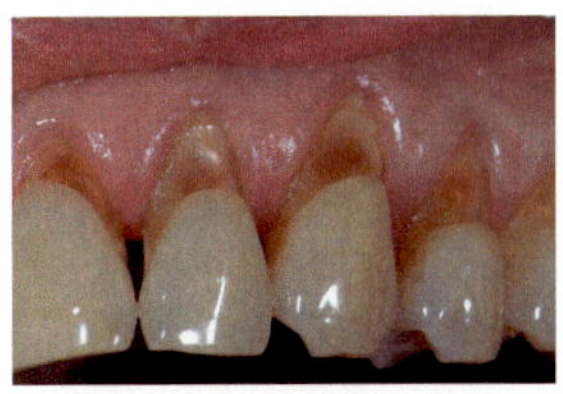

Abb. 4 Gingivale Rezessionen und keilförmige Defekte an Zahnhals und Zahnwurzel, vermutlich entstanden durch die „Schrubberputztechnik" mit einer Zahnpasta mit hohem RDA-Wert

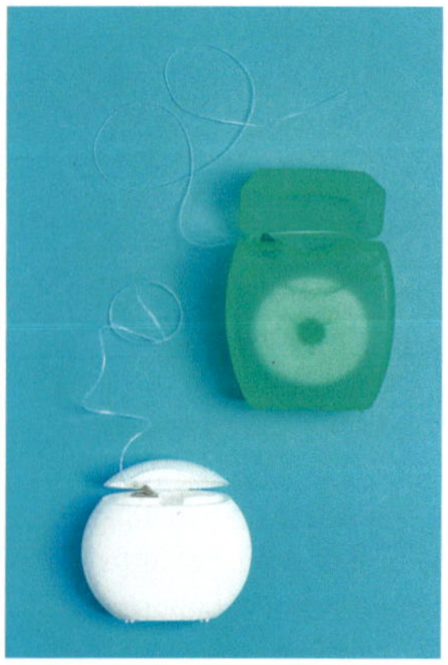
Abb. 1 Zahnseide

2.1.2 Reinigung der Interdentalräume

Durch ausschließliche Anwendung der Zahnbürste können nicht alle Zahnflächen gesäubert werden. Daher sollten weitere Hilfsmittel zur Reinigung der Interdentalräume eingesetzt werden.

Dazu zählen:
- Zahnseide
- Superfloss
- Interdentalbürstchen
- medizinische Zahnhölzer

Zahnseide und Superfloss

Zahnseide dient der Reinigung der Interdentalräume, d. h. der Approximalräume, der Unterseite von Brückengliedern und zur Implantatpflege. Gerade **Approximalkaries** ist eine weitverbreitete Art von Karies. Allerdings ist die Handhabung der Zahnseide →Abb. 1 nicht ganz einfach, sie muss eingeübt werden. Die Zahnseide ist ein Nylonfaden, der aus mehreren **Fasern** besteht. Es gibt sie in **gewachster** und **ungewachster** Ausführung.

Gewachste Zahnseide hat zwar den Vorteil, dass sie besser über den **Approximalkontakt** der Zähne hinweggleitet, ihre Reinigungswirkung ist jedoch geringer.

Die ungewachste Zahnseide spaltet sich in einzelne Fasern auf, wodurch eine bessere Reinigungswirkung erreicht wird. Sie gleitet nicht über den Belag hinweg, aber bei engstehenden Zähnen hat der Patient mehr Mühe, sie über den Approximalkontakt der Zähne zu bringen.

Die Reinigung mit der Zahnseide kann vor dem Zähneputzen erfolgen, damit die mit der Zahnseide gelöste Plaque weggeputzt werden kann.

Ein ca. 40 cm langes Stück Zahnseide wird um beide **Mittelfinger** gewickelt, die **Zeigefinger** und **Daumen** führen den Faden unter Spannung in den Interdentalraum hinein →Abb. 2. Das Prinzip des „Fädelns" besteht darin, den Faden **sägend** durch den Kontaktpunkt einzuführen, dann die Zahnseide eng an beiden Zahnflächen bis in den Sulkus hinein mehrmals **auf und ab** zu führen, ohne die **Papille** zu verletzen. Nach zwei bis drei Zähnen wird ein Stück Faden vom Mittelfinger abgewickelt und vom anderen Mittelfinger aufgewickelt, sodass immer wieder ein neues Stückchen zur Reinigung benutzt wird.

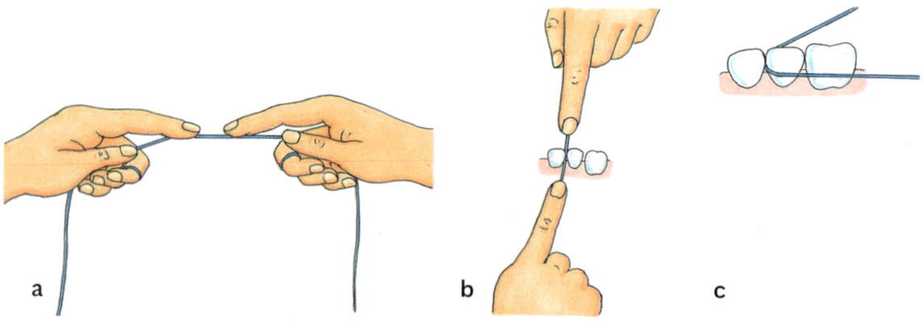

Abb. 2 Reinigung mit Zahnseide. a) straffes Spannen der Zahnseide über die Fingerkuppen; b) Einführen der Zahnseide mit sägenden Bewegungen in den Zahnzwischenraum; c) Entfernen der Zahnbeläge durch schabende Auf- und Abbewegungen

Wer Probleme mit dem Halten der Zahnseide hat, kann einen **Halter** verwenden, der dem Patienten aber auch eine gewisse Fingerfertigkeit abverlangt. Sogenannte **Einfädler** ermöglichen auch das Durchführen von Zahnseide unter Brückenglieder.

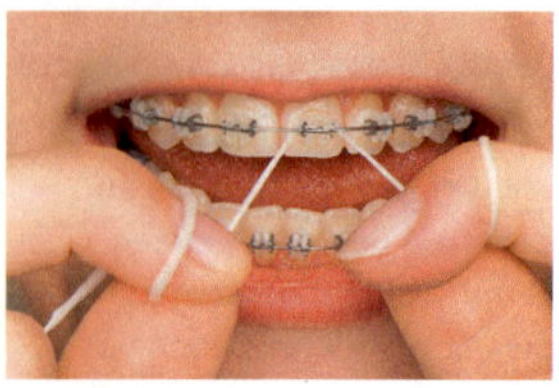
Abb. 3 Reinigung von Brackets mit Superfloss

Superfloss ist eine Weiterentwicklung der Zahnseide. Sie ist zur Reinigung von **größeren Approximalflächen** geeignet, da sie einen flauschigen, dickeren Anteil hat. Durch ein versteiftes Ende eignet sie sich auch gut zur Reinigung von prothetischen Versorgungen (z. B. Brücken, verblockten Zähnen) und Brackets →Abb. 3.

Interdentalbürstchen

Dabei handelt es sich um zylindrisch oder konisch (kegelförmig) geformte Bürstchen aus Kunststoff, die verschiedene Durchmesser haben können →Abb. 1. Es gibt sie mit langen und kurzen Griffen. Die Interdentalbürstchen benötigt man bei **großen Zahnzwischenräumen**, unter Brücken, Teilprothesen, bei durchgängigen Furkationen und bei festsitzenden kieferorthopädischen Apparaturen. Die behandelnden Personen wählen die Größe des Bürstchens entsprechend dem Interdentalraum. Die Handhabung muss genau kontrolliert werden, damit der Patient sein Parodontium nicht schädigt.

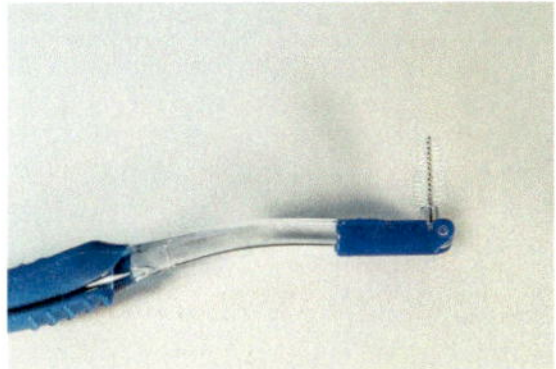

Abb. 1 Interdentalbürstchen

Sulkuszahnbürsten

Sulkuszahnbürsten haben nur zwei Borstenreihen, sind also schmaler als die normalen Zahnbürsten. Sie dienen zur Reinigung von Zahnfleischtaschen, Zahnzwischenräumen und festsitzenden kieferorthopädischen Apparaturen.

Medizinische Zahnhölzer

Zahnhölzer werden für die normale Mundhygiene nicht benötigt. Im Gegenteil, bei einem gesunden Parodontium kann es zu Verletzungen und zu einem Rückgang der Papillen kommen. Die medizinischen Zahnhölzer →Abb. 2 sind nur ein Ersatz für die immer noch verwendeten Zahnstocher. Sie haben einen dreieckigen Querschnitt und sind aus weichem, splitterfreiem Holz. Vor dem Gebrauch müssen sie mit Speichel angefeuchtet werden.

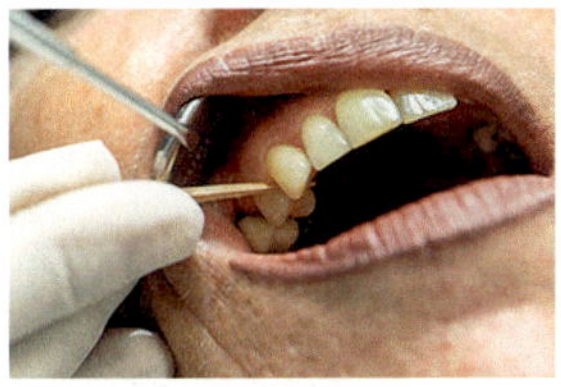

Abb. 2 Verwendung eines medizinischen Zahnholzes

Zungenreiniger

Die Zunge ist stark zerklüftet und rau, daher können sich Bakterien auf der Oberfläche sehr schnell ansammeln. Dies kann ein Grund für Mundgeruch sein. Beim Zungenreinigen wird die Zungenoberfläche abgeschabt oder abgebürstet. Somit verringert sich die Anzahl der Bakterien im Mundraum.

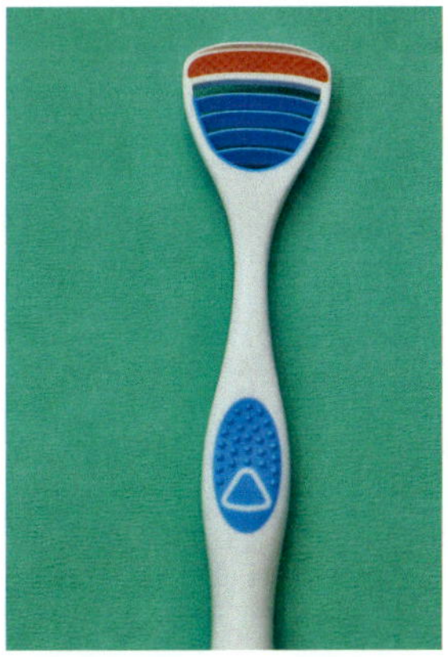

Abb. 3 Zungenreiniger

Hilfsmittel	Anwendung	Anwendungsgebiete
Zahnseide	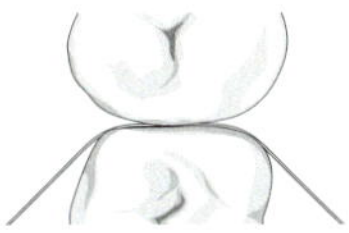	bei engen Interdentalräumen
Superfloss	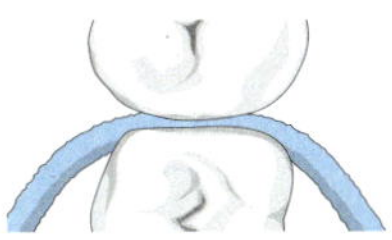	bei breiteren Interdentalräumen, bei Brücken, verblockten Zähnen, Brackets
Interdentalbürstchen	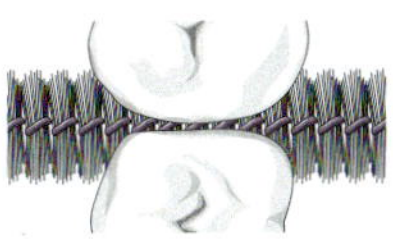	bei großen Zahnzwischenräumen, Brücken, Brackets, Implantaten
Zahnholz	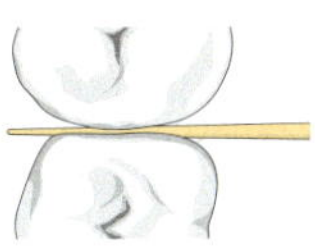	Ersatz für herkömmliche Zahnstocher, wenn Patient mit anderen Hilfsmitteln nicht zurechtkommt

Tab. 1 Reinigung der Interdentalräume

2.1.3 Mundspülung

Das sorgfältige Spülen des Mundes mit Mundspüllösungen oder die Verwendung einer Mundddusche **ergänzt** die mechanische Plaqueentfernung. Sie kann das Zähneputzen jedoch **nicht ersetzen**. Sie kann nur die Zahnhygiene unterstützen.

Mundspüllösungen

Es gibt Mundspüllösungen, die zur **Fluoridierung** der Zähne oder zu einem **Frischegefühl** im Mund eingesetzt werden. Dazu zählen Zahnspüllösungen, die **Aminfluoride** und Xylit enthalten und zur täglichen Kariesprophylaxe eingesetzt werden können.

Mundspüllösungen, die eine Kombination von Amin- und Zinnfluoriden enthalten – z. B. meridol®, aber auch andere Produkte –, haben eine stärkere Wirkung hinsichtlich einer Plaqueverringerung und einer Gingivitis-Prophylaxe. Diese Mundspüllösungen eignen sich vor allem für Patienten mit hohem Kariesrisiko, Patienten mit festsitzenden kieferorthopädischen Apparaturen und Patienten, die zu einer Gingivitis oder Parodontitis neigen. Sinnvoll sind sie auch bei älteren Patienten oder Patienten mit einer Behinderung, die keine sorgfältige Mundhygiene durchführen können.
Mundspüllösungen, die regelmäßig eingesetzt werden, sollten keinen Alkohol enthalten.

Chlorhexidinlösungen

Eine andere Wirkungsweise haben Chlorhexidinlösungen, die in der Karies-, Gingivitis- und Parodontitisprophylaxe eingesetzt werden.

Chemische Wirkungen von Chlorhexidin (CHX) sind:
- Sie wirken antibakteriell, also bakterienabtötend. Somit werden sie z. B. vor und nach einem chirurgischen Eingriff eingesetzt.
- Sie hemmen die Bakterienanlagerung auf der Zahnoberfläche.
- Sie wirken plaquehemmend.
- Sie haben eine Langzeitwirkung, da sie auf den Belägen, den Zähnen und der Mundschleimhaut haften bleiben.

CHX darf aufgrund der Nebenwirkungen nur eine begrenzte Zeit lang eingesetzt werden. Diese Nebenwirkungen sind:
- Geschmacksstörungen
- Verfärbungen der Zunge und der Zähne
- Schleimhautveränderungen

2.1.4 Mundduschen/Wasserstrahlgeräte

Mit einer Munddusche können festsitzende Beläge auf den Zähnen nicht entfernt werden. Lediglich lockere Speisereste nach Mahlzeiten lassen sich mit diesen Geräten abspülen. Daher müssen die Patienten darauf hingewiesen werden, dass die Munddusche das „mühsame“ Zähneputzen nicht ersetzt.

Mit einer Munddusche kann die Gingiva massiert werden. Die Durchblutung wird angeregt, und entzündliche Veränderungen an der Gingiva werden abgeschwächt.

Allerdings kann der Patient Schaden am Sulkus anrichten, wenn er den Wasserstrahl in die Zahnfleischfurche hinein richtet und nicht zum Zahn hin. Dadurch werden Speisereste in den Sulkus hineingetrieben, das zarte Gewebe kann verletzt werden und es können Entzündungen entstehen.

Im Rahmen einer Parodontalbehandlung oder einer kieferorthopädischen Behandlung kann es sein, dass der Zahnarzt dem Patienten eine Munddusche empfiehlt, deren Handhabung dann aber genau erklärt wird.

2.1.5 Reinigung der Zunge

Immer wieder stellen Patienten die Frage, was sie gegen **Mundgeruch** tun können. Es gibt verschiedene Gründe für Mundgeruch:
- mangelnde Mundhygiene
- Belag auf der Zungenoberfläche
- Gingivitis, Parodontitis oder andere Entzündungen in der Mundhöhle
- Allgemeinerkrankungen
- Mandelentzündungen, tiefe Mandelfurchen, Mandelsteinchen
- Mundtrockenheit
- bestimmte Speisen wie Zwiebel, Knoblauch
- Rauchen, Alkoholgenuss

Häufig ist die Ursache für Mundgeruch ein Belag auf der Zungenoberfläche. In den Furchen der Zunge leben Bakterien, die faulig riechende Stoffwechselprodukte ausscheiden. Eine mechanische Reinigung des Zungenrückens mit einem Zungenreiniger oder auch der normalen Zahnbürste bringt oft schon frischen Atem →Abb. 3, S. 359. Den Zungengrund mit seinen tiefen Furchen erreicht man aber leider nicht.

2.2 Zahngesunde Ernährung

Unser Organismus braucht ständig Nährstoffe: Kohlenhydrate, Fette, Eiweiße, aber auch Vitamine, Mineralstoffe und Spurenelemente. Eine ausgewogene Ernährung ist wichtig für die allgemeine Gesundheit und für die Zahngesundheit.

2.2.1 Verdauung

Damit die Nährstoffe aus den Nahrungsmitteln aufgenommen werden können, müssen sie in unserem Verdauungstrakt durch **Enzyme** aufgespalten werden.

Unser Verdauungstrakt besteht aus mehreren Organen →Abb. 2:
- Mundhöhle
- Speiseröhre
- Magen
- Leber
- Bauchspeicheldrüse
- Dünndarm
- Dickdarm
- Mastdarm

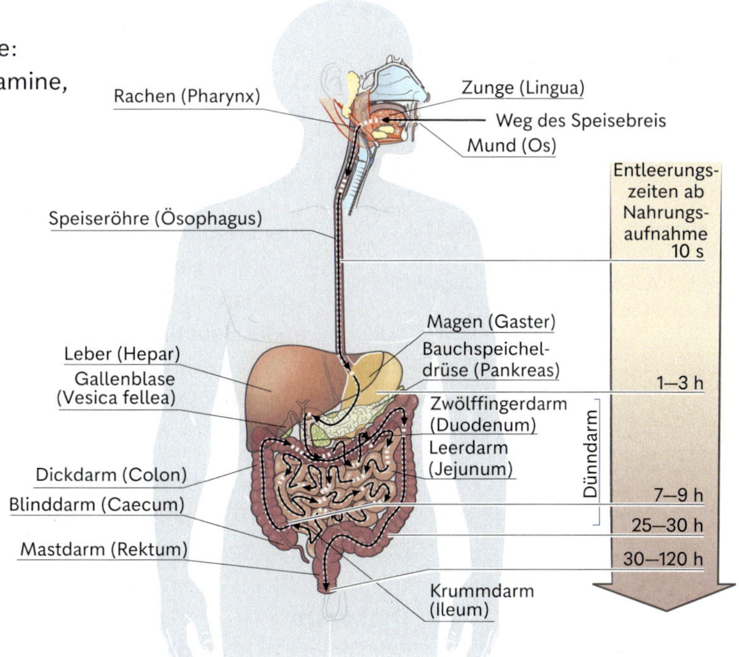

Abb. 2 Der Verdauungstrakt

Mundhöhle

Speichel →S. 117

Die Verdauung beginnt in der Mundhöhle. Hier wird die aufgenommene Nahrung zerkleinert, mit Speichel vermischt und gleitfähig gemacht. Die Kohlenhydrataufspaltung wird durch Enzyme (Amylase) aus dem Speichel eingeleitet. Beim Schluckvorgang passiert der Nahrungsbrei den Rachen und gelangt in die Speiseröhre.

Speiseröhre

Video
Aufbau des Verdauungssystems
Zusammensetzung und Funktionen von Speichel

Die Speiseröhre (Ösophagus) ist ein ca. 25 cm langer Muskelschlauch, der durch wellenförmige Muskelbewegungen den Speisebrei vom Rachen zum Mageneingang transportiert. Die wellenförmigen Muskelbewegungen von z. B. Speiseröhre und Darm entstehen, indem sich die einzelnen Organabschnitte nacheinander zusammenziehen und so den Inhalt transportieren. Man spricht hier auch von **Peristaltik**.

Magen

Im Magen (Venter, Gaster) wird die Nahrung gesammelt und durch die Kontraktionen der muskulösen Magenwand durchgeknetet. Zellen in der Magenschleimhaut, welche die Innenwand des Magens auskleidet, produzieren Schleim und Magensaft, der Salzsäure enthält. Diese tötet Krankheitserreger ab. Enzyme beginnen, das Eiweiß aufzuspalten. Der zähe Schleim schützt die Magenwand vor der scharfen Salzsäure. Der pH-Wert beträgt ca. 1. Täglich werden hier 2–3 l Magensaft produziert.
Je nach Beschaffenheit der zugeführten Nahrung kann diese unterschiedlich lange im Magen verweilen. Fettreiche Speisen bleiben länger im Magen liegen, bevor sie in den Dünndarm abgegeben werden.

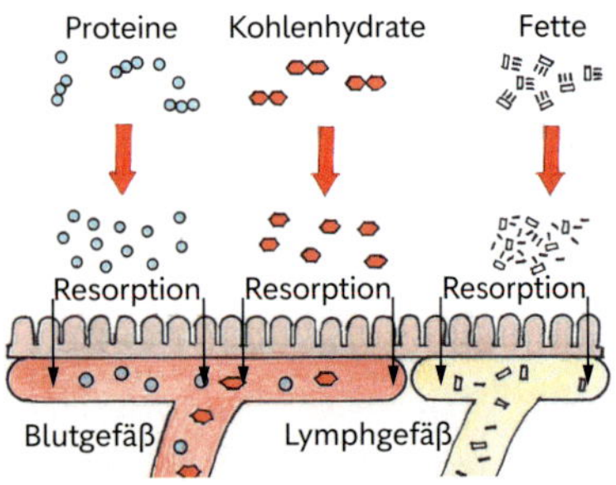

Abb. 1 Aufspaltung der Nahrungsbestandteile und Resorption (Aufnahme)

Dünndarm

Der Dünndarm ist ein Muskelschlauch, der in drei Abschnitte unterteilt wird: Zwölffingerdarm, Leerdarm und Krummdarm. Er ist insgesamt ca. 3,5–4 m lang.
In den Zwölffingerdarm leiten die Bauchspeicheldrüse und die Gallenblase ihre Verdauungssäfte ein, wo sie sich mit dem Darmsaft vermischen.

Hier werden Eiweiße, Kohlenhydrate und Fette vollständig **aufgespalten** →Abb. 1. Der Gallensaft wird für die Verdauung von Fetten benötigt. Der Leerdarm und der anschließende Krummdarm liegen in vielen Schlingen in der Bauchhöhle. Im Inneren wird ihre Oberfläche durch Schleimhautfalten und Zotten stark vergrößert, es sind nahezu 200 m². Dies ist der ideale Ort, um die in Einzelbestandteile zerlegten Nährstoffe in unsere Blut- und Lymphgefäße **aufzunehmen** (Resorption; →Abb. 1).

Energie und neue Substanzen zum Wachstum oder zum Erhalt unseres Körpers werden zur Verfügung gestellt. Durch die Peristaltik der Darmmuskulatur wird der Darminhalt in den Dickdarm transportiert.

Dickdarm

Der Dickdarm (Colon) beginnt mit einem blind endenden Darmbereich, dem Blinddarm mit dem Wurmfortsatz (Appendix). Der Wurmfortsatz kann sich leicht entzünden. Dies wird in der Umgangssprache fälschlicherweise Blinddarmentzündung genannt. Die korrekte Bezeichnung lautet Wurmfortsatzentzündung (Appendizitis).

Im Dickdarm werden die Verdauungssäfte und das noch im Speisebrei vorhandene Wasser **rückresorbiert**, wodurch die unverdaulichen Nahrungsreste eindicken. Die Dickdarmperistaltik transportiert die unverwertbaren Nahrungsbestandteile zum Mastdarm, wo sie über den Schließmuskel, den After, ausgeschieden werden.
Der gesamte Verdauungsvorgang dauert unterschiedlich lange. Man geht aber von ca. 24 Stunden aus. Der Kot allerdings kann bis zu fünf Tage im Mastdarm verweilen.

Exkurs

Darmflora

Im Dickdarm befinden sich etwa 100 Billionen Bakterien, die die sogenannte Darmflora bilden. Durch die Bakterien laufen Gärprozesse ab. Die Darmflora ist wichtig für die Verdauung, aber auch für unser Immunsystem. Ist sie, z. B. durch Antibiotikaeinnahme, gestört, so kann es zu Folgeerkrankungen und Pilzbefall kommen.
Auch wird vermutet, dass die Darmbakterien unseren Stoffwechsel beeinflussen und somit unser Körpergewicht.

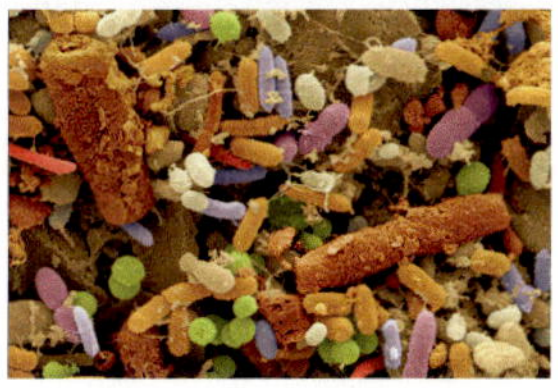

Abb. 1 Mikroskopische Aufnahme der Darmflora (eingefärbt)

Leber

Die Leber ist das wichtigste Stoffwechselorgan unseres Körpers. Sie erhält Blut mit den resorbierten Nahrungsbestandteilen aus dem Magen-Darm-Trakt, bevor diese über den großen Blutkreislauf im ganzen Körper verteilt werden. Sie verstoffwechselt die resorbierten Nahrungsbestandteile und übernimmt eine Entgiftungsfunktion, z. B. von Arzneimitteln und Alkohol.

Gleichzeitig ist die Leber die größte Drüse in unserem Körper. Sie bildet die Gallenflüssigkeit für die Fettverdauung, die in der Gallenblase gesammelt und bei Bedarf an den Zwölffingerdarm abgegeben wird.

2.2.2 Ausgewogene Ernährung

Die tägliche Nahrung sollte aus sieben Lebensmittelgruppen bestehen. Der von der Deutschen Gesellschaft für Ernährung e. V. (DGE) entworfene Ernährungskreis verdeutlicht, wie eine gesunde Ernährung aussehen kann. Hilfreich sind auch die DGE-Empfehlungen, die die DGE für eine vollwertige Ernährung gibt.

Ausführliche Hinweise finden Sie unter: *www.dge.de/gesunde-ernaehrung/gut-essen-und-trinken/dge-ernaehrungskreis/* und unter: *www.dge.de/gesunde-ernaehrung/gut-essen-und-trinken/dge-empfehlungen/*

Wichtig ist eine ausreichende Flüssigkeitszufuhr. Generell sollten Getreideprodukte, vorzugsweise Vollkornprodukte, sowie Gemüse mehr als die Hälfte der täglich aufgenommenen Nahrung bilden. Rund ein Drittel der Nahrung sollte aus Obst und fettarmen Milchprodukten bestehen. In Maßen ist der Verzehr von Fleisch und Wurst sinnvoll. Fette und Öle sollten wir nur in geringen Mengen zu uns nehmen.

Weißer Haushaltszucker (Saccharose) stellt ein Problem dar. Viele Getränke und Lebensmittel enthalten zu viel Zucker. Aus physiologischer Sicht brauchen wir den Haushaltszucker nicht. Er liefert dem Körper zwar viel Energie, doch fehlen ihm alle anderen Bestandteile einer ausgewogenen Ernährung. Vor allem führt übermäßiger Zuckergenuss zu Erkrankungen wie Diabetes, Übergewicht, Darmerkrankungen und **Karies**.

Zucker →S. 356

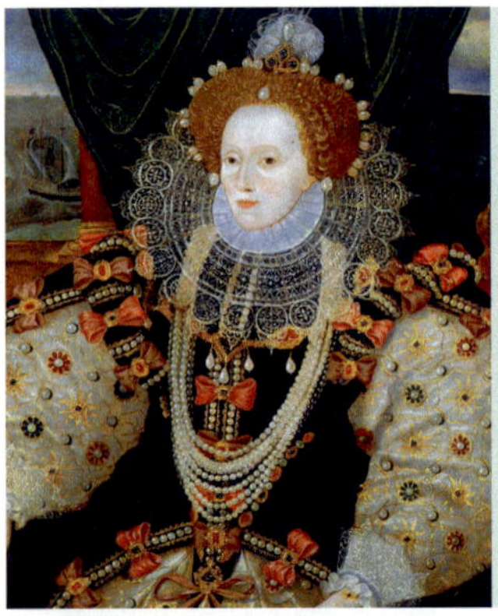

Exkurs

Zucker nur für Reiche?

Im Spätmittelalter war der Genuss von Zucker den Reichen und Adeligen vorbehalten. Ein Kilogramm Zucker hatte den Wert von 100 kg Weizen, er war also sehr teuer. Karies war damals eine typische Erkrankung der Oberschicht. Die englische Königin Elizabeth I. (1533–1603) wurde aufgrund ihrer verfaulten Zähne nur mit zusammengekniffenem Mund dargestellt. Seit den 1970er Jahren gibt es die Bezeichnung „zuckerfrei", die den Imageverlust des Zuckers wiedergibt. Heute ist es eher die einkommensstarke Bevölkerung, die sich ausgewogen und kalorienarm ernährt. War früher Übergewicht ein Zeichen des Wohlstands, so ist heute das Schlanksein ein Statussymbol.

Abb. 1 Porträt von Königin Elisabeth I

2.2.3 Einfluss der Nahrung auf die Zahngesundheit

Notwendige Stoffe in der Nahrung

Über die Versorgung mit Nährstoffen (Eiweiß, Fett und Kohlenhydrate) hinaus benötigt der menschliche Organismus auch Mineralstoffe und Vitamine. Bei den Mineralstoffen unterscheidet man Mengenelemente (z. B. Natrium, Kalium, Kalzium, Phosphat) und Spurenelemente (z. B. Eisen, Fluoride). Spurenelemente werden nur in sehr geringen Mengen („in Spuren") benötigt. Einige der Stoffe sind für die Zahngesundheit besonders wichtig.

Name	Aufgabe	Vorkommen	
Mineralstoffe			
Kalzium	– wichtiger Baustoff der Zähne und Knochen – erforderlich für die Blutgerinnung, Muskel- und Nerventätigkeit	Milchprodukte, Brokkoli, Grünkohl, Mineralwasser	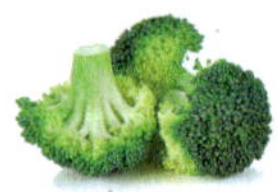
Phosphat	– wichtiger Baustoff der Zähne und Knochen – bedeutend für den Energiestoffwechsel	Milch, Haferflocken	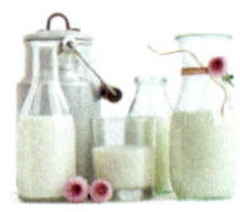
Natrium (Na), Kalium (K), Chlorid (Cl)	– wichtigste Elektrolyte – große Bedeutung für den Wasserhaushalt im Körper – Regulierung des Blutdrucks – Bildung der Magensäure	– Na, Cl: Kochsalz, Wurst, Käse, Brot, geräucherte Lebensmittel – K: Obst, Gemüse, Kartoffeln, Hülsenfrüchte, Milch, Fleisch, Fisch	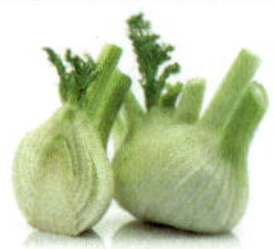
Magnesium	– wichtig für den Energiestoffwechsel – für Nerven- und Muskelfunktion – Knochenaufbau	Nüsse, Getreideprodukte, Milch, Fleisch, Hülsenfrüchte, Mineralwasser	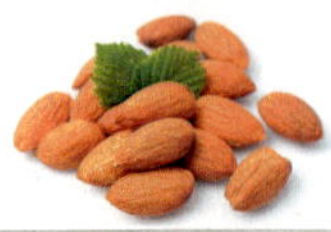
Spurenelemente			
Fluoride	– Bestandteil der Zähne und Knochen – erhöhen die Widerstandsfähigkeit des Zahnschmelzes gegenüber Säuren – bei Mangel: Karies – bei Überschuss: weiße Flecken auf dem Zahnschmelz (Schmelzfluorose)	Seefisch, Meersalz, Sojaprodukte, Trinkwasser, Schwarztee	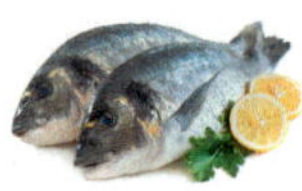

Vier Bausteine gegen Karies- und Parodotalerkrankungen

Vitamine			
Vitamin A	– wichtig für Augen, Haut, Schleimhaut – Mangelerkrankung: Nachtblindheit, Haut- und Schleimhautveränderungen	Karotten, Spinat, Leber, Butter, Milch, Eier	
Vitamin D	– ermöglicht die Aufnahme von Kalzium und Phosphat im Darm – Mangelerkrankung: Rachitis	Leber, Fisch, Eigelb, Käse, Milch; entsteht unter Einwirkung von UV-Licht auch in der Haut	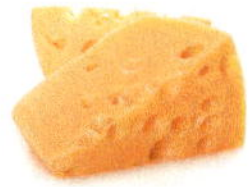
Vitamin C	– gegen Zahnfleischentzündung, Wundheilungsstörungen – wirkt als Gefäßschutz, Antioxidationsmittel, Entgiftung – Mangelerkrankung: Skorbut, früher bekannt bei Seefahrern	frische Früchte, Gemüse, Kartoffeln, Sauerkraut	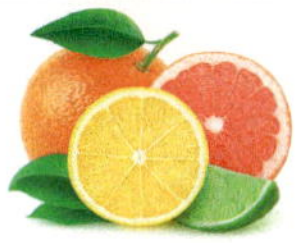

Tab. 1 Auswahl wichtiger Mineralstoffe, Spurenelemente und Vitamine

Fluoride werden **systemisch** aufgenommen, d. h., sie werden über die Blutbahn zu den Zähnen oder Zahnkeimen transportiert. Daher wirken sie vor allem in der Zeit, in der Schmelz und Dentin gebildet werden, also während der Schwangerschaft und bis zum zwölften Lebensjahr. Aber auch **lokal**, direkt am Zahn, ist eine Wirkung nachweisbar (Fluoridierung).

Fluoridierung →S. 369

Für die Zähne schädliche Nährstoffe

Von den Nährstoffen sind lediglich die Kohlenhydrate (Saccharide, Zucker) kariogen. Die Kohlenhydrate unterteilt man in Monosaccharide (Einfachzucker), Disaccharide (Doppelzucker) und Polysaccharide (Vielfachzucker) →Tab. 2, Abb. 1.

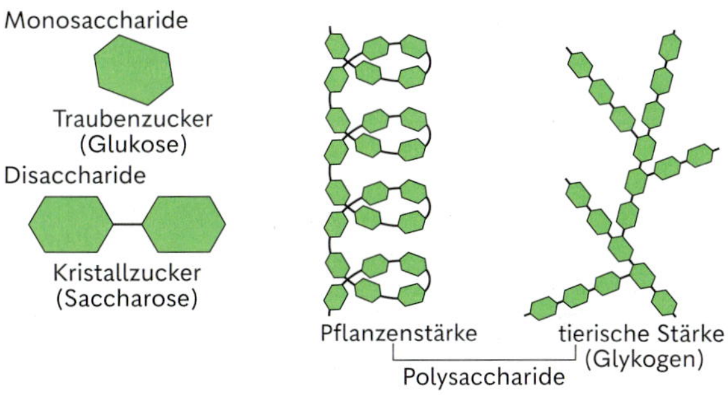

Abb. 1 Aufbau der Monosaccharide, Disaccharide, Polysaccharide

Molekülart	Kohlenhydrat (Saccharid)	Eigenschaften
Monosaccharid aus einem Molekül bestehend	**Glukose** = Traubenzucker **Fruktose** = Fruchtzucker; in Früchten enthalten	wird sehr schnell in den Blutkreislauf aufgenommen
Disaccharid aus zwei Molekülen bestehend	**Saccharose** = Kristallzucker; Zusammensetzung aus Glukose und Fruktose; als weißer Haushaltszucker, aus Zuckerrüben oder Zuckerrohr hergestellt	am stärksten kariogen, da es von den Bakterien im Mund in Milchsäure umgewandelt wird
Polysaccharid aus vielen Glukosemolekülen bestehende Kohlenhydratkette	(pflanzliche) **Stärke**; z. B. in Brot, Reis, Kartoffeln **Glykogen** = sog. tierische Stärke; Speicherform der Glukose bei Mensch und Tier; in Leber und Muskeln gespeichert	wird sehr langsam abgebaut, ist daher am wenigsten kariogen

Tab. 2 Kohlenhydrate und ihre Eigenschaften

Lebensmittel, die Disaccharide enthalten, verursachen leicht Karies. Denn Disaccharide werden von den Bakterien in unserem Mund schnell zu Säure abgebaut und fördern die Bildung von Plaque.

Manche Lebensmittel schmecken aufgrund von Fruchtzucker süß, obwohl ihnen kein Zucker zugesetzt wurde und sie den Vermerk „ohne Zuckerzusatz“ tragen (z. B. Fruchtsäfte). Dennoch wirken sie kariogen. Neben den offensichtlichen Süßigkeiten gibt es Lebensmittel, z. B. Ketchup (30 % Zuckergehalt) oder Kartoffelchips, die süß schmecken, weil sie sogenannte „versteckte Zucker“ enthalten. Auch diese wirken kariogen.
Aus zahnmedizinischer Sicht ist es sinnvoll, auf Produkte auszuweichen, die **Zuckerersatzstoffe** enthalten, da diese keine Karies verursachen. Man unterscheidet Süßstoffe und Zuckeraustauschstoffe →Tab. 1.

Zuckerersatzstoffe	
Süßstoffe	**Zuckerersatzstoffe**
z. B. Saccharin, Cyclamat, Aspartam, Stevia 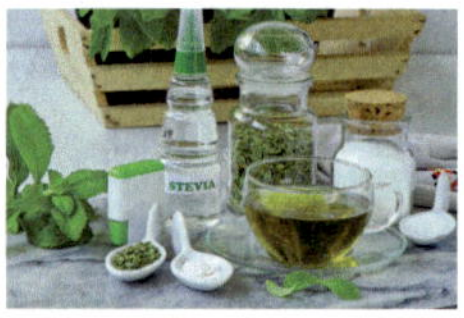	z. B. Xylit, Sorbit, Isomalt 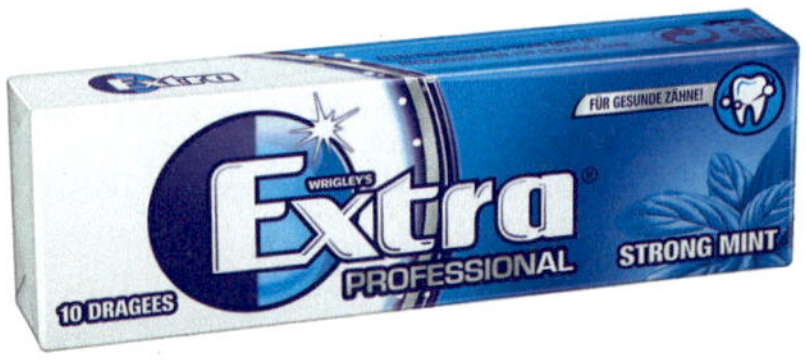

Tab. 1 Süßstoffe und Zuckeraustauschstoffe werden als Zuckerersatzstoffe auf vielfältige Weise eingesetzt.

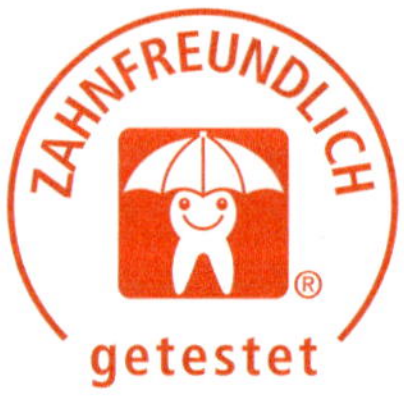

Abb. 1 Das Zahnmännchen mit Schirm. Mit dem „Zahnmännchen“ werden zahnfreundliche Produkte – v. a. Lebensmittel wie Süßigkeiten sowie Kaugummi und Getränke – ausgezeichnet, die garantiert wissenschaftlich getestet sind und nachweislich weder Karies noch sonstige Säureschäden an der Zahnoberfläche (Erosionen) verursachen.

www.zahnmaennchen.de

Süß schmeckende Lebensmittel, die nicht kariogen wirken, weil sie mit Zuckerersatzstoffen gesüßt wurden, werden besonders gekennzeichnet. Nur geprüfte Waren dürfen dieses Zeichen, ein Zahnmännchen mit Schirm, tragen →Abb. 1. Das Zahnmännchen mit Schirm wird von der gemeinnützigen „Aktion Zahnfreundlich e. V.“ vergeben.

Der Zuckeraustauschstoff Xylit hat eine besondere Wirkung: Er reduziert den Biofilm auf den Zähnen. Somit wirkt er aktiv gegen Karies. Kaugummi wird oft mit Xylit gesüßt. Süßstoffe wie Saccharin oder Stevia haben eine viel größere Süßkraft als Zucker (Saccharose). Man muss sie daher vorsichtig dosieren.

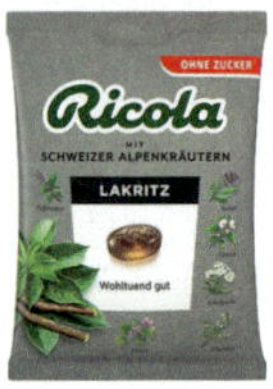

Exkurs

Wenn ich nur noch Süßigkeiten mit Zuckeraustauschstoffen esse, nehme ich dann ab?
Nein, denn Xylit und Sorbit haben dennoch Kalorien, wenn auch weniger als Zucker. Sie haben bei einem übermäßigen Verzehr eine abführende Wirkung. Nur Süßstoffe enthalten keine Kalorien und werden hauptsächlich von Diabetikern verwendet. Sie haben eine vielfach höhere Süßkraft als Zucker.

2.2.4 Einfluss von Essgewohnheiten auf die Zahngesundheit

Die Zahngesundheit hängt nicht nur von der Art der zugeführten Nährstoffe, sondern auch von den Essgewohnheiten ab. So beeinflusst die **Häufigkeit** der Aufnahme von zuckerhaltigen Nahrungsmitteln die Zahngesundheit.
Wenn der Patient häufig Zwischenmahlzeiten zu sich nimmt, werden immer wieder neue Säuren gebildet. Es kann zwischen den Mahlzeiten keine Neutralisation im Mund stattfinden und die Zähne können nicht remineralisiert werden →Abb. 1.

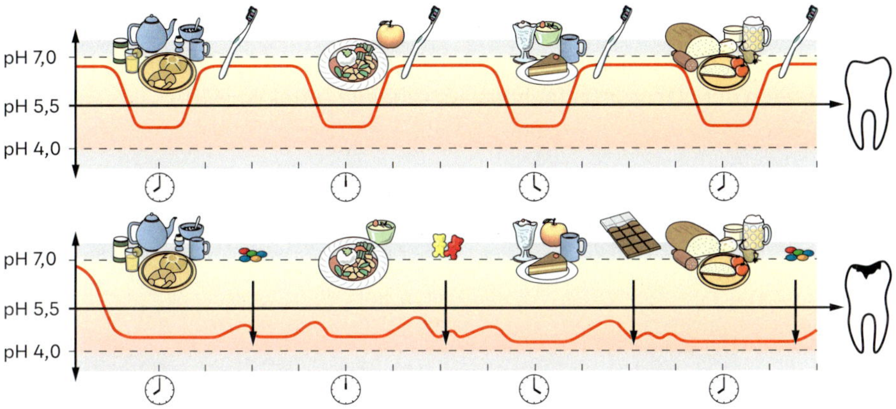

Abb. 1 Verlauf der Säurekurve im Mund des Patienten. Durch das Essen sinkt das Milieu in den leicht sauren Bereich. Werden nach dem Essen die Zähne geputzt, wird das Milieu im Normbereich (pH-Wert 5,5–6,9) gehalten. Das Milieu ist leicht sauer, doch für den Zahn nicht schädlich (oben). Wird nach dem Essen nicht geputzt und werden zusätzlich Zwischenmahlzeiten eingenommen, so wird durch die Einwirkung von Bakteriensäuren der kritische pH-Wert von 5,5 dauerhaft unterschritten: Der pH-Wert liegt längere Zeit in der sogenannten „Demineralisationszone". Dadurch wird die Entstehung von Karies gefördert (unten).

Remineralisation →S. 117

Bei manchen Kindern kann man eine besondere Form der Karies sehen, die sogenannte Flaschenkaries. Diese tritt auf, wenn die Kinder ständig an einer Flasche mit gesüßtem Tee oder Fruchtsaft nuckeln dürfen. Dadurch wird die Plaque auf den Milchzähnen andauernd mit Zucker versorgt, der Speichel kann kein neutrales Milieu im Mund schaffen. Die Folge ist eine totale Zerstörung der Zähne, genannt **Nursing-Bottle- Syndrom** (Saugerflaschensyndrom bzw. Nuckelflaschensyndrom; Abk.: NBS; →Abb. 2).
Auch die **Konsistenz** (Beschaffenheit) der Nahrung beeinflusst die Zahngesundheit. Dünnflüssige Süßigkeiten sind besser als klebrige, da sie kürzer am Zahn haften bleiben. Limonade ist also weniger kariogen als Bonbons, Bananen oder Honig.

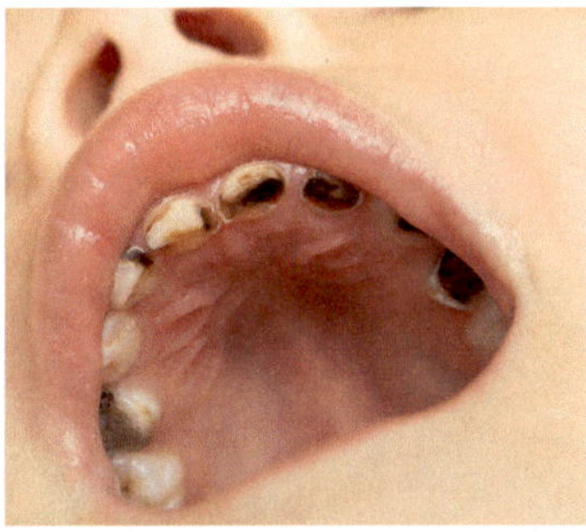

Abb. 2 Nursing-Bottle-Syndrom

Kauzwingende Kost, vor allem Vollkornprodukte, führt durch das verstärkte Kauen zu einer besseren Reinigungswirkung und zu Speichelbildung. Es entstehen weniger Zahnbeläge und die Säuren können durch den stärkeren Speichelfluss neutralisiert werden.
Auch der Verzehr von **säurehaltigen** Speisen und Getränken beeinflusst die Zahngesundheit stark. Die Säuren aus Obstsäften, Cola, Wein, Sportdrinks, Essig, Joghurt oder Früchten demineralisieren den Zahnschmelz. Die Zähne fühlen sich durch den Verlust der Mineralien rau an. Wenn kurz nach dem Essen dieser säurehaltigen Produkte die Zähne geputzt werden, bürstet sich der Patient den angelösten Zahnschmelz regelrecht ab. Es kommt zu Defekten, sogenannten Erosionen →Abb. 3.

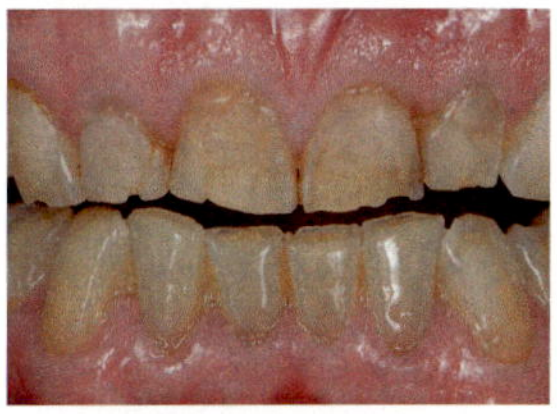

Abb. 3 Erosionen an den Oberkieferfrontzähnen

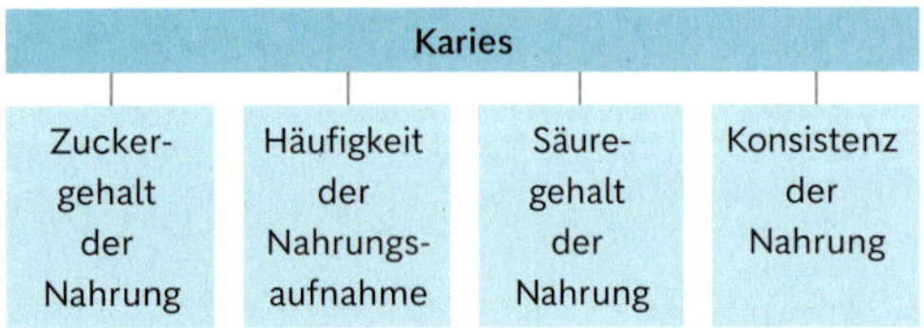
Karies
Zuckergehalt der Nahrung
Häufigkeit der Nahrungsaufnahme
Säuregehalt der Nahrung
Konsistenz der Nahrung

Abb. 1 Ernährungsbedingte Faktoren zur Kariesentstehung

An diesem Verlust der Zahnhartsubstanz sind keine Bakterien beteiligt. Man sollte nach dem Essen säurereicher Nahrungsmittel ca. 30 Minuten mit dem Zähneputzen warten. Außerdem sollte darauf geachtet werden, dass ausreichend Kalzium, Phosphat und Fluoride zugeführt werden, damit diese für die Remineralisation zur Verfügung stehen →Abb. 1.

2.2.5 Bedeutung von zuckerfreiem Kaugummi für die Zahngesundheit

Das Kauen von zuckerfreiem Kaugummi ist die sogenannte „Zahnprophylaxe für zwischendurch". Die **Speichelbildung** wird angeregt, sodass ein neutrales Milieu im Mund nach der Nahrungsaufnahme viel schneller erreicht wird →Abb. 3. Auch enthält Speichel Mineralien, die eine Remineralisation des Zahnschmelzes ermöglichen →Abb. 2.

Einfluss von Speichel auf die Kariesentstehung →S. 117

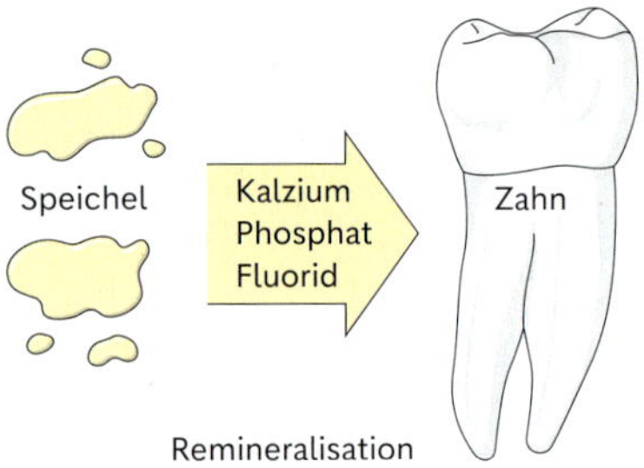

Abb. 2 Remineralisation

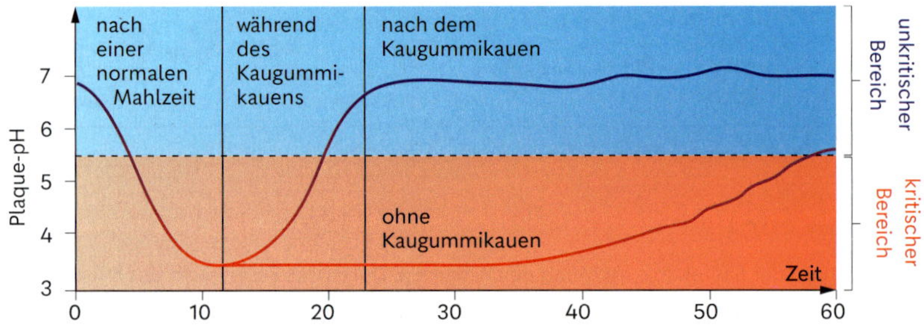

Abb. 3 pH-Wert mit und ohne Kaugummikauen nach dem Essen

Video
Zusammensetzung und Funktionen von Speichel

Zudem wird durch die Kaubewegung die mechanische **Selbstreinigung** der Zähne verbessert. Ein Teil der Nahrungsreste wird entfernt. Allerdings ersetzt es nicht das Zähneputzen!

Zuckerfreie Kaugummis enthalten meist den Zuckeraustauschstoff Xylit. Dieser ersetzt nicht nur den kariogenen Haushaltszucker und entzieht somit den Bakterien die Nahrungsgrundlage, sondern er hat ebenso eine hemmende Wirkung auf den **Bakterienstoffwechsel**. Auch erschwert Xylit die **Anhaftung** der Bakterien an den Zahnflächen und reduziert damit die Plaquebildung. Aus diesem Grund kann man sagen, dass Xylit sogar eine karieshemmende Wirkung hat.

Merke

Faustregeln für eine zahnfreundliche Ernährung

- Den Konsum von zuckerhaltigen Nahrungsmitteln reduzieren.
- Wenn süße Produkte gegessen werden, dann zu den Hauptmahlzeiten und nicht über den ganzen Tag verteilt. Ansonsten auf zuckerfreie Produkte ausweichen.
- Nach dem Verzehr von zuckerhaltigen Speisen Zähne putzen oder zumindest den Mund mit Wasser ausspülen oder zuckerfreie Kaugummis kauen.
- Viel trinken, um den Spüleffekt zu verstärken.
- Zähne brauchen Hartes zum Kauen, zur Selbstreinigung und als „Trainingseffekt".

2.2.6 Zahngesunde Ernährung von Babys und Kleinkindern

Um beim Kleinkind eine Milchzahnkaries zu vermeiden, sollten die Eltern folgende Regeln beachten:
- Ein gestilltes Kind braucht keine zusätzliche Nuckelflasche. Denn beim Nuckeln umspült die zuckerhaltige Flüssigkeit die Zähne länger, als wenn es aus einem Becher trinken würde.
- Sobald das Kind sitzen kann, sollte es aus einem Becher trinken.
- Babys und Kleinkinder sollten nur Wasser oder ungesüßten Tee trinken.
- Eine kauaktive Ernährung ist von Vorteil. Rohes Gemüse, Obst und Vollkornprodukte sollten in kindgerechter Form angeboten werden. Süßigkeiten oder salzhaltige Knabbereien sollten dem Kind so lange wie möglich vorenthalten werden, ebenso süße und kohlensäurehaltige Getränke.

2.3 Fluoridierung

Als lebensnotwendiges Spurenelement in unserer Nahrung spielt Fluorid für unsere Knochen und Zähne eine entscheidende Rolle. In der Kariesprophylaxe ist das Fluorid ein wichtiger Baustein. Man geht davon aus, dass der Kariesrückgang bei Kindern und Jugendlichen hauptsächlich auf den Einsatz von Fluoriden zurückgeht. Fluoride kommen jedoch in unserer Nahrung nicht in ausreichender Menge vor. Daher müssen sie auf anderen Wegen zugeführt werden. Dies bezeichnet man als Fluoridierung.

Fluoride wirken **karieshemmend**, denn:
- Sie **erhöhen die Widerstandsfähigkeit** des Zahnschmelzes gegenüber Säuren, indem sie im Zahnschmelz das Teilchen Hydroxylapatit durch Fluorapatit ersetzen. Dieses wird durch Säuren weniger stark herausgelöst als das ursprüngliche Hydroxylapatit.
- Sie **beschleunigen die Remineralisation** von entkalkten Stellen, indem sie Kalzium und Phosphat aus dem Speichel binden und im Zahnschmelz das Teilchen Fluorapatit bilden →Abb. 1.
- Sie **hemmen den Bakterienstoffwechsel**, also die Vermehrung der Bakterien, und verringern damit die Plaquebildung.

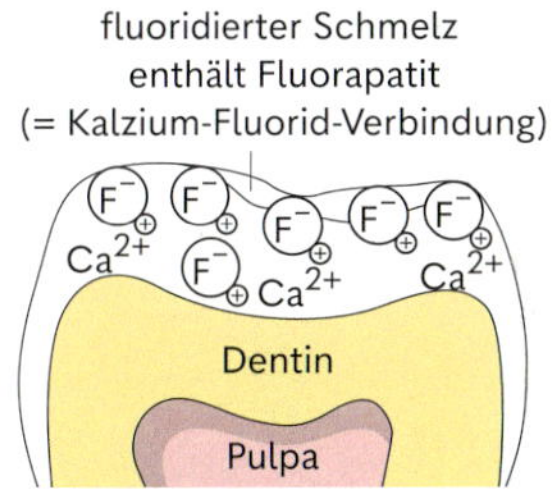

Abb. 1 Fluorapatit entsteht beim Fluoridieren.

Verabreichung von Arzneimitteln →S. 263

Es gibt zwei Möglichkeiten, Fluoride zuzuführen:
- systemisch: Aufnahme mit der Nahrung, über das Verdauungssystem bis ins Blut und mit dem Blut zu den Zähnen
- lokal: direkter Kontakt des Fluorids mit den Zahnoberflächen

2.3.1 Systemische Fluoridierung

Die systemische Fluoridierung ist nur während der Zahnentwicklung, also bis ca. 12 Jahren von Bedeutung. Bis zu diesem Alter wird vor dem Zahndurchbruch das Fluorid direkt in den Zahnschmelz eingebaut. Es entsteht ein erhöhter Anteil vom widerstandfähigeren Fluorapatit anstelle des Hydroxylapatits

In Deutschland wird das Trinkwasser nicht fluoridiert. Somit besteht mithilfe von Fluoridtabletten, fluoridhaltigem Mineralwasser und fluoridiertem Salz die Möglichkeiten einer systemischen Fluoridierung →Abb. 2.

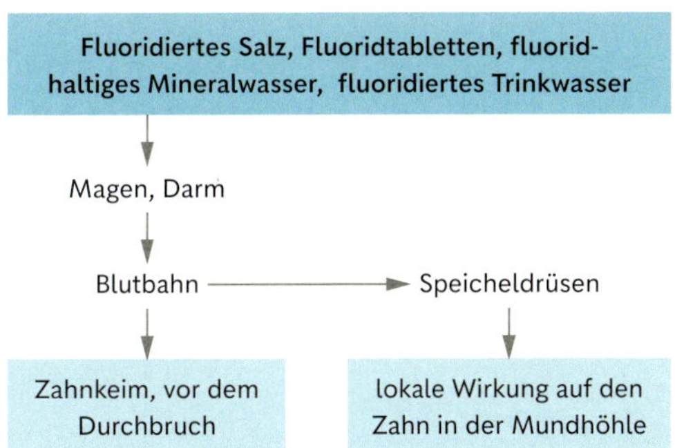

Abb. 2 Prinzip der systemischen Fluoridierung

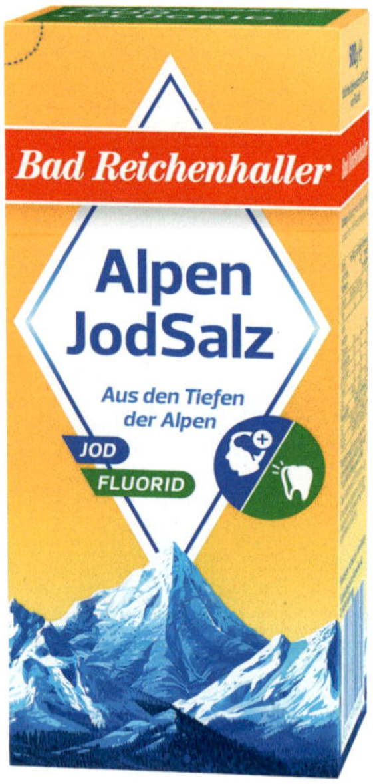

Abb. 1 Fluoridiertes Speisesalz

Wenn **Speisesalz** Fluoride zugesetzt werden, spricht man vom fluoridierten Speisesalz →Abb. 1. Dieses erhält man in Deutschland nur in Verbindung mit dem Spurenelement Jod, das für die Bildung von Schilddrüsenhormonen benötigt wird. Jodiertes und fluoridiertes Speisesalz wirkt in doppelter Hinsicht:

- lokal, direkt beim Essen durch Kontakt mit den Zähnen
- systemisch, durch die Verdauung und Aufnahme in die Blutbahn

Fluoridiertes Speisesalz ist einfach zu handhaben und kostengünstig. Da über fluoridiertes Speisesalz große Teile der Bevölkerung erreicht werden, kann man von einer Kollektivprophylaxe sprechen. Da Jod wie auch Fluorid nicht in ausreichender Menge in der Nahrung vorkommen, ist jodiertes und fluoridiertes Speisesalz eine doppelte Vorsorgemaßnahme: Es beugt einem Jodmangel vor und dient der Kariesprophylaxe. Eine Fluorid-Überdosierung ist nicht zu befürchten, da kleine Kinder auch entsprechend geringere Nahrungsmengen zu sich nehmen.

2.3.2 Lokale Fluoridierung

Bei der lokalen Fluoridierung wirkt das Fluorid direkt auf den durchgebrochenen Zahn. Fluorid dringt in die oberen Schichten des Schmelzes ein und wird als Fluorapatit eingebaut. So wird die Mineralisation und Remineralisation des Schmelzes unterstützt. Die lokale Fluoridierung ist gegenüber der systemischen von größerer Bedeutung.

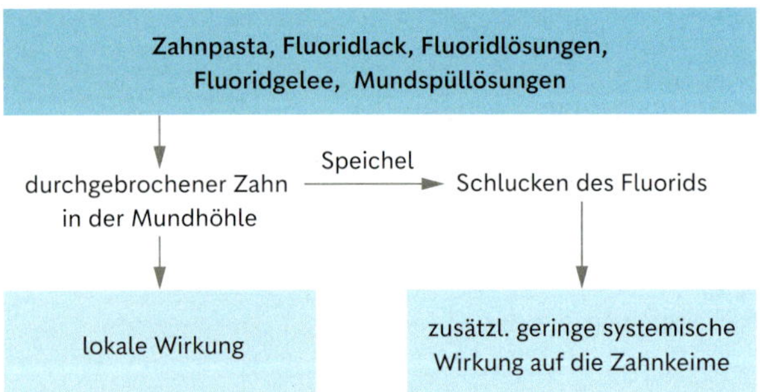

Abb. 2 Prinzip der lokalen Fluoridierung

Außerdem wird ein Teil des lokal aufgetragenen Fluorids im Speichel gelöst. Wird der Speichel geschluckt, entfaltet das lokal aufgetragene Fluorid zusätzlich eine systemische Wirkung →Abb. 2.

Es gibt verschiedene Möglichkeiten der lokalen Fluoridierung:

- über die Zahnpasta
- mittels fluoridhaltiger Mundspüllösungen
- mittels Fluorid-Fluids
- über Fluoridgelees
- über Fluoridlacke

Zahnpasta

Generell sollte nur eine Zahnpasta verwendet werden, die Fluoride enthält. Der **Fluoridgehalt** in Zahnpasta wird in ppm = parts per million (Teile pro Million) angegeben. 1 ppm ist ein Teil Fluorid auf 1 Million Teile der Zahnpasta. In Prozent ausgedrückt:
500 ppm = 0,05 %
1000 ppm = 0,1 %
1500 ppm = 0,15 %

- **Kinderzahnpasta** bis zu 6 Jahren enthält 1000 ppm = 0,1 % Fluoridanteil.
- **Kinder- und Juniorzahnpasta** ab 6 Jahren enthält 1450 ppm = 0,145 % Fluoridanteil.
- **Erwachsenenzahnpasta** enthält ca. 1500 ppm = 0,15 % Fluoridanteil.

Fluoridhaltige Mundspüllösungen

Als Ergänzung zum täglichen Zähneputzen können fluoridhaltige Mundspüllösungen verwendet werden. Sie zählen nicht zu den Arzneimitteln, sondern gelten als Kosmetika und dürfen einen Fluoridgehalt von höchstens 0,15 % enthalten. Sie enthalten eine Kombination von Zinnfluorid und Aminfluorid. Diese Wirkstoffe lockern die Zahnbeläge und hemmen die Neubildung.

Fluoridlösungen („Fluids“)

Fluoridlösungen enthalten etwa 1 % Fluoride. Sie werden auf die Zahnoberflächen gepinselt und gelangen in die engen Zahnzwischenräume, weil sie sehr dünnflüssig sind. Sie werden auch nach der professionellen Zahnreinigung verwendet (z. B. Elmex® fluid.

Fluoridgelees

Fluoridgelees enthalten eine höhere Konzentration an Fluoriden, nämlich ca. 1,25 %. Deshalb dürfen sie nur einmal wöchentlich angewendet werden. Die Anwendung darf erst **ab dem sechsten Lebensjahr** erfolgen. Bei Kindern mit einem erhöhten Kariesrisiko und bei Kindern mit festsitzenden kieferorthopädischen Apparaturen empfiehlt sich einmal in der Woche die Anwendung von Elmex®-Gelee. Nach der Zahnreinigung wird es zwei Minuten lang eingebürstet. Danach darf nur ausgespuckt und nicht mehr nachgespült werden.
Für die Anwendung in der Praxis kann ein Medikamententräger verwendet werden.

Fluoridlacke

Fluoridlacke wie z. B. das Duraphat® zählen zu den Arzneimitteln, da sie eine Fluoridkonzentration von ca. 2,26 % haben. Sie dürfen vom Zahnarzt oder einem Prophylaxeassistenten **zweimal im Jahr** unter relativer Trockenlegung aufgetragen werden. Bei erhöhtem Kariesrisiko können die Lacke auch alle drei Monate aufgetragen werden. Sie werden mithilfe einer stumpfen Kanüle aufgetragen.
In Kindergärten und Schulen kann das Auftragen von Fluoridlack zweimal im Jahr angeboten werden. Es handelt sich hier um eine Form der Gruppenprophylaxe.

Trockenlegung →S. 140

2.3.3 Prinzipien der richtigen Fluoridierung

Für die Fluoridierung gibt es eine neue Empfehlung des Netzwerks „Gesund ins Leben“, die von der Deutschen Gesellschaft für Präventivzahnmedizin (DGPZM) und Kinderzahnärzten unterstützt wird. Studien ergaben, dass Fluoride sehr wichtig in der Kariesprävention sind.

Weitere Hinweise finden Sie unter: *www.dgzmk.de*

Andererseits möchte man eine Fluoridüberdosierung vermeiden, z. B. durch folgende Maßnahmen:

- Ab der Geburt bis zum Durchbruch des ersten Zahnes erhält das Kind täglich eine Kombitablette Fluorid und Vitamin D.
- Ab dem ersten Milchzahn bis zum 1. Geburtstag können die Eltern wählen:
  - entweder täglich eine Kombitablette Fluorid und Vitamin D **und** 1-2x täglich Zähneputzen mit einer fluoridfreien Zahnpasta bzw. ohne Zahnpasta
  - oder 1x täglich Vitamin-D-Gabe (mit dem Kinderarzt abgesprochen) und 2x täglich Zähneputzen mit einer **reiskorngroßen Menge Kinderzahnpasta mit einem Fluoridgehalt von 1000 ppm**
  - Geputzt wird mit einem Wattestäbchen oder einer weichen Babyzahnbürste.

- Zwischen dem 1. und 2. Geburtstag werden die Zähne 2-mal täglich mit einer **reiskorngroßen Menge Kinderzahnpasta mit einem Fluoridgehalt von 1000 ppm geputzt**.
- Ab 2 bis 6 Jahren werden die Zähne 2- bis 3-mal täglich mit einer **erbsengroßen Menge Kinderzahnpasta mit einem Fluoridgehalt von 1000 ppm geputzt**.
- Ab ca. zwei Jahren beginnt das Kind, eigenständig zu putzen. Die Eltern müssen allerdings nachputzen, bis die Feinmotorik gut ausgeprägt ist. Das ist mit ca. 8 Jahren der Fall.
- Nach dem besonders gründlichen Zähneputzen am Abend bekommt das Kind keine Nahrung mehr und nur noch Wasser zum Trinken.
- Kinder, die in die Kita gehen, sollten nach einer Hauptmahlzeit gemeinsam mit der Erzieherin putzen. Sie geht mit gutem Beispiel voran. Das gemeinsame Putzen motiviert die Kinder. Es wird zu einem täglichen Ritual.
- Kinder, die älter sind als 6 Jahre, putzen mit einer Zahnpasta, die ca. 1450 ppm enthält. Die Menge entspricht ungefähr zwei Erbsen.

In Bezug auf die Auswahl der geeigneten Zahnpasta und die verwendete Menge ist einiges zu beachten →Tab. 1.

Alter	Fluoridkonzentration	Häufigkeit Putzen	Menge
Geburt bis zum 1. Zahn	1 Tablette mit Fluorid und Vitamin D, täglich 1x	–	Verordnung Kinderarzt
Ab 1. Zahn bis 12 Monate	1000 ppm	bis zu 2x täglich	Reiskorngröße
12–24 Monate	1000 ppm	2x täglich	Reiskorngröße
2–6 Jahre	1000 ppm	2 bis 3x täglich	Erbsengröße
Ab 6 Jahre	1450 ppm	2 bis 3x täglich	2x Erbsengröße

Tab. 1 Empfehlungen für die Anwendung von fluoridhaltigen Zahnpasten

2.3.4 Fluoridüberdosierung

Werden in den ersten zwölf Lebensjahren, wenn die Zahnentwicklung noch nicht abgeschlossen ist, ständig zu viele Fluoride zugeführt, so entsteht die Schmelzfluorose →Abb. 1. Symmetrische Bänder oder Flecken durchziehen den Zahnschmelz. Sie sind nur ästhetisch von Nachteil und man darf sie nicht mit entkalkten Stellen verwechseln. Dennoch sind sie unerwünscht. Daher sollte bei der Anamnese des Kindes auch eine Fluoridanamnese erhoben werden. Dabei werden alle Fluoridquellen ermittelt, wie z. B. Speisesalz, Zahnpasta, Gele und Lacke.

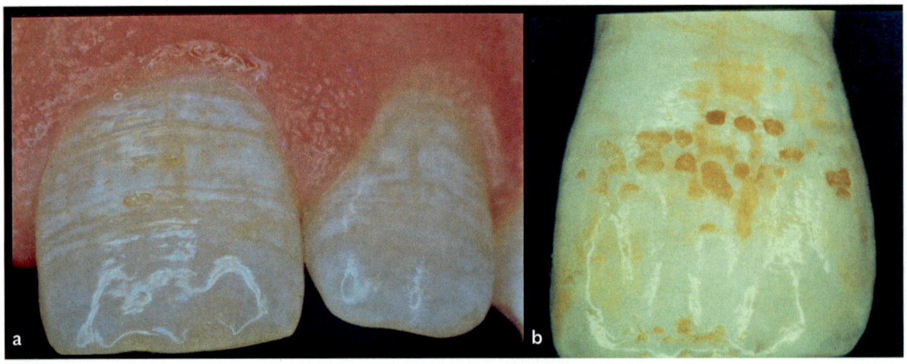

Abb. 1 Schmelzfluorose. a) Mittelstarke Schmelzfluorose. b) Starke Fluorose

2.4 Prophylaxemaßnahmen in der Zahnarztpraxis

Der vierte Baustein der Vorbeugung von Karies- und Parodontalerkrankungen umfasst die Maßnahmen, die der Zahnarzt und das Fachpersonal durchführen, wenn der Patient regelmäßig in die Praxis kommt. Es handelt sich um Untersuchungen, Individualprophylaxe und Fissurenversiegelung.

Weitere Informationen finden Sie unter: *www.bzaek.de > Prävention > Kinder- und Jugendzahnmedizin* und unter: *https://izzbw.de/wp-content/uploads/Kinderpass-2023-deutsch.pdf*

2.4.1 Untersuchungen

Für Babys und Kleinkinder gibt es im Rahmen der normalen Vorsorge beim Kinderarzt **zahnärztliche Vorsorgeuntersuchungen**. Die **erste** zahnärztliche Früherkennungsuntersuchung findet zwischen dem 6. und 9. Lebensmonat statt →Abb. 1.
Es wird untersucht und eine Anamnese zum Ernährungsverhalten sowie zum Zahnpflegeverhalten wird erhoben. Die Betreuungspersonen werden beraten, z. B. wie sie ein Nursing-Bottle-Syndrom bei ihrem Kind vermeiden können. Die Betreuungspersonen erhalten eine praktische Anleitung zur Mundhygiene beim Kind.
Es gibt einen zahnärztlichen Kinderpass, der den Eltern bei ihrem ersten Besuch ausgehändigt werden sollte. Eventuell wird in Absprache mit dem Kinderarzt eine Fluorid-Rachitis-Prophylaxe mit Tabletten, die Fluorid und Vitamin D enthalten, empfohlen. Denn so ist sichergestellt, dass die Kinder die notwendigen Mineralstoffe und Vitamine erhalten.
Die **zweite** zahnärztliche Früherkennungsuntersuchung findet in dem Zeitraum vom 10. bis zum 20. Lebensmonat statt. Die **dritte** erfolgt dann zwischen dem 21. und 33 Lebensmonat.
Die drei weiteren Früherkennungsuntersuchungen finden vom 34. bis zum 72. Lebensmonat (6. Geburtstag) statt, im Abstand von mind. 12 Monaten. Es findet wieder jeweils eine Untersuchung und eine Beratung der Betreuungspersonen hinsichtlich Ernährung und Mundhygiene statt. Hinzu kommt die Ermittlung des Kariesrisikos anhand des dmft-Index. Ebenso Empfehlungen von geeigneten häuslichen Fluoridierungsmöglichkeiten wie z. B. Speisesalz und Zahnpasta.
In dem Abschnitt vom 6. bis zum 72. Lebensmonat des Kindes können die Zähne bis zu 4 x im Jahr in der Praxis fluoridiert werden. Weiche Zahnbeläge werden entfernt und unter relativer Trockenlegung wird ein Lack auf die kritischen Stellen aufgetragen.

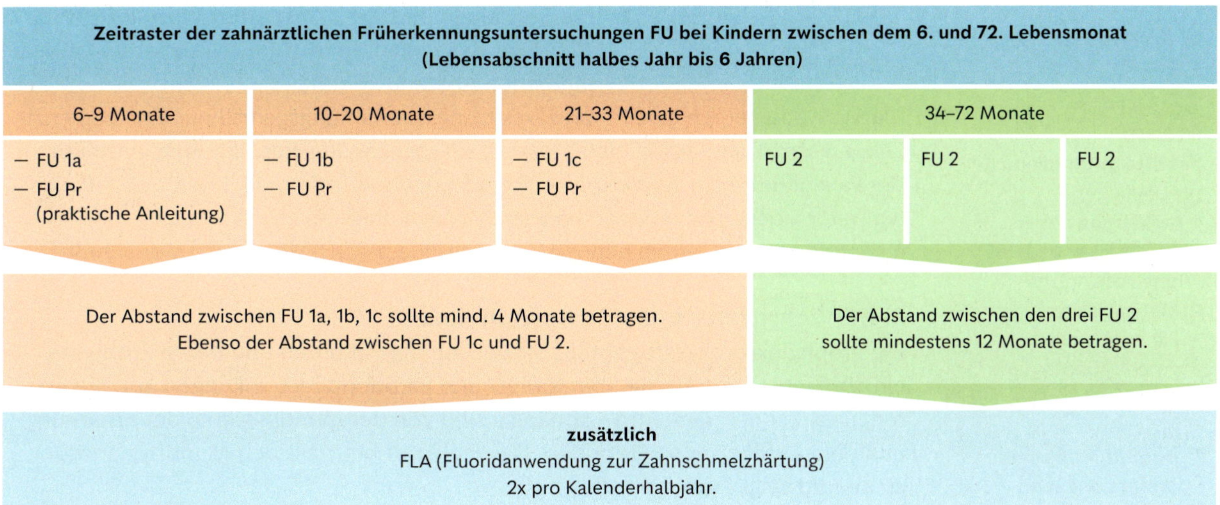

Abb. 1 Ablaufschema FU

Für Kinder ab sechs Jahren, Jugendliche und Erwachsene gibt es **Kontrolluntersuchungen** durch den Zahnarzt. Sie werden von den Krankenkassen übernommen. 6–12-Jährige sollten 2 x im Jahr untersucht werden. Ab 18 Jahren reicht eine jährliche Vorsorgeuntersuchung.

Wer mithilfe eines **Bonusheftes** nachweisen kann, dass er in den letzten **fünf** Jahren **mindestens einmal im Kalenderjahr** zahnärztlich untersucht worden ist, wird belohnt: Er erhält von der Krankenkasse eine Erhöhung des Bonus auf 70 % für notwendige prothetische Leistungen.

Wenn die Patienten in den vergangenen **10** Jahren **mindestens einmal jährlich** zahnärztlich untersucht worden sind, erhöht sich der Bonus auf 75 %. Für Kinder ab 12 Jahren gibt es auch ein Bonusheft. Um später einen Bonus zu erhalten, müssen sie bis zum 18. Geburtstag eine Vorsorgeuntersuchung pro Halbjahr durchführen lassen. Das Bonusheft ist in jeder Zahnarztpraxis erhältlich.

RECALL A B C D E F G H I J K L M N O P Q R S T U V W X Y Z

Name ____ Vorname ____
Straße ____ Telefon ____
PLZ/Ort ____ E-Mail ____
Krankenkasse ____ Arbeitgeber ____

Terminwünsche
○ Mo ○ Di ○ Mi ○ Do ○ Fr ○ vormittags ○ nachmittags

Die Benachrichtigung soll ○ mit Postkarte ○ telefonisch ○ per E-Mail ○ per SMS erfolgen.

Ich möchte für die Kontrolluntersuchung bestellt werden.
Der Erinnerungsdienst ist freiwillig. Ich kann ihn jederzeit widerrufen.

Datum/Unterschrift ____

Name
geb. am
Anschrift

Intervall

○ Ich bitte, mich regelmäßig an den Termin zur Kontrolluntersuchung zu erinnern. Mir ist bekannt, dass dieser Service für mich unverbindlich ist und ich jederzeit davon zurücktreten kann.
○ Nennen Sie mir bitte gleich bei der Benachrichtigung einen Termin. Eine Benachrichtigung erfolgt nicht mehr, wenn ich zweimal hintereinander nicht zur Vorsorgeuntersuchung gekommen bin.

Datum/Unterschrift ____

Abb. 1 Muster einer Recallvereinbarung

2.4.2 Individualprophylaxe

Eine andere Prophylaxemaßnahme, die in der Zahnarztpraxis den Patienten angeboten wird, ist die **Individualprophylaxe**. Die Patienten werden einzeln beraten, aufgeklärt und angeleitet, um ihre Zähne und das Zahnfleisch gesund zu erhalten. Die individuelle Betreuung führt bei den Patienten zu einer Verhaltensänderung und Eigenverantwortung.

Für Kinder zwischen dem sechsten und 18. Lebensjahr werden individualprophylaktische Maßnahmen über die Krankenkasse abgerechnet, sogenannte IP-Leistungen. In der Regel finden die Prophylaxesitzungen bei einer speziell ausgebildeten Prophylaxefachkraft statt. Der gesetzlich versicherte Patient über 18 Jahren muss diese Sitzungen selbst bezahlen. Zu Beginn finden die Besuche in kürzeren Abständen statt. Bei guter Mitarbeit des Patienten reicht es, wenn er im halbjährlichen Abstand kommt.

Die Motivation durch eine Prophylaxesitzung ist erfahrungsgemäß nur eine begrenzte Zeit wirksam. Daher hat es sich bewährt, ein sogenanntes **Recallsystem** einzuführen. Der Patient muss der Teilnahme am Recallverfahren zustimmen →Abb. 1. Die Patienten werden persönlich wieder einbestellt oder mithilfe eines Briefes bzw. eines Telefonanrufs an ihren Termin erinnert. Die Individualprophylaxe umfasst vier Schritte:

Merke
Schritte der Individualprophylaxe
1 Aufklärung des Patienten und Erstellung von Indizes
2 Motivation des Patienten zu einer guten Mundhygiene
3 Anleitung des Patienten
4 Durchführung einer professionellen Zahnreinigung

Erster Schritt der Individualprophylaxe

Die Prophylaxefachkraft geht individuell auf die Patienten und deren Probleme ein. Zunächst **klärt** sie sie über Karies- und Parodontalerkrankungen **auf**. Sie erfahren, dass Zahnerkrankungen abhängig sind von der Mundhygiene, der Ernährung und dem Zuführen von Fluoriden. Die Fachkraft beurteilt den Mundhygienezustand und zeigt Problemstellen auf.

An diesem Punkt ist es ratsam, einen sogenannten Index zu erstellen. Dieser dient der Bewertung des Mundhygienezustandes und der späteren Kontrolle darüber, ob sich die Mundhygiene verbessert oder verschlechtert hat.
Der Index wird zu Beginn jeder Prophylaxesitzung erhoben und mit den Werten der vorherigen Sitzungen verglichen. Dabei erhebt die Prophylaxefachkraft immer den gleichen Index, um Vergleichswerte zu haben. Die Patienten können dadurch die Wirksamkeit ihres Putzverhaltens und den Gesundheitszustand des Gebisses besser einschätzen.

Grundsätzlich gibt es für die Beurteilung der Mundhygiene zwei Arten von Indizes:
- Ein **Plaqueindex** gibt Auskunft über den **momentanen** Zustand der Mundhygiene, er gibt die Anzahl der Stellen mit Plaquebefall wieder. Wenn der Patient vor der Behandlung gut geputzt hat, so gibt der Index ein im Vergleich zum Alltag beschönigtes Bild wieder.
- Ein **Entzündungsindex** sagt etwas über den Entzündungsgrad der Gingiva aus. Je stärker die Gingiva entzündet ist, desto stärker ist die Blutungsneigung. Dies kann ein Hinweis darauf sein, ob der Patient auf **Dauer** gut putzt und nicht nur, bevor er zum Zahnarzt geht.

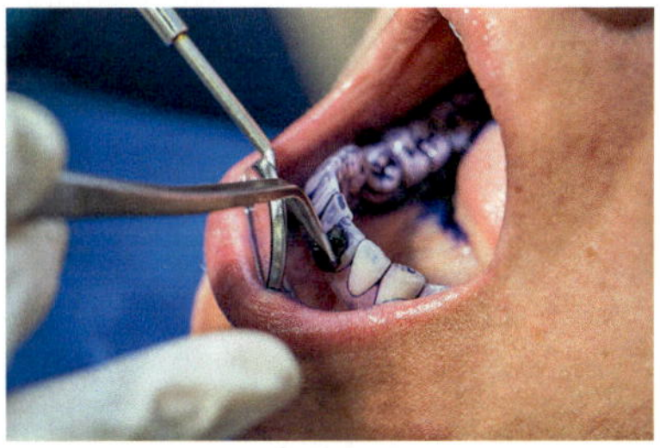

Abb. 1 Anfärben der Zähne für den API

Im Folgenden werden drei Indizes stellvertretend für die vielen anderen genauer erläutert.

Approximalraum-Plaque-Index (API nach Lange): Der API gehört zu den Plaqueindizes. Die Zähne des Patienten werden mithilfe von sogenannten Plaquerevelatoren eingefärbt →Abb. 1.
Dies sind Lebensmittelfarben, die bevorzugt an der Plaque haften bleiben. So erkennt man, ob Beläge im Approximalraum vorhanden sind oder nicht.
Vorhandene Beläge werden in einem Formular mit einem Pluszeichen eingetragen (Ja/Nein-Entscheidung). Anschließend werden alle positiven Messpunkte zusammengezählt und als Summe eingetragen. Um Zeit zu sparen, bietet es sich an, nur die Approximalräume im 1. und 3. Quadranten von oral, im 2. und 4. Quadranten von vestibulär zu beurteilen. In der folgenden Sitzung können die Messstellen oral gegen vestibulär getauscht werden.
Der prozentuale Plaquebefall wird berechnet →Abb. 2. Abschließend wird die Mundhygiene bewertet →Tab. 1.

$$\text{API in Prozent} = \frac{\text{Summe aller Plaquestellen} \cdot 100}{\text{Gesamtzahl der gemessenen Approximalräume}}$$

Abb. 2 Formel zur Berechnung des API

API in Prozent	Bewertung
unter 25 %	optimale Mundhygiene
zwischen 25 und 39 %	gute Mundhygiene
zwischen 40 und 69 %	verbesserungsbedürftige Mundhygiene
zwischen 70 und 100 %	unzureichende Mundhygiene

Tab. 1 Bewertung der Mundhygiene beim API: Von den ermittelten Prozentzahlen kann man auf die Mundhygiene des Patienten schließen

Sulkus-Blutungsindex (SBI): Der SBI ist ein Entzündungsindex. Nach relativer Trockenlegung wird eine stumpfe Parodontalsonde vorsichtig durch den Zahnfleischsulkus geführt (sondiert) →Abb. 3.

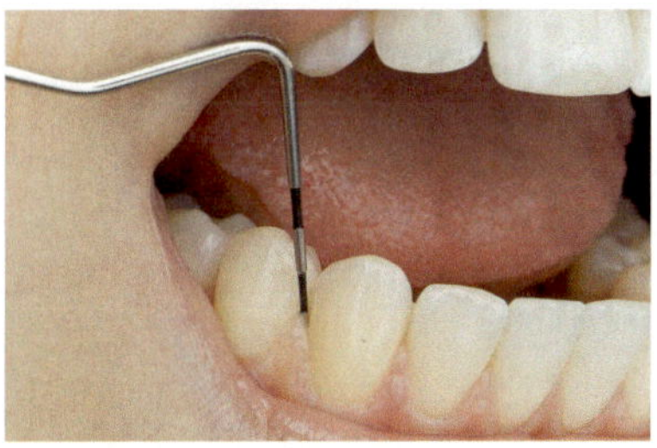

Abb. 3 Sondieren beim SBI

$$\text{SBI in Prozent} = \frac{\text{Summe aller Blutungsstellen} \cdot 100}{\text{Anzahl der Messpunkte}}$$

Abb. 1 Formel zur Berechnung des SBI

Beim vereinfachten, modifizierten SBI nach Saxer und Mühlemann werden die Blutungsstellen (Ja/Nein-Entscheidung) addiert, mit 100 multipliziert und durch die Anzahl der Messpunkte dividiert →Abb. 1.

Hat der Patient einen SBI- Wert von weniger als 10 %, so hat er eine sehr gute Mundhygiene. Die Werte können in das gleiche Schema wie der API eingetragen werden →Abb. 2. Wurde der API in einem Quadranten vestibulär erhoben, so wird der SBI oral erhoben. Wurde der API in einem Quadranten oral erhoben, so wird der SBI vestibulär erhoben.

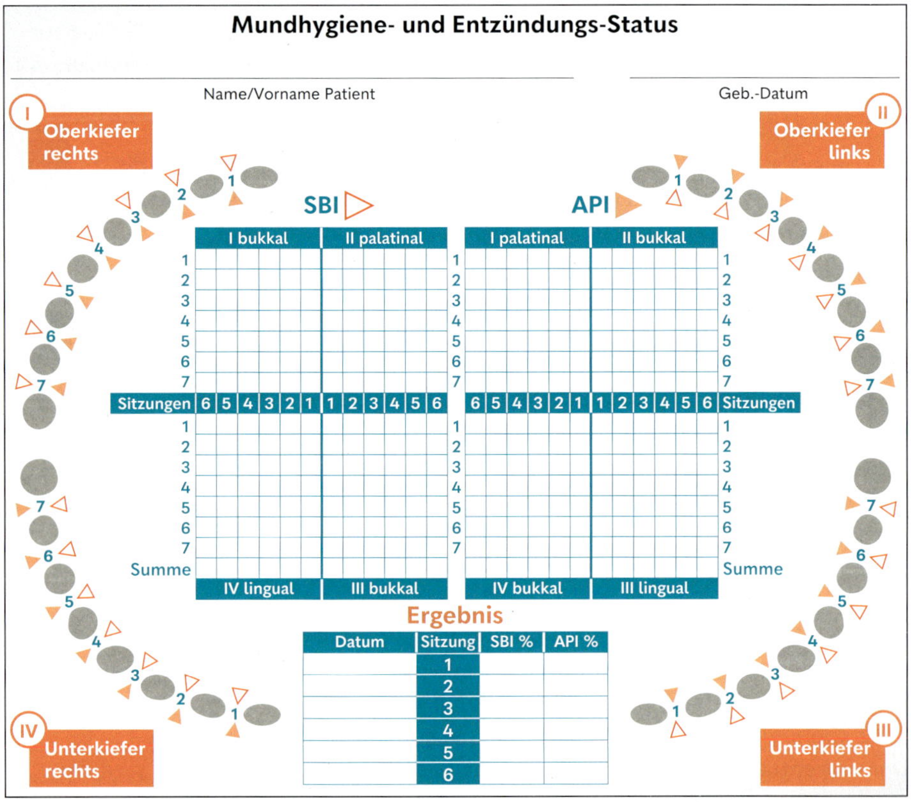

Abb. 2 Formblatt zum Eintragen von API und SBI über mehrere Sitzungen hinweg

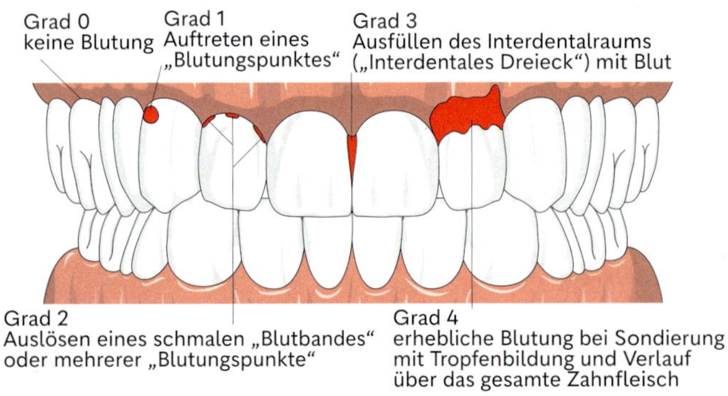

Abb. 3 Blutungsgrade beim PBI

Papillen-Blutungsindex (PBI): Der PBI gehört zu den Entzündungsindizes.

Bei der Erstellung eines PBI wird der Sulkus nur im **Papillenbereich** sondiert. Die Blutung je Papille wird in fünf Grade eingeteilt →Abb. 3. So kann zwischen einer leichten und einer schweren Entzündung der Gingiva unterschieden werden.

- Grad 0 = keine Blutung nach 30 Sekunden
- Grad 1 = ein einzelner Blutungspunkt
- Grad 2 = mehrere Blutungspunkte oder ein schmales Blutband

- Grad 3 = das ganze interdentale Dreieck füllt sich mit Blut
- Grad 4 = starke Blutung, das Blut fließt in den Sulkus hinein, über das benachbarte Zahnfleisch hinweg

Der Index wird berechnet, indem die Summe der Grade durch die Zahl der untersuchten Papillen geteilt wird →Abb. 1. Beim vereinfachten PBI werden wie beim SBI nur die Blutungsstellen addiert und durch die Anzahl der Messpunkte geteilt.

$$\textbf{PBI in Prozent} = \frac{\text{Summe der Grade} \cdot 100}{\text{Anzahl der Messpunkte}}$$

Abb. 1 Formel zur Berechnung des vereinfachten PBI

Um das Kariesrisiko noch besser einschätzen zu können, gibt es die Möglichkeit, eine **Anamnese** zu erstellen. Die Patienten werden befragt

- zu ihren Ernährungsgewohnheiten (z. B. säurehaltige Nahrungsmittel, Häufigkeit der Nahrungsaufnahme),
- zu ihren Mundhygienegewohnheiten (z. B. Zahnputztechnik, Häufigkeit) sowie
- zur Anwendung von Fluoridpräparaten (z. B. Speisesalz, Fluoridlösungen).

Merke

Plaqueindex: Beurteilt den Plaquebefall der Zähne und die Fähigkeit, die Zähne gut putzen zu können. Er deckt Problemzonen auf.

Gingivaindex: Beurteilt den Entzündungsgrad der Gingiva anhand der Blutungsneigung beim Sondieren.

Kariesindex: Gibt wieder, wie viele Zähne kariös, gefüllt oder sogar fehlend sind. Er wird vor allem bei Kindern erhoben, um beurteilen zu können, ob ein Kariesrisiko vorliegt.

Kariesindex →S. 125

Zweiter Schritt der Individualprophylaxe

Im zweiten Schritt der Individualprophylaxe motiviert (bewegt) die Prophylaxefachkraft den Patienten zu einer guten Mundhygiene. Dies kann sie auf mehreren Wegen erreichen, z. B., indem sie darauf hinweist, dass ein gesundes Gebiss schön aussieht, Schmerzen erspart und teuren Zahnersatz überflüssig macht. Ein weiteres Argument ist, dass gesunde Zähne mittlerweile als Statussymbol gelten, so wie früher goldene Zähne, die im sichtbaren Bereich getragen wurden. Im optimalen Fall erkennt der Patient, dass er für seine Zähne verantwortlich ist und es selbst in der Hand hat, ob seine Zähne gesund bleiben.

Dritter Schritt der Individualprophylaxe

Hier gibt die Prophylaxefachkraft dem Patienten praktisches Wissen an die Hand. Sie zeigt dem Patienten, wie er seine Zähne am besten putzen kann. Dabei geht sie auf die individuelle Situation des Patienten ein, z. B., indem sie ihm Tipps für die Reinigung schwieriger Stellen gibt.

Zähne putzen →S. 352

Auch die geeignete Zahnputztechnik und die Reinigung der Zahnzwischenräume werden demonstriert und eingeübt.

Ferner **leitet** sie den Patienten **an**, sich zahngesund zu ernähren, und bespricht mit ihm die lokale und systemische Anwendung von Fluoridpräparaten.

Vierter Schritt der Individualprophylaxe

Anschließend wird eine **professionelle Zahnreinigung (PZR)** durchgeführt, bei der alle weichen und harten Beläge sowie alle Verfärbungen oberhalb des Zahnfleischrandes und im Sulkusbereich entfernt werden. Eine Politur der angerauten Zahnoberflächen ist zum Schluss genauso erforderlich wie eine gründliche Interdentalreinigung.

Die PZR kann folgende Teilschritte umfassen:

- **Grobreinigung:** Entfernung von Zahnstein und weichen Belägen mit Scaler →Abb. 1, Küretten →Abb. 2 und Ultraschallgerät →Abb. 3.

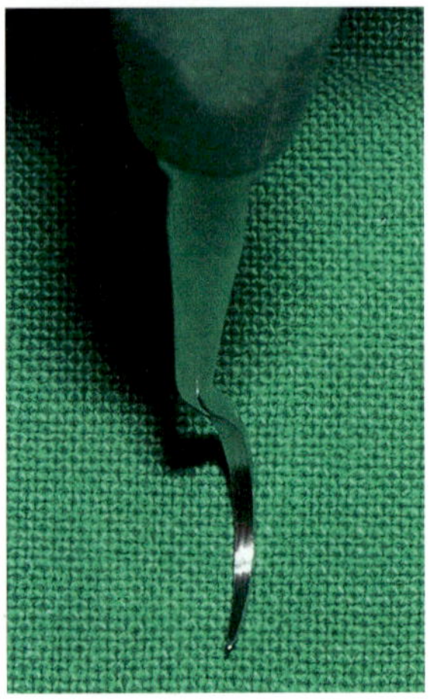

Abb. 1 Frontzahnscaler

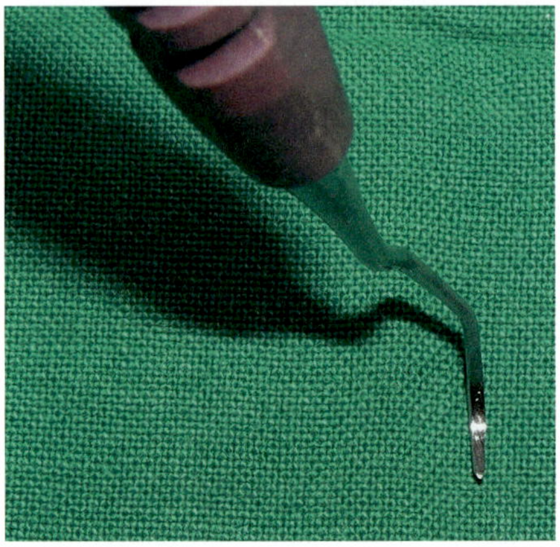

Abb. 2 Kürette

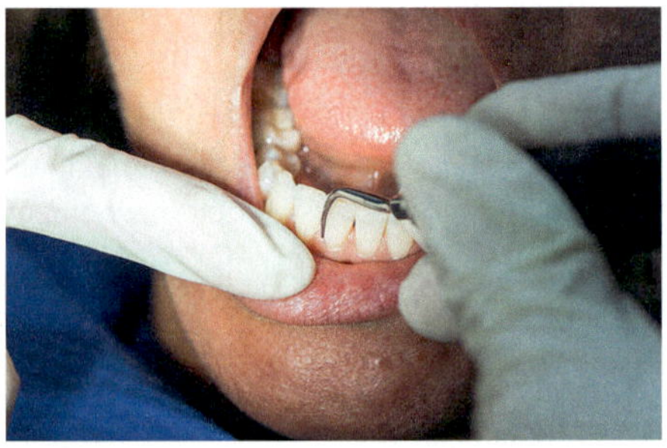

Abb. 3 Grobreinigung mit Ultraschall

- **Pulverstrahlreinigung:** Entfernung von hartnäckigen Zahnverfärbungen, Reinigung der Fissuren →Abb. 4, 5. Dieser Schritt ist nicht bei allen Patienten erforderlich. Hierbei muss vorsichtig vorgegangen werden, um Zahnfleischverletzungen zu vermeiden und freiliegende Zahnhälse zu schonen.
- **Feinreinigung:** Feine Zahnsteinreste und leichte Verfärbungen werden entfernt.
- **Politur:** Alle Zahnoberflächen werden zunächst mit einer groben, dann mit einer feinen Polierpaste mittels Bürstchen, Gummikelch und Polierpaste bearbeitet →Abb. 6.
- **Interdentalreinigung:** Alle Approximalräume werden mit Zahnseide oder Interdentalbürstchen gereinigt.

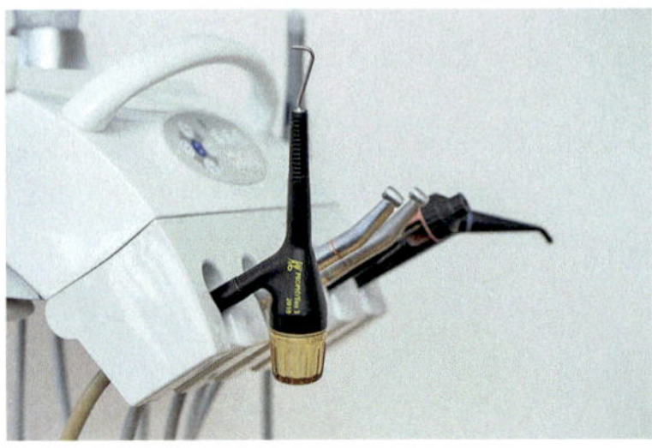

Abb. 4 Pulverstrahlgerät

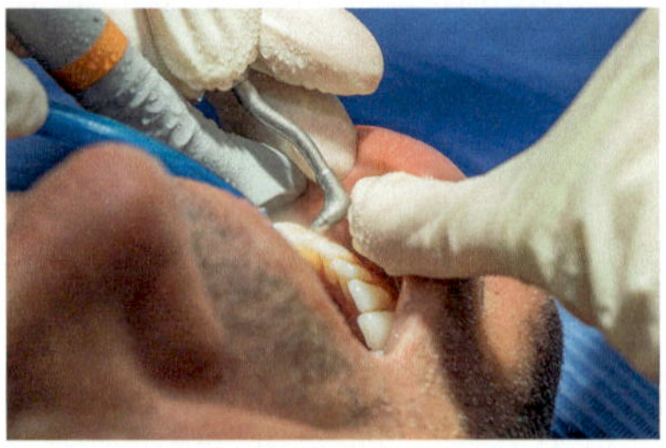

Abb. 5 Pulverstrahlreinigung

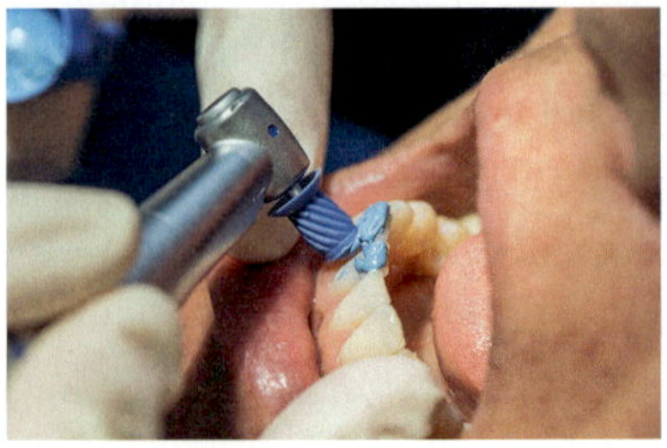

Abb. 6 Politur mit Gummikelch und Polierpaste

Ablauf einer Prophylaxesitzung

↓

Erhebung eines Plaque- und Entzündungsindex, eventuell Einfärben der Beläge

Aufklärung

Material: Grundbesteck, PA-Sonde, Färbelösung

↓

Motivation

zur sorgfältigen Mundhygiene, Eigenverantwortung wecken

↓

Demonstrieren

der individuellen Mundhygiene, Ernährungs- und Fluoridberatung

Material: Zahnbürste, Interdentalpflegeartikel, Handspiegel, Bilder

↓

PZR

Entfernung aller **supragingival** (oberhalb des Zahnfleischsaums) und **gingival** (im Sulkus) liegenden harten und weichen Beläge

Politur aller Zähne

Material: Bürstchen, Gummikelch, Polierpaste in verschiedenen Abstufungen

Interdentale Reinigung, eventuell **Fluoridierung**

Material: Grundbesteck, Scaler, Küretten, Ultraschallgerät, Pulverstrahlgerät für Verfärbungen
Zahnseide, Schleifpapierstreifen, eventuell Interdentalbürstchen für die Interdentalräume
Elmex®-Gelee und Schiene oder Duraphatlack® in Karpulenspritze zur Fluoridierung

Abb. 1 Übersicht über den Ablauf einer Prophylaxesitzung

Bleaching

Das Bleaching (Bleichen, Bleachen) der Zähne ist in den letzten Jahren sehr beliebt geworden. Aber es **gehört nicht zu den Prophylaxemaßnahmen**, da die dunkle Farbe der Zähne kein Zeichen von Krankheit ist. Die Farbe der Zähne ist **erblich** festgelegt. Im Laufe der Jahre sammeln sich Farbstoffe aus Nahrungsmitteln wie Kaffee, Tee, Cola, Rotwein im Zahnschmelz an und färben diesen dunkler. Auch wird der Zahnschmelz mit der Zeit dünner, sodass das dunklere Dentin durchschimmert. Durch reines Zähneputzen ist dies nicht vermeidbar. Nur Bleaching verhilft uns wieder zu einem „strahlend weißen Lächeln". Allerdings werden Füllungen, Kronen, Brücken nicht mit aufgehellt. Bleaching wird nicht von den Krankenkassen bezahlt, da es medizinisch nicht notwendig ist.

Es gibt zwei Anwendungsmöglichkeiten:

– Das **Homebleaching** erfolgt zu Hause und ist die preisgünstigere Möglichkeit.
– Das **In-Office-Bleaching** wird in der Zahnarztpraxis durchgeführt. Eine Aufhellung der Zähne von zwei bis drei Stufen ist möglich →Abb. 1.

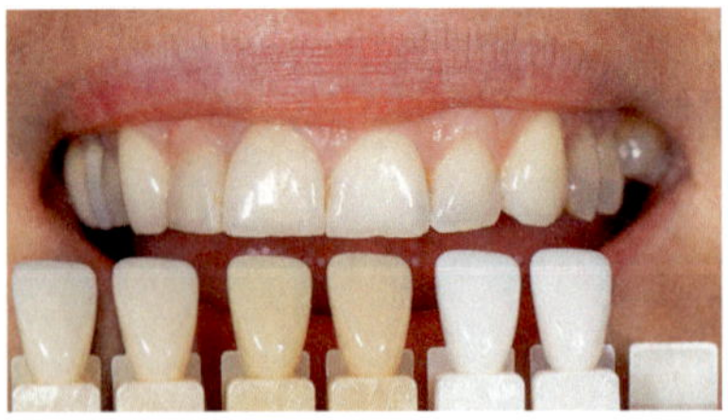

Abb. 1 Ermittlung der Aufhellung nach dem Bleichen

Homebleaching: Das Bleichmittel Wasserstoffperoxid (max. 0,1 %ige Konzentration) ist frei verkäuflich und wird entweder mit dem Pinsel auf die Zähne aufgetragen oder als beschichteter Plastikstreifen aufgeklebt. Dieser Vorgang muss ein paar Mal wiederholt werden. Die aufhellende Wirkung hält ca. ein halbes Jahr an.

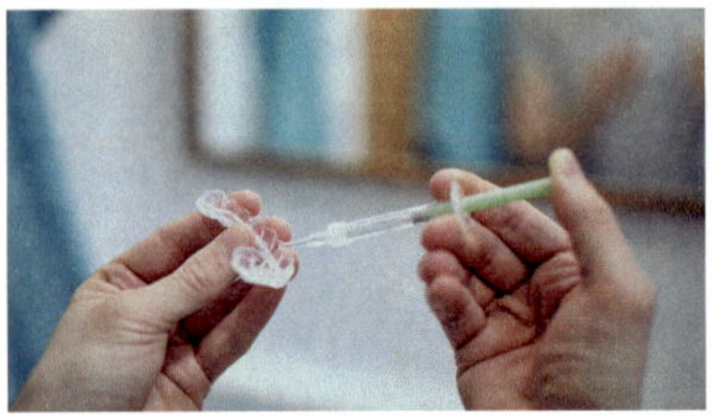

Abb. 2 Applikation von Bleichgel in die Tiefziehschiene

Risiken: Das Bleaching-Gel greift das Zahnfleisch und den Zahnschmelz an und macht die Zähne überempfindlich. Bei einer bestehenden Karies darf man die Zähne nicht bleichen, da sonst die Pulpa geschädigt wird. Auch könnte eine geringe Menge des Wasserstoffperoxids geschluckt werden. Die etwas teurere, aber effektvollere Variante besteht darin, vom Labor eine Tiefziehschiene herstellen zu lassen. Der Patient füllt zu Hause das Gel hinein und trägt die Schiene ein paar Wochen lang täglich für ein paar Stunden →Abb. 2.

In-Office-Bleaching in der Zahnarztpraxis: Eine Bleaching-Behandlung in der Zahnarztpraxis führt in der Regel zu besseren Ergebnissen als das Bleichen zu Hause. Es wird ein Kofferdam angelegt, um die Gingiva zu schützen. Wasserstoffperoxid wird in einer Konzentration von 0,1–6 % auf die Zähne aufgebracht und mit einer Polymerisationslampe belichtet. Eine andere Möglichkeit ist, das Gel in eine Kunststoffschiene einzufüllen und eine bestimmte Zeit einwirken zu lassen. Danach wird das Gel sorgfältig von den Zähnen entfernt. Die aufhellende Wirkung hält bis zu zwei Jahre an. Der Zahnarzt kann diese Tätigkeit an qualifizierte ZFA delegieren.

Polymerisationslampe →S. 128

Auch hier können Nebenwirkungen auftreten und die Zähne für ein paar Tage überempfindlich sein.

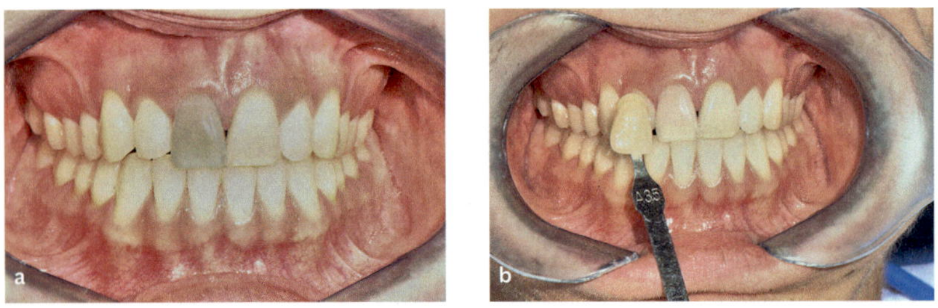

Abb. 3 Bleichen des nichtvitalen Zahns 11. a) Ausgangssituation b) Ermittlung der Aufhellung

Auch das Bleaching von nichtvitalen Zähnen ist möglich →Abb. 3. Nichtvitale Zähne dunkeln schneller nach als vitale. Um sie zu bleichen, wird das Wasserstoffperoxid direkt in den Wurzelkanal eingebracht und kann von innen her auf die Verfärbungen einwirken. Dieser Vorgang wird internes Bleaching genannt.

2.4.3 Fissurenversiegelung

Bei Kindern und Jugendlichen tritt Karies häufig zuerst an den Fissuren der Molaren auf. Fissuren sind Prädilektionsstellen für Karies. Fissurenversiegelung ist daher eine wichtige präventive Maßnahme.

Kariesentstehung →S. 114

Fissuren können flach, aber auch zerfurcht, sehr tief und ampullenförmig (flaschenförmig) ausgeformt sein →Abb. 1. Dann bieten sie Bakterien einen geschützten Lebensraum, in den die Borsten der Zahnbürste nicht hineinkommen. Bei der Fissurenversiegelung füllt man diese Tiefen mit dünnfließendem Komposit in Adhäsivtechnik auf und verhindert so einen kariösen Defekt.

Adhäsivtechnik →S. 128

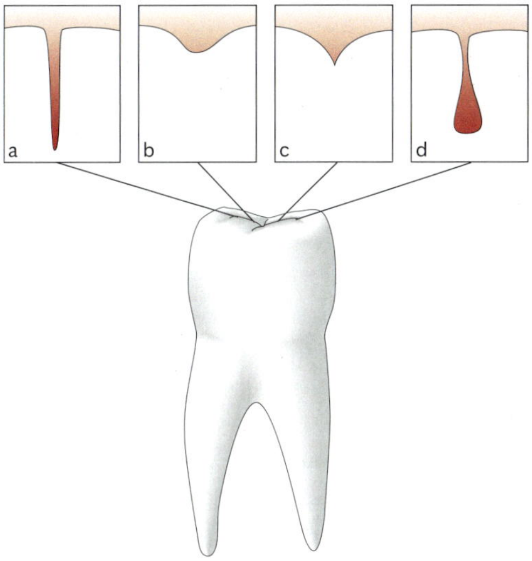

Abb. 1 Fissurenformen. a) spaltförmig; b) grübchenförmig; c) trichterförmig; d) ampullenförmig

Wann ist eine Fissurenversiegelung sinnvoll?
- bei stark zerklüfteten Fissuren und palatinal gelegenen Grübchen an bleibenden Molaren, seltener auch an Prämolaren
- bei kariesanfälligen Kindern, vor allem in den ersten zwei Jahren nach Durchbruch der bleibenden Molaren
- wenn die Fissuren noch kariesfrei sind, nach dem vollständigen Durchbruch der Zähne

Wann ist eine Fissurenversiegelung nicht sinnvoll?
- bei bereits vorhandener Karies
- bei flachen, leicht einsehbaren Fissuren
- bei Kindern, die kein hohes Kariesrisiko haben
- bei Kindern, die nicht zuverlässig zur Kontrolle der Versiegelung kommen, da dann der kariesprophylaktische Effekt nicht erreicht wird
- bei Allergien

Erweiterte Fissurenversiegelung
Wenn eine kleine Fissurenkaries vorliegt, kann eine erweiterte Fissurenversiegelung durchgeführt werden. Hierzu wird die Fissurenkaries minimalinvasiv entfernt und diese Stelle wird in die Fissurenversiegelung mit einbezogen. Die übrigen Fissurenanteile werden versiegelt.

Kariestherapie →S. 126

Wann ist der beste Zeitpunkt für eine Fissurenversiegelung?
Nach dem Zahndurchbruch ist der Zahnschmelz noch nicht vollständig mineralisiert und daher sehr kariesanfällig. Die Versiegelung sollte am besten **im ersten halben Jahr** nach Durchbruch der bleibenden Zähne stattfinden, sobald die Zähne vollständig herausgewachsen sind und das Anlegen eines Kofferdams möglich ist.

Kofferdam →S. 140

Bei älteren Jugendlichen und Erwachsenen ist eine Fissurenversiegelung **nicht** angebracht, da die Fissuren in der Regel entweder schon kariös oder bereits gefüllt sind. Wenn sie zu diesem späten Zeitpunkt noch kariesfrei sind, dann kann davon ausgegangen werden, dass das Kariesrisiko gering und daher eine Fissurenversiegelung nicht notwendig ist.

Arbeitsablauf bei einer Fissurenversiegelung
- Das Fissurenrelief wird gründlich mit einer Polierpaste gereinigt, eventuell wird ein Pulverstrahlgerät zur Reinigung eingesetzt.
- Danach erfolgt eine sorgfältige Spülung und absolute Trockenlegung des Zahnes.
- Die Ätzlösung, ein Phosphorsäuregel, wird aufgetragen, man lässt sie einwirken und spült sie anschließend mit Wasserspray gründlich ab. Dadurch ist im Zahnschmelz ein Retentionsmuster entstanden, sodass das Komposit besser haftet.
- Nach Trocknung des Fissurenreliefs mit dem Luftbläser wird das dünnfließende Komposit eingebracht. Es dürfen keine Luftblasen entstehen. Mit einer Polymerisationslampe wird das Komposit ausgehärtet.
- Zum Schluss erfolgen eine Politur und eine Überprüfung der Okklusion. Es darf kein Materialüberschuss da sein. Das Auftragen einer Fluoridlösung zur Remineralisierung der angeätzten Oberfläche beendet den Behandlungsablauf.

Nachkontrolle
Trotz sorgfältiger Verarbeitung kann es passieren, dass Teile der Fissurenversiegelung abplatzen oder abgenutzt werden. Werden diese Defekte nicht bemerkt, kann sich Karies unter der Versiegelung unbemerkt ausbreiten. Daher ist eine regelmäßige Kontrolle der versiegelten Flächen notwendig, am besten im Rahmen der Kontrolluntersuchungen.

2.4.4 Gruppenprophylaxe bei Kindern und Jugendlichen bis zum 12. Geburtstag

Bei der Gruppenprophylaxe wird eine Gruppe von Kindern oder Jugendlichen kariesvorbeugend betreut. Das beginnt in den frühkindlichen Betreuungseinrichtungen, den Kitas.

Gruppenprophylaxe für Unter-3-Jährige

In den Kitas eröffnet sich die Möglichkeit einer gesundheitlichen Chancengleichheit, unabhängig der familiären Situation.

Bei Kindern unter 3 Jahren werden das Kita-Team und die Eltern über Zahngesundheit und zahngesunde Ernährung durch das Gruppenprophylaxe-Team der Kinder- und Jugendzahnpflege aufgeklärt. Ein spielerisches Heranführen der Kinder an das Zähneputzen mithilfe einer Handpuppe und anderem Anschauungsmaterial ist sicherlich sinnvoll. Ansonsten lernen Kinder in diesem Alter hauptsächlich durch Nachahmung der engen Bezugspersonen.

Das tägliche gemeinsame Zähneputzen mit der Bezugserzieherin (Vorbildfunktion) in einer maximalen Gruppenstärke von 4 Kindern ist wichtig. Es sollte ein tägliches Ritual werden. Eine ruhige, freundliche Atmosphäre ist von Vorteil. Ein Loben des Kindes sollte nicht zu kurz kommen.

Ziele der Gruppenprophylaxe für Unter-3-Jährige sind:
- frühkindliche Karies im Milchzahngebiss zu reduzieren
- allen Kindern von Anfang an die gleiche Chance auf gesunde Zähne zu ermöglichen
- Eltern in dem Bereich der zahngesunden frühkindlichen Entwicklung anleiten, sodass sie Ihre Erziehungsaufgabe wahrnehmen können
- das Personal in den Kitas und der Tagespflege unterstützen, sodass sie ihren Auftrag zur Förderung der Mundgesundheit wahrnehmen können

Gruppenprophylaxe für 3- bis 6-Jährige

Bei Kindern über 3 Jahren ist das tägliche Ritual des Zähneputzens in der Kita fortzuführen. Zusätzlich ist ab diesem Alter möglich:
- kindgerechtes, spielerisches Einüben des Zähneputzens durch die Prophylaxe-Teams der Kinder- und Jugendzahnpflege
- kindgerechte Aufklärung über Ernährung
- Besuch eines Zahnarztes in der Kita, Motivation zum Zahnarztbesuch
- Untersuchung der Zähne
- Besuch von Kindergruppen in einer Zahnarztpraxis
- altersgerechte Fluoridierung, z. B. durch eine entsprechende Zahnpasta
- Informationsveranstaltungen für das Kita-Personal und die Eltern

Gruppenprophylaxe für Schulkinder bis 12 Jahren

Wenn die Schulkinder in eine Ganztagesschule gehen, dann sollte das tägliche Zähneputzen nach der Hauptmahlzeit fortgeführt werden. Der regelmäßige Besuch des Prophylaxeteams und eines Zahnarztes sollte folgendes beinhalten:
- Reihenuntersuchung durch den Zahnarzt
- Fluoridierung der Zähne, nach Zustimmung der Eltern, z. B. mithilfe eines Fluoridlacks
- altersgerechte Aufklärung über Mundhygiene
- Einüben des richtigen Zähneputzens
- Gespräche über zahngesunde Ernährung
- Informationsveranstaltungen für Lehrpersonal und Eltern

Terminologie: Vier Bausteine gegen Karies- und Parodontalerkrankungen

Abrasion, die	Abrieb oder Verschleiß der Zahnsubstanz durch mechanische Einwirkung; z. B. beim Kauvorgang oder durch grobe Zahnpasta
abrasiv	scheuernd, abnutzend
Abrasivität, die	abtragende Wirkung, z. B. von Putzkörpern in Zahnpasta
Antiseptikum, das **Antiseptika** (Mehrzahl)	Medikamente, die Krankheitserreger abtöten
Approximalfläche, die	Seitenfläche eines Zahnes zum Nachbarzahn hin; mit dem Approximalkontakt als Berührungsstelle
Approximalkaries, die	Karies an den Approximalflächen
Approximalkontakt, die	Berührungspunkt benachbarter Zähne
Approximalraum, der	Zahnzwischenraum, Interdentalraum
Attrition, die	Abrieb der Zahnsubstanz durch direkten Kontakt der Zähne, z. B. der Antagonisten (Knirschen)
Bleaching, das	Aufhellen, Bleichen der Zähne
demineralisieren **Demineralisation**, die	entkalken; Mineralien werden dem Zahn entzogen: Entkalkung der Zahnhartsubstanz
Dentin, das	Zahnbein; bildet den größten Teil der Zahnhartsubstanzen
Disaccharid, das	Doppelzucker; aus zwei Molekülen bestehendes Kohlenhydrat
Erosion, die	Verlust von Zahnhartsubstanz durch häufige direkte Einwirkung von Säuren, z. B. aus Obstsäften, Cola, Wein
Fissur, die	Furche, Einschnitt, Spalte im Schmelz der Kaufläche von Molaren und Prämolaren
Fluorapatit, der	Bestandteil des Zahnschmelzes; eine Kalzium-Fluorid-Verbindung
food debris	frische Essensreste
Furkation, die	Teilungsstelle der Zahnwurzeln bei mehrwurzeligen Zähnen
Index, der **Indizes** (Mehrzahl)	Anzeiger, Maßzahl
interdental	zwischen den Zähnen
Interdentalraum, der	Zahnzwischenraum, Approximalraum
kariogen	Karies hervorrufend
Kohlenhydrate	Verbindungen aus Kohlenstoff, Wasserstoff, Sauerstoff; liefern dem Körper Energie
Kopfbissstellung, die	die Frontzähne stehen mit den Schneidekanten aufeinander

Kürette, die	scharfrandiges Handinstrument; es gibt verschiedene Ausführungen zur Reinigung der Wurzeloberfläche und zur Ausschabung von Weichgewebe aus parodontalen Taschen
lokal	örtlich, direkt am Ort
Materia alba, die (lat. materia = Masse; alba = weiß)	weißlicher Zahnbelag, ein paar Stunden alt
Mineralstoffe	lebenswichtige Stoffe, die keine Energie liefern und die der Körper nicht selbst herstellen kann; z. B. Kalzium, Chlorid
Monosaccharid, das	Einfachzucker; aus nur einem Molekül bestehendes Kohlenhydrat
multitufted	vielbüschelig
Nursing-Bottle-Syndrom, das (= Saugerflaschensyndrom; Nuckelflaschensyndrom; NBS)	Nuckelflaschenkaries; meist nur die OK-Frontzähne betreffend; bei 6 % der 1- bis 3-Jährigen; Ursache: ständige Zufuhr von Säften oder gesüßtem Tee aus dem Trinkfläschchen
oral	den Mund betreffend
oszillieren	schwingen, zittern
Papille, die	in den Raum zwischen zwei Zähnen ragendes Zahnfleischgewebe; auch als Zahnfleischpapille bezeichnet
Plaque, die	weicher, festhaftender Zahnbelag aus Speichelbestandteilen, Nahrungsresten, verschiedenen Bakterienarten und deren Stoffwechselprodukten
Plaquerevelator, der	Färbemittel zum Sichtbarmachen von Plaque
Prädilektionsstelle, die	Stelle am Zahn, an der aus anatomischen Gründen bevorzugt Plaque haftet und sich Karies bildet
Polysaccharid, das	Vielfachzucker; aus vielen Zuckermolekülen bestehend
Rachitis, die	Vitamin-D-Mangelerkrankung bei Kindern; mit Störungen des Knochen- und Skelettaufbaus; daher erhalten Säuglinge Vitamin-D-Tabletten als Prophylaxe
Recallsystem, das	Wiederbestell- und Erinnerungssystem für Patienten
Remineralisation, die **remineralisieren** (Verb)	erneute Verkalkung der Zahnhartsubstanz; Einbau von Kalzium, Phosphat, Fluorid in den Schmelz; auch als Zahnschmelzhärtung bezeichnet
Retentionsmuster, das	Verankerungsmuster; entsteht durch Demineralisation; raut die Schmelzoberfläche auf, sodass das Komposit am Zahn haften kann
Rotation, die	Drehung
Scaler, der	Handinstrument zur Zahnreinigung; dreieckiger Querschnitt; läuft spitz zu
Schmelzfluorose, die	gefleckter oder gebänderter Schmelz; hervorgerufen durch zu hohe Fluoridkonzentration während der Schmelzbildung

Skorbut, der	Vitamin-C-Mangelerkrankung bei Menschen, die monatelang keine Frischkost wie Obst und Gemüse zu sich nehmen; Symptome: Zahnfleischbluten, Zahnausfall
Spurenelemente	Mineralstoffe, die der Körper in sehr kleinen Mengen benötigt; z. B. Fluoride, Jodid
Substrat, das	Nährstoff, Nährboden
Sulkus, der (lat. sulcus = Furche)	Zahnfleischfurche; in Höhe des Zahnhalses rund um den Zahn verlaufend; 1–2 mm tief
Sulkusrand, der	Rand der Zahnfleischfurche; Übergang vom Zahnfleisch zum Zahnschmelz
systemisch	ein Stoff wird über die Blutbahn im ganzen Körper verteilt, wirkt somit auf den ganzen Körper ein, nicht nur örtlich begrenzt
Toxin, das	Gift
vestibulär	zum Mundvorhof hin
Vitamine	lebenswichtige Stoffe, die vom Körper nicht selbst aufgebaut werden können und daher mit der Nahrung zugeführt werden müssen

Aufgaben

1	Nennen Sie die vier Bausteine der Zahngesundheit.
2	Wie ist eine gute Zahnbürste beschaffen?
3	Beschreiben Sie das systematische Vorgehen beim Zähneputzen.
4	Nennen Sie die drei wichtigsten Zahnputztechniken.
5	Welche in der Nahrung enthaltenen Stoffe sind für die Zähne von Bedeutung?
6	Nennen Sie drei Faktoren bei der Nahrungsaufnahme, die für die Kariesentstehung von Bedeutung sind.
7	Welche vier Vorteile bietet das Kauen von Kaugummi mit Xylit?
8	Erläutern Sie die karieshemmende Wirkung der Fluoride.
9	Beschreiben Sie den Unterschied zwischen lokaler und systemischer Fluoridierung.
10	Wie viele Fluoride in ppm enthält eine fluoridhaltige Kinderzahnpasta?
11	Wie viele Fluoride in ppm enthält eine fluoridhaltige Erwachsenenzahnpasta?
12	Nennen Sie drei Möglichkeiten der lokalen Fluoridierung.
13	In welchem Alter kann eine Schmelzfluorose entstehen?
14	Nennen und erklären Sie zwei Indizes. Welcher davon gibt das langfristige Putzverhalten des Patienten zu Hause wieder?
15	Was ist eine professionelle Zahnreinigung (PZR)? Welche Arbeitsschritte umfasst sie?
16	Zu welchem Zeitpunkt ist die Fissurenversiegelung am sinnvollsten?
17	Nennen Sie drei Gründe, wann eine Fissurenversiegelung nicht sinnvoll ist.

3 Bestimmung des individuellen Kariesrisikos

Den aktuellen Gesundheitszustand des Gebisses kann man mithilfe einer zahnärztlichen Untersuchung, mit dem Erstellen von Indizes und einer Ernährungsbefragung einschätzen. Manche Patienten möchten zusätzlich eine Einschätzung ihres Kariesrisikos für die Zukunft. Dazu eignen sich **mikrobiologische Tests** und **Speicheluntersuchungen**. Generell kann man sagen, dass diese Tests mehr zur Motivation und Verlaufskontrolle des Patienten dienen als zur tatsächlichen Risikoeinschätzung. Denn die Ergebnisse wiederholter Tests am gleichen Patienten können sehr unterschiedlich ausfallen. Bei Kindern erfolgt eine Kariesrisikobestimmung mithilfe des dmf-t-Index. Für den Speicheltest und den mikrobiologischen Test muss Speichel gewonnen werden: Durch Kauen eines Paraffinstückchens wird vermehrt Speichel produziert, der in einem Becher aufgefangen wird.

DMF-T-Index →S. 125

3.1 Mikrobiologische Tests

Diese Tests sind nur sinnvoll, wenn ein kariesfreies oder saniertes Gebiss vorliegt, da sonst zu viele Bakterien im Mund des Patienten vorhanden sind. Bestimmte Bakterienarten in der Plaque, nämlich **Streptococcus mutans** und **Laktobazillen**, sind nachgewiesenermaßen vorrangig verantwortlich für die Entstehung von Karies. Das Bakterium der Art **Streptococcus mutans** haftet gut am Zahnschmelz und wandelt Zucker in Milchsäure um. Es ist der Hauptverursacher der Karies und wird durch Ansteckung von den Eltern an die Kinder weitergegeben. Jedoch bedeutet eine hohe Anzahl von Streptokokken nicht zwangsläufig ein erhöhtes Kariesrisiko! Da das Immunsystem des Einzelnen sehr spezifisch ist, kann eine hohe Streptokokkenanzahl sehr unterschiedliche Auswirkungen haben. Demgegenüber weist eine große Anzahl an **Laktobazillen** auf ein erhöhtes Kariesrisiko hin. Je mehr Zucker der Patient zu sich nimmt und je schlechter seine Mundhygiene ist, desto mehr Laktobazillen sind nachweisbar. Alle Maßnahmen, die dazu dienen, die Übertragung von kariogenen Keimen zu verhindern oder zu minimieren, werden auch als Primär-Primär-Prophylaxe bezeichnet.

Merke
Es ist wichtig, Eltern von Neugeborenen zu erklären, dass ihr Baby noch keine Kariesbakterien im Mund hat. Erst durch den Kontakt mit dem Speichel der Erwachsenen infiziert sich das Kind. Eine Verzögerung oder Vermeidung dieser Infektion ist für das Kind von Vorteil. Daher sollten die Eltern den Löffel oder den Schnuller des Kindes nicht ablecken.

Bei der **Durchführung** eines mikrobiologischen Tests kaut der Patient zunächst ein Paraffinstückchen. Der produzierte Speichel wird in einem Becher aufgefangen. Dann wird mit einer Pipette etwas Speichel über einen Nährboden geträufelt, auf dem nur Streptokokken und Laktobazillen wachsen. Nach dem Bebrüten bei 37 °C sind Bakterienkolonien gewachsen. Diese werden mit Mustern verglichen und so wird die Anzahl der Keime ermittelt.

3.2 Speicheltests

Der Speichel spielt bei der Kariesentstehung eine große Rolle. Mit einer höheren Kariesaktivität rechnet man, wenn wenig Speichel vorhanden ist (geringe **Fließrate**) oder wenn die **Pufferkapazität**, also die Fähigkeit, Säuren zu neutralisieren, schlecht ist. Die Speichelmenge und die Speichelzusammensetzung hängen von verschiedenen Faktoren ab, wie z. B. Erkrankungen oder Medikamenteneinnahme. Im Schlaf verringert sich die Sekretionsmenge auf weniger als ein Zehntel des Tages. Daher ist es wichtig, am Abend besonders gründlich Zähne zu putzen und nach dem Zähneputzen nichts mehr zu essen, also ohne „Betthupferl“ schlafen zu gehen.

Bedeutung des Speichels →S. 117

Speicheldrüsen →S. 42

Um die **Fließrate** des Speichels zu überprüfen, muss der Patient wieder auf einem Paraffinstückchen kauen, diesmal genau eine Minute lang. Der produzierte Speichel wird in einem Messbecher gesammelt. Es wird gemessen, wie viel Speichel gewonnen wurde. Der Normalwert beträgt 1 ml und mehr Speichel pro Minute. Der kritische Wert liegt unter 1 ml pro Minute.

Um die **Pufferkapazität** des Speichels zu messen, tropft man Speichel auf einen Teststreifen, ein sogenanntes pH-Indikatorpapier. Auf dem Teststreifen erfolgt eine Farbreaktion, die einen bestimmten pH-Wert anzeigt. Je mehr Säure das Indikatorpapier anzeigt, also ein pH-Wert von 5,5 und niedriger, desto schlechter ist die Pufferkapazität des Speichels. Bei einem pH-Wert von 6 und mehr liegt eine hohe Pufferkapazität des Speichels vor, das Milieu im Mund ist neutral oder sogar basisch.

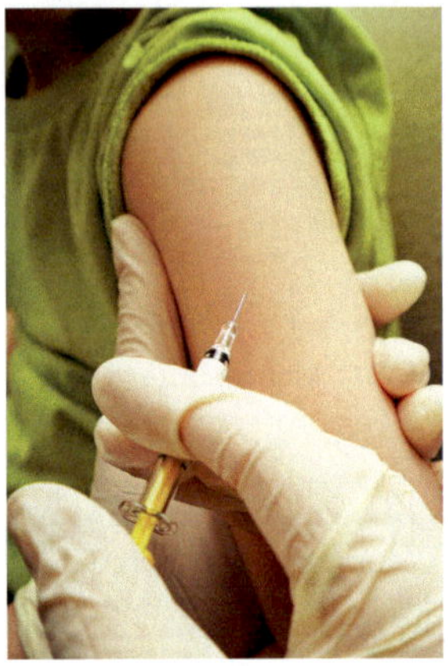

Speicheltests und mikrobiologische Tests können auch mithilfe einer speziellen Software ausgewertet werden.

Exkurs

Gibt es eine Impfung gegen Karies? Nein, bis heute gibt es keine Impfung gegen Karies. In unserem Mund leben viele unterschiedliche Bakterien. Auch Karies wird durch Bakterien hervorgerufen. Man bräuchte zum Erlangen einer Immunität viele verschiedene Antikörper. Wenn man gegen den Haupterreger der Karies, Streptococcus mutans, aktiv impft, dann verbleiben die gebildeten Antikörper im Blut und gelangen nicht zu den Zähnen. Somit hat diese Impfung keinen Vorteil. Wenn man eine passive Impfung mittels Aufsprühen der Antikörper auf die Zähne durchführt, so werden diese Antikörper durch den Speichel schnell weggespült und ergeben auch nicht den gewünschten Effekt.

Terminologie: Bestimmung des individuellen Kariesrisikos

Base, die **basisch** (Adjektiv)	Lauge; chemische Lösung, die einen pH-Wert zwischen >7 und 14 hat
Fließrate, die	Bildung von Speichel in einer bestimmten Zeit
Laktobazillen	stäbchenförmige Milchsäurebakterien; bei Karies stark vermehrt
mikrobiologisch	die Mikroorganismen (Kleinstlebewesen) betreffend
pH-Indikatorpapier, das	chemisch beschichtete Papierstreifen, die eine Farbveränderung anzeigen, wenn eine Lösung sauer, neutral oder basisch ist
pH-Wert, der	Säuregrad einer Lösung; angegeben auf einer Skala von 1 bis 14; ein pH-Wert von 1 bedeutet „stark sauer“; eine Lösung mit dem pH-Wert 7 ist neutral; ein pH-Wert von 14 bedeutet „stark basisch“
Pufferkapazität, die	Fähigkeit, den pH-Wert neutral zu halten, auch wenn Säuren oder Basen dazukommen
Säure, die	chemische Lösung, die einen pH-Wert zwischen 1 und <7 hat
Streptococcus mutans	kariesverursachende Bakterienart; kugelförmig; in Ketten aneinandergereiht

Aufgaben

1	Welche zwei Bakterienarten sind hauptsächlich an der Kariesentstehung beteiligt?
2	Was ist die Fließrate, was ist die Pufferkapazität des Speichels?
3	Ist ein saures Milieu im Mund schädlich? Bitte begründen Sie.
4	Ein „Betthupferl“ nach dem Zähneputzen ist doch nicht so schlimm! Widerlegen Sie diese Behauptung.
5	Eine Mutter leckt den Schnuller ab, bevor sie ihn ihrem Kind in Mund steckt. Nehmen Sie zu diesem Verhalten Stellung.

4 Patientengespräche in der Prophylaxe

Zur zahnärztlichen Betreuung von Kindern und Jugendlichen vom sechsten Geburtstag bis zum 18. Lebensjahr steht ein Individualprophylaxeprogramm zur Verfügung. Wenn bereits Kinder an einen verantwortungsbewussten Umgang mit ihren Zähnen herangeführt werden, so ist die Wahrscheinlichkeit sehr groß, dass sie ihre Gewohnheiten auch im Erwachsenenalter beibehalten. Bei **Prophylaxegesprächen mit Kindern und Jugendlichen** sollten folgende Aspekte beachtet werden:

Gruppenprophylaxe →S. 382

- altersentsprechende Sprache; keine Fachwörter, aber auch keine „Babysprache“
- eine Atmosphäre schaffen, in der der Patient Fragen stellen darf, ohne Angst vor einer „Blamage“ zu haben
- Augenkontakt auf gleicher Höhe ermöglichen, das Gespräch im Sitzen führen
- Rückfragen stellen, um zu überprüfen, ob der Patient alles verstanden hat
- „offene“ Fragen stellen: „Wie und wann putzt du dir die Zähne?“
- an Bedürfnisse des Patienten anknüpfen, wie z. B. schöne Zähne beim Lachen zeigen, keinen Mundgeruch haben

4.1 Prophylaxegespräche mit Kindern

Hier ein paar Tipps für die Durchführung der Individualprophylaxe bei Kindern zwischen sechs und zwölf Jahren:

- Sprechen Sie das Kind bei seinem **Vornamen** an. Wenn es in Begleitung eines Erwachsenen kommt, so begrüßen Sie zuerst das Kind und dann den Erwachsenen. Denn das Kind ist ja die **Hauptperson**, an die Sie sich wenden.
- Nehmen Sie Kontakt auf, stellen Sie sich vor und zeigen Sie Verständnis, wenn das Kind Angst hat. Hören Sie dem Kind beim Sprechen zu, sodass Sie sich auf seine **Sprachebene** einlassen können.
- Beschreiben Sie dem Kind, was bei diesem Termin **gemacht** wird.
- Lassen Sie sich von dem Kind zeigen, wie es **putzt**. Loben Sie es, damit es nicht gleich entmutigt wird, und zeigen Sie ihm dann, was es verbessern kann. Dazu nehmen Sie ein großes Zahnmodell mit einer entsprechenden Zahnbürste, halten dieses so, wie auch der Kiefer des Kindes steht, also nicht spiegelverkehrt. Jetzt zeigen und erklären Sie dem Kind eine geeignete Putztechnik und Systematik.
- Zuerst kann es am Modell üben, dann im eigenen Mund. Prüfen Sie, ob das Kind alles verstanden hat.
- Entscheiden Sie, ob das Kind ein **Bild** mit der Putzsystematik malen sollte. Dieses kann im Badezimmer zu Hause als Gedächtnisstütze aufgehängt werden.

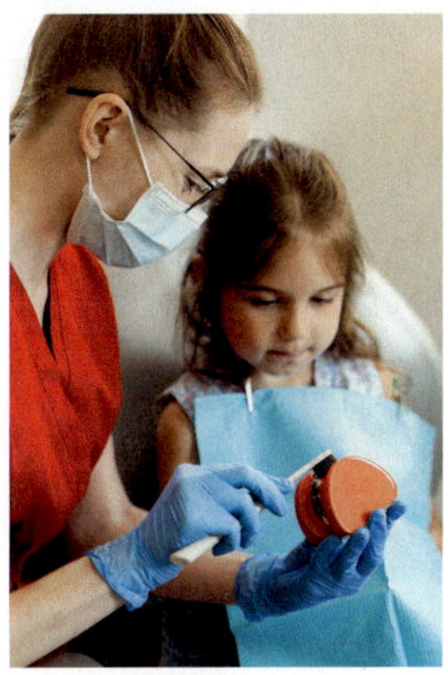

Abb. 1 Prophylaxegespräch

- Erklären Sie dem Kind mithilfe einer **Sanduhr** die Dauer des Putzens und dass es besonders am **Abend** wichtig ist, gründlich zu putzen.
- Bei der nächsten Sitzung wäre es von Vorteil, die Zähne gleich zu Beginn **einzufärben**, damit man dem Kind im Spiegel zeigen kann, wo es noch nicht gut geputzt hat.
- Wenn noch Zeit vorhanden ist, so sprechen Sie mit dem Kind über **Süßigkeiten** und deren Auswirkung auf seine Zähne.
- Der Abschluss jeder Prophylaxesitzung sollte positiv gestimmt sein. Lob und eine Belohnung, z. B. in Form einer Zahnbürste, eines bunten Faltblattes oder kleiner Spielzeuge, sind sinnvoll, damit das Kind gerne wiederkommt.

4.2 Prophylaxegespräche mit Jugendlichen

Für die Durchführung bei Jugendlichen lassen sich folgende Tipps anwenden:
- Fragen Sie den Jugendlichen, ob Sie ihn noch duzen dürfen. Sprechen Sie ihn mit dem Vornamen an. Stellen Sie sich vor.
- Vermeiden Sie eine „coole" Sprache, bleiben Sie authentisch.
- Fassen Sie kurz zusammen, was den Jugendlichen heute erwartet.
- Sprechen Sie über Kariesentstehung und zahngesunde Ernährung. Stellen Sie „offene Fragen", sodass Sie erkennen können, ob der Jugendliche alles versteht.
- Bei Jugendlichen ist es nicht immer sinnvoll, sich die bisherige Putztechnik zeigen zu lassen. Sie sind gehemmt und haben Angst, sich zu blamieren. Kontrollieren Sie das Gebiss auf Beläge. Danach zeigen Sie am Modell die geeignete Putztechnik und weisen Sie auf die ungeputzten Stellen hin. Lassen Sie den Patienten vor dem Spiegel im eigenen Mund üben und korrigieren Sie ihn sachlich. Zeigen Sie ihm den Umgang mit Zahnseide, zuerst am Modell, dann „live" im Mund.
- Wenn der Jugendliche mit dem Einfärben der Zähne einverstanden ist, so ist dies ein geeignetes Mittel, um ihn zu einem besseren Putzen zu motivieren. Wenn Sie einen API erstellt haben, so nennen Sie ihm den Wert, der in der nächsten Sitzung mit dem neu erstellten verglichen wird.
- Auch das Erheben eines Blutungsindex ist sinnvoll. Der Patient sieht im Spiegel die blutenden Stellen. Für die meisten Menschen ist Blut ein Alarmsignal für Krankheit. Das Problembewusstsein wird größer, der Patient gibt sich mehr Mühe.
- Schlagen Sie dem jugendlichen Patienten vor, während des Zähneputzens zu Hause ein aktuelles Musikstück laufen zu lassen. Wenn er während der gesamten Abspieldauer des Liedes putzt, so ist die richtige Putzdauer von drei bis vier Minuten garantiert.
- Erteilen Sie dem Patienten keine Ratschläge, bevormunden Sie ihn nicht und verbieten Sie ihm nichts.
- Sinnvoll ist auch, eine detaillierte, konkrete Anleitung zur Zahnpflege im Tagesverlauf zu erstellen, z. B.: „Immer morgens nach dem Frühstück Zähne putzen, abends (zusätzlich zum Putzen mit der Zahnbürste) Zahnseide benutzen."
- Auch bei Jugendlichen sollte jede Prophylaxesitzung positiv gestimmt enden. Vielleicht bewirkt eine gute Zahnbürste als Belohnung oder ein geeignetes Faltblatt, dass der Patient gerne wiederkommt.

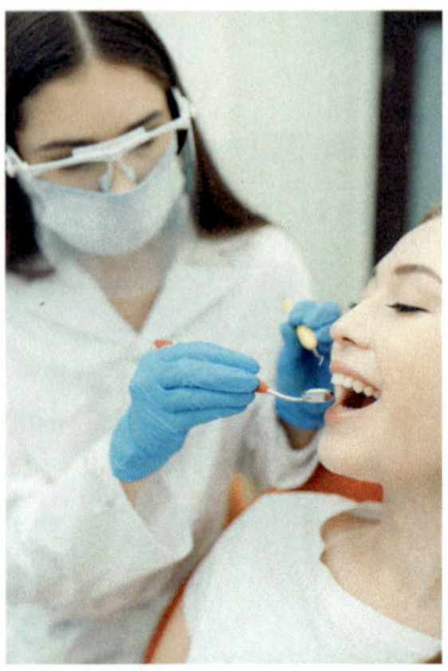

Abb. 1 Jugendliche bei der Prophylaxe

4.3 Förderung der Mundgesundheit bei Pflegebedürftigen

Die Lebenserwartung der Menschen ist seit einigen Jahrzehnten enorm gestiegen. Das schafft die Notwenigkeit, auf den besonderen Betreuungs- und Behandlungsbedarf alter Menschen einzugehen. Hinzu kommt, dass Pflegebedürftige in Deutschland immer häufiger eigene Zähne oder Implantate haben, die sie nicht selbständig reinigen können. Das stellt die Pflegenden vor große Herausforderungen, da sie mit den technischen Eigenheiten nicht vertraut sind.

4.3.1 Pflege der Zähne und der Mundhöhle Pflegebedürftiger

Fachleute mit breitem Wissen zu diesem Thema haben sich zur Aufgabe gemacht, die Zahn- und Mundgesundheit der Senioren und Pflegebedürftigen zu fördern und Pflegefachkräfte entsprechend zu beraten.

Bei noch vorhandenen eigenen Zähnen sollte zweimal täglich geputzt werden. Eine weiche Zahnbürste ist von Vorteil, da das Zahnfleisch empfindlich ist. Elektrische Zahnbürsten reinigen besser, aber manche Pflegebedürftigen mögen das Geräusch und die Vibrationen nicht. Wenn der Pflegebedürftige nicht mehr in der Lage ist, auszuspucken, werden der Zahnpastaschaum und die Beläge mit Kompressen von hinten nach vorne ausgewischt. Die Gefahr einer Aspiration sollte dabei minimiert werden.

Eine geeignete Körperhaltung der pflegebedürftigen als auch der pflegenden Person verhindert Rückenschmerzen. Die zu pflegende Person sollte idealerweise am Waschbecken sitzen, den Oberkörper nach vorne geneigt. Die Pflegekraft steht breitbeinig mit leicht gebeugten Knien hinter ihr. Herausnehmbarer Zahnersatz sollte mindestens einmal täglich mit Bürste und Zahnpasta unter laufendem Wasser gründlich gereinigt werden.

Zahnärztliche Informationen, Pflegeanleitung für pflegende Personen

Name, Vorname der pflegebedürftigen Person

Ausgehändigt an

Zustand Mund und Zähne

Befund/Versorgung

Oberkiefer
- ○ Totalprothese
- ○ Teilprothese
- ○ Beläge

Unterkiefer
- ○ Totalprothese
- ○ Teilprothese
- ○ Beläge

Zustand der Mundhygiene

Zähne	☺	😐	☹
Zahnfleisch	☺	😐	☹
Zunge	☺	😐	☹
Zahnersatz	☺	😐	☹

Besonderheiten/ Anmerkungen

Datum und Unterschrift

Unterstützung bei Mund- und Zahnpflege
- ○ keine
- ○ teilweise
- ○ vollständig

Persönlicher Plan zur Pflege

Zähne reinigen 2x am Tag mit
- ○ Handbürste
- ○ Elektrischer Bürste
- ○ Dreikopfbürste
- ○ Fluoridhaltiger Zahnpasta
- ○ Zahnzwischenräume
- ○ Mundschleimhaut
- ○ Zunge
- ○ Prothese
- ○ Spüllösung

Behandlungsbedarf
- ○ Füllung legen
- ○ Zahnentfernung
- ○ Zahnersatz reparieren/anfertigen
- ○ Zahnfleisch/Schleimhaut behandeln

Abb. 1 Dokumentationsbogen Zahnpflege für Pflegende (Beispiel)

4.3.2 Zahnärztliche Behandlung

Die zahnärztliche Behandlung eines älteren Menschen sollte möglichst in der Zahnarztpraxis stattfinden. Hier stehen alle Instrumente, Materialien und die Möglichkeit zum Röntgen zur Verfügung. Auch die hygienischen Voraussetzungen sind gegeben. Dazu ist eine barrierefreie Praxis notwendig, für die folgende Punkte erfüllt sein müssen:
- behindertengerechte Parkmöglichkeiten
- Zugang zu den Praxisräumen ohne Treppen oder Schwellen
- automatische Türöffner
- Handläufe in den Fluren
- gute Beleuchtung
- rollstuhlgerechter Zugang zur Toilette, WC-Griffe

Reinigung von Zahnersatz
→S. 459

- die Möglichkeit, auch im Rollstuhl zu behandeln
- Lesehilfen, Lagerungskissen bereithalten
- Transferhilfen

Wenn der Transport des betagten Menschen in die Praxis nicht mehr möglich ist, so erfolgt ein Hausbesuch, bzw. der Besuch im Pflegeheim. Es gibt Kooperationsverträge zwischen Pflegeeinrichtungen und Zahnarztpraxen. Der Zahnarzt übernimmt die Betreuung eines bestimmten Pflegeheims. Allerdings ist der Behandlungsumfang eingeschränkt, z. B. können chirurgische Eingriffe nur in der Zahnarztpraxis erfolgen. Ein zahnärztlicher Besuch in vertrauter Umgebung hat auch Vorteile, vor allem für Menschen mit Demenz-Erkrankungen. Der Patient ist weniger gestresst und aufgeregt. Somit kann die Behandlung unkomplizierter verlaufen.

4.3.3 Umgang und Kommunikation mit betagten Menschen

Die Sinnesorgane eines betagten Menschen lassen in ihrer Leistungsfähigkeit nach. Das bedeutet, dass er nicht mehr gut hören und sehen kann. Dies erschwert die Kommunikation. Folgende Punkte sollten beachtet werden:

- Langsam und deutlich sprechen, kurze Sätze verwenden
- Den Patienten mit Namen ansprechen
- Blickkontakt halten, sodass der Patient auch von den Lippen ablesen kann
- Rückfragen, ob der Patient das Gesagte verstanden hat
- Auf die nonverbale Kommunikation achten: Körpersprache, Mimik, Gestik
- Eine angenehme, empathische Atmosphäre schaffen
- Hand auflegen, falls der Patient Körperkontakt als angenehm empfindet
- Eingehen auf die Fragen und Bedürfnisse des Patienten, respektvoll mit ihm umgehen
- Zeit und Geduld mitbringen, keine lauten Geräusche im Hintergrund
- Auf „Warum"-Fragen verzichten, da vor allem der Demenzkranke keine sinnvolle Antwort geben kann. Sie werden verunsichert.
- Bei Demenzkranken müssen Mimik und Gestik beachtet werden, da sie sich nicht mehr so gut äußern können.

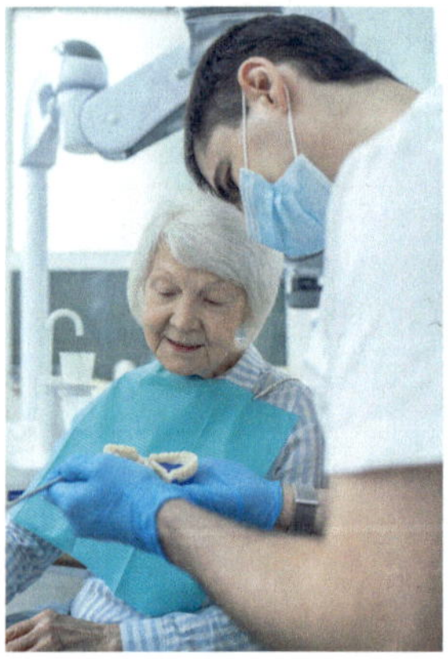

Abb. 1 Kommunikation mit älterer Patientin

Aufgaben

1	Nennen Sie fünf Punkte, die Sie bei einem Prophylaxegespräch mit Kindern und Jugendlichen beachten sollten.
2	Nehmen Sie die Sprache des Kindes bzw. des Jugendlichen an? Begründen Sie.
3	Welche Hilfsmittel setzen Sie für das Erklären und Demonstrieren ein?
4	Wie sollte eine Prophylaxesitzung enden?
5	Eine Pflegekraft ist beauftragt, einem Pflegebedürftigen die Zähne zu putzen. Nennen Sie zwei Dinge, die sie auf jeden Fall beachten muss.
6	Was gehört zu einer barrierefreien Praxis?
7	Nennen Sie fünf Punkte, die in der Kommunikation mit betagten Menschen beachtet werden müssen

5 Zahn- und Kieferanomalien

Anomalien sind Abweichungen von der Norm. Bei Zahn- und Kieferanomalien weisen Kiefer und Zähne aus unterschiedlichen Gründen eine Fehlentwicklung auf. Sie bezieht sich auf die Zahnanatomie, die Zahnstellung, die Okklusion („Zusammenbiss"), die Kieferform und die Lage des Kiefers zum Schädel. Solch eine Fehlentwicklung nennt man **Dysgnathie**, im Gegensatz zu einer **Eugnathie**, bei der das Kauorgan eine regelrechte Verzahnung aufweist und die deshalb auch als Regelgebiss bezeichnet wird. Zwischen einem eugnathen und einem dysgnathen Gebiss bestehen fließende Übergänge.

Die Einheit von Zähnen, Kieferknochen, Kaumuskulatur, Zunge und Kiefergelenk bezeichnet man als stomatognathes System. Das Zusammenspiel dieser Komponenten kann gestört sein. Das führt zu Schmerzen und Fehlfunktionen. Daher ist die Fehlstellung der Zähne und Kiefer nicht nur ein ästhetisches Problem. Sie beeinträchtigen das Beißen und das gründliche Kauen, da der Kontakt der Zähne zum Gegenkiefer ungenügend vorhanden ist. Überbelastungen einzelner Zähne, Kiefergelenkserkrankungen oder Zahnverlust sind mögliche Folgen. Auch das Sprechen und die Mundhygiene sind durch die Fehlstellungen behindert. In der ganzheitlichen Medizin spricht man davon, dass sogar Störungen der Körperhaltung mitverursacht werden. Folgen einer Nichtbehandlung von Zahn- und Kieferanomalien können somit sein:

- Überbelastung einzelner Zähne bis hin zum Zahnverlust
- Kiefergelenkserkrankungen
- Sprachfehler
- Zahnverlust
- schlechtes Kauvermögen, was zu Verdauungsbeschwerden führen kann
- erschwerte Mundhygiene und als Folge davon Karies

> **Merke**
> Von **Eugnathie** spricht man, wenn ein Gebiss nach den anatomischen Regeln ausgebildet und funktionell einwandfrei ist. Es besteht eine regelgerechte Okklusion mit Neutralbiss ohne Anomalien.
> Von einer **Dysgnathie** spricht man, wenn eine Gebissfehlstellung vorliegt. Das Kauorgan weicht von der Norm ab.

Daher müssen diese Fehlentwicklungen behandelt werden. Dies ist eine der Aufgaben der Kieferorthopädie.

Kieferorthopädie →S. 401

5.1 Ursachen für Zahn- und Kieferanomalien

Die Ursachen für Anomalien sind vielfältig →Tab. 1, S. 394. Man unterscheidet zwischen vererbten und im Laufe des Lebens erworbenen Fehlstellungen. Oft kann man die Gründe nicht eindeutig benennen.

Die **Vererbung** spielt eine große Rolle:

- Ein vorstehender Unterkiefer (Progenie = Vorbiss des Unterkiefers) kann von einem Elternteil auf das Kind vererbt werden.
- Ein Deckbiss kann ebenfalls vererbt werden. Beim Deckbiss besteht eine Rücklage des Unterkiefers kombiniert mit einer Steilstellung der oberen Frontzähne.

Progenie →S. 398

Deckbiss →S. 397

Andere Gründe für Anomalien liegen an einem Fehlverhalten (des Kindes). Sie sind durch schlechte Angewohnheiten, sogenannten **Habits** entstanden. Habits sind unbewusst ablaufende Tätigkeiten, die die Zähne und den Kiefer besonders belasten und zu Schäden führen können. Hauptsächlich Kinder, aber auch Erwachsene haben sich Habits zugelegt. Ob Schäden auftreten, hängt von der Intensität und der Veranlagung ab.

Außerdem können **Entwicklungsstörungen** auftreten, z. B.:
- Lippen-Kiefer-Gaumenspalten, die durch eine Entwicklungsstörung im Embryonalstadium entstehen
- Störungen aufgrund der Einnahme von Medikamenten, Alkohol, Nikotin in der Schwangerschaft
- Störung des Zusammenspiels der Kau- und Gesichtsmuskulatur und des Kiefergelenks
- Funktionsstörungen der Zunge
- behinderte Nasenatmung, die zur Mundatmung führt
- vorzeitiger Verlust der Milchzähne
- Fehlstellung der Wirbelsäule und des Beckens

Ursachen	Anomalien
Vererbung	– Progenie – Deckbiss
Habits	– langanhaltendes Daumen- und Fingerlutschen – ständiges Nuckeln an Trinkflaschen, Saugern oder anderen Gegenständen – Einsaugen der Lippen oder der Wangenschleimhaut – Zungenpressen – Beißen auf Nadeln, Nägeln, Büroklammern und Fingernägeln
Entwicklungsstörungen	– Lippen-Kiefer-Gaumen-Spalte – Einnahme von schädigenden Substanzen während der Schwangerschaft – Störung des Zusammenspiels der Kau-, Gesichtsmuskulatur, des Kiefergelenks – falsche Schlucktechnik, Funktionsstörungen der Zunge – vorzeitiger Milchzahnverlust (Verlust der Platzhalterfunktion der Milchzähne) – Mundatmung – Traumata, die dann zu einer gestörten Entwicklung des Kauorgans führen – Fehlstellung der Wirbelsäule und des Beckens

Tab. 1 Wichtige Ursachen für Zahn- und Kieferanomalien

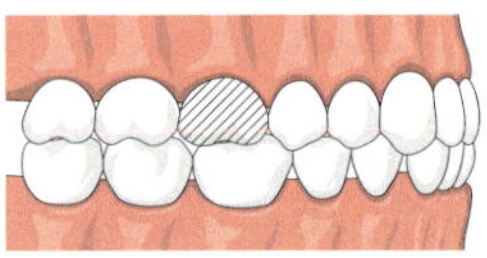

Abb. 1 Antagonistenkontakt

5.2 Eugnathe Verzahnung (regelgerechte Okklusion)

Ein Regelgebiss hat eine ideale Okklusion, bei der die Zähne des OK perfekt zu den Zähnen des UK passen. Jeder Zahn steht in einem ganz bestimmten Kontakt zu seinem **Antagonisten** (Gegenspieler; →Abb. 1). So wird die Kaukraft gleichmäßig auf den Kiefer verteilt. Der normale Biss entspricht der Klasse I der Angle-Klassifikation.

Es gibt fünf Kennzeichen, an denen eine regelgerechte Okklusion erkennbar ist:
- Die Mittellinie zwischen den ersten Frontzähnen stimmt im OK und im UK überein.
- Die Spitze des oberen Eckzahns ragt zwischen den unteren Eckzahn und den ersten Prämolaren →Abb. 2a.
- Der mesio-bukkale Höcker des ersten Molaren im OK greift in die Querfissur des ersten unteren Molaren →Abb. 2a.
- Der Zahnbogen des OK greift über den Zahnbogen der UK-Zähne nach vestibulär →Abb. 2b.
- Die Schneidekanten der oberen Frontzähne überragen die Schneidekanten der unteren Frontzähne um ca. 1–2 mm →Abb. 2c.

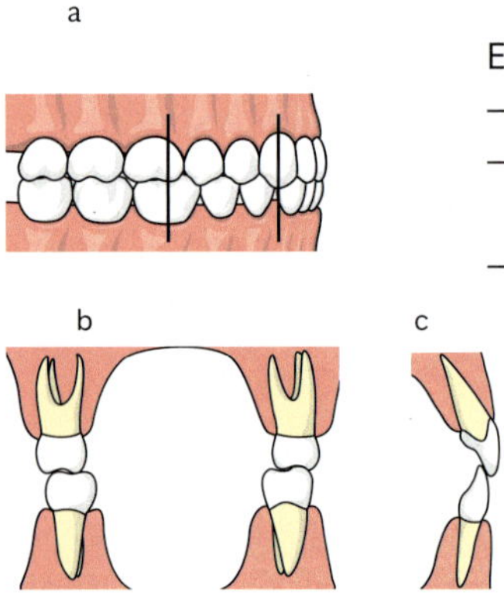

Abb. 2 Merkmale regelgerechter Okklusion

5.3 Dysgnathe Verzahnung

Es gibt verschiedene Arten von Fehlstellungen. Grundsätzlich kann man sie einteilen in:
- Zahnfehlstellungen (Form, Stellung, Anlage)
- Fehlstellung der Zahnreihen zueinander (Okklusion)
- Kieferfehlstellungen (der Kiefer zueinander)

5.3.1 Zahnfehlstellungen

Zahnengstand

Wenn die Zähne zu wenig Platz haben, dann stehen sie schief, verschachtelt oder gedreht. Dies ist nicht nur ein ästhetisches Problem, auch ist die Reinigung erschwert und somit ist die Gefahr von Karies größer. Bei einem starken Engstand können die Zähne gar nicht oder nur teilweise durchbrechen (Retention).

Retention →S. 397

Für einen Engstand gibt es verschiedene Ursachen:
- **Primärer Engstand:** Es besteht ein Missverhältnis zwischen Zahngröße und Kiefergröße. Die Zähne sind bereits nach dem Durchbruch zu breit im Verhältnis zum Kiefer.
- **Sekundärer Engstand:** Durch vorzeitigen Milchzahnverlust wandern oder kippen die Nachbarzähne in die Lücke. Der später nachkommende bleibende Zahn hat dann nicht genügend Platz. Die Milchzähne haben eine **Platzhalterfunktion** für die bleibenden Zähne. Um sekundären Engstand zu verhindern, werden bei vorzeitigem Milchzahnverlust Lückenhalter eingesetzt.
- **Tertiärer Engstand:** Dieser Engstand tritt erst im Erwachsenenalter auf. Ursache dafür ist, dass Zähne im Laufe des Lebens von hinten nach vorne wandern (Mesialdrift). Auch kommt es vor, dass der Unterkiefer etwas länger wächst als der Oberkiefer.

Lückenhalter →S. 407

Zahnstellungsabweichungen

Diese Fehlstände beziehen sich nur auf **einzelne Zähne**, nicht auf den ganzen Kiefer:
- Hat sich zwischen den Frontzähnen eine Lücke gebildet, spricht man von einem **Diastema mediale** →Abb. 1. Meist ist die Ursache ein zu tief ansetzendes und stark ziehendes Lippenbändchen, in seltenen Fällen auch ein überzähliger Zahn. Vererbung spielt eine große Rolle. Das Diastema mediale wird operativ und kieferorthopädisch behandelt.
- Der Zahn steht mesial von seinem richtigen Platz. Dann spricht man von einem **Mesialstand**.
- Der Zahn steht distal von seinem richtigen Platz. Dann spricht man von einem **Distalstand**.
- Der Zahn steht Richtung bukkal, von seinem richtigen Platz aus gesehen. Dann spricht man von einem **Bukkalstand**.
- Der Zahn steht Richtung lingual, von seinem richtigen Platz aus gesehen. Dann spricht man von einem **Lingualstand**.
- Stehen die Frontzähne insgesamt weiter vorne als normal, spricht man von einer **Protrusion**.
- Stehen die Frontzähne insgesamt zurück, spricht man von einer **Retrusion**.

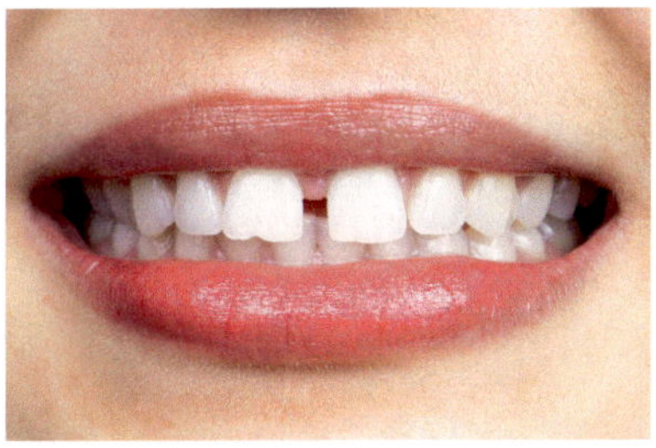

Abb. 1 Diastema mediale

Operation eines Diastemas →S. 257

Kieferorthopädie →S. 401

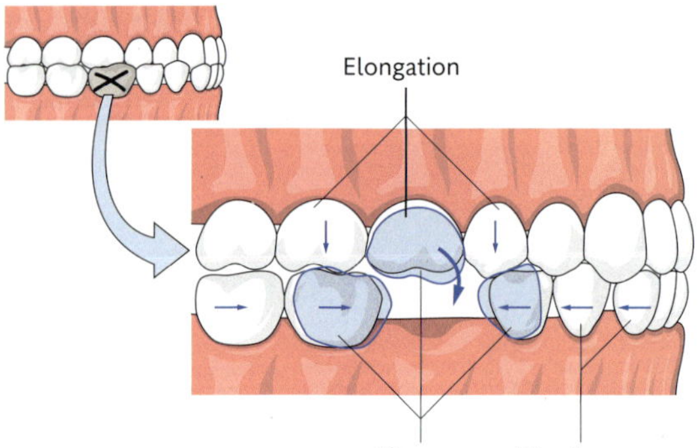

Abb. 1 Veränderungen der Zahnstellung durch Zahnverlust

Außerdem können Zähne gedreht, „verlängert", gewandert oder gekippt sein:

- Wenn ein Zahn gedreht ist, spricht man von einer **Rotation**. Ursache kann ein Zahnengstand sein.
- Wenn ein Zahn aus seiner Alveole „herauswächst", spricht man von einer **Elongation** (scheinbare Verlängerung). Ursachen hierfür können Erkrankungen des Parodontiums sein. Häufig ist der Verlust des Antagonistenkontaktes die Ursache →Abb. 1.
- Auch die **Wanderung** eines Zahnes resultiert aus einem Zahnverlust.
- Bei der **Kippung** eines Zahnes kippt dieser in die entstandene Lücke.

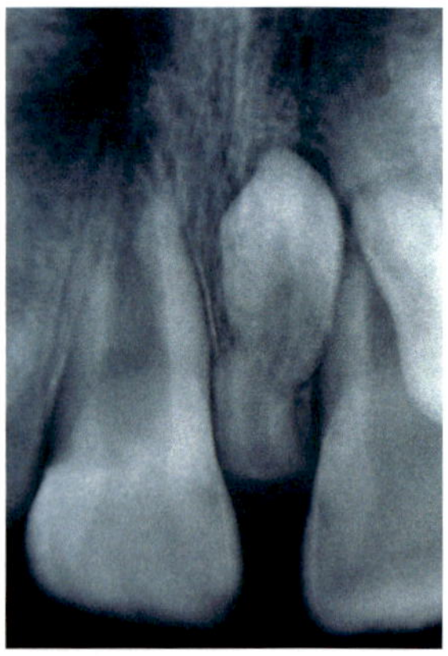
Abb. 2 Hyperdontie, hier ein zusätzlicher Zahn zwischen den ersten Frontzähnen (Mesiodens)

Zahnzahlabweichungen

Es werden drei Zahnzahlabweichungen unterschieden:

- Bei einer **Hypodontie** (Zahnunterzahl) wird das Kind mit weniger Zahnanlagen geboren. Um eine Nichtanlage oder eine Aplasie zweifelsfrei feststellen zu können, ist ein Röntgenbild erforderlich. Am häufigsten fehlen die Weisheitszähne, dann der zweite Prämolar und der zweite Frontzahn. Wenn die Weisheitszähne nicht angelegt sind, so ist das kein Nachteil. Denn entwicklungsbedingt werden die Kiefer der Menschen über Generationen hinweg immer kleiner, dagegen verändert sich die Anzahl und die Größe der Zähne nicht so schnell.
- Die **Anodontie** ist das angeborene Fehlen aller Zähne. Diese Anomalie ist sehr selten und meist kombiniert mit anderen Behinderungen.
- Bei einer **Hyperdontie** (Zahnüberzahl) wird das Kind mit einer zusätzlichen Zahnanlage geboren, z. B. mit einem zusätzlichen Zahn zwischen den ersten Frontzähnen (Mesiodens) →Abb. 2. Auch die Doppelanlage von Zähnen ist möglich.

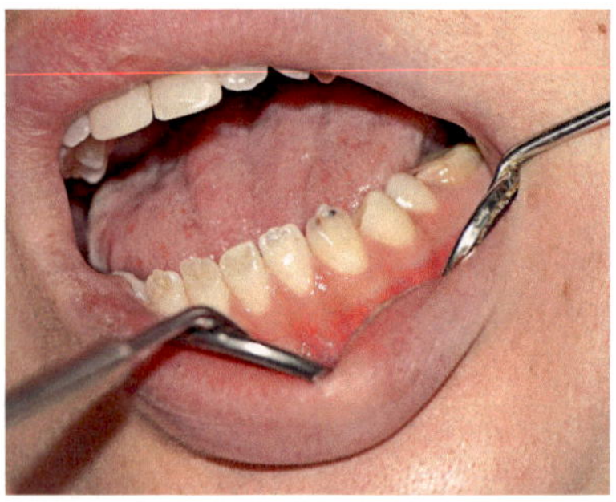
Abb. 3 Schmelzhypoplasie

Zahnmissbildungen

Es gibt verschiedene Abweichungen von der normalen Form. Die Zähne können in einer verkümmerten Form durchbrechen oder sie können miteinander verwachsen sein. Eine unvollkommene Schmelzbildung nennt man **Schmelzhypoplasie** (Unterform der Amylogenesis imperfecta; →Abb. 3). Eine unvollkommene Dentinbildung nennt man **Dentinhypoplasie** (Unterform der Dentinogenesis imperfecta). Bei einer **Odontodysplasie** handelt es sich um eine gleichzeitige Dysplasie von Schmelz und Dentin. Bei der **Molaren-Inzisiven-Hypomineralisation (MIH)**, umgangssprachlich auch „Kreidezähne" genannt, haben die betroffenen Zähne genug Schmelz, aber dieser ist von unzureichender Qualität, da er zu wenige Mineralien enthält. Betroffen sind meist einige oder alle der ersten bleibenden Molaren und der bleibenden Schneidezähne.

Die Gründe für Zahnmissbildungen sind vielfältig. Es ist ein multifaktorielles Geschehen. Gründe können z. B. Arzneimittel oder Ernährungsfehler in der Schwangerschaft sein. Auch Traumata während der Zeit, wenn der Zahn noch im Kiefer liegt, können zu Missbildungen führen. Aber auch Vererbung spielt eine Rolle.

Störungen beim Zahndurchbruch

Wenn ein Zahn nicht durchbricht, sondern im Kiefer zurückgehalten wird, dann spricht man von einer **Retention** bzw. von einem retinierten Zahn. Wenn ein Zahn nur teilweise durchbricht, spricht man von einem teilretinierten Zahn. Der Grund ist häufig ein Platzmangel. Ein erschwerter Zahndurchbruch, oft bei den unteren Weisheitszähnen zu beobachten, kann mit einer Infektion einhergehen. Der teilweise durchgebrochene Zahn ist noch mit Schleimhaut bedeckt. Unter diese „Kapuze" dringen Nahrungsreste und Bakterien ein, was zu einer Entzündung führt. Der Patient hat starke Schmerzen. Der Fachausdruck für einen erschwerten Zahndurchbruch lautet **Dentitio difficilis**. Es kann nötig werden, retinierte bzw. teilretinierte Zähne operativ zu entfernen oder freizulegen.

operative Zahnentfernung →S. 231

Freilegung von retinierten Zähnen →S. 257

5.3.2 Fehlstellung der Zahnreihen zueinander (keine regelgerechte Okklusion)

Lage-, Flächen- und Richtungsbezeichnungen →S. 50

Kennzeichen einer regelgerechten Okklusion →S. 394

Der amerikanische Kieferorthopäde **Edward H. Angle** hat zu Beginn des 19. Jahrhunderts eine noch heute gültige Klassifizierung der Okklusionsanomalien erarbeitet. Er untersuchte die Lagebeziehung der Kiefer zueinander in der sagittalen, transversalen und horizontalen Ebene. Er teilte die Anomalien in drei Hauptklassen ein. Er ging vom 6er im Unterkiefer und seiner relativen Lage zum Oberkiefer aus. Die **Klasse I** definierte er als gesunden **Neutralbiss** →Abb. 1.

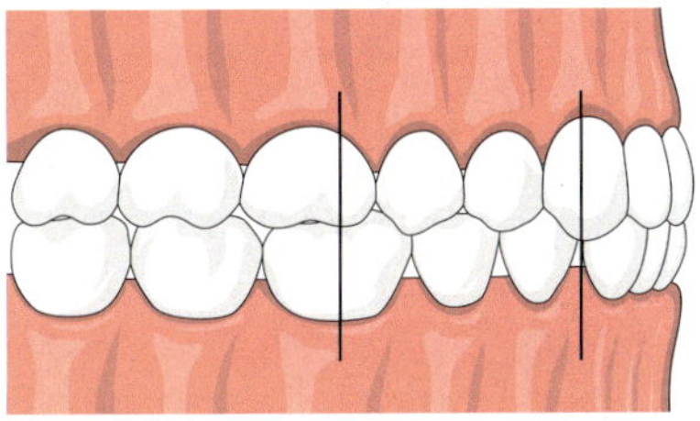

Abb. 1 Neutralbiss (Angle-Klasse I). Regelgerechte Okklusion, aber Zahnfehlstellungen sind möglich.

Folgende **Fehlstellungen** können auftreten, wenn die Okklusion der Zähne nicht den fünf Kennzeichen einer regelgerechten Okklusion entspricht:

- **Tiefer Biss**: Die oberen Schneidezähne überragen die unteren im geschlossenen Zustand um mehr als 2 mm →Abb. 2.
- **Deckbiss:** Der tiefe Biss ist oft kombiniert mit einer Steilstellung der Frontzähne, erkennbar an einer ausgeprägten Lippen-Kinn-Falte. Die oberen Schneidezähne überdecken die unteren fast vollständig.
- **Kopfbiss:** Die Schneidekanten der Frontzähne bzw. Höcker der Seitenzähne beißen aufeinander →Abb. 3.
- **Offener Biss:** Beim offenen Biss klafft in Schlussbissstellung ein Spalt zwischen der oberen und unteren Zahnreihe. Die Zähne bekommen beim Zusammenbeißen keinen Kontakt. Man unterscheidet zwischen dem **frontal offenen Biss** im Bereich der Frontzähne →Abb. 4 und dem **seitlich offenen Biss** im Seitenzahnbereich. Bei einem frontal offenen Biss sind das Sprechen und Abbeißen behindert. Bei einem seitlich offenen Biss ist das Kauen eingeschränkt. Oft ist ein Lippenschluss nicht möglich, was zu Mundatmung und falschem Schluckverhalten führt. Ursache dieser Anomalie ist meist das Daumenlutschen.
- **Kreuzbiss:** Die oberen und unteren Zahnreihen kreuzen sich. Dies kann frontal, aber auch seitlich auftreten →Abb. 1, S. 398.
- **Distalbiss (Angle-Klasse II):** Beim Distalbiss haben die UK-Zähne weiter distal Kontakt mit den OK-Zähnen als beim Neutralbiss.

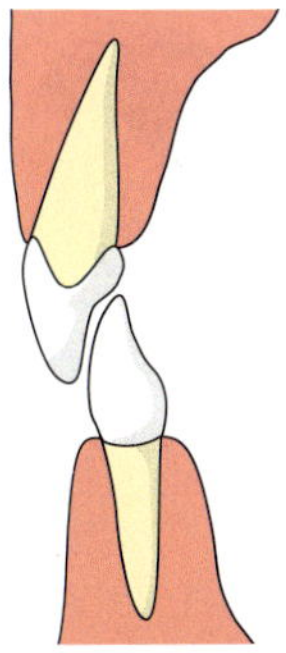

Abb. 2 Tiefer Biss

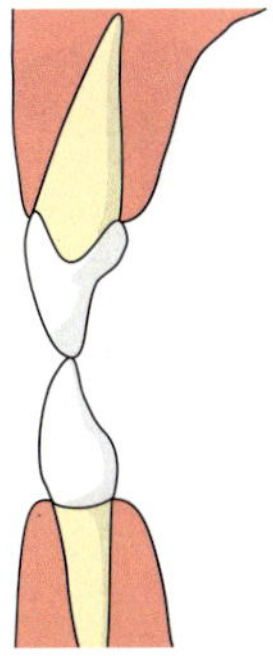

Abb. 3 Kopfbiss

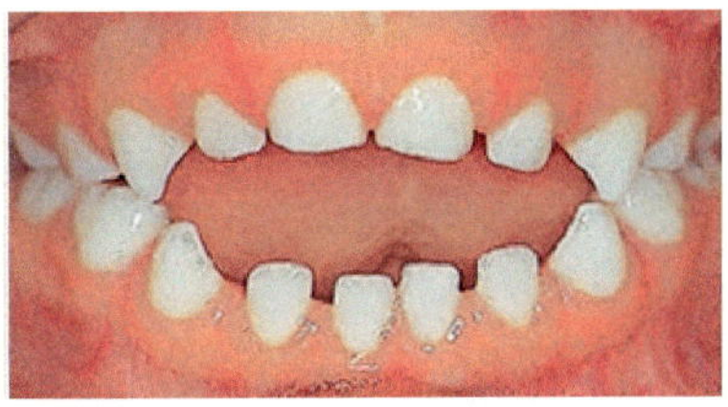

Abb. 4 Frontal offener Biss

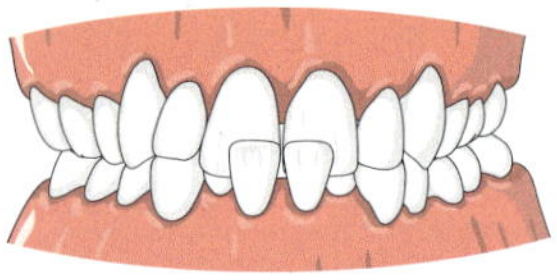

Abb. 1 Frontaler Kreuzbiss

Entweder steht der UK zu weit hinten oder der OK steht zu weit vor. Je nach Achsrichtung der Frontzähne wird diese Angle-Klasse noch einmal unterschieden:

- Angle-Klasse II/1: Die Frontzähne stehen zur Lippe hin, nach labial ausgerichtet.
- Angle-Klasse II/2: Die Frontzähne sind steil gestellt. Sie stehen nach palatinal.

– **Mesialbiss (Angle-Klasse III):** Hier haben die UK-Zähne mit den OK- Zähnen weiter mesial Kontakt als beim Neutralbiss. Der UK liegt gegenüber dem OK weiter vorne als normal oder der OK steht zu weit zurück.

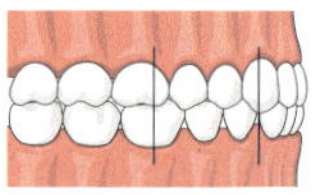	**Angle-Klasse I: Neutralbiss** Regelrechte Okklusion, der mesio-bukkale Höcker des 6ers im OK greift in die Querfissur des unteren 6ers. Zahnfehlstellungen wie Protrusion oder Retrusion sind aber möglich.
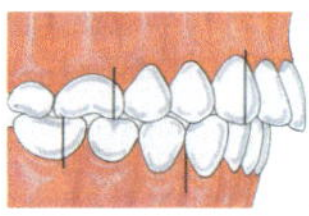	**Angle-Klasse II/1: Distalbiss** Die UK-Zähne stehen gegenüber den OK- Zähnen weiter distal, hier mit Protrusion der Frontzähne.
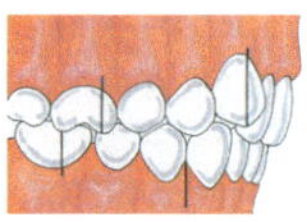	**Angle-Klasse II/2: Distalbiss** Die UK-Zähne stehen gegenüber den OK-Zähnen weiter distal, hier mit Retrusion der Frontzähne.
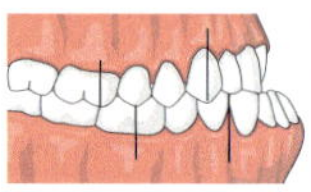	**Angle-Klasse III: Mesialbiss** Die UK-Zähne stehen gegenüber den OK-Zähnen weiter mesial.

Tab. 1 Übersicht über die Angle-Klassen

5.3.3 Kieferanomalien

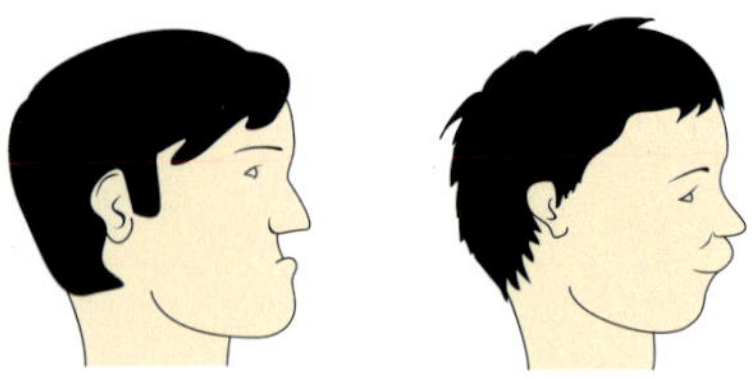

Abb. 2 Typisches Gesichtsprofil bei Unterbiss (links) und Überbiss (rechts)

Kieferanomalien können durch eine **frühzeitige** kieferorthopädische Behandlung behoben werden. Nur selten ist ein kieferchirurgischer Eingriff, eine Operation, notwendig. Unterschieden werden Kieferverschiebungen nach vorn (**Prognathie**) oder nach hinten (**Retrognathie**). Wenn der Unterkiefer vorsteht, wird auch von einem **Unterbiss** gesprochen. Das Vorstehen des Oberkiefers wird auch als Überbiss bezeichnet. Im Profil sind beide gut zu erkennen →Abb. 2.

Je nachdem, welcher Kiefer betroffen ist, spricht man von mandibulärer und maxillärer Prognathie bzw. Retrognathie:

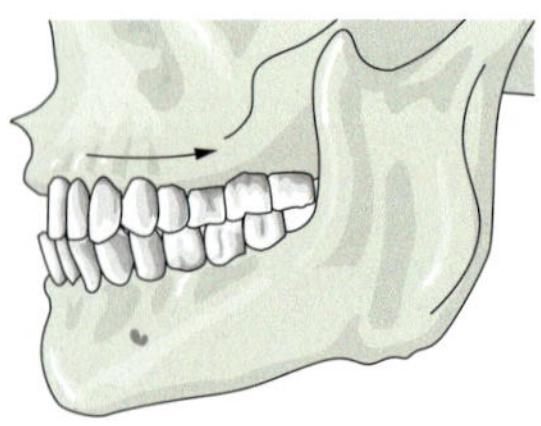

Abb. 3 Maxilläre Retrognathie oder Mikrognathie

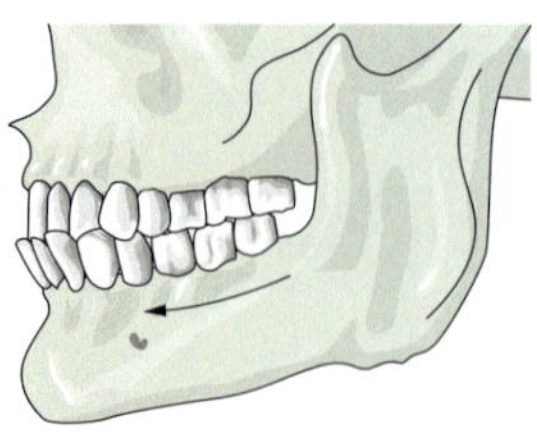

Abb. 4 Mandibuläre Prognathie oder Progenie

- Bei einer maxillären Rethrognathie →Abb. 3 kann der OK normal entwickelt oder aber auch unterentwickelt sein; liegt ein unterentwickelter OK vor, spricht man von einer **Mikrognathie**. Die Frontzähne des OK stehen zu weit hinten, die Oberlippe erscheint zu kurz, das Gesicht wirkt eingefallen.
- Bei einer mandibulären Prognathie →Abb. 4 kann der UK normal entwickelt sein. Wenn er überentwickelt ist, spricht man auch von einer **Progenie**.

Der UK ist verlängert, das Kinn und die Unterlippe stehen vor. Die Frontzähne des UK beißen vor die des OK (frontaler Kreuzbiss).

- Bei einer maxillären Prognathie überragt der OK den UK →Abb. 1. Die Frontzähne des OK stehen zu weit vor, die Oberlippe ist vorgewölbt, ein normaler Lippenschluss ist nicht möglich.
- Bei einer mandibulären Retrognathie →Abb. 2 kann der UK auch unterentwickelt sein. Dann spricht man von einer mandibulären **Mikrogenie** (sog. „Vogelgesicht“). Der UK ist verkürzt, das Kinn ist fliehend.

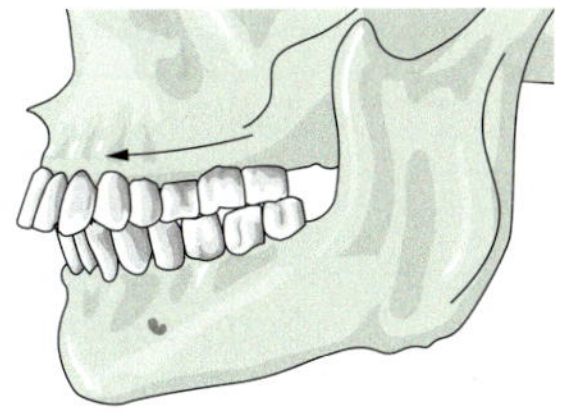

Abb. 1 Maxilläre Prognathie

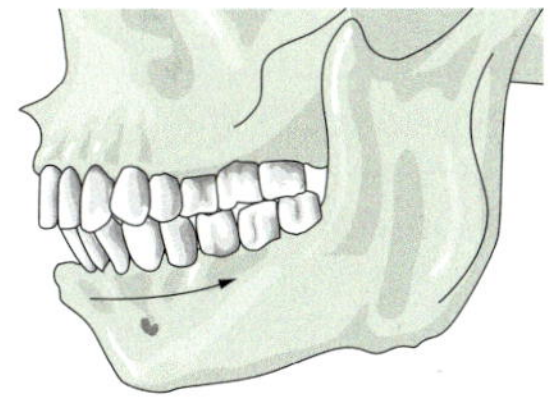

Abb. 2 Mandibuläre Retrognathie oder Mikrogenie

Es ist eine wichtige Aufgabe der kieferorthopädischen Diagnostik, die unterschiedlichen Ursachen einer Kieferanomalie zu erkennen. Eine weitere Kieferanomalie ist die **Kieferkompression**. Der OK wirkt wie seitlich zusammengepresst (komprimiert). Man spricht von einem Schmalkiefer →Abb. 3a. Dadurch besteht ein Engstand der Zähne, eine Zahnbogenenge. Meist besteht eine Protrusion, d. h., die Schneidezähne stehen nach vorn. Das Gaumendach weicht nach oben aus, es ist hoch gewölbt.

Einer der Gründe für diese Anomalie ist die Mundatmung →Abb. 3b. Die Wangenmuskulatur drückt auf die OK-Zähne, die keinen Gegendruck von der Zunge erhalten, weil diese bei der Mundatmung nach unten gerutscht ist.

a b

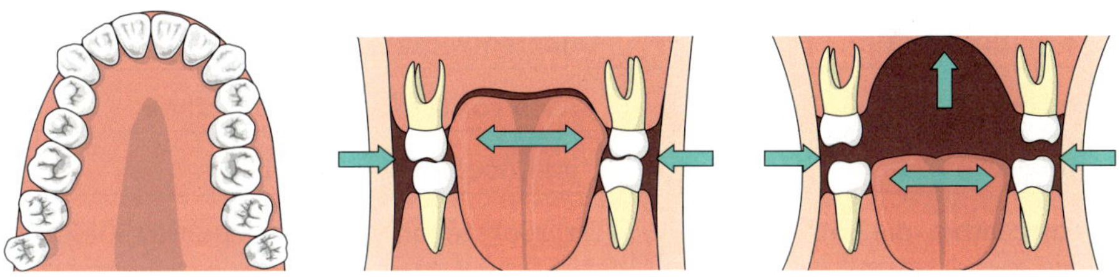

Nasenatmung Mundatmung

Abb. 3 Schmalkiefer bei Kieferkompression (a); die Hauptursache ist Mundatmung (b).

Terminologie: Zahn- und Kieferanomalien

Anodontie, die	völlige Zahnlosigkeit; angeboren
Anomalie, die	Abweichung von der Norm
Antagonist, der	Gegenspieler
Aplasie, die	angeborenes Fehlen von einzelnen Zähnen
Dentinhypoplasie, die	Unterentwicklung des Dentins
Dentitio difficilis	erschwerter Zahndurchbruch
Diastema mediale	Lücke zwischen den mittleren OK-Schneidezähnen, ohne Zahnverlust
Dysgnathie, die (griech. dys = falsch, schlecht; gnathos = Kiefer)	Gebissfehlentwicklung; Fehlentwicklung der Zähne, der Kiefer und/oder des Kausystems, die zu einer abnormen Form und Funktion des Kiefers führt
Elongation, die	Verlängerung, Herauswachsen der Zähne
Eugnathie, die (griech. eu = gut, richtig)	regelgerechtes Gebiss

Habit, der	Angewohnheit
Hypodontie, die	Fehlen von Zähnen
Hyperdontie, die	zu viele Zähne
Kieferkompression, die	Schmalkiefer
Mikrogenie, die (griech. mikros = klein; geneion = Kinn)	unterentwickelter UK, sog. „Vogelgesicht"
Mikrognathie, die	unterentwickelter OK
Molaren-Inzisiven-Hypomineralisation, die (Abk.: MIH)	die Struktur des Zahnschmelzes ist fehlerhaft, eine Mineralisationsstörung liegt vor, die sich durch Verfärbungen des Zahnschmelzes darstellt
Odontohypoplasie, die	fehlerhafte Ausbildung von Schmelz und Dentin
Okklusion, die	Schlussbiss, Berührung der Kauflächen von Ober- und Unterkiefer bei zwanglosem Kieferschluss in Ruhe
Progenie, die (lat. pro = vor)	überentwickelter UK mit vorstehendem Kinn
Prognathie, die (lat. pro = vor)	überentwickelter, vorstehender Kiefer
Protrusion, die	nach vorn stehende Frontzähne
retiniert	im Knochen zurückgehalten
Retrognathie, die (lat. retro = rückwärts, zurück)	zurückstehender bzw. -liegender Kiefer; kann den OK oder den UK betreffen
Retrusion, die	nach hinten stehende Frontzähne
Rotation, die	Drehung, z. B. von Zähnen
Schmelzhypoplasie, die	Unterentwicklung des Zahnschmelzes
stomatognathes System	funktionelle Einheit von Zähnen, Kieferknochen, Kaumuskulatur, Zunge und Kiefergelenken

Aufgaben

1 Nennen Sie die fünf Kennzeichen einer regelgerechten Okklusion.

2 Nennen Sie zwei Gründe, die zu einem Zahnengstand führen.

3 Nennen Sie fünf anormale Zahnstellungen.

4 Beschreiben Sie den offenen Biss. Wie kommt es dazu?

5 Beschreiben Sie die drei Angle-Klassen.

6 Beschreiben Sie die Kieferkompression. Wodurch kommt sie zustande?

7 Zählen Sie fünf Habits auf, die zu Bissfehlentwicklungen führen.

8 Welche Folgen hat es, wenn ein Kind mit einem dysgnathen Gebiss nicht kieferorthopädisch behandelt wird?

6 Kieferorthopädie

Kieferorthopädie ist ein Fachbereich der Zahnmedizin. Dieser befasst sich mit der Vorbeugung, Diagnose und Therapie von Zahn- und Kieferfehlstellungen.

6.1 Kieferorthopädische Prophylaxe

Ziel der kieferorthopädischen Prophylaxe ist es, einer Dysgnathie **vorzubeugen** oder diese **abzuschwächen**. Die Prophylaxe beginnt bereits beim Säugling.

6.1.1 Stillen und Saugen

Das Stillen ist für das neugeborene Kind aus medizinischer und psychologischer Sicht für dessen Entwicklung optimal. Das Stillen ist auch die erste kieferorthopädische Behandlung. Das Stillen trainiert die Kaumuskulatur und fördert die optimale Entwicklung der Kiefer. Darüber hinaus trägt es zur korrekten Ausformung des Gaumens bei. Somit kann das Stillen zur Prävention von Kreuzbissen und offenen Bissen beitragen →Abb. 1.

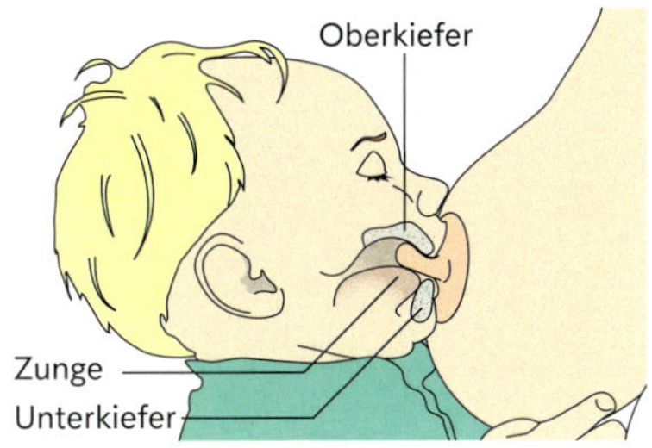

Abb. 1 Stillen trainiert Mund- und Kiefermuskulatur des Säuglings.

Wird der Säugling nicht gestillt, sind nur solche Sauger zu empfehlen, die der Brust am ähnlichsten sind. Sie dürfen nicht zu lang sein und weder zu viele noch zu große Löcher haben. Wenn die Nahrung ohne Mühe in den Mund fließt, wird die Kaumuskulatur nicht genug angeregt.

6.1.2 Vitamin D

Bereits wenige Tage nach der Geburt wird die systematische Applikation von Vitamin D empfohlen. Ein Mangel an Vitamin D kann zu einer Rachitis führen. Dabei handelt es sich um eine Störung des Stoffwechsels im Knochen und kann neben Zahnschmelzdefekten auch zu einem offenen Biss führen.

6.1.3 Schnuller und Daumenlutschen

Kleinkinder lutschen zur Beruhigung oft an einem Schnuller oder an ihrem Daumen. Beides kann zu einem offenen Biss führen. Eine starke Proklination der oberen Inzisivi und eine Retroinklination der unteren ist ebenfalls möglich, was zu einem vergrößerten Overjet führen kann →Abb. 2.

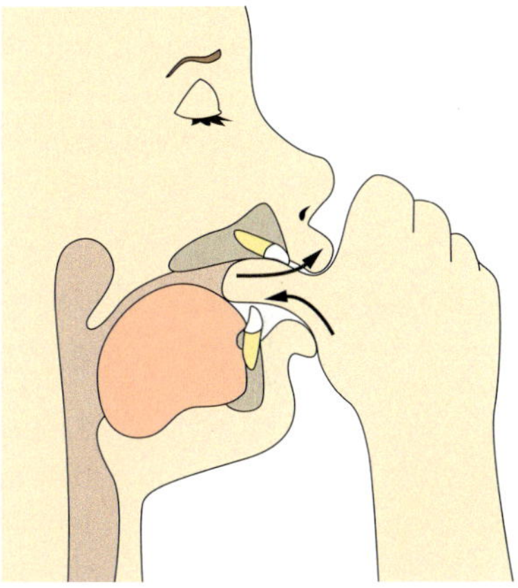
Abb. 2 Daumenlutschen: Die Zunge wird nach hinten geschoben, die OK-Zähne nach vorn und oben.

Beide Angewohnheiten (Habits) sollten daher bis zum dritten Lebensjahr abgewöhnt werden. Das Abgewöhnen des Daumenlutschens ist schwieriger als das des Schnullers. Als Frühbehandlung können bereits im Milchgebiss eine Mundvorhofplatte oder speziell entwickelte Trainer verwendet werden →Abb. 3.

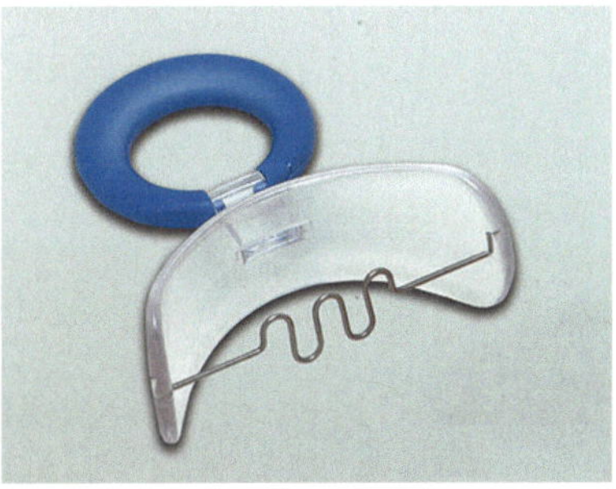
Abb. 3 Mundvorhofplatte mit Zungengitter (Dr. Hinz Dental Vertriebsgesellschaft)

6.1.4 Mundhygiene

Sobald das erste Milchzähnchen zu sehen ist, muss es geputzt werden. Dazu kann zu Beginn ein Wattestäbchen oder ein Fingerling verwendet werden. Somit werden Karies und vorzeitigem Milchzahnverlust vorgebeugt. Ein vorzeitiger Milchzahnverlust im Seitenzahnbereich kann zu einem Platzmangel für den Durchbruch der bleibenden Zähne führen.

Merke
Zahn- und Kieferfehlstellungen haben eine multifaktorielle Ätiologie. Das bedeutet, dass sie mehrere und nicht nur eine Ursache haben. Maßnahmen der kieferorthopädischen Prophylaxe garantieren leider kein eugnathes Gebiss.

6.1.5 Abgewöhnen von Habits

Das Abstellen von Habits hat eine große Bedeutung für die normale Gebissentwicklung. Dazu zählt die habituelle Mundatmung. Diese ist vorhanden, wenn ein Kind aus Gewohnheit vom Mund atmet, obwohl es durch die Nase atmen kann.

6.2 Kieferorthopädische Diagnostik

Wie bei jeder Krankheit, muss auch vor der kieferorthopädischen Behandlung eine ausreichende Diagnostik stattfinden. Diese besteht aus mehreren Maßnahmen, die im Folgenden aufgeführt sind.

6.2.1 Anamnese

Zur **allgemeinen Anamnese** kommt in der Kieferorthopädie noch die **Familienanamnese** hinzu. Der Patient und die Eltern werden befragt, ob es in der Familie bereits Zahn- und Kieferfehlstellungen gibt, da Gebissfehlentwicklungen oft vererbt werden. Es wird nach den Durchbruchszeiten der Zähne gefragt, nach Verletzungen im Kopf-, Gesichtsbereich, nach Erkrankungen, vor allem im HNO-Bereich, nach Mundatmung, Sprachentwicklung, Allergien und nach Habits.

6.2.2 Extraorale Untersuchung und Funktionsanalyse

Es werden Schädelform, Gesichtssymmetrie, Gesichtsprofil sowie Lippenrelation und -schluss beurteilt. Die Funktion der Kiefergelenke, die Sprachbildung und das Schluckmuster werden untersucht. Normalerweise sollte die Zunge beim Schlucken am Gaumen anliegen. Säuglinge hingegen schieben beim Schlucken die Zunge zwischen die Zahnreihen. Die Zähne können somit nicht in Kontakt kommen. Wenn dieses Schluckmuster nach dem 3. Lebensjahr weiter besteht, kann es zu einem offenen Biss beitragen.

6.2.3 Intraorale Untersuchung

Eine intraorale Befunderhebung zur Beurteilung der Zähne, des Parodontiums und der Mundhygiene ist auch in der Kieferorthopädie wichtig. Hinzu werden Einzelzahnfehlstellungen (wie Lücken, Engstände, Zahnstellungsabweichungen) beurteilt und dokumentiert. In der Regel wird für die Intraoraluntersuchung der Patient gebeten den Mund zu öffnen. In der Kieferorthopädie wird der Patient zusätzlich gebeten, zuzubeißen. Der Behandler ist nämlich an der Okklusion interessiert. Meistens wird die Okklusion im Molaren- und Eckzahnbereich mithilfe der Angle-Klassen beschrieben. Mögliche transversale Abweichungen (Kreuzbiss, Bukkalokklusion, Lingualokklusion) können nur in Okklusion beurteilt werden.

6.2.4 Röntgenologische Untersuchung

Für die kieferorthopädische Befunderhebung werden folgende Röntgenaufnahmen angefertigt:

Orthopantomogramm (OPG)
Das OPG dient der Übersicht. Es zeigt die Lage und Anzahl aller Zähne und Zahnkeime und den Zustand der Kieferhöhlen. Karies oder parodontale Erkrankungen können erkannt werden.

Fernröntgenseitenaufnahme (FRS)

Eine FRS dient der Beurteilung des Gesichtsschädels, der Verhältnisse der Kiefer zueinander und zum restlichen Schädel. Außerdem wird das Wachstum beurteilt und die Bisslage wiedergegeben. Auch die Position der Zähne innerhalb des Kiefers kann bestimmt werden. Eine FRS wird mittels Winkel und Strecken vermessen. Dies erledigen beim digitalen Röntgen spezielle Programme. Die messtechnische Auswertung einer FRS nennt man **Kephalometrie**. Auf einem FRS kann zum Beispiel die Inklination der Schneidezähne beurteilt werden. Hierfür wird der Winkel (hier blau) zwischen der Zahnachse der unteren Schneidezähne (gelbe Linie) und der Ebene des unteren Randes des Unterkiefers (schwarze Linie) gemessen. Idealerweise beträgt dieser Winkel 90° →Abb. 1.

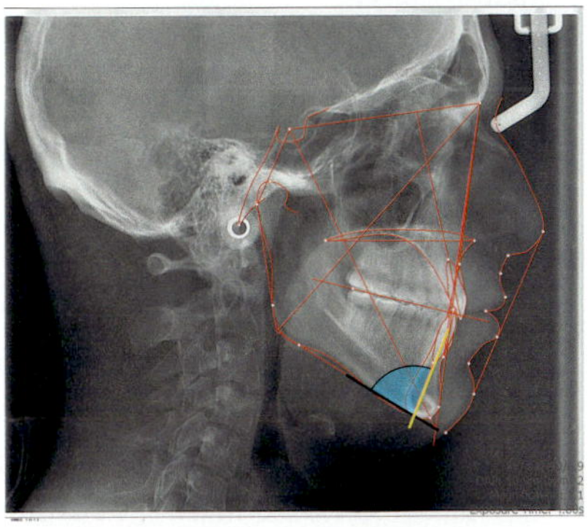

Abb. 1 Kephalometrische Auswertung

Handröntgenaufnahme

Das zu erwartende Knochenwachstum bei Kindern wird mittels einer Röntgenaufnahme der Handknochen bestimmt →Abb. 2. Die Wachstumsfugen an den Gelenken zeigen ob und wenn ja, wie viel Wachstum bis zum Erwachsenenalter zu erwarten ist. Weil mehrere Knochen gleichzeitig abgebildet werden, gilt eine Vorhersage als zuverlässig.

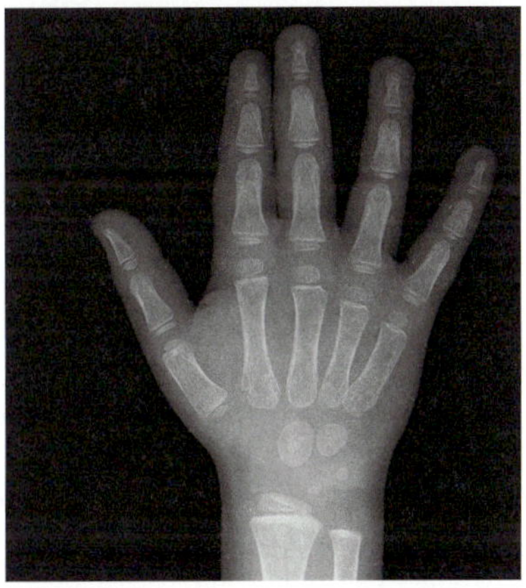

Abb. 2 Röntgenaufnahme einer Kinderhand. Die Wachstumsfugen sind gut zu erkennen. Sie werden als Aufhellungen röntgenologisch dargestellt.

6.2.5 Modellanalyse

Mithilfe von Abdrücken bzw. intraoralen Scans werden Modelle angefertigt. Durch eine Bissnahme mit einer warmen Wachsplatte werden das OK- und UK-Modell einander zugeordnet. So erhält man die zu diesem Zeitpunkt bestehende Okklusion. Auf dem Modell kann die Breite der Zähne gemessen und mit dem Platzangebot im Kiefer verglichen werden. Diese Information ist wichtig, da in einigen Fällen Zähne (oft die ersten Prämolaren) extrahiert werden müssen, um Platz für die Einordnung der anderen Zähne zu schaffen. Auch die Relation der Zahnbreiten zwischen Ober- und Unterkiefer kann bestimmt werden. Hierfür kommt ein analoger oder digitaler Messschieber zu Einsatz →Abb. 4. Die Auswertung erfolgt über geeignete Programme →Abb. 5.

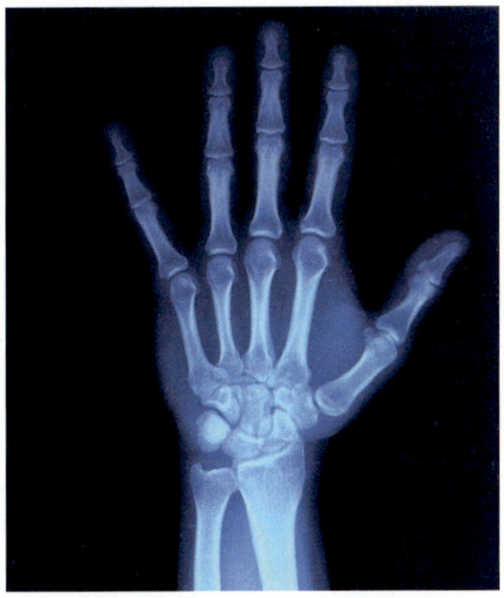

Abb. 3 Röntgenbild einer Hand eines Erwachsenen. Die Wachstumsfugen sind verknöchert.

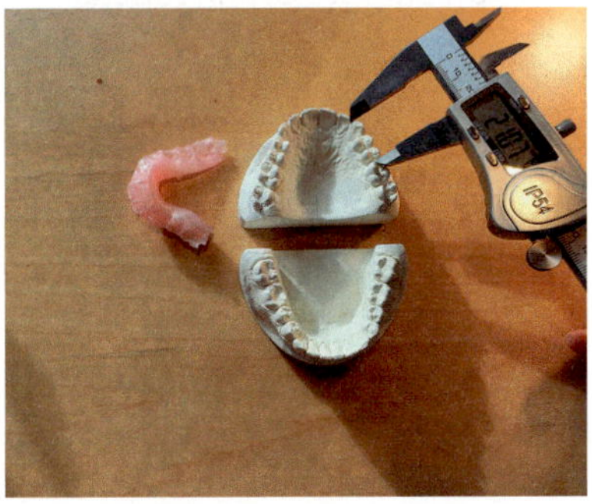

Abb. 4 Vermessung des Gipsmodells mit einem digitalen Messschieber

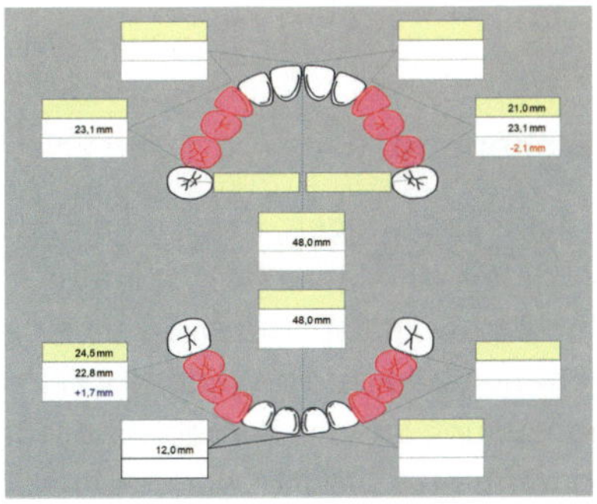

Abb. 5 Auswertung der Modellanalyse mit EDV-Programm

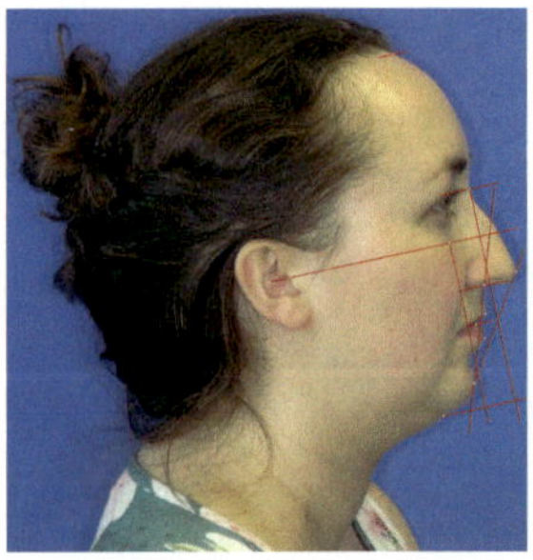

Abb. 1 Seitenansicht des Gesichts zur Profilanalyse

Frankfurter Horizontale →S. 482

6.2.6 Fotoanalyse

Fotos von verschiedenen Seiten geben Auskunft über Harmonie oder Disharmonie der Gesichtszüge. Verschiedene Messlinien werden eingezeichnet, z. B. die Frankfurter Horizontale bei der Profilanalyse →Abb. 1. Eine Verbesserung der Ästhetik ist ebenfalls Ziel einer kieferorthopädischen Behandlung.

Nach Auswertung aller Befundunterlagen stellt man die Behandlungsnotwendigkeit fest und es erfolgt eine individuelle Therapieplanung. Ein Gespräch informiert den Patienten und seine Eltern über die Behandlungsform und mögliche Alternativen sowie über die anfallenden Kosten. Bei gesetzlich versicherten Patienten wird dazu ein Behandlungsplan erstellt, der den Kassen zur Genehmigung der Kostenübernahme elektronisch vorgelegt werden muss.

6.3 Prinzipien kieferorthopädischer Behandlung

6.3.1 Zeitpunkt der kieferorthopädischen Behandlung

Merke
Solange Wachstum vorhanden ist, kann dies beeinflusst werden, um Dysgnathien skelettaler Ursache zu behandeln. Bei erwachsenen Patienten können nur dentoalveoläre Korrekturen vorgenommen werden. Ausgeprägte skelettale Anomalien können dann nur noch chirurgisch korrigiert werden.

Der Beginn einer kieferorthopädischen Behandlung wird individuell festgelegt. Dazu muss man die Art und Ausprägung der Dysgnathie berücksichtigen. Auch der aktuelle Stand des Zahnwechsels und das Knochenwachstum sind wichtig. Die Behandlung einiger Dysgnathien, wie z. B. Lippen-Kiefer-Gaumen-Segelspalte, müssen bereits im Säuglingsalter behandelt werden. Hierbei handelt es sich um eine angeborene Fehlbildung, bei der gewisse Anteile des Gesichts vor der Geburt nicht zusammengewachsen sind. Somit sind die betroffenen Strukturen nicht ausreichend entwickelt. Andere, wie eine Progenie, ein seitlicher Kreuzbiss oder ein offener Biss, werden, je nach Ausprägung, beim Milchgebiss oder in der ersten Phase des Zahnwechsels behandelt.

In den meisten Fällen beginnt die Behandlung in der 2. Wechselgebissphase. Mit Abschluss dieser Phase sind alle bleibenden Zähne da. Somit kann eine komplette Multibracketapparatur eingegliedert werden. Darüber hinaus besteht in diesem Alter ein erhöhtes Wachstumspotenzial, das entweder gefördert oder gehemmt werden muss. Das meiste Wachstum findet im Jugendalter statt. Dies findet bei Mädchen im Alter von ungefähr 11–13 Jahren statt, bei Jungen mit 13–15. Das Wachstum gilt bei Mädchen mit ungefähr 16–17 Jahren als beendet, bei Jungen mit 18–19 Jahren. Die Gesichtsstrukturen verändern sich aber weiterhin lebenslang.

6.3.2 Knochenumbau

Um einen Zahn zu bewegen, muss eine Kraft auf ihn einwirken. Wirken Kräfte durch eine kieferorthopädische Apparatur auf den Zahn ein, so lösen sie **Umbauvorgänge** im Parodontalspalt aus. Danach erfolgt der Knochenumbau. Das Prinzip beim **Knochenumbau** ist ein Wechselspiel zwischen Zug und Druck. Dabei sollte eine Überbelastung auf das Parodontium vermieden werden. Der Zahn sollte stets noch gut durchblutet werden. Man beginnt mit geringeren Kräften und steigert langsam.

Bei einer **körperlichen Zahnbewegung** wird die Position eines Zahnes vollständig verändert. Dies kann nur mithilfe von mehreren Kräften mit einer Multibracketapparatur stattfinden →Abb. 1.

Wenn eine Kraft an der Zahnkrone wirkt, beginnt der Zahn sich um einen Punkt zu drehen. Den Vorgang nennt man unkontrollierte **Kippung** →Abb. 1. Dieser kann mit herausnehmbaren Apparaturen gut erreicht werden.

Merke
Druck → Knochenabbau
Zug → Knochenanbau

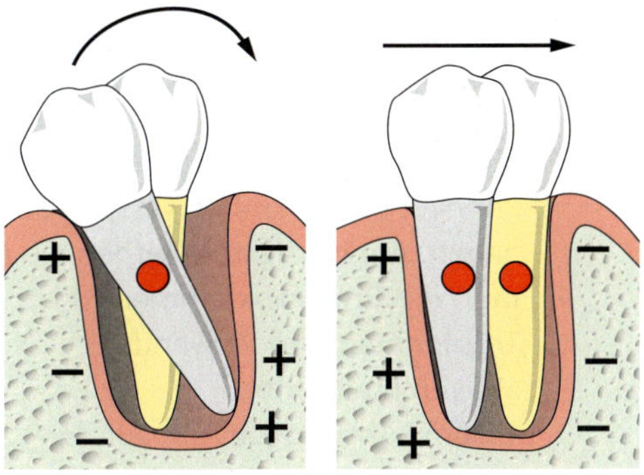

Abb. 1 Prinzip der Positionsänderung. Mittels kieferorthopädischer Apparaturen wirkt eine Kraft an der Zahnkrone (Pfeil). Bei der unkontrollierten Kippung (links) beginnt sich der Zahn um den roten Punkt (Rotationszentrum) zu drehen. An Druckzonen (–) wird Knochen abgebaut, an Zugzonen (+) wird Knochen angebaut. Bei der körperlichen Zahnbewegung (rechts) wird der Zahn „verschoben".

6.3.3 Verankerung

Jede Kraft muss sich an einer anderen Struktur abstützen, um einen Zahn zu bewegen. Bei einer Multibracketapparatur ist diese Struktur in der Regel ein anderer Zahn.

Vom Prämolar A geht eine Kraft zum Prämolar B aus, um diesen zu bewegen. Aufgrund des Gegenwirkungsprinzips (3. Newtonsche Gesetz, auch bekannt als „actio und reactio") übt gleichzeitig der Prämolar B eine Kraft gleicher Größe auf den Prämolaren A aus. Daher bewegen sich beide Zähne zueinander und die Lücke wird geschlossen →Abb. 2.

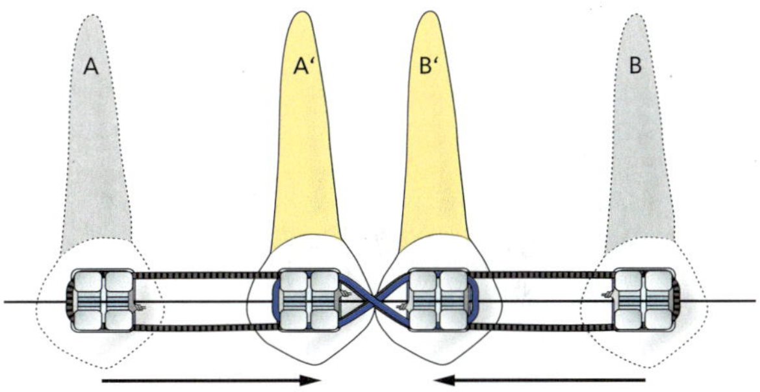

Abb. 2 Um die Lücke zwischen den Prämolaren zu schließen, wird eine Gummikette gespannt. So können sich die Zähne zueinander bewegen.

Es kann aber sein, dass Prämolar B sich gar nicht bewegen soll, weil seine Position ideal ist. Die Bewegung des Prämolaren B ist daher unerwünscht. Seine Bewegung muss verhindert werden. Die Verhinderung unerwünschter Zahnbewegungen nennt man **Verankerung.**

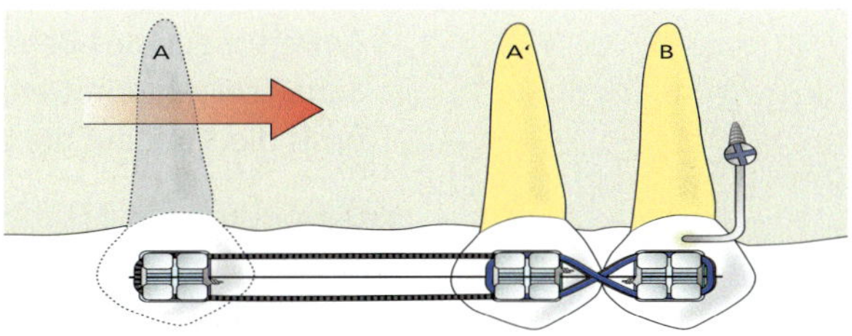

Abb. 3 Mini-Implantat mesial des Prämolaren B

In diesem Fall kann ein Mini-Implantat insertiert werden, um es starr mithilfe von Kunststoff am Prämolaren B zu verbinden. Wenn dann die Gummikette zwischen den beiden Zähnen eingespannt wird, bewegt sich nur Prämolar A in Richtung Prämolar B, während Prämolar B seine Position beibehält →Abb. 3.

6.4 Kieferorthopädische Apparaturen

Die kieferorthopädischen Behandlungsgeräte lassen sich folgendermaßen einteilen:

kieferorthopädische Geräte

- intraoral
  - **herausnehmbar**
    - Plattenapparatur (aktiv oder passiv)
    - funktionskieferorthopädisches Gerät
    - Aligner
    - Lipbumper
  - **festsitzend**
    - Multibracket-apparaturen
    - Gaumennaht-erweiterungs-apparatur (GNE)
    - TPA
    - Quadhelix
    - Lingualbogen
    - Herbstscharnier
- extraoral
  - Headgear
  - Delaire-Maske

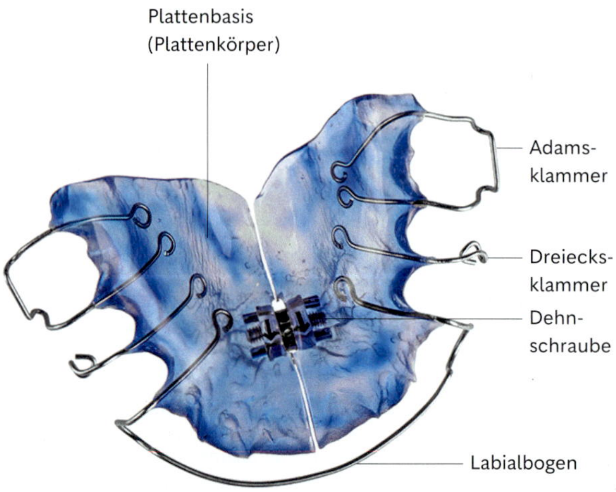

Abb. 1 Plattenkörper mit Halteelementen

6.4.1 Plattenapparaturen

Eine **Platte** besteht aus verschiedenen Elementen:

- einer **Plattenbasis** aus Kunststoff, auch **Plattenkörper** genannt, die nach einer Abformung individuell im Labor hergestellt wird.
- gebogenen Klammern aus Stahldraht, den **Halteelementen.** Sie dienen dem Halt der Platte an den Zähnen. Diese können verschiedene Formen haben. Am häufigsten werden die **Adamsklammer**, die **Dreiecksklammer** →Abb. 1 und auch die **Tropfenklammer** verwendet.
- **aktiven Elementen:**
  - dem **Labialbogen**, der auf den Labialflächen der Inzisivi liegt und den Lippendruck abhält. Je nach Ausformung kann er die Zähne retrudieren oder den Halt der Platte verbessern. Sind Schlaufen eingearbeitet, so dienen diese der Einzelzahnbewegung.
  - **Federn** aus Stahldraht zur Einzelzahnbewegung →Abb. 2. Diese müssen vom Kieferorthopäden regelmäßig aktiviert werden. Die Elemente werden der neuen Zahnposition angepasst, damit der Zahn sich weiterbewegen kann.
  - **Schrauben** als wichtigste Elemente zur Bewegung einzelner Zähne oder Zahngruppen. Je nach Position und Konstruktion können sie unterschiedliche Aufgaben erfüllen. Sie sind meist mittig, manchmal auch seitlich oder frontal in den Plattenkörper angebracht. Eine **Dehnschraube** drückt die Anteile des Plattenkörpers auseinander.

Der Patient oder seine Eltern müssen sie regelmäßig aktivieren, gemäß den Anweisungen des Behandlers. Hierfür muss die Schraube mit einem speziellen Schlüssel gedreht werden →Abb. 3. Beim Wiedereinsetzen überträgt die Plattenbasis die Kraft auf die zu korrigierenden Bereiche.

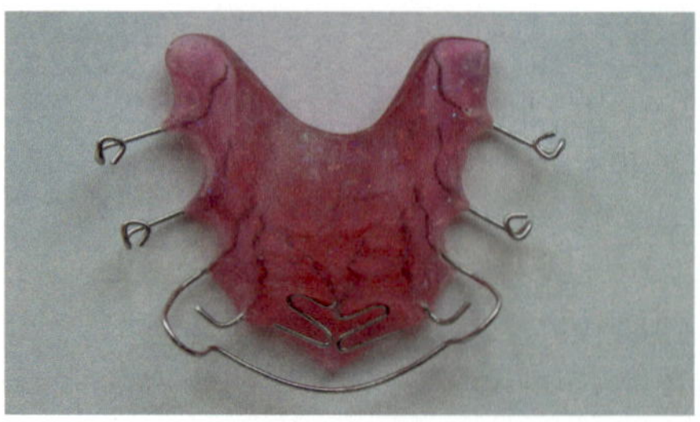

Abb. 2 Platte mit Federn

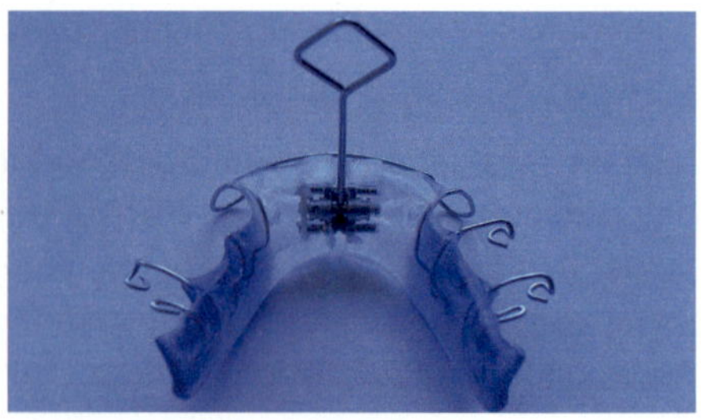

Abb. 3 Platte mit Schlüssel

Wegen der Krafteinwirkung auf die Zähne spricht man von **aktiven Platten.** Sie werden zur Behandlung des Kiefers eingesetzt. Sie müssen die ganze Nacht und ein paar Stunden am Tag getragen werden, um eine Tragezeit von mindestens 14–16 Stunden zu erreichen. Das tägliche Tragen ist für den Erfolg der Behandlung wichtig.

Merke
Wenn die Platten auch nur wenige Tage nicht getragen werden, kann das Behandlungsergebnis mehrerer Monate zunichte gemacht werden.

Indikationen für aktive Platten:
- zur transversalen Erweiterung des Zahnbogens geringen Ausmaßes
- bei Kreuzbiss
- bei Proklination oder Retroinklination der Frontzähne
- für Einzelzahnbewegungen

Vor- und Nachteile der aktiven Platte

Vorteile	Nachteile
Es wird dosierte Kraft ausgeübt, dadurch besteht keine Überbelastung des Parodontiums.	Es sind keine körperlichen Zahnbewegungen möglich, nur Zahnkippungen.
Das Kariesrisiko ist gering, zur Reinigung der Zähne wird die Apparatur herausgenommen.	Der Erfolg ist abhängig von der Mitarbeit des Patienten.
Die Korrektur erfolgt relativ schmerzfrei, da die aktiven Elemente und Schrauben so aktiviert werden können, wie es für den Patienten angenehm ist.	Beim Essen und beim Sport wird die Platte herausgenommen.
Die Geräte sind stabil und kostengünstig.	Die Geräte führen zu undeutlicher Aussprache.

Modifikationen

Platten können modifiziert werden, um unterschiedliche Funktionen zu erfüllen.

Lückenhalter: Wenn ein Milchzahn frühzeitig verloren geht oder extrahiert werden muss, besteht die Gefahr eines Platzverlustes für den nachfolgenden Ersatzzahn. Der Erhalt von Milchzähnen ist wichtig, denn sie haben eine Platzhalterfunktion. Um einem späteren Platzmangel vorzubeugen, ist in diesen Fällen ein Platzhalter indiziert →Abb. 1

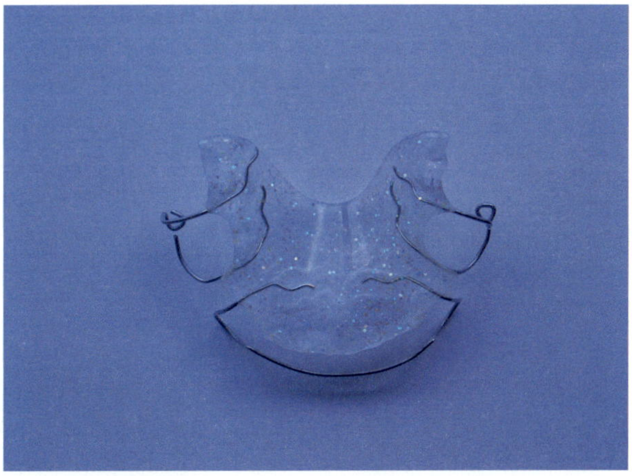
Abb. 1 Lückenhalter

Solche Lückenhalter können festsitzend oder herausnehmbar sein. Herausnehmbare Lückenhalter sind Platten mit einem passiven Labialbogen. Die Lücke wird mithilfe einer Erweiterung des Plattenkörpers aus Kunststoff offengehalten.

Retentionsplatte: Zum Abschluss der Behandlung muss die Zahnposition stabilisiert werden. Dafür können passive Platten angefertigt werden. Außer einem passiven Labialbogen sind keine aktiven Elemente vorhanden.

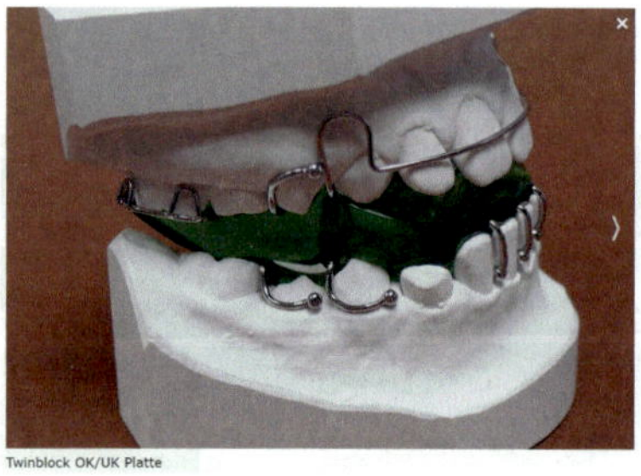

Abb. 1 Twinblock

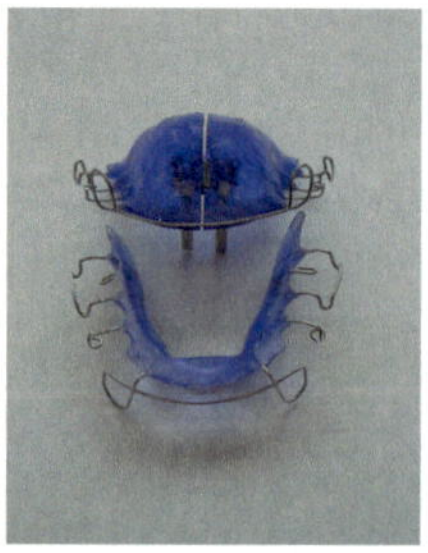

Abb. 2 Vorschubdoppelplatte

Vorschubdoppelplatte und Twinblock: Aktive Platten sind meistens unabhängig voneinander aktiv. Sie können aber auch mit geeigneten Vorrichtungen auf die Relation der Kiefer zueinander einwirken. Bei einem Twinblock können okkusal zwei schiefe Ebenen je Seite eingebaut werden, die beim Zusammenbeißen den Unterkiefer nach vorne verlagern →Abb. 1.

Bei einer Vorschubdoppelplatte (VDP) werden zu diesem Zweck an der oberen Platte 1–2 Metalldorne eingebaut →Abb. 2.

6.4.2 Funktionskieferorthopädische Geräte (FKO)

Es gibt unterschiedliche funktionskieferorthopädische Apparaturen. Ihnen gemeinsam ist, dass sie aus einem Kunststoffblock bestehen, in den die Zähne des Oberkiefers und des Unterkiefers hineinbeißen. Dies wird als **bimaxillär** bezeichnet. Dadurch kann eine neue Unterkieferlage erzielt werden.

Die FKO-Geräte nutzen die **körpereigenen** Kräfte, daher nennt man sie auch Trainingsgeräte. Sie beeinflussen die Mund-Gesichts-Muskulatur und erreichen Umbauvorgänge des gesamten Gesichtsschädels. Funktionelle Fehlhaltungen der Lippen oder der Zunge werden korrigiert. Die Geräte verändern die Funktion des Kausystems und als Folge davon passen sich Zähne, Knochen und das Kiefergelenk an. Funktionskieferorthopädische Geräte wirken nur bei zugebissenen Zähnen. Dies ist beim Schlucken der Fall, also bis zu 2000-mal pro Tag.

Merke
Form follows function. Die Form anatomischer Strukturen wird von der Funktion bestimmt.

Indikationen für FKO-Geräte:
- Förderung des UK-Wachstums, Hemmung des OK-Wachstums
- Förderung des OK-Wachstums, Hemmung des UK-Wachstums
- Veränderung der Bisslage
- gezielte Steuerung der Position von Einzelzähnen durch Wegschleifen des Kunststoffblocks an dieser Stelle oder durch aktive Elemente (Federn, Schlaufen am Labialbogen)

FKO-Geräte sind z. B. der Bionator, der Aktivator sowie der Funktionsregler nach Fränkel. Sie werden umgangssprachlich auch „Doppeldecker“ genannt.

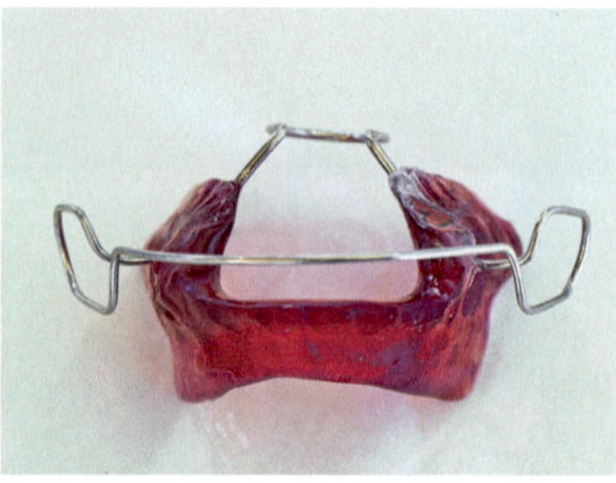

Abb. 3 Bionator

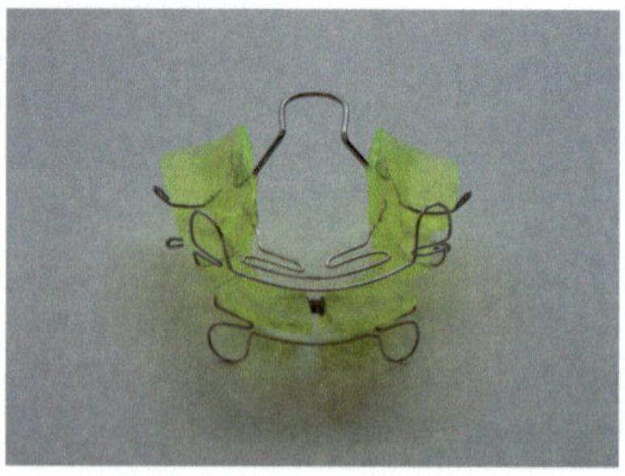

Abb. 4 Aktivator

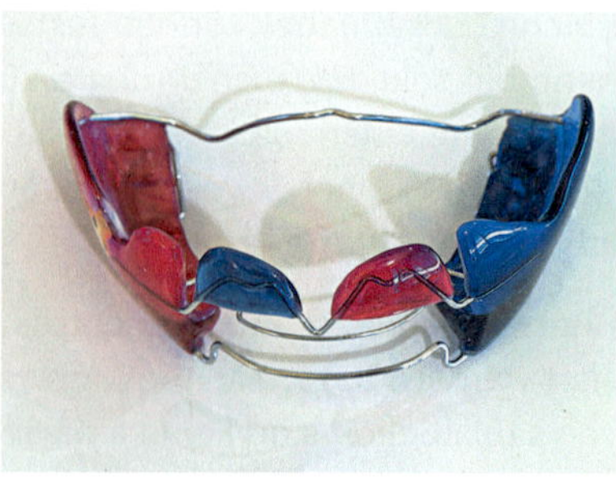

Abb. 5 Funktionsregler nach Fränkel

6.4.3 Aligner

Bei der Aligner-Therapie handelt es sich um eine Behandlungsart mit einer Serie von herausnehmbaren transparenten Kunststoffschienen, den Alignern. Diese Therapieform ist sehr beliebt, da die Schienen weitgehend unsichtbar sind, hohen Tragekomfort haben und das Sprechen kaum behindern. Die Schienen müssen durchgehend getragen werden. Sie dürfen nur zum Essen und Reinigen der Zähne herausgenommen werden.

Abformung, Bissnahme und Planung der Zahnbewegungen können heutzutage komplett digital stattfinden. Mithilfe einer computergestützten 3D-Simulation der geplanten Korrekturen wird eine Serie von Schienen hergestellt. Dies erfolgt meistens mithilfe eines 3D-Druckers. Mit jeder neuen Schiene ändert sich die Stärke und Richtung der auf die Zähne wirkenden Kräfte minimal. Sie verschiebt die Zähne in eine leicht andere Position. Jeder Aligner hat eine Tragezeit von ca. 7–10 Tagen. Eine Aligner-Therapie kann oft eine Behandlung mittels Multibracketapparatur ersetzen.

Um die glatten und feuchten Zähne mithilfe einer weichen Schiene bewegen zu können, müssen individualisierte Attachments auf den Zähnen angebracht werden. Attachments sind Kunststoffelemente, die auf den Zähnen mit Säure-Ätz-Technik befestigt werden. Sie stehen von den Zähnen ab und dienen als Griff, um die Zähne bewegen zu können. Ästhetisch fallen sie kaum auf, da sie aus zahnfarbenen Kunststoff bestehen. Nach Abschluss der Behandlung werden sie abgeschliffen.

Für die Behandlung von Engständen kann eine approximale Schmelzreduktion, auch Stripping genannt, erforderlich sein. Hierfür werden gezielt einige approximale Oberflächen der Zähne um max. 0,3 mm im Frontzahnbereich und 0,6 mm im Seitenzahnbereich abgeschliffen. Die Zähne werden dadurch schmaler und es entsteht mehr Platz für die korrekte Einordnung der Zähne. Bei korrekter Mundhygiene besteht keine erhöhte Kariesanfälligkeit. Um überempfindliche Zähne zu vermeiden, ist eine Fluoridierung nach einer approximalen Schmelzreduktion wichtig. Weitere Hilfsmittel wie Elastics →Abb. 2, S. 411 können auch zum Einsatz kommen.

6.4.4 Multibracketapparatur

Eine Multibracketapparatur ist die am häufigsten verwendete festsitzende kieferorthopädische Apparatur →Abb. 1. Sie wird auch als feste Spange bezeichnet. Die Grundbestanteile sind:

- **Brackets** (eng. für Halterung): Sie dienen als Griff, um jeden einzelnen Zahn gezielt und präzise bewegen zu können. Sie werden meistens auf der vestibulären Fläche der Zähne befestigt →Abb. 2. Eine linguale Befestigung der Brackets, also an der Innenseite der Zähne, ist einerseits ästhetischer, da die Brackets unsichtbar sind. Andererseits ist es für den Patienten unangenehmer, da sich die Zunge oft an den Brackets verletzen kann.
- **Bögen** (Drähte): Sie üben die Kraft für die Zahnbewegung aus. Bögen werden in verschiedenen Stärken, Formen, Elastizitätsgraden, Materialien und Farben angeboten.
- **Ligaturen** (Verbindungen): Bestehen aus Draht oder Gummi (Alastics). Sie befestigen den Bogen an den Brackets. So kann die Kraft der Bögen über die Brackets auf die Zähne übertragen werden.

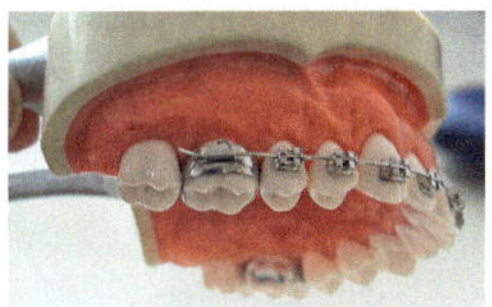

Abb. 1 Herkömmliche Brackets mit Drahtligaturen, Bogen und Molarenband

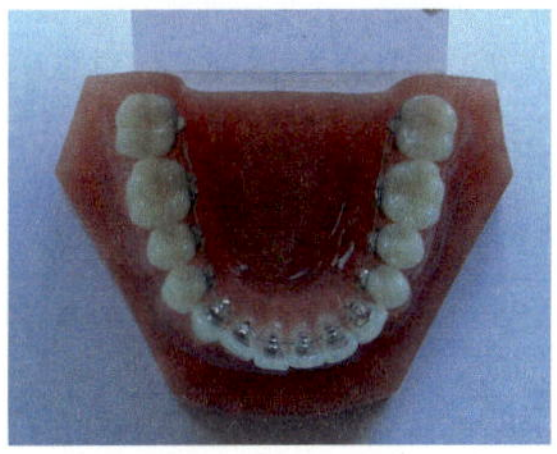

Abb. 2 Lingualbracket

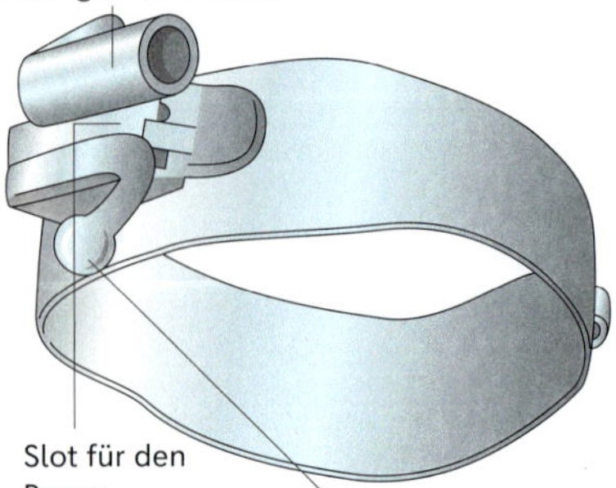

Abb. 1 Oberkiefermolarenband mit Röhrchen

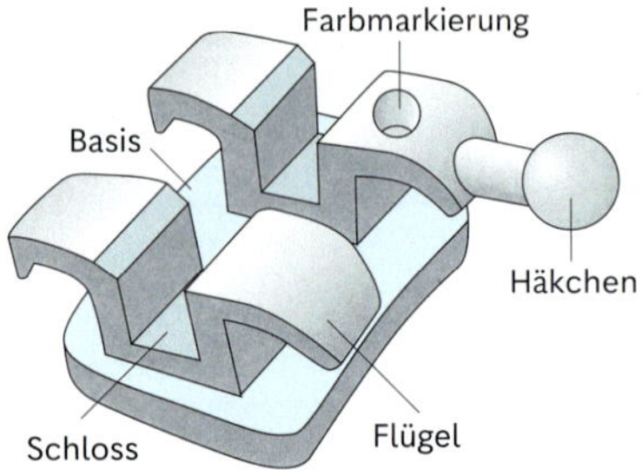

Abb. 2 Modell eines Brackets mit Feder

- evtl. **Bänder** für die Molaren: Bänder sind Metallringe, auf denen ein Bracket angeschweißt wird →Abb. 1. Oft wird eine Multibracketapparatur auch Multiband genannt, da früher für die ersten festsitzenden Apparaturen Bänder an alle Zähne zementiert wurden.

Brackets

Brackets sind aus Metall oder Keramik gefertigt. Sie haben eine **Basis.** Diese ist an einer Oberfläche besonders rau, damit das Bracket auf dem Zahn besser klebt. Auf der anderen Oberfläche befindet sich ein **Slot** (Schlitz), durch den der Bogen verläuft und für die Zahnbewegung zuständig ist. Hinzu kommen meistens vier Flügel, die den Halt der Ligaturen sicherstellen. Viele Brackets haben zusätzlich ein Häkchen zum Einhängen von Gummizügen →Abb. 2.

Die heutigen Brackets enthalten alle durch die genaue Slotausrichtung Informationen über die genaue Position, in der der Zahn bewegt werden soll. Sie sind somit vorprogrammiert. Daher ist die Positionierung der Brackets auf dem Zahn von besonderer Bedeutung. Damit der Zahn richtig positioniert wird, muss das Bracket auf eine vorbestimmte Stelle am Zahn befestigt werden.

Alternativ gibt es eine neue Generation von Brackets, sog. selbstligierende Brackets (SLB). Sie haben einen Verschlussmechanismus zur Befestigung des Bogens am Bracket und kommen durch diesen ohne Ligaturen aus →Abb. 3.

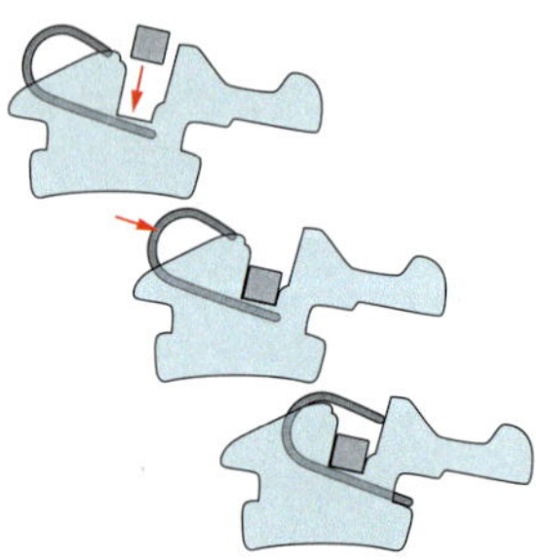
Abb. 3 Verschlussmechanismus eines selbstligierenden Brackets

Bögen

Kieferorthopädische Drähte einer Multibracketapparatur werden als Bögen bezeichnet. Der Bogen kann aus verschiedenen Materialien bestehen:
- Cobalt-Chrom-Nickel (Elgiloy)
- Stahl (Stainless Steel, SS)
- Titan-Molybdän (TMA)
- Nickel-Titan (NiTi)

Die Bögen sind in der Regel eben bzw. flach und U-förmig. Zu Beginn der Behandlung →Abb. 4 werden weichere Bögen eingespannt. Sie lassen sich vorübergehend leicht verbiegen und können somit auch an Brackets von stark gekippten oder rotierten Zähnen einligiert werden. Die Bögen sind allerdings formbeständig und elastisch und versuchen schrittweise in ihren ursprünglichen ebenen unverformten Zustand zurückzukommen. Dadurch werden die Zähne nivelliert, sie werden also einer gemeinsamen Ebene angepasst. Zum Abschluss der Nivellierung steht kein Zahn viel höher oder tiefer im Vergleich zu den anderen.

Die Funktion erfüllen NiTi-Bögen besonders gut. Einige dieser Bögen sind thermoaktiv, weil sie erst in Mundtemperatur beginnen Kräfte auf die Zähen auszuüben. Nach der Nivellierung der Zahnbögen können festere Bögen verwendet werden. Sie wirken wie ein starrer Balken, entlang dessen sich die Zähne bewegen können. In dieser Phase werden bevorzugt Stahlbögen verwendet.

Die Bögen müssen selten mit geeigneten Zangen zurechtgebogen werden. Um einzelne Zähne präziser zu bewegen, können vereinzelt individualisierte Biegungen erforderlich sein. Diese können in einen TMA-Bogen eingebogen werden, der ungefähr halb so steif wie Stahlbögen aber fester als NiTi-Bögen ist →Abb. 1.

Merke
Die Größe der Bögen wird üblicherweise in amerikanischen Inches angegeben, z. B. 0,016“ bei runden oder 0.017“ x 0.025“ für Vierkantbögen.

Ein wichtiger Aspekt ist auch der **Bogenquerschnitt**. Bögen sind entweder rund oder vierkantig. Zu Beginn der Behandlung werden runde Bögen verwendet, später Vierkantbögen. Diese Reihenfolge ist wichtig, weil Vierkantbögen im Vergleich zu runden Bögen die Neigung der Zähne im Knochen gezielter kontrollieren können.

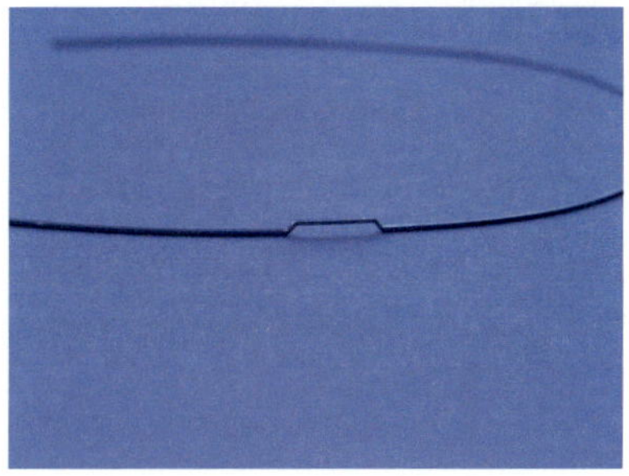

Abb. 1 Individualisierter Bogen mit Biegung

In Kombination mit den Bögen können zusätzlich Hilfsmittel wie Gummizüge, sog. Elastics, und Federn angewendet werden. Elastics werden von Patienten eingehängt und sollten nur für die Mahlzeiten und zur Zahnpflege ausgehakt werden. Sie verlaufen meistens zwischen dem Ober- und Unterkiefer (intermaxillär) und nehmen Einfluss auf die Lagebeziehung von OK zu UK, z. B. bei einem Kreuzbiss oder einer Angle Klasse II Verzahnung →Abb. 2. Wenn sie zwischen die Zähne eines Kiefers eingehängt werden, werden sie als intramaxillär bezeichnet. Federn können beispielsweise zum Öffnen von Lücken eingesetzt werden.

Multibracketapparaturen sind für fast alle kieferorthopädischen Behandlungen einsetzbar und haben daher u. a. folgende **Indikationen:**
- körperliche und dreidimensionale Zahnbewegung
- Extrusion (aus dem Kiefer heraus) und Intrusion (in den Kiefer hinein) der Zähne
- gezielte Wurzelbewegung
- Rotation der Zähne
- Aufrichtung gekippter Zähne

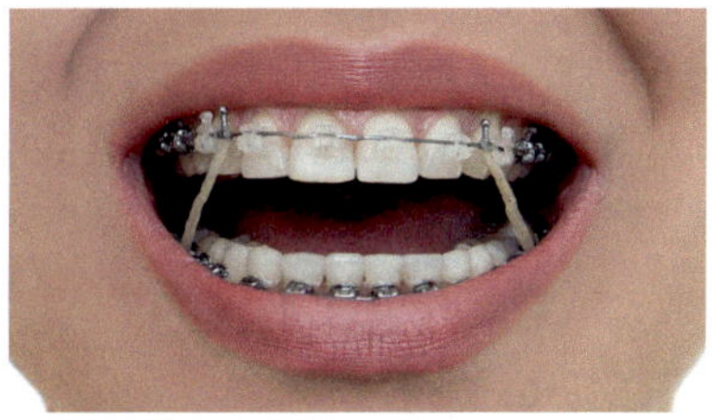

Abb. 2 Intermaxilläre Elastics

Mundhygiene bei Multibracketapparaturen

Brackets, Bögen, Ligaturen und Bänder bewirken, dass Plaque sich leichter festsetzt. Bei schlechter Mundhygiene ist die Gefahr für Karies und Parodontalerkrankungen sehr hoch. Neben einer Ernährungsberatung ist eine intensive Anleitung und Kontrolle der Mundhygiene notwendig. Regelmäßig sollte eine Kontrolle mit dem Finger erfolgen, ob noch alle Brackets und Bänder festsitzen. Der Patient muss sich nach jeder Mahlzeit die Zähne putzen und jeden Abend weitere Hilfsmittel zur Mundhygiene anwenden. Dies kann bis zu 15 Minuten für alle Zahnflächen erfordern. Folgende Hilfsmittel sollten eingesetzt werden:
- eine mittelharte Kurzkopfzahnbürste, manuell oder elektrisch
- fluoridhaltige Zahnpasta
- Interdentalbürsten
- Superfloss
- Einbüschelbürsten
- fluoridhaltige Mundspüllösung

Merke
Die Mitarbeit des Patienten ist also auch bei einer festen Spange wichtig für den Erfolg der Therapie.

Superfloss →S. 358

Eine Multibracketapparatur weist folgende Vor- und Nachteile auf:

Vorteile	Nachteile
Breite Einsatzmöglichkeiten, auch für komplexe Fehlstellungen	Hohes Kariesrisiko bei schlechter Mundhygiene des Patienten
Kontinuierliche Krafteinwirkung auf die Zähne	Tägliche, intensive Mundhygiene durch den Patienten ist notwendig.
Gute Kontrolle der Zahnbewegung mit sicherer Voraussicht des Ergebnisses	Bei nicht korrekter Anwendung besteht die Gefahr der Schädigung des Parodontiums.
Der Patient kann die Apparatur nicht verlieren oder vergessen.	Häufige Kontrolltermine bei dem Kieferorthopäden sind notwendig.
	Es besteht oft eine ästhetische Beeinträchtigung.

Tab. 1 Vor- und Nachteile einer Multibracketapparatur

6.4.5 Weitere festsitzende Apparaturen

Gaumennahterweiterungsapparatur

Wenn der Oberkiefer zu schmal ist (Kieferkompression), kann dieser mit einer Gaumennahterweiterungsapparatur breiter gemacht werden →Abb. 1.

Es werden 2–4 Bänder auf jeweils 2 Zähnen an beiden Seiten anprobiert. Nach einem Abdruck mit den Bändern im Mund, werden diese im Labor miteinander verbunden. Mittig am Gaumen wird eine Schraube eingebaut, die ein Elternteil 2-mal pro Tag oder 1-mal alle 2 Tage für wenige Tage oder Wochen drehen muss. Da beide Oberkieferhälften auseinander bewegt werden, kommt es zu einer knöchernen Verbreiterung. Nach Abschluss der Dehnphase wird die Schraube mit Kunststoff beklebt, um das Ergebnis zu stabilisieren.

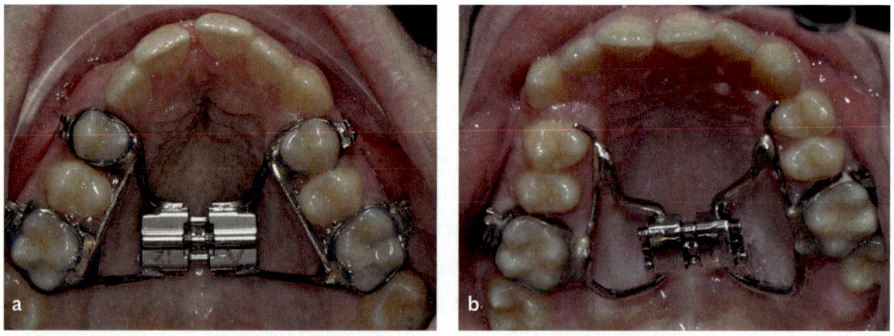

Abb. 1 Gaumennahterweiterungsapparaturen

Quadhelix

Eine Quadhelix wird auch „Vier-Schlaufen-Feder" genannt, weil sie aus einem Draht mit vier Schlaufen besteht. Sie wird an Bändern an den Molaren befestigt und bewirkt eine transversale Erweiterung des Zahnbogens im Oberkiefer.

Transpalatinalbogen (TPA)

Die beiden oberen ersten Molaren können miteinander mit einen Transpalatinalbogen (engl. Transpalatal arch, kurz TPA) verbunden werden. Somit werden sie verankert. Der TPA wird an Bändern befestigt.

Lingualbogen
Zur Verankerung der Unterkiefermolaren wird ein Lingualbogen angefertigt →Abb. 1.

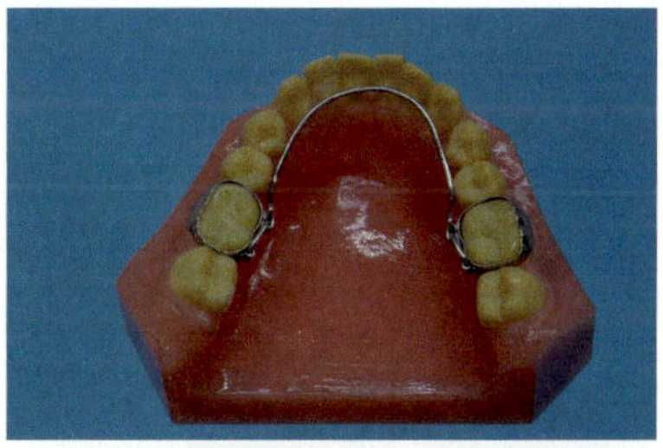

Abb. 1 Lingualbogen

Herbstscharnier
Bei noch nicht vollständig ausgewachsenen Jugendlichen mit einer Rücklage des Unterkiefers, kann ein Herbstscharnier verwendet werden. Es besteht aus mehreren gegossenen oder miteinander gelöteten Bändern im Ober- und Unterkiefer. Die Elemente beider Kiefer werden mit teleskopierenden Stegen verbunden. Dadurch wird der Unterkiefer vorverlagert →Abb. 2.

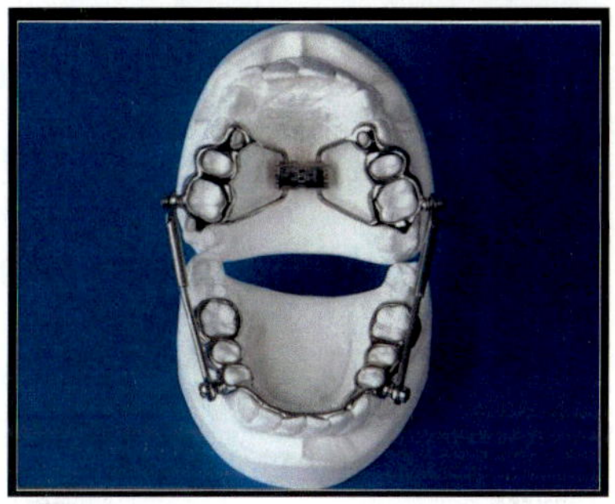

Abb. 2 Herbstscharnier, hier in Kombination mit einer Gaumennahterweiterungsapparatur

6.4.6 Extraorale Behandlungsgeräte

Extraorale Geräte wirken von außerhalb des Mundes auf Zähne und Kiefer. Der Erfolg dieser Behandlungsart ist stark von der Mitarbeit des Patienten abhängig, da er diese regelmäßig tragen muss.

Headgear
Der Headgear besteht aus zwei miteinander verlöteten metallischen Innen- und Außenbögen. An die Enden des Außenbogens wird ein Zugband eingehängt, das um Kopf/Nacken geht →Abb. 3. Um die Molaren, meist die 6er, werden Bänder mit einem Röhrchen gelegt. Die Enden des Innenbogens werden in das Röhrchen gesteckt. Der Headgear sollte täglich 14 Stunden getragen werden, vor allem während des Schlafens.

Indikationen für einen Headgear sind:
- Distalisierung der Molaren, um einen Engstand in der Front aufzulösen
- Verlängerung, Verkürzung oder Rotation von Molaren
- Hemmung des Oberkieferwachstums

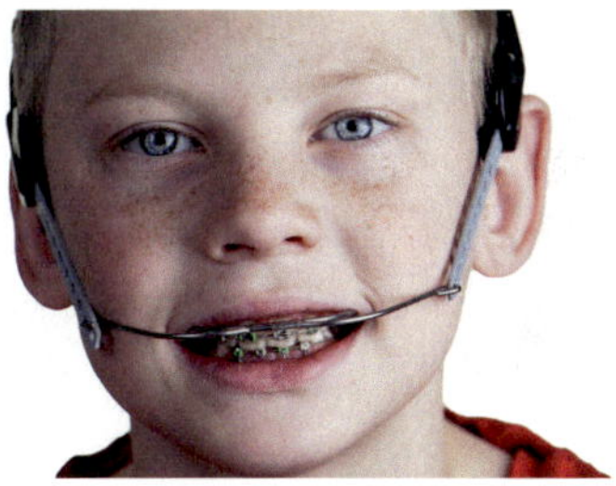

Abb. 3 Headgear

Lipbumper
Ähnlich wie ein Headgear wirkt der Lipbumper. Es handelt sich hier allerdings um eine intraorale Apparatur, die meistens in Unterkiefer zum Einsatz kommt. Sie kann aber auch im Oberkiefer angewandt werden. Hinzu kommen noch zwei Bänder mit entsprechendem Röhrchen an die 1. Molaren eines Kiefers, die fest zementiert werden.

Der Bogen wird so angepasst, dass die Pelotten einige Millimeter von den Frontzähnen nach labial abstehen. Wenn das Gerät ausreichend getragen wird, bewirkt der Druck der Lippe eine Bewegung der Molaren nach distal. Dies nennt man Distalisierung.

Je nach Einstellung kann aber auch der Zahnbogen transversal breiter gemacht werden oder gekippte 1. Molaren aufgerichtet werden. Der Lipbumper hält die Lippe von den Zähnen ab und somit kann die Zunge die Frontzähne des Unterkiefers proklinieren.

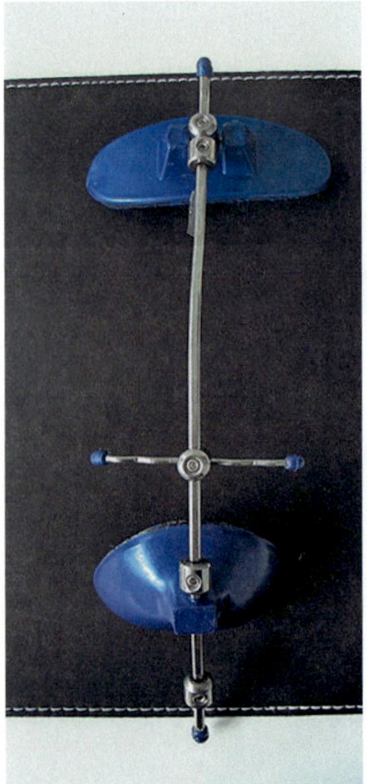

Abb. 1 Delaire-Maske

Gesichtmaske (Delaire-Maske)

Eine Delaire-Maske besteht aus Metallstäben und Pelotten, über die das Gerät an Stirn und Kinn abgestützt wird →Abb. 1. Der Patient muss elastische Gummizüge auf intraorale Vorrichtungen einhängen, meistens geeignete Häkchen.

Sie wird meistens zusätzlich zu einer festsitzenden Apparatur verwendet, fördert das Wachstum des Oberkiefers und wirkt wachstumshemmend auf den Unterkiefer. Indikationen sind ein zu kleiner oder zu weit nach hinten verlagerter Oberkiefer (Mikro- bzw. Retrognathie). Sie wirkt am besten in jungem Alter. Die Delaire-Maske sollte täglich 14 Stunden getragen werden, vor allem nachts.

6.5 Retentionsphase (Stabilisierungsphase)

Nach Abschluss der aktiven Phase der kieferorthopädischen Behandlung und wenn keine Zahnbewegungen mehr vorgenommen werden, besteht die Gefahr eines **Rezidivs**. Als Rezidiv wird die Rückbewegung der Zähne in ihre alte Position bezeichnet. Daher müssen die Zähne nach Abschluss der Behandlung in ihrer neuen Position mittels spezieller Hilfsmittel gehalten werden. Diese können herausnehmbar oder festsitzend sein.

Die Retentionsphase muss mindestens so lange wie die aktive Behandlungsdauer andauern, im Idealfall sogar lebenslang. Auch in dieser Phase sind regelmäßige Kontrollen erforderlich, um mögliche Rezidive früh diagnostizieren zu können.

Als herausnehmbare Geräte werden verwendet:
- Tiefziehschienen →Abb. 2
- passive Plattenapparaturen: Diese sehen ähnlich aus wie die aktiven Platten, jedoch liegen sie nur passiv (ohne Krafteinwirkung), spannungsfrei den Zähnen an.
- Positioner →Abb. 3

Ein **Positioner** ist eine elastische individuell hergestellte Kunststoffschiene. Er eignet sich für eine Feineinstellung der Zähne in der Schlussphase der Behandlung. Der Positioner ist bimaxillär, denn er umfasst die Zähne des Oberkiefers und des Unterkiefers. Konfektionierte Positioner werden von Sportlern als Zahnschutz benutzt. Wenn die Geräte über eine längere Zeit spannungsfrei sitzen, kann die Tragezeit der Geräte nach und nach verkürzt werden.

Kleberetainer sind festsitzende Apparaturen, die auf die orale Fläche der Frontzähne adhäsiv befestigt werden.

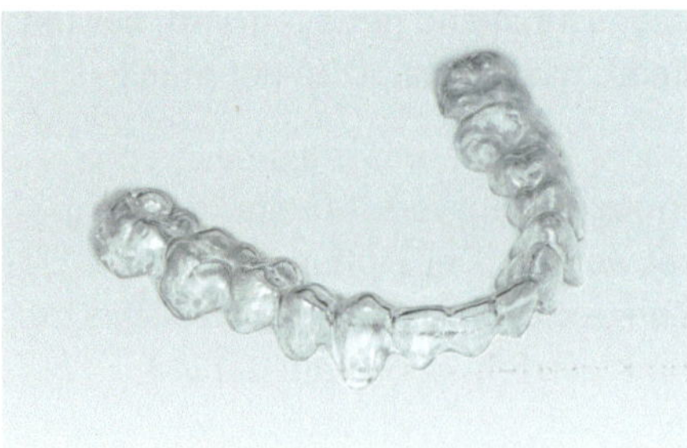

Abb. 2 Tiefziehschiene (Dr. Hinz Dental Vertriebsgesellschaft)

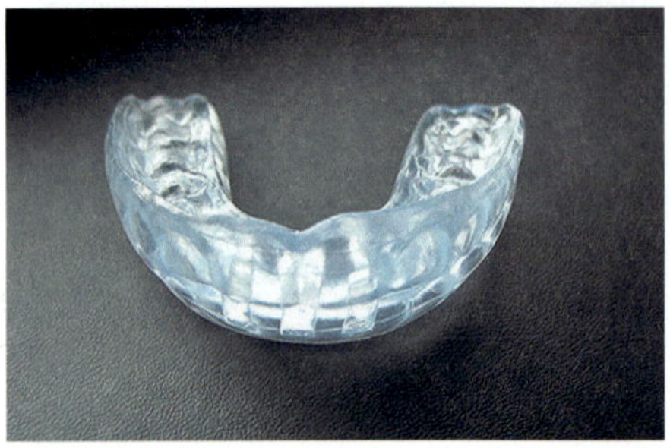

Abb. 3 Positioner

6.6 Risiken einer kieferorthopädischen Behandlung

Der Patient trägt bei der kieferorthopädischen Behandlung eine große **Eigenverantwortung**. Mangelhafte Mitarbeit beim Tragen der Apparaturen und bei der Mundhygiene führen zu einem Behandlungsmisserfolg oder -abbruch. Allerdings ist auch die Mitarbeit der **Eltern** wichtig, da die Patienten meistens minderjährig sind.

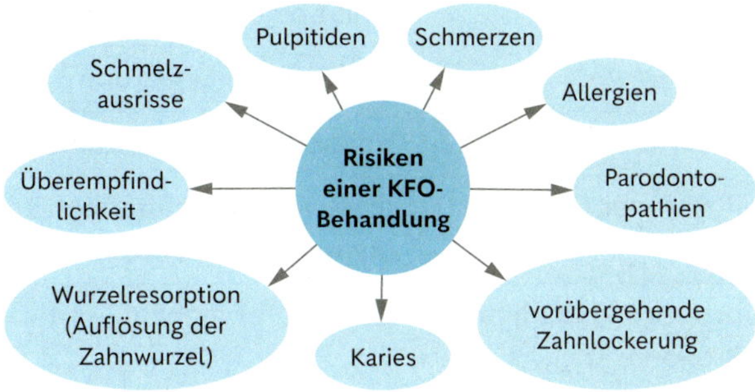

Terminologie: Kieferorthopädie

aktive Platte	herausnehmbare Plattenapparatur, mit der durch Krafteinwirkung aktiv Zähne bewegt werden können
Alastics (engl.)	Gummiringe, die den Bogen im Bracket halten
Aligner (engl. to align = ausrichten)	Serie von transparenten Kunststoffschienen zur KFO-Behandlung
Attachments (engl.)	Elemente, die auf den Zähnen mit Säure-Ätz-Technik befestigt werden, meist aus Kunststoff
bimaxillär	beide Kiefer betreffend
Bracket, das	Befestigungselement für festsitzende KFO-Apparaturen, am Zahn adhäsiv angebracht
Delaire-Maske, die	extraorales KFO-Gerät zur Behandlung einer Mikro- oder Retrognathie bzw. einer Progenie
Distalisierung, die	Bewegung von Zähnen nach distal
Elastics (engl.)	Gummizüge, die bei der Behandlung mit Bracketsystemen oder Alignern eingesetzt werden, um die Lagebeziehung von OK und UK zu verändern
Extrusion, die	Bewegung des Zahnes aus dem Kiefer heraus
FKO-Gerät, das	funktionskieferorthopädisches Gerät, das passiv die Funktionen des Kausystems beeinflusst
Headgear (engl.)	extraoraler Gesichtsbogen mit Innen- und Außenbogen
intermaxillär	zwischen OK und UK verlaufend
intramaxillär	zwischen Zähnen eines Kiefers verlaufend
Intrusion, die	Bewegung eines Zahnes in den Kiefer hinein
Kephalometrie, die	Schädelvermessung, z. B. mithilfe eines Röntgenbildes
Kieferorthopädie, die **(KFO)** (griech. orthos = gerade; paideia = Erziehung)	Fachgebiet der Zahnmedizin, das sich mit der Verhütung, Erkennung und Behandlung von Zahn- und Kieferfehlstellungen befasst
Labialbogen, der	Außenbogen entlang der Frontzähne an KFO-Geräten

Ligatur, die	Draht oder Gummischlinge zum Befestigen eines Drahtbogens im Bracket
NiTi	Nickel-Titan-Legierung
Pelotte, die	Verdickung aus Kunststoff
Positioner (engl.)	elastische Kunststoffschiene in der Schlussphase der KFO-Behandlung zur Feineinstellung der Okklusion
progene Verzahnung, Progenie, die	Unterkiefer steht zu weit vorne
Retainer (engl.)	KFO-Gerät zur Erhaltung der erreichten Zahn- und Kieferstellung nach der aktiven Behandlungsphase
Rezidiv, das	Zähne verschieben sich wieder in die alte Fehlstellung
Rotation, die	Drehung von Zähnen
selbstligierend	Brackets mit einem Verschlussmechanismus für den Bogen, ohne Ligaturen
Slot, der	Schlitz, Schloss; Bauteil eines Brackets, hier verläuft der Bogen
thermoaktiv, thermoelastisch	unterschiedliche Eigenschaften bei verschiedenen Temperaturen
transversal	quer verlaufend

Aufgaben

1	Nennen Sie die wichtigsten diagnostischen Maßnahmen in der Kieferorthopädie.
2	Problematisieren Sie die Benutzung eines Schnullers ab dem dritten Lebensjahr.
3	Beschreiben Sie Apparaturen zur Behandlung eines offenen Bisses.
4	Erklären Sie, wann die reguläre KFO-Behandlung erfolgen sollte?
5	Erläutern Sie das Prinzip des Knochenumbaus.
6	Benennen Sie die Bauteile einer aktiven Platte?
7	Nennen Sie drei Vorteile der aktiven Platte.
8	FKO-Geräte werden auch Trainingsgeräte genannt. Erklären Sie diese Bezeichnung.
9	Benennen Sie die Grundbestandteile einer Multibandapparatur.
10	Benennen Sie die Materialien, aus denen Brackets und Bögen bestehen.
11	Nennen Sie drei Vorteile des Bracketsystems.
12	Erläutern Sie die Aligner-Therapie.
13	Begründen Sie, warum sich an eine KFO-Behandlung immer eine Retentionsphase anschließt.
14	Nennen Sie Geräte, die in der Retentionsphase verwendet werden.
15	Nennen Sie vier Risiken einer KFO-Behandlung.

LF 11
Patienten bei prothetischen Behandlungen begleiten

1 Festsitzender Zahnersatz
2 Abformung
3 Herausnehmbarer Zahnersatz
4 Zahnersatz auf Implantaten

Einführung in die Prothetik

Eine Prothese ist ein künstlicher Ersatz aus körperfremdem Material für ein fehlendes Körperteil →Abb. 1. Bezieht man dies auf die Zahnheilkunde, so kann man erst von Zahnersatzkunde (**Prothetik**) sprechen, wenn ein fehlender Zahn ersetzt wird.

Zur Prothetik gehören:
- **Zahnersatzkunde:** Ersatz fehlender Zähne
- **Gnathologie:** Lehre von der Funktion des Kauorgans
- **Defektprothese (Epithese):** Ersatz von Teilen des Gesichts nach Unfall oder größeren Operationen →Abb. 2

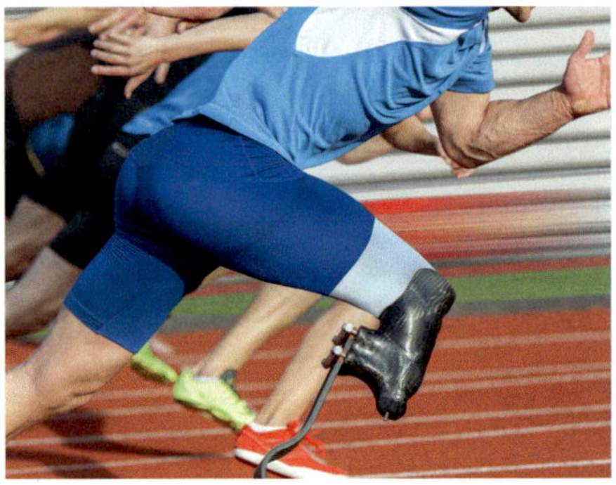

Abb. 1 Prothese

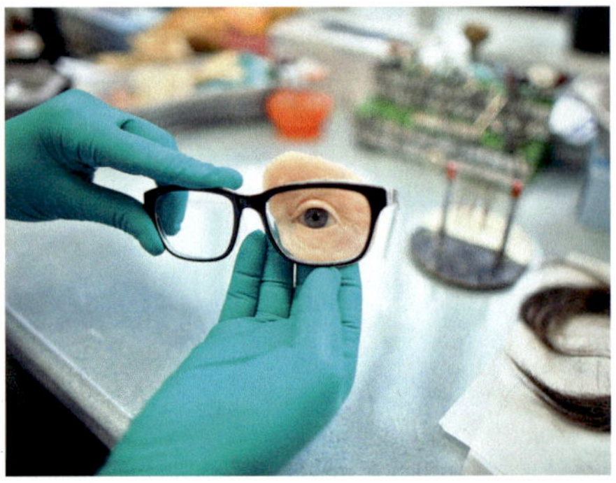

Abb. 2 Anfertigung einer an einer Brille befestigten Augen-Epithese

Im Rahmen dieses Lehrbuches beschränken wir uns auf die Besprechung der Zahnersatzkunde. **Brücken, Teilprothesen** und **Vollprothesen** gehören zur **Prothetik. Einzelkronen, Teilkronen, Inlays, Onlays, Veneers** gehören streng genommen zu der **Konservierenden Zahnheilkunde**.

Da sich der Kronen- und Brückenersatz bei der Herstellung in den Arbeitsabläufen sehr ähnlich sind, sollen Einzelkronen und Teilkronen auch in diesem Lernfeld besprochen werden.

Inlays →S. 137
Onlays →S. 137
Veneers →S. 138

Inlays, Onlays und Veneers werden im Lernfeld 4 (Kariestherapie begleiten) behandelt.

Zahnlücken oder zerstörte Zähne beeinträchtigen die Kaufunktion.
Zahnlücken im Frontzahngebiet werden als unästhetisch empfunden und beeinflussen das Sprechen. Die Ziele einer prothetischen Behandlung bestehen deshalb in der Wiederherstellung der normalen
- Kaufunktion,
- Ästhetik und
- Sprechlautbildung (Artikulation).

Merke
Einteilung des Zahnersatzes
- festsitzender Zahnersatz
- herausnehmbarer Zahnersatz
- Kombination aus festsitzendem und herausnehmbarem Zahnersatz (Kombinationszahnersatz; kurz: Kombi-Ersatz)

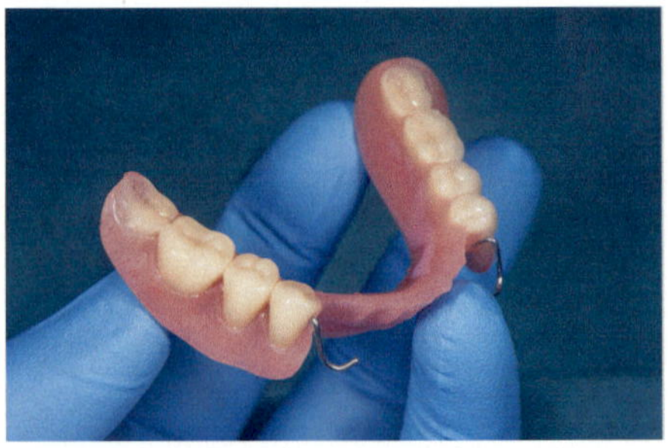

Abb. 3 Teilprothese

1 Festsitzender Zahnersatz

Zum festsitzenden Zahnersatz gehören Kronen und Brücken. Sie werden mit Zement oder durch Adhäsivtechnik fest mit den Zähnen verbunden. Bei der Adhäsivtechnik werden der Zahnersatz und der Zahn mit Ätzgel aufgeraut. Als „Zement“ dienen hier Kunststoffverbindungen.

Video
Versorgung mit einer Krone (Instrumente bereitlegen, Ablauf)

1.1 Kronenersatz

Ist die natürliche Zahnkrone so zerstört, dass der Zahn mit einer Füllung nicht mehr längerfristig zu erhalten ist, so sollte er überkront werden. Die Ursachen für die Zerstörung der Zahnkrone können vielfältig sein →Abb. 1.

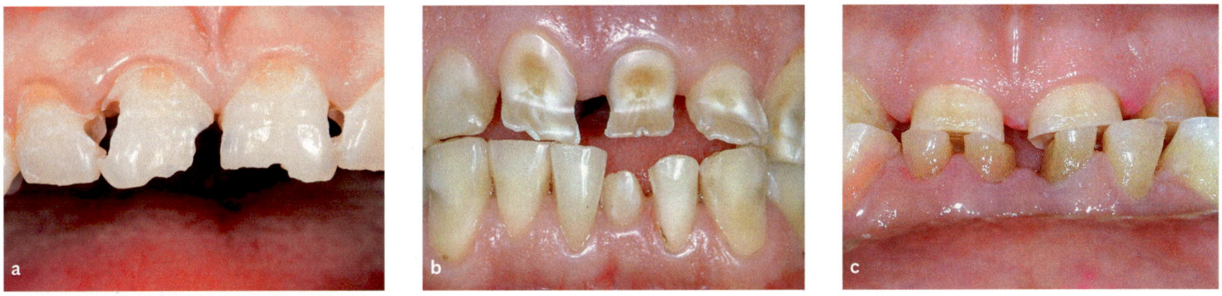

Abb. 1 Indikationen für eine Überkronung (Beispiele). a) starke kariöse Zerstörung der Frontzähne im Oberkiefer; b) Erosionen an den Frontzähnen, hervorgerufen durch säurehaltige Nahrungsmittel; c) starker Zahnhartsubstanzschaden mit Verlust der korrekten Bisshöhe durch Abrasion

Erosion →S. 119
Abrasion →S. 110

1.1.1 Kronenarten

Der Fortschritt in der Zahnmedizin und Werkstoffkunde macht es heute möglich, dass es nahezu für jeden ästhetischen Anspruch eine Lösung gibt. Es stehen viele Kronenarten zur Verfügung, die sich im Material, der Ästhetik, der Haltbarkeit und den Kosten unterscheiden.

Häufig ist die Patientin mit der Fülle der Möglichkeiten überfordert. Eine Zahnmedizinische Fachangestellte sollte sich daher mit den Vor- und Nachteilen verschiedener Kronenarten gut auskennen, um die Zahnärztin in der prothetischen Beratung der Patientin unterstützen zu können.

Vollgusskrone

Vollgusskronen bestehen nur aus Metall. Da sie nicht zahnfarben sind, werden sie im Seitenzahngebiet eingesetzt →Abb. 2.
Als Metalle werden in der Zahnmedizin Metall-Legierungen eingesetzt. Eine **Legierung** besteht aus unterschiedlichen Metallen, die zusammengeschmolzen wurden. Da z. B. reines Gold zu weich wäre, werden andere Metalle zugesetzt, um die nötige Stabilität zu erlangen.

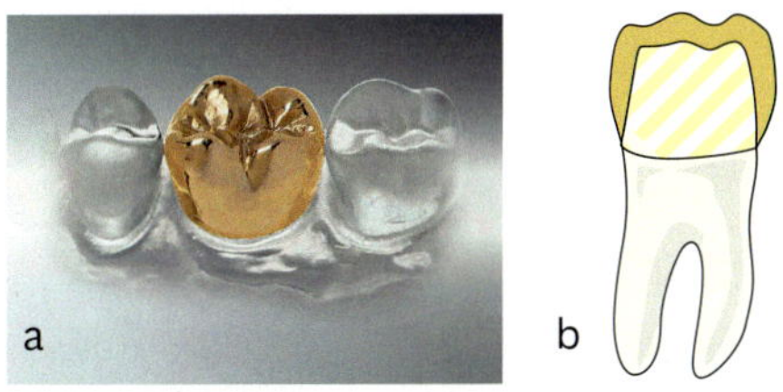

Abb. 2 Vollgusskrone: a) an einem Modell; b) im Schnitt (Schemazeichnung). Die Krone umschließt den beschliffenen Zahn vollständig und ist dem unbeschliffenen, natürlichen Zahn nachgeformt.

Preisgünstig sind **Nicht-Edelmetall-Legierungen (NEM-Legierungen)**. Sie bestehen hauptsächlich aus den Metallen Chrom, Kobalt und Molybdän. Hochwertiger sind **Edelmetall-Legierungen**. Edelmetall-Legierungen bestehen hauptsächlich aus den Edelmetallen Gold, Platin und Palladium.

Merke
Obwohl die zahnmedizinischen Metall-Legierungen sehr mundbeständig sind, können manche Menschen allergisch auf einzelne Legierungsbestandteile reagieren. Dies ist bei Nicht-Edelmetallen wahrscheinlicher als bei Edelmetallen. Die **Biokompatibilität** ist ein Maß, wie gut unser Körper mit einem körperfremden Material zurechtkommt. Keramik ist das biokompatibelste Material, das in der Zahnmedizin eingesetzt wird.

Hat ein Edelmetall im Mund Kontakt zu einem Nicht-Edelmetall, so kann sich ein Lokalelement bilden. Dabei fließen kleine elektrische Ströme und das unedle Metall korrodiert (rostet). Dies kann der Fall sein, wenn eine Vollgusskrone mit einer Amalgamfüllung in Kontakt kommt. Deshalb sollten Amalgamfüllungen neben Vollgusskronen durch Kompositfüllungen ersetzt werden.

In der Kinderzahnheilkunde werden oft **konfektionierte Kronen** an Milchzähnen verwendet. Diese vorgefertigten Kronen bestehen meistens aus Metall, aber es sind auch zahnfarbene erhältlich. Nach geringfügiger Tangentialpräparation wird die passende Kronengröße ausgewählt und angepasst. Danach kann die Krone mit Glasionomerzement befestigt werden.

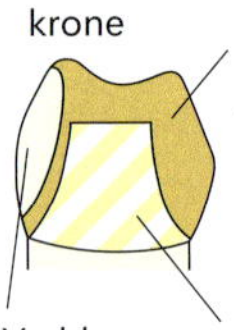

Abb. 1 Verblendkrone (schematische Darstellung)

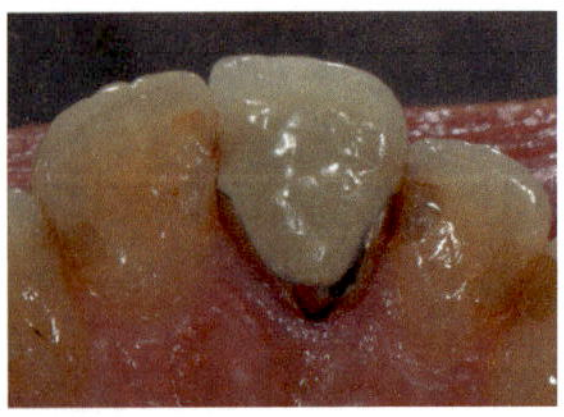
Abb. 2 Teilverblendete Keramikverblendkrone von palatinal

Verblendkrone

Eine Verblendkrone besteht aus einem dünnen „Metallkäppchen" (**Metallgerüst**), welches den präparierten Zahnstumpf vollständig umfasst. Dieses Metallgerüst wird mit **Kunststoff** oder **Keramik** verblendet. Das Metallgerüst gibt der Verblendung die nötige Stabilität →Abb. 1. Für das Metallgerüst können Edelmetall-Legierungen oder NEM-Legierungen verwendet werden. Da bei der Verblendkrone Metall-Legierungen verwendet werden, sind allergische Reaktionen möglich. Kunststoffverblendungen werden nur noch bei provisorischen Kronen oder bei herausnehmbarem Zahnersatz eingesetzt.

Eine Krone kann **teilverblendet** oder **vollverblendet** werden:
- Bei der teilverblendeten Verblendkrone wird der vestibuläre Bereich verblendet, während der nicht sichtbare orale Bereich aus Metall besteht →Abb. 2.
- Wird die Zahnkrone komplett verblendet, so spricht man von einer vollverblendeten Krone.

Da die Verblendkrone zahnfarben ist, wirkt sie ästhetischer als die Vollgusskrone. Der technische Aufwand und der Preis sind höher als bei der Vollgusskrone. Heutzutage ist der Verbund zwischen Metallgerüst und Verblendung sehr gut. Dennoch kann es dazu kommen, dass die Verblendung abplatzt. Bei Zahnfleischrückgang werden unter Umständen störende Metallränder sichtbar →Abb. 3. Das Metallgerüst kann auch gekürzt werden, sodass der Kronenrand nur aus Keramik besteht (Keramikschulter). Hier ist auch bei Zahnfleischrückgang kein Metallrand sichtbar →Abb. 4.

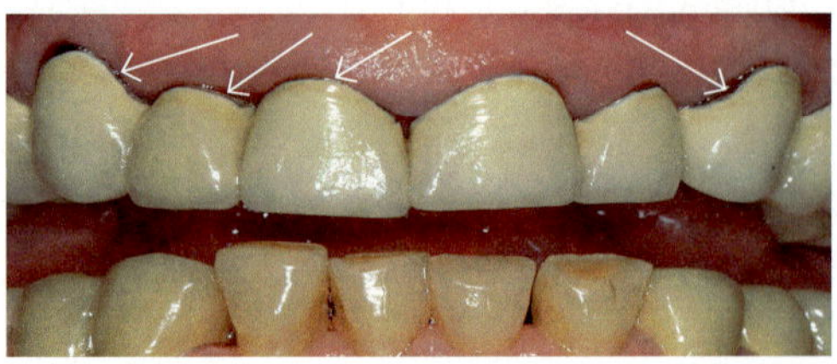
Abb. 3 Freiliegende Metallränder nach Zahnfleischrückgang (Pfeile)

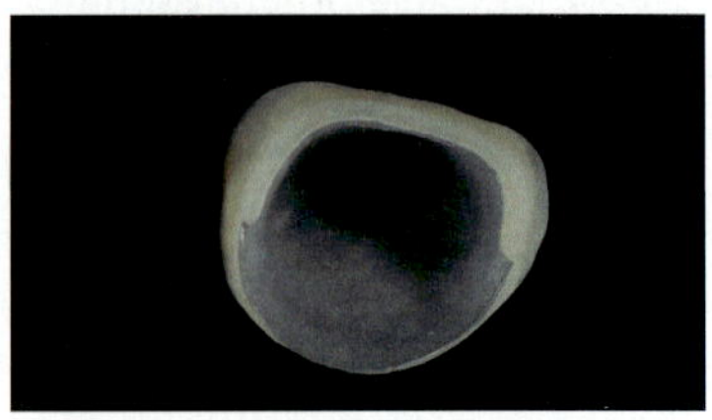
Abb. 4 Vollverblendete Keramikverblendkrone mit Keramikschulter

Mantelkrone

Diese Krone besteht vollständig aus **Keramik** oder **Kunststoff**, die den Zahnstumpf wie einen Mantel umgibt. Vollkunststoffkronen kommen nur als Provisorien zum Einsatz. Vollkeramikkronen werden als endgültige Kronen verwendet →Abb. 1. Die Bezeichnung **Jacketkrone** (engl. Jacket = Jacke) kann auch verwendet werden. Sie wird im engeren Sinne nur für Vollkeramikkronen verwendet.

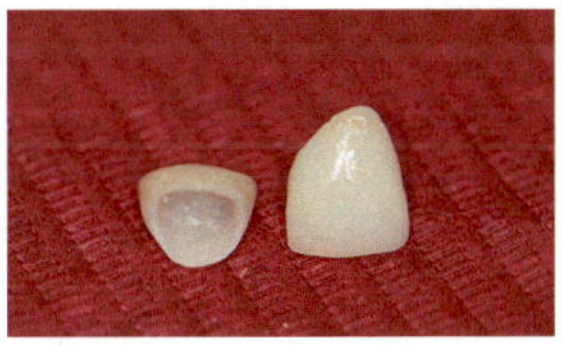

Abb. 1 Vollkeramikkronen

Die zahnärztlichen Keramiken lassen sich in **Silikatkeramiken** und **Oxidkeramiken** unterteilen. Neu auf dem Markt sind **Hybridkeramiken**, welche ein Verbund aus Keramik und Komposit sind.

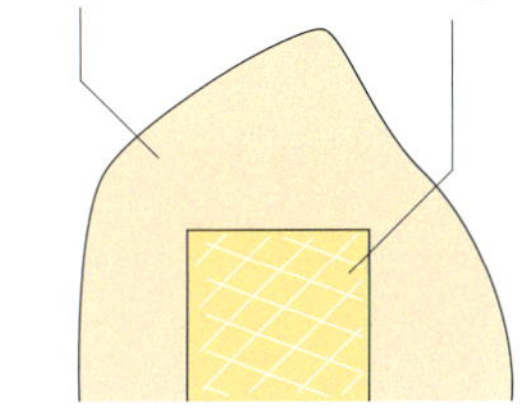

Abb. 2 Glaskeramikkrone

Zu den Silikatkeramiken gehören die **Glaskeramiken**. Sie haben kein stabiles Gerüst, welches verblendet wird, wie es bei Verblendkronen der Fall ist, sondern bestehen vollständig aus Glaskeramik →Abb. 2. Sie sind besonders lichtdurchlässig und daher ausgezeichnet für die ästhetische Zone geeignet. Während früher Glaskeramiken nur als Veneers, Inlays oder Frontzahnkronen verwendet werden konnten, können heutzutage Glaskeramiken auch als Kronen im Seitenzahngebiet und sogar als kleinere vollkeramische Brücken eingesetzt werden. Diese Verbesserung der Stabilität der Glaskeramiken (Lithiumdisilikat-Glaskeramik, z. B. IPS e.max®) ist ein entscheidender Vorschritt. Nun können höchstästhetische Kronen und kleine Brücken auch im Seitenzahngebiet eingesetzt werden.

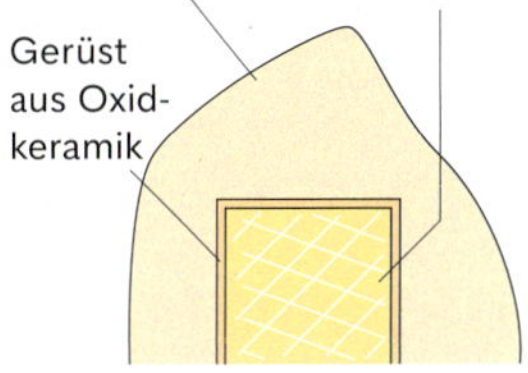

Abb. 3 Oxidkeramikkrone

Glaskeramiken können im zahntechnischen Labor entweder aus einem Block gefräst werden oder auch gegossen werden.

Bei den **Oxidkeramiken** (z. B. Zirkonoxid) ist der Glasanteil sehr gering. Diese Keramiken sind sehr stabil, aber auch weniger lichtdurchlässig und damit nicht so ästhetisch wie die Glaskeramiken. Um die ästhetischen Eigenschaften von Oxidkeramiken zu verbessern, wird die Oxidkeramik (vergleichbar dem Metallgerüst bei einer Verblendkrone) nur als keramisches Gerüst verwendet. Dieses Keramikgerüst wird dann mit einer anderen Keramik verblendet →Abb. 3, 4, 5. Durch dieses stabile Oxidkeramikgerüst sind auch mehrgliedrige, vollkeramische Brücken im Seitenzahngebiet herstellbar.

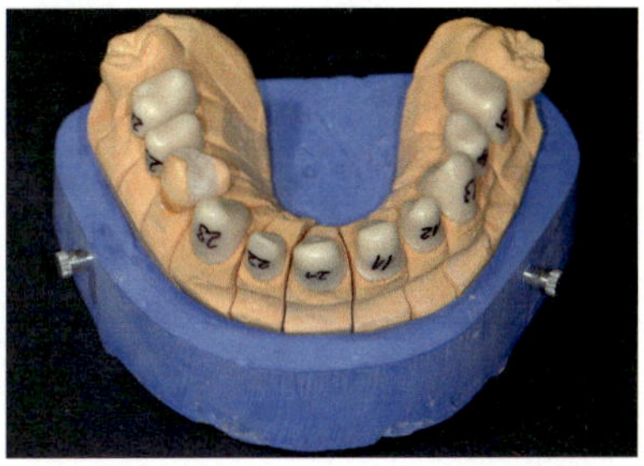

Abb. 4 Kronengerüste aus hochfester Zirkonoxidkeramik auf einem Gipsmodell

Kronen können auch komplett aus Zirkonoxid hergestellt werden, anstatt das Material nur als Gerüst zu verwenden. Dies bezeichnet man als **monolithisch**. Es gibt Methoden, Zirkonoxid einzufärben und dadurch die ästhetischen Nachteile auszugleichen.

Kronen und Brücken aus Oxidkeramik werden durch Frästechnik hergestellt. Dazu wird von dem Modell des präparierten Zahnstumpfs ein digitales Bild angefertigt. Dieses wird auf eine CAD- Maschine (CAD = engl. **C**omputer **A**ided **D**esign) übertragen, die das Keramikgerüst aus einem Keramikblock fräst.

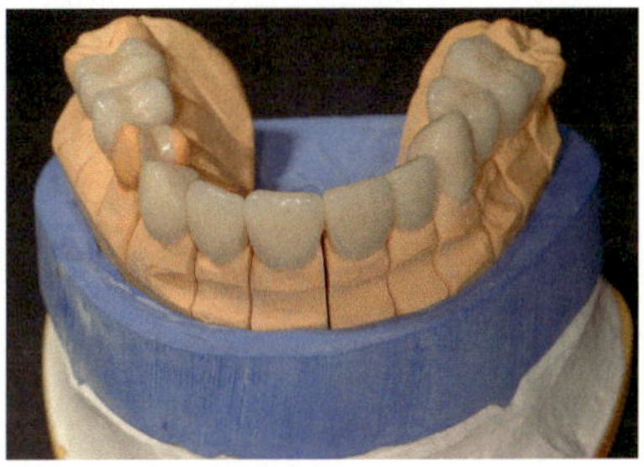

Abb. 5 Mit Keramik verblendete Gerüste auf einem Gipsmodell

Vollkeramikkronen bieten gegenüber den anderen Kronenarten die beste Ästhetik. Auch sind gerade Zirkonoxidkronen sehr stabil. Sie sind so haltbar wie Vollgusskronen. Da hier keine Metall-Legierungen verwendet werden, ist weder bei Zahnfleischrückgang ein Metallrand sichtbar noch ist eine Allergiegefahr bekannt. Der technische Aufwand ist jedoch sehr hoch.

Exkurs

Zahnfarbe – Ästhetik beim Kronenersatz

Für viele Patientinnen bedeutet Zahnästhetik der Wunsch, dass die Zähne weiß sind. Jedoch kann ein Zahn nicht mit einer „weißen Wand“ verglichen werden. Jede Zahnhartsubstanz hat ihre eigene Zahnfarbe. So hat Dentin meist einen warmen, gelblichen Farbton. Schmelz hingegen ist eher weißlich. In der Schneidekante befinden sich transparente Bereiche. Bei manchen Patientinnen haben die Zähne sogar bläuliche Farbeinschlüsse. Generell entsteht eine Zahnfarbe dadurch, dass Licht in den Zahn eindringt und unterschiedlich reflektiert und gebrochen wird. Will man mit einer Zahnkrone einen Zahn kopieren, so muss beim Anspruch auf beste Ästhetik diesem Aspekt Rechnung getragen werden. Vereinfacht lässt sich sagen: **Je mehr Licht in die Zahnkrone eindringen kann, desto besser ist die Ästhetik.** Das meiste Licht kann in eine Vollkeramikkrone eindringen. Durch Vollkeramikkronen ist daher die beste Ästhetik zu erzielen. Bei einer Verblendkrone wird der Lichteinfall durch das Metallgerüst begrenzt. Am wenigsten Licht kann daher bei einer teilverblendeten Verblendkrone eindringen, da hier das Metallgerüst am größten ist → Abb. 1, 2, 3.

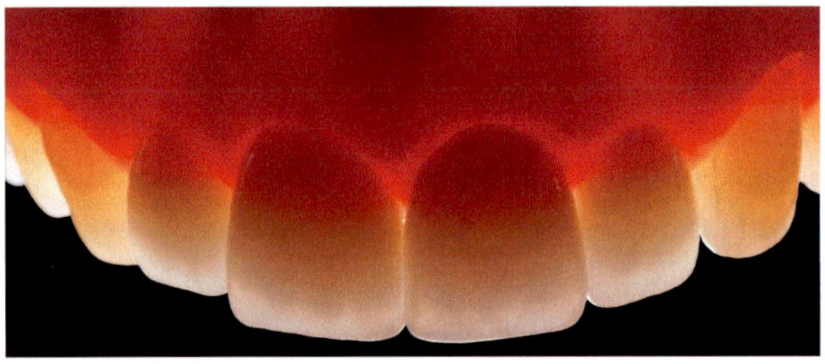

Abb. 1 Vollkeramikkronen in der Durchlichtaufnahme

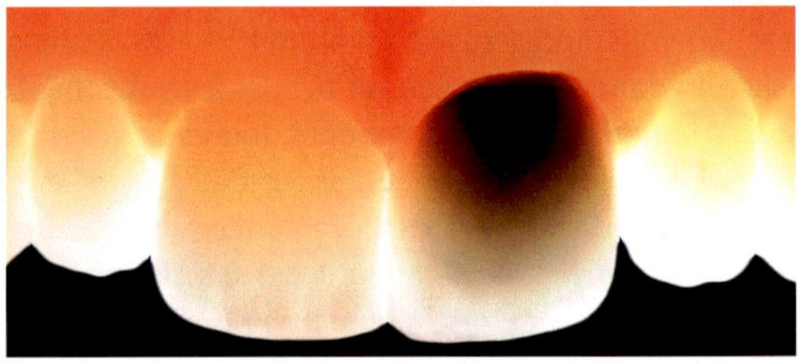

Abb. 2 Teilverblendete Verblendkrone in der Durchlichtaufnahme

Teilkrone

Ist der Zahn nur teilweise zerstört, so sollte eine Teilkrone angefertigt werden →Abb. 4. Teilkronen können aus Metall-Legierungen oder aus Vollkeramik hergestellt werden.

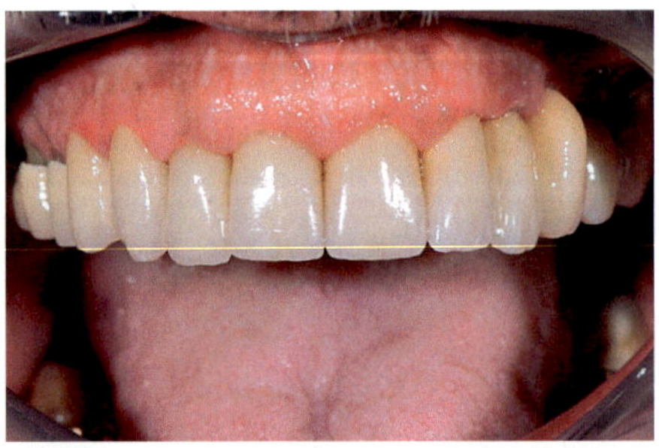

Abb. 3 Vollkeramikkronen aus Zirkonoxid von 14 bis 23. Als Vergleich dazu ältere Verblendkronen auf 15 bis 17

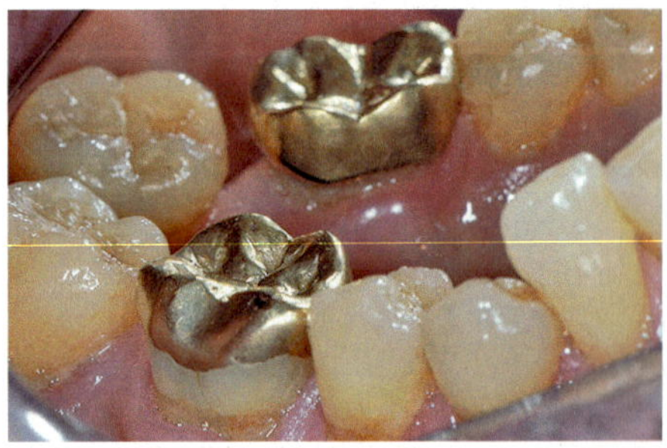

Abb. 4 Teilkrone aus Gold

Vor- und Nachteile unterschiedlicher Kronenarten

Die unterschiedlichen Kronenarten haben jeweils Vor- und Nachteile, die im Einzelfall gegeneinander abgewogen werden →Abb. 5.

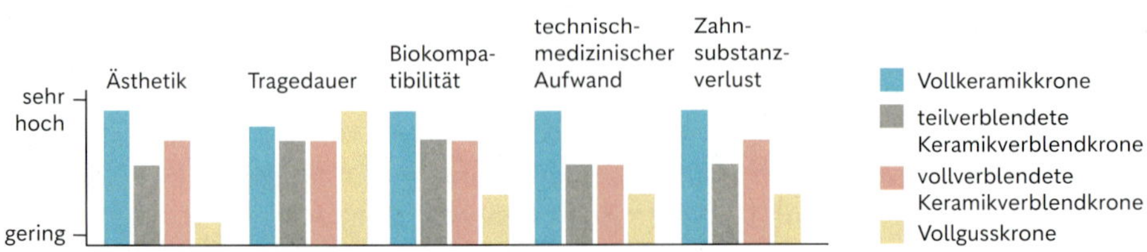

Abb. 5 Vergleich der unterschiedlichen Kronenarten

1.1.2 Die Kronenpräparation

Die Kronenpräparation orientiert sich in der Formgebung am ursprünglichen Zahn. Außer bei der Teilkrone wird der Zahn dabei zirkulär („rundherum") präpariert. Der Übergang vom präparierten Anteil zum nicht präparierten Anteil des Zahnes wird als **Präparationsgrenze** (kurz: **Präpgrenze**) bezeichnet.

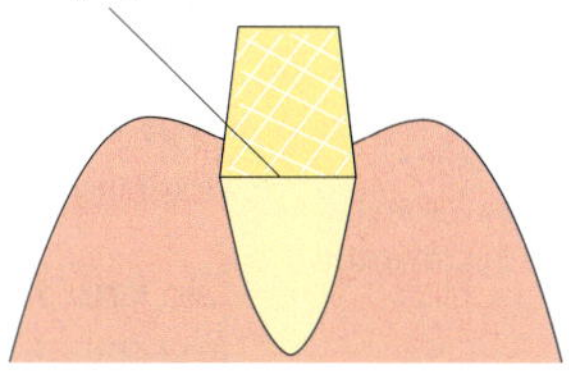

Abb. 1 Die Präparationsgrenze liegt subgingival.

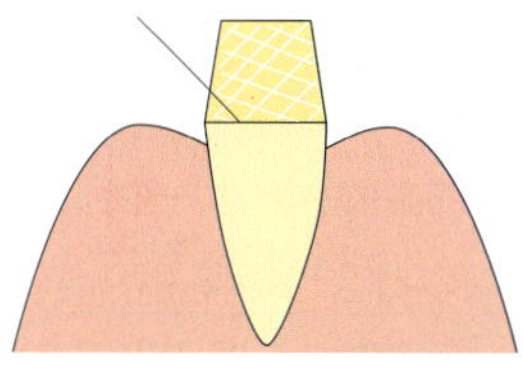

Abb. 2 Die Präparationsgrenze liegt supragingival.

Häufig wird der Zahn so beschliffen, dass die Präparationsgrenze unterhalb des Zahnfleischsaums (**subgingival**) zu liegen kommt →Abb. 1. Dies ist aber nur bei Restaurationen möglich, die herkömmlich (konventionell) zementiert werden können. Die adhäsive Befestigung würde eine Trockenlegung mit Kofferdam erfordern, dies ist bei einer tiefen subgingivalen Präparation nicht möglich.

Lage-, Flächen-, Richtungsbezeichnungen →S. 50

Bei Teilkronen oder Inlays liegt ein großer Anteil der Präparationsgrenze über dem Zahnfleischsaum (**supragingival**; →Abb. 2). Daher kann hier eine absolute Trockenlegung und damit eine adhäsive Befestigung durchgeführt werden.

Es gibt drei unterschiedliche Präparationsarten: **Tangential-**, **Hohlkehl-** und **Stufenpräparation** →Abb. 3. Sie unterscheiden sich darin, wie viel Zahnhartsubstanz an der Präparationsgrenze des Zahnstumpfes entfernt wird.

Dabei kann der Zahnstumpf an der Präparationsgrenze
- fast nahtlos in die Präparationsgrenze übergehen (Tangentialpräparation),
- die Form einer Hohlkehle erhalten (Hohlkehlpräparation) oder
- in Form einer kleinen Stufe präpariert werden (Stufenpräparation).

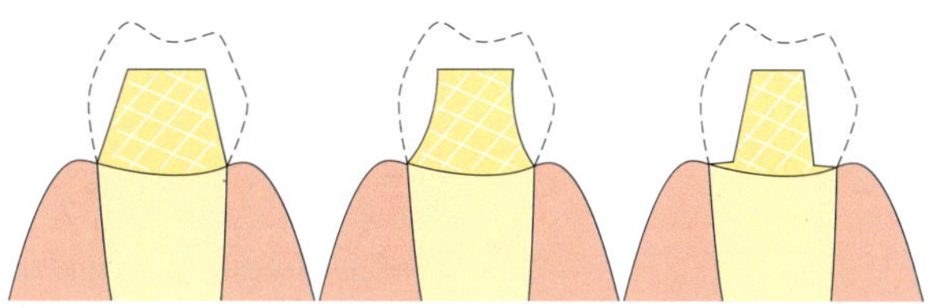

Abb. 3 Unterschiedliche Präparationsarten

An der Präparationsgrenze muss der Kronenersatz dicht abschließen und nahtlos von dem nicht präparierten Anteil in die Krone übergehen. Nur so ist gewährleistet, dass sich keine Plaque festsetzen kann.

Prädilektionsstellen für Plaque →S. 352

Deshalb muss an dieser Stelle mindestens so viel vom Zahn wegpräpariert werden, wie es die materialbedingte Mindestschichtstärke des gewählten Kronenersatzes erfordert. Das Ausmaß des Zahnhartsubstanzabtrages hängt daher von der ausgewählten Kronenart ab.

Bei einer Vollgusskrone muss am wenigsten vom Zahn abgetragen werden, da Metalle sehr dünn auslaufen können (ca. 0,2 mm) und trotzdem noch stabil sind. Eine Krone aus Vollkeramik hingegen benötigt den größten Substanzabtrag, da nur so die Stabilität der Krone gewährleistet ist →Abb. 4. Sehr dünne Zähne (z. B. UK-Frontzähne) können daher manchmal nicht mit einer Vollkeramikkrone versorgt werden, ohne die Pulpa zu eröffnen oder die Stabilität zu beeinträchtigen.

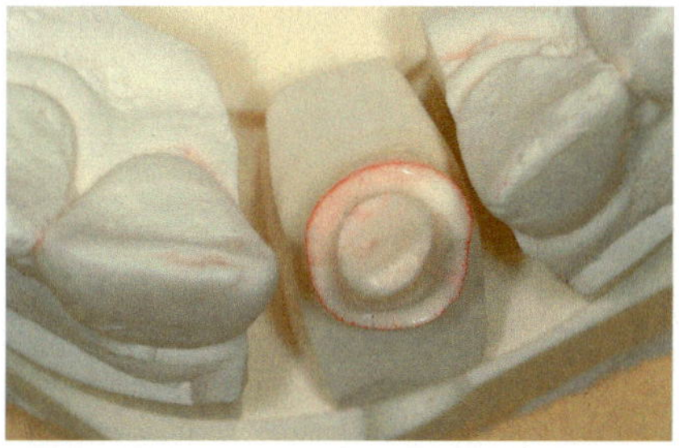
Abb. 4 Darstellung der breiten Stufenpräparation (1 mm) für eine Glaskeramikkrone auf dem Gipsmodell

1.2 Brückenersatz

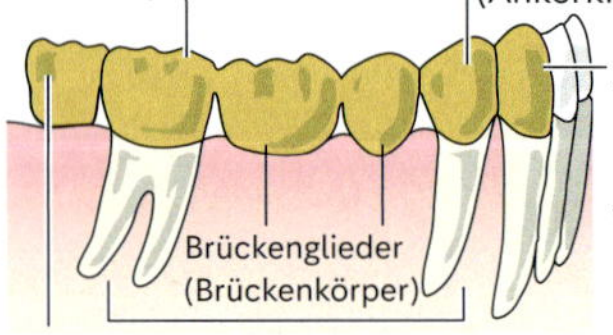

Abb. 1 Aufbau einer Brücke

Brücken dienen dem Ersatz fehlender Zähne. Brücken bestehen aus zwei **Brückenankern** (Ankerkronen) und einem **Brückenkörper**, welcher mindestens aus einem **Brückenglied** besteht →Abb. 1. Die Brückenanker passen auf die präparierten Zähne (Brückenpfeiler, Pfeilerzähne).

Die Brückenpfeiler tragen die gesamte Kaulast. Sie müssen daher sehr stabil sein und dürfen nicht zu weit auseinanderstehen. Auch müssen die Brückenpfeiler möglichst parallel zueinander präpariert werden, sonst kann die Brücke nicht an einem Stück auf die Brückenpfeiler aufgesetzt werden. Man sagt dazu auch, dass die Brückenpfeiler dieselbe **Einschubrichtung** haben müssen.

Geschiebe →S. 451

Ist die Achsenstellung der Pfeilerzähne, z. B. durch Kippung eines Zahnes, unterschiedlich (**Pfeilerdivergenz**; →Abb. 2), so kann nur durch extremes Beschleifen dieselbe Einschubrichtung der Pfeilerzähne erreicht werden. Eine solch extreme Präparation ist aber oft nicht möglich, da sie z. B. zur Pulpaeröffnung oder zum Stabilitätsverlust des Zahnes führen würde → Abb. 3. In diesen Fällen muss eine **geteilte Brücke** angefertigt werden. Beide Teile sind durch ein Geschiebe miteinander verbunden →Abb. 4.

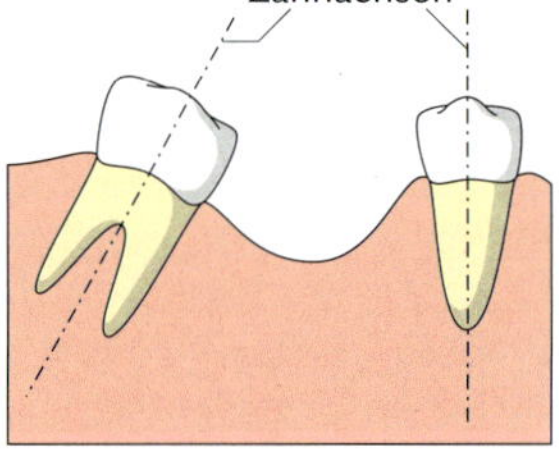

Abb. 2 Pfeilerdivergenz. Hier ist der Molar in die Lücke gekippt.

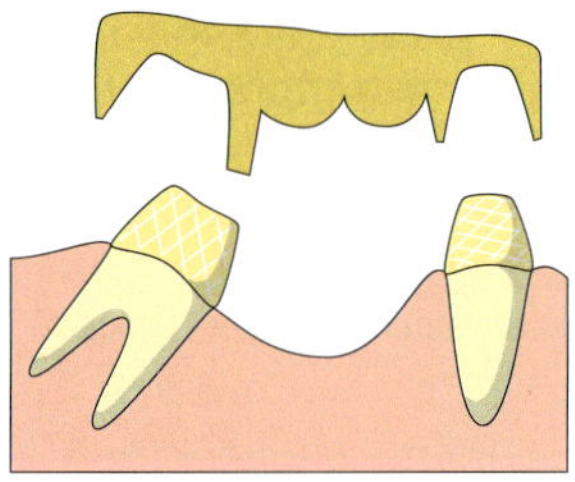

Abb. 3 Die Brückenpfeiler haben nicht dieselbe Einschubrichtung. Ein extremes Beschleifen wäre notwendig.

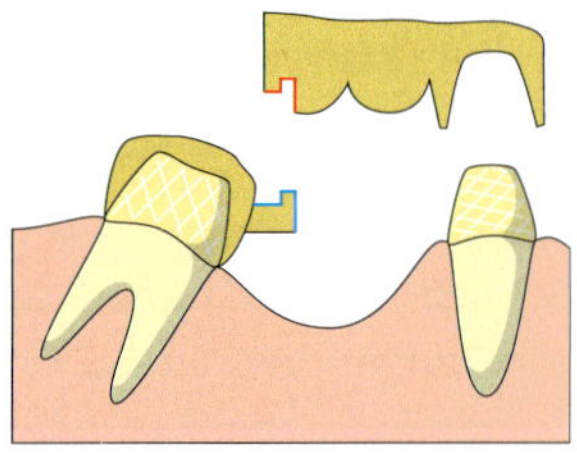

Abb. 4 Geteilte Brücke bei starker Pfeilerdivergenz. Am Molar ist ein Geschiebe angebracht.

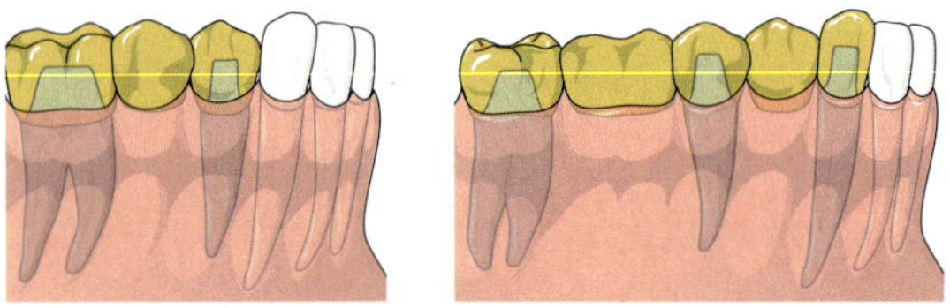

einspannige Brücke mehrspannige Brücke

Abb. 5 Einspannige und mehrspannige Brücke

Schließt eine Brücke eine Lücke, so spricht man von einer **einspannigen Brücke**. Schließt sie mehrere Lücken, so spricht man von einer **mehrspannigen Brücke** →Abb. 5.

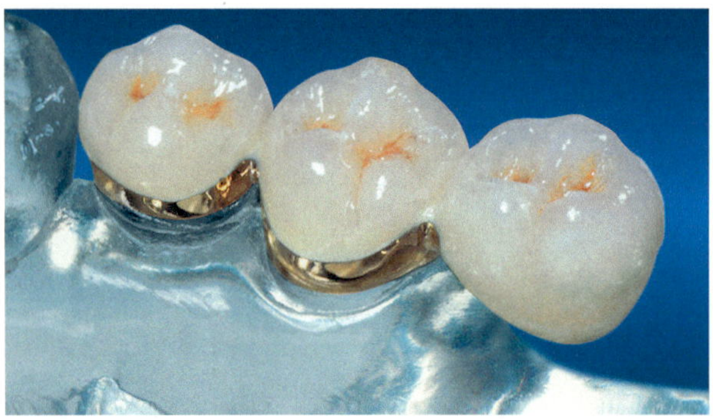

Abb. 6 Freiendbrücke. Verblockte Brückenanker 44, 45; Anhänger 46

Freiendbrücken oder Extensionsbrücken haben ein Brückenglied, das nur **einseitig** an einem Brückenanker befestigt ist →Abb. 6. Die Lücke wird hier also nicht beidseitig durch einen Brückenpfeiler begrenzt, sondern nur von einer Seite. Im Frontzahngebiet werden sie hauptsächlich zur Vervollständigung einer geschlossenen Zahnreihe eingesetzt, z. B. wenn ein lückenbegrenzender Zahn geschont werden soll, weil er kariesfrei ist. Im Regelfall werden bei Freiendbrücken wegen auftretender Kaubelastungen (außerhalb der Zahnachse der Pfeilerzähne) die beiden Brückenanker miteinander verbunden (**verblockt**).

Brückenarten

Man kann Brücken entsprechend ihren unterschiedlichen Werkstoffen, Verankerungselementen an den Pfeilerzähnen und der Gestaltung der Zwischenglieder einteilen. Auch gibt es noch spezielle Brückenarten →Tab. 1, Abb. 1–7. Die Vor- und Nachteile der unterschiedlichen Brückenwerkstoffe werden hier nicht erneut aufgeführt, da sie denen der verschiedenen Kronenarten entsprechen.

Werkstoffe unterschiedlicher Kronenarten →S. 419

Unterschiedliche Werkstoffe	– Vollgussbrücke – Verblendbrücke – teilverblendet →Abb. 1 – vollverblendet →Abb. 2 – Vollkeramik- oder Vollkunststoffbrücken	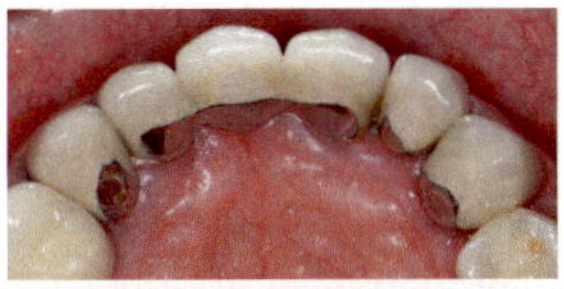 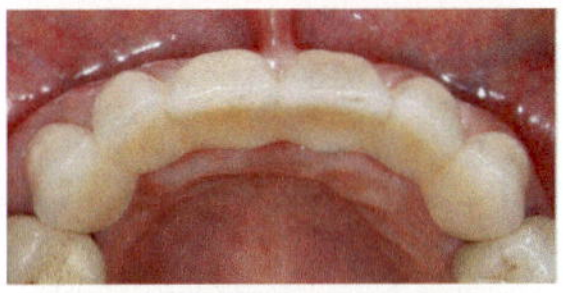	Abb. 1 Vestibulär verblendete Verblendbrücke (11, 12, 21) Abb. 2 Vollverblendete Verblendbrücke
Verankerungselemente an den Pfeilerzähnen	– Vollkronen als Brückenanker →Abb. 3; häufigste Art der Versorgung – Inlays als Brückenanker (**Inlaybrücke**) – Teilkronen als Brückenanker (**Teilkronenbrücke**)	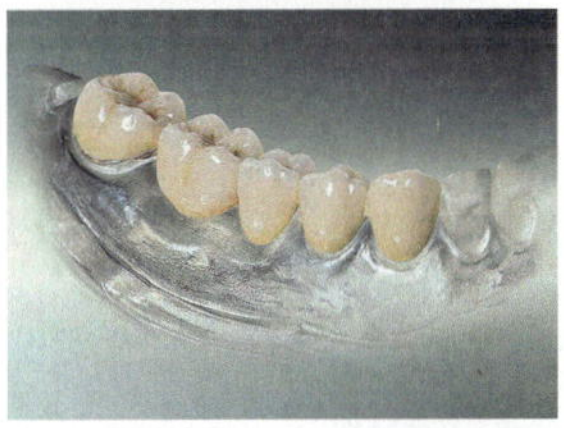	Abb. 3 Vollkronen als Brückenanker
Gestaltung der Zwischenglieder	– Zwischenglieder liegen auf der Schleimhaut auf →Abb. 4; häufigste Art der Versorgung, da sie ästhetisch ist und eine gute Lautbildung ermöglicht – Zwischenglieder liegen **nicht** auf der Schleimhaut auf (**Schwebebrücke**; →Abb. 5); sie sind daher besser zu reinigen als Zwischenglieder, die auf der Schleimhaut aufliegen, jedoch sind sie von der Lautbildung und der Ästhetik her schlechter	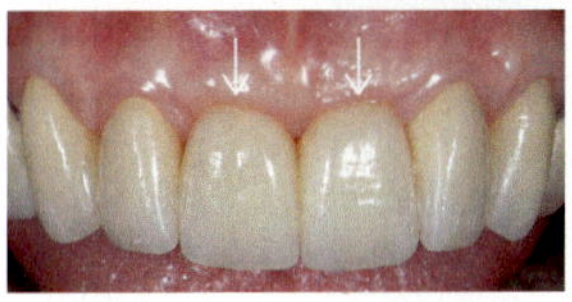 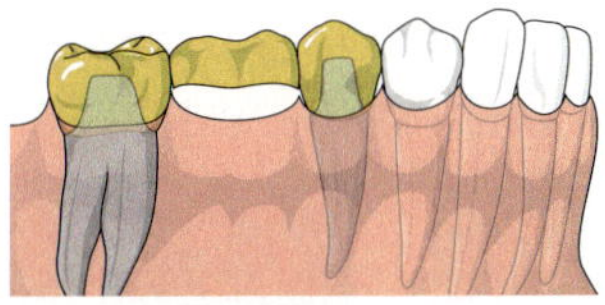	Abb. 4 Die Zwischenglieder Zahn 11 und Zahn 21 (Pfeile) liegen auf der Schleimhaut auf. Abb. 5 Schwebebrücke
Spezielle Brückenarten	– abnehmbare Brücke →Abb. 6; ist, da sie abgenommen werden kann, sehr gut zu reinigen und zu reparieren; der Halt erfolgt über Teleskope – Adhäsivbrücke (Klebe- oder Marylandbrücke; →Abb. 7); bei Adhäsivbrücken werden die Nachbarzähne nicht präpariert; über flügel- oder rillenähnliche Befestigungselemente wird die Brücke an die Pfeilerzähne geklebt; der Vorteil liegt in der Schonung der Zahnsubstanz der Pfeilerzähne; wegen der geringen Stabilität werden sie jedoch meist nur im Frontzahngebiet eingesetzt	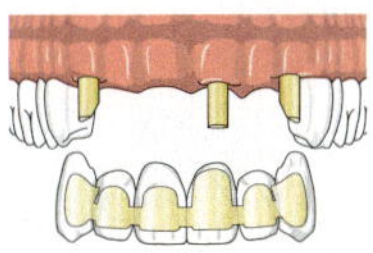 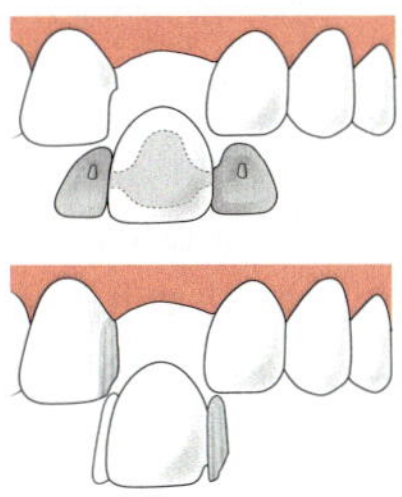	Abb. 6 Grafische Illustration einer über Teleskope verankerten abnehmbaren Brücke Abb. 7 Grafische Illustration einer Adhäsivbrücke mit flügelähnlichen bzw. rillenähnlichen Befestigungselementen

Tab. 1 Brückenarten

1.3 Befestigung von festsitzendem Zahnersatz

Festsitzender Zahnersatz muss mit dem präparierten Zahn dauerhaft verbunden werden. Dies kann **konventionell** mit Zement erfolgen oder der Zahnersatz kann adhäsiv mit dem präparierten Zahn verklebt werden. Eine Befestigung mit provisorischem Zement sollte nach Möglichkeit nur vorübergehend erfolgen.

Vollgusskronen bzw. -brücken oder Verblendkronen bzw. -brücken können sowohl konventionell als auch adhäsiv befestigt werden. Bei den Mantelkronen bzw. Vollkeramikbrücken hängt es von der Keramik ab, welche Methode verwendet wird. So kann z. B. Zirkonoxid und IPS e.max® auch durch beide Methoden befestigt werden. Andere Keramiken dürfen evtl. nur adhäsiv befestigt werden. Generell sind die Herstellerangaben zu beachten.

Inlays, Teilkronen und Veneers aus Keramik können i. d. R. nur adhäsiv befestigt werden.

1.3.1 Konventionelle Befestigung durch Zement

Für die konventionelle Befestigung von festsitzendem Zahnersatz stehen unterschiedliche Befestigungszemente zur Verfügung.

Behandlungsablauf

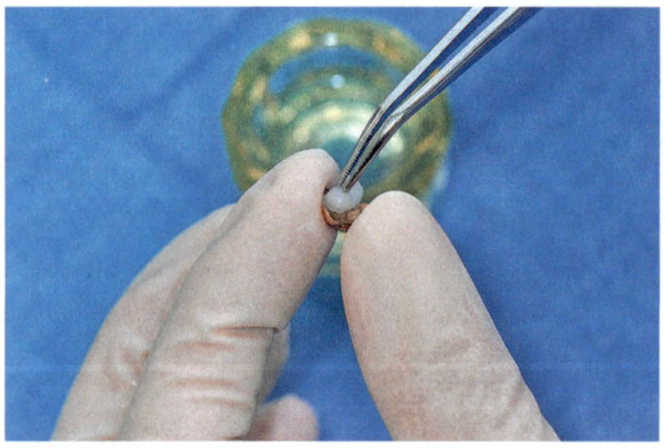
Abb. 1 Säuberung der Öffnung des Zahnersatzes mit Alkohol

Die im Folgenden dargestellten Arbeitsabläufe für die konventionelle Befestigung von festsitzendem Zahnersatz geben die Tätigkeiten der Zahnärztin und kursiv die Aufgaben der Zahnmedizinischen Fachangestellten wieder.

- Anprobe des Zahnersatzes (Okklusion, Artikulation, Kontaktpunkt, Randschluss, Farbe, Ästhetik usw.)
- *Säuberung der Öffnung des Zahnersatzes mit Alkohol und/oder Sandstrahlgerät* →Abb. 1
- Desinfektion und Säuberung des Zahnstumpfs, z. B. mit Alkohol
- *Anmischen des Zementes* →Abb. 2
- *Zement in die Öffnung des Zahnersatzes blasenfrei füllen* →Abb. 3

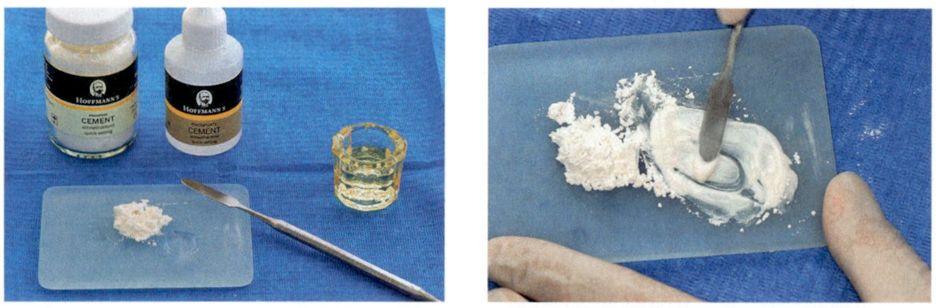
Abb. 2 Materialien zum Anmischen des Zements (links), Anmischen des Zements (rechts)

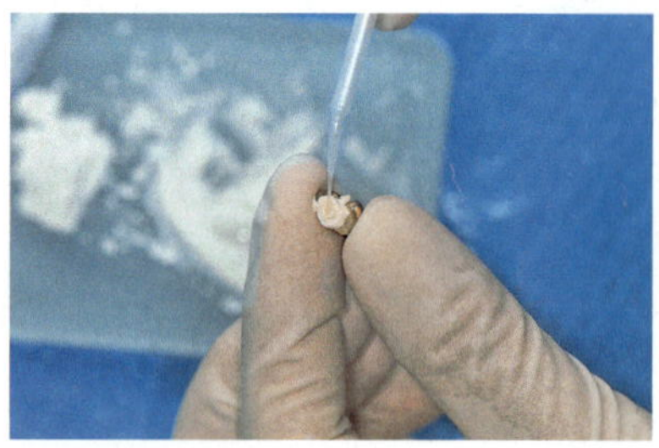
Abb. 3 Blasenfreies Füllen des Zements in die Öffnung des Zahnersatzes

- Zahnersatz auf Zahnstumpf pressen
- Überprüfung der Okklusion
- Zahnersatz durch Aufbiss auf Watterolle fixieren
- *Aushärtezeit des Zementes abwarten (Richtwert ca. 5 Minuten)*
- *Zementüberschüsse entfernen*
- erneute Überprüfung der Okklusion und Artikulation
- *mit Patientin Prophylaxe-Tipps für ihren Zahnersatz besprechen*

1.3.2 Adhäsive Befestigung von festsitzendem Zahnersatz

Adhäsivtechnik →S. 128

Für die adhäsive Befestigung stehen unterschiedliche **Befestigungskomposite** zur Verfügung. Der Vorteil dieser Befestigungskomposite ist, dass ein tatsächlicher Verbund zum präparierten Zahnstumpf und auch zum Zahnersatz geschaffen wird. Die adhäsive Befestigung sollte unter absoluter Trockenlegung erfolgen.

Wie bei einer Kompositfüllung muss der präparierte Zahn hier in Adhäsivtechnik vorbereitet werden. Dazu wird der präparierte Zahn angeätzt, geprimt und gebondet.

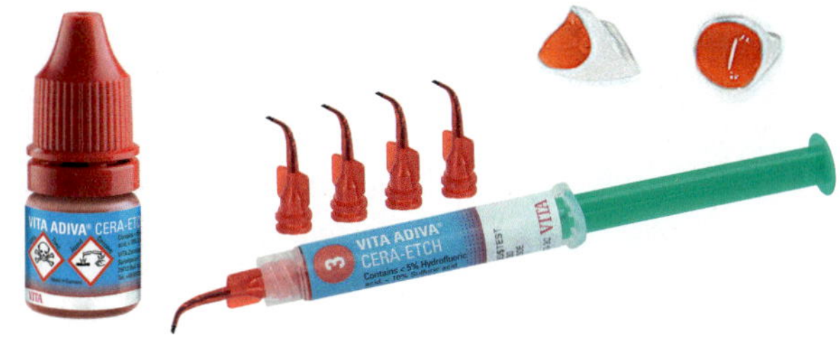

Abb. 1 Auftragen von Flusssäuregel auf die Restauration (Produkte: © VITA Zahnfabrik H. Rauter GmbH & Co. KG)

Auch der Zahnersatz muss hierfür vorbereitet werden. Dazu wird auf dem zu verklebenden Anteil des Zahnersatzes Flusssäuregel aufgetragen →Abb. 1. Das Flusssäuregel lässt man nach Herstellerangaben einwirken. Dann wird dieses gründlich mit Wasser abgespült, getrocknet, der angeätzte Anteil des Zahnersatzes mit Silan (z. B. Monobond® Plus) bestrichen und dieses nach der Einwirkzeit dünn verblasen.

Merke

Umgang mit Flusssäuregel

Flusssäure zählt zu den stark ätzenden Säuren. Deshalb ist beim Umgang mit Flusssäuregel unbedingt eine vollständige persönliche Schutzausrüstung zu tragen (Handschuhe, Mundschutz, Schutzbrille). Gerade beim Absprühen des Flusssäuregels muss unbedingt darauf geachtet werden, dass es nicht in die Augen oder auf die ungeschützte Haut gelangt. Ist dies doch der Fall, so muss das Gel unverzüglich mit Wasser abgespült und ggf. ein Arzt kontaktiert werden.

Flusssäuregel ätzt Glas bzw. Keramik. Daher sollte das Gel besser in einer Plastikschale als im Keramikwaschbecken abgespült werden.

Generell gibt es auf dem Dentalmarkt sehr viele unterschiedliche Produkte zur adhäsiven Befestigung von Zahnersatz. So gibt es z. B. zur Vorbereitung des Zahnersatzes Silane, welche den Zahnersatz selber anätzen und dadurch das Bestreichen mit Flusssäuregel erübrigen (z. B. Monobond® Etch & Prime). **Selbstadhäsive Befestigungskomposite** ätzen, primen und bonden den Zahnstumpf und fassen somit die einzelnen Schritte der Adhäsivtechnik zur Vorbereitung des präparierten Zahnes (z. B. RelyX™ Unicem).

Unterschiedlich ist auch, wie die Befestigungskomposite aushärten. **Rein lichthärtende** Befestigungskomposite härten nur durch die Aktivierung mit einer Polymerisationslampe aus, **rein chemisch härtende** Befestigungskomposite härten nach dem Anmischen selbstständig aus und **dualhärtende** Befestigungskomposite härten sowohl mit Licht als auch selbstständig nach dem Anmischen aus.

Merke

Aufgrund der großen Vielfalt der unterschiedlichen Befestigungskomposite sind bei jedem Material die Herstellerangaben genau durchzulesen, da sich die verschiedenen Materialien in der Anwendung stark unterscheiden.

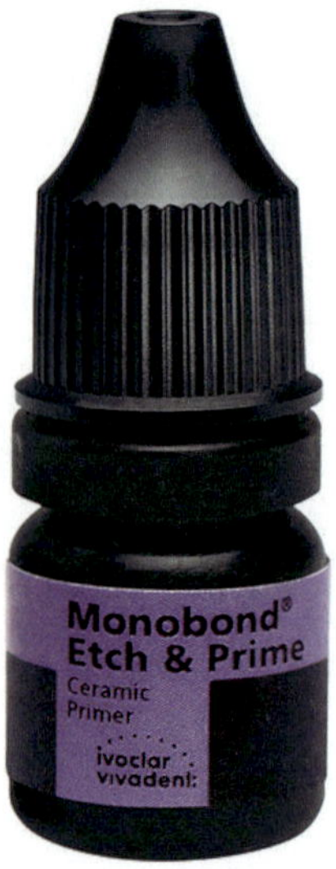

Abb. 1 Monobond® Etch & Prime (Bildquelle: Ivoclar Vivadent AG)

Arbeitsabläufe für die adhäsive Befestigung

Die im Folgenden dargestellten Arbeitsabläufe für die adhäsive Befestigung von festsitzendem Zahnersatz mit einem nicht selbstadhäsiven dualhärtenden Befestigungskomposit (am Beispiel Monobond® Etch & Prime, Adhese® Universal und Variolink® Esthetic DC) geben die Tätigkeiten der Zahnärztin und kursiv die Aufgaben der Zahnmedizinischen Fachangestellten wieder.

- Anprobe des Zahnersatzes (Okklusion, Artikulation, Kontaktpunkt, Randschluss, Farbe, Ästhetik usw.)
- *Auftragen von Monobond® Etch & Prime in das Lumen der Keramikrestauration und für 20 Sekunden einpinseln und dann weitere 40 Sekunden einwirken lassen; dann gründlich mit Wasserstrahl absprühen, bis die grüne Farbe entfernt ist; schließlich 10 Sekunden mit Luft trocknen* →Abb. 1 und 2. Monobond® Etch & Prime ätzt und silanisiert die Keramikrestauration in einem Schritt. (andere Vorgehensweise: →Abb. 1, S. 427)
- absolute Trockenlegung
- Anätzen des Zahnstumpfes mit Phosphorsäuregel 30 Sekunden
- Phosphorsäuregel gründlich absprühen und trocknen
- Adhese® Universal auf den präparierten Zahn auftragen und 20 Sekunden einreiben, dann verblasen und 10 Sekunden lichthärten
- *Variolink® Esthetic DC aus Kartuschenspritze*
- *Befestigungskomposit in die Öffnung des Zahnersatzes blasenfrei füllen*
- Zahnersatz auf Zahnstumpf pressen
- Überprüfung der Okklusion
- Zahnersatz durch Aufbiss auf Watterolle fixieren
- mit Polymerisationslampe Befestigungskomposit kurz anhärten und Überschüsse entfernen
- Glyceringel (z. B. Liquid Strip®, Firma Ivoclar Vivadent) auf Ränder der Restauration geben, zur Vermeidung der sauerstoffinhibierten Schicht.
- mit Polymerisationslampe Befestigungskomposit vollständig aushärten
- erneute Überprüfung der Okklusion, Artikulation und Politur
- *mit Patientin Prophylaxe-Tipps für ihren Zahnersatz besprechen*

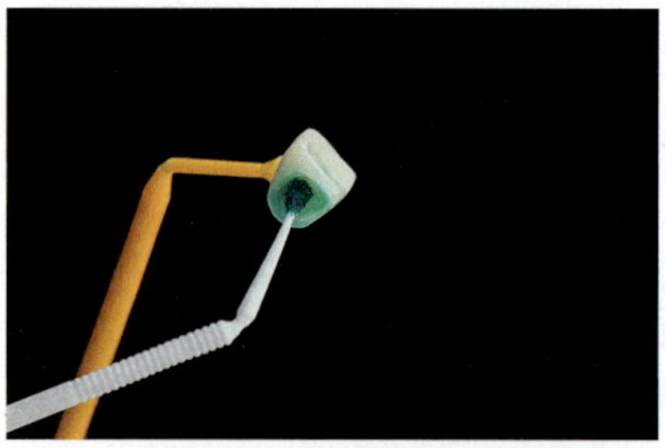
Abb. 2 Monobond® Etch & Prime ätzt und silanisiert die Keramik in einem Schritt. (Bildquelle: Ivoclar Vivadent AG)

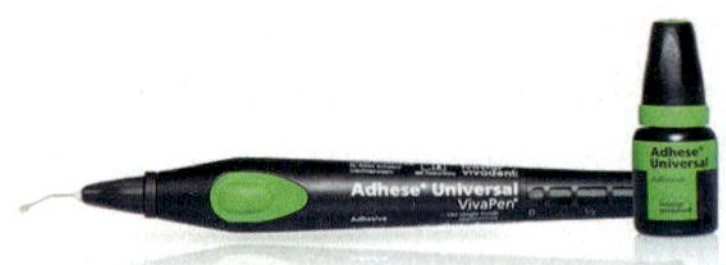

Abb. 3 Adhese® Universal (Bildquelle: Ivoclar Vivadent AG)

1.4 Pulpärer Stiftaufbau

Pulpäre Stifte sind Stifte, die in eine Wurzelkanalfüllung eines endodontisch behandelten Zahnes eingebracht werden. Eine Krone oder Brücke kann nur auf einem Zahn halten, wenn genügend Zahnhartsubstanz vorhanden ist. Ist die Zahnkrone zu stark zerstört, so kann sie durch einen pulpären Stiftaufbau wieder aufgebaut werden, damit der Zahn stabil mit einem festsitzenden Zahnersatz versorgt werden kann. Außerdem kann ein Stiftaufbau wurzelkanalbehandelte Zähne stabilisieren, da diese mit der Zeit spröde und damit brüchig werden.

Dies kann durch einen **konfektionierten** oder einen **gegossenen Stiftaufbau** erfolgen. Ein konfektionierter Stiftaufbau kann in einer Sitzung in der Praxis erfolgen, ohne dass ein Zwischenschritt im Labor nötig wäre. Dazu können metallische Stifte oder nicht-metallische Stifte, z. B. aus Glasfaser oder Keramik, verwendet werden. Arbeitsschritte:

- Zuerst wird dazu mit einem genormten Bohrer ein Teil der Wurzelkanalfüllung entfernt und der Stiftkanal gebohrt →Abb. 1a.
- Anschließend wird, nach Positionskontrolle, ein Stift im Wurzelkanal befestigt. Dies erfolgt bei metallischen Stiften gemeinhin konventionell mit Zement, nicht-metallische Stifte sollten i. d. R. adhäsiv befestigt werden →Abb. 1b.
- Ein Aufbau des Zahnes kann mit Komposit oder Zement erfolgen.
- Nach einer Röntgenkontrollaufnahme kann der Zahn für eine Krone präpariert werden.

Zement →S. 132
Adhäsivtechnik →S. 128

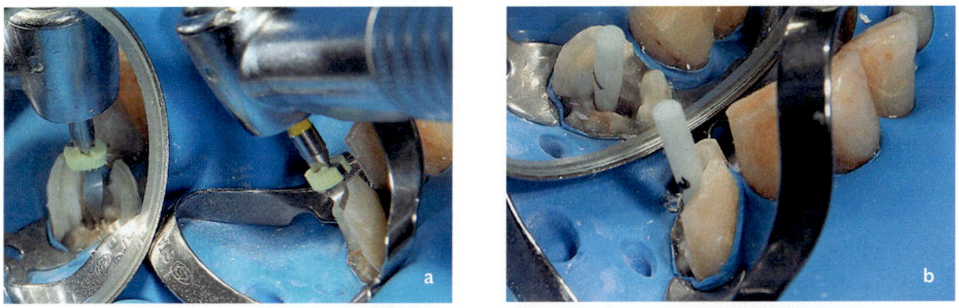

Abb. 1 Arbeitsschritte zur Herstellung eines konfektionierten Stiftaufbaus mit einem Glasfaserstift

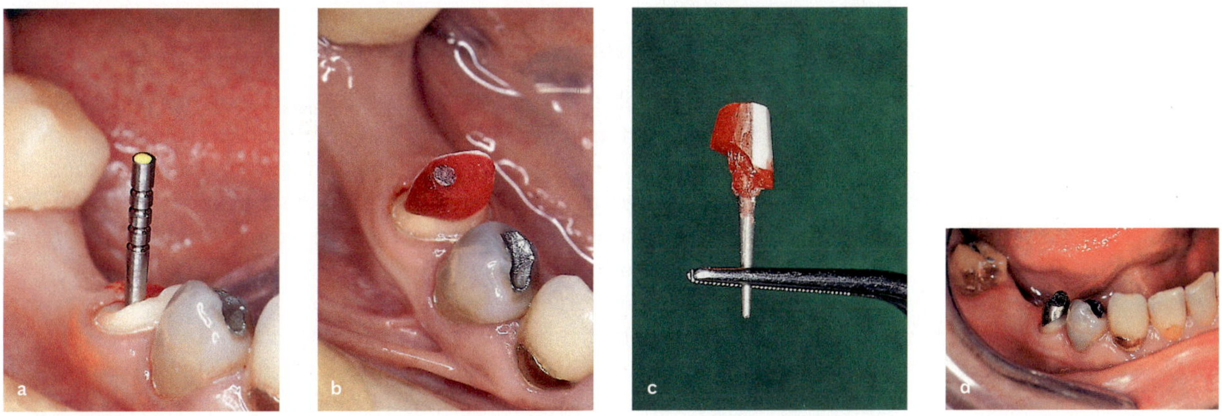

Abb. 2 Direktes Verfahren bei gegossenen Stiftaufbauten. a) eingepasster Stift; b) modellierter Aufbau im Mund; c) modellierter Aufbau aus dem Mund entnommen; d) gegossener, zementierter Stiftaufbau im Mund

Ein **gegossener** Stiftaufbau muss in zwei Sitzungen erfolgen, da der Stiftaufbau im Labor aus einer Metall-Legierung gegossen wird →Abb. 2, S. 429. Zwischen den beiden Sitzungen wird der Zahn mit einer provisorischen Stiftkrone versorgt.

Die gegossenen Stiftaufbauten werden entweder **direkt** oder **indirekt** hergestellt. Bei der **direkten Methode** wird ein Stift in den vorbereiteten Wurzelkanal gesteckt und der Zahn mit einem Kunststoff in der gewünschten Form aufgebaut. Nun wird der Wurzelstift mit dem Aufbau vorsichtig entnommen und ins Labor zum Gießen gegeben. Die Zahnärztin zementiert dann den gegossenen Stiftaufbau, der anschließend zur Herstellung der Krone abgeformt wird.
Auch bei der **indirekten Methode** wird ein Wurzelstift in den vorbereiteten Wurzelkanal gesteckt. Über diesem wird nun eine Abformung gemacht, in der der Stift stecken bleibt →Abb. 1. Der Aufbau des Stiftes wird nun aber nicht wie bei der direkten Methode im Mund des Patienten mit Kunststoff aufgebaut, sondern im Labor individuell hergestellt. In einer zweiten Sitzung wird der gegossene Stiftaufbau in den Wurzelkanal einzementiert. Der Zahn kann dann für eine Krone ggf. präpariert und abgeformt werden.

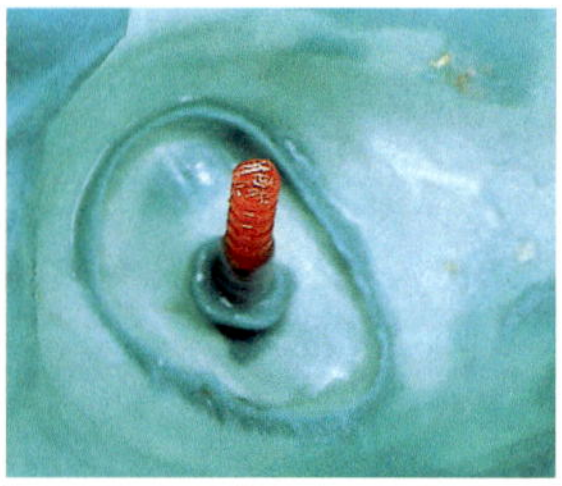

Abb. 1 Indirektes Verfahren bei gegossenen Stiftaufbauten

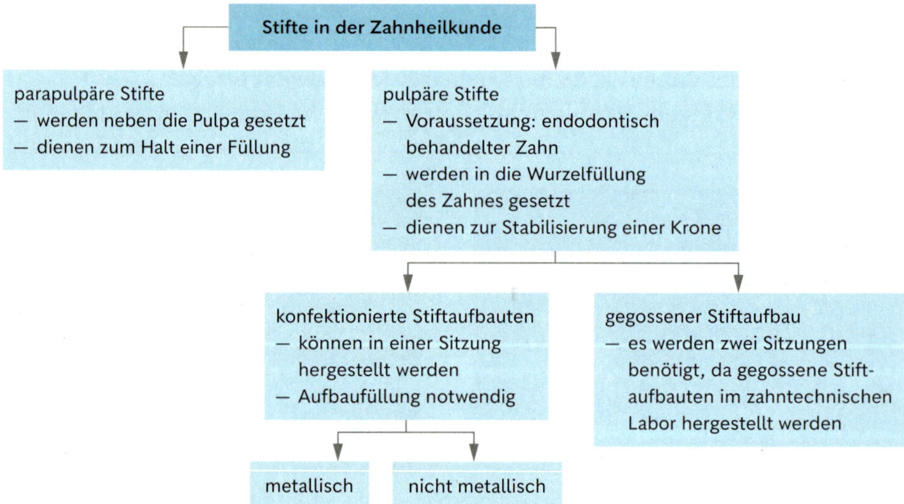

Abb. 2 Stifte in der Zahnheilkunde

1.5 Provisorische Versorgung eines präparierten Zahnes

Um die Zeit von der Präparation des Zahns bis zur Fertigstellung des Zahnersatzes überbrücken zu können, muss der präparierte Zahn provisorisch versorgt werden. Provisorische Kronen bzw. Brücken werden im direkten Verfahren in der Zahnarztpraxis aus Kunststoff hergestellt. Die Herstellung und das Eingliedern des provisorischen festsitzenden Zahnersatzes können durch eine weitergebildete Zahnmedizinische Fachangestellte erfolgen.
Muss die provisorische Versorgung über einen längeren Zeitraum getragen werden, so kann im zahntechnischen Labor ein **Langzeitprovisorium** hergestellt werden. Die Arbeitsabläufe entsprechen denen der Herstellung von definitivem Kronen- bzw. Brückenersatz. Es werden im zahntechnischen Labor lediglich keine so hochwertigen Materialien verwendet wie zur Herstellung des definitiven Zahnersatzes, z. B. ein Metallgerüst aus NEM, eine Legierung und Kunststoffverblendung.

Merke
Die provisorische Versorgung übernimmt folgende Aufgaben:
- Schutz des präparierten Zahnes vor thermischen, mechanischen und chemischen Reizen
- Stabilisierung der präparierten Zähne; eine Bewegung der Zähne hätte Passungenauigkeit des Zahnersatzes zur Folge
- Wiederherstellung der Ästhetik, Kaufunktion und Lautbildung
- Offenhalten des Zahnfleischsaums bei subgingivaler Präparation

Arbeitsabläufe zur Herstellung einer provisorischen Krone bzw. Brücke im direkten Verfahren	Bild
1. Vor der Präparation wird eine Abformung von den zu präparierenden Zähnen aus Alginat bzw. Silikon vorgenommen. Alternativ kann dazu auch mit einem sog. Formteil, eine weiche Miniplastschiene, gearbeitet werden oder man kann bei einer Einzelkrone auch eine konfektionierte Hülse nehmen.	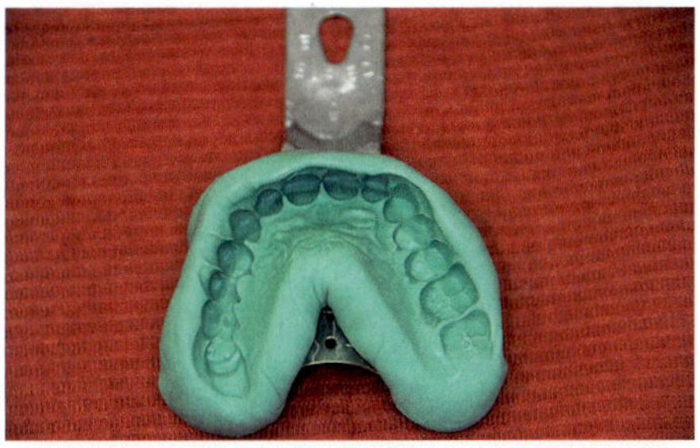
2. Alle unter sich gehenden Bereiche und Zwischenraumsepten der Abformung werden zurückgeschnitten, damit das Provisorium später nicht zu hoch ist.	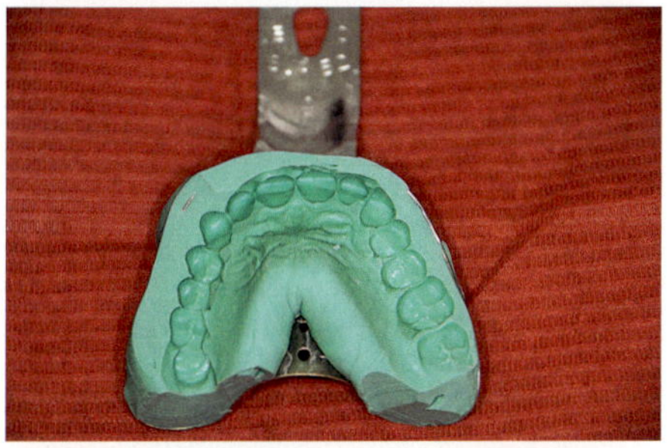
3. Die Abformung dient als „Hohlform" zur Aufnahme des Kunststoffs für die Provisorien. An den Stellen, an denen ein Provisorium hergestellt werden soll, wird Provisorienkunststoff möglichst blasenfrei eingefüllt.	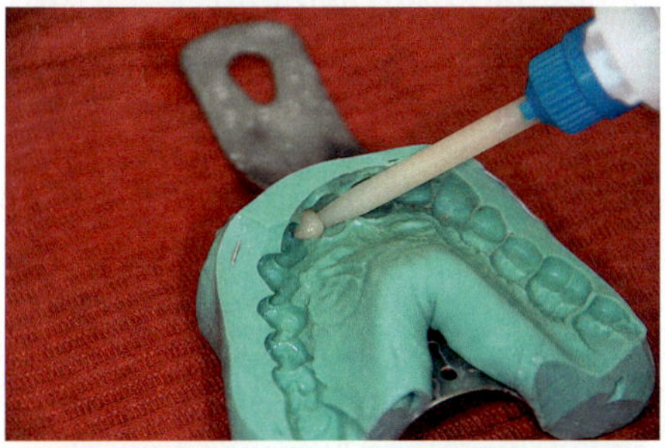
4. Nach ca. einer Minute wird die Abformung wieder aus dem Mund entnommen, die Kunststoffprovisorien können nach vollständiger Aushärtung aus der Abformung entnommen werden.	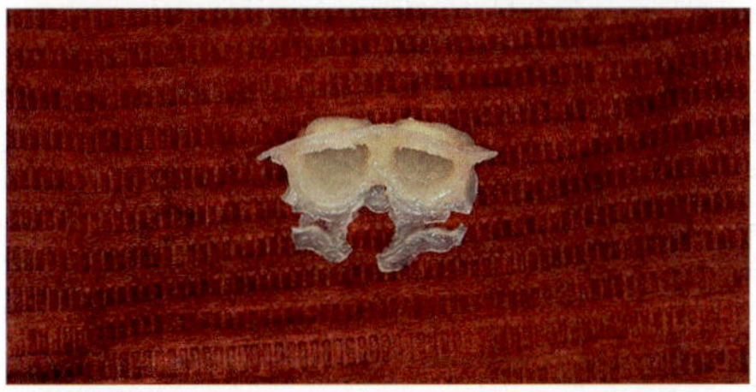

5. Nun werden die Kunststoffprovisorien ausgearbeitet und anschließend einprobiert, um die Okklusion und Artikulation im Mund zu überprüfen. Dann werden die Provisorien poliert.	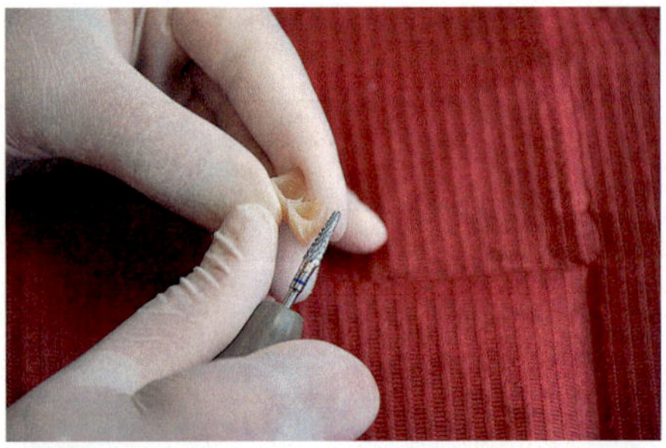
6. Die Provisorien werden mit provisorischem Zement (z. B. TempBond®) im Mund befestigt.	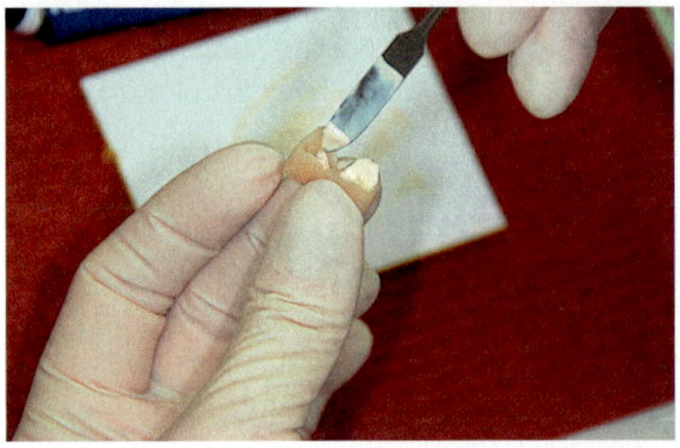
7. Nach Aushärtung des Zementes werden die Zementreste entfernt.	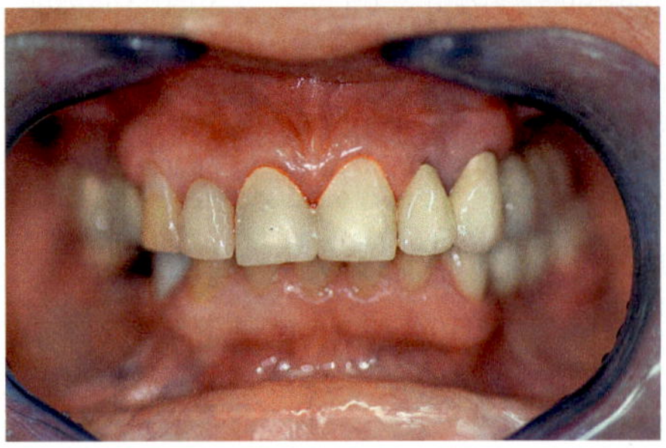

Tab. 1 Arbeitsabläufe zur Herstellung einer provisorischen Krone bzw. Brücke im direkten Verfahren mithilfe einer Abformung

1.6 Behandlungsabläufe bei Kronen- und Brückenersatz

1.6.1 Überblick über die Arbeitsschritte beim Kronen- und Brückenersatz

Am Anfang einer prothetischen Behandlung steht die **Planungsphase**. Nach eingehender Untersuchung der Patientin entscheidet die Zahnärztin, welcher Zahnersatz bei dem Patienten durchführbar ist →Tab. 1, S. 433. Außerdem muss abgeklärt werden, ob z. B. chirurgische, konservierende oder parodontologische Vorbehandlungen nötig sind. Auch der Zahnmedizinischen Fachangestellten kommen hier vielfältige Aufgaben zu:

- Unterstützung der Zahnärztin in der prothetischen Beratung der Patientin
- Anleitung der Patientin zur Verbesserung der Mundhygiene
- Erstellen von Kostenvoranschlägen oder von Heil- und Kostenplänen bei Kassenpatienten
- Terminabsprachen mit der Patientin und dem zahntechnischen Labor

Behandlungsablauf (am Beispiel Verblendkronen 13, 12, 11 und vollverblendete Verblendbrücke 21–23)	Bild	Zeit
1. Sitzung – Planungsphase: – eingehende Untersuchung – Röntgenbilder – evtl. chirurgische, konservierende oder parodontologische Vorbehandlung – evtl. funktionstherapeutische Maßnahmen – prothetische Beratung – Therapieplan, evtl. HKP – evtl. Abformungen für Planungsmodelle und Bissnahme	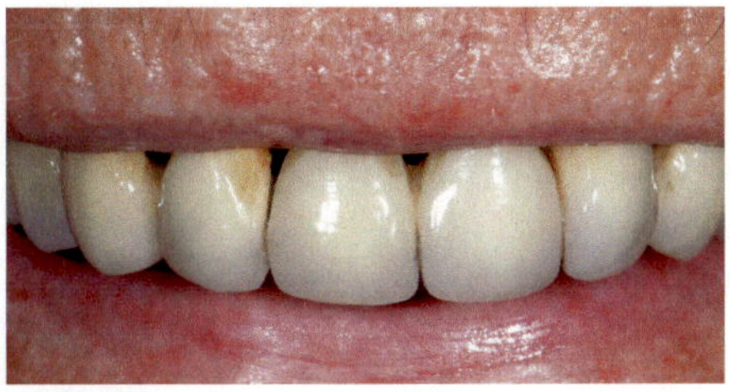 Ausgangssituation: Alte Brücke 13 bis 23 mit mangelhafter Ästhetik	Je nach Situation kann sich diese Sitzung auch über mehrere Sitzungen erstrecken.
Labor: – evtl. Planungsmodelle einartikulieren – evtl. individueller Löffel – evtl. Formteil (Kunststoffschablone) für die Herstellung von Provisorien		2 Tage
2. Sitzung – Präparation – Anästhesie – Gegenkieferabformung – Abformung für Provisorien – Kariesentfernung und Aufbaufüllungen – Präparation der betroffenen Zähne – Vorbereitung der Abformung (Trockenlegung, Retraktionsfäden usw.) – Präparationsabformung (Doppelmisch- oder Korrekturabformung) – Bissregistrierung; dazu wird ein plastisches Material zwischen die Zähne gegeben; man lässt die Patientin zubeißen und das Material aushärten, dadurch wird die Okklusion von Oberkiefer und Unterkiefer registriert – evtl. Gesichtsbogen – Farbauswahl – Provisorienherstellung und Eingliederung	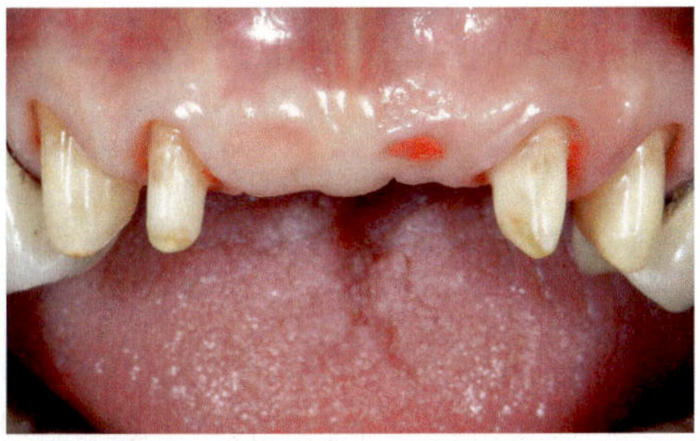 Zustand nach Abnahme der alten Brücke und Nachpräparation für eine Verblendbrücke auf Zirkonoxidgerüst	2 Stunden
Labor: – Gegenkiefermodellherstellung – Sägemodellherstellung – Einartikulation – Anfertigung des Metallgerüstes für die Brücke und Einzelkronen		1 Woche
3. Sitzung: – Gerüsteinprobe (nicht zwingend erforderlich) – Abnahme der Provisorien – Gerüsteinprobe (Passung, hygienefähige Gestaltung, Bisskontrolle) – Wiederbefestigen der Provisorien	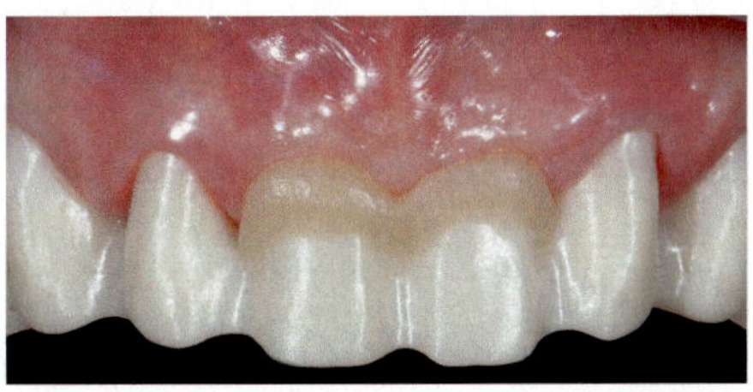 Einprobe des Zirkonoxidgerüstes. Kunststoff an den Brückengliedern 11 und 21 zur Kontrolle der Ausformung des zahnfleischnahen Brückenbereichs.	20 Min.

Labor: – Verblendung der Gerüste bis zum Rohbrandstatus		1 Woche
4. Sitzung – Rohbrandeinprobe (nicht zwingend erforderlich): – Abnahme der Provisorien – Rohbrandeinprobe (Okklusion und Artikulation, Ästhetik, Lautbildung) – Wiederbefestigen der Provisorien	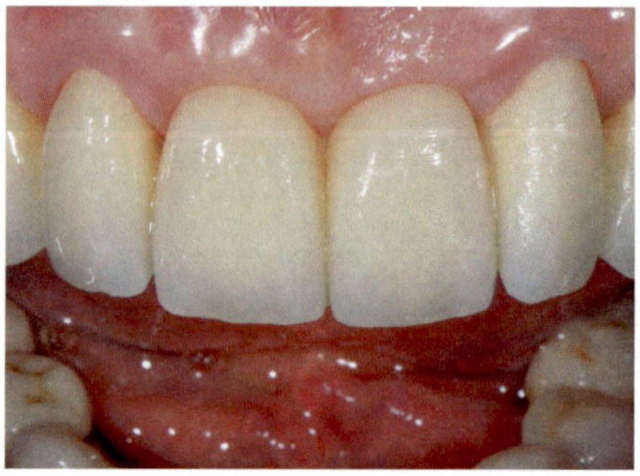 Einprobe der Brücke noch im Rohbrandzustand. Die letzte Glanzschicht fehlt noch.	20 Min.
Labor: – Glanzbrand – Fertigstellung		2 Tage
5. Sitzung – Eingliederung: – Endkontrolle – Eingliederung (Zement oder adhäsive Befestigung) – Entfernung der Zementüberschüsse	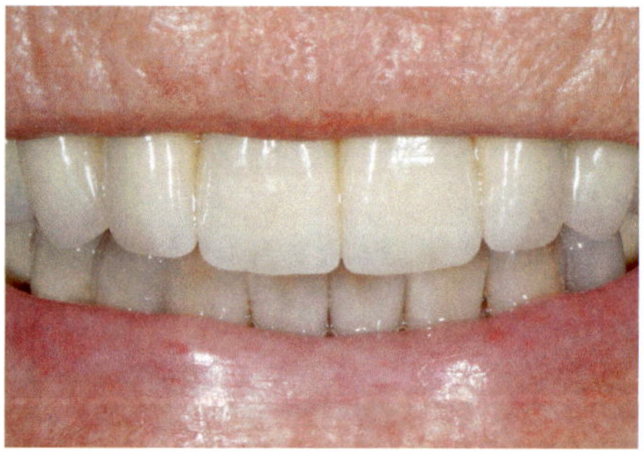 Endzustand	30 Min.
erneute Kontrolle ca. 2 Wochen später		

Tab. 1 Behandlungsablauf bei Kronen- und Brückenersatz am Beispiel Verblendkronen 3, 12, 11 und vollverblendete Verblendbrücke 21–23. Die Zeitangaben dienen als Orientierung und können in unterschiedlichen Praxen bzw. zahntechnischen Laboratorien variieren.

Die folgende Tabelle gibt einen Überblick über Fachausdrücke aus dem zahntechnischen Labor bei Kronen- und Brückenersatz:

Fachausdruck	Erklärung	Beispiel
Sägemodell	Die Präparationsabformung wird mit Superhartgips ausgegossen. Es wird ein Modell hergestellt, das gesägt werden kann. Dadurch lässt sich jeder Zahnstumpf einzeln entnehmen und kann von allen Seiten bearbeitet werden.	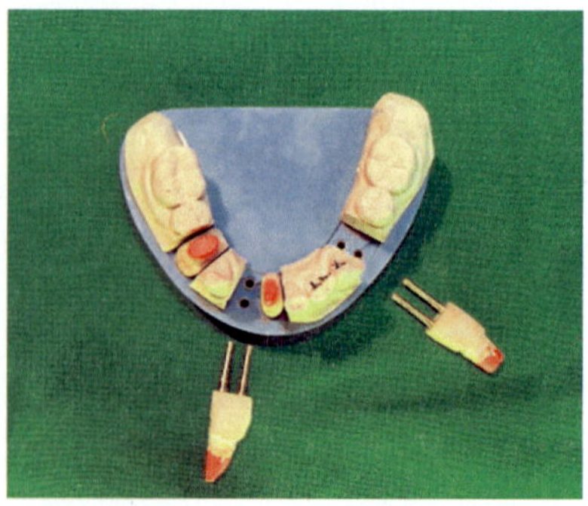

Einartikulation	Mit einem Artikulator kann der Zahntechniker die Kaubewegungen des Patienten nachahmen und so einen individuellen Zahnersatz herstellen. Dazu werden Ober- und Unterkiefermodell passend zugeordnet und in einem Artikulator mit Gips befestigt. Dies wird als Einartikulation bezeichnet.	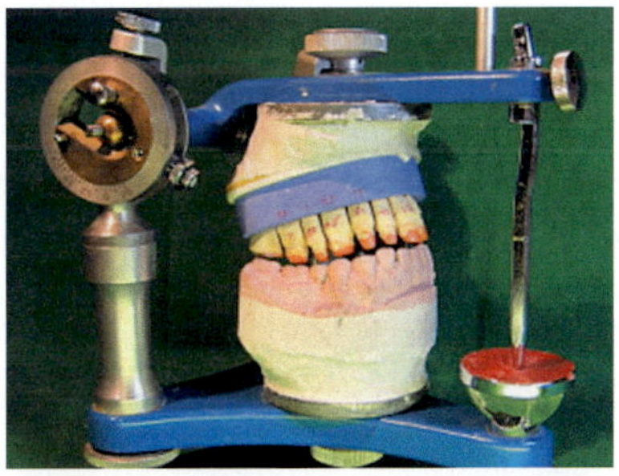
Gerüst	Jede Verblendkrone hat einen stabilen Unterbau. Dies wird als Gerüst bezeichnet. Das Gerüst kann aus einer Metall-Legierung oder aus Keramik sein.	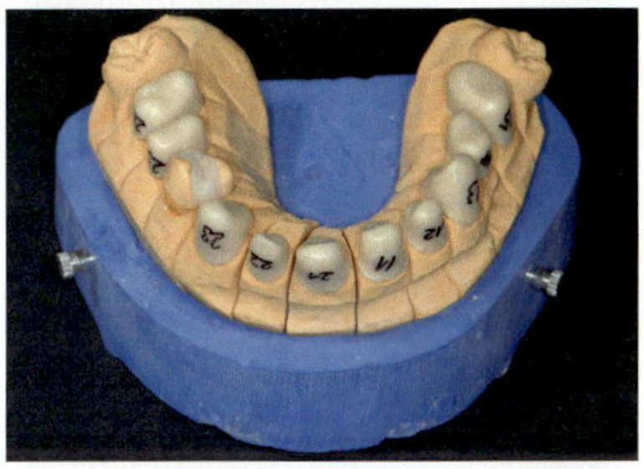
Verblendung	Auf dem Gerüst wird die Zahnform mit zahnfarbenen Materialien aufgebaut. Dies kann mit Keramik oder Kunststoff erfolgen. Keramik wird hauptsächlich verwendet. Die keramische Masse muss dazu in einem Ofen aufgebrannt werden. Zum Schluss wird eine Glanzschicht aufgebrannt.	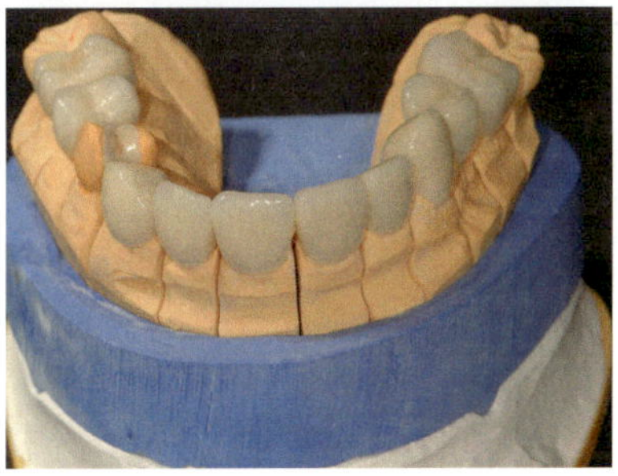
Rohbrand	Keramische Verblendung, bei der noch keine Glanzschicht aufgebrannt wurde.	
Glanzbrand	Letzter Brand bei der Herstellung einer keramischen Verblendung. Hier wird die Glanzschicht aufgebrannt.	

Tab. 1 Übersicht über Fachausdrücke aus dem zahntechnischen Labor (Kronen- und Brückenersatz)

1.6.2 Behandlungsabläufe zur Herstellung einer Krone nach der Cerec-Methode

Festsitzender Zahnersatz kann auch nach der **CAD-CAM-Methode** (CAD = engl. **C**omputer **A**ided **D**esign, CAM = engl. **C**omputer **A**ided **M**anufactoring) hergestellt werden. Der Zahnersatz wird dabei am Computer konstruiert: Die Daten werden an eine Schleifeinheit übertragen, die den Zahnersatz dann z. B. aus einem Keramikblock herausschleift.

Eine Möglichkeit ist, in der Zahnarztpraxis die Präparations- und Gegenkieferabformung im herkömmlichen Sinne anzufertigen. Im zahntechnischen Labor können dann die Gipsmodelle über einen Scanner in den Computer übertragen werden. Dann wird der Zahnersatz konstruiert und anschließend entweder direkt im Labor oder in einem Fräszentrum anhand der Computerdaten gefräst.

Es ist aber auch möglich, ohne Abformung und Modell zu arbeiten. Dabei werden anstelle einer Abformung im Mund die präparierten Zähne in der Zahnarztpraxis mit einer speziellen Kamera aufgenommen. Aus diesen Daten erstellt das Computerprogramm das Modell. Unterschiedliche Firmen bieten diese Technik an. Anhand der Cerec-Methode wird nun dieser Ablauf genauer erläutert.

Arbeitsschritt	Bild
1. Mithilfe einer speziellen Kamera nimmt die Zahnärztin die präparierten Zähne (hier Zahn 46) intraoral auf. Auch der Gegenkiefer und der Zusammenbiss (Okklusion) werden mit dieser Kamera aufgenommen.	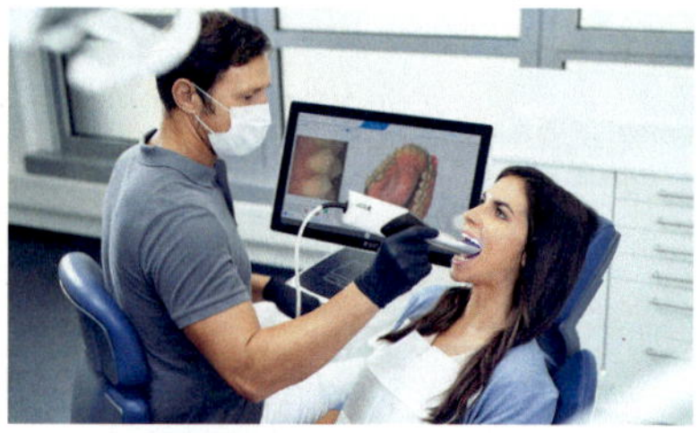
2. Die Daten der Kamera werden an einen Computer übertragen, welcher ein dreidimensionales digitales Modell der Präparation und des Gegenkiefers erzeugt. Über die Okklusionsaufnahme können diese Modelle räumlich zugeordnet und somit der Zusammenbiss der Patientin dargestellt werden.	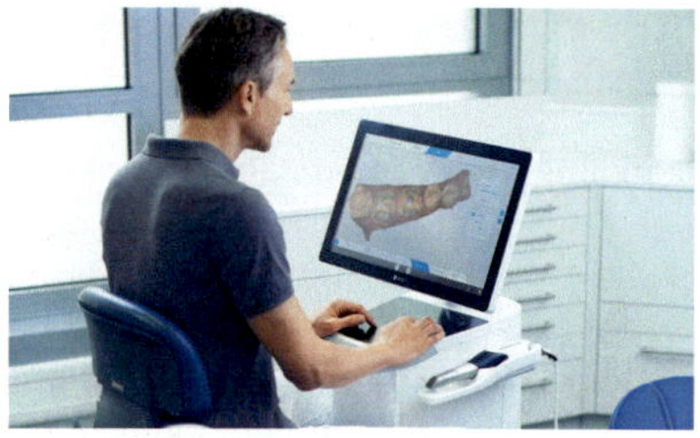
3. Das Computerprogramm konstruiert den Zahnersatz.	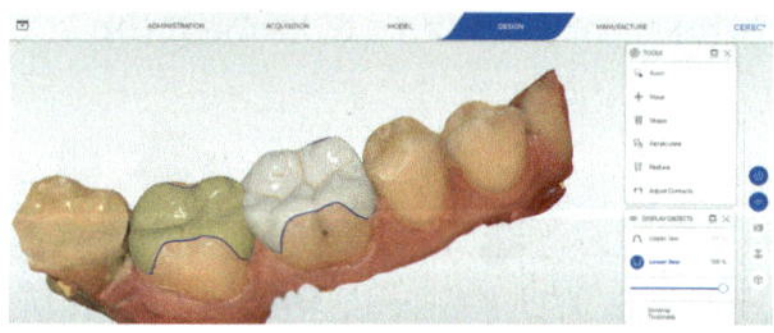
4. Die Konstruktionsdaten des Zahnersatzes werden an eine Schleifeinheit übertragen.	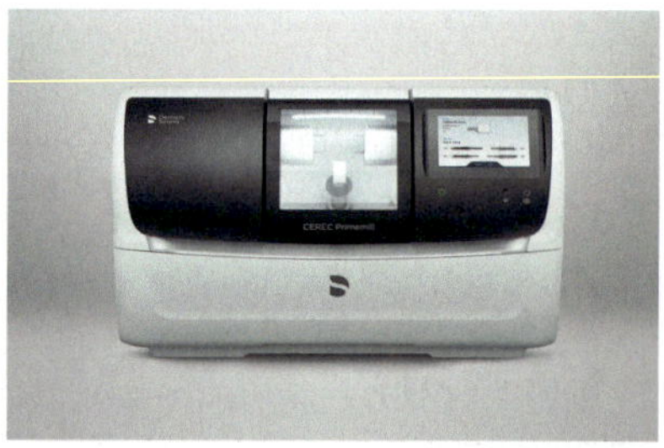
5. Das passende Material wird in die Schleifeinheit eingebracht. Es können die verschiedenen Keramiken, aber auch Metalle beschliffen werden. Keramikblöcke gibt es in verschiedenen Farben. Somit kann die Krone in der passenden Zahnfarbe der Patientin hergestellt werden.	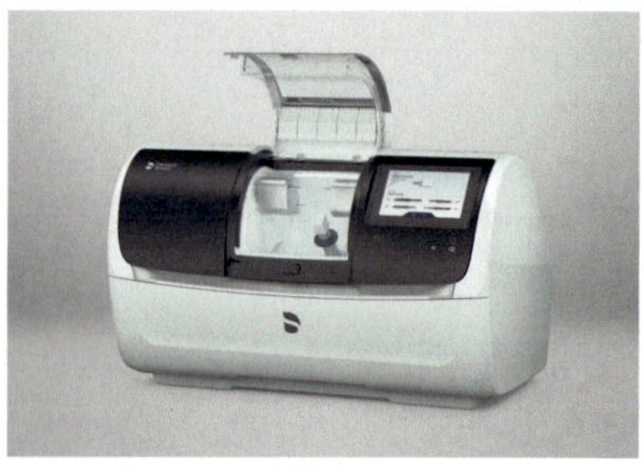

6. Nun wird der Zahnersatz in der Schleifeinheit aus dem eingesetzten Block herausgeschliffen.

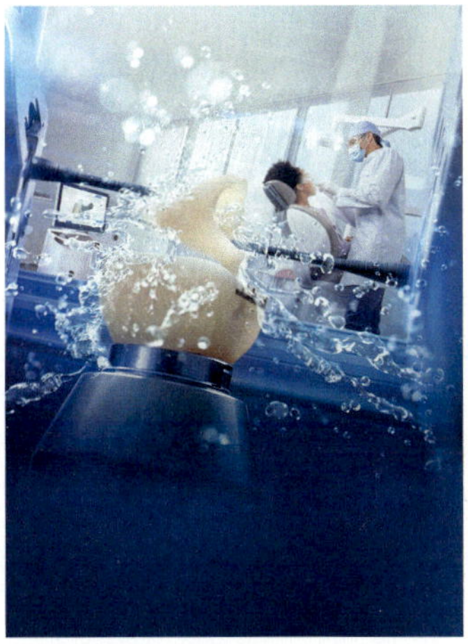

7. Der Rohling wird aus der Schleifeinheit entnommen, poliert und mit keramischen Malfarben individualisiert. Danach kann der Zahnersatz im Mund eingesetzt werden.

Tab. 1 Behandlungsabläufe zur Kronenerstellung nach Cerec-Methode

1.7 Der Gesichtsbogen

Bei jedem Menschen hat der Oberkiefer eine unterschiedliche Neigung im Schädel und der Abstand zum Kiefergelenk variiert. Um die Okklusion und Artikulation des Zahnersatzes möglichst individuell herstellen zu können, kann die Neigung des Oberkiefers im Schädel auf einen Artikulator übertragen werden. Dazu benötigt man einen Gesichtsbogen →Abb. 1.

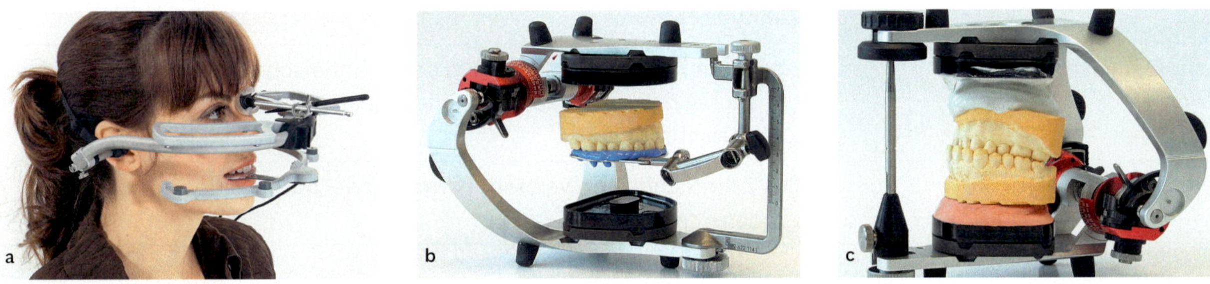

Abb. 1 Arbeitsabläufe bei der Übertragung mit einem Gesichtsbogen. a) Angelegter Gesichtsbogen: die Bissgabel ist mit Wachs belegt, sodass die Position des OK in Bezug zum Schädel registriert werden kann (hier digitaler Gesichtsbogen, welcher mit einem Computer verbunden ist). b) Einartikulieren des OK-Modelles mithilfe eines Artikulators. c) Lagerichtiges Einartikulieren des UK-Modelles mittels Gipses (bei diesem Modell wird dazu der Artikulator auf den Kopf gestellt – OK hier unten).

Terminologie: Festsitzender Zahnersatz

Artikulation, die	1. Bewegung des Unterkiefers unter Kontakt 2. Sprechlautbildung; Veränderungen des Mund-Nasen-Rachen-Raums formen Töne in Sprechlaute um
Biokompatibilität, die	Maß dafür, wie gut unser Körper mit einem körperfremden Material zurechtkommt; Keramik: biokompatibelstes Material in der Zahnmedizin
einspannige Brücke	Brücke, die eine Lücke schließt

Epithese, die	Defektprothese; Teile des Gesichts werden nach einem Unfall oder größeren Operationen ersetzt
Gnathologie, die	Lehre von der Funktion des Kauorgans
Kombinationszahnersatz, der (kurz: Kombi-Ersatz)	Verbindung eines festsitzenden Zahnersatzes mit einem herausnehmbaren Zahnersatz
konventionell	herkömmlich
Legierung, die	aus unterschiedlichen Metallen zusammengeschmolzene „Mischung"; Zahnmedizin: Verwendung von Edelmetall-Legierungen und **N**icht-**E**delmetall-**L**egierungen (**NEM**-Legierungen)
mehrspannige Brücke	Brücke, die mehrere Lücken schließt
monolithisch	aus einem Stück bestehend, z. B. eine Krone, welche nur aus Zirkonoxid besteht
Okklusion, die	Zusammenschluss; Berührung der Kauflächen von Ober- und Unterkiefer bei zwanglosem Kieferschluss
Pfeilerdivergenz, die (lat. dis- = auseinander; vergere = sich erstrecken)	Pfeilerzähne, die eine unterschiedliche Achsenrichtung haben
Präparationsgrenze, die (kurz: Präpgrenze)	Übergang vom beschliffenen Anteil des Zahnes zum nicht beschliffenen Anteil des Zahnes
Prothetik, die	Zahnersatzkunde; in weiterem Sinne die Lehre vom Kunstgliederbau
subgingival	unter dem Zahnfleisch, unterhalb des Zahnfleischsaums; z. B. liegt bei der subgingivalen Präparation die Präparationsgrenze unterhalb des Zahnfleischsaums
supragingival	über dem Zahnfleisch, oberhalb des Zahnfleischsaums; z. B. liegt bei der supragingivalen Präparation die Präparationsgrenze oberhalb des Zahnfleischsaums
verblockt	Die Zahntechnikerin versteht darunter zwei miteinander verbundene Kronen.

Aufgaben

1 Welche Kronenarten werden unterschieden?

2 Welche Vorteile bietet eine Vollkeramikkrone gegenüber einer Vollgusskrone?

3 Welche Präparationsarten werden unterschieden?

4 Beschreiben Sie das Vorgehen für die beiden unterschiedlichen Möglichkeiten bei einem pulpären Stiftaufbau.

2 Abformung

Die Abformung stellt speziell im Bereich der Prothetik einen zentralen Behandlungsschritt dar. Sie ist das Bindeglied zwischen Zahnarztpraxis und zahntechnischem Labor. Aus der Abformung werden Modelle aus Gips gefertigt, auf denen der Zahnersatz hergestellt wird. Fehler in der Abformung führen zu schlecht sitzendem Zahnersatz. Selbstverständlich sind die Grundsätze der Hygiene zu beachten. Man kann auch eine digitale Abformung mit einer speziellen Kamera durchführen. Das digitale Modell wird dann in einem Computer abgebildet.

Cerec-Methode →S. 435

Digitale Abformung →S. 447

2.1 Abformlöffel

Abformlöffel dienen bei der Abformung als Träger für das Abformmaterial. Dabei kommen **konfektionierte** (vorgefertigte) oder **individuelle** (speziell für das Gebiss des Patienten angefertigte) Abformlöffel zum Einsatz.

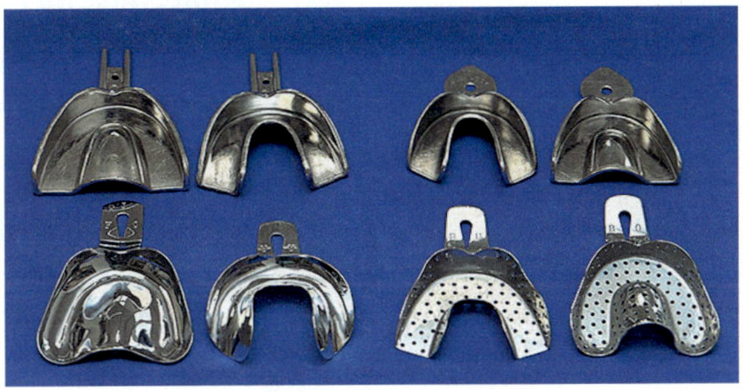

Abb. 1 Unterschiedliche konfektionierte Abformlöffel

Jede Zahnarztpraxis hat **konfektionierte Abformlöffel aus Metall oder Kunststoff** für den Ober- und Unterkiefer in unterschiedlichen Größen und Formen vorrätig →Abb. 1. Um ein korrektes Abformergebnis zu erzielen, darf der Abformlöffel weder zu groß noch zu klein sein. Ist er zu klein, so werden die Zähne bei der Abformung gegen die Wand des Abformlöffels gedrückt. Da hier kein Abformmaterial zwischen Abformlöffel und Zahn ist, wird die Abformung ungenau. Aber auch zu viel Abformmaterial, bei der Auswahl eines zu großen Abformlöffels, führt zu einem ungenauen Abformergebnis.

Merke

Vor einer Abformung müssen unterschiedliche Größen von Abformlöffeln im Patientenmund anprobiert werden. Durch leichtes Hin-und-her-Bewegen kann die korrekte Löffelgröße bestimmt werden. Auch kann mit einem Zirkel der Abstand der Seitenzahnreihen gemessen und so der Abformlöffel mit der richtigen Breite ausgewählt werden. Der Abformlöffel sollte alle Zähne bedecken. Ist ein Löffel zu kurz, so kann er mit Wachs oder Kunststoff verlängert werden.

Werden sehr exakte Abformergebnisse verlangt, so sollte vor der Abformung ein **individueller Abformlöffel** hergestellt werden →Abb. 2. Dazu wird vorab eine Situationsabformung mit einem konfektionierten Abformlöffel genommen. Davon wird im Labor ein Gipsmodell hergestellt. Auf diesem Gipsmodell lässt sich aus Kunststoff ein Abformlöffel herstellen, der individuell auf die Mundverhältnisse der Patientin abgestimmt ist.

Situationsabformung →S. 440

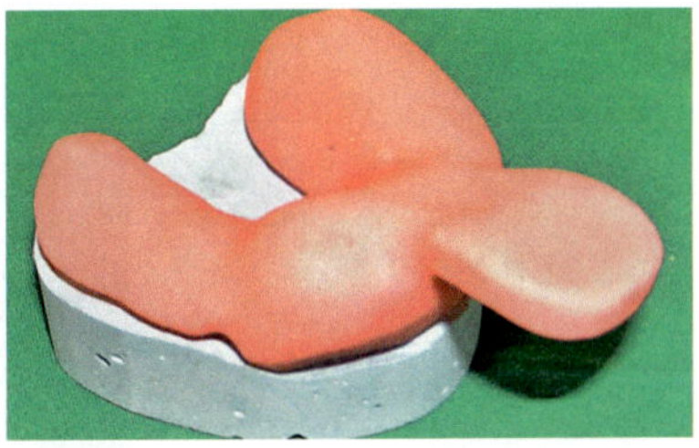

Abb. 2 Individueller Abformlöffel auf einem Gipsmodell

Entscheidend ist auch, dass das Abformmaterial gut im Löffel hält und bei der Entnahme aus dem Mund nicht vom Löffel abreißt. Dazu haben konfektionierte Abformlöffel entweder sogenannte Retentionslöcher, weshalb konfektionierte Abformlöffel auch als perforierte Abformlöffel bezeichnet werden. Oder sie haben einen verdickten Rand, wo das Abformmaterial halten kann. Zusätzlich kann der Abformlöffel vor der Abformung mit einem **Haftvermittler** eingestrichen werden.

2.2 Abformarten

Es gibt eine Fülle von Abformarten. Die am häufigsten in einer Zahnarztpraxis durchgeführten Abformarten sind:
- anatomische Abformung (Situationsabformung)
- Abformung von präparierten Zähnen
  - Korrekturabformung
  - Doppelmischabformung
  - Sandwichabformung
- Funktionsabformung

2.2.1 Anatomische Abformung (Situationsabformung)

Bei der anatomischen Abformung werden die Zähne mit den umgebenden Schleimhäuten und Bändern abgeformt. Sie wird durchgeführt, um Planungsmodelle, mit denen z. B. Zahnersatz oder eine kieferorthopädische Behandlung geplant werden kann, herzustellen. Auch können damit Arbeitsmodelle zur Herstellung von individuellen Löffeln sowie Schienen und kieferorthopädischen Apparaturen und Prothesenerweiterungen erstellt werden. Des Weiteren dienen sie zur Herstellung von Provisorien oder eines Gegenkiefermodells.

Häufig werden Situationsabformungen mit **Alginat** durchgeführt. Diese Aufgabe kann von einer ZMF, einer ZMP oder einer ZFA übernommen werden, die einen speziellen Fortbildungskurs absolviert hat.

Praktisches Vorgehen bei der anatomischen Abformung mit Alginat

Alginat (lat. alga = Seetang) besteht aus den **Salzen der Alginsäure**, die aus Seetang und Meeresalgen gewonnen werden. Das Pulver besteht weiterhin aus Füllstoffen, Abbindereaktor und Verzögerer. Die Anmischung erfolgt mit Leitungswasser.

Merke
Damit das Alginat keine Feuchtigkeit zieht, sollte das Pulver immer in trockenen, fest verschlossenen Behältern gelagert werden. Eine Entnahme sollte auch nur mit trockenen Instrumenten erfolgen. Da sich die Bestandteile des Pulvers wegen ihres unterschiedlichen Gewichtes bei der Lagerung absetzen können, muss das Alginat vor der Benutzung aufgeschüttelt werden.

Schwebebrücke →S. 425

Da Alginat im abgebundenen Zustand sehr leicht reißt, sollten größere Unterschnitte im Mund, wie z. B. Schwebebrücken, mit Wachs oder Silikon ausgeblockt werden →Abb. 1.

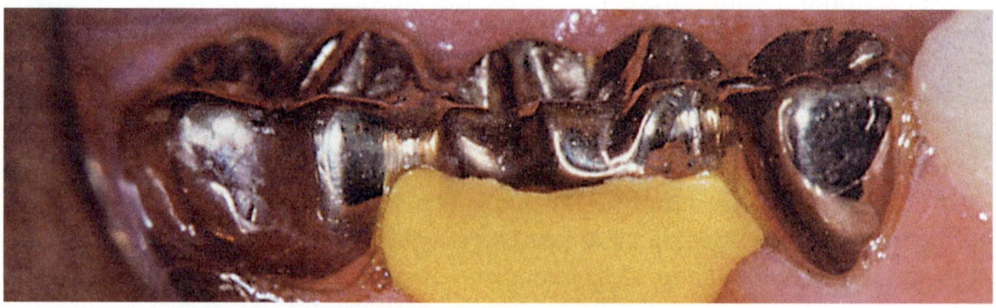

Abb. 1 Ausblockung eines Schwebebrückengliedes mit Wachs

Die Verarbeitung der Alginatmasse geschieht von Hand oder maschinell. Bei der Handanmischung benötigt man →Abb. 1:
- einen Abformlöffel
- evtl. Haftlack zum besseren Halt des Alginates im Löffel
- einen flexiblen Gummibecher
- einen Messlöffel und einen Spatel zur Dosierung des Alginates
- einen Messbecher zur Dosierung des Wassers (Wassertemperatur ca. 18 °C; eine höhere Wassertemperatur beschleunigt den Abbindevorgang)

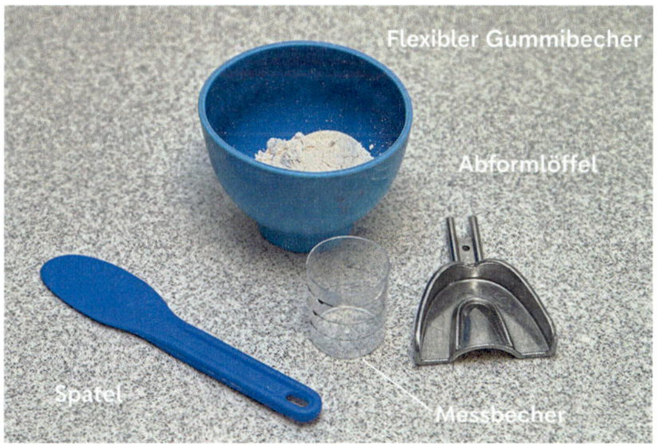

Abb. 1 Instrumente und Materialien für eine Alginatabformung bei der Handanmischung (Haftlack nicht abgebildet)

Zuerst wird das Pulver in den Becher gegeben. Dazu kommt die entsprechende Menge an Leitungswasser (Dosierung nach Herstellerangaben). Dann wird mit rührenden Bewegungen Wasser und Pulver vermischt.

Mit etwas Kraft wird anschließend der Teig gleichmäßig zum Becherrand hin ausgestrichen. Dadurch werden Lufteinschlüsse aus der Masse gedrückt →Abb. 2. Der Anrührvorgang sollte ca. 30 bis 45 Sekunden dauern.

Der Löffel wird nun mit Alginat bestückt. Vor allem im Oberkiefer muss im hinteren Bereich darauf geachtet werden, dass nicht zu viel Material auf dem Löffel ist, sonst kann es beim Patienten zu einem Würgereiz kommen. Der Patient sitzt in aufrechter Position. Die Zahnärztin bzw. die Zahnmedizinische Fachangestellte mit ausreichender Fachkenntnis steht hinter der Patientin. Der Löffel wird nun so in den Mund eingeführt, dass der Löffelgriff in der Gesichtsmitte ist. Nun drückt man mit einem Finger auf jeder Seite des Abformlöffels den Löffel vorsichtig gegen den Kiefer. So wird der Löffel drei bis fünf Minuten gehalten, bis der Abbindevorgang beendet ist.

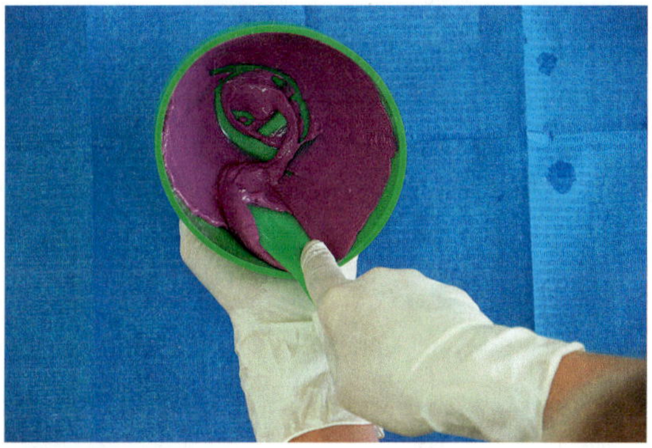
Abb. 2 Ausstreichen des Alginates beim Anrühren

Am besten entfernt man die Abformung, indem man nicht am Löffelgriff zieht, sondern mit einem Finger im Bereich der Seitenzähne an den Löffelrändern die Abformung von der Zahn- reihe löst. Dies geht einfacher, wenn man den Finger unter den Rand der Abformung in die Umschlagfalte legt und ihn vorsichtig dreht.

Nach der Entnahme wird die Abformung unter fließendem Wasser gereinigt und auf Vollständigkeit überprüft. Der Löffel sollte nicht durchgedrückt sein, da die verbleibende Alginatschichtstärke mindestens 5 mm sein muss. Eine gute Abformung ist möglichst blasenfrei und das Material darf sich an keiner Stelle vom Löffel lösen. Die Abformung sollte anschließend in einem speziellen Desinfektionsbad für Abformungen desinfiziert werden.

Merke

Wird die Alginatabformung zu feucht gelagert, so quillt sie. Bei trockener Lagerung schrumpft sie. Alginatabformungen müssen deshalb z. B. in ein feuchtes Papiertuch eingewickelt und in einer Plastiktüte verpackt werden. Innerhalb einer Stunde sollten Alginatabformungen mit Gips ausgegossen werden.

2.2.2 Abformung von präparierten Zähnen

Zur Abformung von präparierten Zähnen stehen folgende Abformarten zur Verfügung:
- Korrekturabformung
- Doppelmischabformung
- Sandwichabformung

Liegt die Präparationsgrenze subgingival, so legt sich das Zahnfleisch an die Präparationsgrenze. Ein gutes Abformergebnis wäre so nicht möglich, da das Abformmaterial nicht unter die Präparationsgrenze fließen kann und deshalb im Gipsmodell die Präparationsgrenze nicht sichtbar wäre. Zur Abformung einer subgingivalen Präparation muss das Zahnfleisch durch vorbereitende Maßnahmen verdrängt werden.

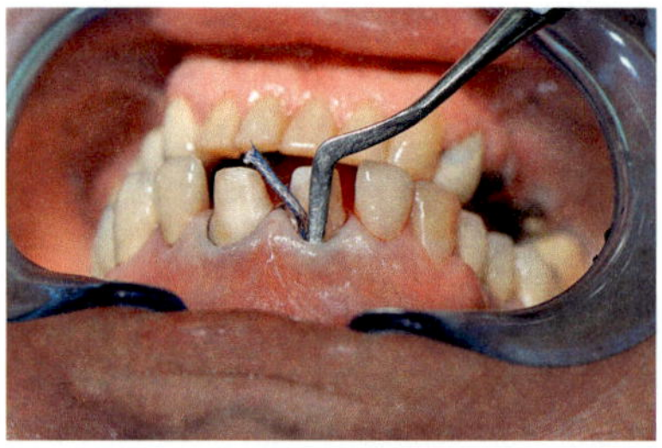
Abb. 1 Legen der Retraktionsfäden

Die am häufigsten benutzte Methode ist die Erweiterung des Zahnfleischsulkus mit **Retraktionsfäden**. Diese Fäden werden vorsichtig mit einem Heidemannspatel unter die Präparationsgrenze geschoben →Abb. 1.

Die Fäden können mit bestimmten Medikamenten zur Blutstillung (Adstringenzien) getränkt sein. An Stelle eines Retraktionsfadens können auch elastische Gummikäppchen (Retraktionsmanschetten) oder Pasten benutzt werden, die im Zahnfleischsulkus quellen.

Elektrotom →S. 221

Das Zahnfleisch kann auch mit Hilfe eines Elektrotoms oder Lasers ein bisschen abgetragen werden. Durch die Hitze wird zusätzlich eine Blutstillung erreicht.

Korrekturabformung

unter sich gehende Bereiche →S. 445

Bei einer Korrekturabformung werden zwei in ihrer Konsistenz unterschiedliche Abformmaterialien genommen. Der Abformlöffel wird zweimal in den Mund eingeführt und jedes Material einzeln für sich ausgehärtet. Man bezeichnet dieses Vorgehen deshalb auch als **zweizeitig- zweiphasige Abformung**. Zuerst wird mit einer knetbaren Masse eine Vorabformung genommen. Nach der Mundentnahme wird die Vorabformung auf Vollständigkeit geprüft. Man entfernt mit einem Skalpell alle unter sich gehenden und interdentalen Bereiche sorgfältig. Außerdem werden Abflussrillen, von den Zähnen ausgehend, zum Löffelrand hin ausgeschnitten →Abb. 2.

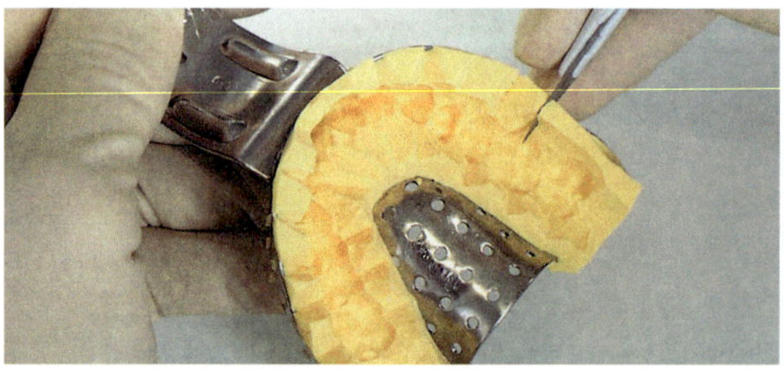
Abb. 2 Ausschneiden der Vorabformung. Hier werden Abflussrillen ausgeschnitten.

Nun wird mit einem dünnfließenden Abformmaterial die Vorabformung korrigiert. Dazu werden die Retraktionsfäden entfernt und die Zahnärztin umspritzt die präparierten Zähne mit einem dünnfließenden Abformmaterial, während die Assistenz die Vorabformung mit demselben Material befüllt →Abb. 3, 4.

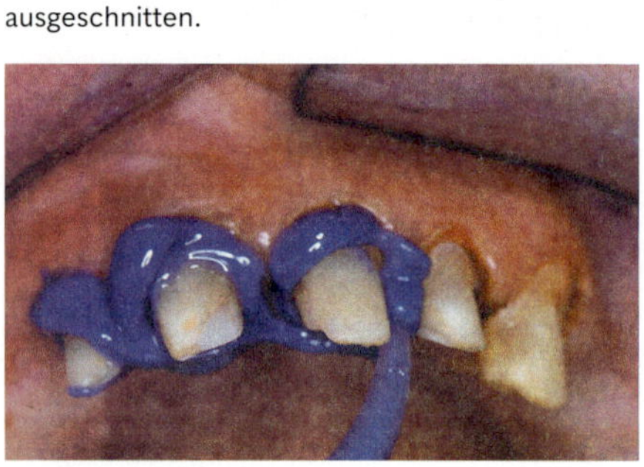
Abb. 3 Umspritzen der präparierten Zähne

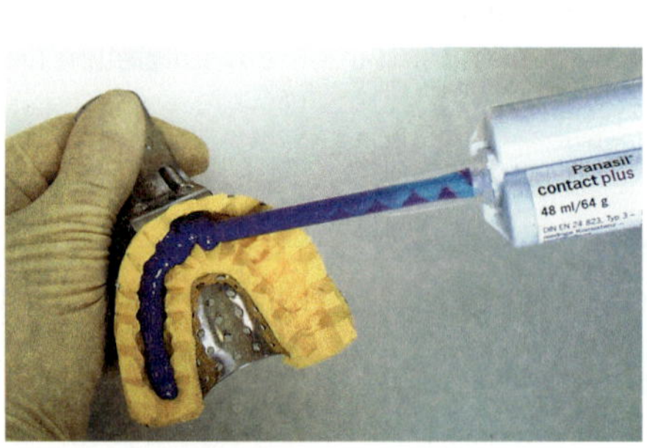

Abb. 4 Befüllen der Vorabformung

Die Abformung wird nun ein zweites Mal in den Mund eingebracht. Durch den Staudruck, den die Zahnärztin auf die Abformung ausübt, entweicht das überschüssige dünnfließende Material in die Abflussrillen. So entsteht eine dünne Schicht des Zweitmaterials →Abb. 1.

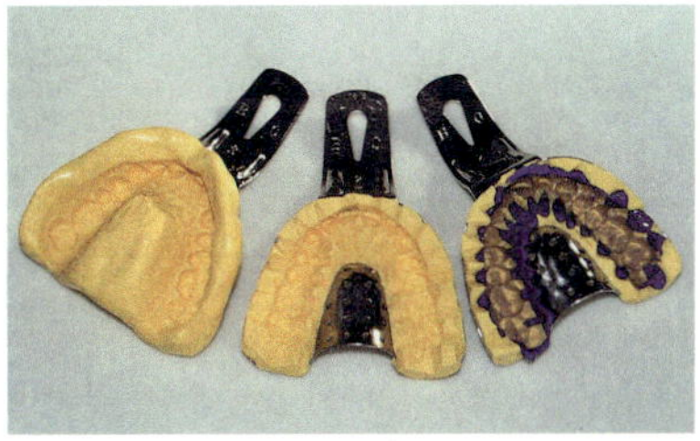
Abb. 1 Übersicht über die einzelnen Schritte der Korrekturabformung. Vorabformung (li.); ausgeschnittene Vorabformung (M.); Korrekturabformung (re.)

Doppelmischabformung und Sandwichabformung

Bei der **Doppelmischabformung** und **Sandwichabformung** werden wie bei der Korrekturabformung zwei in der Konsistenz unterschiedliche Abformmaterialien genommen. Der Unterschied zur Korrekturabformung besteht jedoch darin, dass **beide Materialien gleichzeitig** im Mund aushärten. Man bezeichnet dies deshalb auch als **einzeitig-zweiphasige** Abformung.

Während die Assistenz bei der **Doppelmischabformung** den Löffel mit einem zähfließenden Abformmaterial befüllt →Abb. 2, umspritzt die Zahnärztin die präparierten Zähne mit dünnfließendem Abformmaterial →Abb. 3. Die Retraktionsfäden werden zuvor entfernt. Der Löffel wird nun auf die umspritzten Zähne aufgesetzt. Beide Materialien vermischen sich im Mund – daher die Bezeichnung Doppelmischabformung – und härten **gemeinsam** aus.

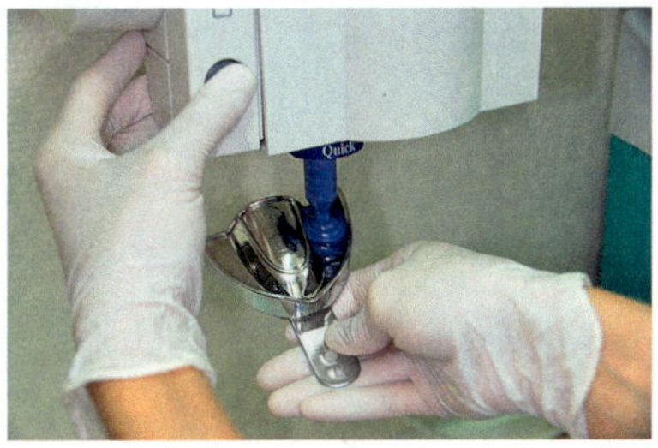
Abb. 2 Befüllen des Abformlöffels mit Abformmaterial aus dem Pentamix™-Gerät

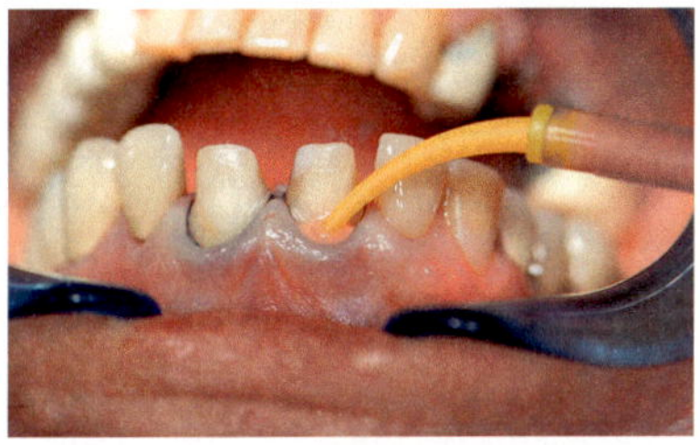
Abb. 3 Umspritzen des präparierten Zahnes mit dünnfließendem Abformmaterial

Das Vorgehen bei der **Sandwichtechnik** ist ähnlich wie bei der Doppelmischabformung. Der Löffel wird hier von der Assistenz mit einem knetbaren Abformmaterial befüllt, während die Zahnärztin mit dünnfließendem Abformmaterial die präparierten Zähne umspritzt. Die Retraktionsfäden werden zuvor entfernt. Bevor der Löffel in den Mund gegeben wird, wird jedoch noch **zusätzlich dünnfließendes Abformmaterial auf den Löffel** gegeben. Da bei der Sandwichtechnik das dünnfließende Abformmaterial auf das knetbare Abformmaterial wie „die Butter auf das Brot“ kommt, wird diese Abformung als Sandwichabformung bezeichnet. Beide Materialien härten im Mund **gemeinsam** aus.

Die Assistenz bei der Abformung präparierter Zähne

Die Hauptaufgabe bei der Assistenz in der Abformung präparierter Zähne besteht in der Bereitstellung der Abformmaterialien. Weitere Aufgabenbereiche können die Unterstützung bei der Trockenlegung oder die Mithilfe bei der Entfernung der Retraktionsfäden sein.

Damit Abformmaterialien aushärten können, müssen sie mit einem **Härter**, der auch als Katalysator bezeichnet wird, vermischt werden. Wird der Härter zugemischt, startet der Abbindevorgang. Die Verarbeitung sollte daher zügig erfolgen. Abformmaterialien können **von Hand** oder mit **Mischgeräten bzw. Kartuschen** angemischt werden.

Merke
Bei der Doppelmisch- und Sandwichabformung müssen die Zahnärztin und die Assistenz gut aufeinander abgestimmt sein, damit nicht etwa das Abformmaterial im Löffel schon hart wird, während die Zahnärztin noch die Zähne umspritzt.

Bei der **Handanmischung** der **Knetmassen** benutzt man latexfreie Handschuhe, denn Latex behindert die Aushärtung. Mit dem Messlöffel wird Basismasse entnommen und dosiert. Anschließend wird nach Herstellerangaben die richtige Menge an Härter auf die Basismasse aufgetragen →Abb. 4. Diese Komponenten werden so lange durchgeknetet, bis eine einheitliche Farbe entsteht →Abb. 5. Man formt eine Rolle und drückt das Material in den Löffel.

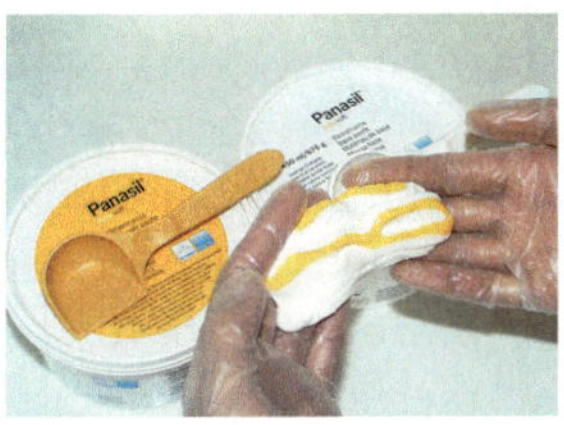

Abb. 4 Dosierung der knetbaren Abformmassen

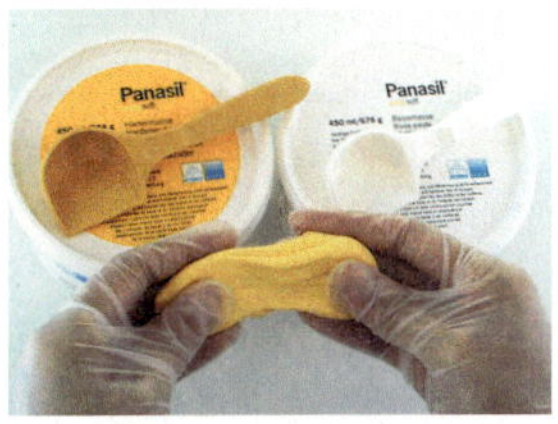

Abb. 5 Durchmischen, bis eine homogene Masse entstanden ist

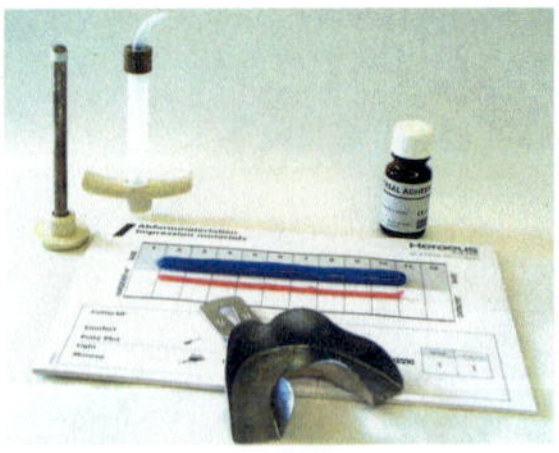

Abb. 1 Material zur Verarbeitung von dünn- und mittelfließenden Abformmaterialien

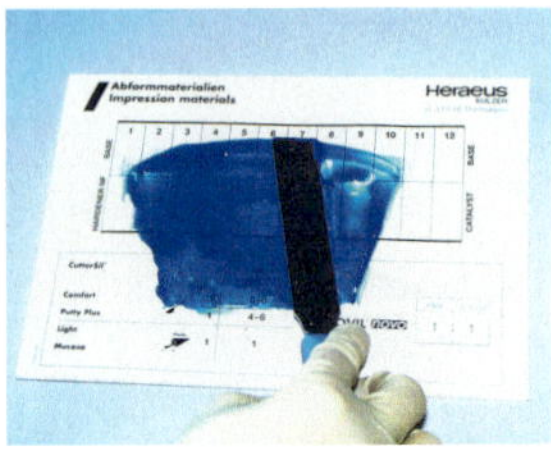

Abb. 2 Blasenfreies Ausstreichen des Materials

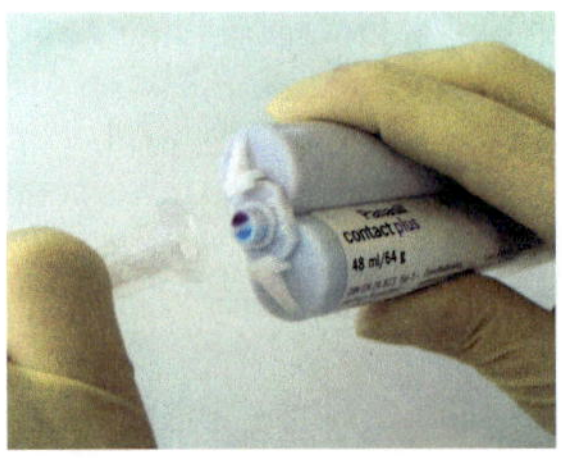

Abb. 3 Aufsetzen einer Mischkanüle auf eine Kartusche. Dabei ist auf saubere Öffnungen der Kartusche zu achten.

Funktionsrand →S. 456

Ah-Linie →S. 39

Die **Handanmischung** bei **dünn- und mittelfließenden Pasten** erfolgt mit einem Spatel und einem Messblock. Gleiche Stranglängen von Basis und Härter werden vermischt →Abb. 1. Die Masse wird ca. 45 Sekunden lang immer wieder auf dem Block ausgestrichen, damit eingeschlossene Luftblasen entweichen können →Abb. 2. Das Material wird in eine Abformspritze gefüllt und der Zahnärztin angereicht.

Dünnfließende Abformmaterialien werden auch in **Kartuschenform** angeboten →Abb. 3. Hier werden Basis und Härter in der Mischdüse vermischt. Dadurch treten weniger Fehler als bei der Handanmischung auf. Vor jeder Anwendung muss eine neue Mischdüse aufgesetzt werden. Basis und Härter dürfen sich dabei nicht vermischen. Es muss darauf geachtet werden, dass die Austrittsöffnungen der Kartusche sauber sind, sonst könnte das Abformmaterial evtl. schon frühzeitig aushärten. Nach der Applikation (Anwendung) bleibt die Mischdüse auf der Kartusche und dient als Verschluss.

Zähfließende Materialien können auch in einem **Mischgerät** verarbeitet werden. Basis und Härter befinden sich hier in Schlauchbeuteln im Inneren des Gerätes. Vor jeder Anwendung muss hier eine neue Mischdüse aufgesteckt werden. Auch hier ist darauf zu achten, dass die Austrittsöffnungen des Mischgerätes sauber sind. Per Knopfdruck fließt das fertig angemischte Material aus der Mischdüse. Die erste Portion (1–2 cm) sollte man verwerfen, da sie nicht ausreichend durchmischt sein kann.

2.2.3 Funktionsabformung

Die Funktionsabformung wird zur Herstellung von Total- und Teilprothesen angewendet. Damit eine Vollprothese guten Halt hat, muss bei der Abformung das Bewegungsspiel der Schleimhäute, Muskeln und Bänder wiedergegeben werden. Die Abformung wird mit einem **individuellen Löffel** durchgeführt. In der Regel erfolgt die Abformung mit einem zähfließenden Material. Es gibt auch Techniken, bei denen zuerst der Funktionsrand mit einem knetbaren Material abgeformt und in einem zweiten Schritt diese Abformung mit einem dünnfließenden Material korrigiert wird. Während der Aushärtung des Materials im Mund soll die Patientin aktiv Bewegungen durchführen, z. B. den Mund spitzen, die Zunge herausstrecken, schlucken usw. Durch das Schlucken oder „Ah“-Sagen wird im Oberkiefer der Übergang vom harten zum weichen Gaumen abgebildet. Diese Linie wird auch als **Ah-Linie** bezeichnet. Auch werden durch die Zahnärztin passive Bewegungen durchgeführt; z. B. massiert sie die Wangen der Patientin. Dadurch werden die Schleimhäute, Muskeln und Bänder in ihrer Funktion abgeformt.

2.3 Abformmaterialien

Die Abformmaterialien zeigen unterschiedliche Werkstoffeigenschaften. Manche können, nachdem sie ausgehärtet sind, nicht wieder in ihren ursprünglichen Zustand zurückversetzt werden. Sie werden als **irreversibel** bezeichnet. Abformmaterialien, die zurückversetzt werden können, werden **reversibel** genannt. Einige Abformmaterialien sind nach der Aushärtung **starr**, andere **elastisch**.
Sie lassen sich in vier Hauptgruppen unterteilen:
- irreversibel-starre Abformmaterialien
- reversibel-starre Abformmaterialien
- irreversibel-elastische Abformmaterialien
- reversibel-elastische Abformmaterialien

2.3.1 Irreversibel-starre Abformmaterialien

In diese Gruppe gehören der Abformgips und Zinkoxid-Eugenol-Pasten.

- Da Gips nach der Abformung sehr starr ist, ist er für die Abformung von unter sich gehenden Stellen schlecht geeignet. Werden damit unter sich gehende Stellen abgeformt, so kann das Material nur durch Zerbrechen in kleine Stücke aus dem Mund genommen werden. Die Bruchstücke müssen dann außerhalb des Mundes wieder zusammengesetzt werden. Deshalb wird Abformgips als Abformmaterial heute nicht mehr verwendet.
- Da auch Zinkoxid-Eugenol-Pasten nach dem Abbinden sehr starr sind, werden sie für die Abformung nicht mehr verwendet. Zinkoxid-Eugenol-Pasten können z. B. noch zur Korrektur einer Bissnahme eingesetzt werden.

unter sich gehende Bereiche →S. 445

2.3.2 Reversibel-starre Abformmaterialien

In diese Gruppe gehören **Guttapercha**, **Stents** und **Kerr**.
Guttapercha wird aus dem Milchsaft tropischer Bäume gewonnen. Stents und Kerr sind aus Harzen und Wachsen zusammengesetzt und werden deshalb auch als Kompositionsmassen (lat. compositio = Zusammensetzung) bezeichnet.

Die Konsistenz dieser Materialien ist temperaturabhängig. Bei Raumtemperatur sind sie fest. Werden sie auf ca. 60 °C erwärmt, so verflüssigen sie sich und sind formbar. Diese Abformmateralien werden daher auch als **thermoplastische** Abformmaterialien bezeichnet.

Heute werden diese Materialien zur Abformung nicht mehr eingesetzt. Sie kommen noch zur Verlängerung von konfektionierten Löffeln zum Einsatz oder können zur Funktionsrandgestaltung in der Totalprothetik dienen.

Funktionsrand →S. 456

2.3.3 Irreversibel-elastische Abformmaterialien

Zu den irreversibel-elastischen Abformmaterialien gehören:

- Alginate
- **Elastomere** (gummielastische Kunststoffabformmassen)
- Silikone
- Polyether
- Polysulfide (Polysulfide werden in Deutschland kaum mehr eingesetzt.)

Alginat →S. 440

Die irreversibel-elastischen Abformmaterialien werden heute am häufigsten verwendet. Da sie nach dem Abbindevorgang elastisch sind, können auch unter sich gehende Bereiche abgeformt werden →Abb. 1.

Bei der Entnahme des Löffels muss sich das Abformmaterial im unter sich gehenden Bereich aufbiegen, um entnommen werden zu können. Nach der Entnahme nehmen elastische Abformmaterialien wieder die Gestalt an, die sie im Mund hatten. Das heißt, die Aufbiegung geht wieder zurück. Somit können unter sich gehende Bereiche nur mit elastischen Abformmaterialien exakt abgeformt werden.

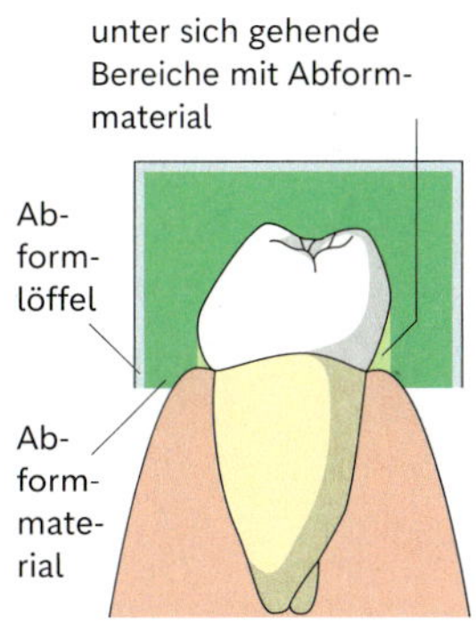

Abb. 1 Querschnitt durch einen Abformlöffel, gefüllt mit Abformmaterial (grün). Das Abformmaterial fließt auch in die unter sich gehenden Bereiche eines Zahnes (hellgrün).

Elastomere Abformmaterialien werden durch Vermischen von Basismasse mit einem Härter angemischt. Dabei gehen sie vom formbaren (plastischen) Zustand in einen elastischen Zustand über. Die Abformung ist anschließend formstabil und kann auch noch Tage später mit Gips ausgegossen werden.

Elastomere Abformmaterialien werden bei einer Funktionsabformung und zur Doppelmisch-, Sandwich- und Korrekturabformung eingesetzt. Wegen ihrer Detailgenauigkeit eignen sie sich gut zur Abformung von präparierten Zähnen. Elastomere Abformmaterialien sind wasserabweisend (**hydrophob**). Deshalb muss bei Abformungen eine gute Trockenlegung und Blutstillung erfolgen, damit das Abformmaterial auch in alle Bereiche fließen kann.

Für die verschiedenen Aufgabengebiete gibt es elastomere Abformmassen in verschiedenen Konsistenzen:
- dünnfließend (niedrigviskös) = light body
- mittelfließend (mittelviskös) = regular body
- zähfließend (hochviskös) = heavy body
- knetbar = putty

2.3.4 Reversibel-elastische Abformmaterialien

In diese Gruppe gehören die **Hydrokolloide**. Sie besitzen als wesentlichen Bestandteil Agar-Agar, ein Polysaccharid, das aus bestimmten Algenarten gewonnen wird. Die Besonderheit der Hydrokolloide besteht darin, dass sie nicht angemischt werden müssen. Ihr Zustand hängt immer von der jeweiligen Temperatur ab. Bei hohen Temperaturen werden sie flüssig, bei niederen Temperaturen erstarren sie. Die Vorgänge von flüssig nach fest sind umkehrbar (reversibel). Dies bedeutet, dass feste Hydrokolloide durch Erhitzen wieder flüssig gemacht werden können.

Besonders geeignet sind Hydrokolloide zur Abformung von Inlay-, Kronen- und Brückenpräparationen. Für die Teilprothetik, insbesondere zur Abformung unbezahnter Kieferabschnitte, sind Hydrokolloide weniger geeignet. Hydrokolloide haben folgende Materialeigenschaften:

Teleskope →S. 450

- Sie sind wasserliebend (**hydrophil**) und ermöglichen daher präzise Abformungen mit einer großen Detailschärfe.
- Sie haben eine geringe Reißfestigkeit; daher kann die Abformung nur einmal mit Gips ausgegossen werden.
- Sie haben eine geringe Steifigkeit, sodass sie nicht als Überabformungsmaterial, z. B. über Teleskopen, geeignet sind.
- Sie sind temperaturempfindlich und trocknen schnell aus; daher haben Hydrokolloide nur kurze Lagerzeiten und die Abformung sollte sofort ausgegossen werden.

Zur Abformung mit Hydrokolloiden wird ein größerer apparativer Aufbau benötigt. Deshalb soll hier das Vorgehen kurz beschrieben werden.
Löffelauswahl: Es werden spezielle Löffel benötigt, die wassergekühlt sind. Die Kühlung erfolgt mit einer am Behandlungsstuhl angebrachten Pumpe und Verbindungsschläuchen, die Wasser zum Löffel führen bzw. ableiten. Die Löffelgröße muss so gewählt werden, dass überall eine ausreichende Schichtstärke gewährleistet ist.

Doppelmischabformung →S. 443

Mit Hydrokolloiden wird die Doppelmischabformung durchgeführt. Zur Vorbereitung muss das Abformmaterial drei Wasserbäder mit unterschiedlichen Temperaturen durchlaufen:
- **Bad 1 (100 °C):** Die Tube für die Abformung (zähfließend) und die Spritze, mit der die präparierten Zähne umspritzt werden (dünnfließend), werden zehn Minuten gekocht.

- **Bad 2 (67 °C):** In diesem Aufbewahrungsbad können die abgekochten Abformmaterialien bis zum Gebrauch gelagert werden (max. 3 Tage).
- **Bad 3 (47 °C):** Fünf Minuten vor dem Beginn der Abformung kommt die Tube (zähfließend) in dieses Bad. Die Spritze bleibt in Bad 2.

Das Abformmaterial härtet durch das Einschalten der Wasserkühlung aus. Die Abformung muss nach der Entnahme drei bis fünf Minuten in 2%ige Kaliumsulfatlösung gelegt werden. Dann sollte die Abformung sofort ausgegossen werden.

Herstellung einer Krone nach der Cerec-Methode
→S. 435

2.4 Digitale Abformung

Abformungen können auch digital vorgenommen werden. Statt einen Abformlöffel und Abformmaterial zu verwenden wird hier eine spezielle intraorale Kamera benutzt, mit der die Zähne von allen Seiten aufgenommen werden. Mit einer speziellen Software wird aus den Einzelbildern am PC ein größengleiches Abbild konstruiert.

Man kann die digitale Abformung benutzen, um z. B. digitale Situationsabformungen platzsparend archivieren zu können. Die digitale Abformung ist aber auch so präzise, dass man sie als Präparationsabformung benutzen kann. Diese kann dann an das zahntechnische Labor per Mail weiter versendet werden, um Zahnersatz herzustellen. Besitzt eine Zahnarztpraxis eine 3D-Fräsmaschine, so kann der Zahnersatz auch direkt in der Zahnarztpraxis hergestellt werden.

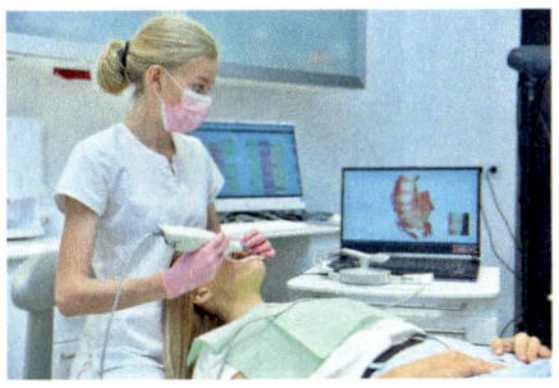

Abb. 1 Digitale Abformung

Terminologie: Abformung

Ah-Linie, die	bogenförmige Linie am Übergang vom harten zum weichen Gaumen; hinterste Grenze einer Totalprothese; durch Schlucken oder „Ah“-Sagen wird diese Linie bei der Funktionsabformung abgeformt
Elastomer, das	gummielastische Kunststoffabformmasse, z. B. Silikon, Polyether und Polysulfid
heavy body (engl.)	zähfließendes Abformmaterial; hochviskös (sehr zähfließend)
hydrophil	wasserliebend
hydrophob	wasserabweisend
light body (engl.)	dünnfließendes Abformmaterial; niedrigviskös (wenig zähfließend)
putty (engl.)	knetbares Abformmaterial
regular body (engl.)	mittelfließendes Abformmaterial; mittelviskös (mittel zähfließend)
Retraktionsfäden (lat. retrahere = zurückziehen, verkürzen)	Fäden, die vor einer Abformung um den Zahn gelegt werden, damit sich das Zahnfleisch von der Präparationsgrenze zurückzieht und dadurch eine exakte Abformung genommen werden kann

Aufgaben

1	Richten Sie den Arbeitsplatz für eine Alginatabformung und beschreiben Sie die einzelnen Arbeitsschritte.
2	Beschreiben Sie, worin sich eine Korrekturabformung von einer Doppelmischabformung unterscheidet.

3 Herausnehmbarer Zahnersatz

Zum herausnehmbaren Zahnersatz gehören **Teil-** und **Totalprothesen**. Bei einer Teilprothese sind noch Zähne vorhanden und die Lücken werden durch einen herausnehmbaren Zahnersatz versorgt. Bei einer Totalprothese sind in dem betreffenden Kiefer keine Zähne mehr vorhanden und alle Zähne des Kiefers werden durch einen herausnehmbaren Zahnersatz ersetzt.

3.1 Teilprothesen

Eine Teilprothese wird auch als eine **partielle Prothese** bezeichnet.

3.1.1 Grundaufbau von Teilprothesen

Der Grundaufbau einer Teilprothese ist immer ähnlich. Das Grundgerüst bildet eine **Basisplatte** aus Metall. Auf diese Platte werden die Kunststoffzähne aufgestellt und mit rosa Prothesenkunststoff befestigt. Die mit Kunststoffzähnen ersetzten Anteile der Prothese werden auch als **Prothesensättel** bezeichnet. Mehrere Prothesensättel werden im Oberkiefer durch eine Gaumenplatte (**Transversalbügel**) und im Unterkiefer durch einen Unterzungenbügel (**Sublingualbügel**) miteinander verbunden →Abb. 1, 2. Die Verankerung an den bleibenden Zähnen erfolgt über **Verankerungselemente**, z. B. Klammern.

Klammern →S. 449

Da die Basisplatte mit Klammern, Transversal- oder Sublingualbügel und Auflagefläche für die Kunststoffzähne aus einem Stück gegossen wird, wird eine Teilprothese mit Klammern auch als **ESG-Prothese** (Ein-Stück-Gussprothese) oder **Modellgussprothese** bezeichnet. Dazu werden meist NEM-Legierungen aus Chrom, Kobalt und Molybdän verwendet.

Zahnlücken innerhalb einer Zahnreihe werden als **Schaltlücken** bezeichnet. Sie sind von beiden Seiten durch bleibende Zähne begrenzt. Wenn Zahnlücken nur auf einer Seite durch bleibende Zähne begrenzt sind, spricht man von verkürzten Zahnreihen oder **Freiendlücken**. Der entsprechende herausnehmbare Zahnersatz wird dann als **Schaltprothese**, **Freiendprothese** oder **Kombination von Schalt- und Freiendprothese** bezeichnet.

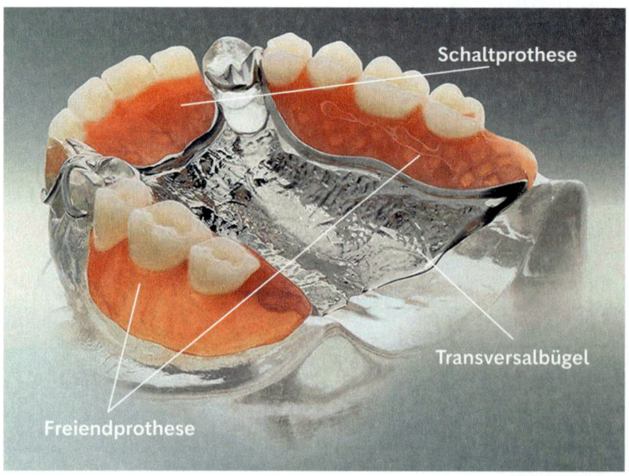

Abb. 1 Kombination von Schalt- und Freiendprothese im Oberkiefer mit Transversalbügel

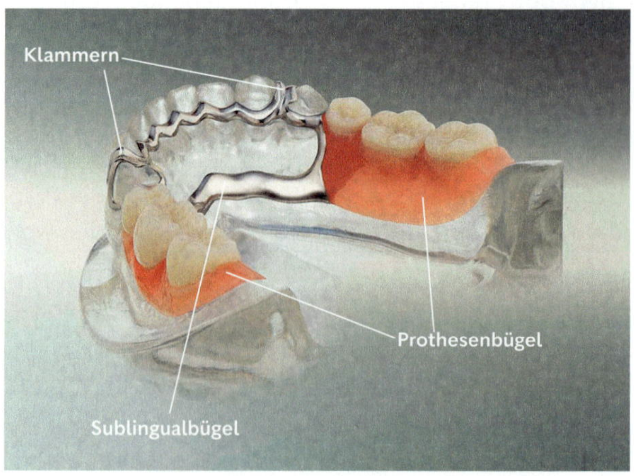

Abb. 2 Freiendprothese im Unterkiefer mit Sublingualbügel

3.1.2 Einteilung einer Teilprothese nach der technischen Ausführung

Die Kaukräfte können bei einer Teilprothese auf die noch vorhandenen Zähne und auf die Schleimhaut übertragen werden. Der Halt einer Teilprothese erfolgt durch die Befestigung an den noch vorhandenen Zähnen. Dies geschieht durch **Verankerungselemente**.

Klammern

Die einfachsten Verankerungselemente sind Klammern. Es gibt sie in verschiedensten Ausführungen, z. B. als einarmige oder doppelarmige Klammern. Klammern sind preisgünstig. Ein weiterer Vorteil besteht darin, dass die Versorgung mit einer Klammer zahnhartsubstanzschonend ist. Zur Aufnahme einer Klammer muss nur eine kleine Klammerauflage in die vorhandenen Zähne eingeschliffen werden. Jedoch sind Klammern nicht gerade ästhetisch und sollten daher im sichtbaren Bereich nicht eingesetzt werden. Durch das häufige Aufbiegen verlieren Klammern mit der Zeit ihren Halt. Deshalb muss der Klammerarm hin und wieder passend an den Zahn gebogen werden. Dies wird als Aktivieren der Klammer bezeichnet. Da eine Klammer dem Zahn flächenhaft anliegt, ist die Kariesanfälligkeit erhöht, sodass hier eine besonders gründliche Mundhygiene erfolgen muss.

Aufbau einer Klammer →Abb. 1:

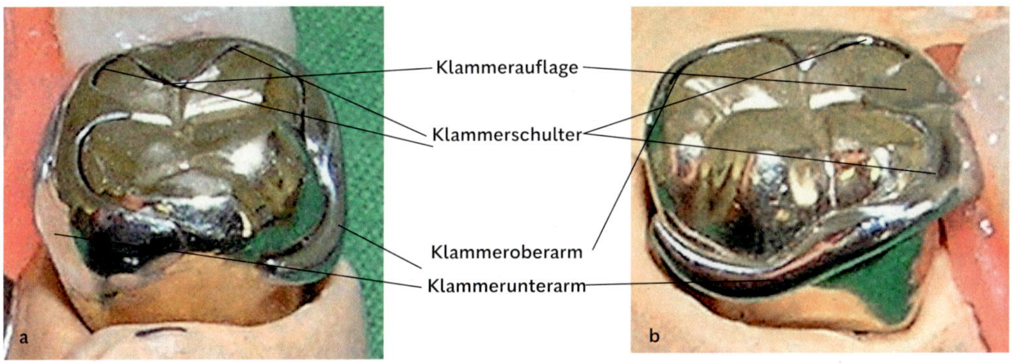

Abb. 1 Aufbau einer Klammer, hier einer gegossenen Klammer auf einer Vollgusskrone am Zahn 47. a) von distal gesehen; b) von vestibulär gesehen

Die Kaukräfte werden über die **Klammerauflage** auf den Zahn übertragen. Eine Klammerauflage muss zuvor in die Krone oder den Zahn eingeschliffen werden →Abb. 2.

Die Zahnkrone bietet aufgrund ihrer **gewölbten Form** die Voraussetzung für den Klammerhalt. Der **Klammerunterarm** greift in den mehr taillierten Bereich der Zahnkrone. Wird eine Klammer vom Zahn abgezogen, so muss sich der Klammerunterarm zuerst aufbiegen, um über den mehr gewölbten Bereich der Zahnkrone zu kommen. **Klammerschulter** und **-oberarm** halten die Prothese bei Seitwärtsbewegungen fest.

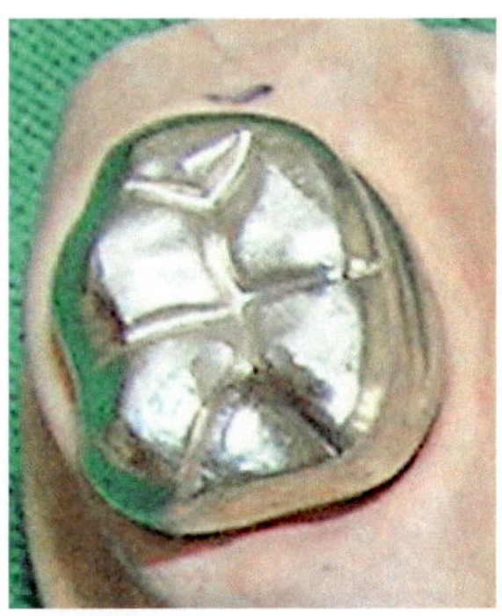

Abb. 2 Eingeschliffene Klammerauflage in einer Vollgusskrone

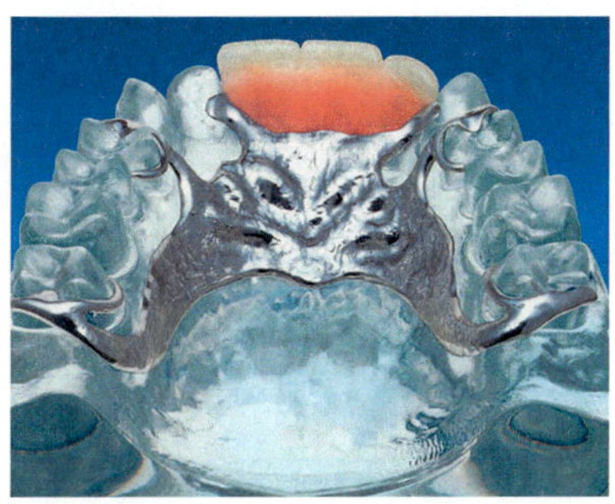

Abb. 3 Metallgerüst einer Modellgussprothese mit gegossenen Klammern als Verankerungselemente. In der Front sind Kunststoffzähne.

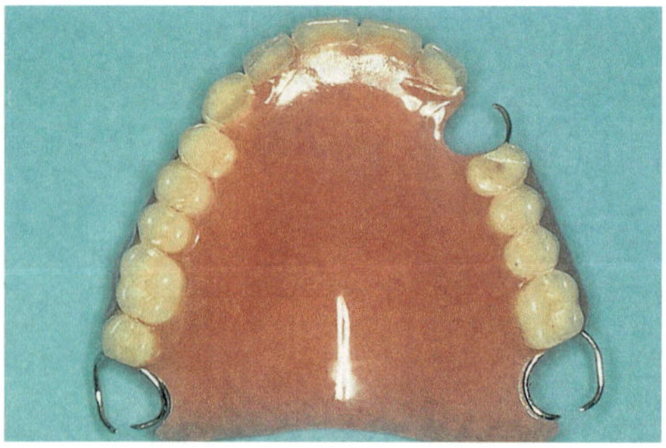

Abb. 1 Kunststoffprothese mit gebogenen Klammern

Klammern können aus Draht **gebogen** oder aus einer Metall-Legierung **gegossen** werden.

Gegossene Klammern werden für endgültige (**definitive**) Teilprothesen verwendet. Sie werden bei der Herstellung einer Modellgussprothese mit der Basisplatte zusammen gegossen →Abb. 3, S. 449.

Gebogene Klammern sind nicht so stabil wie gegossene Klammern. Daher dienen sie der Herstellung von Übergangsprothesen (**Interimsprothesen**) oder Sofortprothesen (**Immediatprothesen**). Diese Prothesen werden als provisorische Prothesen, z. B. nach einer Zahnextraktion, eingesetzt. Hierzu wird kein Metallgerüst hergestellt. Die Prothesen bestehen nur aus Kunststoff und werden deshalb auch als **Kunststoffprothesen** bezeichnet →Abb. 1. Die gebogenen Klammern werden in den Kunststoff eingearbeitet.

Eine **Immediatprothese** ist eine sogenannte Sofortprothese. Sie wird auf einem vor einer Extraktion hergestellten Modell, an dem die zu extrahierenden Zähne wegradiert werden, hergestellt und sofort nach der Extraktion eingegliedert. Entsprechend der Wundheilung kann diese Prothese später unterfüttert und damit zur Dauerprothese umgewandelt werden. Darin unterscheidet sie sich von der **Interimsprothese**, die nur übergangsweise verwendet wird.

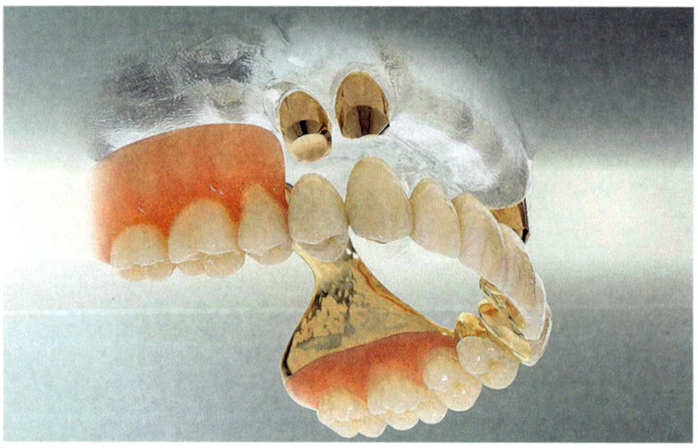

Abb. 2 Teleskopprothese im OK

Teleskope

Teleskope sind geteilte Kronen, die Teilprothesen mit den restlichen Zähnen verbinden. Sie bestehen aus einer Innenkrone (**Primärkrone**) und einer Außenkrone (**Sekundärkrone**), die jeweils ein Verankerungselement darstellen. Deshalb werden sie auch **Doppelkronen** genannt. Eine so gestaltete Teilprothese wird auch als **Teleskopprothese** bezeichnet →Abb. 2.

Die Primärkrone wird auf den Pfeilerzahn zementiert. Die Sekundärkrone ist mit der Teilprothese verbunden. Die Primärkronen werden so gestaltet, dass ihre Außenflächen parallel zueinander oder leicht kegelförmig sind. Entsprechend spricht man von **Parallelkronen** oder **Konuskronen**. Die Sekundärkrone passt optimal auf die Primärkrone →Abb. 3. Auf diese Weise kommt der sehr gute Halt der Teleskopkronen zustande.

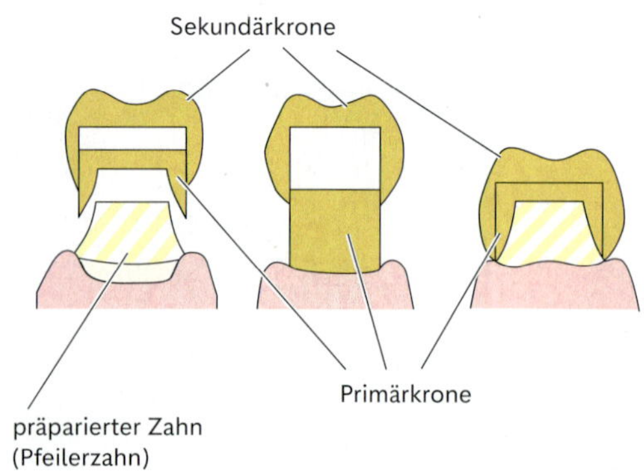

Abb. 3 Prinzip des Baus eines Teleskops. Die Primärkrone, die den präparierten Zahn ganz umschließt, und die Sekundärkrone passen mit ihren parallelen Außenflächen passgenau aufeinander.

Teleskopkronen sind Verankerungselemente mit einer sehr guten Haltefunktion. Die Kaukraft wird auch optimal zentral auf den Zahn übertragen. Außerdem sind sie sehr ästhetisch, da man die Sekundärkrone zahnfarben gestalten kann. Sie sind reparaturfreundlich, da bei einer notwendigen Zahnextraktion eines Pfeilerzahns die Öffnung des Sekundärteils einfach mit Kunststoff verschlossen werden kann. Man benötigt jedoch pro Zahn den Platz für zwei Kronen. Deshalb muss der Zahn stark präpariert werden. Dies ist bei Zähnen mit relativ dünner Schmelz- und Dentinschicht (z. B. UK-Frontzähne) nicht immer möglich.

Eine **Cover-Denture-Prothese** oder **Deckprothese** ist eine teleskopierende Totalprothese bei einem Restzahnbestand von bis zu drei Zähnen. Die noch vorhandenen Zähne werden alle mit Teleskopen versorgt. Die Cover-Denture-Prothese ist wie eine Totalprothese gestaltet, d. h. sie besteht i. d. R. ganz aus Kunststoff. Der Kunststoff überdeckt die komplette Schleimhaut.

Geschiebe

Geschiebe bestehen aus einer **Patrize** und einer **Matrize**. Die Geschiebematrize befindet sich in der herausnehmbaren Teilprothese. Die Geschiebepatrize kann mesial oder distal an einer Krone befestigt werden. In der Regel werden zwei Kronen miteinander verblockt, um die Lasten besser aufnehmen zu können. Die Kronen werden auf die Pfeilerzähne zementiert.

Beide Teile können ineinandergeschoben werden →Abb. 1. Da sie so gut aufeinanderpassen, entsteht dabei Reibung (Friktion). Dies ermöglicht Geschieben eine sehr gute Haltewirkung.

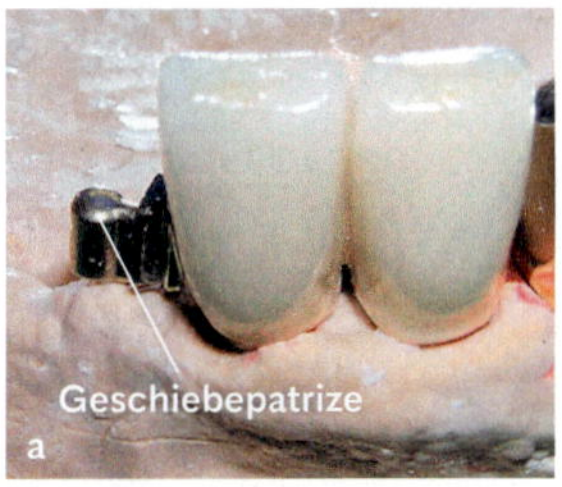

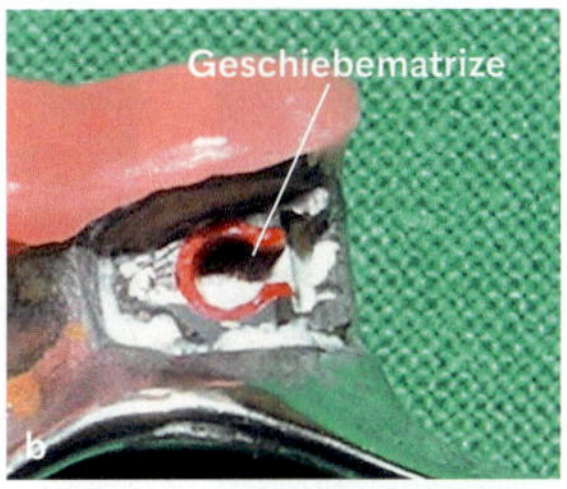

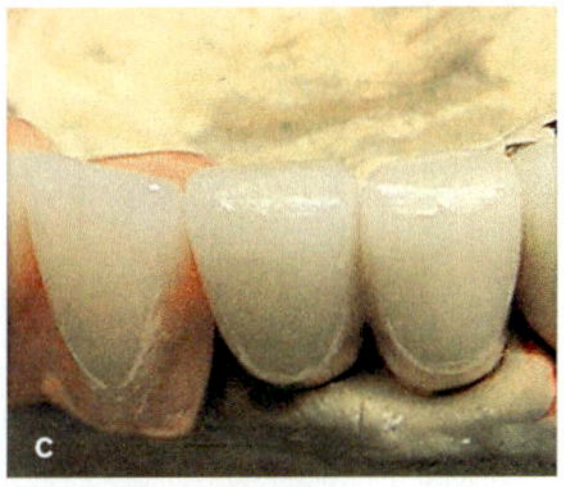

Abb. 1 Geschiebe. a) Zwei verblockte Kronen mit einer Geschiebepatrize. Sie werden später fest im Mund einzementiert. b) Geschiebematrize aus Kunststoff (von unten). Sie kann bei Bedarf ausgetauscht werden. c) Geschiebematrize auf einem Modell auf die Geschiebepatrize aufgesetzt.

Geschiebematrize und -patrize können auch vertauscht sein. Die Geschiebematrize befindet sich dann in einer Krone, die Geschiebepatrize an der Teilprothese →Abb. 2.

Eine Teilprothese mit Geschiebe wird auch als **Geschiebeprothese** bezeichnet.

Pfeilerdivergenz →S. 424

Geschiebe können im Labor **individuell** hergestellt oder als vorgefertigte Teile an Kronen angelötet werden (**konfektionierte Geschiebe**).

Bei Brücken kann ein Geschiebe eingesetzt werden, wenn Brückenpfeiler eine Pfeilerdivergenz haben. Geschiebe sind Verankerungselemente mit einer sehr guten Haltefunktion.

Auch sind sie sehr ästhetisch, da man die Kronen, die das Geschiebe tragen, zahnfarben gestalten kann.

Da hier der Zahn nur für eine Krone präpariert werden muss, schonen Geschiebe die Zahnhartsubstanz. Sie sind jedoch weniger reparaturfreundlich als Teleskope, da bei Verlust des Pfeilerzahns mit Geschiebe die komplette Prothese umgebaut werden muss.

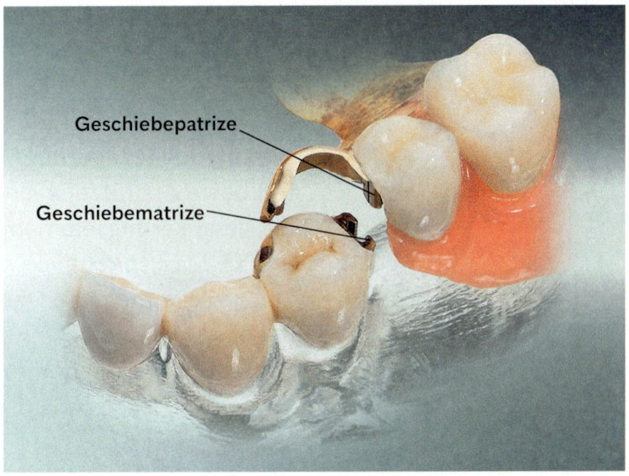

Abb. 2 Geschiebe mit Geschiebematrize an einer Krone und mit Geschiebepatrize am herausnehmbaren Zahnersatz

Stege und Druckknopfanker

Weitere Verankerungselemente sind **Stege** und **Druckknopfanker** →Abb. 1, 2, 3.

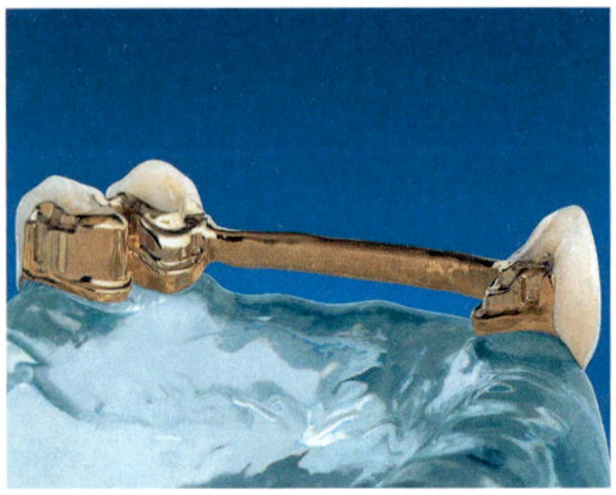

Abb. 1 Stegverbindung zwischen den Eckzähnen

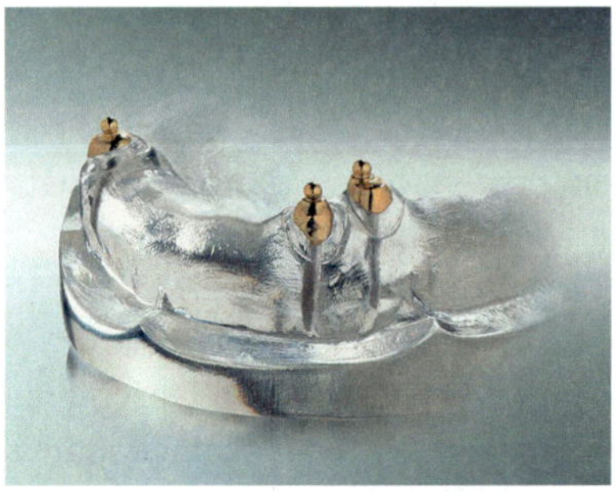

Abb. 2 Druckknopfanker auf einer Wurzelstiftkappe

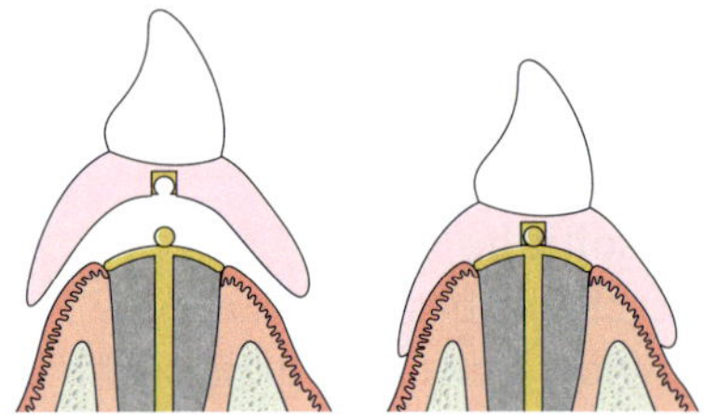

Abb. 3 Druckknopfprinzip eines Druckknopfankers

Die genannten Verankerungselemente können auch in Kombinationen eingesetzt werden →Abb. 4.

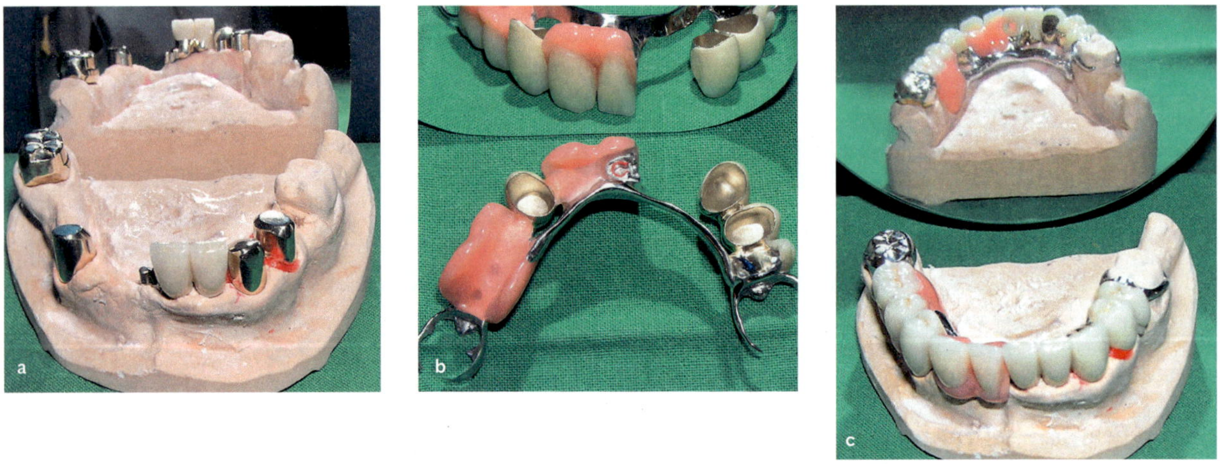

Abb. 4 Klammer, Geschiebe und Teleskope als Verankerungselemente in einer Arbeit: a) 47 Vollgusskrone mit Klammerauflage, Primärkronen an 43, 33, 34; verblockte Verblendkronen 31, 32; Geschiebe mesial 31; b) Sekundärkronen, Geschiebematrize, Klammern (Ansicht von unten); c) Teilprothese auf Modell aufgesetzt. Da hier festsitzender Zahnersatz (Vollgusskrone an 47, verblockte Verblendkronen an 31, 32) mit herausnehmbarem Zahnersatz kombiniert wurde, handelt es sich um ein Beispiel für einen Kombinationszahnersatz (Kombi-Ersatz).

3.1.3 Abstützung („Lagerung") von Prothesen

Abstützung („Lagerung") von Prothesen

Die beste Abstützung einer Teilprothese liegt dann vor, wenn die Kaukräfte über die Verankerungselemente nur auf die Zähne übertragen werden →Abb. 1a, S. 453. Man spricht von einer **parodontalen Lagerung**. Dies ist immer in einer Schaltlücke möglich. Die Prothesenbasis kann hier schmal gestaltet werden. Bei einer Freiendlücke werden die Kaukräfte von den Zähnen und von der Schleimhaut aufgenommen. Man spricht von einer **parodontal-gingivalen** Lagerung →Abb. 1b, S. 453. Die Prothesenbasis muss hier breiter gestaltet werden.

Eine reine **gingivale** Lagerung erfolgt bei einer Vollprothese.

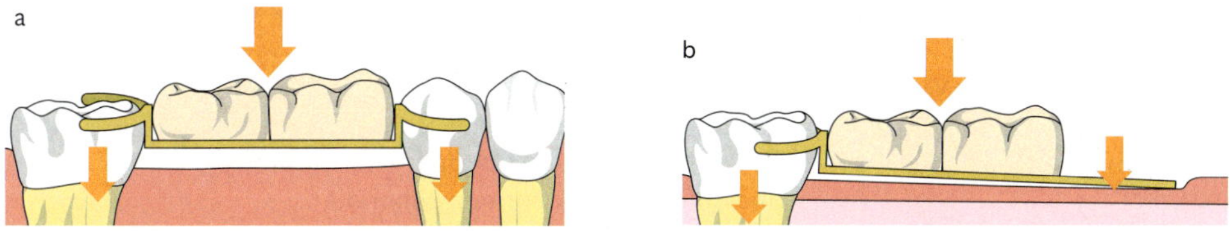

Abb. 1 Verteilung der Kaukräfte bei a) parodontaler Lagerung und b) parodontal-gingivaler Lagerung

3.1.4 Arbeitsabläufe zur Herstellung einer Modellgussprothese und einer Teleskopprothese

Die Versorgung mit Teilprothesen erfordert, wie die Behandlungsabläufe für Kronen- und Brückenersatz, eine eingehende Planung →Tab. 1.

Planung von Kronen und Brückenersatz →S. 432

Modellgussprothese		Teleskopprothese	
Behandlungsablauf	**Zeit**	**Behandlungsablauf**	**Zeit**
1. Sitzung – Planungsphase: – eingehende Untersuchung – Röntgenbilder – evtl. chirurgische, konservierende oder parodontologische Vorbehandlung – evtl. Behandlung funktioneller Störungen (Kiefergelenkprobleme, Frühkontakte usw.) – prothetische Beratung – Therapieplan, evtl. HKP – evtl. Abformungen für Planungsmodelle und Bissnahme			Je nach Situation kann sich diese Sitzung auch über mehrere Sitzungen erstrecken.
Labor: – evtl. Planungsmodelle einartikulieren – evtl. individueller Löffel – evtl. Formteil (Kunststoffschablone) für die Herstellung von Provisorien			2 Tage
2. Sitzung – Gegenkieferabformung – Einschleifen der Klammerauflagen und Abformung – evtl. Bissregistrierung – evtl. Gesichtsbogen – Farbauswahl, Zahnform	45 Min.	**2. Sitzung** – Anästhesie – Gegenkieferabformung – Abformung für Provisorien (meist Abformung mit Interimsprothese) – Präparation der betroffenen Zähne für Teleskopkronen – Vorbereitungen Abformung (Trockenlegung, Retraktionsfäden usw.) – Präparationsabformung (Doppelmisch- oder Korrekturabformung) – evtl. Bissregistrierung – evtl. Gesichtsbogen – Farbauswahl, Zahnform – Provisorienherstellung und Eingliederung	2 Stunden
Labor: – Gegenkiefermodellherstellung – Anfertigung des Modellgussgerüstes	1 Woche	**Labor:** – Gegenkiefermodellherstellung – Sägemodellherstellung – Anfertigung der Primärkronen – Herstellung eines individuellen Löffels	1 Woche

Fortsetzung von Seite 453

Modellgussprothese		Teleskopprothese	
3. Sitzung – Einprobe des Modellgussgerüstes – evtl. Bissregistrierung mit Wachswällen auf dem Modellgussgerüst	20 Min.	**3. Sitzung** – Abnahme der Provisorien – Einprobe der Primärteleskope – Überabformung (Abformung über die Teleskope, die Teleskope bleiben in der Abformung stecken) mit individuellem Löffel – Wiederbefestigen der Provisorien	20 Min.
Labor: – Wachsaufstellung	1 Woche	**Labor:** – Arbeitsmodellherstellung – Anfertigung des Modellgussgerüstes – evtl. Herstellung einer Bissschablone	1 Woche
4. Sitzung – Wachseinprobe (Okklusion, Artikulation, Ästhetik und Lautbildung)	20 Min.	**4. Sitzung** – Abnahme der Provisorien – Einprobe des Modellgerüstes – Bissnahme – Wiederbefestigen der Provisorien	20 Min.
Labor: – Fertigstellung in Kunststoff	5 Tage	**Labor:** – Einartikulation der Modelle – Wachsaufstellung	1 Woche
5. Sitzung – Einsetzen der fertigen Modellgussprothese	15 Min.	**5. Sitzung** – Abnahme der Provisorien – Wachseinprobe (Okklusion, Artikulation, Ästhetik und Lautbildung) – Wiederbefestigen der Provisorien	20 Min.
		Labor: – Fertigstellung in Kunststoff	5 Tage
		6. Sitzung – Einzementieren der Primärkronen – Einsetzen der fertigen Teleskopprothese	20 Min.
erneute Kontrolle ca. 2 Wochen später			

Tab. 1 Ablauf der Herstellung einer Modellguss- und einer Teleskopprothese. Die Zeitangaben dienen als Orientierung und können in unterschiedlichen Praxen bzw. zahntechnischen Laboratorien variieren.

Die Arbeitsabläufe zur Herstellung einer Geschiebeprothese sind denen zur Herstellung einer Teleskopprothese ähnlich.

Merke

Bei der Herstellung von Kombinationszahnersatz, z. B. einer Teleskopprothese, ist gegenüber einer Modellgussprothese immer eine zusätzliche Sitzung notwendig. Die später im Mund zu zementierenden Anteile müssen in einer Sitzung einprobiert werden. Über diese wird eine Überabformung gemacht.

Fachausdruck	Erklärung	Beispiel
Modellgussgerüst	**Basisplatte** aus Metall. Auf diese Platte werden die Kunststoffzähne aufgestellt und mit rosa Prothesenkunststoff befestigt. Die mit Kunststoffzähnen ersetzten Anteile der Prothese werden auch als **Prothesensättel** bezeichnet. Mehrere Prothesensättel werden im Oberkiefer durch eine Gaumenplatte (**Transversalbügel**) und im Unterkiefer durch einen Unterzungenbügel (**Sublingualbügel**) miteinander verbunden. Die Verankerung an den bleibenden Zähnen erfolgt über **Verankerungselemente**.	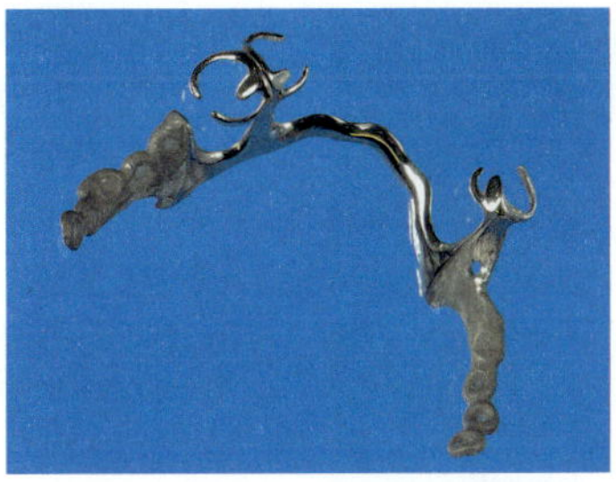 Modellgussgerüst
Bissschablone	Für die Patientin wird eine Kunststoffplatte individuell hergestellt. Auf dieser Kunststoffplatte werden Wachswälle befestigt. Mit dieser Bissschablone kann bei teil- oder nicht bezahnten Patientinnen eine Bissnahme durchgeführt werden.	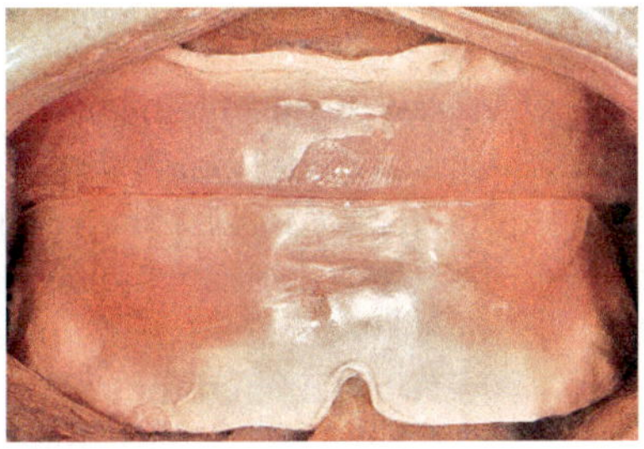 Bissschablone mit Wachswall zur Bissnahme
Wachsaufstellung	Total- oder Teilprothesen müssen vor der endgültigen Fertigstellung zuerst auf Zahnstellung, Zahnform, Zahnfarbe, Okklusion, Artikulation und Lautbildung überprüft werden. Dazu werden die Prothesenzähne zuerst mit Wachs aufgestellt. Statt des rosa Prothesenkunststoffs wird zunächst noch rosafarbenes Wachs verwendet.	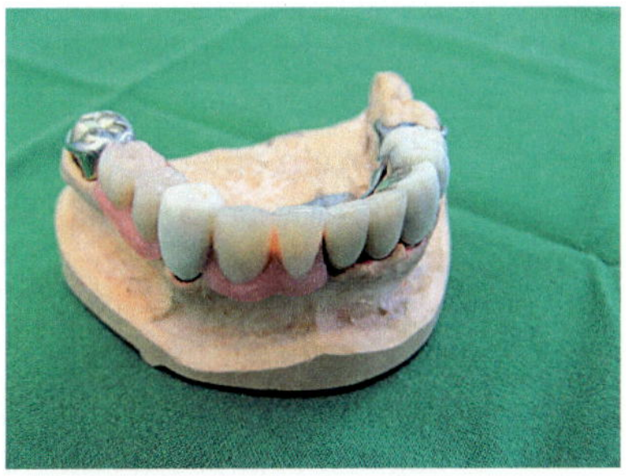 Wachsaufstellung einer Teilprothese. Die Prothesenzähne sind mit rosafarbenem Wachs aufgestellt. Die Verblendungen sind noch mit weißem Wachs gestaltet.

Tab. 1 Übersicht über Fachausdrücke aus dem zahntechnischen Labor (Teilprothese)

3.2 Totalprothese

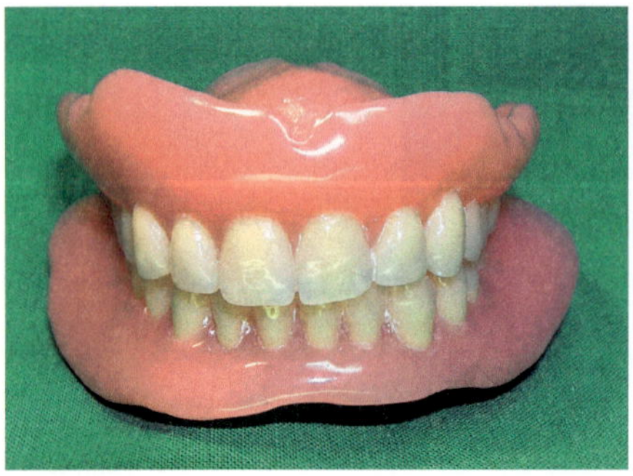
Abb. 1 OK- und UK-Totalprothese

Totalprothesen werden auch als **Vollprothesen** bezeichnet. Sie werden bei einem oder beiden zahnlosen Kiefer(n) eingesetzt. In der Regel bestehen sie nur aus rosafarbenem Kunststoff, in den die Prothesenzähne aus Kunststoff eingebettet sind →Abb. 1. Im Oberkiefer ist der Gaumen bedeckt. Die hintere Begrenzung ist die Ah-Linie. Die vestibuläre Begrenzung ist die Umschlagfalte. Auch im Unterkiefer erstreckt sich die Totalprothese vestibulär bis zur Umschlagfalte. Lingual reicht sie in die beweglichen Partien des Mundbodens. Im hinteren lingualen Bereich erstreckt sie sich bis zur Linea mylohyoidea (Ursprung des M. mylohyoideus an der Innenseite des Unterkiefers).

Linea mylohyoidea →S. 160

3.2.1 Halt einer Totalprothese

Während bei der Teilprothese natürliche Zähne zum Halt der Prothese beitragen, ist dies bei einer Totalprothese nicht mehr möglich.

Wie ist dennoch ein guter Halt möglich? Für den Halt der Totalprothese sorgen Kapillarkräfte, welche im Spalt zwischen Prothesenbasis und Kieferschleimhaut durch den dazwischen gelagerten Speichelfilm wirksam werden. Damit im Zusammenhang steht auch eine Unterdruckwirkung. Vereinfacht kann man sich den Halt wie bei zwei aufeinanderliegenden, befeuchteten Glasplatten vorstellen. Voraussetzungen für diesen Halt sind:

- die Prothesenbasis muss der Kieferschleimhaut möglichst dicht anliegen, nur dadurch kann ein dünner Speichelfilm erzielt werden
- möglichst zähfließender Speichel zwischen Prothesenbasis und Kieferschleimhaut
- möglichst große Auflagefläche der Prothese
- der Abschluss am Prothesenrand muss möglichst dicht sein, damit keine Luft und kein Speichel am Prothesenrand eindringen können; der Prothesenrand wird deshalb auch als **Ventilrand** bezeichnet

Ein entscheidendes „Bauteil" für den Halt einer Totalprothese ist der Prothesenrand. Er muss möglichst dicht der Umschlagfalte anliegen, um die genannte **Ventilfunktion** zu erzielen. Er darf sich aber auch nicht zu tief in die Umschlagfalte einlagern. In diesem Fall wäre der Prothesenrand zwar schön dicht, aber bei jeder Bewegung würden Muskeln, Lippen-, Wangen- und Zungenbänder usw. die Totalprothese abhebeln. Der Prothesenrand muss an die Funktion der umgebenden Gewebe angepasst werden. Deshalb wird er auch als **Funktionsrand** bezeichnet.

Funktionsabformung →S. 444

Durch eine **Funktionsabformung** wird der Prothesenrand richtig abgeformt. Dadurch liegt der Prothesenrand der Umschlagfalte möglichst dicht an, ohne bei Muskelbewegungen abgehebelt zu werden, und kann so seine Aufgabe als **Ventil-** und **Funktionsrand** erfüllen. Bei einem richtig gestalteten Prothesenrand wirken einige Muskeln sogar stabilisierend auf die Prothese.

3.2.2 Arbeitsabläufe zur Herstellung einer Totalprothese im OK und UK

Die Versorgung mit Totalprothesen erfordert eine genaue Planung →Tab. 1.

Behandlungsablauf	Bild	Zeit
1. Sitzung – Planungsphase: – eingehende Untersuchung – evtl. funktionstherapeutische Maßnahmen – prothetische Beratung – Therapieplan, evtl. HKP – evtl. Abformungen mit der alten Prothese für Planungsmodelle und Bissnahme		
2. Sitzung – Situationsabformung OK und UK zur Herstellung von individuellen Löffeln	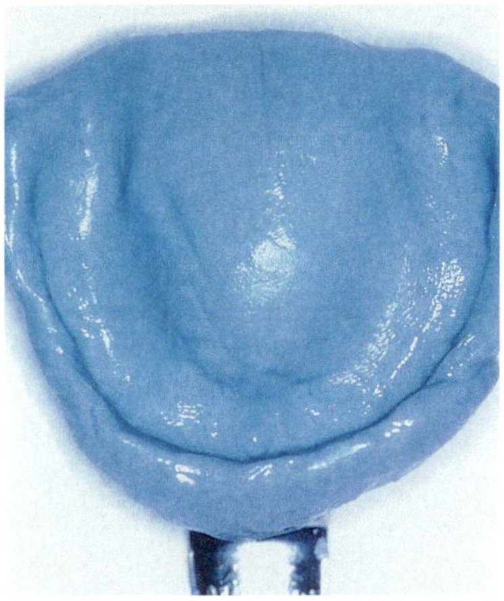 Situationsabformung OK	15 Min.
Labor: – Herstellung der Situationsmodelle – Herstellung der individuellen Löffel		2 Tage
3. Sitzung – Funktionsabformung OK und UK mit individuellen Löffeln	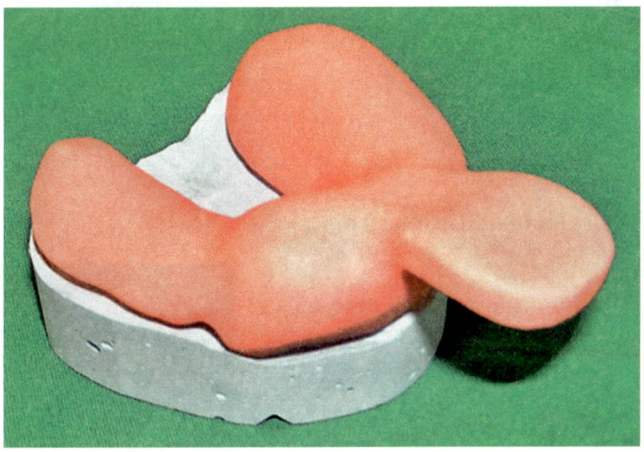 Individueller Löffel für Funktionsabformung UK	20 Min.
Labor: – Herstellung der Arbeitsmodelle – Herstellung von Bissschablonen		2 Tage

4. Sitzung — 20 Min.

- Bissnahme
- Punkte an Nase und Kinn werden eingezeichnet.
- die Patientin wird aufgefordert, die Lippen locker aufeinanderzulegen (Ruheschwebelage), die exakte Bisshöhe liegt 2 mm unterhalb dieser Ruheposition; der Abstand der Punkte und somit die Bisshöhe wird mit einer Schieblehre fixiert
- das Wachs der Bissschablonen wird erwärmt; nun lässt man den Patienten so lange zubeißen, bis die ermittelte Bisshöhe erreicht ist; die Wachswälle werden fixiert
- auf den Wachswällen werden Hilfslinien für die Zahnaufstellung eingezeichnet, z. B.:

1) Mittellinie
2) Eckzahnlinie
3) Kauebene
4) Lachlinie

- evtl. Gesichtsbogen
- Ermitteln der korrekten Zahnfarbe und Zahnform

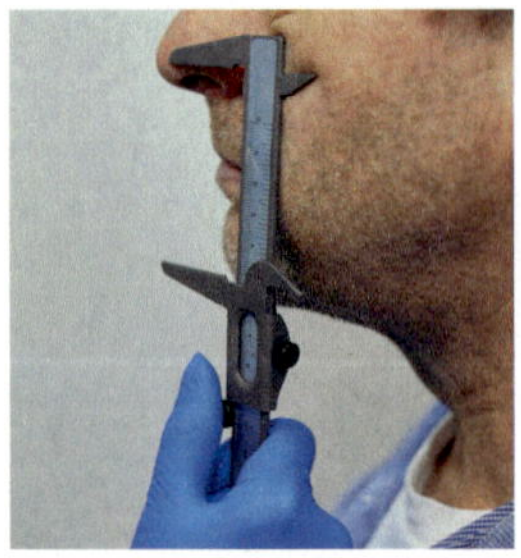

Festlegung der Bisshöhe

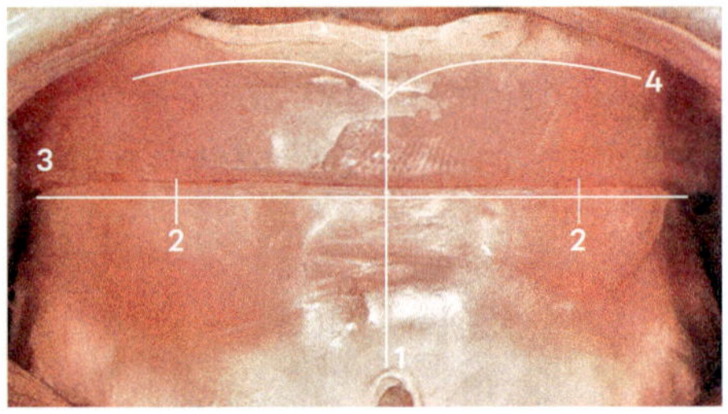

Bissschablone mit Wachswall zur Bissnahme

Labor: — 1 Woche

- Einartikulation der Arbeitsmodelle
- Wachsaufstellung der Prothesen

5. Sitzung — 20 Min.

- Wachseinprobe (Okklusion, Artikulation, Ästhetik, Lautbildung)

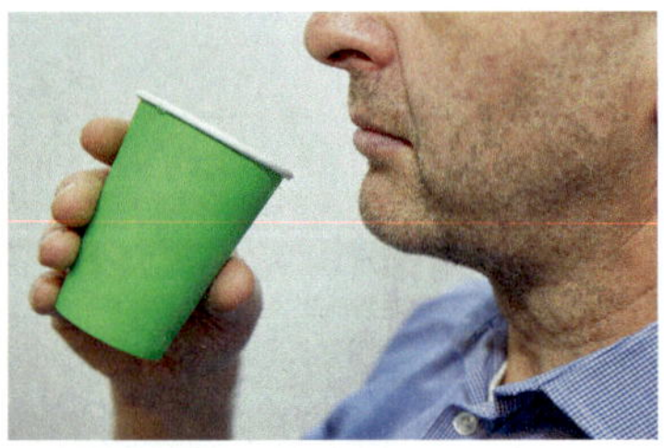

Kontrolle des Lippenprofils von der Seite bei der Wachseinprobe

Labor: — 5 Tage

- Fertigstellung der Prothesen in Kunststoff

6. Sitzung — 20 Min.

- Eingliederung der fertiggestellten Prothesen

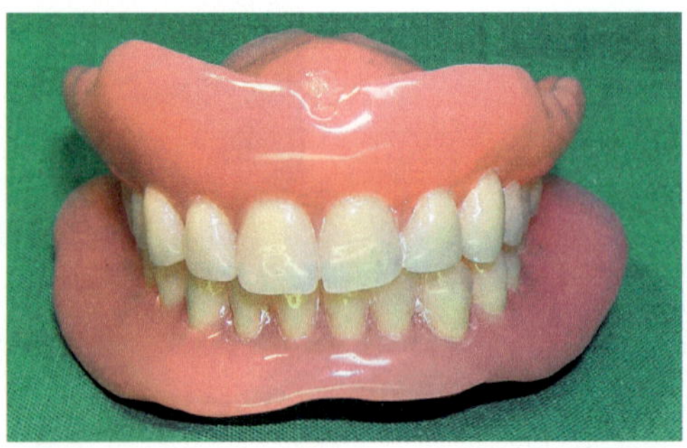

OK-UK-Totalprothese

Tab. 1 Ablauf der Herstellung einer OK- und UK-Totalprothese. Die Zeitangaben dienen als Orientierung und können in unterschiedlichen Praxen bzw. zahntechnischen Laboratorien variieren.

3.2.3 Die ältere Patientin

Der Anteil älterer Menschen in unserer Bevölkerung nimmt stetig zu. Sie brauchen in der Zahnarztpraxis eine besondere Betreuung.

Ältere Menschen sind oft weniger flexibel und gewöhnen sich langsamer an neue Situationen. Dies bedeutet, dass ein neuer Zahnersatz häufig als störend empfunden wird, obwohl er funktionstüchtiger ist als der alte. Deshalb wird z. B. die alte Prothese lieber getragen als die neue. Wichtig ist es hier, den älteren Menschen ernst zu nehmen und ihn zu ermutigen, sich durch immer häufigeres Tragen des neuen Zahnersatzes langsam an die veränderte Situation zu gewöhnen.

Herausnehmbarer Zahnersatz bietet den Vorteil, dass er sehr einfach und kostengünstig repariert werden kann. Auch können Zähne, die extrahiert werden müssen, durch Umgestaltung des herausnehmbaren Zahnersatzes ersetzt werden. Dies wird als Erweiterung bezeichnet.

Mit zunehmendem Alter nehmen Sinneswahrnehmungen wie Sehen und Riechen ab. Auch sind die manuelle Geschicklichkeit und Feinmotorik eingeschränkt. Das kann sich auf die Fähigkeit der Pflege des Zahnersatzes und der eigenen Zähne auswirken. Deshalb muss die Patientin dazu angeleitet werden, ihren Zahnersatz und die eigenen Zähne zu pflegen. Da auch dies eine neue Situation für die Patientin bedeutet, muss sie regelmäßig zur Kontrolle einbestellt werden, um die Fortschritte beobachten und ihn neu motivieren zu können.

Reinigung der Zähne und der Gingiva →S. 352

Neben der Reinigung der eigenen Zähne sollte auch der herausnehmbare Zahnersatz täglich gut gesäubert werden. Es sollten dafür spezielle Prothesenbürsten Verwendung finden →Abb. 1.

Wichtig ist dabei auch ein handlicher Griff der Zahn- bzw. Prothesenbürste, den die ältere Patientin gut halten kann →Abb. 2, 3.

Daneben können auch weitere spezielle Handbürsten, die die Patientin gut greifen kann, verwendet werden →Abb. 4.

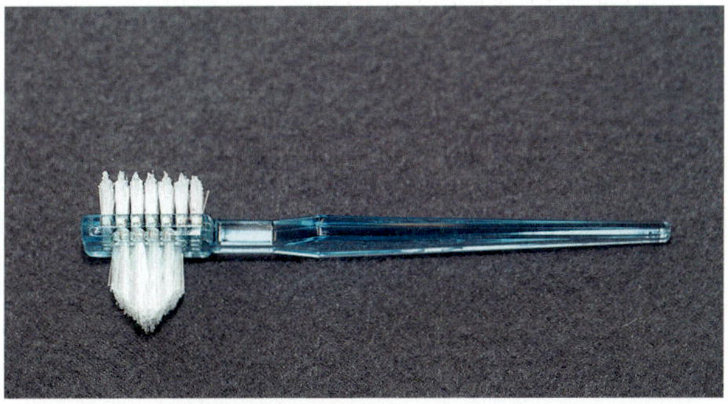

Abb. 1 Spezielle Prothesenbürste

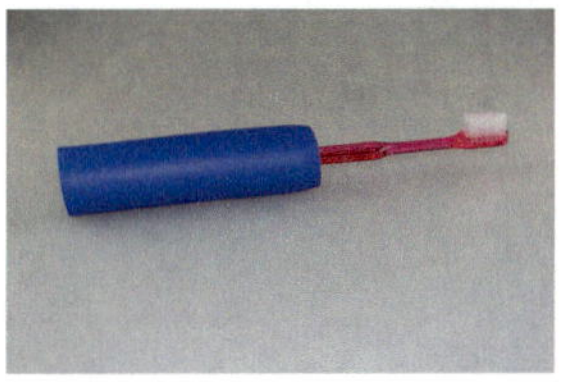

Abb. 2 Zahnbürste mit Schaumstoffgriff

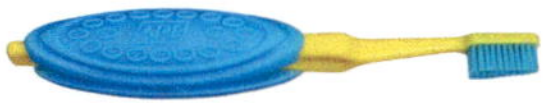

Abb. 3 TePe® Extra Grip Zahnbürstengriff

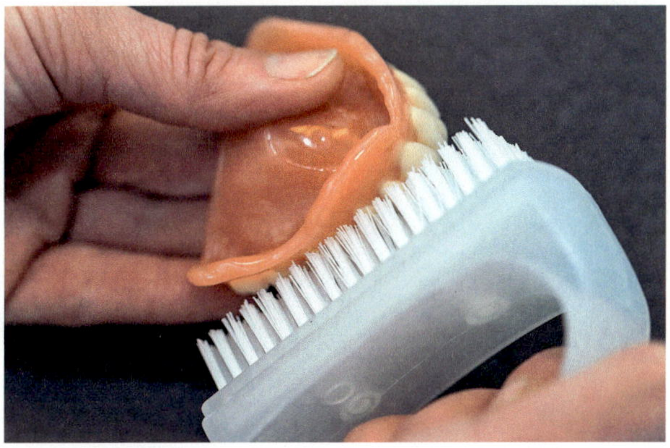

Abb. 4 Reinigung der Prothese mit einer speziellen Handbürste

Insgesamt sollte die ältere Patientin auch bei der Reinigung von herausnehmbarem Zahnersatz systematisch vorgehen →Abb. 1, 2, 3.

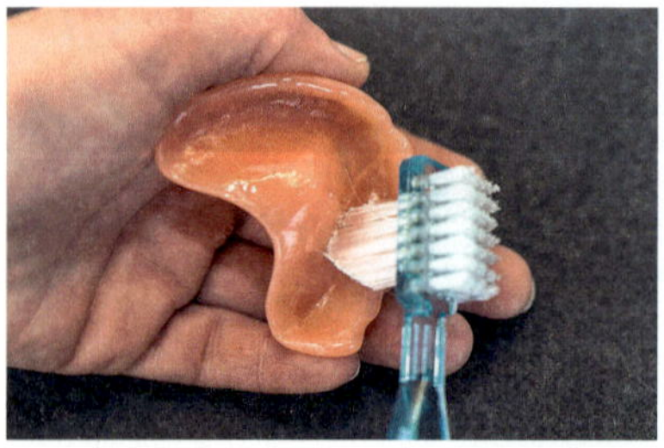

Abb. 1 Reinigung von herausnehmbarem Zahnersatz. Die Prothesenbasis sollte mit kreisenden Bewegungen mit einer Bürste unter fließendem Wasser gereinigt werden.

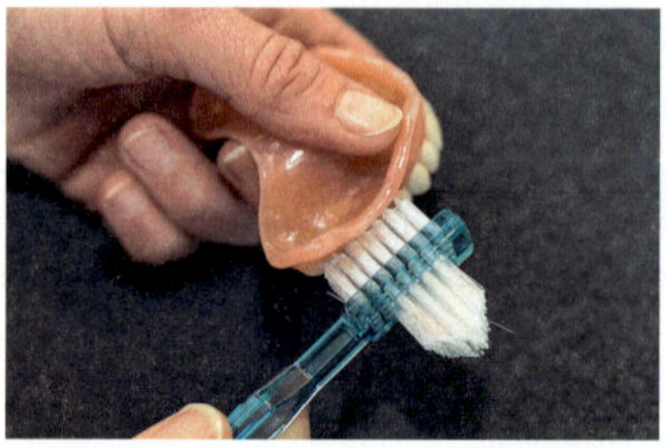

Abb. 2 Reinigung von herausnehmbarem Zahnersatz. Die Interdentalräume der Prothese müssen mit kreisenden oder auswischenden Bewegungen gereinigt werden.

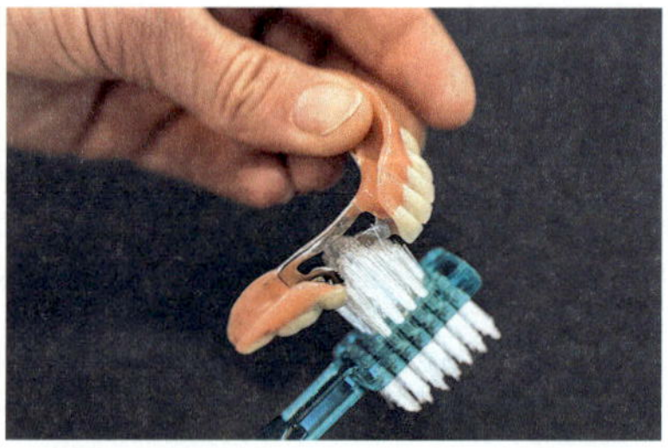

Abb. 3 Reinigung von herausnehmbarem Zahnersatz. Auch die Verankerungselemente bei Teilprothesen müssen gesäubert werden.

Terminologie: Herausnehmbarer Zahnersatz

Cover-Denture-Prothese, die	Deckprothese; teleskopierende Totalprothese; angezeigt bei einem Restzahnbestand von bis zu drei Zähnen; die Zähne werden mit den Primärkronen der Teleskope versorgt; auf diese kommt eine Totalprothese, in die die Sekundärkronen der Teleskope eingearbeitet sind
definitive Prothese	endgültige Prothese
Freiendlücke, die	verkürzte Zahnreihe; der entsprechende herausnehmbare Zahnersatz wird als Freiendprothese bezeichnet
Funktionsrand, der (auch: **Ventilrand**, der)	Prothesenrand einer Totalprothese; er muss auf die Bewegung der umgebenden Muskeln, Bänder usw. abgestimmt werden; dies geschieht über eine Funktionsabformung
Immediatprothese, die	Sofortprothesen; werden vor einer Zahnextraktion hergestellt; die Prothese dient dann gleichzeitig als Wundverband; durch eine Unterfütterung nach der Wundheilung kann sie in eine definitive Prothese umgewandelt werden
Interimsprothese, die	Übergangsprothesen; werden vor oder nach einer Zahnextraktion hergestellt; die Prothese wird nur so lange getragen, bis die Wundheilung abgeschlossen ist und die definitive Prothese hergestellt wurde
partielle Prothese	Teilprothese; Prothese des teilbezahnten Gebisses; bedeckt die zahnlosen Kieferkammanteile mit Prothesensätteln; Verbindung der Teilprothese mit den Restzähnen über Verankerungselemente (z. B. Klammer, Teleskop, Geschiebe)
Schaltlücke, die	Zahnlücke innerhalb einer geschlossenen Zahnreihe; der entsprechende herausnehmbare Zahnersatz wird als Schaltprothese bezeichnet

Sublingualbügel, der	Unterzungenbügel; Ausgleichselement einer Teilprothese im UK; verbindet die einzelnen Prothesensättel untereinander
Transversalbügel, der	Gaumenplatte; Ausgleichselement einer Teilprothese im OK; verbindet die einzelnen Prothesensättel untereinander
Ventilrand, der (auch: **Funktionsrand**, der)	abdichtender Prothesenrand einer Totalprothese; entsteht dadurch, dass der Prothesenrand der Umschlagfalte ohne Druck anliegt; dadurch können Luft und Speichel nicht unter die Prothese gelangen; ist entscheidend für den Halt einer Prothese

Aufgaben

1 Wie ist eine Modellgussprothese aufgebaut?

2 Erklären Sie die Begriffe Schaltlücke und Freiendlücke.

3 Wie ist ein Geschiebe aufgebaut?

4 Teilprothesen unterscheiden sich in den Verankerungselementen. Welche Vorteile bieten Teleskope gegenüber Klammern?

5 Wie kommt es zum Halt einer Totalprothese?

4 Zahnersatz auf Implantaten

Implantate bieten die Möglichkeit sowohl festsitzenden Zahnersatz zu befestigen als auch herausnehmbarem Zahnersatz mehr Halt zu geben.

4.1 Festsitzender Zahnersatz auf Implantaten

Ein einzelnes Implantat kann in einer Schaltlücke dafür sorgen, dass Nachbarzähne nicht beschliffen werden müssen. Es ist damit eine Alternative zu einer Brücke. Auf ein Einzelimplantat können Kronen befestigt werden. Es können dazu alle Arten der Kronen verwendet werden – Vollguss-, Verblend- und Mantelkronen.

Kronenarten →S. 419

Die Kronen können direkt auf das Implantat geschraubt werden oder auf das Implantat zementiert werden →Abb. 1.

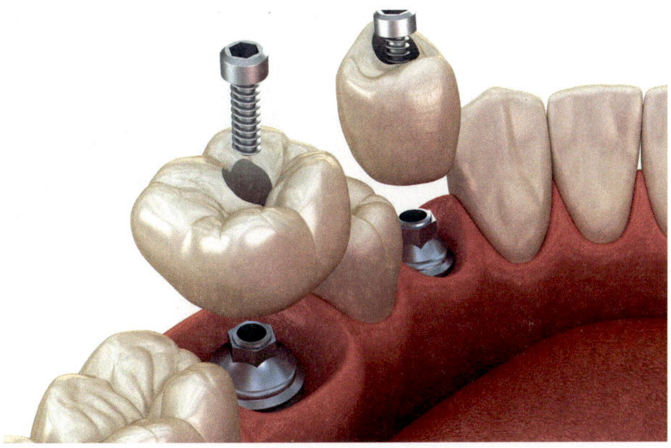

Abb. 1 Schematische Darstellung verschraubter Kronen auf Implantaten. Die okklusale Schraubenöffnung wird später mit Kunststoff verschlossen.

Will man Kronen auf ein Implantat zementieren, so muss ein Sekundärteil auf das Implantat geschraubt werden →Abb. 1.

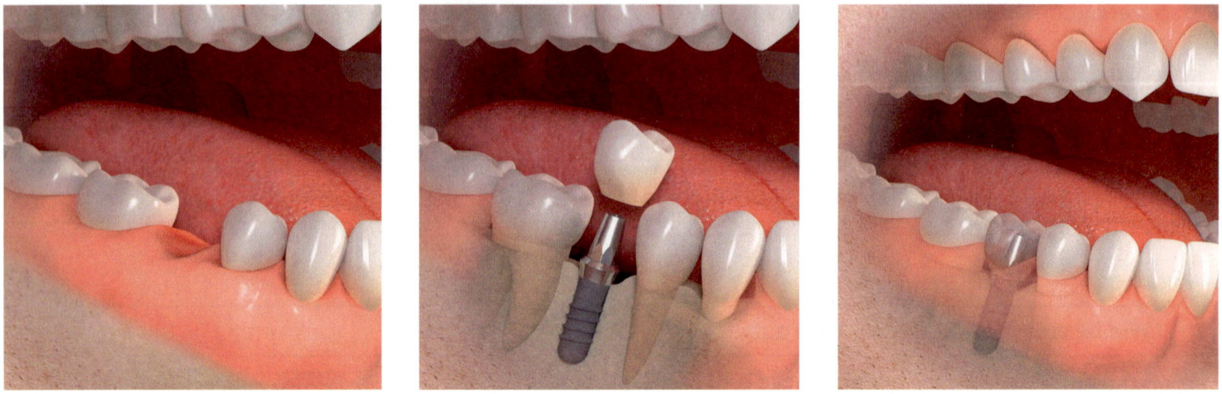

Abb. 1 Zementierte Krone auf einem Implantat. Dazu wird zuvor ein Sekundärteil auf das Implantat geschraubt. (© Institut Straumann AG, 2020. Alle Rechte vorbehalten. Mit freundlicher Genehmigung der Institut Straumann AG)

Das Sekundärteil, welches man bei zementierten Kronen auf Implantaten verwendet, kann vorgefertigt gekauft werden. Es kann jedoch auch individuell gestaltet werden und wird dann als **individuelles Abutment** bezeichnet. Sekundärteile können aus Titan oder Keramik hergestellt werden →Abb. 2.

Fehlen mehrere Zähne, so können auf mindestens zwei Implantaten auch implantatgetragene Brücken hergestellt werden →Abb. 3.

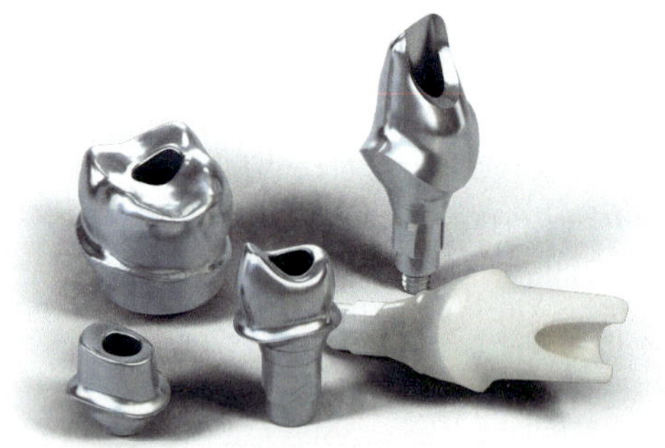

Abb. 2 Unterschiedliche individuelle Abutments. Durch individuelle Abutments kann eine bessere Gingiva- oder Kontaktpunktgestaltung erzielt werden. (© Institut Straumann AG, 2020. Alle Rechte vorbehalten. Mit freundlicher Genehmigung der Institut Straumann AG)

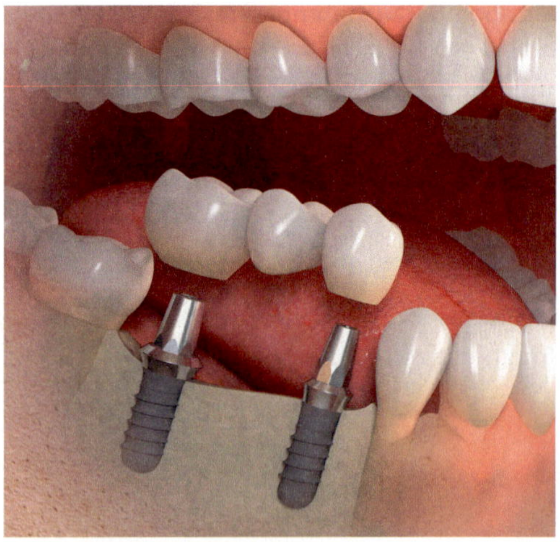

Abb. 3 Brücke auf zwei Implantaten (© Institut Straumann AG, 2020. Alle Rechte vorbehalten. Mit freundlicher Genehmigung der Institut Straumann AG)

4.2 Herausnehmbarer Zahnersatz auf Implantaten

Die zahntechnisch einfachste und damit auch günstigste Variante Totalprothesen durch Implantate mehr Halt zu geben, ist mit einem **Locator** zu arbeiten. Locatoren funktionieren nach dem „Druckknopfprinzip", wie wir es auch von Kleidungsstücken kennen.

Die kugelförmige Patrize wird in das Implantat geschraubt. Die Matrize wird in die Prothese eingearbeitet. Diese „klickt" sich beim Einsetzen der Prothese auf der Patrize fest. Die Matrize gibt es mit unterschiedlichen Abzugskräften von leichter bis extra starken Halt. Die Matrize kann auch bei Verschleiß sehr einfach ausgetauscht werden.

Um einer Totalprothese mit Locatoren Halt zu geben, sollten mindestens zwei, besser vier Implantate gesetzt werden.

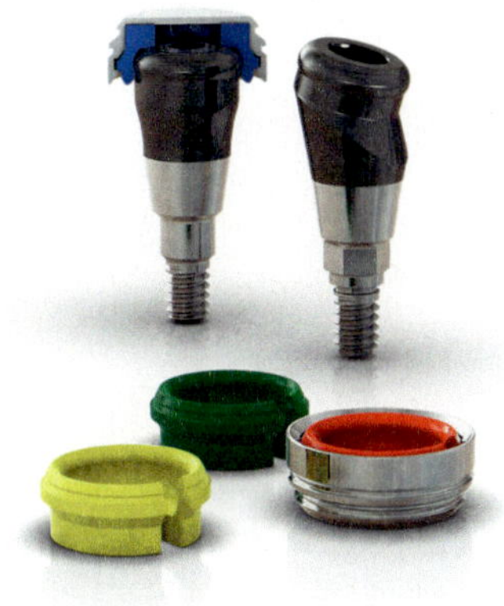

Abb. 1 Novaloc®-System (© Institut Straumann AG, 2020. Alle Rechte vorbehalten. Mit freundlicher Genehmigung der Institut Straumann AG)

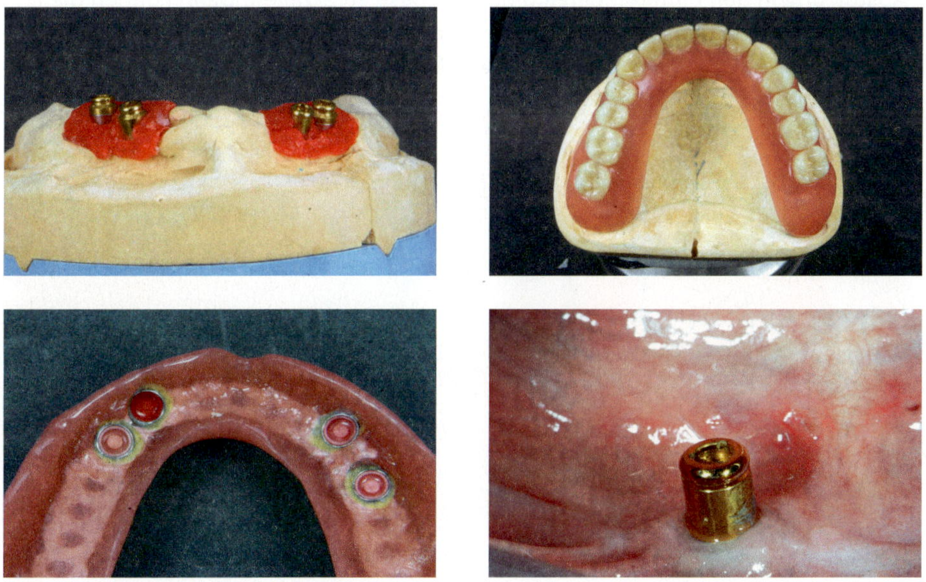

Abb. 2 Locator-Prothese von oben und unten

Der Nachteil von Implantatversorgungen mit Locatoren ist, dass die Gestaltung des Zahnersatzes immer noch wie eine Totalprothese aussieht. Außerdem kann es sein, dass z. B. beim Biss in einen Apfel die Prothese trotzdem abhebt. Will man hier eine Verbesserung erzielen, so muss man die Implantate mit **Teleskopen** oder einem **Steg** versorgen →Abb. 1, 2. Dies ist zahntechnisch aufwendiger und dadurch teurer.

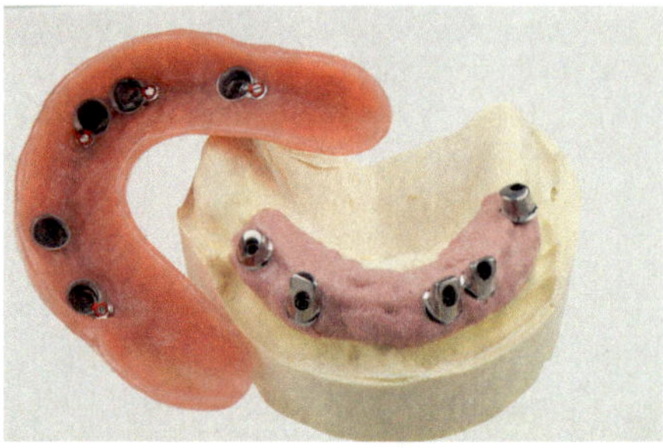

Abb. 1 Teleskope auf Implantaten und herausnehmbarer Zahnersatz

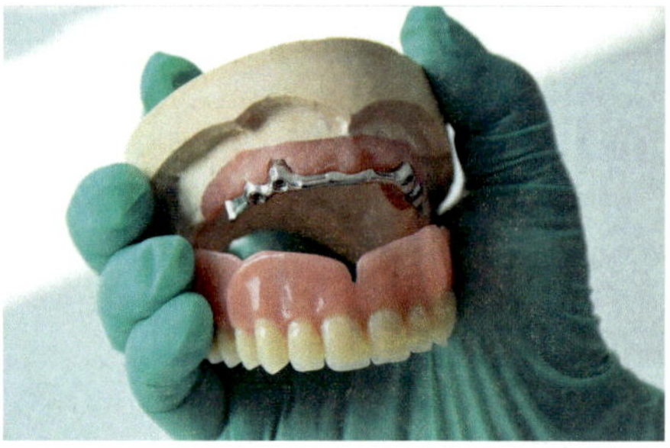

Abb. 2 Stegprothese auf Implantaten

Eine weitere Möglichkeit ist das sog. **All-on-4**-Konzept. Dazu werden vier Implantate gesetzt. Das hintere Implantat wird dabei bewusst schräg gesetzt (im Unterkiefer am N. mentalis und im OK an der Kieferhöhle vorbei), um eine maximale Abstützung in den hinteren Bereich der Prothese zu erzielen. Dann können die Implantate mit einem Steg oder mit einer auf die Implantate verschraubten Prothese versorgt werden →Abb. 3. Der Vorteil, ist dass der Zahnersatz ohne lange Einheilzeiten eingegliedert werden kann.

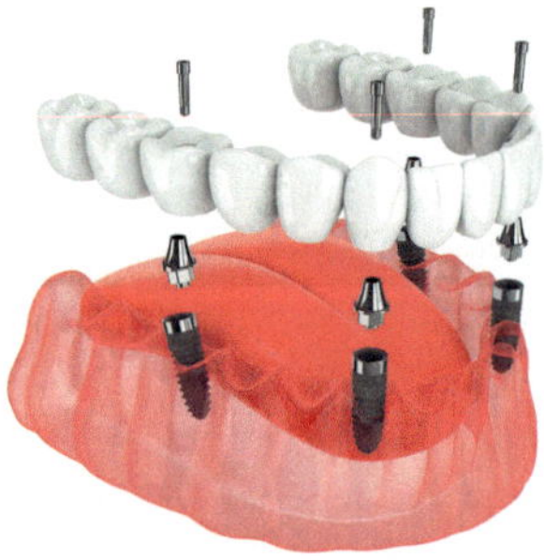

Abb. 3 All-on-4 mit verschraubter Prothese

LF 12
Bildgebende Verfahren und Strahlenschutzmaßnahmen anwenden

1 Röntgenstrahlen

Video
Physikalische Grundlagen von Röntgenstrahlen

Die Anfertigung von Röntgenbildern ist heutzutage das wichtigste bildgebende Verfahren in der Zahnheilkunde. Mit Röntgenstrahlen lassen sich die Knochen des Skeletts und die Zähne darstellen, ohne dass der Körper vorher eröffnet werden muss.

Video
Entstehung von Röntgenstrahlen

Röntgenstrahlen sind, so, wie das sichtbare Licht, elektromagnetische Wellen. Wegen ihrer sehr kurzen Wellenlänge sind Röntgenstrahlen aber so energiereich, dass sie die Weichgewebe unseres Körpers durchdringen können. Nur Knochen und Zähne sowie Metalle, die z. B. zum Zahnersatz verwendet werden, halten die Energie der Röntgenstrahlen auf. Zur Anfertigung einer Röntgenaufnahme benötigt man neben den Röntgenstrahlen auch einen Bildträger, der ein lichtdicht verpackter Film oder (wie beim digitalen Röntgen) eine Speicherfolie oder ein Sensor sein kann.

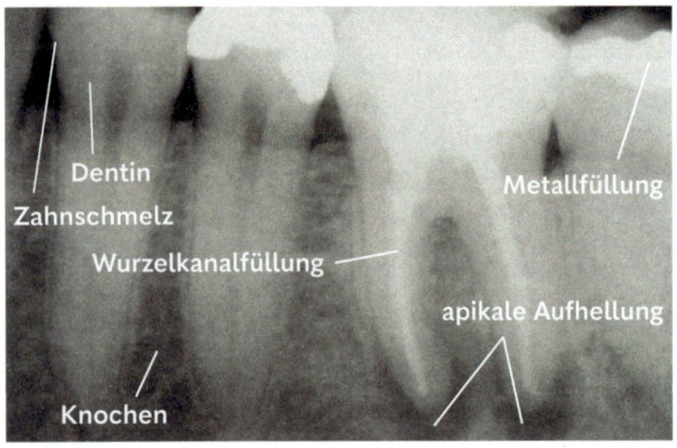

Abb. 1 Kontrollröntgenaufnahme nach Wurzelkanalbehandlung an Zahn 36. Apikale Aufhellung an Zahn 36. Die apikale Parodontitis kann nach der Wurzelkanalbehandlung abheilen, da der Entzündungsreiz beseitigt wurde.

Röntgenstrahlen haben die Eigenschaft, einen fotografischen Film zu schwärzen. Die Anteile eines Zahnfilms, die von Röntgenstrahlen belichtet werden, werden deswegen dunkel dargestellt, während die Anteile, auf die nur wenig oder gar keine Strahlung trifft, hell dargestellt werden. Aus diesem Grund sind die Schädelknochen und Zähne sowie die metallischen Kronen und Füllungen im Röntgenbild hell dargestellt →Abb. 1. Bei einer apikalen Entzündung hingegen bewirkt die Entzündungsreaktion die Auflösung des apikalen Knochengewebes, so dass sich eine apikale Ostitis als dunkler Bereich um die Wurzelspitze zeigt.

Nach der Entdeckung der Röntgenstrahlen wurde für mehr als hundert Jahre konventionelles Filmmaterial als Bildträger verwendet, wobei zur Diagnostik die Negative der Aufnahmen verwendet wurden bzw. werden. Es wird also beim konventionellen Röntgen direkt der Film betrachtet und nicht die von diesem Film hergestellten Papierbilder. Bei Negativen ist aber, im Vergleich zu den angefertigten Papierbildern, hell und dunkel vertauscht.

In der Radiologie werden daher die strahlendurchlässigen Bereiche, die auf dem Film dunkler dargestellt werden, als Aufhellung bezeichnet. Die strahlenundurchlässigen Bereiche, die auf dem Film hell dargestellt werden, nennt man Verschattung.

Beim digitalen Röntgen erzeugen die digitalen Bildträger, also die Speicherfolien und Sensoren, Bilder, die in der Darstellung den konventionellen Filmen entsprechen.

Merke
- **Aufhellung:** dunkler Bereich auf dem Röntgenbild, z. B. apikale Ostitis oder Zyste
- **Verschattung:** heller Bereich auf dem Röntgenbild, z. B. Wurzelkanalfüllung oder metallische Krone

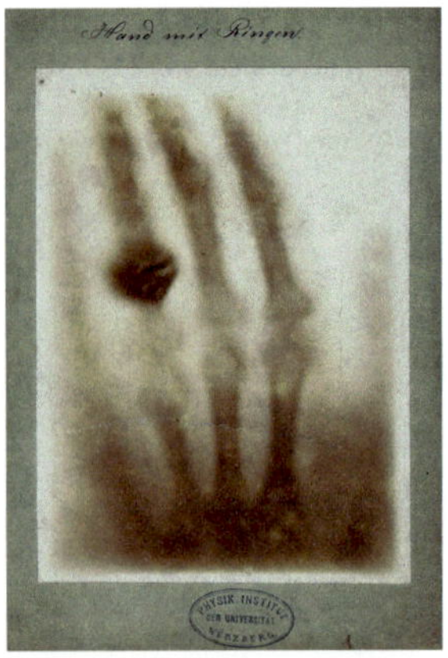

Abb. 2 Die Hand von Bertha Röntgen

Exkurs
Die Röntgenstrahlen wurden von dem Würzburger Physikprofessor Wilhelm Conrad Röntgen (1845–1923) am 8. November 1895 entdeckt. Röntgen experimentierte in einem verdunkelten Laborraum mit einer Kathodenröhre. Er fand dabei heraus, dass von der Röhre unsichtbare Strahlen ausgehen mussten, die auch festes Material durchdringen konnten. Diese Strahlen nannte er X-Strahlen. Bereits am 22. Dezember 1895 fertigte Röntgen die erste Röntgenaufnahme eines Menschen an: Diese Aufnahme zeigt die Hand seiner Frau Bertha.

1.1 Eigenschaften von Röntgenstrahlen

Röntgenstrahlen sind, wie das sichtbare Licht, elektromagnetische Wellen. Das Spektrum der elektromagnetischen Wellen umfasst verschiedene Wellenarten, die sich in der Wellenlänge und in der Frequenz unterscheiden →Abb. 1. So besitzt das mit unserem Auge sichtbare Licht eine Wellenlänge zwischen 400 und 760 nm. Dagegen haben Röntgenstrahlen eine sehr viel kürzere Wellenlänge.

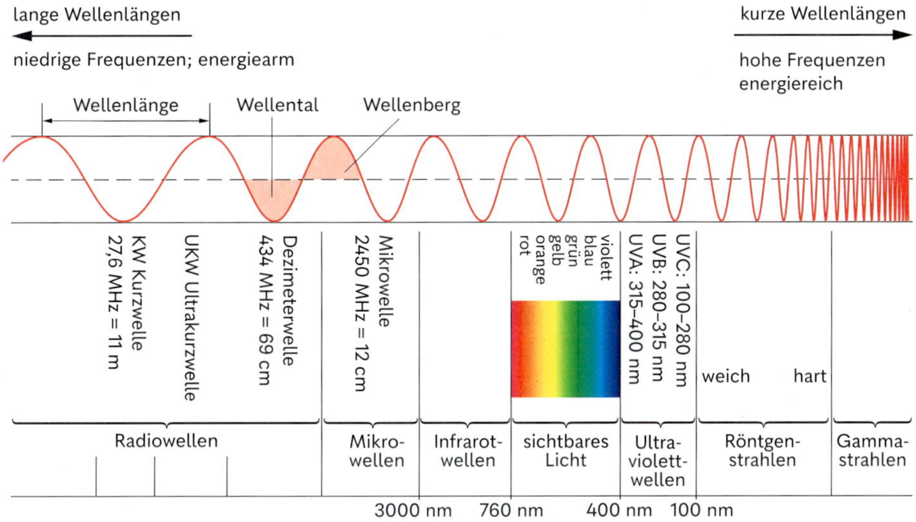

Abb. 1 Spektrum der elektromagnetischen Wellen (1 nm = ein millionstel Millimeter)

Je kürzer die Wellenlänge einer elektromagnetischen Welle ist, desto höher ist deren Frequenz und umso energiereicher ist diese Wellenart. Röntgenstrahlen sind also sehr viel energiereicher als sichtbares Licht und unterscheiden sich deswegen in einigen Eigenschaften von sichtbarem Licht.

Röntgenstrahlen
- sind unsichtbar,
- können feste Körper durchdringen,
- belichten fotografische Filme,
- lassen fluoreszierende Stoffe aufleuchten (z. B. Verstärkerfolien in Filmkassetten),
- haben eine biologisch schädigende Wirkung,
- haben eine ionisierende Wirkung,
- breiten sich im Vakuum in Lichtgeschwindigkeit aus,
- können gebeugt, reflektiert und gebrochen werden,
- können durch Stoffe mit hoher Atomdichte abgeschirmt werden (z. B. durch Blei),
- werden mit zunehmendem Abstand von der Strahlenquelle in ihrer Intensität geschwächt (Abstandsquadratgesetz, →Abb. 2).

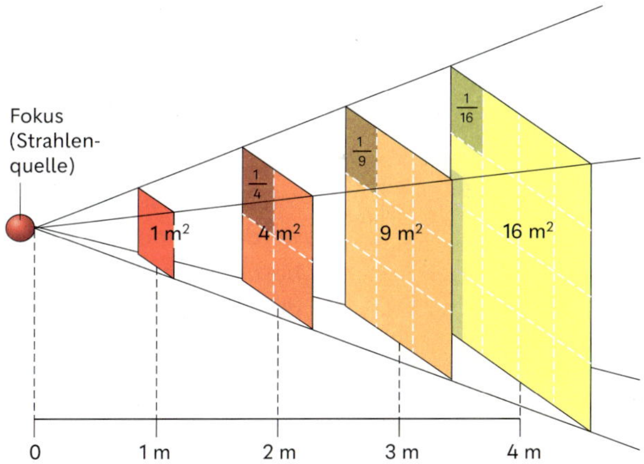

Abb. 2 Abstandsquadratgesetz. Die bestrahlte Fläche nimmt im Quadrat zu; die Strahlenintensität nimmt im Quadrat ab.

Merke
Die Strahlenintensität nimmt mit dem Quadrat des Abstandes von der Strahlenquelle ab, weil sich die bestrahlte Fläche mit dem Quadrat der Entfernung von der Strahlenquelle vergrößert.

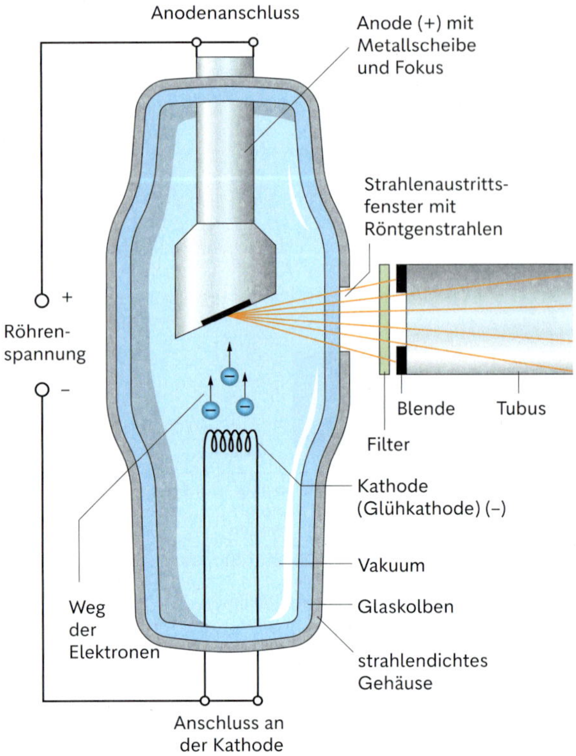

Abb. 1 Röntgenröhre (Prinzip)

1.2 Aufbau einer Röntgenröhre

Zur Anfertigung einer Röntgenaufnahme müssen Röntgenstrahlen in einer Röntgenröhre erzeugt werden. Eine Röntgenröhre besteht aus einem Glaskolben, in dem sich ein Vakuum (luftleerer Raum) befindet →Abb. 1. Auf der Seite der Kathode (negativer Pol) befindet sich ein Glühfaden aus Wolfram. Auf der anderen Seite des Glaskolbens gegenüber des Glühfadens liegt die abgeschrägte Anode (positiver Pol). Die Oberfläche der Anode besteht aus einer Wolframscheibe, einem Metall, das sehr hitzestabil ist.

Die Röntgenröhre ist von einem Bleimantel umgeben, der nur eine kleine Öffnung aufweist, die als Strahlenaustrittsfenster bezeichnet wird.

Beim Betrieb einer Röntgenröhre wird an der Kathode ein Heizstrom angelegt, der den Glühfaden zum Glühen bringt. Zwischen der Kathode und der Anode wird bei dentalen Röntgengeräten eine Hochspannung von ca. 70 000 Volt (70 KV/Kilovolt) angelegt.

1.3 Entstehung von Röntgenstrahlen

Durch das Einschalten des **Heizstroms** wird der Glühfaden der Kathode zum Glühen gebracht. Am Glühfaden werden aufgrund der hohen Bewegungsenergie der Moleküle **Elektronen** in das Vakuum der Röntgenröhre freigesetzt.

Video
Entstehung von Röntgenstrahlen

Mit dem Einschalten der hohen **Röhrenspannung** zwischen Kathode und Anode werden die negativ geladenen Elektronen in Richtung der positiv geladenen Anode beschleunigt und an der Wolframscheibe plötzlich abgebremst. An dieser Stelle, die man als Brennfleck oder Fokus bezeichnet, wird die Bewegungsenergie der Elektronen zu 99 % in Wärme und zu 1 % in Röntgenstrahlen umgewandelt.

Die Geschwindigkeit der Elektronen ist abhängig von der angelegten Röhrenspannung. Bei einer hohen Röhrenspannung und somit hoher Geschwindigkeit der Elektronen entstehen kurzwellige harte Röntgenstrahlen mit einer hohen Durchdringungskraft. Bei einer niedrigen Röhrenspannung und somit geringeren Geschwindigkeit der Elektronen entstehen langwellige weiche Röntgenstrahlen mit einer geringeren Durchdringungskraft.

Die entstandenen Röntgenstrahlen können die Röntgenröhre nur durch das Strahlenaustrittsfenster verlassen. Dort werden mithilfe von Filtern aus Aluminium oder Kupfer die langwelligen Anteile der Strahlung herausgefiltert, weil diese nicht zur Bilderzeugung beitragen. Eine Blende bündelt dann die zur Belichtung austretenden Röntgenstrahlen zum so genannten Nutzstrahlenbündel.

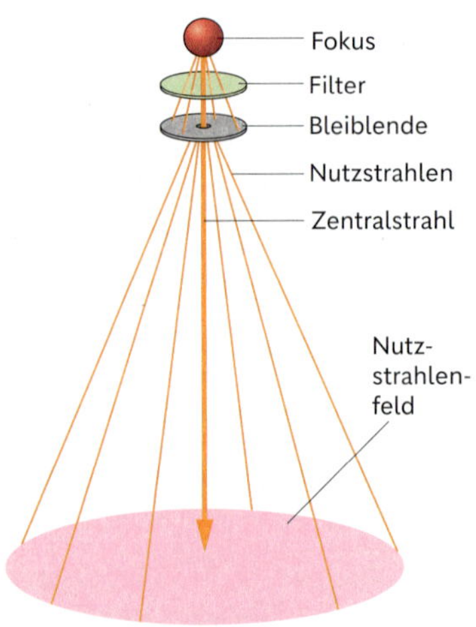

Abb. 2 Nutzstrahlenbündel, Nutzstrahlenfeld und Zentralstrahl

Den im Zentrum des Nutzstrahlenbündels verlaufenden Strahl bezeichnet man als **Zentralstrahl**. Dieser ist für die richtige Einstellung des Nutzstrahlenbündels bei den verschiedenen Röntgentechniken wichtig.

1.4 Aufbau eines dentalen Röntgengerätes

Die dentalen Röntgengeräte werden zur Anfertigung von intraoralen Röntgenaufnahmen verwendet. Sie sind für die Einstellung am Patienten mit einem beweglichen Befestigungsarm verbunden. Am Gehäuse von dentalen Röntgengeräten befindet sich ein röhrenförmiger Tubus aus Metall oder Kunststoff. Mithilfe einer Winkelskala kann der Neigungswinkel des Tubus zur Horizontalebene (Fußbodenebene) abgelesen werden.

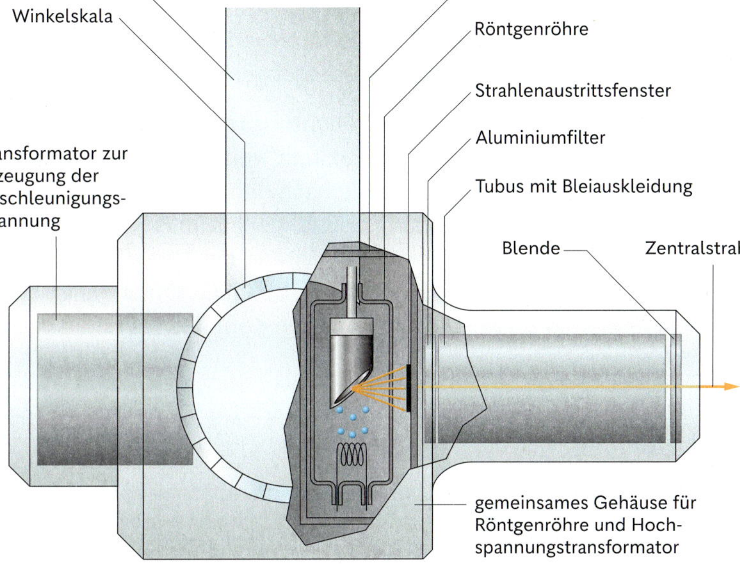

Abb. 1 Aufbau eines dentalen Röntgengerätes

Im Inneren des Röntgengerätes sind die Steuerungselektronik, die Röntgenröhre und der Transformator, der die hohe Röhrenspannung erzeugt. Am Strahlenaustrittsfenster der Röntgenröhre sind der Filter und die Blende angebracht.

Der Tubus ist ein röhrenförmiger Aufsatz am Strahlenaustrittsfenster, durch den das Nutzstrahlenbündel verläuft. Zur Vermeidung von Strahlenschäden der äußeren Haut werden heutzutage Langtuben verwendet, die einen Mindestabstand zwischen der Strahlungsquelle (Röntgenröhre) und der Haut des Patienten sicherstellen. Außerdem erleichtert der Tubus die korrekte Einstellung bei Röntgentechniken, bei denen der Bildträger mit einem Halter im Mund des Patienten fixiert wird. Bei einigen Geräten befindet sich am Tubus eine Markierung in Längsrichtung des Tubus.

1.5 Einflussfaktoren bei der Erzeugung und Verwendung von Röntgenstrahlen

Die Erzeugung von Röntgenstrahlen und die Bildentstehung von Röntgenaufnahmen wird von drei Einflussfaktoren (Parametern) bestimmt:
- **Röhrenspannung** in Kilovolt (kV)
- **Stromstärke** in Milliampere (mA)
- **Belichtungszeit** in Sekunden (s)

Die angelegte **Röhrenspannung** beschleunigt die Elektronen in Richtung der Wolframscheibe. Bei einer hohen Röhrenspannung werden die Elektronen stärker beschleunigt und an der Anode auch stärker abgebremst. Es entstehen dann vermehrt energiereiche, kurzwellige Röntgenstrahlen mit einer hohen Durchdringungskraft. Bei OPG-Geräten ist die Röhrenspannung zwischen 60 und 80 kV einstellbar. Sie muss bei Erwachsenen höher eingestellt werden als bei Kindern.

Orthopantomogramm →S. 482

Bei den dentalen Röntgengeräten ist die Röhrenspannung meist auf 60 oder 70 kV fest eingestellt.

Von der **Stromstärke** des Heizstroms an der Glühkathode hängt ab, wie viele Elektronen am Glühfaden in das Vakuum der Röntgenröhre freigesetzt werden. Je höher der Heizstrom ist, desto mehr Elektronen werden in Richtung Anode beschleunigt. Es entstehen dann mehr Röntgenstrahlen, d. h. die Strahlung wird intensiver.

Bei OPG-Geräten variiert die Stromstärke je nach eingestelltem Programm, bei dentalen Röntgengeräten liegt sie meist bei 7 mA.

Von der **Belichtungszeit** hängt ab, wie dunkel die belichteten Stellen auf dem Bildträger dargestellt werden. Bei den dentalen Röntgengeräten variiert die Belichtungszeit je nach der Region, die geröntgt wird. Im Seitenzahnbereich ist die Belichtungszeit länger als im Frontzahnbereich. Bei OPG-Geräten wird der Bildträger stückweise während des Umlaufs der Röntgenröhre belichtet. Die Belichtungszeit für eine komplette OPG-Aufnahme ist daher so lange, wie die Rotation der Röntgenröhre um den Kopf des Patienten dauert.

Terminologie: Röntgenstrahlen

Anode, die	positiv geladener Pol
Aufhellung, die	dunkler Bereich auf dem Röntgenbild
Elektron, das	Elektronen sind negativ geladene Teilchen
fluoreszierender Stoff	Stoff, der durch energiereiche Strahlung zum Leuchten gebracht werden kann
Fokus (Brennfleck), der	Stelle, an der auf der Wolframscheibe die Röntgenstrahlen entstehen
Kathode, die	negativ geladener Pol
Vakuum, das	luftleerer Raum
Verschattung, die	heller Bereich auf dem Röntgenbild
Zentralstrahl, der	im Zentrum des Nutzstrahlenbündels verlaufender Röntgenstrahl

Aufgaben

1 Erklären Sie die Begriffe Aufhellung und Verschattung und geben Sie jeweils zwei Beispiele.

2 Nennen Sie sechs Eigenschaften von Röntgenstrahlen.

3 Erklären Sie den Aufbau einer Röntgenröhre.

4 Erläutern Sie die Begriffe Heizstrom und Röhrenspannung.

5 Erklären Sie die Entstehung von Röntgenstrahlen.

6 Was versteht man unter dem Zentralstrahl?

7 Welche Einflussfaktoren bestimmen die Entstehung von Röntgenaufnahmen?

2 Digitale und konventionelle Röntgentechnik

Bei intraoralen Röntgenaufnahmen werden meist Zähne dargestellt. Der Bildträger befindet sich dabei innerhalb der Mundhöhle, hinter den Zähnen, die geröntgt werden sollen, wobei der Bildträger entweder durch den Patienten oder durch einen Filmhalter fixiert wird →Abb. 1. Wenn man keinen Filmhalter verwendet, wird der Film so eingelegt, dass der Rand des Bildträgers die Okklusionsebene bzw. die Inzisalkante der Zähne um 2–3 mm überragt. Der Patient ist darauf hinzuweisen, dass er den Bildträger nicht durch das Festhalten verbiegt, da sonst verzerrte Aufnahmen entstehen.

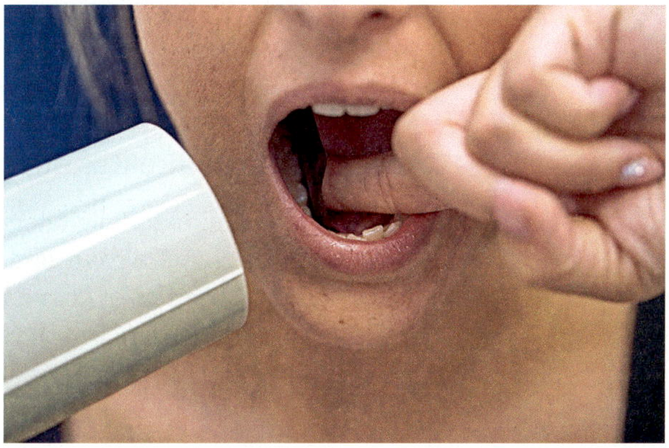

Abb. 1 Die Patientin hält den Bildträger.

2.1 Digitales Röntgen

Beim digitalen Röntgen unterscheidet man das direkte und das indirekte Verfahren, bei denen jeweils verschiedenartige Bildträger verwendet werden: **Sensoren** sind ca. 5 mm dick und immer mit einem Kabel mit dem Computer verbunden →Abb. 2.

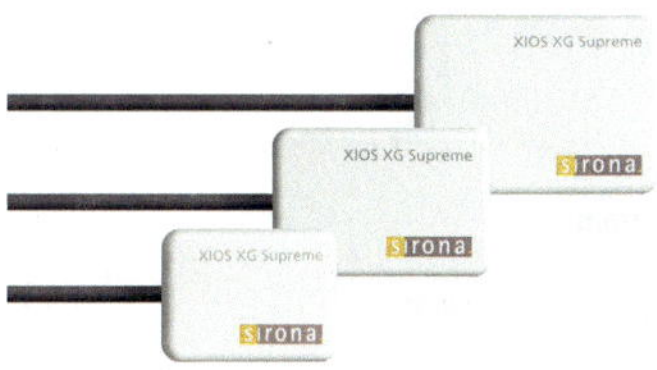

Abb. 2 Sensoren für digitales Röntgen

Speicherfolien werden in den Formaten der Röntgenfilme angeboten und werden üblicherweise mit einem Filmhalter verwendet →Abb. 1, S. 472. Durch die hohe Empfindlichkeit der digitalen Bildträger kann die Belichtungszeit und damit die Strahlendosis bei der Anfertigung von Röntgenaufnahmen reduziert werden.

2.1.1 Direktes digitales Röntgen

Das direkte digitale Röntgen erfolgt mit einem **Sensor**, der über ein Kabel **direkt mit dem Computer verbunden** ist →Abb. 2. Nach der Belichtung des Sensors erscheint nahezu direkt das digitale Bild der Aufnahme auf dem Computer →Abb. 3. Ein Vorteil dieses Verfahrens ist, dass das Bild sofort zur Beurteilung und Befundung zur Verfügung steht und der Patient ohne Verzögerung weiterbehandelt werden kann.

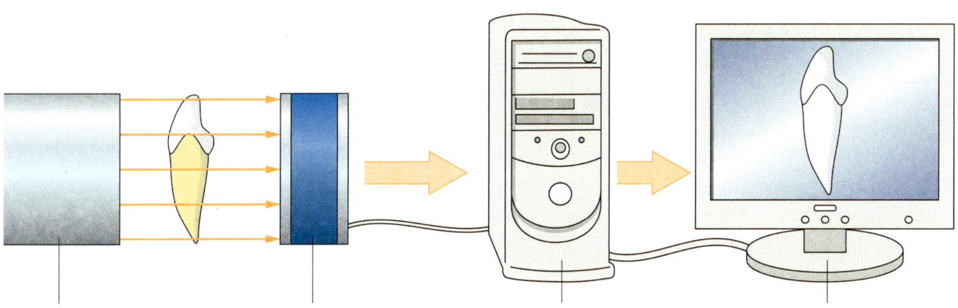

Abb. 3 Digitales Röntgen mit einem Sensor (Prinzip)

Sensoren werden in verschiedenen Größen angeboten. Sie können immer wieder verwendet werden und sind während der Benutzung am Patienten durch eine flüssigkeitsdichte Schutzhülle vor Speichel geschützt. Die Positionierung der Sensoren im Mund des Patienten ist etwas schwieriger als mit anderen Bildträgern, da die Sensoren dicker und mit einem Kabel verbunden sind. Zudem sind die Anschaffungskosten wesentlich höher als bei anderen Bildträgern.

2.1.2 Indirektes digitales Röntgen

Beim indirekten digitalen Röntgen werden als Bildträger **Speicherfolien** verwendet →Abb. 1. Auf diesen sind die Bildinformationen zwischengespeichert. Die belichteten Speicherfolien müssen **zuerst mit** einem **Laserscanner ausgelesen und digitalisiert** werden, bevor das Bild auf dem Computer erscheint →Abb. 4.

Speicherfolien sind kabellos und werden in den Größen der konventionellen Röntgenfilme angeboten. Speicherfolien können mit den konventionellen Filmhaltern verwendet werden, was die Positionierung am Patienten erleichtert. Während der Verwendung am Patienten müssen auch die Speicherfolien durch eine flüssigkeitsdichte Schutzhülle vor Speichel geschützt werden →Abb. 2.

Die Anschaffungskosten der Speicherfolien sind deutlich geringer, wobei allerdings auch der Scanner zum Auslesen der Speicherfolien anzuschaffen ist →Abb. 3. Speicherfolien können bei pfleglicher Handhabung ungefähr 1000mal belichtet werden.

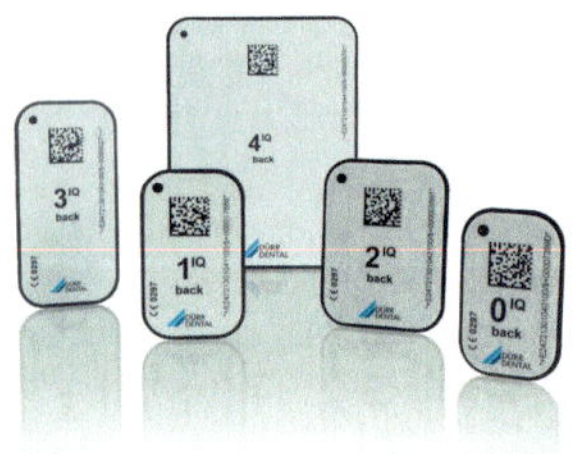

Abb. 1 Speicherfolien in den Formaten der Zahnfilme

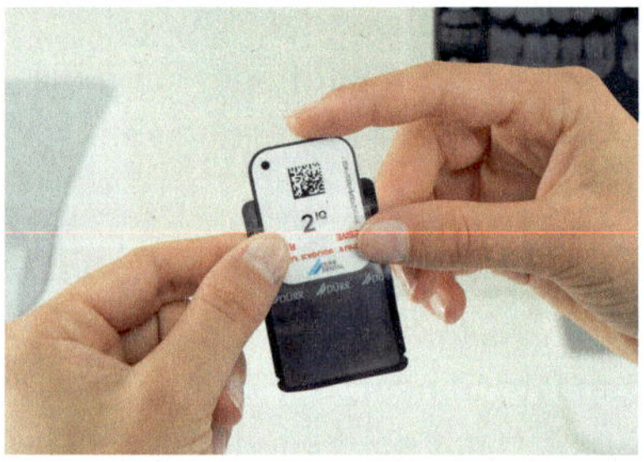

Abb. 2 Speicherfolie und Schutzhülle

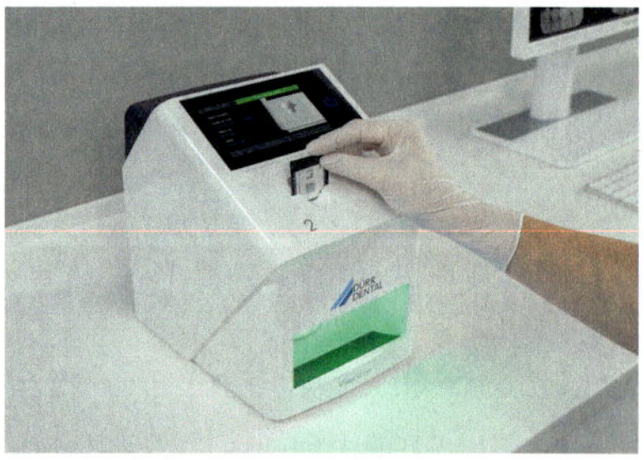

Abb. 3 Speicherfolien-Scanner

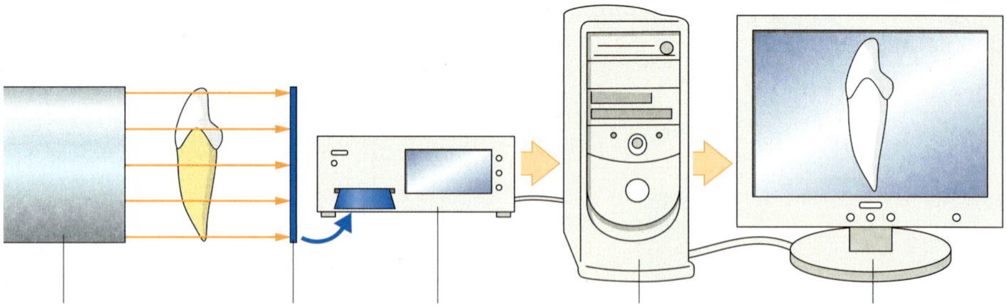

Abb. 4 Röntgen mit Speicherfolien (Prinzip)

2.1.3 Vorteile und Nachteile digitaler Röntgentechnik

Die digitale Röntgentechnik hat im Vergleich zum konventionellen analogen Röntgen mit Film einige **Vorteile**. Die Röntgenaufnahme ist sofort verfügbar, so dass die Behandlung des Patienten nicht unterbrochen werden muss. Zudem kann die Aufnahme am Computer bearbeitet und platzsparend archiviert werden. Außerdem erfolgt die Anfertigung der Röntgenaufnahme mit einer geringeren Strahlendosis und ohne die Verwendung von Chemikalien. Werden Röntgenaufnahmen von Behandlern anderer Praxen angefordert, ist die Datenübertragung technisch problemlos möglich.

Nachteile digitaler Röntgentechnik sind die hohen Anschaffungskosten sowie die schwierigere Handhabung der Sensoren. Das digitale Röntgen setzt zudem ein funktionierendes Computersystem mit einem hochwertigen Befundungsmonitor voraus. Außerdem muss für die Zeit der gesetzlich vorgeschriebenen Aufbewahrungsfristen die digitale Archivierung sichergestellt werden. Ferner sind für den digitalen Versand von Röntgenbildern die aktuellen Datenschutzbestimmungen zu beachten.

2.2 Analoges Röntgen

Bereits kurze Zeit nach der Entdeckung der Röntgenstrahlen erstellte Wilhelm Conrad Röntgen erste Röntgenaufnahmen auf fotografischem Film. Die erste veröffentlichte dokumentierte Röntgenaufnahme von der Hand seiner Frau Bertha fertigte er am 22.12.1895 an. Bis zur Entwicklung der digitalen Bildträger wurden Röntgenbilder durch Belichtung von fotografischen Filmen hergestellt. Dieses konventionelle Verfahren wird auch heute noch angewendet, wobei der Anteil der digital erstellten Röntgenbilder stetig zunimmt.

2.2.1 Aufbau, Größe und Verpackung von Röntgenfilmen

Aufbau eines Röntgenfilms

Die in der zahnärztlichen Praxis verwendeten Röntgenfilme bestehen aus einem transparenten **Schichtträger** aus Zelluloid, der doppelseitig mit einer lichtempfindlichen **Emulsion aus Silberbromid** beschichtet ist. Diese Emulsion ist durch eine **Haftschicht** am Schichtträger befestigt und wird außen von einer **Schutzschicht** vor mechanischer Beschädigung geschützt →Abb. 1.

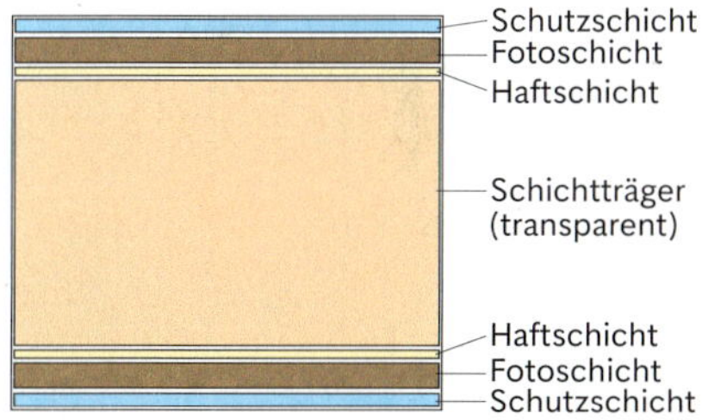

Abb. 1 Aufbau eines Röntgenfilms (Querschnitt)

Filmformate für intraorale Aufnahmen

Für intraorale Aufnahmen werden, je nach Verwendungszweck, verschiedene Filmformate verwendet →Abb. 2:

- **Standardzahnfilm** (3 x 4 cm) – dient der Aufnahme von bis zu drei benachbarten Zähnen
- **kleiner Zahnfilm** (2 x 3 cm) – eignet sich für die Verwendung bei Kindern oder bei Platzmangel
- **Bissflügelzahnfilm** (2,5 x 5,5 cm) – besitzt in der Mitte eine Aufbisslasche und wird zur Diagnostik von Approximalkaries der Seitenzähne des Ober- und Unterkiefers verwendet
- **Aufbissfilm** (5,5 x 7,5 cm) – wird für die Erstellung von Aufnahmen des Gaumens oder des Mundbodens verwendet

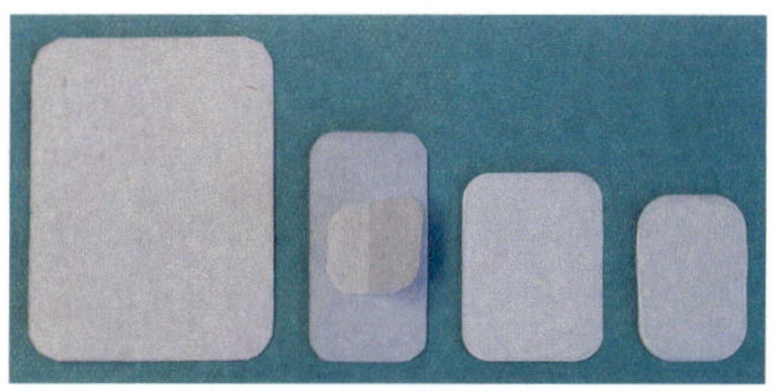
Abb. 2 Filmformate für intraorale Aufnahmen

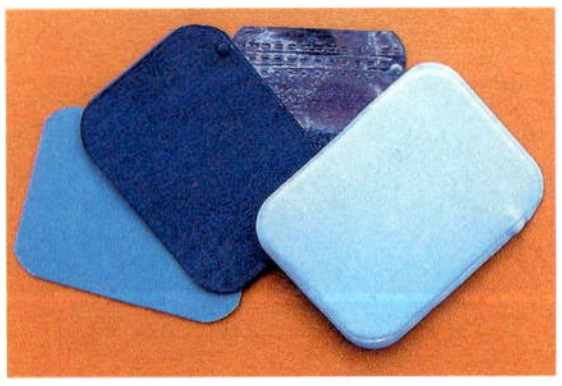

Abb. 1 Verpackung eines Zahnfilms

Verpackung eines Röntgenfilms für intraorale Aufnahmen

Röntgenfilme, die für Aufnahmen innerhalb der Mundhöhle zur Darstellung der Zähne verwendet werden, müssen so verpackt sein, dass sie vor dem Licht der Umgebung und vor Speichel geschützt sind.

Der **Röntgenfilm** ist zum Schutz vor Lichteinfall beidseitig in **schwarzes Papier** eingebettet. Auf der Rückseite befindet sich eine **Metallfolie** aus Blei, die einerseits das hinter dem Film liegende Gewebe vor Strahlung schützt und andererseits die rückwärtige Belichtung des Films durch Streustrahlung (Rückstrahlung) verhindert. Die äußere Umhüllung besteht aus einer licht- und speicheldichten **Kunststoffhülle**, deren Vorderseite weiß ist →Abb. 1. An der Rückseite befindet sich eine Lasche zum Öffnen der Verpackung, da der Film vor der Entwicklung lichtgeschützt aus der Verpackung entnommen werden muss.

Um nach der Entwicklung die Vorder- und Rückseite des Röntgenfilms unterscheiden zu können, ist an der Vorderseite eine **kleine Erhebung** eingeprägt. Diese sollte bei eingelegtem Film inzisal bzw. okklusal liegen.

2.2.2 Entwicklung und Fixierung von Röntgenfilmen

Röntgenfilme müssen, bevor ein dauerhaftes Röntgenbild entsteht, zunächst entwickelt und fixiert werden. Diese Prozesse müssen lichtgeschützt erfolgen, da der Röntgenfilm erst nach der Fixierung nicht mehr lichtempfindlich ist.

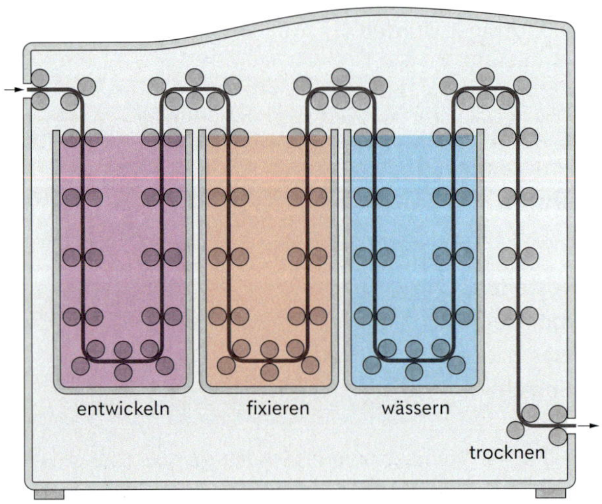

Abb. 2 Filmentwicklung im Entwicklungsvollautomaten (schematische Darstellung)

In der Praxis werden die belichteten Röntgenfilme meist mithilfe eines Automaten entwickelt →Abb. 2. In diesem befinden sich die Entwicklerlösung, die Fixierlösung und ein Wasserbad, die durch ein Thermostat auf einer konstanten Temperatur gehalten werden. Der gesamte Entwicklungsprozess dauert ungefähr 5–6 Minuten.

Zu Beginn wird der Röntgenfilm entweder in einer Dunkelkammer oder lichtgeschützt am Entwicklungsautomaten ausgepackt. Durch Transportrollen wird dann der belichtete Film zunächst durch die **Entwicklerlösung** transportiert. Durch den chemischen Prozess der Entwicklung werden die belichteten Silberbromidteilchen in schwarzes metallisches Silber umgewandelt, das **Bild wird sichtbar**.

Danach wird die Entwicklerlösung durch Walzen von der Oberfläche des Films entfernt und der Film weiter in die **Fixierlösung** geleitet. Durch die Fixierlösung werden die unbelichteten Silberbromidteilchen entfernt, so dass nun der Film nicht mehr durch das Tageslicht nachbelichtet werden kann, das **Bild wird haltbar**.

Zum Schluss wird der Film durch ein Wasserbad transportiert, in dem die Fixierlösung abgespült wird. Abschließend wird der Film vor der Entnahmestelle des Entwicklungsautomaten durch warme Luft oder Infrarotlicht getrocknet.

Entwickler und Fixierer müssen regelmäßig erneuert werden. Die verbrauchten Lösungen werden getrennt voneinander gesammelt und als Sondermüll entsorgt.

2.2.3 Filmkassetten für extraorale Aufnahmen

Bei extraoralen Aufnahmen wird der Röntgenfilm in einer Dunkelkammer in eine lichtgeschützte Metallkassette eingelegt, in der sich auf beiden Innenseiten jeweils eine Verstärkerfolie befindet. Die Verstärkerfolien sind mit einem fluoreszierenden Material (z. B. Kalziumwolframat) beschichtet, welches durch die Energie der Röntgenstrahlen zum Leuchten gebracht wird. Das Licht der Verstärkerfolien trägt wesentlich zur Belichtung des Films bei: Die Filmschwärzung erfolgt zu 95 % durch das Licht der Verstärkerfolien und nur zu 5 % direkt durch die Röntgenstrahlen →Abb. 1. Die Verstärkerfolien verstärken also die Wirkung der Röntgenstrahlen. So können Röntgenaufnahmen mit einer geringeren Strahlendosis erstellt werden.

Merke
Die Verstärkerfolien in den Filmkassetten für extraorale Aufnahmen verstärken die Wirkung der Röntgenstrahlen. Dadurch wird die Strahlenbelastung für den Patienten verringert.

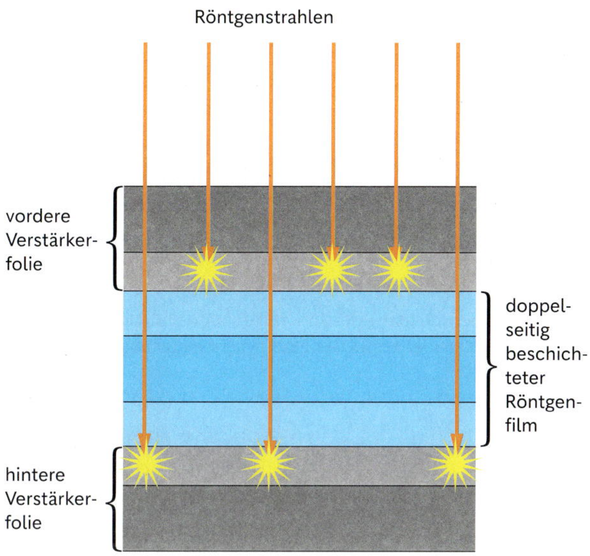

Abb. 1 Aufbau einer Filmkassette mit Verstärkerfolien

Terminologie: Röntgentechnik

Filmhalter	Hilfsmittel zur Ausrichtung des Bildträgers (z. B. Röntgenfilm oder Speicherfolie)
Silberbromid	lichtempfindlicher Bestandteil eines Röntgenfilms

Aufgaben

1 Nennen und erläutern Sie die beiden verschiedenen digitalen Röntgenverfahren.

2 Nennen Sie vier Vorteile und vier Nachteile der digitalen Röntgentechnik.

3 Nennen Sie drei übliche Filmformate für intraorale Aufnahmen.

4 Erklären Sie, warum sich bei intraoralen Röntgenfilmen auf der Rückseite eine bleihaltige Metallfolie befindet.

5 Erläutern Sie die Funktion der Verstärkerfolien von Filmkassetten für extraorale Aufnahmen.

6 Beschreiben Sie, was bei der Entwicklung und bei der Fixierung eines Röntgenfilms passiert.

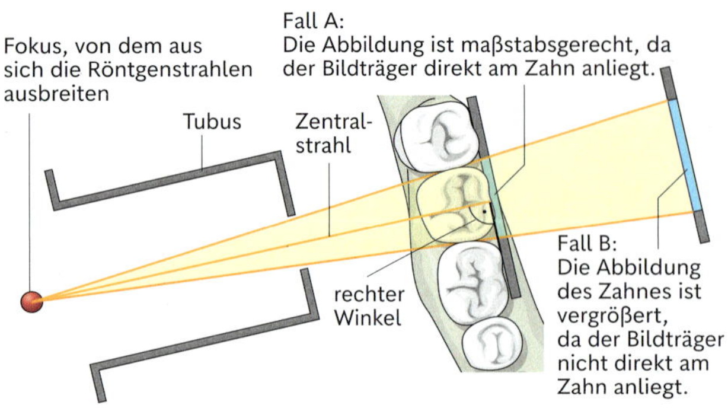

Abb. 1 Korrekte Abbildung der Zähne durch Anlegen des Bildträgers direkt an den Zahn (Prinzip; Darstellung nicht maßstabsgerecht)

3 Aufnahmetechniken

Die in der Zahnheilkunde angewendeten Aufnahmetechniken werden, auch wenn verschiedene Bildträger wie Sensor, Speicherfolie oder Film im Einsatz sind, gleich durchgeführt. Grundsätzlich unterscheidet man nach der Lage des verwendeten Bildträgers:

- **Intraorale Aufnahmetechniken:** Der Bildträger befindet sich innerhalb der Mundhöhle.
- **Extraorale Aufnahmetechniken:** Der Bildträger befindet sich außerhalb der Mundhöhle.

Das Ziel einer guten Röntgenaufnahme ist die originalgetreue Abbildung der dargestellten Region. Die abgebildeten Zähne, Kiefer- oder Schädelanteile sollen also in Form und Größe dem Original entsprechen. Um dieses Ziel zu erreichen, sollte der Bildträger so nah wie möglich am Zahn liegen. Je größer der Abstand zwischen dem zu röntgenden Zahn und dem Bildträger ist, desto größer ist die Abbildung des Zahnes auf der Röntgenaufnahme →Abb. 1.

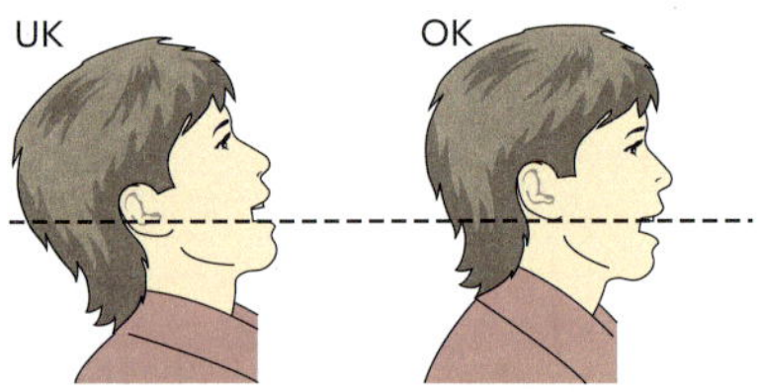

Abb. 2 Kopfhaltung des Patienten zur horizontalen Ausrichtung der Kauebene

3.1 Intraorale Röntgenaufnahmen

Bei allen intraoralen Röntgenaufnahmen befindet sich der Bildträger innerhalb der Mundhöhle. Man unterscheidet die folgenden Aufnahmetechniken bzw. -arten: Halbwinkeltechnik, Technik nach Le Master, Bissflügelaufnahme, Paralleltechnik, Rechtwinkeltechnik, Aufbissaufnahme.

Bei den intraoralen Aufnahmetechniken sitzt der Patient aufrecht auf einem Stuhl mit Kopfstützen. Diese stabilisieren den Kopf des Patienten und reduzieren die Gefahr von Verwacklungen während der Aufnahme. Der Kopf wird so positioniert, dass die Kauebene (Okklusionsebene) des Kiefers, der geröntgt werden soll, parallel zum Fußboden ausgerichtet wird →Abb. 2.

In der Regel wird der Zentralstrahl senkrecht auf den darzustellenden Zahn eingestellt **(orthoradiale Einstellung)**. Auf diese Weise können Verzerrungen der Abbildung sowie Überlappungen der Zahnzwischenräume vermieden werden →Abb. 3, 4, 5.

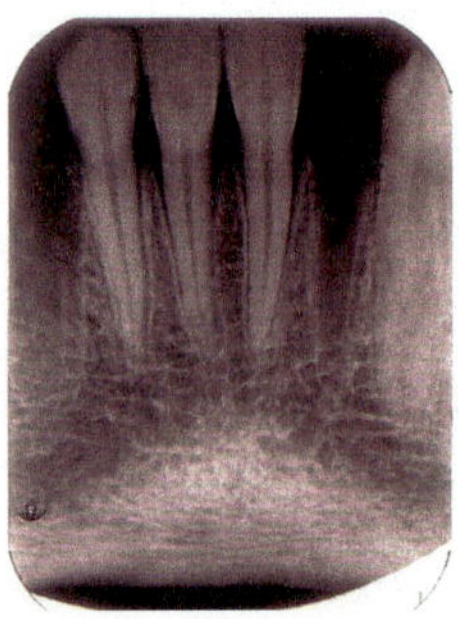

Abb. 3 Korrektes Röntgenbild in orthoradialer Einstellung. Zähne und Zahnzwischenräume sind wirklichkeitsgetreu abgebildet.

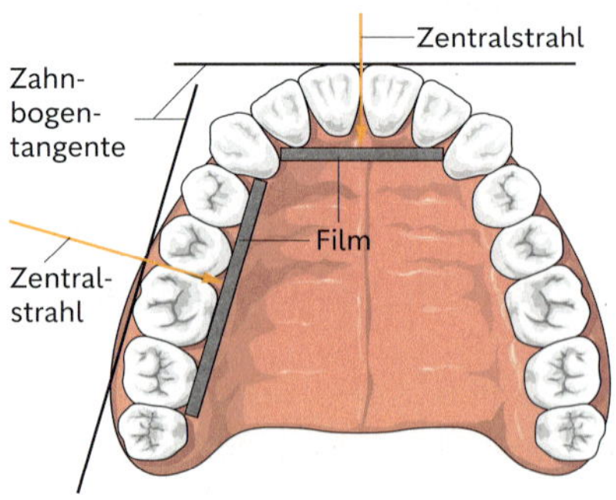

Abb. 4 Orthoradiale Einstellung

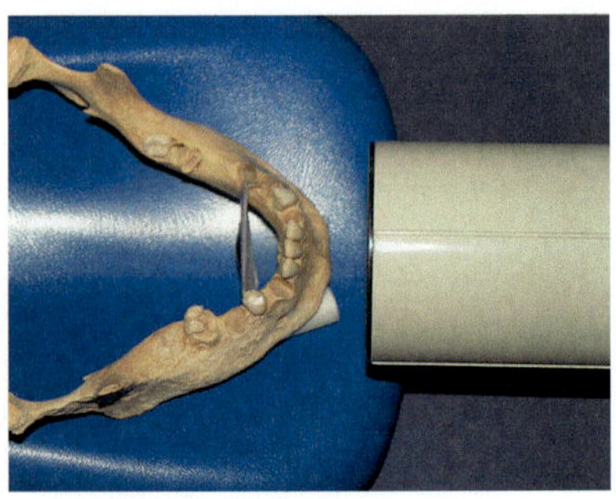

Abb. 5 Der Tubus ist orthoradial auf die Zahnbogentangente eingestellt.

Nur in besonderen Fällen kann eine bewusste Abweichung von der orthoradialen Einstellung erforderlich sein. Sollen zum Beispiel im Oberkiefer von Zahn 14 oder 24 die bukkale und die palatinale Wurzel dargestellt werden, würden sich bei einer orthoradialen Einstellung beide Wurzeln überlagern, da sie beide hintereinander im Strahlenverlauf liegen.

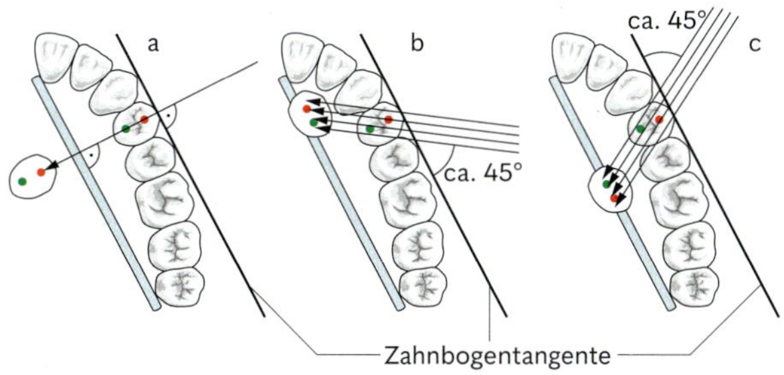

Abb. 1 Exzentrische Aufnahmen. a) Bei orthoradialer Einstellung werden die Wurzeln überlagert dargestellt. b) Mit der distal-exzentrischen Einstellung werden die Wurzeln überlagerungsfrei abgebildet, ebenso mit der mesial-exzentrischen Einstellung (c).

Zur Darstellung beider Wurzeln wird dann eine **exzentrische Einstellung** notwendig. Der Tubus wird hierbei in der Horizontalen entweder nach mesial (**mesialexzentrisch**) oder nach distal (**distalexzentrisch**) verschoben. Der Zentralstrahl trifft dann schräg, im Winkel von ca. 45 Grad, auf den darzustellenden Zahn. Auf diese Weise können beide Wurzeln auf dem Röntgenbild beurteilt werden →Abb. 1. Eine exzentrische Einstellung kann auch zur Lagebestimmung von verlagerten Zähnen oder Fremdkörpern eingesetzt werden.

3.1.1 Halbwinkeltechnik

Die Halbwinkeltechnik wird ohne Filmhalter und üblicherweise mit einem Zahnfilm durchgeführt. Vor dem Einlegen des Films wird der Kopf des Patienten so positioniert, dass sich die Kauebene des Kiefers der geröntgten Zähne parallel zum Fußboden befindet. Die in der Tabelle aufgeführten Einstellwinkel dienen der Voreinstellung des Tubus und erleichtern die exakte Feineinstellung am Patienten.

Oberkiefer	Frontzähne	+ 55°
	Prämolaren	+ 45°
	Molaren	+ 35°
Unterkiefer	Frontzähne	- 20°
	Prämolaren	- 10°
	Molaren	- 5°

Tab. 1 Winkeleinstellung des Tubus bei Halbwinkeltechnik

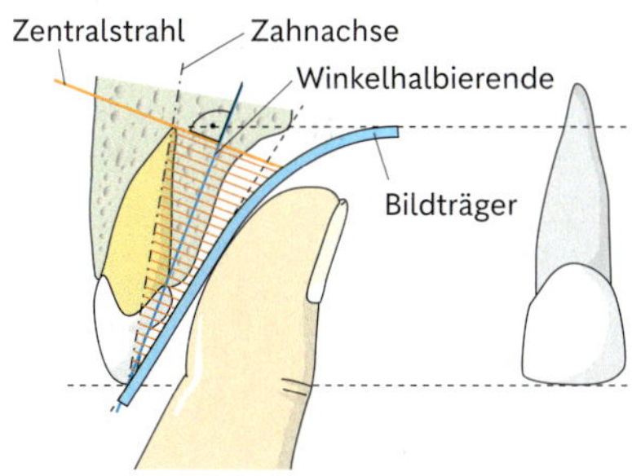

Abb. 2 Zahn verlängert abgebildet, da der Bildträger durchgedrückt wurde

Der Film, der in die Mundhöhle eingelegt wird, zeigt mit der Vorderseite zum Zahn, der dargestellt werden soll. Die Filmseite, an der sich die Prägung befindet, überragt dabei die Kauebene oder die Schneidekante des Zahnes um ungefähr 2–3 mm. Der Film wird vom Patienten mit dem Zeigefinger fixiert und darf dabei nicht durchgedrückt werden, da der Zahn sonst verlängert dargestellt würde →Abb. 2.

Nachdem der Film eingelegt ist, bilden die **Zahnachse** (Längsachse des Zahnes) und die **Filmebene** einen Winkel. Dieser Winkel wird von der Winkelhalbierenden in der Mitte geteilt. Der Tubus wird nun so eingestellt, dass der **Zentralstrahl senkrecht zur Winkelhalbierenden** und durch die Wurzelspitze des Zahnes verläuft. Bei korrekter Durchführung der Halbwinkeltechnik ist der abgebildete Zahn genau so groß, wie der in der Mundhöhle befindliche →Abb. 3.

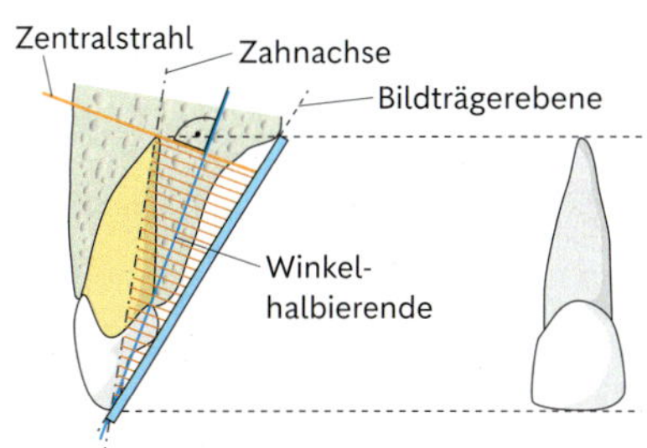

Abb. 3 Zahn korrekt abgebildet

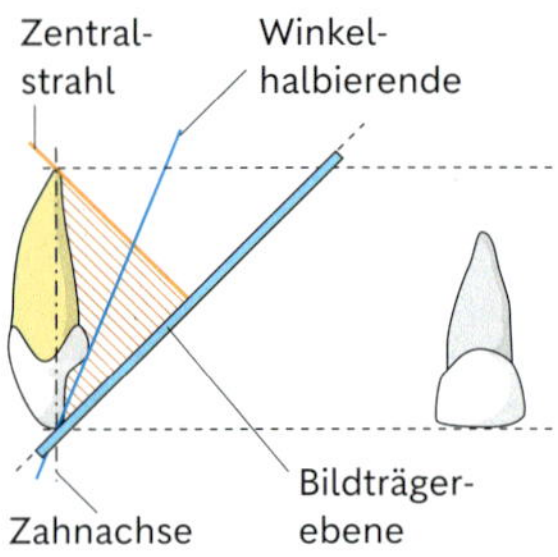

Abb. 1 Tubus zu steil, Zahn verkürzt abgebildet

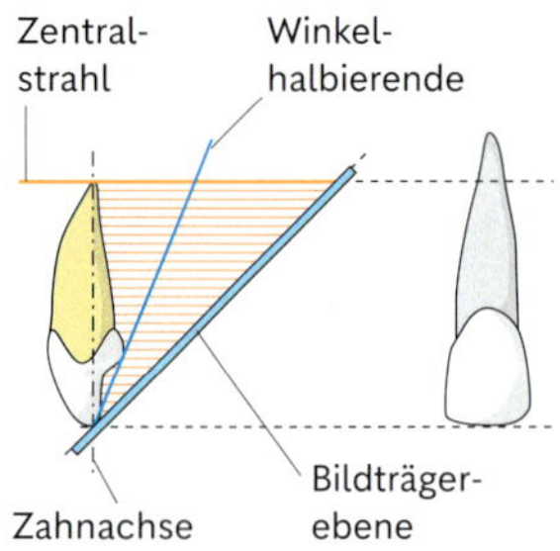

Abb. 2 Tubus zu flach, Zahn verlängert abgebildet

Die richtige Einstellung des Tubus ist bei der Halbwinkeltechnik schwierig, da die Lage der Winkelhalbierenden nur abgeschätzt werden kann. Wird der Tubus zu flach eingestellt, ist die Abbildung des Zahnes verlängert. Bei einem zu steil eingestellten Tubus ist die Abbildung des Zahnes verkürzt →Abb. 1, 2.

Die Halbwinkeltechnik wird daher immer weniger angewendet. Aufgrund der exakteren Einstellmöglichkeit bei Verwendung eines Filmhalters wird heutzutage die Paralleltechnik bevorzugt.

Merke
Halbwinkeltechnik
- Die Zahnachse und die Bildträgerebene bilden einen Winkel.
- Die gedachte Winkelhalbierende teilt diesen Winkel.
- Der Zentralstrahl verläuft senkrecht zur Winkelhalbierenden.

3.1.2 Technik nach Le Master

Wird die Halbwinkeltechnik im Oberkiefer-Seitenzahnbereich angewendet, kann es zu einer Überlagerung der dargestellten Wurzelspitzen durch das Jochbein kommen. Eine Befundung der apikalen Region ist dann nicht mehr möglich →Abb. 3, 4.

Der amerikanische Zahnarzt Le Master hat dieses Problem durch eine Modifikation der Halbwinkeltechnik gelöst. Durch das Einlegen einer Watterolle zwischen der Zahnkrone und dem Film verkleinert sich der Winkel zwischen der Zahnachse und der Filmebene. Daher verläuft auch die Winkelhalbierende senkrechter und der Tubus kann nun flacher eingestellt werden. Der Zentralstrahl verläuft dann nicht mehr durch das Jochbein, so dass es auch nicht mehr zu einer Überlagerung der abgebildeten Wurzelspitzen kommt →Abb. 5.

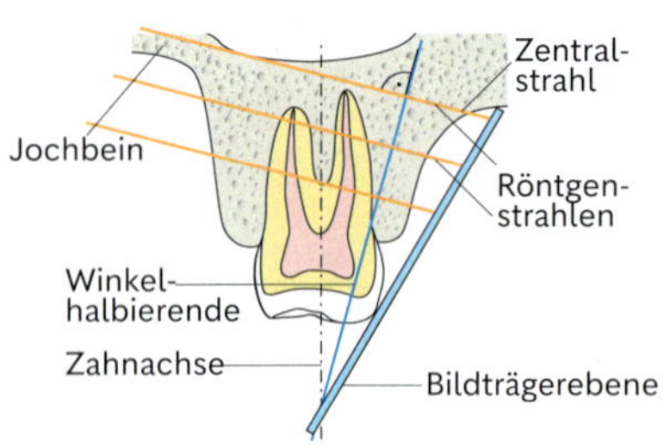

Abb. 3 Überlagerung der OK-Molarenwurzeln durch das Jochbein

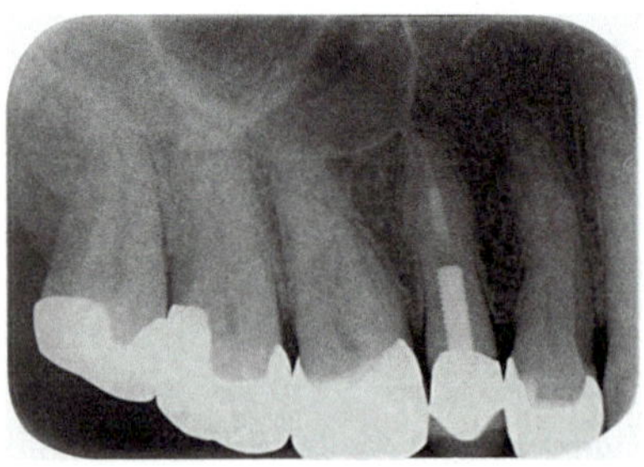
Abb. 4 Überlagerung der OK-Molarenwurzeln im Röntgenbild (Aufnahme in Halbwinkeltechnik ohne Watterolle in regio 14–18)

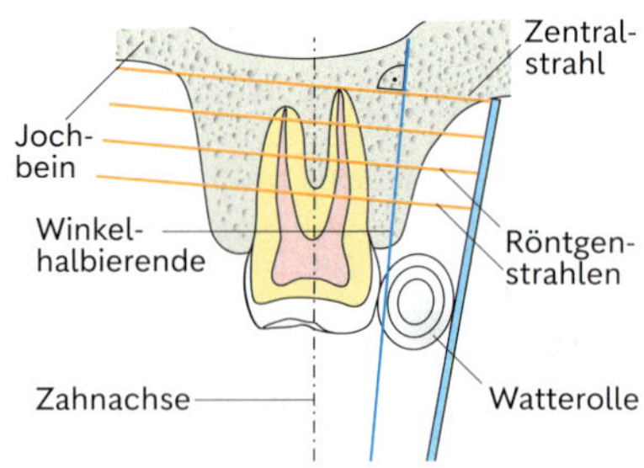

Abb. 5 Le-Master-Einstellung

Merke
Technik nach Le Master
- zwischen Zahn und Bildträger wird eine Watterolle eingelegt
- keine Überlagerung der Wurzeln durch das Jochbein

3.1.3 Bissflügelaufnahme

Auf einer Bissflügelaufnahme sind die Zahnkronen und ein Teil der Wurzeln der Seitenzähne des Ober- und Unterkiefers dargestellt →Abb. 1. Die Bissflügelaufnahme dient meist der Diagnostik von Approximalkaries im Seitenzahnbereich. Außerdem können mit einer solchen Aufnahme Füllungen oder Kronen kontrolliert oder auch Knochentaschen beurteilt werden.

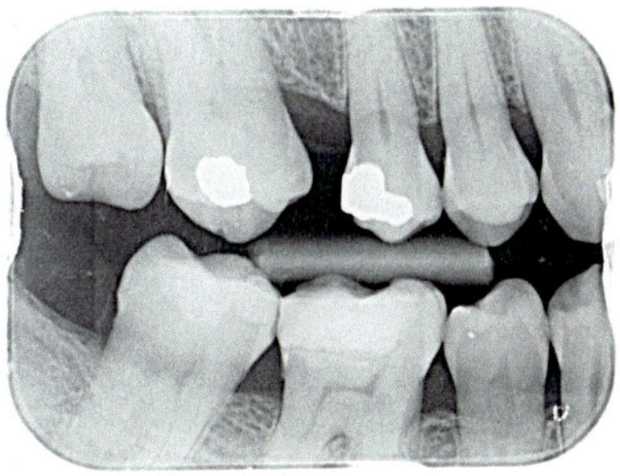

Abb. 1 Bissflügelaufnahme

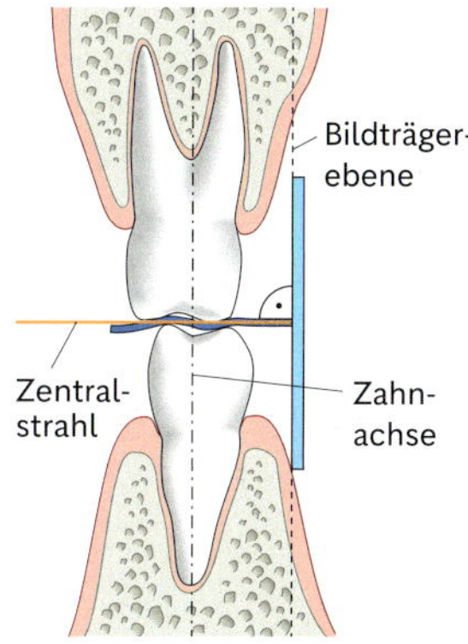

Abb. 2 Bissflügelaufnahme. Der Patient fixiert den Bildträger durch das Aufbeißen auf eine Lasche.

Für eine Bissflügelaufnahme verwendet man entweder einen Bildträger mit einer Lasche, auf die der Patient aufbeißt, oder einen speziellen Filmhalter. In beiden Fällen liegt der Bildträger parallel zu den Zahnachsen der Zähne. Der Tubus wird so eingestellt, dass der Zentralstrahl in Höhe der Okklusionsebene senkrecht zum Bildträger verläuft →Abb. 2. Diese orthoradiale Einstellung ist wichtig, damit es nicht zu einer Überlagerung der Approximalräume der dargestellten Zähne kommt.

Merke

Bissflügelaufnahme

- Der Bildträger liegt parallel zu den Zahnachsen der OK- und UK-Seitenzähne.
- Der Zentralstrahl verläuft in Höhe der Okklusionsebene senkrecht zur Bildträgerebene.

3.1.4 Paralleltechnik

Für die Paralleltechnik verwendet man einen Filmhalter mit Aufbissblock, an dem an einem Metallstab ein verschiebbarer Visierring befestigt ist →Abb. 3. Es gibt Filmhalter für den Front- und Seitenzahnbereich sowie für Bissflügelaufnahmen. Einige Hersteller bieten auch Filmhalter für Nadelmessaufnahmen an.

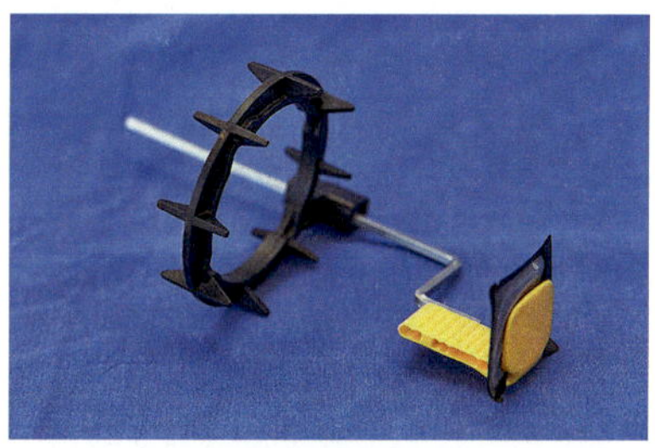

Abb. 3 Filmhalter für den Seitenzahnbereich

Der Filmhalter wird mit dem Bildträger an die richtige Position in den Mund des Patienten eingelegt. Der Patient beißt auf den Aufbissblock und hält auf diese Weise den Filmhalter fest. Aufgrund der Konstruktion des Filmhalters liegen nun die Zahnachsen und die Bildträgerebene parallel zueinander. Der Visierring, der außerhalb der Mundhöhle liegt, wird dann bis auf Hautkontakt zum Patienten vorgeschoben und der Tubus senkrecht auf den Visierring ausgerichtet. Zusätzlich kontrolliert man die parallele Lage von Tubus und dem Metallstab. Bei der Paralleltechnik verläuft der Zentralstrahl senkrecht zu den Zahnachsen und zur Bildträgerebene →Abb. 4.

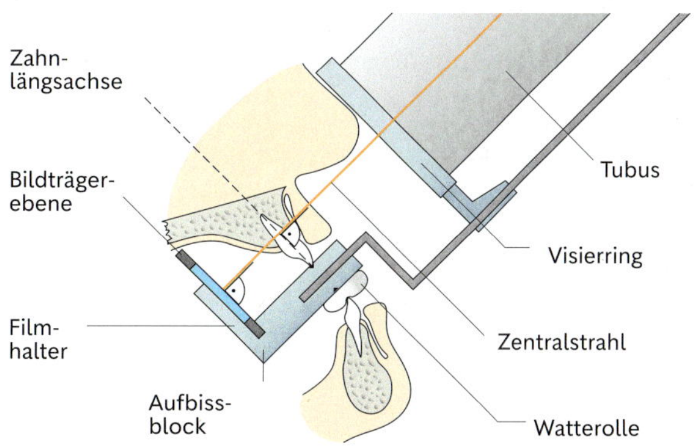

Abb. 4 Paralleltechnik mit Halter für den Bildträger

Video
Anfertigen eines Röntgenbildes in Paralleltechnik

Aufgrund der gut zu kontrollierenden Einstellung des Tubus ist es bei dieser Technik möglich, das Nutzstrahlenbündel auf die Größe des Bildträgers einzublenden, was die Strahlenbelastung des Patienten deutlich reduziert.

Merke
Paralleltechnik
- Es wird ein Filmhalter mit Aufbissblock verwendet.
- Der Bildträger liegt parallel zu den Zahnachsen.
- Der Zentralstrahl verläuft senkrecht zu den Zahnachsen und dem Bildträger.

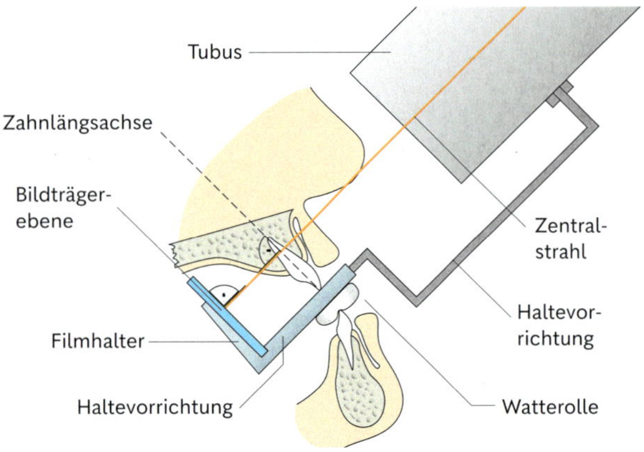

Abb. 1 Rechtwinkeltechnik. Der Halter des Bildträgers ist fest mit dem Tubus verbunden.

3.1.5 Rechtwinkeltechnik

Bei der Rechtwinkeltechnik wird ein Filmhalter verwendet, der am Tubus befestigt wird, sodass der Zentralstrahl immer im rechten Winkel zur Bildträgerebene verläuft. Bei dieser Technik wird der Filmhalter also nicht vom Patienten gehalten →Abb. 1. Die Ausrichtung des Filmhalters sollte aber so erfolgen, dass der Bildträger parallel zu den Zahnachsen der Zähne liegt, was ohne Aufbissblock jedoch schwer einzustellen ist. Die Handhabung des Tubus und des Filmhalters ist schwierig und kann zu fehlerhaften Aufnahmen führen, wenn die Zahnachsen und der Bildträger nicht parallel zueinander liegen. In diesen Fällen kommt es zu einer verlängerten oder verkürzten Darstellung der abgebildeten Zähne.

Merke
Rechtwinkeltechnik
- Der Filmhalter ist fest mit dem Tubus verbunden.
- Der Zentralstrahl verläuft senkrecht zur Bildträgerebene.

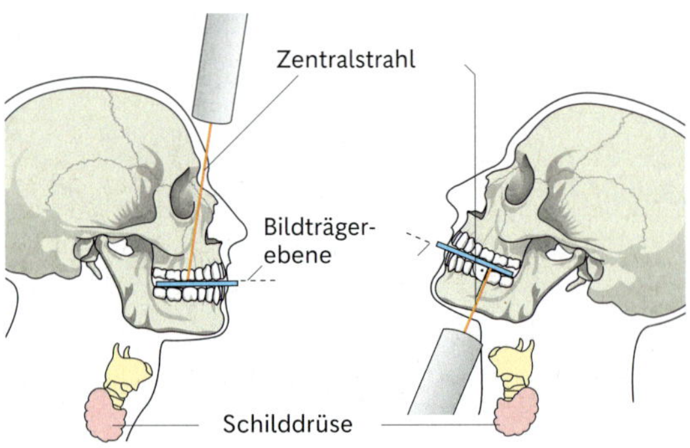

Abb. 2 Aufbissaufnahme im OK (links); Aufbissaufnahme im UK (Mundbodenaufnahme, rechts)

3.1.6 Aufbissaufnahme

Mit einer Aufbissaufnahme wird entweder der Gaumen oder der Mundboden dargestellt. Ein großer Bildträger wird durch leichtes Zubeißen in der Okklusionsebene gehalten. Für eine Oberkieferaufbissaufnahme weist die zu belichtende Seite des Bildträgers zum Gaumen. Dagegen weist bei einer Unterkieferaufbissaufnahme die zu belichtende Seite des Bildträgers zum Mundboden.

Bei einer **OK-Aufbissaufnahme** wird der Tubus so eingestellt, dass der Zentralstrahl nahezu senkrecht durch die Nasenwurzel auf die Mitte des Bildträgers trifft. Hierbei ist zu beachten, dass sich nicht die Schilddrüse im Strahlengang befindet →Abb. 2.

Bei einer **UK-Aufbissaufnahme** neigt der Patient den Kopf in den Nacken. Der Tubus wird am Mundboden so positioniert, dass der Zentralstrahl senkrecht auf die Mitte des Bildträgers trifft →Abb. 2, S. 480. Als ergänzende Aufnahme zu einem vorhandenen Röntgenbild kann z. B. die OK-Aufbissaufnahme bei verlagerten Eckzähnen deren genaue Lage im Gaumen darstellen. Bei einer UK-Aufbissaufnahme kann z. B. die Lage von Speichelsteinen, die den Ausführungsgang der Unterkieferspeicheldrüse blockieren, dargestellt werden. Außerdem können Aufbissaufnahmen zur Lagediagnostik von Kieferzysten, Frakturen oder Tumoren verwendet werden.

Merke
Aufbissaufnahme
- Der Bildträger wird durch Zubeißen in der Okklusionsebene fixiert.
- OK: Der Zentralstrahl verläuft durch die Nasenwurzel auf den Bildträger.
- UK: Der Zentralstrahl verläuft durch den Mundboden senkrecht auf den Bildträger.

3.2 Hygienemaßnahmen bei intraoralen Aufnahmen

Bei intraoralen Aufnahmen werden der Bildträger und gegebenenfalls verwendete Einstellhilfen wie der Filmhalter durch den Speichel des Patienten kontaminiert. Außerdem kommt es beim Platzieren des Bildträgers im Mund des Patienten meist zu einem Speichelkontakt mit den Fingern. Daher sind verschiedene Hygienemaßnahmen und auch vorbereitende Arbeitsschritte sinnvoll, um die Verbreitung von Krankheitserregern möglichst zu minimieren.

Maßnahmen und Arbeitsschritte **vor** dem Einlegen des Bildträgers:
- der Sensor bzw. die Speicherfolie wird mit einer speicheldichten Schutzhülle versehen, die nach der Verwendung im Restmüll entsorgt wird
- wird in Halbwinkeltechnik geröntgt, sollte der Patient zum Halten des Bildträgers einen Handschuh tragen
- das Röntgengerät sollte grob voreingestellt werden, weil nach der Platzierung des Bildträgers dann nur noch wenige und leicht zu desinfizierende Anteile des Röntgengerätes angefasst werden müssen
- es sollten möglichst autoklavierbare Filmhalter verwendet werden
- vor dem Einlegen des Bildträgers sollten Handschuhe angezogen werden
- vor dem Auslösen der Strahlung sollten die Handschuhe desinfiziert werden

Maßnahmen und Arbeitsschritte **nach** der Entnahme des Bildträgers:
- der Film wird nach der Entnahme desinfiziert →Abb. 1
- die Schutzhülle des Sensors bzw. der Speicherfolie wird entfernt und im Restmüll entsorgt
- der Filmhalter wird zerlegt und desinfiziert
- die kontaminierten Geräteoberflächen werden mit einer Wischdesinfektion desinfiziert →Abb. 2, 3
- die Einstellungen am Computer und die Dokumentation der erforderlichen Daten sollten ohne Handschuhe erfolgen

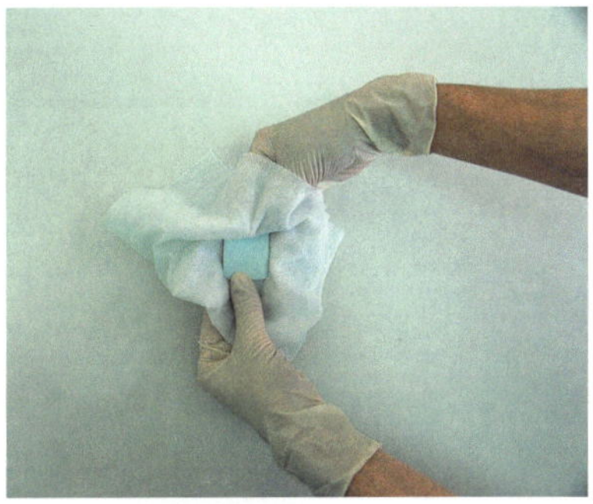
Abb. 1 Wischdesinfektion des Films

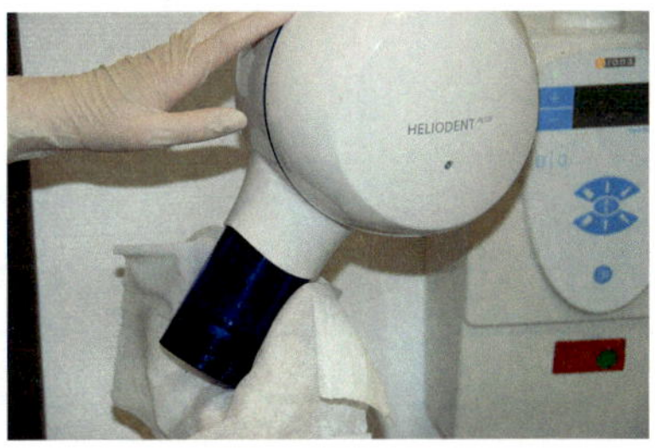
Abb. 2 Wischdesinfektion des Tubus

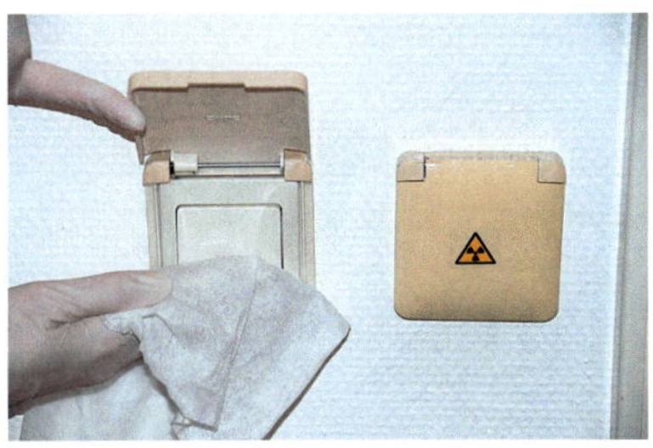
Abb. 3 Wischdesinfektion des Auslösers

3.3 Extraorale Röntgenaufnahmen

Bei extraoralen Röntgenaufnahmen befindet sich der Bildträger außerhalb der Mundhöhle. Die wichtigsten Aufnahmen für die zahnärztliche und kieferorthopädische Praxis sind:
- **Orthopantomogramm** (OPG)
- **Fernröntgenseitenaufnahme** (FRS)
- **Handaufnahme**
- **Digitale Volumentomografie** (DVT)

3.3.1 Orthopantomogramm

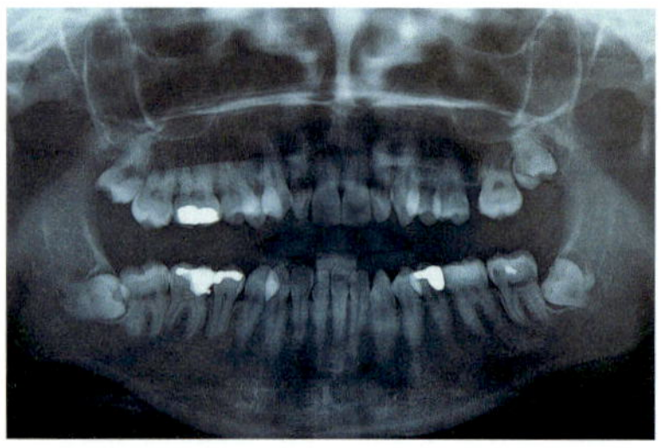

Abb. 1 Orthopantomogramm

Das Orthopantomogramm (OPG) ist die in der zahnärztlichen Praxis am häufigsten angefertigte extraorale Röntgenaufnahme. Das OPG wird auch als Panoramaschichtaufnahme (PSA) bezeichnet, wobei die gekrümmte Fläche des Zahnbogens in einer zweidimensionalen Übersicht dargestellt wird. Auf diese Weise ist ein Überblick über den Ober- und Unterkiefer mitsamt allen vorhandenen und angelegten Zähnen möglich. Außerdem werden die Kieferhöhlen und die Kiefergelenke dargestellt →Abb. 1.

Für die Erstellung eines Orthopantomogramms (OPG) steht der Patient aufrecht innerhalb des OPG-Gerätes und beißt mit den Schneidezähnen auf einen Bissblock. Der Kopf ist an einer Stirnhalterung angelehnt. Zur zusätzlichen Stabilisierung greift der Patient an zwei Haltegriffe →Abb. 2, 3.

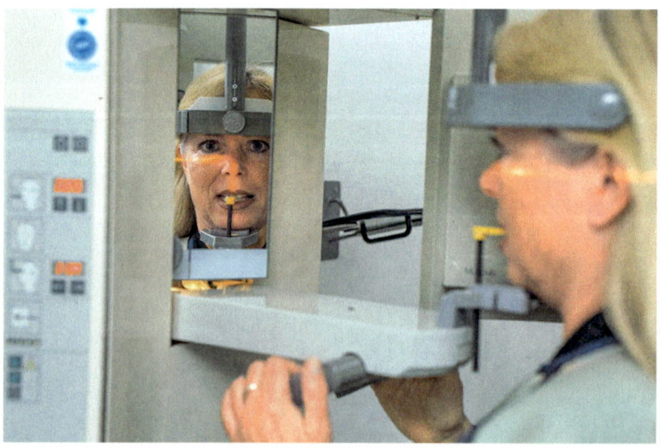

Abb. 2 Optimale Positionierung des Kopfes im OPG durch Kinnstütze, seitliche Stützen und Haltegriffe für eine ruhigere Lagerung sowie Lichtvisiere zur Darstellung von Hilfslinien

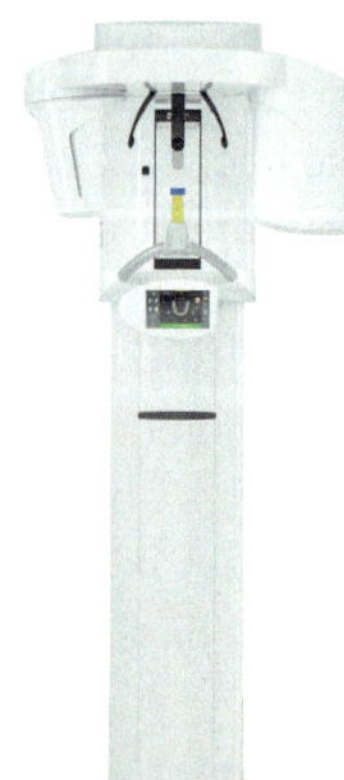

Abb. 3 Orthopantomograf

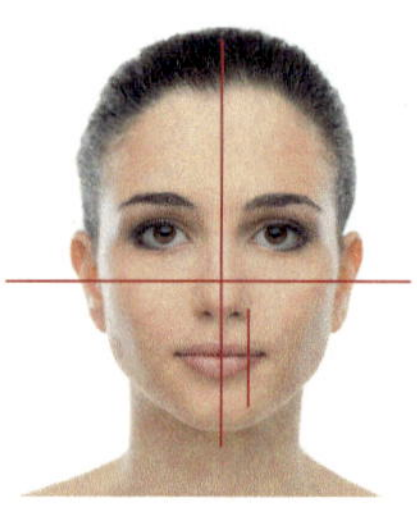

Abb. 4 Frankfurter Horizontalebene, Eckzahnlinie und Medianlinie

Für ein korrekt angefertigtes OPG muss der Kopf des Patienten richtig positioniert sein. Mit einem Lichtvisier werden, je nach Gerät, verschiedene Ebenen zur richtigen Einstellung des Kopfes angezeigt:

Die Frankfurter Horizontale (Linie zwischen dem oberen Rand des äußeren Gehörgangs und dem unteren Rand der knöchernen Augenhöhle) muss parallel zur Horizontalebene eingestellt sein. Die Anzeige der Mittellinie (Medianebene) und der Eckzahnlinie geben weitere Orientierung →Abb. 4.

Zur Anfertigung der Röntgenaufnahme dreht sich die Röntgenröhre mit der gegenüberliegenden Kassette, in der sich der Bildträger befindet, auf einer festgelegten Kreisbahn um den Patienten. Aufgrund einer senkrechten Schlitzblende tritt nur ein schmaler Strahlenstreifen am Tubus aus. Während der Umlaufbewegung wird außerdem auch die Kassette des Bildträgers hinter einer Schlitzblende kontinuierlich bewegt, so dass die geröntgte Schicht Stück für Stück auf dem Bildträger belichtet wird →Abb. 1.

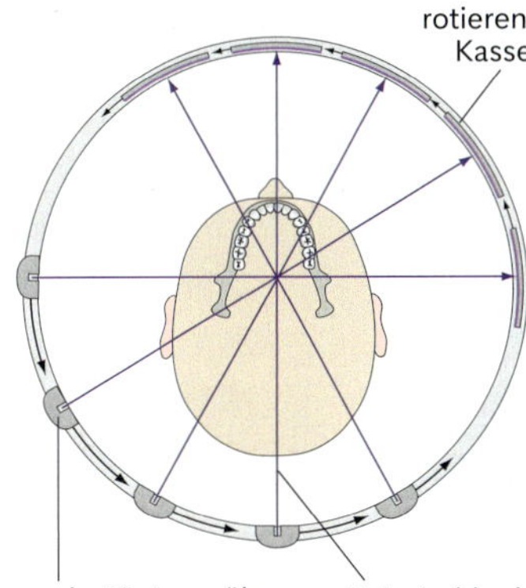

Abb. 1 Bildentstehung bei einer Panoramaschichtaufnahme

Die Strahlenbelastung eines OPGs wird durch die Wirkung der Verstärkerfolien reduziert, sie entspricht der Strahlenbelastung von vier Zahnfilmaufnahmen.

Mit den modernen OPG-Geräten sind auch Teilaufnahmen der Kiefer möglich. So können durch Einblendungen z. B. auch **Kiefergelenkaufnahmen** erstellt werden. Hierbei werden zwei Aufnahmen angefertigt, eine in Okklusion und eine bei geöffnetem Mund.

3.3.2 Fernröntgenseitenaufnahme (FRS)

Die Fernröntgenseitenaufnahme ist eine Seitenaufnahme des gesamten Schädels, bei der auch das Weichteilprofil dargestellt wird →Abb. 2. Die Röntgenröhre befindet sich in einem Abstand von 1,5–4 m vom Bildträger entfernt, wobei der Kopf des Patienten mit einer Seite nah am Bildträger positioniert ist →Abb. 3.

Die Röntgenbilder werden nach der Anfertigung nach verschiedenen Methoden vermessen und ausgewertet. Fernröntgenseitenaufnahmen werden hauptsächlich im Rahmen einer kieferorthopädischen Behandlung zur Diagnostik, zur Verlaufskontrolle oder zur Dokumentation angefertigt.

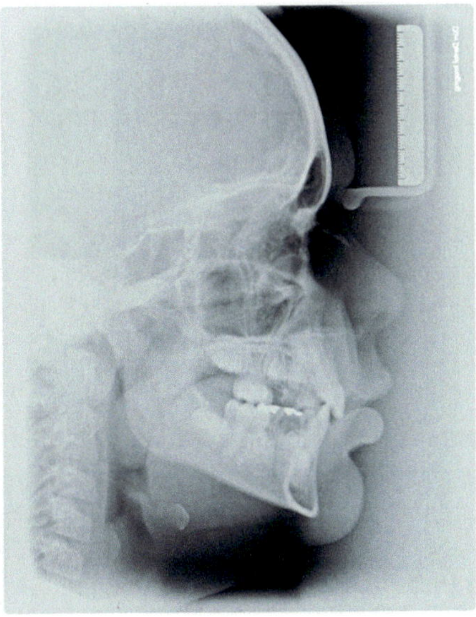

Abb. 2 Fernröntgenseitenaufnahme

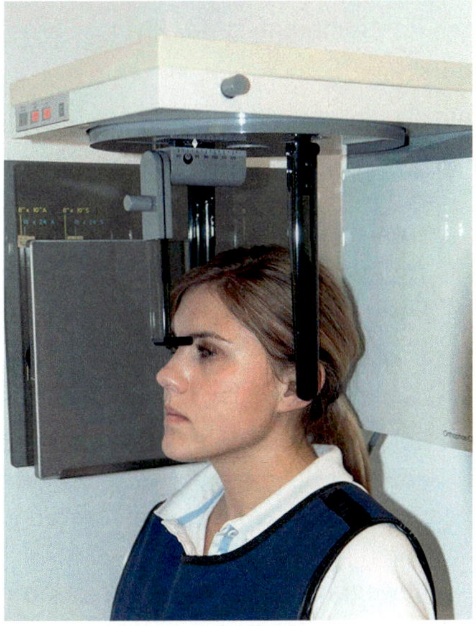

Abb. 3 Fernröntgenseitenaufnahme. Positionierung

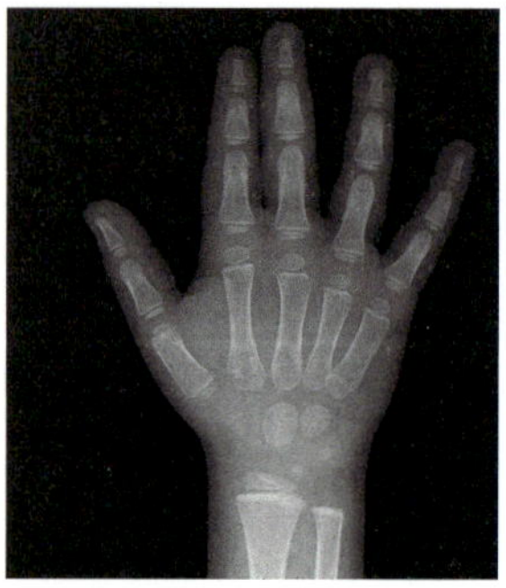

Abb. 1 Aufnahme des Handskeletts eines Kindes

3.3.3 Handaufnahme

Eine Röntgenaufnahme des Handskeletts wird in der Kieferorthopädie bei jüngeren Patienten zur Behandlungsplanung verwendet →Abb. 1. Die Breite der Wachstumsfugen der Finger- und Handgelenke gibt Hinweise auf das zu erwartende Wachstum des Patienten.

Diese Information ist wichtig, wenn funktionskieferorthopädische Apparaturen eingesetzt werden sollen. Diese Apparaturen beeinflussen das Wachstum der Kiefer und sind daher nur bei noch nicht abgeschlossenem Kieferwachstum wirksam.

3.3.4 Digitale Volumentomografie (DVT)

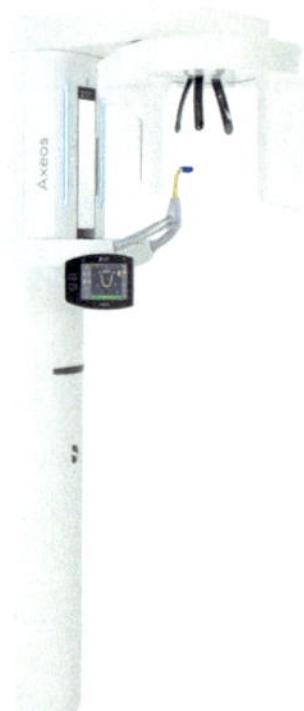

Abb. 2 DVT-Gerät

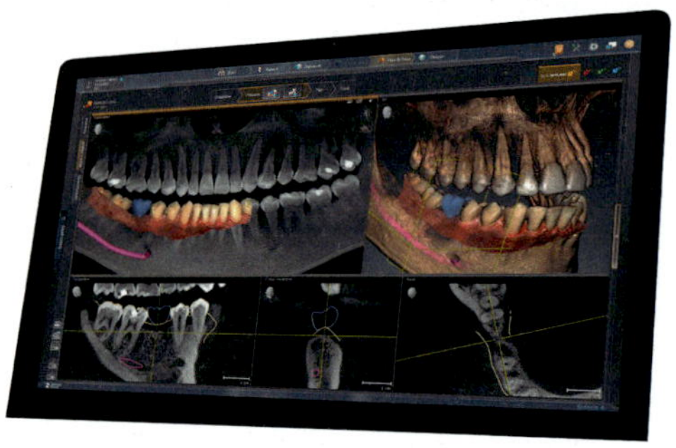

Abb. 3 DVT: Aus einer Vielzahl von Daten erstellt der PC dreidimensionale Bilder

Durch eine digitale Volumentomografie (DVT) können dreidimensional die Kiefer und Schädelknochen dargestellt werden. Während der Rotation des DVT-Gerätes werden in verschiedenen Ebenen viele Aufnahmen mit einem Flachbilddetektor aufgenommen. Mithilfe einer Bildbearbeitungssoftware berechnet anschließend der Computer auch räumliche Darstellungen des Aufnahmebereiches →Abb. 2, 3.

3.4 Fehler bei der Erstellung von Röntgenbildern

Im Rahmen der Qualitätssicherung ist es wichtig, Fehlerquellen bei der Erstellung von Röntgenaufnahmen zu kennen. Grundsätzlich sind Fehler bei der angewendeten Röntgentechnik, der Positionierung des Patienten und bei der Bilderstellung möglich.

Bei **intraoralen Aufnahmen** können bei einer fehlerhaften Einstellung des Tubus und bei der falschen Positionierung des Bildträger verzerrte Abbildungen entstehen:
- **Tubus zu steil**: Zähne sind verkürzt abgebildet
- **Tubus zu flach**: Zähne sind verlängert abgebildet
- **Bildträger** beim Halten **durchgebogen**: Zähne sind verlängert dargestellt

Beim **OPG** kann es aus verschiedenen Gründen zu einer fehlerhaften Aufnahme kommen:
- Bei abweichender **Positionierung des Kopfes** von der Frankfurter Horizontalen entsteht bei **nach vorne** gebeugtem Kopf das Bild eines lächelnden Patienten →Abb. 1, S. 485, bei **nach hinten** gebeugtem Kopf das Bild eines traurigen Patienten →Abb. 2, S. 485.
- **Bewegungen des Patienten** während der Erstellung der Röntgenaufnahme führen zu wellenförmig dargestellten Strukturen.

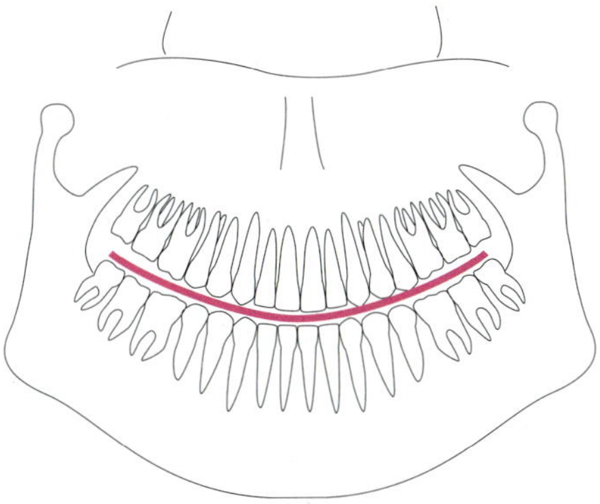

Abb. 1 Fehlpositionierung. Patient hatte den Kopf zu weit nach vorne gebeugt

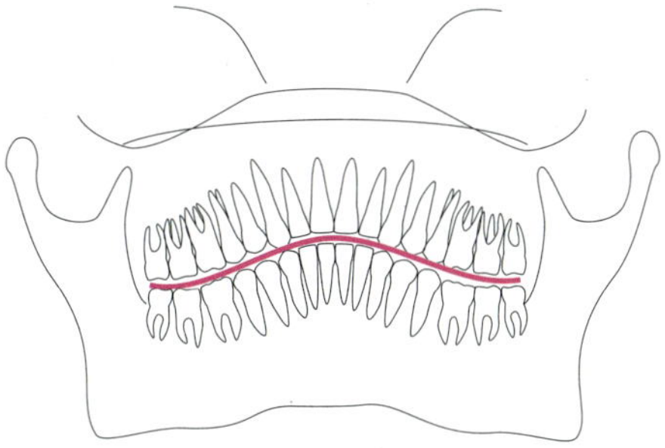

Abb. 2 Fehlpositionierung. Patient hatte den Kopf zu weit nach hinten gebeugt

- War die **Zunge nicht am Gaumen** angepresst, werden die Röntgenstrahlen am Gaumendach nicht geschwächt, was zu einer Überbelichtung der OK-Frontzahnwurzeln führt.
- Das **Nichtablegen von Brillen, Ohrringen, Hörgeräten, Prothesen oder Piercings** kann zu Verschattungen von diagnostisch wichtigen Regionen führen.
- Durch **Verwendung von beschädigten Verstärkerfolien** können fehlerhafte Darstellungen entstehen.

Bei der Bilderstellung können Qualitätsmängel von Röntgenbildern durch eine falsche Einstellung am Röntgengerät (Belichtungszeit, Röhrenspannung), das falsche Filmmaterial oder durch eine fehlerhafte Filmverarbeitung (Entwicklung, Fixierung) des Röntgenfilms entstehen. Röntgenbilder können aus verschiedenen Gründen zu hell oder zu dunkel sein, was u. U. eine Befundung der Aufnahme unmöglich macht → Tab 1.

	Röntgenbild zu dunkel	**Röntgenbild zu hell**
		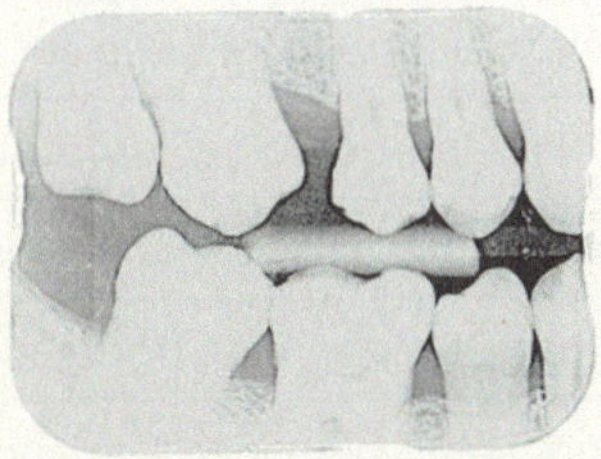
Entwickler	– zu konzentriert – zu warm – Entwicklungszeit zu lang	– verbraucht/zu schwach – zu kalt – Entwicklungszeit zu kurz
Belichtungszeit	– zu lang	– zu kurz
Film	– zu empfindlich – vorbelichtet – zu lange gelagert	– zu unempfindlich – von Rückseite belichtet
Röhrenspannung	– zu hoch	– zu niedrig

Tab. 1 Gründe für eine Qualitätsminderung von Röntgenbildern

Terminologie: Aufnahmetechniken

distalexzentrisch	Einstellung des Tubus, bei der der Zentralstrahl schräg von distal zur Tangente des Zahnbogens am darzustellenden Zahn verläuft
Frankfurter Horizontale, die	Ebene, die horizontal vom unteren Rand der knöchernen Augenhöhle bis zum oberen Rand des äußeren Gehörgangs verläuft; Hilfslinie bei der Einstellung der Kopfposition vor der Anfertigung eines Orthopantomogramms
mesialexzentrisch	Einstellung des Tubus, bei der der Zentralstrahl schräg von mesial zur Tangente des Zahnbogens am darzustellenden Zahn verläuft
orthoradial	Einstellung des Tubus, bei der der Zentralstrahl senkrecht zur Zahnbogentangente am darzustellenden Zahn verläuft
Winkelhalbierende, die	gedachte Ebene, die den Winkel zwischen der Zahnachse und der Bildträgerebene halbiert (bei der Halbwinkeltechnik verläuft der Zentralstrahl senkrecht zur Winkelhalbierenden)
Zentralstrahl, der	der im Zentrum (Mitte) des Nutzstrahlenbündels verlaufende Strahl

Aufgaben

1	Nennen Sie sechs verschiedene intraorale Röntgentechniken.
2	Erklären Sie die Halbwinkeltechnik.
3	Erläutern Sie, warum bei der Le-Master-Technik eine Watterolle zwischen Zahn und Bildträger eingelegt wird.
4	Nennen Sie die rechtfertigende Indikation für eine Bissflügelaufnahme.
5	Nennen Sie die anatomischen Strukturen, die auf einem OPG dargestellt werden.
6	Erläutern Sie, aus welchen Gründen eine Fernröntgenseitenaufnahme erstellt werden kann.
7	Erklären Sie, welchen Vorteil das DVT gegenüber dem OPG besitzt.
8	Erläutern Sie, aus welchen Gründen eine Röntgenfilmaufnahme zu hell sein kann.
9	Erklären Sie, was passiert, wenn bei einer Aufnahme in Halbwinkeltechnik der Röntgenfilm vom Patienten durchgebogen wird.

4 Strahlenschutz

Die bei der Röntgendiagnostik eingesetzte Röntgenstrahlung hat eine biologisch schädigende Wirkung auf das bestrahlte Gewebe bzw. die bestrahlten Zellen des Körpers. Zum Schutz der Patienten und des Praxisteams gelten daher zahlreiche gesetzlich vorgeschriebene Regeln und Schutzmaßnahmen. Auf diese Weise soll für alle an der Röntgendiagnostik beteiligten Personen die Strahlenbelastung so gering wie möglich gehalten werden.

4.1 Gesetzliche Grundlagen

Das Strahlenschutzrecht, das in Deutschland seit dem 01.01.2019 vollständig in Kraft getreten ist, wurde in der derzeitig vorliegenden Form den Vorgaben der Europäischen Union angepasst.

Die für den Strahlenschutz gültigen **Gesetze** und **Verordnungen** sind:
- die Euratom-Grundnormrichtlinie EURATOM RL 2013/59 vom 17.01.2014
- das Strahlenschutzgesetz (StrlSchG) vom 27.06.2017
- die Strahlenschutzverordnung (StrlSchV) vom 29.11.2018

Das Strahlenschutzgesetz und die Strahlenschutzverordnung regeln die allgemeinen Vorgaben zum Umgang mit Röntgenstrahlen. Die genauere Regelung bestimmter Themenbereiche erfolgt durch Richtlinien zum Strahlenschutz.

Für die Zahnheilkunde wichtigen **Richtlinien** sind:
- Fachkunderichtlinie (FK-RL)
- Sachverständigen-Prüfrichtlinie (SV-RL)
- Qualitätssicherungsrichtlinie (QS-RL)
- Richtlinie Ärztliche und Zahnärztliche Stellen

Zusätzlich werden in einigen Fällen konkrete Umsetzungen durch **DIN-Normen** sowie **Erlasse** und **Verfügungen** der jeweiligen Bundesländer geregelt.

Im Strahlenschutzgesetz wird der Betreiber einer Röntgenanlage als **Strahlenschutzverantwortlicher** bezeichnet. In der zahnärztlichen Praxis ist das in der Regel der Betreiber der Praxis. Der Strahlenschutzverantwortliche ist verantwortlich für die Umsetzung der Maßnahmen zum Schutz der Patienten und der in der Praxis tätigen Personen.
Außerdem kann der Strahlenschutzverantwortliche einen **Strahlenschutzbeauftragten** benennen, der die Fachkunde im Strahlenschutz besitzen muss und für die Leitung oder die Beaufsichtigung des Röntgenbetriebes zuständig ist. Die erforderlichen Befugnisse des Strahlenschutzbeauftragten sind schriftlich festzulegen.

Wichtige Regelungen des Strahlenschutzgesetzes und der Strahlenschutzverordnung für das Praxisteam sind:
- Röntgenaufnahmen dürfen nur von Zahnmedizinischen Fachangestellten mit den erforderlichen Kenntnissen im Strahlenschutz angefertigt werden. Die jeweiligen Landeszahnärztekammern bescheinigen diese Kenntnisse.
- Die Kenntnisse im Strahlenschutz müssen alle **fünf Jahre** durch einen anerkannten Kurs **aktualisiert** werden.

- Alle Personen, die bei der Anfertigung von Röntgenbildern beteiligt sind, müssen mit einer deutschsprachigen Betriebsanleitung durch eine qualifizierte Person eingewiesen werden. Diese **Einweisung** ist zu dokumentieren und für die Dauer des Betriebs der Röntgenanlage aufzubewahren.
- Vor jeder Röntgenaufnahme muss von dem Zahnarzt eine **rechtfertigende Indikation** gestellt werden. Diese besagt, dass der gesundheitliche Nutzen für die Erstellung der Röntgenaufnahme das Strahlenrisiko überwiegt.
- Das Personal, das in der Praxis Röntgenbilder erstellt, ist nach der Strahlenschutzverordnung jährlich u. a. über die Arbeitsmethoden, mögliche Gefahren, die anzuwendenden Sicherheits- und Schutzmaßnahmen und wesentliche Inhalte des Strahlenschutzrechtes zu unterweisen. Außerdem hat der Strahlenschutzverantwortliche darauf hinzuweisen, dass eine Schwangerschaft zum Schutz des Ungeborenen so früh wie möglich mitzuteilen ist. Diese **jährliche Unterweisung** erfolgt mündlich, wobei der Strahlenschutzverantwortliche dafür zu sorgen hat, dass der Inhalt und der Zeitpunkt der Unterweisung unverzüglich aufgezeichnet werden. Diese **Aufzeichnungen** sind **fünf Jahre aufzubewahren**.
- Für alle Mitarbeiter der Praxis müssen das **Strahlenschutzgesetz und** die **Strahlenschutzverordnung** zur Einsicht ständig verfügbar sein. Dies kann auch in digitaler Form erfolgen.

4.2 Strahlendosis

Zur energiereichen Strahlung gehören z. B. die radioaktive Alpha-, Beta- und Gammastrahlung sowie die Röntgenstrahlung. Diese ionisierenden Strahlungsarten haben eine biologisch schädigende Wirkung auf den menschlichen Organismus wobei die verschiedenen Gewebe und Organe des menschlichen Körpers unterschiedlich strahlenempfindlich sind. Die schädigende Wirkung ist abhängig von der Strahlendosis, der Art der Strahlung und der Art des bestrahlten Gewebes.

Unter der Strahlendosis versteht man die Energiemenge einer ionisierenden Strahlung, die an einen Organismus abgegeben wird. In der Strahlentherapie und im Strahlenschutz werden verschiedene Dosisbegriffe verwendet.

4.2.1 Energiedosis

Die Energiedosis ist die Energiemenge, die von einem Menschen während der Bestrahlung pro kg Körpergewebe aufgenommen wird. Sie wird in der Strahlentherapie verwendet und in Joule/kg bzw. in **Gray (Gy)** angegeben. Im Rahmen der Tumortherapie können z. B. bösartige Tumoren vor oder nach einem operativen Eingriff bestrahlt werden.

4.2.2 Ionendosis

Die Ionendosis ist ein Maß für die ionisierende Wirkung energiereicher Strahlung. Sie ist die Ladungsmenge pro Masseeinheit, die durch ionisierende Strahlung in der Luft erzeugt wird. Sie wird in **Coulomb/kg** angegeben.

4.2.3 Äquivalentdosis

Die Äquivalentdosis berücksichtigt die unterschiedliche biologische Wirksamkeit ionisierender Strahlenarten auf den lebenden Organismus, die durch einen Bewertungsfaktor angeben wird. So wird z. B. der Röntgen- und Gammastrahlung der Bewertungsfaktor 1, der radioaktiven Alphastrahlung der Bewertungsfaktor 20 zugeteilt. Das bedeutet, dass die biologisch schädigende Wirksamkeit der Alphastrahlung 20-mal größer ist. Die Äquivalentdosis wird errechnet, indem man die Energiedosis mit dem Bewertungsfaktor multipliziert. Die Einheit der Äquivalentdosis ist **Sievert (Sv)**. Sie wird meist in Millisievert (1 mSv = 0,001 Sv) oder Mikrosievert (1 µSv = 0,000 001 Sv) angegeben.

Die Äquivalentdosis, die auf ein Organ des Körpers bezogen wird, nennt man **Organdosis**.

4.2.4 Effektive Dosis

Mit der effektiven Dosis wird auch die relative Strahlenempfindlichkeit der verschiedenen Gewebe des Körpers berücksichtigt, die durch den Gewebe-Wichtungsfaktor ausgedrückt wird.

Besonders strahlenempfindlich sind Gewebe oder Organe, deren Zellen sich schnell teilen oder viel Wasser enthalten:
- rotes Knochenmark
- Lunge, Brust, Magen, Dickdarm
- Keimdrüsen, Schilddrüse, Speiseröhre, Leber
- Speicheldrüsen, Haut

Zur Ermittlung der effektiven Dosis wird die Organdosis (Äquivalentdosis eines Organs) mit dem Gewebe-Wichtungsfaktor multipliziert. Die Einheit der effektiven Dosis ist Sievert (Sv).

Das Strahlenrisiko ist auch abhängig vom Lebensalter. So haben Kinder und Jugendliche ein mehr als 10-mal höheres Strahlenrisiko als Personen, die älter als 65 Jahre sind. Strahlenschäden, die aufgrund ionisierender Strahlung auftreten können, werden eingeteilt in somatische, genetische und teratogene Strahlenschäden →Abb. 1.

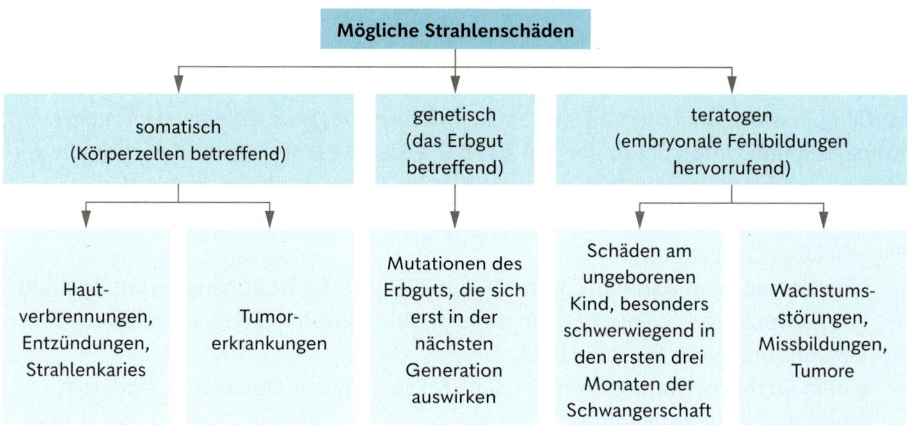

Abb. 1 Einteilung von Strahlenschäden

4.3 Strahlenexposition

Jeder Mensch ist in seinem Leben ionisierender Strahlung ausgesetzt, was als Strahlenexposition bezeichnet wird. Man unterscheidet eine natürliche Strahlenexposition aus der Lebensumwelt und eine zivilisatorische Strahlenexposition, z. B. durch Anwendungen der Medizin. Zur Beschreibung der durchschnittlichen Strahlenexposition wird die effektive Dosis angegeben.

4.3.1 Natürliche Strahlenexposition

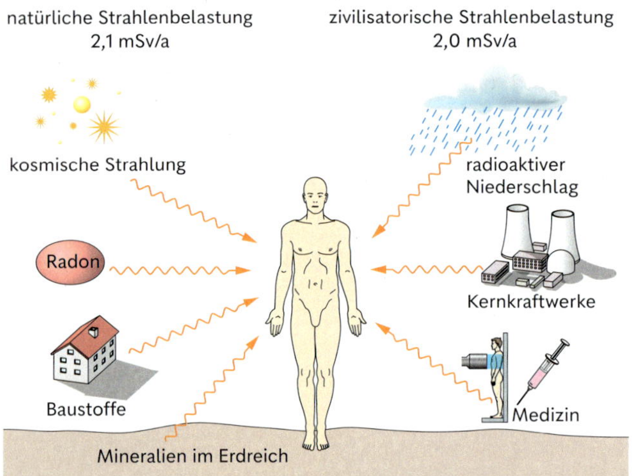

Abb. 1 Natürliche und zivilisatorische Strahlenbelastung

Die durchschnittliche natürliche Strahlenexposition pro Jahr beträgt ca. 2,1 mSv. Diese Strahlenbelastung entstammt der jeweiligen Lebensumwelt und umfasst die folgenden Anteile →Abb. 1:

- **kosmische Strahlung** aus dem Weltall, die abhängig von der Höhenlage ist, z. B. beim Fliegen oder während des Aufenthalts im Gebirge
- **terrestrische Strahlung** aus dem Boden
- **Strahlenbelastung der Nahrung und des Trinkwassers**, z. B. durch bestimmte Mineralwasser, Fisch oder Muscheln
- **Strahlenbelastung durch Radon**, ein radioaktives Edelgas, das im Erdboden oder im Baumaterial für Häuser vorkommen kann und über die Atemluft aufgenommen wird

4.3.2 Zivilisatorische Strahlenexposition

Die durchschnittliche zivilisatorisch bedingte Strahlenexposition pro Jahr beträgt ca. 1,9 mSv. Diese künstlich erzeugte Strahlenbelastung entsteht

- im Wesentlichen aus den Anwendungen der medizinischen Diagnostik und Therapie. Besonders dosisintensive Untersuchungstechniken sind die Computertomografie und die Angiografie der Blutgefäße (z. B. der Herzkranzgefäße).
- durch Verwendung von ionisierender Strahlung z. B. bei der Strahlentherapie bösartiger Tumoren (ca. 0,1 mSv)
- durch die Nutzung der Kernkraft und Unfälle beim Betrieb von Kernkraftwerken (< 0,04 mSv)

Der größte Anteil der jährlich in Deutschland angefertigten Röntgenaufnahmen entfällt auf die zahnärztliche Diagnostik. Trotzdem liegt die effektive Dosis bei zahnärztlichen Untersuchungen nur bei 0,3 % der Gesamtstrahlenbelastung in der Medizin →Abb. 1, S. 491. Der Grund für diesen Zusammenhang liegt in der geringen Strahlenexposition bei den einzelnen zahnärztlichen Röntgenuntersuchungen. Die effektive Dosis beträgt bei

- einer **intraoralen Zahnaufnahme 1–8 µSv**. Die Dosis ist abhängig vom bestrahlten Gewebe und am niedrigsten bei eingeblendetem Nutzstrahlenfeld und der Verwendung einer Speicherfolie.
- einem **Orthopantomogramm 5–35 µSv**. Die genauen Dosiswerte sind vom Gerät und Programmverlauf abhängig.

— einer **DVT-Aufnahme 20–700 µSv**. Die Dosis wird durch die technischen Einstellungen und das Untersuchungsvolumen beeinflusst.

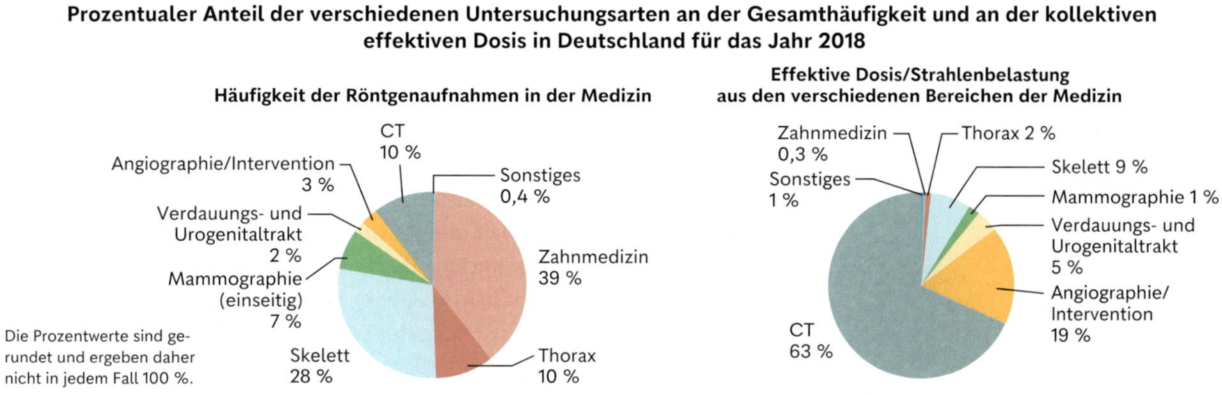

Abb. 1 Effektive Dosis von Strahlenbelastung durch Röntgen. Quelle: Bundesamt für Strahlenschutz (BfS), Bundesministerium für Umwelt, Naturschutz, nukleare Sicherheit und Verbraucherschutz (BMUV) (Hrsg.): Röntgendiagnostik: Häufigkeit und Strahlenexposition für die deutsche Bevölkerung. https://www.bfs.de/DE/themen/ion/anwendung-medizin/diagnostik/roentgen/haeufigkeit-exposition.html [06.10.2022]

4.4 Strahlenschutzbereiche

Nach der Strahlenschutzverordnung ist der Strahlenschutzverantwortliche zuständig für die Einrichtung von Strahlenschutzbereichen. In der zahnärztlichen Praxis ist dies der **Kontrollbereich**, der bei dentalen Röntgengeräten den Bereich von 1,5 m um die Strahlenquelle herum umfasst →Abb. 2. Eine Person, die in diesem Bereich arbeitet, kann pro Jahr eine effektive Dosis von mehr als 6 mSv erhalten. Der Kontrollbereich existiert nur in der Zeit, in der die Röntgenstrahlen den Bildträger belichten.

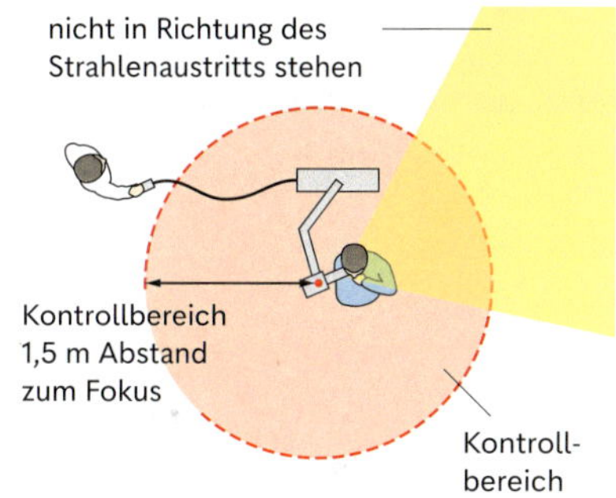

Abb. 2 Kontrollbereich

Der Kontrollbereich muss während der Einschaltzeit und während der Betriebsbereitschaft der Röntgenanlage mit den Worten „**Kein Zutritt – Röntgen**“ gekennzeichnet sein.

Während der Erstellung einer Röntgenaufnahme befindet sich im Kontrollbereich nur der Patient oder zusätzlich eine **helfende Person**. Diese ist eine Begleitperson des Patienten, die im Bedarfsfall während der Anfertigung der Röntgenaufnahme Hilfestellung leistet. Eine helfende Person darf nur dann den Kontrollbereich betreten, wenn ein Zahnarzt mit der erforderlichen Fachkunde im Strahlenschutz dem zugestimmt hat. Zuvor muss die helfende Person über die möglichen Gefahren der Strahlenexposition aufgeklärt und beraten werden. Die Aufklärung und Beratung müssen dokumentiert werden.

Die helfende Person muss bei der Anfertigung der Röntgenaufnahme durch geeignete Schutzmittel wie z. B. eine Bleischürze oder ein Strahlenschutzschild vor der Röntgenstrahlung geschützt werden.

4.5 Befragung des Patienten und Dokumentation

Nachdem durch den Zahnarzt die rechtfertigende Indikation gestellt wurde, ist der Patient vor der Anfertigung des Röntgenbildes zu befragen, z. B. zu einer möglichen Schwangerschaft der Patientin oder um unnötige und technisch fehlerhafte Aufnahmen zu vermeiden.

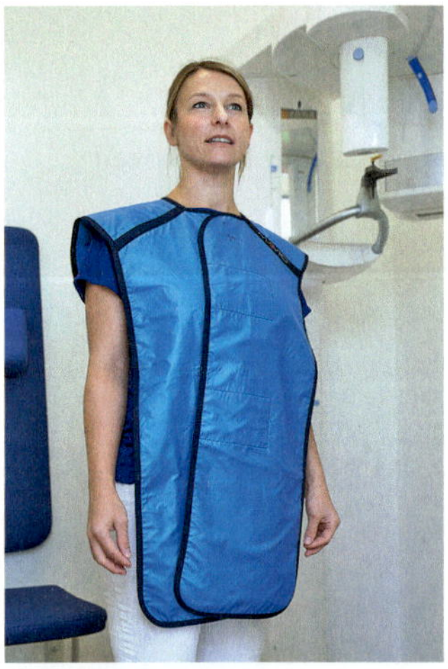

Abb. 2 Schutz durch eine Bleischürze

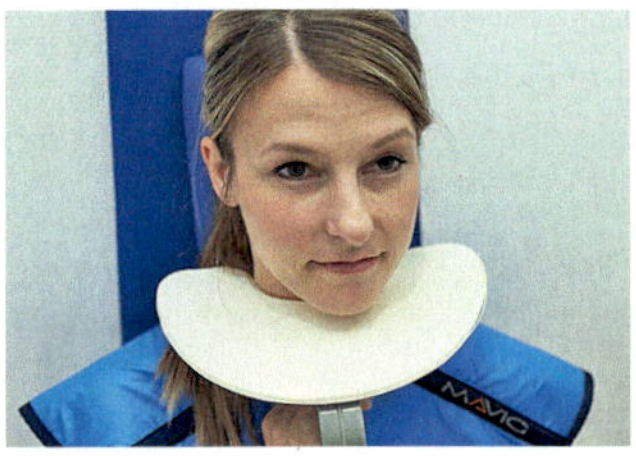

Abb. 2 Schilddrüsenschutz

Vor der Erstellung der Röntgenaufnahme wird der **Patient** zu den folgenden Aspekten **befragt**:

– Der Patient wird gefragt, ob von der zu untersuchenden Region bereits **frühere Röntgenaufnahmen** vorliegen. Falls dies der Fall ist, muss der Zahnarzt entscheiden, ob die aktuelle Fragestellung mit den vorliegenden Röntgenaufnahmen beantwortet werden kann. Nach der Strahlenschutzverordnung ist jede unnötige Strahlenexposition des Patienten zu vermeiden.
– Frauen im gebärfähigen Alter (ca. 12- bis 50-Jährige) müssen nach der **Möglichkeit einer Schwangerschaft** befragt werden. Im ersten Drittel der Schwangerschaft ist die Gefährdung des Embryos besonders groß, so dass die Rechtfertigende Indikation im Fall einer Schwangerschaft besonders kritisch erwogen werden muss. Ist bei einer schwangeren Patientin dennoch eine Röntgenuntersuchung erforderlich, sind alle zur Verfügung stehenden Strahlenschutzmaßnahmen anzuwenden →Abb. 1, 2.
– Der Patient sollte über **herausnehmbaren Zahnersatz** befragt werden. Besonders bei Modellgussprothesen können die Metallanteile des Modellgussgerüstes, die im Gaumen oder unterhalb der Zunge verlaufen, wichtige Anteile der darzustellenden Zähne verdecken.
– Vor allem bei jüngeren Patienten ist auch nach **intraoralem Schmuck** wie z. B. Piercings zu fragen, da Metallteile wichtige Bereiche der Röntgenaufnahme überlagern könnten.
– Bei extraoralen Aufnahmen sind auch eine **Brille und Ohrringe** vor der Anfertigung der Aufnahme abzulegen.

Nach der Erstellung der Röntgenaufnahme sind Aufzeichnungen über die Röntgenuntersuchung zu erstellen. Diese Aufzeichnungen sind zusammen mit den Röntgenbildern aufzubewahren.

Die **Aufzeichnungen** müssen die folgenden Angaben enthalten:

– Name, Geburtsdatum und Geburtsort des Patienten
– bei Frauen: Vorliegen einer Schwangerschaft
– vorhandene frühere Röntgenaufnahmen
– Datum der Aufnahme
– Art der Aufnahme
– untersuchte Körperregion
– rechtfertigende Indikation
– Röntgenbefund
– Daten zur Ermittlung der Strahlenexposition

4.6 Aufbewahrung von Röntgenaufnahmen

Die Röntgenaufnahmen bzw. die digitalen Bilddaten und die dazugehörigen Aufzeichnungen sind bei volljährigen Patienten für einen Zeitraum von **zehn Jahren** aufzubewahren. Bei minderjährigen Patienten verlängert sich der Aufbewahrungszeitraum bis zur **Vollendung des 28. Lebensjahres.** Die Aufbewahrungszeiträume gelten für die konventionellen Röntgenaufnahmen und deren Aufzeichnungen sowie für die digital erstellten Röntgenaufnahmen und deren Aufzeichnungen.

Bei den **digitalen Bilddaten auf elektronischen Datenträgern** hat der Strahlenschutzverantwortliche nach der Strahlenschutzverordnung auch dafür zu sorgen, dass die Befundungsqualität der Röntgenaufnahmen und die Lesbarkeit der Daten für den Aufbewahrungszeitraum erhalten bleiben.

Die Röntgenaufnahmen und die Aufzeichnungen sind einem **weiterbehandelnden Zahnarzt** vorübergehend auszuhändigen bzw. digital zu übermitteln. Die ausgeliehenen Röntgenaufnahmen müssen dann nach der Behandlung wieder zurückgegeben werden. Archiviert werden die Röntgenbilder, die Aufzeichnungen sowie die digitalen Bilddaten in der Praxis, in der diese angefertigt wurden. Eine dauerhafte Aufbewahrung durch den Patienten ist nicht erlaubt.

4.7 Qualitätssicherung

Die Sicherstellung einer hohen technischen Qualität der angefertigten Röntgenaufnahmen zählt zu den Aufgaben des Strahlenschutzverantwortlichen. Hierzu werden regelmäßig Konstanzprüfungen an den Röntgengeräten und den Bildwiedergabeeinrichtungen durchgeführt.

Die praktische Durchführung der Röntgenaufnahmen im Rahmen der Konstanzprüfung kann an Personen des Praxispersonals delegiert werden, die über entsprechende Kenntnisse im Strahlenschutz verfügen.

4.7.1 Vor der Inbetriebnahme einer Röntgeneinrichtung

Eine wichtige Maßnahme zur Qualitätssicherung vor der Inbetriebnahme einer Röntgenanlage ist die **Abnahmeprüfung**. Diese wird vom Hersteller oder Lieferanten durchgeführt und soll die erforderliche Bildqualität sicherstellen.

Bei der Abnahmeprüfung werden mit einem **Prüfkörper** Röntgenaufnahmen erstellt →Abb. 1. Der Prüfkörper schwächt die Röntgenstrahlen derart, dass ein Bild mit drei Abstufungen der optischen Dichte entsteht. Diese **Referenzaufnahme** (Bezugsaufnahme oder auch Uraufnahme) wird bei den regelmäßig durchzuführenden Konstanzprüfungen zur Beurteilung verwendet →Abb. 1, S. 494. Die bei der Abnahmeprüfung verwendeten Einstellparameter, Bildträger und der verwendete Prüfkörper sind zu dokumentieren. Diese Aufzeichnungen und die Referenzaufnahme sind für die Dauer des Betriebes der Röntgeneinrichtung, mindestens jedoch drei Jahre nach dem Abschluss der nächsten vollständigen Abnahmeprüfung aufzubewahren.

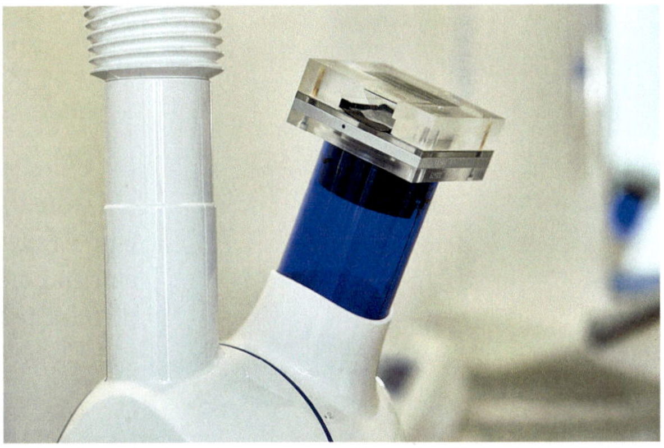

Abb. 1 Röntgenaufnahme mit einem Prüfkörper am Dentalröntgengerät. Der Bildträger befindet sich im Schacht des Prüfkörpers.

Die **Sachverständigenprüfung** wird vor dem Röntgenbetrieb durch einen behördlich bestimmten Sachverständigen durchgeführt. Neben der technischen Überprüfung des Röntgengerätes werden auch die Sicherheits- und Strahlenschutzvorschriften und die Abnahmeprüfung kontrolliert. Nach der Inbetriebnahme der Röntgeneinrichtung ist die Sachverständigenprüfung alle fünf Jahre durchzuführen.

4.7.2 Konstanzprüfung während des Betriebs

Die regelmäßig durchzuführenden Konstanzprüfungen müssen unter den gleichen Bedingungen und mit dem gleichen Prüfkörper wie bei der Abnahmeprüfung erfolgen. Die dokumentierten Ergebnisse und die bei der Konstanzprüfung erstellten Aufnahmen müssen unabhängig davon, ob eine analoge oder digitale Röntgeneinrichtung verwendet wird, 5 Jahre aufbewahrt werden.

Bei den **analogen Röntgeneinrichtungen** unterscheidet man drei verschiedene Konstanzprüfungen:
- Konstanzprüfung der Filmverarbeitung
- Konstanzprüfung des Röntgengerätes
- Konstanzprüfung der Dunkelkammer

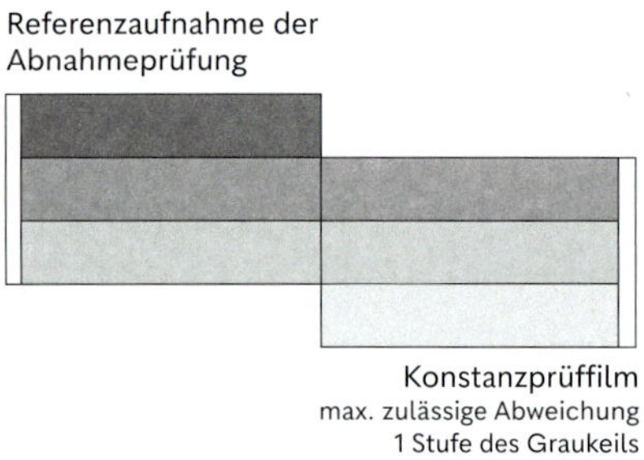

Abb. 1 Überprüfung der optischen Dichte

Die **Konstanzprüfung der Filmverarbeitung** muss **wöchentlich** erfolgen. Hierbei wird zum einen die Temperatur des Entwicklers gemessen und dokumentiert. Die Temperaturabweichung darf höchstens +/– 0,5 °C betragen. Zum anderen wird mit dem Prüfkörper unter den Bedingungen der Abnahmeprüfung ein Zahnfilm belichtet. Nach der Entwicklung wird diese Konstanzprüfungsaufnahme mit der Referenzaufnahme der Abnahmeprüfung verglichen. Im Idealfall sind die Graukeile beider Aufnahmen gleich. Die Abweichung darf höchstens eine Grauwertstufe betragen →Abb. 1.

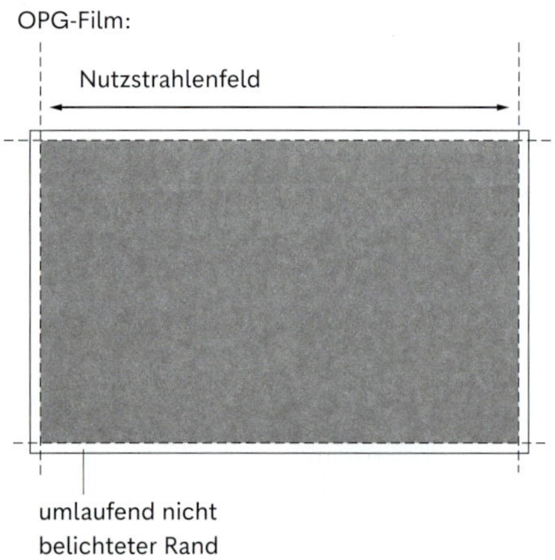

Abb. 2 Überprüfung des Nutzstrahlenfelds beim OPG

Die **Konstanzprüfung des Röntgengerätes** muss **monatlich** durchgeführt werden. Beim **Tubusgerät** wird, wie bei der Konstanzprüfung der Filmverarbeitung, eine Konstanzprüfungsaufnahme erstellt und danach mit der Referenzaufnahme verglichen. Auch hierbei darf die Abweichung beider Aufnahmen höchstens eine Grauwertstufe betragen. Außerdem wird monatlich der Tubus des Röntgengerätes auf seine Unversehrtheit überprüft. Der Tubus darf keine mechanischen Schäden aufweisen und muss funktionsfähig sein.

Mit dem **Panoramaschichtgerät** wird ebenfalls eine Prüfkörperaufnahme erstellt. Auch hier darf die Abweichung des Graukeils höchstens eine Grauwertstufe betragen. Außerdem muss die Konstanzprüfungsaufnahme einen umlaufend unbelichteten Rand aufweisen. Zudem ist diese Aufnahme auf Artefaktfreiheit zu überprüfen. Artefakte können z. B. durch beschädigte Verstärkerfolien entstehen →Abb. 2

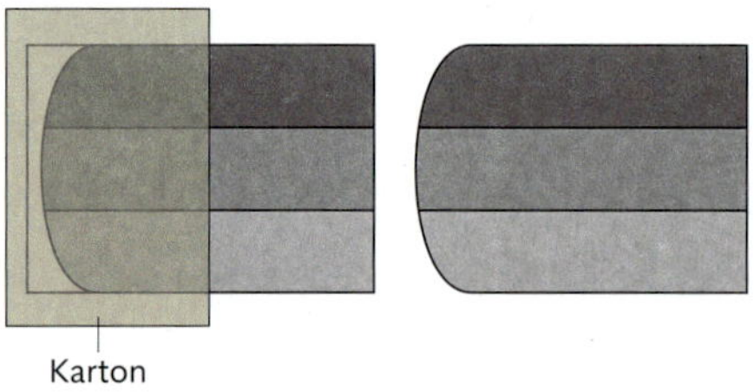

Abb. 3 Überprüfung der Dunkelkammerleuchte. Hier ist die Dunkelkammerbeleuchtung in Ordnung, der Film (nicht abgedeckte Hälfte) wurde nicht nachbelichtet.

Die **Konstanzprüfung der Dunkelkammer** muss **jährlich** erfolgen. Hierbei wird in der Dunkelkammer ein belichteter Konstanzprüfungsfilm zur Hälfte mit einem lichtundurchlässigen Material abgedeckt. Dieser Film wird nun für eine Minute der Dunkelkammerbeleuchtung ausgesetzt und nach der Entwicklung überprüft. Zwischen beiden Seiten darf kein Unterschied feststellbar sein →Abb. 3.

Bei den **digitalen Röntgeneinrichtungen** werden ebenfalls regelmäßig Konstanzprüfungen durchgeführt, um das Bildwiedergabegerät, die Bildträger und das Röntgengerät zu überprüfen:
- Konstanzprüfung des Bildwiedergabegerätes (Befundungsmonitor)
- Konstanzprüfung des Röntgengerätes

Die **Konstanzprüfung des Befundungsmonitors** erfolgt abhängig vom Zeitpunkt der Inbetriebnahme des Gerätes nach unterschiedlichen DIN-Normen. Befundungsmonitore, die **vor dem 01.05.2015 in Betrieb** genommen wurden, werden nach der alten DIN-Norm 6868-57 **arbeitstäglich** vor dem Arbeitsbeginn mit dem SMPTE-Testbild auf ihre Grauwertwiedergabe, die Bildgeometrie sowie die Kontrastauflösung überprüft.

Zusätzlich müssen diese Monitore seit dem 01.01.2025 **jährlich** messtechnisch und visuell überprüft werden. Gemessen werden die Beleuchtungsstärke und die Minimal- und Maximalleuchtdichte. Bei der visuellen Überprüfung des SMPTE-Testbildes werden die Graustufenauflösung, die Bildgeometrie, die Wiedergabegüte und ggf. auftretende Farbartefakte beurteilt. Wird der Monitor in einem Raum der Raumklasse 5 (Beleuchtungsstärke ≤ 100 Lux) verwendet und werden an diesem Monitor keine DVT-Aufnahmen befundet, kann die jährlich vorgeschriebene Messung und visuelle Überprüfung im Abstand von 5 Jahren durchgeführt werden.

Befundungsmonitore, die **ab dem 01.05.2015 in Betrieb** genommen wurden, werden nach der neuen DIN-Norm 6868-157 **arbeitstäglich** mit dem Testbild TG18-OIQ visuell überprüft →Abb. 1. Beurteilt werden die Sichtbarkeit der Linienpaarraster in der Mitte und den vier Ecken, das Niedrigkontrastquadrat im 5-%- und 95-%-Feld, die Grenzen und Linien des Rasters und ein kontinuierlicher Schwarz/Weiß-Übergang in den beiden seitlichen Verlaufsbalken. Außerdem muss im mittleren grauen Feld der Schriftzug „QUALITY CONTROL“ lesbar sein. **Halbjährlich** müssen am gleichen Testbild, neben den täglich durchzuführenden visuellen Überprüfungen, zusätzlich die Unterscheidbarkeit der 16 Leuchtdichteflächenelemente und die direkten Schwarz-Weiß- bzw. Weiß-Schwarz-Übergänge kontrolliert werden. Zudem ist mithilfe des Testbildes TG18-UN80 die Gleichmäßigkeit der Leuchtdichte und des Farbeindrucks zu überprüfen →Abb. 2. Am Befundungsmonitor muss außerdem **jährlich** eine Leuchtdichtemessung durchgeführt werden. Befindet sich dieser Monitor jedoch in einem Raum der Raumklasse 5 (Beleuchtungsstärke ≤ 100 Lux) und werden keine DVT-Aufnahmen ausgewertet, verlängert sich das Überprüfungsintervall der Leuchtdichtemessung auf 5 Jahre.

Die **Konstanzprüfung des Röntgengerätes** muss **monatlich** durchgeführt werden. Es wird ein Prüfkörper verwendet, der ein Blei-Linienraster für die Beurteilung des Hochkontrasts und vier Bohrungen für die Beurteilung des Niedrigkontrasts enthält. In diesen Prüfkörper wird entweder ein Sensor oder eine Speicherfolie eingelegt →Abb. 3.

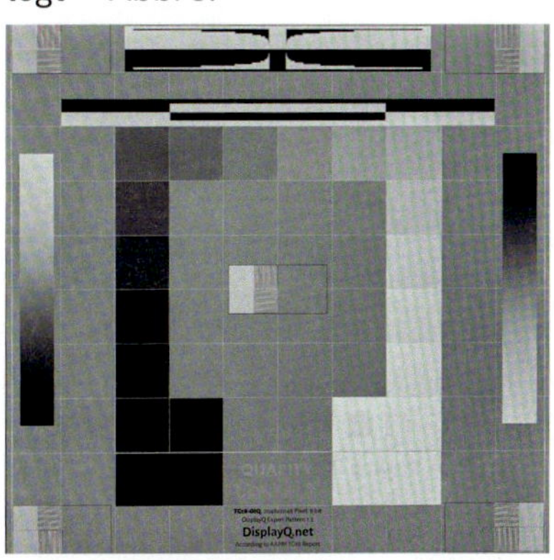

Abb. 1 Visuelle Überprüfung mit dem Testbild TG18-OIQ

Abb. 2 Testbild TG18-UN80

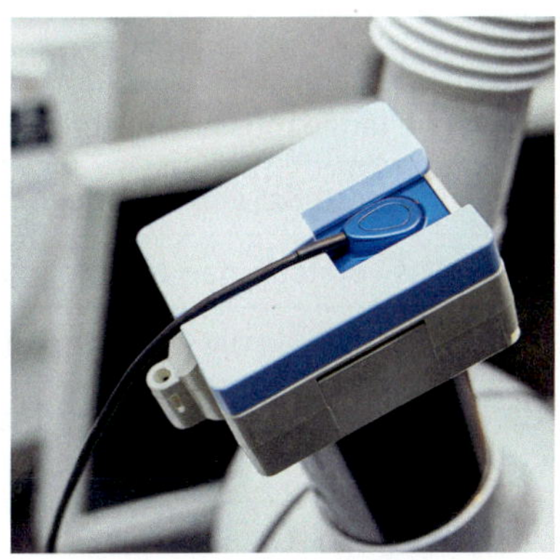

Abb. 3 Prüfkörper mit eingelegtem Sensor

Mit dem **Tubusgerät** wird dann unter den Bedingungen der Abnahmeprüfung eine Konstanzprüfungsaufnahme erstellt und am Befundungsmonitor ausgewertet: Es müssen fünf Linienpaare pro mm (Lp/mm) durchgehend verfolgbar und alle vier Bohrungen erkennbar sein. Die Unversehrtheit des Tubus bzw. die korrekte Positionierung der Blende zur Formateinblendung wird durch einen durchgehend unbelichteten Rand belegt.

Mit dem **Panoramaschichtgerät** wird ebenfalls eine Prüfkörperaufnahme unter den Bedingungen der Abnahmeprüfung erstellt und danach am Befundungsmonitor ausgewertet: Es müssen 2,5 Linienpaare pro mm (Lp/mm) durchgehend verfolgbar und mindestens zwei der vier Bohrungen erkennbar sein. Außerdem muss die Konstanzprüfungsaufnahme einen umlaufend weißen (unbelichteten) Rand aufweisen und darf keine Artefakte enthalten.

Terminologie: Bestimmungen der Strahlenschutzverordnung

Konstanzprüfung, die	Maßnahme zur Qualitätssicherung der Bildqualität
rechtfertigende Indikation	Grund für die Erstellung einer Röntgenaufnahme, bei der der gesundheitliche Nutzen größer ist als das Strahlenrisiko für den Patienten
Sievert, das **(Sv)**	Maßeinheit der effektiven Dosis und der Äquivalentdosis
Strahlendosis, die	Energiemenge einer ionisierenden Strahlung, die an einen Organismus abgegeben wird
Strahlenexposition, die	das Einwirken von Röntgenstrahlen auf einen Organismus

Aufgaben

1	Mit welcher Berechtigung dürfen Zahnmedizinische Fachangestellte auf Anweisung Röntgenaufnahmen erstellen?
2	Wie oft muss ein Zahnmedizinischer Fachangestellter seine Kenntnisse im Strahlenschutz aktualisieren?
3	Welche Gesetze bzw. Verordnungen müssen für alle Praxismitglieder zur Einsicht ständig verfügbar sein?
4	Nennen Sie vier strahlenempfindliche Gewebe bzw. Organe des menschlichen Körpers.
5	Erklären Sie die Bedeutung der Fachbegriffe somatische, genetische und teratogene Strahlenschäden.
6	Was versteht man unter zivilisatorischer Strahlenexposition?
7	Welche Aufzeichnungen müssen nach dem Erstellen einer Röntgenaufnahme dokumentiert werden?
8	Wie lange müssen Röntgenaufnahmen und die dazugehörigen Aufzeichnungen aufbewahrt werden?
9	Erläutern Sie den Fachbegriff Kontrollbereich.
10	Was versteht man unter einer Referenzaufnahme (Uraufnahme)?
11	Erläutern Sie die Konstanzprüfung der Filmverarbeitung.
12	Beschreiben Sie die Konstanzprüfung des Befundungsmonitors bei einem neu angeschafften Bildwiedergabegerät.

Stichwortverzeichnis

C

D

E

P

Q

R

Z

Bildquellenverzeichnis

Coverbild: Shutterstock.com/bezikus

Bildquellen

Cornelsen/Gabriele Heinisch: S. 130, 131, 178, 180, 207, 293, 302, 358, 362, 398/Abb. 3, 4; **Cornelsen/Iris Karcher:** 81, 85, 86, 91, 94, 95; **Cornelsen/Jörg Mair:** S. 38, 40, 42, 43, 46, 47, 48, 50, 51, 52, 53, 54, 58, 59, 60, 82, 84, 93, 106, 108, 109, 116, 118, 120, 121, 137, 143, 148, 155, 156, 157, 158, 159, 160, 161, 164, 165, 166, 169, 171, 181, 183, 184, 189, 190, 192, 194, 195, 196, 208, 209, 210, 223, 228, 231, 235, 237, 239, 240, 241, 242, 243, 251, 252, 254, 255, 271, 273, 274, 277, 278, 280, 281, 282, 286, 287, 289, 294, 298, 306, 307, 311, 319, 320, 321, 327, 330, 331, 332, 337, 352, 354, 355, 356, 357, 359, 365, 367, 368, 369, 376, 396, 397, 398/Abb. 1, 2, 5, 6, 7, S. 399, 401, 410, 419, 420, 421, 423, 424, 425, 445, 450, 452, 453, 467, 468, 469, 471, 472, 473, 474, 476, 477, 478, 479, 480, 491, 494; **Cornelsen/Jörg Mair; Foto: Dr. Claudia R. Barthel-Zimmer:** S. 189, 205; **Cornelsen/Angelika Kramer:** S. 65, 70, 71, 76, 90, 91, 101, 102, 174, 192, 199, 200, 201, 204, 205, 206, 207, 208, 209, 210, 212, 213, 262, 279, 289, 291, 293, 294, 296, 299, 322, 361, 405, 425; **Cornelsen/Werner Krüper:** S. 24, 25, 26, 41, 64, 81, 83, 92, 94, 103, 141, 179, 218, 219, 220, 221, 222, 223, 224, 226, 227, 228, 229, 232, 233, 234, 235, 242, 245, 257, 261, 270, 294, 295, 299, 300, 301, 303, 335, 336, 338, 339, 344, 353, 356, 357, 359, 375, 378, 380, 439, 441, 458,459, 460,471, 479, 482, 492, 493, 495; **Cornelsen/Gerda Raichle:** S. 41, 50, 53, 127, 136, 167, 170, 172, 173, 203, 245, 248, 278, 281, 283, 286, 293, 296, 298, 307, 311, 324, 332, 381, 479, 483, 485; **Cornelsen/Vitale Design:** S. 368; **Cornelsen/Adrian Koppold:** S. 403, 404, 406, 407, 408, 409, 411, 413; **Cornelsen/PER Medien+Marketing:** S. 31, 32, 35, 54, 55, 63, 79, 117, 137, 175, 244, 271, 295, 313, 320, 323, 325, 330, 348, 368, 369, 370, 373, 374, 375, 376, 377, 379, 391, 403, 406, 415, 422, 430, 489, 491; **Cornelsen/Albert Mergelsberg; Software: CompuGroup Medical (CGM) Deutschland:** S. 27, 320; **Cornelsen/Bernhard Alfter:** S. 473, 478; **Cornelsen/Jens Schünemann:** S. 24, 74, 83, 104, 129, 133, 138, 143, 148, 151, 200, 202, 219, 220, 221, 222, 229, 249, 326, 408; **Cornelsen/Karin Mall:** S. 188, 284; **Cornelsen/Natascha Welz:** S. 264

S. 22 o.: Shutterstock.com/stockfour; **S. 22 u.:** Shutterstock.com/stockfour; **S. 23 o.:** mauritius images/Pitopia; **S. 23 u.:** Cornelsen/PER Medien+Marketing; Illu.: Shutterstock/AF studio; **S. 32:** stock.adobe.com/yurolaitsalbert; **S. 33:** Bundeszahnärztekammer (BZÄK) /K. Eyferth; **S. 37 o.:** Dr. Jochen Eble; **S. 37 u.:** mauritius images/Science Photo Library; **S. 39 o.:** Dr. Jochen Eble; **S. 39 u.:** Dr. Jochen Eble; **S. 40:** mauritius images/alamy stock photo/Art Library; **S. 42:** dpa Picture-Alliance/OKAPIA KG, Germany/Okapia/Neufried; **S. 46:** Albert Mergelsberg; **S. 58 u.:** mauritius images/BSIP; **S. 58 o.:** mauritius images/BSIP; **S. 59 2 v.o.:** Shutterstock.com/Kateryna Kon; **S. 59 3 v.o.:** Shutterstock.com/Kateryna Kon; **S. 59 o.:** Science Photo Library/Cnri; **S. 59 u.:** Shutterstock.com/Kateryna Kon; **S.60:** Cornelsen/PER Medien+Marketing; Illu: Jörg Mair; **S. 61:** Shutterstock.com/molekuul_be; **S. 61:** mauritius images/Science Photo Library; **S. 61 u.:** mauritius images/Science Source; **S. 64 o.:** Shutterstock.com/Heather Merlo; **S. 64 u.:** Shutterstock.com/Thomas Francois; **S. 64 3.v.o.:** Shutterstock.com/absolutimages; **S. 64 5.v.o.:** Shutterstock.com/Roman Seliutin; **S. 64 2.v.o.:** Shutterstock.com/nechaevkon; **S. 66:** Shutterstock.com/Casa nayafanaShutterstock/Casa nayafana; **S. 67 o.:** mauritius images/BSIP; **S. 67 u.:** Cornelsen/ PER Medien+Marketing; Fotos: Zoriana Zaitseva/Monkey Business Images/ChaNaWiT/gkrphoto/enginakyurt/beccarra/Werner Krüper; **S. 68 o.:** mauritius images/BSIP; **S. 68 u.:** mauritius images/alamy stock photo/Scott Camazine; **S. 69 o.:** Shutterstock.com/Georgios Kollidas; **S. 69 u.:** mauritius images/Science Source; **S. 70:** Dr. med. Uta Groger, Fachärztin für Allgemeinmedizin; **S. 74 m.:** Shutterstock.com/Elena_foto_2018; **S. 74 o.:** mauritius images/Science Source; **S. 75:** Dr. Uta Groger; **S. 76:** MELAG Medizintechnik oHG; **S. 80:** Shutterstock.com/BK_graphic; **S. 82:** Shutterstock.com/ALPA PROD; **S. 84:** stock.adobe.com/Lumos sp; **S. 85:** Dr. Jochen Eble; **S. 88:** Shutterstock.com/jevelin; **S. 93 u.:** MELAG Medizintechnik oHG; **S. 93 m.:** Dr. Jochen Eble; **S. 94:** MELAG Medizintechnik oHG; **S. 95:** Shutterstock.com/Viktoriia Novokhatska; **S. 98:** Shutterstock.com/Migren art; **S. 98:** Shutterstock.com/Migren art; **S. 99:** Shutterstock.com/Migren art; **S. 99:** Shutterstock.com/Migren art; **S. 99:** Shutterstock.com/Migren art; **S. 99:** Shutterstock.com/Migren art; **S. 99:** Shutterstock.com/Migren art; **S. 100:** Shutterstock.com/Migren art; **S. 100:** Shutterstock.com/Migren art; **S. 100:** Shutterstock.com/Migren art; **S. 107 u.:** sciencephotolibrary/EYE OF SCIENCE; **S. 107 o.:** mauritius images/Science Photo Library; **S. 107 m.:** sciencephotolibrary/EYE OF SCIENCE; **S. 108:** Dr. Jochen Eble; **S. 110 o.:** Dr. Jochen Eble; **S. 110 m.:** Dr. Jochen Eble; **S. 110:** Imago Stock & People GmbH/CHROMORANGE; **S. 114 o.:** CompuGroup Medical (CGM) Deutschland; **S. 114 u.:** CompuGroup Medical (CGM) Deutschland; **S. 114:** CompuGroup Medical (CGM) Deutschland; **S. 114:** CompuGroup Medical (CGM) Deutschland; **S. 116 m.:** vitaledesign; **S. 116 o.:** Dr. Jochen Eble; **S. 118 u.:** CompuGroup Medical (CGM) Deutschland; **S. 118 o.:** Shutterstock.com/Alexander Raths; **S. 119:**

Prof. Dr. Jürgen Manhart; **S. 120:** mauritius images/Science Source; **S. 121 u.:** Dr. Claudia R. Barthel-Zimmer; **S. 121 o.:** Shutterstock.com/botazsolti; **S. 123 u.l.:** Dr. Jochen Eble; **S. 123 o.r.:** Dr. Jochen Eble; **S. 123 u.r.:** CompuGroup Medical (CGM) Deutschland; **S. 123 o.m.:** KaVo Dental GmbH, Biberach/Riss; **S. 123 o.l.:** Shutterstock.com/Kasama Kanpittaya; **S. 124 o.:** Shutterstock.com/Algirdas Gelazius; **S. 124 u.:** Shutterstock.com/Good Image Studio; **S. 126:** CompuGroup Medical (CGM) Deutschland; **S. 128 u.:** DMG Dental-Material Gesellschaft mbH, Hamburg 2022; **S. 128 o.:** Dr. Jochen Eble; **S. 129:** Shutterstock.com/Good Image Studio; **S. 130 u.:** Dr. U. Blunck, Charité CC3 – Abtlg. für Zahnerhaltung und Präventivzahnmedizin/Dr. Olivia Wolf, CharitéCentrum 3 für Zahn-, Mund- und Kieferheilkunde; **S. 130 o.:** Dr. U. Blunck, Charité CC3 – Abtlg. für Zahnerhaltung und Präventivzahnmedizin/Dr. Olivia Wolf, Charité-Centrum 3 für Zahn-, Mund- und Kieferheilkunde; **S. 138:** Dr. Jochen Eble; **S. 138 u.l.:** Dr. Jochen Eble; **S. 138 o.m.:** Shutterstock.com/RCB Shooter; **S. 138 o.r.:** Shutterstock.com/RCB Shooter; **S. 139:** Dr. Jochen Eble; **S. 139:** Dr. Jochen Eble; **S. 139 o.r.:** Dr. Jochen Eble; **S. 140 o.l.:** Dr. Jochen Eble; **S. 140 o.r.:** Dr. Jochen Eble; **S. 140 u.l.:** Shutterstock.com/hightowernrw; **S. 141 o.l.:** Prof. Dr. Rainer Seemann; **S. 141 3 v.o.:** Prof. Dr. Rainer Seemann; **S. 141 2 v.o.:** Prof. Dr. Rainer Seemann; **S. 141 u.:** Prof. Dr. Rainer Seemann; **S. 142 2 v.o.:** Prof. Dr. Rainer Seemann; **S. 142 5 v.o.:** Prof. Dr. Rainer Seemann; **S. 142 4 v.o.:** Prof. Dr. Rainer Seemann; **S. 142:** Prof. Dr. Rainer Seemann; **S. 142 3 v.o.:** Prof. Dr. Rainer Seemann; **S. 142 u.:** Prof. Dr. Rainer Seemann; **S. 144 o.:** KaVo Dental GmbH, Biberach/Riss; **S. 144 u.:** KaVo Dental GmbH, Biberach/Riss; **S. 145:** Dr. Jochen Eble; **S. 145:** Dr. Jochen Eble; **S. 145 o.m.:** Dr. Jochen Eble; **S. 145 o.r.:** KaVo Dental GmbH, Biberach/Riss; **S. 146:** Dr. Jochen Eble; **S. 146:** Dr. Jochen Eble; **S. 146:** KaVo Dental GmbH, Biberach/Riss; **S. 146:** KaVo Dental GmbH, Biberach/Riss; **S. 146:** KaVo Dental GmbH, Biberach/Riss; **S. 147:** Dr. Jochen Eble; **S. 148:** Dr. Jochen Eble; **S. 149 2 v.o.:** Dr. Jochen Eble; **S. 149 5 v.o.:** Dr. Jochen Eble; **S. 149 3 v.o.:** Dr. Jochen Eble; **S. 149 o.:** Dr. Jochen Eble; **S. 149:** Dr. Jochen Eble; **S. 149 u.:** Dr. Jochen Eble; **S. 150:** CompuGroup Medical (CGM) Deutschland; **S. 151:** Dr. U. Blunck, Charité CC3 – Abtlg. für Zahnerhaltung und Präventivzahnmedizin/Dr. Olivia Wolf, CharitéCentrum 3 für Zahn-, Mund- und Kieferheilkunde; **S. 155 u.:** mauritius images/Science Source; **S. 155 o.:** Shutterstock.com/BioFoto; **S. 159:** Shutterstock.com/Fleckstone; **S. 164:** Prof. Dr. med. Dr. med. dent. Siegmar Reinert; **S. 168:** mauritius images/Science Source; **S. 175 u.m.:** Shutterstock.com/Inna photographer; **S. 175 u.r.:** Shutterstock.com/RusAKphoto; **S. 175 m.r.:** Dr. Jochen Eble; **S. 176:** Shutterstock.com/Davydenko Yuliia; **S. 177:** SEPTODONT GmbH; **S. 178:** Gabriele Heinisch; **S. 178 u.:** Dr. Jochen Eble; **S. 179:** Dr. Jochen Eble; **S. 179:** Dr. Jochen Eble; **S. 180 o.l.:** Dr. Jochen Eble; **S. 180 o.r.:** Kulzer GmbH, Hanau; **S. 181 u.:** Dr. Jochen Eble; **S. 181 o.:** Dr. Jochen Eble; **S. 183:** Dr. Jochen Eble; **S. 183:** Dr. Jochen Eble; **S. 183 o.r.:** Dr. Friedrich Cleve; **S. 184:** Dr. Jochen Eble; **S. 184:** Dr. Jochen Eble; **S. 187 r.:** mauritius images/alamy stock photo; **S. 187 l.:** mauritius images/Science Photo Library; **S. 191 u.:** Dr. Dr. Brigitte Nestle-Oechslin; **S. 191 o.:** Dr. Claudia R. Barthel-Zimmer; **S. 195:** Dr. U. Blunck, Charité CC3 – Abtlg. für Zahnerhaltung und Präventivzahnmedizin/Fotorechte: Dr. Olivia Wolf, CharitéCentrum 3 für Zahn-, Mund- und Kieferheilkunde; **S. 201:** Dr. Jochen Eble; **S. 201:** Dr. Jochen Eble; **S. 201:** Coltène/Whaledent AG; **S. 201:** Coltène/Whaledent AG; **S. 201:** Dr. Jochen Eble; **S. 202 4 v.o.:** Dr. Jochen Eble; **S. 202 3 v.o.:** Dr. Jochen Eble; **S. 202:** Dr. Jochen Eble; **S. 202 o.:** Dr. Jochen Eble; **S. 204 u.:** EURONDA Deutschland GmbH; **S. 204 u.:** EURONDA Deutschland GmbH; **S. 205 o.:** Susanne Handtmann; **S. 205 u.:** Dr. Claudia R. Barthel-Zimmer; **S. 206 m.l.:** Dr. Jochen Eble; **S. 206 u.l.:** Dentsply Sirona; **S. 206 m.r.:** Dr. Jochen Eble/PER Medien+Marketing; **S. 210:** Albert Mergelsberg; **S. 210 u.m.:** Dr. Jochen Eble; **S. 210 o.l.:** Dentsply Sirona; **S. 212 2 v.o.:** Dr. Jochen Eble; **S. 212 m.r.:** Dr. Jochen Eble; **S. 212 u.:** Shutterstock.com/Christine von Diepenbroek; **S. 213:** Dr. Jochen Eble; **S. 217:** Dr. Jochen Eble; **S. 218 u.:** Dr. Jochen Eble; **S. 218 2 v.o.:** Dr. Friedrich Cleve; **S. 221:** © Erbe Elektromedizin GmbH; **S. 223:** mectron Deutschland Vertriebs GmbH; **S. 227 m.:** Gabriele Heinisch/PER Medien+Marketing; **S. 227 o.r.:** Werner Krüper/PER Medien+Marketing; **S. 228:** Susanne Handtmann; **S. 232:** Shutterstock.com/StockPhotosArt; **S. 234:** Shutterstock.com/HENADZI KILENT; **S. 236 u.r.:** Dr. Drüke; **S. 236 u.l.:** Dr. Drüke; **S. 236 u.m.:** Dr.Drüke; **S. 236:** Dr. Drüke; **S. 237:** Dr. Jochen Eble; **S. 237:** Dr. Drüke; **S. 237 o.l.:** Dr. Drüke; **S. 237 o.m.:** Dr. Drüke; **S. 237 u.r.:** Dr. Drüke; **S. 238 r.:** Dr. Drüke; **S. 238 l.:** Dr. Drüke; **S. 239:** Dr. Jochen Eble; **S. 239 2 v.o.:** Dr. Jochen Eble; **S. 239:** Dr. Jochen Eble; **S. 241 u.r.:** Gemeinschaftspraxis Burghard und Heidrun Falta; **S. 241:** Charité Universitätsmedizin Berlin, CharitéCentrum für Zahn-, Mundund Kieferheilkunde, Bereich Oralmedizin, zahnärztliche Röntgenologie und Chirurgie/Univ.-Prof. Dr. Andrea-Maria Schmidt-Westhausen; **S. 241 u.r.:** Gemeinschaftspraxis Burghard und Heidrun Falta; **S. 241 o.l.:** Charité Universitätsmedizin Berlin, CharitéCentrum für Zahn-, Mundund Kieferheilkunde, Bereich Oralmedizin, zahnärztliche Röntgenologie und Chirurgie/Univ.-Prof. Dr. Andrea-Maria Schmidt-Westhausen; **S. 241 o.r.:** Charité Universitätsmedizin Berlin, CharitéCentrum für Zahn-, Mund- und Kieferheilkunde, Bereich Oralmedizin, zahnärztliche Röntgenologie und Chirurgie/Univ.-Prof. Dr. Andrea-Maria Schmidt- Westhausen; **S. 246:** Dr. Jochen Eble; **S. 249:** Dr. Sebastian Hoefert, Zentrum für Zahn-, Mund- und Kieferheilkunde; **S. 250 m.l:** Shutterstock.com/ Dental Pro Content; **S. 250 m.r.:** Shutterstock.com/Dental Pro Content; **S. 250 o.:** mauritius images/alamy stock photo/Zay Nyi Nyi; **S. 251:** Charité Universitätsmedizin Berlin, Charité, Centrum für Zahn-, Mund- und Kieferheilkunde, Bereich Oralmedizin, zahnärztliche Röntgenologie und Chirurgie/Univ.-Prof. Dr. Andrea-Maria Schmidt- Westhausen; **S. 251:** Charité Universitätsmedizin Berlin, CharitéCentrum für Zahn-, Mund- und Kieferheilkunde, Bereich Oralmedizin, zahnärztliche Röntgenologie und Chirurgie/Univ.-Prof. Dr. Andrea-Maria Schmidt- Westhausen; **S. 251 u.r.:** Charité Universitätsmedizin Berlin, CharitéCentrum für Zahn-, Mund- und Kieferheilkunde, Bereich Oralmedizin, zahnärztliche Röntgenologie und Chirurgie/Univ.-Prof. Dr. Andrea-Maria Schmidt- Westhausen; **S. 251 u.l.:** Charité Universitätsmedizin Berlin, CharitéCentrum für Zahn-, Mund- und Kieferheilkunde, Bereich Oralmedizin, zahnärztliche Röntgenologie und Chirurgie/Univ.-Prof. Dr. Andrea-Maria Schmidt- Westhausen; **S. 252 u.l.:** Dr. Drüke; **S. 252 m.l.:** Dr. Drüke; **S. 252 o.r.:** Shutterstock.com/eleonimages; **S. 253:** Hager & Werken GmbH & Co. KG; **S. 253 o.r.:** Dr. Jochen Eble; **S. 254 u.:** Dr. Dr. Brigitte Nestle-Oechslin; **S. 254 m.:** Dr. Dr. Brigitte Nestle-Oechslin; **S. 256 o.l.:** Dr. Friedrich Cleve; **S. 256:** Dr. Friedrich Cleve; **S. 261:** dpa Picture-Alliance/Heritage Images/Fine Art Images; **S. 263:** Cornelsen/PER Medien+Marketing; Illu: Natascha Welz; **S. 266:** Shutterstock.com/HelloRF Zcool; **S. 266 m.:** Shutterstock.com/wisely; **S. 271 Abb. 3:** Cornelsen/PER Medien+Marketing; Illu.: Shutterstock.com/Alila Medical Media; **S. 271 u.:** mauritius images/Science Photo Library; **S. 271 o.:** Shutterstock.com/Nixx Photography; **S. 272:** Shutterstock.com/Zay Nyi Nyi; **S. 275:** Shutterstock.com/tugol; **S. 295:** Shutterstock.com/narin phapnam; **S. 297:** Shutterstock.com/vectorfusionart; **S. 299:** Shutterstock.com/Lubava; **S. 302:** Shutterstock.com/spass; **S. 306:** Dr. Jochen Eble; **S. 309:** Shutterstock.com/botazsolti; **S. 310 u.:** Shutterstock.com/botazsolti; **S. 310 o.:** Shutterstock.com/Bencemor; **S. 311:** Shutterstock.com/Kasama Kanpittaya; **S. 312:** Shutterstock.com/Kasama Kanpittaya; **S. 315 o.:** Shutterstock.com/bergamont; **S. 315 u.:** Shutterstock.com/trailak amtim; **S. 316 u.:** CompuGroup Medical (CGM) Deutschland; **S. 316 o.:** Shutterstock.com/Kasama Kanpittaya; **S. 319:** Shutterstock.com/Alexander_Safonov; **S. 330:** Dr. Jochen Eble; **S. 333:** Susanne Handtmann; **S. 336 u.r.:** Dr. Jochen Eble; **S. 336 u.l.:** Dr. Jochen Eble; **S. 337 u.:** Dr. Jochen Eble; **S. 337 u.:** Susanne Handtmann; **S. 337 m.:** Waltraud Hollstein; **S. 339:** Waltraud Hollstein; **S. 341:** Dr. Friedrich Cleve; **S. 342 m.:** mauritius images/alamy stock photo/Gado Images; **S. 342 o.:** Shutterstock.com/Levent Konuk; **S. 342 u.:** Shutterstock.com/SKT Studio; **S. 343:** Dr. Friedrich Cleve; **S. 344:** Dr. Friedrich Cleve; **S. 345 o.:** Shutterstock.com/Karan Bunjean; **S. 345 u.:** mauritius images/alamy stock photo/Scott Camazine; **S. 349:** dpa Picture-Alliance/JOKER; **S. 349 l.:** Shutterstock.com/blvdone; **S. 349 r.:** Shutterstock.com/Robert Przybysz; **S. 351 m.l.:** Shutterstock.com/New Africa; **S. 351:** Shutterstock.com/Tatjana Baibakova; **S. 351:** Shutterstock.com/Subbotina Anna; **S. 351 o.r.:** Shutterstock.com/zlikovec; **S. 351 u.r.:** Shutterstock.com/botazsolti; **S. 353:** mauritius images/Science Photo Library; **S. 353 u.:** Procter & Gamble Service GmbH; **S. 355:** Shutterstock.com/Sergey Furtaev; **S. 357:** Shutterstock.com/Emanuele Ghirardelli; **S. 358 o.:** Shutterstock.com/IMG Stock Studio; **S. 358 u.:** stock.adobe.com/Christoph Hähnel; **S. 363:** mauritius images/Science Source; **S. 364 u.:** Shutterstock.com/Alexander Raths; **S. 364 4 v.o.:** Shutterstock.com/mahirart; **S. 364 5 v.o.:** Shutterstock.com/Volosina; **S. 364 o.:** dpa Picture-Alliance/Pictures From History/CPA Media/CPA Media Co. Ltd; **S. 364:** Shutterstock.com/NIPAPORN PANYACHAROEN; **S. 364 3 v.o.:** Shutterstock.com/Jenny Sturm; **S. 365:** Shutterstock.com/Dionisvera; **S. 365:** Shutterstock.com/Valery121283; **S. 365:** Shutterstock.com/Anna Kucherova; **S. 366 m.l.:** Aktion Zahnfreundlich e.V; **S. 366 o.r.:** MARS GmbH; **S. 366:** Shutterstock.com/Pat_Hastings; **S. 366 u.l.:** Ricola AG; **S. 367 m.r.:** Shutterstock.com/Arctic ice; **S. 367 u.:** Shutterstock.com/thitinonjong; **S. 370:** Südwestdeutsche Salzwerke AG; **S. 372:** Prof. Dr.med.dent. Stefan Zimmer; **S. 375:** Shutterstock.com/hightowernrw; **S. 378 u.l.:** ©Werner Krueper Fotografie; **S. 378:** Dr. Jochen Eble; **S. 378 o.m.:** Dr. Jochen Eble; **S. 380 o.:** Shutterstock.com/Bencemor; **S. 380 m.:** Shutterstock.com/Jaromir Chalabala; **S. 388:** Shutterstock.com/Siegi; **S. 389:** Shutterstock.com/Rabizo Anatolii; **S. 390:** Shutterstock.com/DmitryStock; **S. 392:** Shutterstock.com/Oleksandr But; **S. 395: Shutterstock**.com/Ev. Safronov; **S. 396 m.:** mauritius images/Science Source; **S. 396 u.:** Shutterstock.com/TRIG; **S. 397:** CompuGroup Medical (CGM) Deutschland; **S. 401:** Dr. Hinz Dental- Vertriebsgesellschaft; **S. 403 u.r.:** Shutterstock.com/itsmejust; **S. 403 m.:** sciencephotolibrary/Steven Needell; **S. 406 m.l.:** Cornelsen/PER Medien+Marketing; Foto: stock.adobe.com/Marina Lohrbach; **S. 409:** Waltraud Hollstein; **S. 411:** Shutterstock.com/Alexis C; **S. 412:** Samuel Titus; Brent E. Larson; Thorsten Grünheid, 2021.; **S. 413 u.:** Shutterstock.com/John Steel; **S. 413 o.:** Alraun Dental-Technik; **S. 414 u.m.:** Waltraud Hollstein; **S. 414 o.l.:** Waltraud Hollstein; **S. 414 u.l.:** Dr. Hinz Dental- Vertriebsgesellschaft; **S. 418 o.r.:** dpa Picture-Alliance/dpa-Zentralbild/Jan Woitas; **S. 418 u.r.:** Shutterstock.com/Sergii Kuchugurnyi; **S. 418 o.l.:** Shutterstock.com/mezzotint; **S. 419 u.:** CompuGroup Medical (CGM) Deutschland; **S. 419 l.:** Shutterstock.com/botazsolti; **S. 419 m.:** Prof. Dr. Jürgen Manhart; **S. 419 r.:** Prof. Dr. Jürgen Manhart; **S. 420 u.r.:** Prof. Dr. Jürgen Manhart; **S. 420 u.m.:** Prof. Dr. Jürgen Manhart; **S. 420 o.m.:** Prof. Dr. Jürgen Manhart; **S. 421:** Dr. Jochen Eble; **S. 421 4 v.o.:** Prof. Dr. Jürgen Manhart; **S. 421 u.:** Prof. Dr. Jürgen Manhart; **S. 422 u.r.:** Dr. Friedrich Cleve; **S. 422 u.l.:** Dr. Jochen Eble; **S. 422 o.l.:** Prof. Dr. Jürgen Manhart; **S. 422 o.r.:** Prof. Dr. Jürgen Manhart; **S. 423:** Prof. Dr. Jürgen Manhart; **S. 424:**

CompuGroup Medical (CGM) Deutschland; **S. 425 3 v.o.**: CompuGroup Medical (CGM) Deutschland; **S. 425 2 v.o.**: Prof. Dr. Jürgen Manhart; **S. 425 4 v.o.**: Prof. Dr. Jürgen Manhart; **S. 425 o.**: Prof. Dr. Jürgen Manhart; **S. 426 m.**: Dr. Jochen Eble; **S. 426 o.l.**: Dr. Jochen Eble; **S. 426 u.l.**: Dr. Jochen Eble; **S. 426 r.**: Dr. Jochen Eble; **S. 427 r.**: Dr. Jochen Eble; **S. 427 r.**: VITA Zahnfabrik H. Rauter GmbH & Co. KG; **S. 427 r.**: VITA Zahnfabrik H. Rauter GmbH & Co. KG; **S. 428 o.**: Ivoclar Vivadent AG; **S. 428 m.**: Ivoclar Vivadent AG; **S. 428 u.l.**: Ivoclar Vivadent AG; **S. 429 m.r.**: Prof. em. Dr. Klaus-Peter Lange, Berlin; **S. 429 o.r.**: Dr. med. dent. Ludwig Hermeler; **S. 429**: Prof. em. Dr. Klaus-Peter Lange, Berlin; **S. 429 u.l.**: Prof. em. Dr. Klaus-Peter Lange, Berlin; **S. 429**: Prof. em. Dr. Klaus-Peter Lange, Berlin; **S. 429 o.l.**: Dr. med. dent. Ludwig Hermeler; **S. 430**: Prof. em. Dr. Klaus-Peter Lange, Berlin; **S. 431 u.**: Dr. Jochen Eble; **S. 431 o.**: Dr. Jochen Eble; **S. 431 3 v.o.**: Dr. Jochen Eble; **S. 431 2** v.o.: Dr. Jochen Eble; **S. 432 o.**: Dr. Jochen Eble; **S. 432 m.**: Dr. Jochen Eble; **S. 432 u.**: Dr. Jochen Eble; **S. 433 m.**: Prof. Dr. Jürgen Manhart; **S. 433 o.**: Prof. Dr. Jürgen Manhart; **S. 433 u.**: Prof. Dr. Jürgen Manhart; **S. 434 u.**: Dr. Jochen Eble; **S. 434 o.**: Prof. Dr. Jürgen Manhart; **S. 434 m.**: Prof. Dr. Jürgen Manhart; **S. 435 o.**: Dr. Jochen Eble; **S. 435 m.**: Prof. Dr. Jürgen Manhart; **S. 435 u.**: Prof. Dr. Jürgen Manhart; **S. 436 u.**: Dentsply Sirona; **S. 436 o.**: Dentsply Sirona; **S. 436 3 v.o.**: Dentsply Sirona; **S. 436 4 v.o.**: Dentsply Sirona; **S. 436 2 v.o.**: Dentsply Sirona; **S. 437 u.m.**: KaVo Dental GmbH, Biberach/Riss; **S. 437 u.l.**: KaVo Dental GmbH, Biberach/Riss; **S. 437 u.r.**: KaVo Dental GmbH, Biberach/Riss; **S. 437 o.**: Dentsply Sirona; **S. 439**: Dr. Jochen Eble; **S. 440**: Dr. Ulrich Lammert & Prof. Dr. Bernd Wöstmann; **S. 441**: Dr. Jochen Eble; **S. 442**: Dr. Jochen Eble; **S. 442 m.l.**: Dr. Ulrich Lammert & Prof. Dr. Bernd Wöstmann; **S. 442 u.l.**: Dr. Ulrich Lammert & Prof. Dr. Bernd Wöstmann; **S. 442 u.r.**: Dr. Ulrich Lammert & Prof. Dr. Bernd Wöstmann; **S. 443 3 v.o.**: Dr. Jochen Eble; **S. 443 2 v.o.**: Dr. Jochen Eble; **S. 443 o.**: Dr. Ulrich Lammert & Prof. Dr. Bernd Wöstmann; **S. 443 u.r.**: Dr. Ulrich Lammert & Prof. Dr. Bernd Wöstmann; **S. 443**: Dr. Ulrich Lammert & Prof. Dr. Bernd Wöstmann; **S. 444 u.**: Dr. Ulrich Lammert & Prof. Dr. Bernd Wöstmann; **S. 444 m.**: Dr. Ulrich Lammert & Prof. Dr. Bernd Wöstmann; **S. 444 o.**: Dr. Ulrich Lammert & Prof. Dr. Bernd Wöstmann; **S. 447**: Shutterstock.com/vetkit; **S. 448 u.l.**: CompuGroup Medical (CGM) Deutschland; **S. 448 u.re.**: CompuGroup Medical (CGM) Deutschland; **S. 449 o.r.**: Dr. Jochen Eble; **S. 449**: Dr. Jochen Eble; **S. 449 u.r.**: CompuGroup Medical (CGM) Deutschland; **S. 449**: Dr. Jochen Eble; **S. 450**: CompuGroup Medical (CGM) Deutschland; **S. 450 o.**: Prof. Dr. Anne Wolowski; **S. 451**: Dr. Jochen Eble; **S. 451**: Dr. Jochen Eble; **S. 451 o.l.**: Dr. Jochen Eble; **S. 451 u.r.**: CompuGroup Medical (CGM) Deutschland; **S. 452 o.m.**: CompuGroup Medical (CGM) Deutschland; **S. 452 u.r.**: Dr. Jochen Eble; **S. 452**: CompuGroup Medical (CGM) Deutschland; **S. 452 u.m.**: Dr. Jochen Eble; **S. 452 u.l.**: Dr. Jochen Eble; **S. 455**: Dr. Felix Blankenstein, Charité – Universitätsmedizin Berlin, Centrum 03, Abteilung für zahnärztliche Prothetik, Alterszahnmedizin und Funktionslehre; **S. 455 u.**: Dr. Jochen Eble; **S. 455 o.**: Dr. Friedrich Cleve; **S. 456**: Dr. Jochen Eble; **S. 457 u.**: Dr. Jochen Eble; **S. 457**: Prof. Dr. Anne Wolowski; **S. 458 u.**: Dr. Jochen Eble; **S. 458 2 v.o.**: Dr. Felix Blankenstein, Charité – Universitätsmedizin Berlin, Centrum 03, Abteilung für zahnärztliche Prothetik, Alterszahnmedizin und Funktionslehre; **S. 459 u.l.**: N+W Zahnputzladen GmbH; **S. 459 u.m.**: © TePe Mundhygienprodukter AB; **S. 461**: Shutterstock.com/Alex Mit; **S. 462**: © Institut Straumann AG, 2020. Alle Rechte vorbehalten. Mit freundlicher Genehmigung der Institut Straumann AG; **S. 463 o.**: © Institut Straumann AG, 2020. Alle Rechte vorbehalten. Mit freundlicher Genehmigung der Institut Straumann AG; **S. 463 m.l., m.r., u.l, u.r.**: Greiten Dentallabor GmbH & Co. KG; **S. 464 o.**: Gelencsér Dental Kft.; **464 u.**: Shutterstock.com/Aleksandra Gigowska; **S. 466**: mauritius images/alamy stock photo/Historic Images; **S. 466 o.**: Dr. Claudia R. Barthel-Zimmer; **S. 471**: Dentsply Sirona; **S. 472**: Dürr Dental AG; **S. 472 o.r.**: Dürr Dental AG; **S. 472 o.l.**: Dürr Dental AG; **S. 474**: Dr. Jochen Eble; **S. 476 u.r.**: Dr. Jochen Eble; **S. 476**: Dr. Jochen Eble; **S. 479**: Dr. Friedrich Cleve; **S. 481**: Dr. Jochen Eble; **S. 481 m.**: Dr. Jochen Eble; **S. 481 u.**: Dr. Jochen Eble; **S. 482 u.l.**: Shutterstock.com/Stokkete; **S. 482 o.l.**: mauritius images/alamy stock photo/StockPhotosArt - Health; **S. 482**: Dentsply Sirona; **S. 483 u.r.**: Dr. Friedrich Cleve; **S. 483 u.l.**: Dr. Friedrich Cleve; **S. 484 o.l.**: sciencephotolibrary/Steven Needell; **S. 484**: Dentsply Sirona; **S. 484**: Dentsply Sirona; **S. 485 u.l.**: Dr. Friedrich Cleve; **S. 485 u.r.**: Dr. Friedrich Cleve

Textquellen

S.35: BZÄK, Dr. Andrea Thumeyer; **S. 79**: DAHZ (Deutscher Arbeitskreis für Hygiene in der Zahnmedizin) und BZÄK; **S. 96**: LZÄK Sachsen

Übersicht über die Videos

Realfilme

Animationsfilme

Abkürzungsverzeichnis

AHA	American Heart Association
AIDS	Acquired Immune Deficiency Syndrome
ALS	advanced life support
API	Approximalraum-Plaque-Index
ArbSchG	Arbeitsschutzgesetz
ASS	Acetylsalicylsäure
BG	Berufsgenossenschaft
BGR	Berufsgenossenschaftliche Regel
BGW	Berufsgenossenschaft für Gesundheitsdienst und Wohlfahrtspflege
BioStoffV	Biostoffverordnung
BLS	basic life support
Btm	Betäubungsmittel
BtMG	Betäubungsmittelgesetz
BtMVV	Betäubungsmittel-Verschreibungsverordnung
BZÄK	Bundeszahnärztekammer
CHX	Chlorhexidin
CPR	kardiopulmonale Reanimation
CT	Computertomografie
DAJ	Deutsche Arbeitsgemeinschaft für Jugendzahnpflege
D-Arzt	Durchgangsarzt
DAZ	Deutscher Arbeitskreis für Zahnheilkunde
DGE	Deutsche Gesellschaft für Ernährung e. V.
DGK	Deutsche Gesellschaft für Kardiologie
DGZMK	Deutsche Gesellschaft für Zahn-, Mund- und Kieferheilkunde
DH	Dentalhygieniker/-in
Drg.	Dragee
DVT	Digitale Volumentomografie
EKG	Elektrokardiogramm
Endo	Endodontie, Endodontologie
ERC	European Resuscitation Council
EWZ	Einwirkzeit
F.	Foramen
FDI	Fédération Dentaire Internationale
FFP	filtering facepiece (engl.); partikelfiltrierende Halbmaske
FRS	Fernröntgenseitenaufnahme
GefStoffV	Gefahrstoffverordnung
GHS	Global Harmonisiertes System
GIZ	Glasionomerzement
HIV	human immunodeficiency virus, Humanes Immunschwäche-Virus
i. a.	intraarteriell
i. c.	intrakutan
i. m.	intramuskulär
i. v.	intravenös
IfSG	Infektionsschutzgesetz
INR	International Normalized Ratio
ISO	International Organization for Standardization
ITN	Intubationsnarkose
KFO	Kieferorthopädie
Kps.	Kapsel
LA	Lokalanästhetika
Lsg.	Lösung
LZÄK	Landeszahnärztekammer
M.	Musculus
MAV	Mund-Antrum-Verbindung
Mm.	Musculi
MPBetreibV	Medizinprodukte-Betreiberverordnung
MPDG	Medizinprodukterecht-Durchführungsgesetz
MRSA	mulitresistenter Staphylococcus aureus, methicillinresistenter Staphylococcus aureus
N.	Nervus
NBS	Nursing-Bottle-Syndrom
NEM	Nicht-Edelmetall
Nn.	Nervi
NNH	Nasennebenhöhlen
OK	Oberkiefer
OP	Operation
OPG	Orthopantomogramm
PAR-	Parodontal-
PBI	Papillen-Blutungsindex
ppm	parts per million (Teile pro Million)
PSA	persönliche Schutzausrüstung
PSI	Parodontaler Screenig-Index
PZR	professionelle Zahnreinigung
RDA	Radioactive Dentin Abrasion, Relative Dentin-Abrasion
RDG	Reinigungs- und Desinfektions-Gerät
RKI	Robert Koch-Institut
s.c.	subkutan
s.m.	submukös
SBI	Sulkus-Blutungsindex
Supp.	Suppositorien ,-um
Susp.	Suspension
Sv	Sievert
TB, Tb, Tbc, TBC	Tuberkulose
Tbl.	Tablette, Tabletten
TRBA	Technische Regeln für biologische Arbeitsstoffe
UK	Unterkiefer
UVV	Unfallverhütungsvorschriften
WHO	World Health Organization, Weltgesundheitsorganisation
WSR	Wurzelspitzenresektion
ZA	Zahnarzt
ZFA	Zahnmedizinische/-r Fachangestellte/-r
ZMF	Zahnmedizinische/-r Fachassistent/-in
ZMP	Zahnmedizinische/-r Prophylaxeassistent/-in
ZNS	zentrales Nervensystem, Zentralnervensystem

Die idealen Begleiter zu diesem Buch

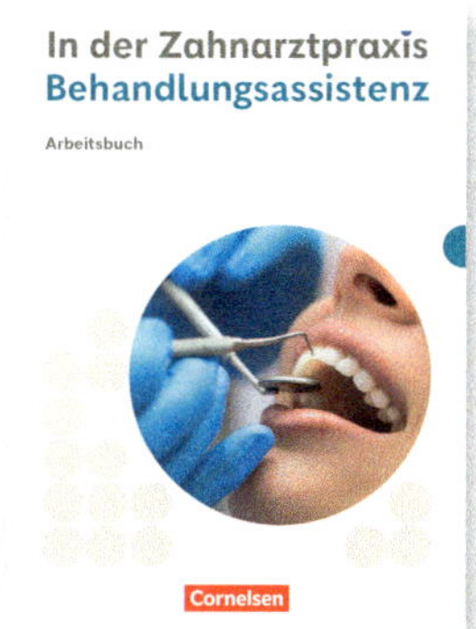

Behandlungsassistenz in der Zahnarztpraxis
Arbeitsbuch
978-3-06-452393-7

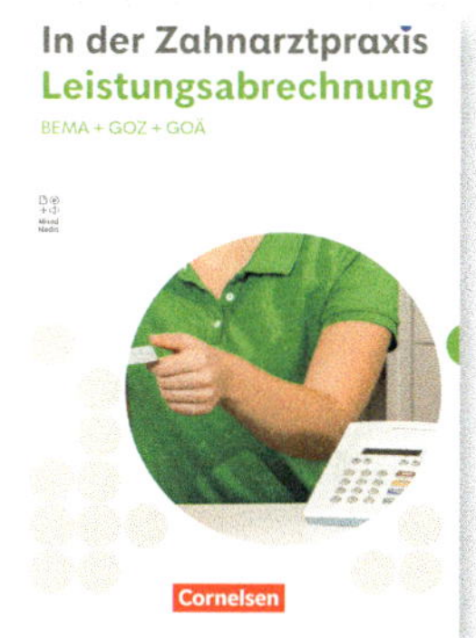

Leistungsabrechnung in der Zahnarztpraxis
Schulbuch
978-3-06-452389-0

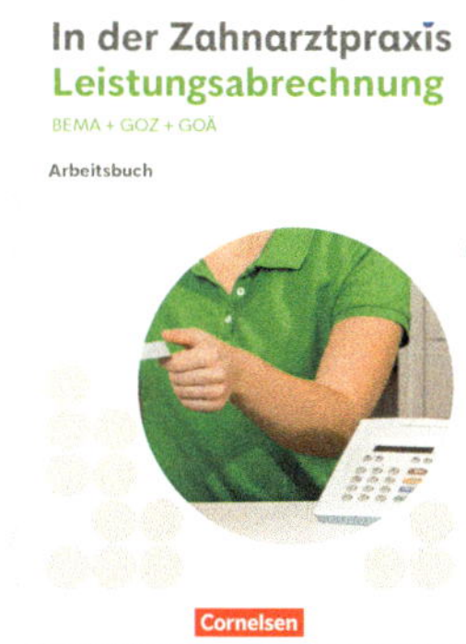

Leistungsabrechnung in der Zahnarztpraxis
Arbeitsbuch
978-3-06-452395-1

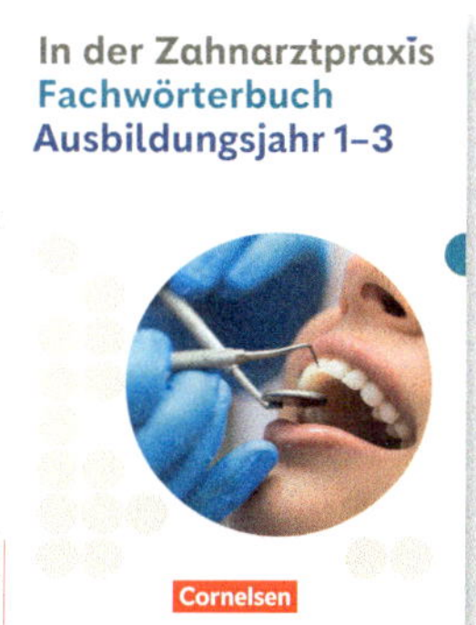

Fachwörter in der Zahnarztpraxis
Fachwörterbuch
978-3-06-452398-2

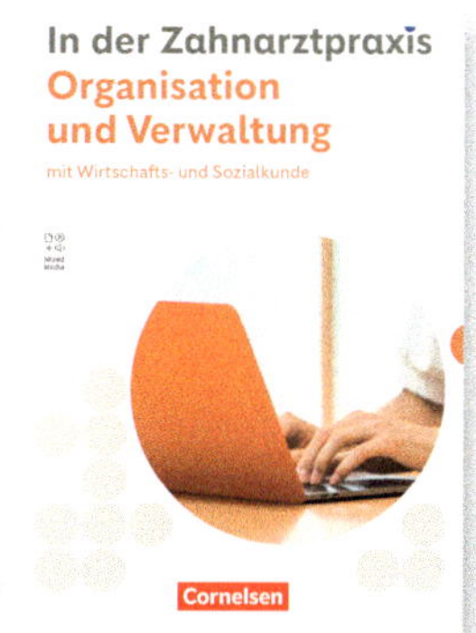

Organisation & Verwaltung in der Zahnarztpraxis
Schulbuch
978-3-06-452388-3

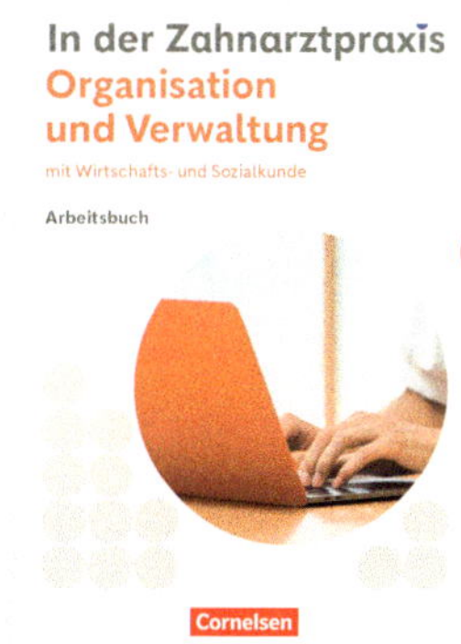

Organisation & Verwaltung in der Zahnarztpraxis
Arbeitsbuch
978-3-06-452394-4

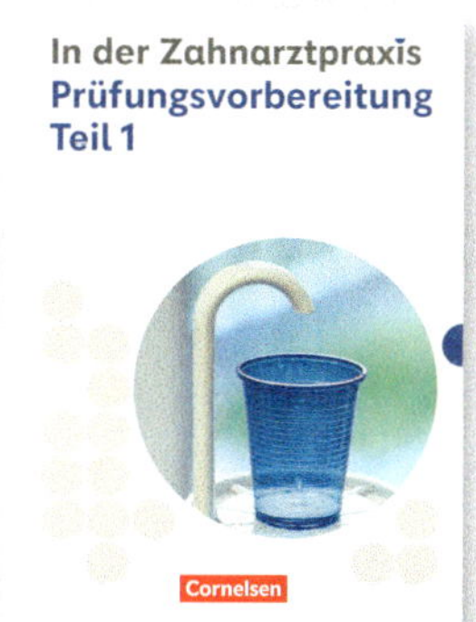

Prüfungsvorbereitung in der Zahnarztpraxis
Teil 1
978-3-06-452396-8

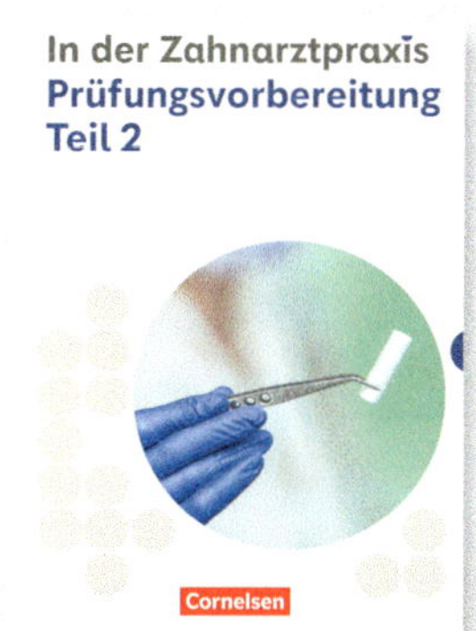

Prüfungsvorbereitung in der Zahnarztpraxis
Teil 2
978-3-06-452397-5

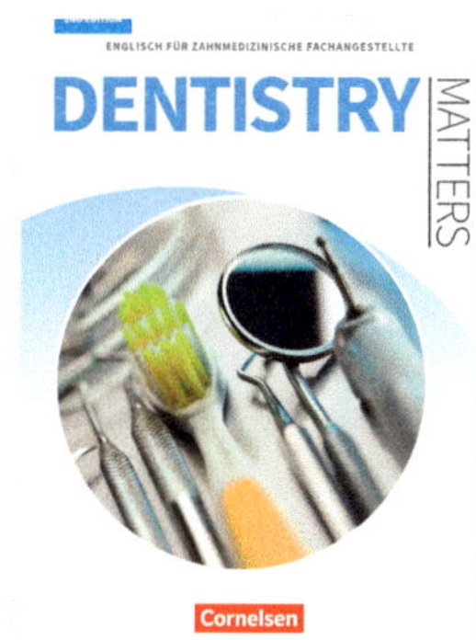

Dentistry Matters
Englisch für zahnmedizinische Fachangestellte
Second Edition A2/B1
Schulbuch
978-3-06-451423-2

Zahnmedizinische Fachsprache

In der Zahnarztpraxis werden viele zahnmedizinische Fachausdrücke verwendet. Die meisten stammen aus der lateinischen oder griechischen Sprache. Häufig setzen sie sich aus einer Vor- bzw. Nachsilbe und einem Wortstamm zusammen, z. B. Extraktion oder Gingivitis.
Wenn Sie die folgenden Vor- und Nachsilben kennen, können Sie viele zahnmedizinische Fachausdrücke leichter verstehen und behalten.

Vorsilben der zahnmedizinischen Fachsprache

Vorsilben	Bedeutung	Beispiele	
a-, ab-	ab, weg, miss-	abnorm Anomalie	– abweichend von der Norm – Abweichung von der Norm
a-, an-	un-, los-, nicht	Adontie	– Zahnlosigkeit
ad-	an-, zu, nach	adäquat Adhäsion	– angemessen – Anhaften
anti-	gegen	antibakteriell	– gegen Bakterien wirkend
auto-	selbst-, eigen	autonomes Nervensystem	– vom Willen unabhängiges Nervensystem
bi-	beide, zwei	Bifurkation	– Zweigabelung; Gabelungsstelle der Wurzeln bei zweiwurzeligen Zähnen
bio-	lebens-	Biotop	– Lebensraum
contra-, kontra-	gegen	Kontraindikation	– Gegenanzeige, z. B. einer Behandlung, die nicht angewendet werden sollte
de-	von, weg, ent-	Demineralisation Deformation	– Entmineralisierung – Abweichung von der normalen Form
dis-	zwischen, zer-, miss-	Discus articularis	– Knorpelscheibe im Kiefergelenk
dys-	miss-, fehl-, von der Norm abweichend	Dysplasie	– Fehlbildung, Unterentwicklung
en-, endo-	innen, innerhalb	Endokard	– Herzinnenhaut
epi-	auf, über, durch, nach	Epithel	– äußere und innere Körperoberflächen überziehende Haut oder Schleimhaut
ex-	aus, heraus, weg	Exzision	– Herausschneiden von Gewebe
exo-	außerhalb, von außen	exokrin	– nach außen absondernd
extra-	außerhalb	extraoral	– außerhalb des Mundes
hetero-	verschieden, ungleich	heterogen	– verschiedenartig
homo-	gleich	homogen	– gleichartig
hyper-	über-, vermehrt	Hyperdontie	– Zahnüberzahl
hypo-	unter-, verringert	Hypodontie	– Zahnunterzahl
im-, in-	hinein, in	Implantat Inlay	– in Körpergewebe eingepflanztes Material – Einlagefüllung
	un-, nicht	inhomogen	– ungleichmäßig
inter-	zwischen	Interdentalraum	– Zahnzwischenraum
intra-	innerhalb	intraoral	– innerhalb der Mundhöhle
ko-, kom-, kon-	zusammen	Kompression	– (Kiefer) Zusammenpressung
kontra-	siehe „contra-“		